NOUVEAUX ÉLÉMENS

D'ANATOMIE

DESCRIPTIVE.

NEVROLOGIE, ou Démonstrations anatomiques des nerfs du corps humain ,
par M. Swan, *ouvrage couronné par le collège royal des chirurgiens de Londres*, et accompagné de 25 planches gravées avec le plus grand soin à
Londres ; traduit de l'anglais et avec des notes ; par E. Chassaignac, prosecteur à la faculté de médecine de Paris. Paris 1838. in-4. papier vélin.   24 fr.
—Cartonné.   26 fr.

TRAITÉ D'ANATOMIE CHIRURGICALE et de chirurgie expérimentale ; par J. F. Malgaigne, professeur agrégé à la Faculté de médecine
de Paris, Chirurgien du bureau central des hôpitaux. Paris, 1838. 2 vol.
in-8.   14 fr.

TRAITÉ ÉLÉMENTAIRE D'ANATOMIE COMPARÉE, suivi de
recherches d'anatomie philosophique ou transcendante sur les parties
primaires du système nerveux et du squelette intérieur et extérieur ;
par C.-C. Carus, D. M., conseiller et médecin du Roi de Saxe ; traduit
de l'allemand sur la deuxième édition, et précédé d'une *esquisse historique et
bibliographique de l'Anatomie comparée*, par A.-J.-L. Jourdan, membre de
l'Académie royale de Médecine. Paris, 1835. 3 forts vol. in-8. accompagné
d'un bel atlas de 31 planches in-4. gravées.   34 fr.

TRAITÉ DE PHYSIOLOGIE considérée comme science d'observation ;
par Fr. Burdach, professeur à l'université de Kœnisberg ; avec des ad-
ditions par les professeurs Baer, Meyen, J. Muller, Rathke, Valentin et
Wagner ; traduit de l'allemand sur la deuxième édition ; par A. J. L. Jourdan
D. M. P., membre de l'Académie royale de Médecine. Paris, 1837-1838, 8
vol. in-8, fig. Prix de chaque vol.   7 fr.

MÉMOIRES *pour servir à l'histoire anatomique et physiologique des* **VÉGÉ-
TAUX ET DES ANIMAUX** ; par M. Dutrochet, membre de l'Institut.
Paris, 1837, 2 forts vol. in-8, avec atlas de 30 planches gravées.   24 fr.

Avec cette épigraphe: « Je considère comme non avenu tout ce que j'ai publié précédemment sur
ces matières et qui ne se trouve point reproduit dans cette collection. »

Dans cet ouvrage M. Dutrochet a réuni et coordonné l'ensemble de tous ses travaux ; il contient
non-seulement les mémoires publiés à diverses époques, revus, corrigés et appuyés de nouvelles expériences, mais encore un grand nombre de travaux inédits.

CLINIQUE MÉDICALE DE L'HOPITAL DE LA CHARITÉ, ou
exposition statistique des diverses maladies traitées à la clinique de cet
hôpital ; par J. Bouillaud, professeur de clinique médicale à la Faculté de
Paris, médecin de l'hôpital de la Charité. Paris, 1837, 3 vol. in-8.   21 fr.

TRAITÉ CLINIQUE DES MALADIES DU COEUR, précédé de recherches nouvelles sur l'anatomie et la physiologie de cet organe ; par
J. Bouillaud. Paris, 1835, 2 forts vol. in-8, avec 8 planches gravées.   15 fr.

**NOUVEAUX ÉLÉMENS DE PATHOLOGIE MEDICO-CHIRUR-
GICALE**, ou Traité théorique et pratique de Médecine et de Chirurgie ; par
Ch. L. Roche , membre de l'Académie royale de Médecine , etc., etc.,
J.-L. Samson , chirurgien de l'Hôpital de la Pitié, professeur de clinique chirurgicale à la Faculté de Médecine de Paris. Troisième édition
considérablement augmentée. Paris, 1835, 5 vol. in-8., de 600 pages chacun.   36 fr.

IMPRIMERIE DE Mme HEL ET COMP.,
rue de la Harpe, 90.

NOUVEAUX ÉLÉMENS

D'ANATOMIE

DESCRIPTIVE,

par Ph. Fréd. BLANDIN,

CHEF DES TRAVAUX ANATOMIQUES DE LA FACULTÉ DE MÉDECINE DE PARIS, CHIRURGIEN DE L'HÔTEL-DIEU, MEMBRE DE L'ACADÉMIE ROYALE DE MÉDECINE, PROFESSEUR D'ANATOMIE ET CHIRURGIE, ETC.

TOME SECOND.

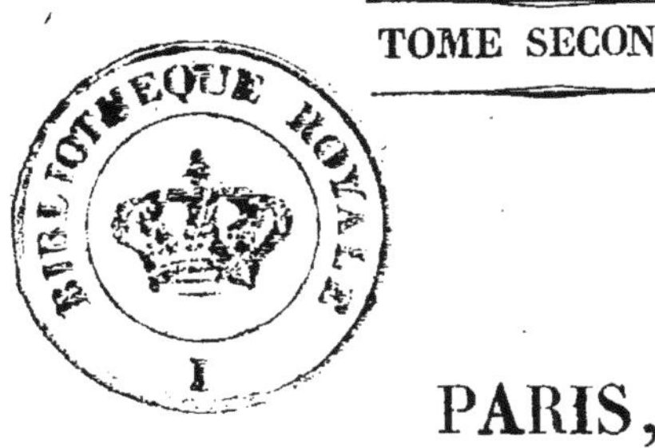

PARIS,

J. B. BAILLIÈRE,

LIBRAIRE DE L'ACADÉMIE ROYALE DE MÉDECINE,

RUE DE L'ÉCOLE DE MÉDECINE, 13 (bis).

A LONDRES, MÊME MAISON, 219, REGENT STREET.

1838.

NOUVEAUX ÉLÉMENS
D'ANATOMIE DESCRIPTIVE.

ORDRE SECOND.

ORGANES SENSITIFS INTERNES.

Système nerveux.

On peut définir le système nerveux : *l'ensemble des organes intérieurs des sensations et des volitions.* C'est le système nerveux qui met le *moi* en relation avec les diverses parties de notre corps, c'est par lui qu'il reçoit les impressions qui lui viennent de ces parties, qu'en retour il les avertit des déterminations qu'il a prises et qu'il leur dicte ses volontés.

Le système nerveux s'étend à toute, ou à presque toute l'organisation. Il est formé de *renflemens, centres, ou ganglions*, et de *cordons, prolongemens*, ou *nerfs*.

Bien que le système nerveux soit réellement unique, généralement on le divise en deux systèmes secondaires, distincts sous le rapport de la structure et sous celui de l'action, mais continus l'un avec l'autre. L'un constitue le *système nerveux de la vie animale*, l'autre est appelé *système nerveux de la vie organique*. Le premier appartient spécialement aux organes qui servent à établir nos relations avec le monde extérieur, organes qui n'appartiennent qu'aux animaux ; le second est plutôt destiné aux organes nutritifs, que nous partageons avec tous les êtres doués de l'organisation.

Je ne décrirai en ce moment que les centres du système nerveux de la vie animale; les nerfs de ce système et surtout ceux du système de la vie organique ne peuvent trouver leur place dans un ouvrage élémentaire qu'après l'histoire des vaisseaux(1).

(1) Les nerfs de la vie organique sont tellement unis aux artères, ils les accompagnent si exactement, que la connaissance de ces vaisseaux est indispensable à celui qui étudie cette partie de la névrologie. Du reste, on concevra facilement la raison qui m'engage à placer ici la description

PREMIER GENRE.

Des centres nerveux de la vie animale.

Les centres nerveux de la vie animale, *axe cérébro-spinal*, *ganglions céphalo-rachidiens*, occupent la cavité céphalo-rachidienne ; ils sont protégés, en outre, à l'intérieur de cette cavité, par trois membranes spéciales, la *dure-mère*, *l'arachnoïde*, et la *pie-mère*, et, à l'extérieur, par des parties molles plus ou moins nombreuses.

L'axe cérébro-spinal est essentiellement formé de substance nerveuse, substance pulpeuse, blanchâtre, d'une odeur spermatique, d'une saveur fade, douce au toucher, soluble dans les liquides alcalins, susceptible d'être durcie par l'alcool et par les acides, et dans laquelle, entre autres élémens, on trouve du phosphore à l'état de corps simple (1).

La substance des centres nerveux est composée de deux substances secondaires : l'une *grise*, appelée aussi *corticale*, quoiqu'elle ne se rencontre pas toujours à l'extérieur ; l'autre *blanche*, appelée également *médullaire*, bien qu'elle ne forme pas toujours le centre des parties qu'elle occupe. La substance grise est dépourvue de fibres ; la substance blanche offre, au contraire, constamment cette disposition.

Les centres nerveux de la vie animale se développent les uns après les autres, en procédant de l'extrémité inférieure du tronc vers la supérieure.

Du reste on divise ces centres en deux portions : l'une *spinale*, l'autre *crânienne* ou *encéphalique*. Je décrirai d'abord la portion spinale, parce qu'elle est d'une disposition plus simple que l'autre, parce qu'elle se développe la première, et que la portion encéphalique semble en procéder comme par épanouissement.

des centres nerveux de la vie animale : ces centres sont pourvus de vaisseaux dont on ne pourrait apprécier la disposition, si je renvoyais la description des premiers à la névrologie.

(1) Cette circonstance imprime un caractère particulier fort remarquable à la dissolution putride de la matière nerveuse : elle est acccompagnée de production de gaz hydrogène perphosphoré, gaz qui s'enflamme avec le contact de l'air. Les feux follets qu'on observe dans les cimetières ont souvent cette origine.

Portion spinale des centres nerveux de la vie animale.

La moëlle épinière à elle seule constitue toute la portion spinale des centres nerveux de la vie animale. Elle est entourée de
membranes importantes. Étudions successivement ces diverses
parties.

CHAPITRE PREMIER.

De la moëlle épinière (1).

(Prolongement rachidien de l'encéphale. Chauss.).

Les auteurs ne sont pas d'accord sur la délimitation supérieure de la moëlle épinière : les uns supposent ce centre nerveux terminé au niveau du trou occipital ; les autres considèrent comme lui appartenant le renflement qui occupe la partie
inférieure de la gouttière basilaire. Cette seconde manière
d'envisager les choses est plus convenable et plus naturelle ; c'est
la plus généralement adoptée et celle que je suivrai également.
Ainsi la moëlle épinière finit là où commence la protubérance
annulaire, et elle est séparée de celle-ci par un sillon très marqué , surtout en avant.

La moëlle est bien loin de remplir tout le canal vertébral :
elle ne descend, chez l'adulte, que jusqu'à la partie inférieure
du dos, ou à la partie supérieure des lombes, ce qui varie un
peu suivant les sujets ; les recherches de M. Cruveilhier lui
ont appris, qu'en général, le sommet de la moëlle répond à la
deuxième vertèbre lombaire.

(1) Pour étudier la moëlle épinière, ouvrez la colonne vertébrale en arrière, dans toute son étendue ; et pour cela, sciez , ou mieux coupez les
lames des vertèbres avec le *rachitôme* et le *marteau* , un peu en arrière des
apophyses transverses, et en donnant une direction légèrement oblique en
dedans et en avant à chacune de vos sections.

Fendez ensuite la gaîne que forme la dure-mère autour de la moëlle, et
vous aurez sous les yeux la face postérieure de l'organe. Etudiez cette face,
étudiez aussi la disposition des ligamens dentelés et coccygien, et, après ,
extrayez la moëlle du canal vertébral en coupant les nerfs à leur origine ,
pour apprécier les caractères de ses faces antérieure et latérale.

Le bulbe supérieur ayant besoin d'être examiné en rapport avec l'encéphale, doit être extrait du crâne avec celui-ci.

Sa forme est celle d'un cylindre irrégulier, un peu aplati d'avant en arrière, et renflé en quelques points.

Son volume n'est pas le même dans tous les lieux : rétrécie à son origine, au-dessous de la protubérance annulaire, elle se renfle presque aussitôt, diminue à la partie supérieure du col, présente un second renflement à la partie inférieure de cette région, se rétrécit ensuite à la partie supérieure du dos, pour offrir un dernier et troisième renflement olivaire à son extrémité inférieure. Le second renflement porte le nom de *brachial*, parce qu'il donne naissance aux nerfs qui se rendent aux membres thoraciques ; le dernier est appelé *crural*, parce qu'il fournit les nerfs des membres pelviens. L'un et l'autre sont développés en raison directe du développement des membres avec lesquels ils sont en rapport. Le renflement brachial, par exemple, est beaucoup plus développé que le crural chez les oiseaux qui se tiennent presque continuellement suspendus dans les airs, comme l'*hirondelle ;* tandis qu'on observe une disposition inverse chez ceux qui, comme l'*autruche* et le *casoar*, ont des ailes peu développées et tout-à-fait impropres au vol (1).

Sa longueur, chez l'adulte, est variable suivant les individus, et proportionnée à la longueur du tronc de chacun d'eux.

Sa direction est exactement celle de la base du crâne et de la partie supérieure de la colonne vertébrale : elle est d'abord oblique de haut en bas et d'avant en arrière sur la gouttière basilaire ; ensuite elle décrit une courbe à convexité antérieure au col, et une autre inverse dans la région dorsale.

Elle offre une couleur blanche dans tous ses points et une consistance remarquable, supérieure même à celle du reste de l'axe cérébro-spinal.

La moelle épinière n'est point abandonnée à elle même dans le canal vertébral; elle est fixée transversalement par les deux *ligaments dentelés,* et longitudinalement par le *ligament caudal,* ou *coccygien.*

Les ligaments dentelés sont placés sur les parties latérales de la moelle, entre les racines antérieures et les racines postérieures

---

(1) Entraîné par une fausse analogie, Gall a représenté la moelle épinière de l'homme comme renflée au niveau des différentes vertèbres, et rétrécie à la hauteur des fibro-cartilages qui les séparent. L'observation la plus attentive ne montre rien de semblable.

des nerfs qui émanent de celle-ci , et étendus depuis le trou occipital jusqu'à la partie inférieure du dos. Ce sont deux lames placées de champ de chaque côté du canal vertébral, et denticulées sur leur bord interne. En dedans, ces ligamens adhèrent à la moëlle depuis l'occipital jusqu'à la partie inférieure de celle-ci; en dehors, ils offrent vingt ou vingt et un denticules, qui se fixent chacun par un filament sur la partie interne de la *dure-mère*, dans le point qui correspond à l'intervalle des trous de conjugaison. Leurs faces antérieure et postérieure sont en rapport avec les racines antérieure et postérieure des nerfs rachidiens. Ils sont continus avec la membrane tégumentaire de la moëlle et offrent une texture fibreuse semblable à la sienne.

Le ligament caudal ou coccygien naît de la partie inférieure de la moëlle, et fait suite à celle-ci dans la partie inférieure du canal vertébral. Placé au milieu du faisceau des nerfs lombaires et sacrés, il se continue, en haut, avec la membrane propre de la moëlle, et s'insère, en bas, sur la base du coccyx. Il est formé par un tissu tout-à-fait semblable à celui de la membrane propre de la moëlle, et il offre supérieurement une petite cavité qui contient de la substance grise, suivant *Huber*. On verra du reste, par la suite, que ce cordon n'est autre chose que la moëlle elle-même, atrophiée et réduite à son enveloppe.

*Conformation extérieure.*La moëlle épinière, considérée à l'extérieur, peut être divisée en trois régions constituées par sa *partie moyenne* et par *ses extrémités.*

La partie moyenne ou le corps de la moëlle répond d'une manière médiate, en avant aux corps des vertèbres et aux fibro-cartilages qui les séparent, en arrière aux lames vertébrales et aux substances inter-laminaires, sur les côtés aux pédicules des vertèbres et aux trous de conjugaison vers lesquels elle envoie les nerfs rachidiens. Elle présente un grand nombre de plis transversaux que Huber compare aux anneaux d'un ver à soie, plis qui s'effacent par l'extension, et qui se prononcent davantage dans la flexion de la moëlle.

En avant, le corps de la moëlle présente un sillon que masque une bandelette de la membrane propre de cet organe, sillon qui porte le nom de *médian antérieur*. Ce sillon est occupé au fond par des fibres blanches qu'on ne voit bien qu'après avoir enlevé la membrane de la moëlle, et qui forment ce qu'on appelle la *commissure antérieure,(commissure longitudinale.* CHAUSS).

En arrière, le corps de la moëlle présente un sillon médian, fermé, comme le précédent, par la membrane propre de cet organe et appelé *médian postérieur.* Ce sillon est plus profond que l'antérieur. Son fond est occupé par de la substance grise, comme on le verra plus loin.

Sur les côtés, le corps de la moëlle est arrondi ; il donne insertion aux ligamens dentelés et aux racines des nerfs rachidiens correspondans. Ces racines sont disposées sur deux rangs, l'un *antérieur*, l'autre *postérieur* ; quand on les arrache, on produit deux dépressions longitudinales, que Chaussier décrit sous les noms de *sillons collatéraux antérieur* et *postérieur*, sillons artificiels et qui résultent, comme ce professeur en fait la remarque, de la préparation même qu'on a fait subir à la moëlle.

L'extrémité supérieure, bulbe crânien de la moëlle épinière, *queue de la moëlle alongée de quelques anatomistes*, occupe la partie inférieure de la gouttière basilaire. Un étranglement ou collet bien marqué, en avant, sépare cette extrémité de la protubérance annulaire. Elle est plus aplatie d'avant en arrière que le reste de la moëlle, et a la forme d'un cône tronqué dont la base est tournée en haut.

Sa face antérieure , dirigée aussi en bas , est appuyée sur la gouttière basilaire. Elle est marquée sur la ligne médiane par un sillon continu avec celui de la partie antérieure du corps de la moëlle, sillon qui se termine en haut par une petite dépression que Vicq-d'Azir a appelée le *trou borgne*, et dans le fond de laquelle on aperçoit des lignes blanches, transversales supérieurement, entrecroisées et obliques inférieurement. Sur chaque côté de ce sillon la face antérieure du bulbe présente une éminence alongée, appelée *pyramide antérieure*. Cette éminence s'enfonce en haut sous l'écorce de la protubérance annulaire, tandis qu'en bas elle se continue avec le reste de la moëlle épinière, en s'entrecroisant dans le fond du sillon antérieur avec celle du côté opposé. La pyramide antérieure est séparée en dehors de l'olive par un sillon superficiel qui sert d'origine à un nerf (1).

La face postérieure du bulbe est tournée un peu en haut et plus aplatie que la précédente. Elle est embrassée par le cerve-

____

(1) Au grand hypoglosse.

lèt et enfoncée dans une dépression de la face postérieure de ce centre nerveux. Sur la ligne médiane, elle est marquée d'un sillon qui constitue le *calamus scriptorius* d'Hérophile, sillon continu en bas avec le médian postérieur du corps de la moëlle, en haut avec le canal de la protubérance annulaire (1), et fermé à sa partie inférieure par une sorte d'angle ou de V, au niveau duquel il présente un enfoncement qui a été désigné sous le nom de *ventricule d'Arantius*.

Sur les côtés du calamus scriptorius et inférieurement, la face postérieure du bulbe supérieur de la moëlle est formée par deux faisceaux qui constituent les *pyramides postérieures*, ou les *corps restiformes* de *Ridley*. Divergens en haut et continus avec le cervelet, convergens en bas et faisant suite à la moëlle sans s'y entrecroiser, ces faisceaux présentent quelquefois sur leur côté interne une saillie accessoire que Tiedemann a décrite. Supérieurement, au contraire, la face du bulbe qui m'occupe offre une teinte grise, sur laquelle tranchent quelques bandelettes blanches qui se portent transversalement en dehors et un peu en haut, et qui se rendent vers l'origine du nerf auditif dont elles constituent les racines.

Les faces latérales du bulbe sont caractérisées par une saillie plus élevée et moins alongée que les précédentes, qui forme l'*olive*. Elles présentent, en outre, deux sillons qui séparent l'olive de la pyramide antérieure en avant, du corps restiforme en arrière; mais c'est en vain qu'on y cherche, en arrière des olives, l'éminence décrite par Ch. Bell, comme appartenant aux nerfs respiratoires.

En résumé, le bulbe crânien de la moëlle offre dans sa conformation extérieure six éminences séparées par autant de sillons : les pyramides antérieures, les olives et les corps restiformes; les sillons médians antérieur, postérieur, et les sillons collatéraux, ceux-ci au nombre de deux de chaque côté.

L'extrémité inférieure, *bulbe lombaire* de la moëlle, occupe les parties inférieure du dos et supérieure des lombes et présente la disposition fusiforme. Continue en haut avec le corps de la moëlle, cette extrémité donne naissance en bas au ligament caudal. Elle est cachée au milieu d'un faisceau considérable de nerfs,

(1) Aqueduc de Sylvius.

les *nerfs lombaires et sacrés*, qui constituent ce qu'on appelle la *queue de cheval*.

Conformation intérieure. Plusieurs anatomistes ont représenté la moëlle épinière comme pourvue d'une ou de plusieurs cavités intérieures, qui constitueraient des ventricules analogues à ceux qu'offrent les autres parties de l'axe nerveux cérébro-spinal; mais tous ont attribué à la moëlle de l'homme adulte ce qui n'appartenait qu'à celle du fœtus, ou de certains animaux plus ou moins éloignés de nous dans l'échelle organique. L'existence du canal central décrit par Morgagni, celle des conduits latéraux indiqués par Gall, sont des fictions, en tant qu'attribuées à la moëlle de l'homme adulte; mais ils cessent d'offrir ce caractère, quand on les considère comme appartenant seulement à la moëlle incomplètement développée.

Structure. La moëlle épinière est formée de substance nerveuse, de tissu cellulaire et de vaisseaux.

1° *La substance propre* de la moëlle épinière, comme celle de tout l'axe cérébro-spinal, résulte de la réunion de deux subtances secondaires, la blanche et la grise. En général la première est placée à l'extérieur de l'autre, et forme en quelque sorte l'écorce de l'organe, mais il n'en est pas tout-à-fait de même partout: dans l'olive, par exemple, certaine portion de substance blanche est embrassée par la substance grise. On peut dire cependant que dans toutes les parties de la moëlle placée au-dessous du bulbe crânien, la substance blanche est intérieure et la substance grise est extérieure.

La substance blanche forme une couche qui rentre sur elle-même au niveau des sillons antérieur et postérieur, et qui est continue d'un côté à l'autre de la moëlle, au moyen de la substance blanche qui occupe le fond du sillon antérieur, et qui forme la commissure.

La substance grise représente une longue colonne continue d'un bout à l'autre de la moëlle. Cette colonne a la forme de deux prismes triangulaires, réunis sur la ligne médiane par un de leurs angles, et présentant les deux autres vers les racines des nerfs. En avant elle est cachée, par la commissure, dans le fond du sillon médian; tandisqu'on l'aperçoit, au contraire, dans le sillon postérieur. La couche de substance grise qui serait placée au-dessous de la membrane tégumentaire de la moëlle , suivant Monro , n'a été vue que par cet anatomiste.

Une coupe transverse et perpendiculaire se prête merveilleusement à l'étude de la disposition relative des substances blanche et grise de la moëlle. Elle montre la première, entourant la seconde à la manière d'un cylindre , et permet aussi de constater que la partie extérieure de la colonne de substance grise est irrégulièrement denticulée, de manière à pénétrer la couche blanche, et à être à son tour pénétrée par elle.

Dans le bulbe crânien de la moëlle, la disposition relative des substances blanche et grise offre des particularités qui doivent appeler notre attention d'une manière tout-à-fait spéciale. D'abord reconnaissons ce fait , que parmi les six éminences de ce bulbe , les deux olives seules sont formées à la fois par les deux substances, tandis que les pyramides antérieures et les corps restiformes ne présentent que de la substance blanche. La substance blanche occupe à la fois la surface et le centre des olives ; une lamelle grise ou jaunâtre, festonnée, sépare cette substance en deux parties, et va se terminer par ses deux bords au sillon médian antérieur, de manière à laisser ouverte de ce côté la cavité remplie de substance blanche qu'elle circonscrit (1).

Le centre et les parties postérieure et supérieure du bulbe sont formés par un mélange intime de substances blanche et grise ; la dernière même se laisse voir en partie à découvert au-dessus des corps restiformes.

Quoi qu'il en soit de cette disposition relative des deux substances de la moëlle, la blanche y apparaît comme ailleurs, formée d'un certain nombre de fibres qui affectent deux directions principales, les unes sont longitudinales et les autres transversales. Les *fibres arciformes* décrites par Santorini et par Rolando, fibres qui embrassent les pyramides et les olives manquent souvent, et ne sont jamais très abondantes. Presque toutes les fibres de la substance blanche de la moëlle sont longitudinales ou légèrement obliques. Celles de la commissure affectent seules une direction transversale.

Les fibres qui forment les pyramides antérieures s'entre-

____

(1) C'est sur une coupe transverse du bulbe qu'on reconnaît cette disposition.

croisent inférieurement de la manière la plus manifeste : celles de droite s'enfoncent dans le côté gauche et un peu dans la partie postérieure de la moëlle, et réciproquement celles de gauche se portent à droite et en arrière. Le plus simple examen de la moëlle d'un enfant suffit pour constater cet entrecroisement dans le fond du sillon médian antérieur. Il est difficile de concevoir que cette importante disposition signalée par Arétée, Fabrice de Hilden, Pourfour Dupetit, Winslow, Sœmmering, Scarpa, etc., ait été niée par des hommes aussi recommandables que Haller, Vicq-d'Azir, Sabatier, Boyer, Cuvier, Chaussier et Rolando.

Les fibres superficielles des olives sont privées de tout entrecroisement ; elles se continuent d'un côté avec l'écorce de la moëlle, et de l'autre avec la protubérance annulaire.

Les fibres des corps restiformes ne sont pas plus entrecroisées que les précédentes. Elles se continuent en bas avec celles de la face postérieure de la moëlle, et s'enfoncent supérieurement dans le pédoncule du cervelet, qu'elles concourent à former.

Enfin, de la substance grisâtre qui forme la partie supérieure et postérieure du bulbe, sortent deux gros cordons de fibres blanches, qui ont été décrits par MM. Foville et Cruveilhier, et que M. Cruveilhier en particulier a désignés sous le nom de *faisceaux innominés*, cordons non entrecroisés, et continus supérieurement avec la protubérance annulaire.

Suivant M. Cruveilhier, les fibres de la moëlle épinière se rassemblent en lamelles cunéiformes, dont le bord épais regarde la surface et dont le bord mince est tourné vers le centre de cet organe.

La moëlle en totalité peut être séparée en deux moitiés, l'une droite et l'autre gauche, qui ne sont réunies que par les commissures blanche et grise et par les fibres croisées des pyramides.

2° La moëlle épinière est traversée dans toutes les directions par un tissu cellulaire très fin, remarquable par sa mollesse, qui se continue avec la pie-mère, qui sépare et qui réunit ensemble les fibres de la substance blanche et les globules de la substance grise. Avec les vaisseaux qui pénètrent dans la moëlle, ce tissu constitue ce que Keuffel décrit sous le nom de parenchyme cellulaire de cet organe.

3° Les *vaisseaux* de la moëlle épinière sont très nombreux. Ses artères viennent de tous les troncs voisins des trous de conjugaison du rachis, de ceux des *vertébrales*, des *intercostales*, des *lombaires* et des *sacrées latérales*. Ses veines ont une disposition analogue à celle des artères. On ne connaît pas de vaisseaux lymphatiques qui lui appartiennent.

Développement. Dans le premier mois de la vie intra-utérine, la moëlle épinière est formée par une substance liquide ; de sorte qu'on ne peut pas étudier sa forme, et encore moins sa structure. Plus tard, à un mois et demi environ d'après Tiedemann, on peut commencer à bien apprécier sa disposition, en la durcissant au moyen de l'alcool.

A cette époque, la moëlle s'étend de la partie supérieure à la partie inférieure du rachis, et se prolonge dans le canal du sacrum jusqu'au coccyx, où elle se termine en pointe ; elle est aplatie d'avant en arrière, et offre la forme d'un ruban contourné en une gouttière à concavité postérieure ; elle est un peu renflée à l'origine de chacune des pairs de nerfs qui lui appartiennent ; enfin elle est seulement formée de substance blanche, et ses fibres sont longitudinales ou un peu obliques en arrière.

A mesure que l'âge avance, la moëlle épinière s'éloigne de plus en plus de cet état primitif : elle s'élève graduellement dans le canal vertébral, à la fois, parce que l'accroissement en longueur de celui-ci a plus d'intensité que le sien, et parce qu'elle s'atrophie réellement dans sa partie inférieure. La preuve de ce dernier fait nous est, en effet, présentée par la formation du ligament caudal à mesure que la moëlle s'éloigne de la partie inférieure du rachis, formation qui résulte réellement de l'affaissement de la gaîne extérieure de la moëlle sur elle-même, et de la transformation de cette gaîne en un cordon fibro-cellulaire.

La gouttière postérieure de la moëlle, qui est le principe du sillon médian postérieur de cet organe, offre dès l'origine une profondeur d'autant plus remarquable qu'on la considère plus inférieurement ; elle tend de plus en plus à se transformer, et au bout d'un certain temps elle se transforme en un canal, par le relèvement de ses bords ; et elle accomplit cette évolution graduellement de bas en haut, de son extrémité coccygienne vers son extrémité céphalique. Le *calamus scriptorius* est un reste de la gouttière primitive de la moëlle ; son bec est précisément le point vers lequel les bords de cette gouttière ont cessé de se porter l'un vers l'autre pour la transformer en canal. La gouttière de la moëlle est le rudiment d'un canal véritable , mais d'un canal que cet organe ne présente que transitoirement, et que l'on a eu tort, comme je l'ai dit plus haut, d'attribuer à l'homme adulte.

La membrane pie-mère qui forme, comme on le verra bientôt, la gaîne immédiate de la moëlle , pénètre dans le canal de celle-ci, le long du sillon médian postérieur, et y forme une cloison qui le sépare en deux conduits secondaires, circonstance qui a fait croire à quelques personnes que la moëlle présentait deux conduits latéraux. Mais c'est encore là une disposition transitoire qu'il faut se garder de regarder comme appartenant à l'âge adulte.

Le canal de la moëlle s'oblitère successivement, de sa partie inférieure vers la supérieure, par la déposition de la substance grise dans sa cavité et audessous de la pie-mère qui y pénètre. C'est à la fin du septième mois, que cette substance vient s'ajouter à celle qui existait d'abord exclusivement ; son abondance devient ensuite de plus en plus grande, de sorte qu'à l'époque de la naissance, elle remplit complètement le canal de la moëlle.

Jusqu'au troisième mois, on voit de la manière la plus évidente les prolongemens que le bulbe supérieur de la moëlle envoie vers la protubérance ; car les fibres transversales de celle-ci, non encore développées, laissent à nu ces prolongemens ; à cette époque aussi l'entrecroisement des pyramides est de la plus grande évidence. Les olives ne se forment que très tard, à sept mois suivant Tiedemann ; et suivant cet anatomiste également, les fibres de ces éminences s'élèvent jusqu'aux tubercules quadrijumeaux.

C'est chez l'embryon surtout qu'il faut étudier la moëlle épinière, pour apprécier les raisons sur lesquelles est fondée la doctrine de la formation de l'encéphale *par le prolongement* et *par une sorte d'épanouissement* de la partie supérieure de ce centre nerveux. Alors , en effet, on voit l'évolution de la moëlle précéder celle de l'encéphale,qui reste long-temps beaucoup moins développé proportionnellement que la première. Cette formation s'accomplit graduellement de bas en haut, et celle de l'encéphale lui succéde suivant la même progression. Alors, surtout l'absence de la protubérance annulaire permet de suivre l'extension successive de l'organisation de la moëlle vers les pédoncules cérébelleux et cérébraux.

Variétés. Suivant Chaussier, la moëlle épinière est un peu moins consistante chez la femme que chez l'homme. Ce qui est bien plus positif, c'est que cette consistance va en augmentant depuis le moment de la formation première de la moëlle jusqu'à la naissance, même pendant tout le jeune âge, et qu'elle diminue chez le vieillard.

La moëlle épinière manque quelquefois, très rarement en totalité, mais plus souvent en partie. Dans le dernier cas, c'est toujours la partie supérieure de cet organe dont le développement ne s'est pas effectué.

Dans d'autres cas on observe la persistance, au-delà du terme ordinaire, du canal ou de la gouttière de la moëlle ; variétés qui consistent en un arrêt bien réel du développement, et qui reproduisent, comme on le voit, des états qui étaient normaux chez l'embryon.

Usages. La moëlle épinière est à la fois un organe de sensibilité et de motilité. Les expériences de Ch. Bell, De Shaw et de M. Magendie, ont particulièrement établi que sa colonne antérieure est en rapport dynamique avec les mouvemens et la postérieure avec la sensibilité.

La moëlle, plus que les autres parties de l'axe cérébro-spinal, est agitée d'un mouvement particulier, isochrone à ceux de la respiration, et produit tour à tour, par l'aspiration exercée sur les veines, lorsque les poumons se dilatent, et par le reflux opéré par l'affaissement de la poitrine dans les mêmes vaisseaux.

CHAPITRE SECOND.

Membranes de la moëlle épinière.

Les trois membranes des centres nerveux, la *dure-mère*, la *pie-mère* et l'*arachnoïde* appartiennent aussi à la moëlle épinière. La pie-mère y offre une densité qui l'a fait méconnaître par

quelques personnes ; mais sa présence ne saurait y être contestée.

ARTICLE PREMIER.

Dure-mère spinale (1).

La dure-mère spinale tapisse tout l'intérieur du canal vertébral depuis l'atlas jusqu'au coccyx, différente sous ce rapport
de la moëlle qui ne va pas au-delà de la partie supérieure des
lombes. Elle se continue en haut avec la dure-mère crânienne ;
tandis qu'en bas elle se termine en cul au niveau de la première
pièce du coccyx, et en s'insérant sur cet os au moyen de plusieurs prolongemens filamenteux.

Le canal que forme la dure-mère rachidienne est très ample,
eu égard au peu de volume de la moëlle ; aussi cet organe n'y
est-il pas seul renfermé, on y trouve aussi un liquide placé dans
un point spécial que je ferai connaître bientôt.

La surface extérieure de la dure-mère vertébrale est en rapport avec les différens points du canal *sacro-rachidien*. Elle adhère intimement au cercle du trou occipital et au ligament oc-
cipito-axoïdien postérieur ; mais partout ailleurs elle est séparée
des os et des ligamens du canal vertébral par un tissu cellulaire
fort lâche, qui contient des vésicules adipeuses, surtout inférieurement, et dans lequel rampent de nombreuses veines. La
dure-mère envoie des prolongemens dans les trous de conjugaison du rachis et dans les trous sacrés, prolongemens qui accompagnent d'abord les nerfs et les abandonnent ensuite, pour se
jeter dans le périoste extérieur des vertèbres.

La surface interne de la dure-mère rachidienne est intimement adhérente au feuillet externe de la membrane *arachnoïde*.
Elle reçoit aussi latéralement l'adhérence des ligamens dentelés.

La dure-mère vertébrale est formée de fibres albuginées entrecroisées d'une manière oblique ; ce qui lui donne une très
grande résistance dans tous les sens. Ses artères lui viennent

(1) Pour en bien observer toutes les particularités, il suffit d'ouvrir le
canal vertébral en arrière, d'examiner d'abord cette membrane sans l'ouvrir, et de procéder ensuite à cette opération pour étudier sa surface interne.

des vertébrales, des intercostales, des lombaires et des sacrées latérales. Ses veines se jettent dans les veines nombreuses qui parcourent l'intérieur du canal vertébral. Personne encore n'y a aperçu de nerfs.

ARTICLE SECOND.

Pie-mère rachidienne.

La pie-mère rachidienne est remarquable par sa densité et sa résistance, circonstances qui ont fait méconnaître sa véritable nature par quelques personnes, et qui lui ont valu la qualification de *membrane propre de la moëlle*. Elle commence supérieurement sur le bulbe rachidien, en se continuant avec la pie-mère du cervelet et avec celle de la protubérance annulaire. En bas elle produit le ligament coccygien de la moëlle, comme il a été dit précédemment.

Cette membrane est immédiatement appliquée et un peu serrée sur la substance de la moëlle. Elle pénètre dans le sillon postérieur de ce centre nerveux, jusqu'à la commissure grise qui réunit les deux prismes latéraux de cette substance, et y forme une sorte de cloison.

Sa face externe est adhérente au ligament dentelé en dehors ; tandis que partout ailleurs elle est en rapport avec le feuillet interne de l'arachnoïde. Un tissu cellulaire lamelleux, fort lâche, et infiltré d'une sérosité plus ou moins abondante (1) unit l'une à l'autre ces deux membranes. Sa face interne envoie dans l'intérieur de la moëlle des prolongemens cellulo-vasculaires qui ont été particulièrement décrits par Keuffel.

. La pie-mère rachidienne est d'une texture fibreuse, qui paraît d'autant plus prononcée qu'on l'étudie plus inférieurement. Elle renferme un grand nombre de vaisseaux ; tous ceux de la moëlle s'y réunissent, avant de pénétrer la substance délicate de cet organe.

---

(1) L'espace occupé par cette sérosité et cette sérosité elle-même ont été l'objet des recherches particulières de M. Magendie dans ces derniers temps. Je reviendrai plus tard sur ce sujet.

ARTICLE TROISIÈME.

Arachnoïde rachidienne (1).

L'arachnoïde est la membrane séreuse de l'axe cérébro-spinal. Déployée à la fois sur la surface de celui-ci et sur la dure-mère, elle forme un sac sans ouverture qui ne contient qu'un peu de vapeur séreuse dans sa cavité. Elle présente deux feuillets, l'un *pariétal*, l'autre *viscéral;* le premier, propre aux parois de la cavité céphalo-rachidienne, le second, destiné au viscère qui occupe celle-ci, feuillets continus ensemble au moyen de prolongemens tubiformes, qui entourent les vaisseaux et les nerfs qui passent de l'un à l'autre.

Le feuillet pariétal de l'arachnoïde-rachidienne en particulier adhère intimement à la dure-mère, et pénètre, en suivant celle-ci, dans les trous de conjugaison; mais bientôt il se réfléchit sur les nerfs rachidiens, les entoure en rentrant dans le canal vertébral, et se porte vers la moëlle épinière.

Le feuillet viscéral est séparé de la pie-mère de la moëlle par un tissu cellulaire lâche, infiltré de sérosité, que j'ai déjà signalé. Il ne pénètre pas dans le sillon postérieur de la moëlle, bien différent sous ce rapport de la pie-mère, qui parcourt ce sillon dans toute son étendue.

En haut, l'arachnoïde rachidienne se continue avec celle du crâne. En bas, elle se termine en cul-de-sac à la partie inférieure du sacrum, au-devant du ligament sacro-coccygien postérieur.

Les deux feuillets de l'arachnoïde rachidienne sont continus l'un à l'autre sur les ligamens dentelés, et sur les nerfs et vaisseaux rachidiens.

Comme toutes les membranes séreuses, l'arachnoïde est formée par un tissu cellulaire condensé et par des vaisseaux très-fins.

SECTION DEUXIÈME.

Portion crânienne ou encéphalique des centres nerveux de la vie animale.

Comme la portion spinale des centres nerveux de la vie animale, celle-ci est entourée de membranes dont la description

(1) Ainsi nommée à cause de sa ténuité et de l'analogie qui la rapproche, sous ce rapport, d'une toile d'araignée ἀράχνη, εἶδος.

devra suivre immédiatement celle des parties nerveuses elles-mêmes.

CHAPITRE PREMIER.

De l'encéphale.

L'encéphale, (*cerveau en général de quelques anatomistes*), est la portion crânienne de l'axe nerveux cérébro-spinal. Il est composé de trois grandes masses distinctes : la *protubérance annulaire*, le *cervelet* et le *cerveau.*

Je vais successivement décrire ces trois parties, dans l'ordre dans lequel elles viennent d'être nommées, parce que c'est ainsi qu'elles paraissent procéder de la moëlle épinière en se développant.

ATTICLE PREMIER.

Protubérance annulaire.

(Mésocéphale. Chauss.)

La protubérance annulaire, (*corps de la moëlle alongée* (1) *de beaucoup d'auteurs*; *isthme de l'encéphale*, Ridley ; *mésocéphale*, Chauss.; *nodus encephali*, Soemm.) est la partie la moins volumineuse de l'encéphale; c'est le point dans lequel la moëlle épinière, le cervelet et le cerveau viennent se confondre, se réunir. Sa forme est celle d'un quadrilatère. Elle occupe la partie la plus élevée de la gouttière basiiaire, placée au-dessus du bulbe supérieur de la moëlle, au-dessous du cerveau, en avant du cervelet, embrassée par la petite circonférence de la tente de la dure-mère. Elle est dirigée en haut et en avant. Sa consistance est supérieure à celle des autres parties de l'axe nerveux cérébro-spinal. Elle se distingue du cerveau et du cervelet par sa couleur blanche. Elle présente une surface externe et une surface interne.

Surface externe. La protubérance offre en dehors une face inférieure, une face supérieure et une circonférence.

Sa *face inférieure*, dirigée en avant et en bas à la fois,

(1) La moëlle alongée des auteurs comprend le bulbe supérieur de la moëlle, la protubérance et les pédoncules du cerveau et du cervelet. La protubérance en est le *corps*, le bulbe rachidien *la queue*, les pédoncules cérébraux *les bras*, et les pédoncules cérébelleux *les cuisses.*

appuie immédiatement sur la gouttière basilaire, et est remarquable par la direction transversale des fibres qui y apparaissent. Au milieu, elle est marquée d'un sillon antéro-postérieur qui loge une grosse artère (1). Sur les côtés, elle présente une foule d'autres sillons transversaux, qui sont en rapport avec des branches du vaisseau précédent.

Sa *Face postérieure*, tournée en haut et en arrière, est cachée à la fois par le cervelet et par le cerveau. En haut, elle présente les *tubercules quadrijumeaux*, tandis qu'en bas, on y trouve la *valvule de Vieussens* et l'*ouverture de l'aqueduc de Sylvius*.

Les tubercules quadrijumeaux, *éminences quadrigéminées*, font un relief remarquable sur la protubérance annulaire. Ils sont au nombre de quatre, et disposés par paires; deux, antérieurs et supérieurs, sont appelés *éminences nates;* deux autres postérieurs et inférieurs portent le nom d'*éminences testes.* Les nates sont plus gros que les testes. Les uns et les autres sont blancs à l'extérieur et généralement gris à l'intérieur. Ils sont en rapport supérieurement avec le cerveau (2); tandis qu'en dehors ils se continuent avec l'origine du nerf optique, comme on le verra plus loin. Les éminences testes donnent naissance inférieurement à deux bandelettes blanches, qui se dirigent horizontalement en arrière vers le cervelet, bandelettes sur lesquelles j'aurai occasion de revenir, et qui forment les *processus à testibus ad cerebellum* des auteurs.

La valvule de Vieussens, *grande valvule cérébrale*, est une lamelle à peu près quadrilatère, qui procède de la partie postérieure des éminences quadrigéminées, et qui va se terminer en avant du cervelet. Elle est dirigée en haut et en avant. Son bord antérieur tient aux tubercules quadrijumeaux. Son bord postérieur adhère au cervelet. Ses bords latéraux sont confondus avec les *processus à testibus ad cerebellum.* Sa face postérieure et supérieure est marquée, sur la ligne médiane, par un raphé très-apparent, et est recouverte par un prolongement lamel-

______

(1) L'artère basilaire.

(2) Le corps calleux s'avance sur les tubercules quadrijumeaux, et la glande pinéale occupe le point où se réunissent les deux sillons qui séparent ces quatre éminences.

leux du cervelet qui offre des saillies ou circonvolutions transversales , grisâtres et séparées par des enfoncements peu profonds (1). Sa face antérieure et inférieure est lisse , et dirigée
vers une cavité ou ventricule, dont il sera question plus tard (2).

L'ouverture de l'aqueduc de Sylvius est placée au-dessous de
la valvule de Vieussens. Elle se continue, d'un côté, dans l'intérieur de la protubérance annulaire, et de l'autre, avec le sillon
médian postérieur de la moëlle épinière, surtout avec la partie
de ce sillon qui a été indiquée sous le nom de *calamus scriptorius*.

La *Circonférence* de la protubérance annulaire répond en haut
au cerveau, et lui est particulièrement unie au moyen de deux
gros cordons divergents, qui portent le nom de *pédoncules cérébraux*. En bas et en avant elle est séparée de la moëlle par un
sillon profond, et reçoit des fibres de plusieurs éminences du
bulbe supérieur de ce centre nerveux. Sur les côtés , elle est
continue avec le cervelet , au moyen de deux gros cordons qui
constituent les *pédoncules cérébelleux*.

Surface interne. A l'intérieur, la protubérance annulaire
présente une cavité, sorte de *canal* ou de *ventricule*, appelé
aqueduc de Sylvius.

L'aqueduc de Sylvius traverse toute la protubérance dans
le sens antéro-postérieur , et est oblique comme elle. Il passe
immédiatement au-dessous des éminences quadrigéminées,
bien plus près par conséquent de la face supérieure que de la
face inférieure de la protubérance. Il se termine en avant ,
en se continuant avec une cavité du cerveau qui sera décrite
plus loin (5). En arrière, il s'ouvre sous la valvule de Vieussens, comme on l'a vu. Il est cylindroïde chez l'adulte , tandis
que chez le fœtus il est renflé dans sa partie moyenne.

Structure. La substance blanche et la substance grise sont
mélangées presque intimement ensemble dans la protubérance
annulaire; ou plutôt la blanche est, dans un grand nombre de

(1) Quelques personnes out cru que cette lame grise striée appartient à
la valvule de Vieussens ; c'est une erreur : cette valvule est entièrement
formée de substance blanche.

(2) Celui du cervelet , ou le cinquième ventricule.

(5) Le troisième ventricule.

points, entourée par des masses de substance grise. Toutefois, une lame blanche forme l'extérieur de cette partie de l'encéphale, et lui donne une apparence qui la distingue dès l'abord du cerveau et du cervelet.

La protubérance est formée de trois parties distinctes, sous le rapport de la structure comme sous celui des fonctions. En bas et en avant, on y trouve un plan de fibres transversales, dirigées vers le cervelet, et qui constituent la commissure de cet organe, *pont de Varole, commissure du cervelet.* GALL. Au milieu, elle est traversée, dans le sens antéro-postérieur, par des fibres légèrement divergentes, qui émanent du bulbe supérieur de la moëlle, qui se rendent vers les pédoncules cérébraux et qui établissent une communication entre la moëlle et le cerveau. Enfin, en haut, elle présente les tubercules quadrijumeaux, la valvule de Vieussens et les *processus à testibus ad cerebellum.*

Le pont de Varole est uniquement formé de substance blanche. Presque toutes ses fibres sont obliques en dehors et en arrière, et rassemblées en une couche homogène, au-dessous des fibres de communication de la moëlle et du cerveau. Quelques-unes seulement pénètrent profondément dans la protubérance, et se mêlent avec les dernières et avec la substance grise qui les entoure.

Les fibres de communication de la moëlle et du cerveau sont d'abord rassemblées en un seul faisceau, près de la moëlle ; mais ensuite elles s'écartent les unes des autres, se laissent pénétrer par quelques-unes des fibres précédentes, et par une assez grande quantité de substance grise, d'une couleur foncée, presque noire même dans quelques points. Suivant Gall, un grand nombre de fibres nouvelles naissent dans le centre de la protubérance, et vont s'ajouter à celles qui émanent de la moëlle, pour former les pédoncules cérébraux. Mais cette doctrine n'est rien moins qu'établie : elle est certainement née de l'erreur dans laquelle ce célèbre encéphalotomiste était tombé, touchant les relations du bulbe supérieur de la moëlle avec les pédoncules cérébraux. Il croyait que les pyramides et les olives concouraient seules à former ces parties, tandis qu'au contraire , comme l'ont surtout montré MM. Foville, Cruveilhier et Mayo, la moëlle toute entière, moins les fibres des corps restiformes, *processus à medulla spinali ad cerebellum,* s'enfonce dans la protubérance, pour aller former plus antérieurement les pédoncules cérébraux. Gall me paraît avoir considéré comme nées dans la protubérance, toutes les fibres des pédoncules qui émanent de la colonne postérieure de la moëlle épinière.

Les tubercules quadrijumeaux sont exclusivement formés de substance blanche à l'extérieur, et de matière grise à l'intérieur. L'écorce blanche de ces tubercules a été considérée par Reil et Tiedemann comme continue avec les fibres des éminences olivaires; je crois, au contraire, qu'elle est à la fois en rapport avec les fibres postérieures de la moëlle épinière et avec les *processus à cerebello ad testes;* Reil lui donnait le nom de *ganse* ou de *ruban*.

Les prolongemens que les testes envoient en arrière vers le cervelet sont uniquement formés par de la substance blanche, ainsi que la valvule de Vieussens.

Développement. La protubérance annulaire se forme un peu après la moëlle épinière. Les fibres qui doivent plus tard établir la communication de la moëlle et du cerveau se forment les premières; les tubercules quadrijumeaux apparaissent ensuite, et le pont de Varole en dernier lieu.

C'est à la fin du premier mois que l'on commence à distinguer la protubérance annulaire. Deux cordons, continus avec l'extrémité supérieure de la moëlle, accolés l'un à l'autre et un peu écartés supérieurement, la forment à cette époque, et en représentent les fibres centrales.

Chez un embryon de deux mois, suivant Tiedemann, deux lamelles naissent des parties supérieure et latérales des fibres primitives de la protubérance annulaire, se recourbent en haut et en arrière, et forment une rigole profonde, continue avec le canal médian de la moëlle. Ces lames sont l'origine des tubercules quadrijumeaux, et la gouttière qu'elles circonscrivent est le principe de l'aqueduc de Sylvius. A trois mois, les deux lames des tubercules quadrijumeaux sont encore distinctes l'une de l'autre : placée comme un pont au-dessus de l'aqueduc de Sylvius, elles sont aplaties, ne se séparent pas en éminences secondaires, et on n'aperçoit que le sillon médian qui les divise. C'est seulement à sept mois que l'on voit se prononcer le sillon transversal des tubercules, et que les nates et les testes s'isolent les uns des autres. La substance grise qui caractérise ces organes nerveux à l'intérieur ne se développe qu'après cette époque.

Le pont de Varole ne paraît qu'à quatre mois ; il est d'abord très-petit, (*une ligne de diamètre*) ; à cinq mois, on distingue le sillon médian de sa face inférieure.

L'aqueduc de Sylvius est d'abord ouvert en arrière et en haut, sous la forme d'une gouttière ; ensuite, après le troisième mois, il est renflé au centre et a bien moins la forme d'un canal, que celle d'un ventricule continu, d'un côté, avec celui du cervelet, et, de l'autre, avec le ventricule moyen du cerveau. La déposition ultérieure de la substance grise sous la membrane des tubercules quadrijumeaux rétrécit ce ventricule de la protubérance annulaire, et le réduit bientôt à la condition d'un simple canal, comme chez l'adulte. .

La valvule de Vieussens se développe à la fin du troisième mois.

Action. Le pont de Varole, en réunissant les deux parties latérales du cervelet, sert probablement à permettre l'isochronisme de ces deux parties.

Les fibres centrales de la protubérance sont les moyens par lesquels le cerveau reçoit des divers points du corps les impressions, et par lesquelles, en retour, il dicte aux mêmes parties les déterminations de la volonté. Les recherches les plus récentes de M. Magendie sur la moëlle épinière, et celles de M. Foville sur les gros cordons qui mettent en communication la moëlle avec les pédoncules cérébraux, à travers la protubérance, ne permettent même guère de douter que les fibres des pyramides, et peut-être celles des olives, ne soient destinées à propager les déterminations cérébrales vers la périphérie, tandis que les faisceaux qui émanent de la colonne postérieure de la moëlle, rapportent les impressions des différens points de l'organisme.

Enfin, les tubercules quadrijumeaux paraissent liés, sous le rapport dynamique, comme sous celui de l'anatomie, avec l'appareil de la vision.

Du cervelet.

Le cervelet, *cerebellum*, ainsi nommé de sa forme analogue à celle du cerveau, est placé à la partie postérieure et inférieure du crâne, dans les fosses occipitales inférieures, en arrière de la protubérance annulaire et du bulbe supérieur de la moëlle, au-dessous du cerveau et d'un grand repli de la méninge ou dure-mère, qui constitue ce qu'on appelle la *tente du cervelet*.

Le cervelet est beaucoup plus volumineux que la protubérance annulaire et beaucoup plus petit que le cerveau. Son poids est à celui du cerveau comme 1 : 6, 7, 10, ou 11, d'après Chaussier; terme moyen, il est de quatre ou cinq onces. Il a la forme d'un cœur de cartes à jouer. Sa symétrie est parfaite. Il est formé de deux parties latérales, lobes ou hémisphères, bien distinctes. Son étendue transversale l'emporte sur l'antéro-postérieure et sur la verticale. Il est plus mou à l'extérieur que les autres parties du système nerveux central ; son intérieur offre, au contraire, une densité supérieure à la leur, d'après M. Cruveilhier. Sa couleur est celle d'un gris rougeâtre.

Surface extérieure. Considérée d'une manière générale, la surface extérieure du cervelet est remarquable par les *lames* et par les *sillons* ou *anfractuosités* qui les séparent.

Les lames du cervelet sont aplaties d'avant en arrière, renflées au milieu et amincies à leurs extrémités. Placées de champ, de façon à se correspondre par leurs faces, elles décrivent des courbes concentriques, convexes en arrière et en dehors, et concaves en avant et en dedans. Elles sont de deux ordres: les unes *grandes* et peu nombreuses, apparaissent, dès l'abord, à la surface du cervelet, et se continuent immédiatement avec la substance centrale de cet organe; les autres, *petites*, et en nombre fort considérable, cachées dans l'intervalle des premières, ne peuvent être aperçues qu'en les séparant, et naissent des parties latérales de ces lames, comme les rameaux d'un arbre de ses branches. D'après Chaussier, le cervelet possède seulement cent vingt ou cent trente de ces lames principales, soixante ou soixante-dix à sa face supérieure, soixante environ à sa face inférieure; tandis que les lames du second ordre s'élèvent à six ou sept cents environ.

Les diverses lames du cervelet réunies ensemble forment les *lobes* et les *lobules* de cet organe. Plus tard il sera question des *lobes*. Les *lobules*, les *fascicules* ou les *lobules fasciculés* (CHAUSS.) sont des parties secondaires peu importantes, généralement assez peu distinctes les unes des autres. On en trouve seize, suivant Chaussier; cinq à la face supérieure, neuf à la face inférieure, et deux vers la circonférence du cervelet.

Les sillons ou les anfractuosités du cervelet séparent les unes des autres les lames, les lobules et les lobes. Médiocrement larges et profonds entre les lames, ils sont déjà plus remarquables, sous ce double rapport, entre les lobules, et plus encore entre les lobes. Du reste, les sillons du cervelet sont plus ou moins profonds suivant les individus; et leur nombre et leur profondeur sont dans un rapport direct avec l'étendue de la surface de l'organe auquel ils appartiennent.

Quoi qu'il en soit, la surface extérieure du cervelet présente deux faces et une circonférence.

La *face supérieure* est convexe au milieu, tandis que sur les côtés elle est aplatie et inclinée en arrière et en dehors. Elle est séparée de la face inférieure du cerveau par un repli de la dure-mère crânienne (1). Sur la ligne médiane elle est relevée par une éminence alongée dans le sens antéro-postérieur, appelée *processus vermiformis superior*, éminence vers laquelle les lames droites et gauches de la face supérieure du cervelet, réunies dans une sorte de raphé et mêlées à quelques lamelles particulières, forment réellement un lobule distinct.

La face *inférieure* du cervelet, convexe sur les côtés et déprimée sur la ligne médiane, appuie immédiatement sur les régions inférieures des fosses occipitales inférieures. Sur la ligne médiane elle présente un sillon profond qui la divise nettement en deux lobes latéraux, et qui reçoit le côté postérieur du bulbe supérieur de la moëlle. Au fond de ce sillon, en écartant l'un de l'autre les deux lobes du cervelet, on aperçoit une éminence alongée qui constitue le *processus vermi-*

(1) La tente du cervelet.

formis inferior, (lobule médian. CHAUSS.) Ce processus est réellement la représentation rudimentaire du cervelet à un seul lobe des oiseaux, et du lobe médian si développé dans le cervelet des grands mammifères (1). Il est en partie formé par le prolongement de quelques-unes des lames des lobes latéraux du cervelet, et en partie par quelques autres qui lui appartiennent exclusivement. Il est plus élevé et plus renflé dans sa partie moyenne qu'à ses extrémités. En arrière il forme entre les lobes du cervelet, une saillie arrondie (*luette*, *Malacarne*). En avant il se termine par une saillie plus petite (*nodule*, *Malacarne*), qui s'avance sur la valvule de Vieussens, s'applique sur elle et forme les stries transversales qu'on lui a attribuées.

Sur les côtés, la face inférieure du cervelet est fortement bombée, et subdivisée en lobules nombreux. Un de ceux-ci, plus petit, plus saillant et plus arrondi que les autres, porte le nom de *lobule du nerf vague*, VICQ-D'AZIR; *Appendice lobulaire*, CHAUSS. Il est placé en dedans et en avant, près de l'origine du nerf dont il porte le nom, sans cependant avoir avec lui d'autres rapports que ceux de voisinage.

La *circonférence du cervelet* est échancrée en arrière et en avant. Elle se met en rapport, dans le premier point, avec la petite faulx de la dure-mère, dans le second avec la protubérance annulaire et l'extrémité supérieure du bulbe. Elle est parcourue par un sillon plus profond et plus étendu que tous les autres, et présente, en outre, un lobule distinct, considérable, cunéiforme, qui se termine près du *processus vermiformis inferior*.

En avant, la circonférence du cervelet est continue à la protubérance par la valvule de Vieussens. En avant et en dehors, deux gros cordons de fibres blanches, les pédoncules cérébelleux, l'unissent avec la précédente partie et avec le bulbe rachidien.

Surface intérieure. A vrai dire le cervelet n'offre aucune cavité intérieure, mais il concourt, avec le bulbe rachidien et la protubérance, à en circonscrire une, qu'on lui a plus particulièrement

(1) Dans la plupart des mammifères, le cervelet est formé de trois lobes, un *médian* très-développé, deux *latéraux* très-petits. Chez l'homme, la disposition relative des lobes de cette masse est tout-à-fait opposée à celle-là.

attribuée, et qu'on appellé pour cette raison *ventricule du cervelet.*

. Le ventricule du cervelet (1), *quatrième ventricule* des auteurs, et le *premier* de Tiedemann, est placé en avant du cervelet, en arrière du bulbe supérieur de la moëlle et au-dessous de la protubérance annulaire. Sa forme est à peu près rhomboïdale. Il est plus étendu de haut en bas qu'en tout autre sens.

- Sa paroi antérieure, formée par le bulbe rachidien et par la protubérance, présente sur la ligne médiane le *calamus scriptorius*, et sur les côtés des stries blanches qui se rendent vers l'origine des nerfs acoustiques.

Sa paroi postérieure, constituée par le cervelet, est moins étendue que la précédente. Elle présente l'extrémité antérieure du *processus vermiformis inferior* dont on a mal à propos comparé la saillie à la luette, et qui forme le *tubercule lamineux du quatrième ventricule*, (MALACARNE, CHAUSSIER), tubercule composé de plusieurs lames transversales et parallèles, et uni par deux prolongemens aux lobules des nerfs vagues (2).

Ses faces latérales sont formées, en haut, par le *processus à testibus ad cerebellum*, et, en bas, par le corps restiforme.

. Son extrémité supérieure est close en arrière par la valvule de Vieussens ; tandis qu'en avant elle présente l'ouverture inférieure de l'aqueduc de Sylvius, au moyen duquel le ventricule que je décris communique avec celui qui porte le nom de *ventricule moyen* du cerveau.

Son extrémité inférieure est incomplètement bouchée par une lamelle fibreuse, qu'on appelle la *valvule de Tarin*, lamelle qui offre sur la ligne médiane une fente alongée, qui permet une facile communication entre le ventricule du cervelet et le tissu cellulaire sous-arachnoïdien de la moëlle. La valvule de Tarin est formée par la pie-mère qui passe du cervelet à la moëlle, et présente deux valves dont les bords sont frangés. M. Magendie,

(1) Pour étudier ce ventricule, il faut l'ouvrir par sa partie postérieure, en fendant le cervelet longitudinalement sur la ligne médiane, et déjetant à droite et à gauche ses deux lobes latéraux.

(2) L'envie de retrouver en petit, dans le cervelet, toutes les parties du cerveau, a fait voir de l'analogie entre le tubercule lamineux du quatrième ventricule et la *glande pinéale.*

dans ces derniers temps, a particulièrement appelé l'attention
sur l'ouverture de cette valvule , ouverture sujette à quelques
variétés, et moins constante chez certains animaux que chez
l'homme, comme l'a montré M. Cruveilhier.

Le ventricule du cervelet renferme un prolongement de la
pie-mère, qui se continue avec la valvule de Tarin, et qu'on a appelé *plexus choroïde du quatrième ventricule*. Il offre, en outre,
une apparence lisse, qui l'a fait considérer par Bichat comme
tapissé par une membrane séreuse.

Structure. De la substance grise et de la substance blanche
entrent dans la composition du cervelet. Rolando y a même
admis une troisième substance , intermédiaire aux deux précédentes, et qu'il a appelée *substance jaune*. Mais la teinte jaunâtre que présente l'écorce du cervelet en dedans, ne me paraît
pas un caractère suffisant pour autoriser ici la création d'une
troisième substance ; elle établit seulement que la matière grise
du cervelet n'est pas absolument identique dans tous les points.

Dans le cervelet, la substance grise est extérieure, et la blanche
intérieure. Il n'est qu'une seule exception à cette règle ; elle est
relative à une bandelette flexueuse qui occupe le centre du pédoncule, et qui y constitue le *corps rhomboïdal* que nous étu-
dierons bientôt.

La substance blanche du cervelet commence à l'extérieur de
cet organe, sous la forme de deux gros cordons qui constituent
les *pédoncules cérébelleux, cuisses de la moëlle alongée* des auteurs.
Ces pédoncules résultent de la réunion de trois faisceaux de
fibres qui émanent de trois sources différentes : 1º des corps
restiformes, *processus à cerebello ad medullam pinalem* ; 2º des
éminences testes, par les *processus à cerebello ad testes*; 3º de la
partie inférieure de la protubérance , ou du pont de Varole,
processus à cerebello ad medullam oblongatam. Les premiers, se
portent vers les pédoncules en haut et en dehors ; les seconds,
sont dirigés en bas et en dehors ; les troisièmes enfin marchent
presque transversalement, s'inclinant seulement un peu en
arrière.

Une fois constitués par la réunion de ces trois faisceaux, les
pédoncules s'enfoncent dans les lobes du cervelet, placés d'a-
bord en bas et en avant d'eux. Parvenus au centre de chacun
des lobes cérébelleux, les pédoncules s'étalent, puis se divi-

sent en autant de branches que ceux-ci présentent de divisions lobulaires ; ces branches à leur tour se résolvent en rameaux et ceux-ci en ramuscules, à la base des lames et des lamelles fondamentales du cervelet, de façon qu'ils envoient partout des prolongemens de leur substance. C'est cette disposition arborescente des pédoncules cérébelleux, que les auteurs ont décorée du nom d'*arbre de vie* (1).

Le centre de chaque pédoncule du cervelet est occupé par une ligne festonnée de substance grise, qui constitue le *corps rhomboïdal*, *dentelé*, *ou festonné*, ligne analogue à celle des éminences olivaires, et qui forme une sorte d'intersection dans la partie supérieure et postérieure du pédoncule.

En résumé, les fibres blanches du cervelet affectent deux directions différentes : les unes sont obliques et divergentes, celles qui émanent des corps restiformes et des éminences testes ; les autres sont sensiblement transversales et continues d'un côté à l'autre du cervelet, celles qui viennent du pont de Varole. Ces dernières forment les fibres convergentes ou la *commissure du cervelet de* Gall. Les fibres divergentes et les fibres convergentes du cervelet forment-elles deux systèmes différens ? Les premières, en d'autres termes, se terminent-elles à l'écorce du cervelet, et les secondes naissent-elles de ce point ? ou bien les fibres divergentes se recourbent-elles, après s'être étalées dans le cervelet, pour former les fibres convergentes ? Bien que très habilement professée par Gall, la première doctrine est aujourd'hui justement abandonnée. Les recherches de Tiedemann et les dissections de M. Foville en ont fait justice, et ont établi la seconde sur la base la plus solide.

La substance grise occupe surtout l'extérieur du cervelet ; à l'intérieur elle ne constitue que le corps rhomboïdal. Cette substance est rougeâtre en dehors et jaunâtre en dedans. La couche qu'elle forme présente une égale épaisseur dans tous les points de la surface de cet organe ; elle s'enfonce dans les anfractuosités et se relève sur le sommet des lames et des lamelles, de manière qu'elle recouvre de toutes parts les différentes branches, les rameaux et les ramuscules de l'arbre de vie.

(1) Pour bien voir cette disposition arborescente, il faut couper les lobes cérébelleux d'avant en arrière, sur le niveau des pédoncules.

Les artères du cervelet émanent des vertébrales et de la basilaire. Ses veines se rendent dans les sinus latéraux, pétreux et occipitaux.

Développement. Le cervelet ne commence à se développer qu'après la moëlle épinière. Aussitôt qu'on en peut distinguer quelques traces, à deux mois, il paraît formé de deux lamelles séparées l'une de l'autre par un hiatus, qui se continue avec la rigole postérieure de la moëlle, lamelles qui semblent le prolongement des corps restiformes.

Un peu plus tard, à trois mois, les deux parties latérales du cervelet, de plus en plus prolongées en haut et en arrière, se recourbent et se réunissent sur la ligne médiane en une masse unilobée, dépourvue de sillons et de lames, et qui présente trois à quatre lignes de largeur.

Au quatrième mois, le cervelet s'étend dans le sens transversal, et forme une sorte de pont qui embrasse les tubercules quadrijumeaux ; un développement vasculaire particulier indique déjà la place du corps rhomboïdal. Jusque-là le pédoncule cérébelleux n'avait été formé que par les fibres des corps restiformes; alors le pont de Varole se développe et forme un de ses élémens.

A cinq mois, le cervelet est encore plus étendu transversalement qu'auparavant ; sa largeur s'élève à sept lignes ; les sillons, les lames et les lobes commencent à s'y prononcer ; les *processus à testibus ad cerebellum* viennent ajouter leurs fibres à celles des pédoncules, et achever de les constituer comme ils le sont chez l'adulte; en même temps on voit paraître la valvule de Vieussens qui réunit ces processus.

Au sixième mois, l'échancrure postérieure apparaît, et les lobes cérébelleux se séparent davantage ; les sillons et les lames prennent un plus grand développement.

A sept mois, le cervelet est à peu près constitué comme chez l'adulte ; on en distingue parfaitement toutes les parties; la valvule de Tarin, qui n'avait pu être encore aperçue, est alors bien distincte.

Après la naissance et jusqu'à la puberté, le cervelet demeure plus petit proportionnellement au reste de l'encéphale ; à cette époque de la vie, il se développe rapidement, et acquiert les dimensions relatives qui le caractérisent chez l'adulte.

Action. Les fonctions du cervelet sont peu connues, malgré les laborieuses recherches dont il a été l'objet dans ces derniers temps. Les anciens le considéraient comme la source des mouvemens involontaires. Gall le représente comme le législateur des actes génitaux. M. Flourens lui a attribué la régularisation des mouvemens. M. Magendie croit qu'il dirige particulièrement les mouvemens par lesquels nous nous portons en avant. Rolando en fait un appareil électro-moteur.

ARTICLE TROISIÈME.

Cerveau.

Le cerveau est la plus considérable des quatre grandes divisions de l'axe cérébro-spinal ; il comprend toute la masse nerveuse qui termine cet axe supérieurement, et occupe la plus grande partie du crâne, et spécialement les régions supérieure, antérieure et latérales de cette cavité.

Sa forme est celle d'un ovoïde irrégulier, ovoïde déprimé inférieurement et latéralement, et dont la grosse extrémité est dirigée en avant (1).

Le cerveau est généralement symétrique, mais beaucoup moins que les autres parties de l'axe cérébro-spinal.

Le cerveau de l'homme est remarquable par son volume ; celui d'aucun animal n'approche de lui sous ce rapport. Il est bien quelques animaux, les *oiseaux*, les *dauphins*, qui ont une masse encéphalique proportionnellement supérieure à celle de l'homme ; mais chez eux, et c'est là ce qui établit la différence sur laquelle j'insiste, ce grand développement est étranger, pour la plus grande partie, au cerveau, et appartient aux autres portions de l'encéphale.

Terme moyen, le poids du cerveau d'un sujet adulte varie,

(1) Chose remarquable, presque tous les auteurs se sont trompés sous ce rapport; ils représentent, en effet, l'ovoïde cérébral comme ayant une extrémité postérieure plus grosse que l'antérieure, disposition qui est celle de la cavité crânienne. La plus simple inspection suffit pour montrer, non seulement qu'il n'en est point ainsi, mais encore que cette opposition devait forcément se rencontrer entre l'ovoïde crânien et l'ovoïde cérébral; car la grosse extrémité du premier est à la fois en rapport avec l'extrémité postérieure du cerveau et avec le cervelet.

suivant M. Cruveilhier, de deux à trois livres; il est, suivant le même professeur, huit à douze fois plus considérable que celui du cervelet.

Sa couleur est d'un gris rougeâtre à l'extérieur, et blanche plus ou moins striée de gris à l'intérieur.

Tout intéresse au plus haut point dans l'anatomie du cerveau; aussi, pour faciliter l'intelligence des nombreux détails qui vont suivre, et pour ne rien omettre d'important, j'exposerai, dans autant d'articles séparés, ce qui a trait à la *conformation*, à la *structure*, au *développement*, aux *variétés*, et aux *usages* de ce centre nerveux.

§ 1ᵉʳ *Conformation du cerveau.*

La conformation du cerveau est très compliquée. La surface de cette importante partie du système nerveux rentre, en effet, sur elle-même dans certains points, de manière à former plusieurs cavités intérieures plus ou moins anfractueuses, qu'il importe de bien étudier, et dont il faut connaître tous les détails. Aussi, pour se faire une juste idée de cette conformation, est-il absolument nécessaire de suivre la surface cérébrale à l'extérieur et à l'intérieur de l'organe.

Surface extérieure du cerveau. Ce qui frappe tout d'abord quand on étudie la surface extérieure du cerveau ce sont les ondulations qu'elle présente dans ses différens points, ondulations desquelles résultent ce qu'on appelle les *circonvolutions* et les *anfractuosités*, et qu'on a comparées aux flexuosités des intestins dans la cavité abdominale.

L'existence des circonvolutions et des anfractuosités est fondée, d'une part, sur l'étendue considérable de la surface cérébrale et, de l'autre, sur le défaut d'espace suffisant pour renfermer cette surface déployée. Aussi, en général, leur développement est-il en rapport avec le développement relatif de la surface du cerveau et de la cavité du crâne.

Les circonvolutions et les anfractuosités n'ont pas une disposition parfaitement symétrique, ainsi que Bichat l'avait fait remarquer; mais, contre l'opinion de ce célèbre anatomiste, elles sont dans un rapport parfait avec les impressions digitales et les éminences mamillaires de la face interne des os du crâne.

Les circonvolutions et les anfractuosités sont plus nombreuses en haut, en avant, en arrière et sur les côtés qu'à la face inférieure du cerveau. Elles manquent tout-à-fait au centre de
cette dernière. Leur nombre, leur saillie ou leur profondeur
sont dans un rapport assez étroit avec l'étendue de la surface
du cerveau, comme je l'ai déjà fait remarquer ; et l'homme
l'emporte beaucoup à cet égard sur les autres animaux.

Les circonvolutions, comme les anfractuosités qui les séparent, sont simples en certains points et subdivisées dans d'autres; mais jamais les premières n'offrent ces ramifications qu'on
remarque dans les lames du cervelet.

On distingue les circonvolutions et anfractuosités en *constantes* et en *inconstantes*. Elles sont transverses, longitudinales ou
obliques.

Une circonvolution présente deux *faces* et deux *bords*. Ses
faces forment les parois des anfractuosités. Son bord adhérent se
confond avec le noyau central de chaque moitié du cerveau.
Son bord libre est arrondi ; on l'aperçoit à la surface de l'organe
sans aucune préparation; il est parfois déprimé en un sillon superficiel.

Les anfractuosités sont plus ou moins profondes, suivant les
individus. Terme moyen, cette profondeur varie entre huit et
quatorze lignes. Leur fond est occupé par une portion déprimée
de la surface cérébrale qui réunit les anfractuosités voisines à
leur base. Leurs parois sont formées par les circonvolutions. Elles
communiquent toutes entre elles. Elles sont remplies par un
tissu cellulo-vasculaire très-fin qui constitue la *pie-mère cérébrale;* tandis que l'arachnoïde les ferme à l'extérieur, en passant d'une circonvolution à l'autre, et sans pénétrer le moins
du monde dans les sillons qu'elles forment.

Sur la ligne médiane, le cerveau est profondément divisé en
deux moitiés latérales par un sillon antéro-postérieur (*Scissure
interlobaire*, Chauss.) Ces deux moitiés constituent les hémisphères, (*lobes*, Chauss.), lobes divisés eux-mêmes inférieurement en *lobules*, comme on le verra plus loin.

Quoi qu'il en soit, pour prendre une idée exacte de la surface
extérieure du cerveau, il faut l'examiner successivement en
haut, en *avant*, en *arrière*, sur *les côtés* et *en bas*.

La *face supérieure* du cerveau est convexe dans toute son étendue et dans tous les sens. Les circonvolutions et les anfractuosités y abondent. La grande scissure interlobaire la parcourt dans toute son étendue. Cette scissure reçoit un repli considérable de la dure-mère (1); ses parties latérales sont formées par la face interne et plane des deux lobes du cerveau; son fond est occupé par une lame blanche qui fait partie du corps calleux (2).

L'*Extrémité antérieure* du cerveau est plus volumineuse que l'autre, comme on l'a déjà vu. Elle est plus ou moins bombée, suivant les individus et, en général, suivant le degré de l'intelligence. Sur la ligne médiane, elle offre l'extrémité antérieure de la grande scissure interlobaire, au fond de laquelle apparaît encore la lame blanche du corps calleux. Sur les côtés, on y trouve des circonvolutions et des anfractuosités très prononcées.

L'*Extrémité postérieure* du cerveau est plus petite et plus effilée que la précédente. Elle est encore divisée par la scissure interlobaire et présente, sur les côtés de la ligne médiane, des circonvolutions et des anfractuosités médiocrement développées.

Les *Faces latérales* du cerveau sont moins bombées que ses régions supérieure et antérieure. Elles présentent de nombreuses circonvolutions et anfractuosités. Parmi les dernières, il en est une plus profonde que les autres, qui est placée à la réunion du tiers antérieur avec les deux tiers postérieurs de l'organe, anfractuosité qui fait suite à la scissure de Sylvius de la face inférieure, et qui loge un vaisseau considérable (3).

La *Face inférieure* du cerveau est à elle seule plus compliquée que toutes les autres ensemble. La division principale de tout l'organe en lobes par la scissure interlobaire y est très apparente, surtout en avant et en arrière; mais en outre chacun des lobes y est lui-même subdivisé en deux *lobules* par une anfractuosité profonde, qui constitue la *scissure de Sylvius*, et qui diffère un peu des autres cependant, sous ce rapport, que l'a·

(1) La faux de cette membrane.
(2) Voyez plus loin.
(3) L'artère cérébrale moyenne.

II. 3

rachnoïde cérébrale y pénètre, et qu'elle reçoit le bord postérieur de la petite aile du sphénoïde.

Les lobules, divisions inférieures des lobes cérébraux, sont au nombre de deux, appelés, l'antérieur *frontal*, le postérieur, *temporo-occipital*. Celui-ci est très-bombé et très-saillant en avant, aplati et moins relevé en arrière ; il est subdivisé par la plupart des anatomistes en deux lobules secondaires, l'un *temporal*, l'autre *occipital*. Mais, outre que cette subdivision est inutile, elle est tout à la fois artificielle, et déterminée seulement par le point au niveau duquel ce lobule appuie sur le bord postérieur du rocher ; vainement a-t-on cherché à montrer en ce point une anfractuosité particulière ; l'observation dément cette prétention.

La face inférieure du cerveau est le point par lequel cette masse nerveuse se continue avec les autres parties de l'axe cérébro-spinal. Deux gros cordons de fibres blanches, cordons divergens vers le cerveau, sortant de la protubérance annulaire et appelés pédoncules cérébraux, constituent ses moyens d'union avec ces parties.

Quoi qu'il en soit, les diverses particularités qui distinguent cette face du cerveau, appartiennent à la ligne médiane, ou s'observent sur les côtés de cette ligne.

Sur la ligne médiane et en procédant d'avant en arrière, on y rencontre successivement :

1° L'extrémité antérieure de la grande scissure interlobaire, qui sépare l'un de l'autre les deux lobules frontaux du cerveau, et dont le fond est encore occupé par la lame blanche du corps calleux ;

2° Une lamelle d'un blanc grisâtre, dirigée obliquement de haut en bas et d'avant en arrière, qui se continue, en haut, avec le corps calleux, en bas, avec la commissure des nerfs optiques, et qui ferme l'extrémité antérieure du troisième ventricule (1).

3° La commissure, l'*entrecroisement*, ou le *chiasma* des nerfs optiques dont il sera question plus tard.

4° Le tubercule cendré, (*tuber cinereum*, SOEMMERING), qui adhère en avant à la commissure des nerfs optiques, s'avance un peu au-dessous d'elle et concourt à former le plancher du troisième ventricule.

(1) Cavité intérieure du cerveau dont il sera question plus loin.

Du centre du tubercule cendré procède un prolongement grèle, la *tige pituitaire*, qui se dirige en bas, vers la fosse pituïtaire du sphénoïde, et se termine à un petit organe nerveux qui occupe cette fosse.

La tige pituitaire, (*infundibulum*, Murray, *tige sus-sphénoïdale*, Chauss.), est un peu plus mince à sa partie moyenne qu'à ses extrémités. Elle est enveloppée en dehors par une membrane vasculaire, résistante, continue avec la pie-mère, tandis qu'elle est formée à l'intérieur par de la substance grise qui fait suite à celle du *tuber cinereum*. Galien, Vesale, Murray, Duverney, Willis, admettent que la tige pituitaire est creuse, et qu'elle sert à l'écoulement d'un fluide qui procède du troisième ventricule, avec lequel ce canal se continuerait. Bichat et la plupart des anatomistes modernes nient l'existence de cette cavité; M. Cruveilhier, toutefois, admet qu'on la rencontre dans quelques cas. J'ai souvent examiné la tige pituitaire sous ce rapport, et il m'a toujours semblé que sa cavité, analogue à celle qui a été faussement attribuée aux *capsules surrénales* (1), n'était qu'une illusion trompeuse, produite par la mollesse naturelle, souvent même par un commencement de ramollissement de la pulpe de cette tige.

Le corps pituitaire, (*glande pituitaire* des anciens, qui croyaient que cette partie sécrétait la pituite des fosses nasales, *appendice sus-sphénoïdal du cerveau*, Chauss., *hypophyse*, Soemm.), occupe toute la fosse pituitaire, entourée de toutes parts par la dure-mère et par un sinus veineux de cette membrane. Il est plus étendu transversalement que d'avant en arrière. Il a trois lignes de hauteur environ. En haut, il donne insertion à la tige pituitaire et est revêtu par la pie-mère et l'arachnoïde. Il est formé de deux lobes: l'un, antérieur, plus étendu, de forme semi-lunaire, concave en arrière et convexe en avant; l'autre, postérieur, plus petit, plus mou, reçu dans la concavité du premier. Du reste, le corps pituitaire est formé de matière analogue à celle du reste du cerveau; son lobe antérieur renferme une substance d'un gris jaunâtre, le postérieur est plus particulièrement composé de substance blanche. Sœmmering, Bichat et plu-

(1) Organes abdominaux qui seront décrits à l'occasion des voies urinaires.

sieurs autres anatomistes y ont trouvé de petits graviers analogues à ceux qu'on rencontre dans la *glande pinéale* (1).

5° Les tubercules mamillaires (*pisiformes*, CHAUSS.), sont placés derrière le *tuber cinereum*. Au nombre de deux, de la
forme et du volume d'un pois, réunis transversalement par
une bandelette blanche, ils concourent à former le plancher
du troisième ventricule, et sont les points de terminaison des
piliers antérieurs de la voûte (2).

6° Un espace triangulaire existe plus loin dans l'intervalle des
deux pédoncules cérébraux, et a été appelé par M. Cruveilhier
inter-pédonculaire. Cet espace est occupé par une lame de substance blanche qui sert de commissure aux pédoncules, lame
traversée par de nombreux vaisseaux, et formant la partie la plus
reculée du plancher du troisième ventricule.

7° Plus loin encore, on trouve une fente transversalement dirigée, qui fait partie de la *grande fente de Bichat* par laquelle
les surfaces intérieure et extérieure du cerveau se continuent
ensemble, et qui permet à la pie-mère de pénétrer dans les cavités cérébrales.

La fente de Bichat, *grande fente cérébrale* de quelques auteurs,
est placée à peu près au centre de la face inférieure du cerveau.
Elle décrit une grande courbe à concavité antérieure et à convexité postérieure. Elle est formée de trois portions, une, *transversale*, médiane, et deux autres, *antéro-postérieures*, latérales et
semblables à droite et à gauche. La portion transversale, placée
au-dessus de la protubérance annulaire et au-dessous de l'extrémité postérieure du corps calleux, communique avec le troisième ventricule, et y laisse arriver la pie-mère qui forme ce
qu'on appelle la *toile choroïdienne*. Les portions latérales embrassent les parties externe et postérieure des pédoncules cérébraux,
communiquent avec la région inférieure des ventricules latéraux (3), et y laissent arriver la pie-mère qui forme ce qu'on
appelle les *plexus choroïdes* (4).

8° La fin de la grande scissure inter-lobaire est la dernière
particularité que la face inférieure du cerveau présente en ar-

(1) Partie du cerveau qui sera décrite plus loin.
(2) Lamelle intérieure du cerveau qu'on étudiera plus tard.
(3) Autres cavités intérieures du cerveau.
(4) Franges qui seront décrites plus loin.

rière, vers la ligne médiane. Cette scissure loge dans ce point la base de la faulx de la dure-mère.

Sur les cotés de la ligne médiane, la face inférieure du cerveau est moins compliquée.

1° Tout-à-fait antérieurement on y rencontre la face inférieure planiforme du lobule frontal, face parsemée de circonvolutions et d'anfractuosités, qui répondent aux impressions digitales et aux éminences mamillaires de la fosse orbitaire du crâne. Parmi ces anfractuosités, il en est une qui est remarquable par sa direction à peu près rectiligne, par son trajet d'arrière en avant et un peu de dehors en dedans, par sa position en dedans du lobule frontal, et par ses rapports avec le tronc du nerf olfactif.

2° La scissure de Sylvius (*scissure inter-lobulaire*, CHAUSS.) termine en arrière le lobule frontal. Elle commence en dedans, près de la commissure des nerfs optiques, au niveau d'une lame de substance blanche perforée par de nombreux vaisseaux, au point où se terminent la scissure interlobaire, d'une part, et la portion latérale de la fente de Bichat, de l'autre. Elle se dirige en dehors, en décrivant une courbe légère à convexité antérieure, et se termine en se confondant avec les anfractuosités latérales du cerveau, et en se bifurquant pour entourer une portion de la surface cérébrale, qui forme une sorte de lobule à part, que REIL a décrit sous le nom d'*insula*, et que M. Cruveilhier propose d'appeler *lobule du corps strié*. Cette scissure est parcourue par une branche artérielle considérable, l'*artère cérébrale moyenne*.

3° Le lobule postérieur ou temporo-occipital fait un relief remarquable en arrière de la scissure de Sylvius. Il est en rapport, dans sa partie antérieure, la plus proéminente, avec la fosse temporale interne, et avec la tente du cervelet par sa partie postérieure.

Surface intérieure du cerveau. La surface interne du cerveau est anfractueuse et d'une étude difficile. Elle se continue avec la surface extérieure, qui se déprime réellement sur elle-même pour la former, au niveau de la *grande fente cérébrale* de Bichat, fente dont l'importance est fort grande pour cette raison. Elle s'applique à elle-même dans tous ses points, et forme des cavités à parois contiguës, qu'on rencontre quelquefois dilatées dans l'état morbide , cavités qui constituent les ventricules cérébraux. Ces ventricules sont au nombre de quatre, deux *latéraux* et deux *médians* (1).

La méthode que je suis depuis long-temps dans mes cours, pour l'étude de la conformation de la surface interne du cerveau, est très-simple et analogue à celle qui est adoptée pour la description des autres organes creux: elle consiste à ouvrir successivement les trois grands ventricules , les deux latéraux, puis le troisième, à prendre une idée de leur forme , et à étudier les différentes parois qui les circonscrivent, en notant avec soin toutes les particularités qu'elles présentent. Malgré la puissante autorité de Vicq-d'Azir, la méthode des *coupes successives de haut en bas* ou de *bas en haut*, ne saurait soutenir la comparaison avec celle-ci, car elle ne montre le plus souvent que des objets artificiels, et détruit les rapports des parties entre elles. En la suivant, dit l'illustre Cuvier, on procède comme celui qui, pour apprécier la disposition des cavités du cœur et la surface interne de cet organe, le couperait par tranches de dehors en dedans.

1° *Ventricules latéraux* (2). Les ventricules latéraux sont pla-

___

(1) dans la numération ordinaire des ventricules de l'encéphale, les ventricules latéraux portent les numéros 1 et 2; le plus grand des ventricules cérébraux médians est appelé troisième ou moyen; le plus petit a été nommé cinquième ventricule par Cuvier; le ventricule du cervelet est le quatrième.

(2) Pour bien étudier les ventricules latéraux et les parois qui les circonscrivent, il faudrait toujours avoir à sa disposition deux cerveaux; malheureusement il n'en est pas toujours ainsi.

Dans le premier cas, coupez un des cerveaux un peu en dehors de la ligne médiane, et séparez-le en deux parties latérales d'inégale étendue. Sur la plus petite portion, le ventricule latéral se trouve ouvert suivant sa longueur, de sorte qu'il vous est facile de bien apprécier sa position et sa direction au sein du cerveau. Sur la plus grosse portion, le ventricule latéral opposé reste intact, il n'a pas été ouvert, de sorte que vous pouvez en étudier complètement les diverses parois en commençant par la supérieure que forme le corps calleux. Le second cerveau doit être réservé pour l'étude du troisième ventricule, que la coupe précédente intéresse et altère plus ou moins complètement.

Si vous n'avez qu'un cerveau à votre disposition, découvrez le corps calleux par une coupe horizontale faite à la hauteur du fond de la scissure interlobaire; détachez ensuite cette lame d'un côté, de manière à ouvrir

cés vers les parties interne et inférieure des lobes ou hémisphères cérébraux, à peu près à égale distance des extrémités
antérieure et postérieure de ces lobes. Leur forme est très-
difficile à déterminer. Ils sont très-rapprochés l'un de l'autre
au milieu, tandis qu'ils sont beaucoup plus écartés vers leurs
extrémités. Ils commencent dans l'épaisseur du lobule frontal
correspondant, et viennent se terminer vers la base du cerveau,
à la partie latérale de la fente de Bichat. D'abord dirigés horizontalement, dans la partie supérieure du lobe cérébral,
ils se recourbent ensuite au-dessous et en dehors d'une éminence
qu'on appelle la couche optique, et se portent en bas et en avant.
Ainsi, les ventricules latéraux sont formés de deux parties distinctes placées l'une au-dessus de l'autre, et appelées *étages
supérieur* et *inférieur* de ces ventricules.

Les deux ventricules latéraux communiquent avec le troisième, au moyen d'une ouverture arrondie, de deux lignes de
diamètre environ, placée dans l'étage supérieur, à un pouce en
arrière de leur extrémité antérieure; de sorte que leurs cavités
ont ensemble des relations qui, pour être médiates n'en sont
pas pour cela moins assurées. En bas, au niveau de la fente de
Bichat, ils sont fermés par l'arachnoïde.

Les ventricules latéraux sont tapissés par une membrane
mince, lisse et séreuse, que Bichat croyait continue avec l'arachnoïde, mais qui n'offre cette disposition que chez l'embryon.
La pie-mère y pénètre par la partie latérale de la fente cérébrale et y forme deux franges appelées *plexus choroïdes.*

L'étage supérieur des ventricules latéraux est large en dedans;
il est rétréci en dehors, où ses parois supérieure et inférieure se
réunissent angulairement; il se prolonge en avant en se recourbant, et forme la corne antérieure; enfin il offre en arrière un
autre prolongement également recourbé, qui constitue la *corne
postérieure, occipitale*, ou *cavité ancyroïde.* Cet étage renferme
une portion du plexus choroïde, et a trois parois: une *supérieure*, une *interne* et une *inférieure* qu'on appelle aussi le *plancher du ventricule.*

le ventricule latéral correspondant, et à étudier sa forme et sa position;
puis servez-vous du côté opposé, pour étudier le corps calleux et les autres
parois de ce ventricule.

La *paroi supérieure* de l'étage supérieur des ventricules latéraux, est formée par le *corps calleux*, lame médullaire qui n'est
pas toutefois bornée à ce seul point.

Le corps calleux (1), (*grande commissure cérébrale*, Reil, Sœmmering, *mésolobe*, Chauss.), est une lame épaisse, de substance
blanche, tendue transversalement au-dessus des ventricules latéraux entre les deux lobes du cerveau. Il est placé plus près
de la partie antérieure, que de la partie postérieure du cerveau, et recourbé en voûte à convexité supérieure et à concavité inférieure. Sa longueur est de trois pouces et demi environ. Sa largeur, plus considérable en arrière qu'en avant, varie
de sept à dix lignes. Il se replie sur lui-même, vers ses extrémités, de manière à passer de la paroi supérieure à la paroi inférieure des ventricules latéraux.

Sa face supérieure convexe d'arrière en avant et plane transversalement, devient inférieure en avant dans la partie ré-
fléchie du corps calleux. Elle est recouverte par les lobes cérébraux, au fond de la grande scissure inter-lobaire et forme
avec eux, de chaque côté, une cavité qu'on a mal à propos
comparée aux ventricules du larynx. Elle est marquée, sur la
ligne médiane, par un raphé très prononcé et présente, sur les
côtés, deux sillons qui logent deux artères considérables.

Sa face inférieure est concave dans le sens dans lequel la précédente est convexe. Elle est unie sur la ligne médiane à la
cloison transparente en avant, et à la *voûte à trois piliers* en arrière. Sur les cotés, elle est libre dans les ventricules latéraux.

Son extrémité antérieure se replie entre les deux lobules frontaux, en formant un bourrelet que Reil a appelé *le genou*, et
va se terminer, en se continuant, au milieu, avec la lame
qui s'élève de la commissure des nerfs optiques, sur les côtés, avec la substance qui forme le fond de la scissure de Sylvius.

(1) Pour bien voir la face supérieure du corps calleux, il faut abattre, par
une coupe horizontale, toute la partie des lobes cérébraux qui forme les
côtés de la grande scissure interlobaire ; et pour étudier sa face inférieure,
il faut séparer latéralement cette lame des lobes cérébraux, la couper en
son milieu, et renverser successivement en avant et en arrière ses deux
portions opposées, constatant, pendant la préparation, les adhérences que
contracte cette face avec le septum médian et avec la voûte.

En arrière le corps calleux se replie comme en avant, mais bientôt il se bifurque au-dessus de la partie-transversale de la fente de Bichat et va, dans l'étage inférieur des ventricules latéraux, former la *corne d'Ammon*.

Ses bords se continuent avec la substance centrale des lobes cérébraux.

Le corps calleux est évidemment formé de fibres blanches transversales, dont on verra l'origine un peu plus loin.

La *paroi interne* de l'étage supérieur des ventricules latéraux est formée en avant par la *cloison transparente*, et en arrière par la *voûte à trois piliers*.

La cloison transparente (1), (*septum lucidum* des auteurs, *septum médian*, CHAUSS., *cloison des ventricules*), est une production lamellée, placée de champ au-dessous du corps calleux, entre les deux ventricules latéraux, et à la partie antérieure de la paroi que je décris. Elle est très molle, demi-transparente et de forme triangulaire. Sa base est arrondie, tournée en avant et reçue dans le sinus formé par la réflexion antérieure du corps calleux. Son sommet, très prolongé et dirigé en arrière, est reçu dans l'angle de réunion du corps calleux et de la voûte à trois piliers. Son bord supérieur adhère à la face inférieure de la portion supérieure du corps calleux, au niveau de la ligne médiane. Son bord inférieur est uni, en avant, à la partie repliée du corps calleux, et en arrière au pilier antérieur de la voûte à trois piliers. Ses faces sont latéralement dirigées, et libres dans les ventricules. La cloison transparente est formée de deux lames juxta-posées et séparées par une cavité à parois contiguës, qui constitue le *cinquième ventricule* de Cuvier, la *fosse* de Sylvius, le *sinus du septum médian* de Chauss., le *ventricule de la cloison*. Ce ventricule paraît isolé des autres ; les frères Wenzel, cependant, ont cru y reconnaître une ouverture qui aboutirait dans le troisième ventricule, entre les deux piliers antérieurs de la voûte.

(1) Pour la bien voir, préparez d'abord le corps calleux par sa surface supérieure, détachez ce corps latéralement des lobes cérébraux, puis soulevez-le à droite et à gauche avec le manche de deux scalpels; pour apprécier sa cavité, fendez ensuite le corps calleux en avant, et coupez la cloison elle-même de haut en bas.

La voûte à trois piliers, (*trigone cérébral*. Chauss (1),) est une lame mince de substance blanche, placée au-dessous du corps calleux, dans la partie postérieure de la cloison des ventricules latéraux. Elle est très molle et n'a rien moins que les conditions d'une voûte, comme Chaussier l'a très bien fait remarquer. Elle est recourbée dans le sens antéro-postérieur, et convexe supérieurement. Sa forme est celle d'un triangle, quoiqu'à vrai dire elle ait quatre angles ou piliers, au lieu de trois. Sa face supérieure est convexe, adhérente sur la ligne médiane, au corps calleux en arrière, à la cloison en avant, et libre sur les côtés dans les ventricules. Sa face inférieure repose sur une toile vasculaire, appelée *choroïdienne*, et est marquée de lignes plus ou moins saillantes et obliques les unes vers les autres, qui forment ce qu'on a appelé *la lyre, corps psalloïde*. Son bord postérieur est uni au bourrelet postérieur du corps calleux. Ses bords latéraux sont libres et côtoyés par deux franges qui constituent les plexus choroïdes. Son extrémité, ou son angle antérieur, se dirige en bas et en avant, en continuant la courbe de la voûte ; bientôt cet angle se bifurque (2), ses deux portions se séparent l'une de l'autre, et viennent se rendre dans les tubercules mamillaires de la face inférieure du cerveau. Ses angles postérieurs se retournent en bas, en dehors et en avant, pénétrent dans l'étage inférieur des ventricules, s'appliquent sur la partie concave de la *corne d'Ammon*, s'y perdent en partie et forment, d'un autre côté, une lamelle qui suit cette corne et qui porte le nom de *corps frangé*. La voûte à trois piliers est formée de substance blanche et de fibres longitudinales plus ou moins courbées, comme on le verra plus tard.

La *paroi inférieure*, le *plancher* de l'étage supérieur des ventricules latéraux (3), est formé, d'avant en arrière par la *portion repliée du corps calleux*, par le *corps strié*, par la *bandelette demi-*

---

(1) Par une singulière contradiction, Chaussier a critiqué amèrement la dénomination de voûte à *trois piliers*, donnée à cette partie, et il a proposé de l'appeler trigone. Pour l'étudier, soulevez le corps calleux, renversez-le d'avant en arrière, et constatez les adhérences qu'il offre avec elle.

(2) Pour voir cette disposition, coupez le trigone transversalement et renversez son pilier antérieur d'arrière en avant.

(3) Pour étudier cette paroi et apprécier les particularités qui la distinguent, il suffit d'ouvrir le ventricule latéral par son côté supérieur.

circulaire, par la *couche optique* et par *l'ergot* et son *accessoire*, lorsqu'il existe.

La portion repliée du corps calleux qui forme la partie antérieure du plancher des ventricules latéraux, n'offre rien de particulier, rien surtout qui n'ait été exposé plus haut à l'occasion de ce corps.

Le corps strié, (*corps canelé, couche du nerf ethmoïdal*, CHAUSS., *grand ganglion supérieur du cerveau*, GALL,) est une masse grisâtre à l'extérieur, qui occupe la partie antérieure du plancher du ventricule latéral. Il a la forme d'un ovale dont la grosse extrémité est dirigée en avant et un peu en dedans, la petite en arrière et un peu en dehors. Sa face supérieure est remarquable par sa teinte grise et par sa convexité. Sa face inférieure répond à la scissure de Sylvius, et particulièrement en dedans à la lame blanche perforée, et aux circonvolutions de *l'insula* en dehors. Sa face interne n'est libre dans le ventricule qu'en avant, tandis que dans le reste de son étendue elle est confondue avec la *couche optique*. Sa face externe fait suite à la masse centrale du lobe cérébral correspondant. Son extrémité antérieure est grosse, arrondie et libre dans le ventricule. Son extrémité postérieure est effilée et reçue dans l'intervalle de la couche optique et de l'hémisphère cérébral. Gris à l'extérieur, le corps strié offre à l'intérieur, une foule de stries rayonnantes de substance blanche, qui lui ont fait donner le nom qu'il porte.

La couche optique, (*couche du nerf oculaire*, CHAUSS., *grand ganglion inférieur du cerveau*, GALL), est une masse blanche à l'extérieur, placée au milieu du plancher de l'étage supérieur du ventricule latéral. Elle a la forme d'un ovoïde dont la grosse extrémité est en avant et la petite en arrière, et est moins alongée que le corps strié. Le ventricule paraît se contourner autour d'elle, de sorte qu'elle répond à son étage supérieur par sa face supérieure, et à l'étage inférieur par sa face inférieure. Sa face supérieure, convexe, est libre en dehors dans le ventricule, tandis qu'en avant elle est en rapport avec la toile, les plexus choroïdiens et avec la voûte à trois piliers. Sa face inférieure, un peu moins bombée que la précédente, est apparente, en partie, à la face inférieure du cerveau ; en dedans, elle reçoit le pédoncule ; en dehors (1), elle présente deux tubercules appelés *corpora geniculata*, l'un externe, *corpus geniculatum exter-num*, l'autre interne, *corpus geniculatum internum*, tous les deux liés par une bandelette particulière aux tubercules quadrijumeaux et continus, d'autre part, l'externe surtout, avec le nerf optique. Sa face interne forme la paroi latérale du *troisième ventricule ;* elle est unie à celle de la couche opposée, par une bandelette grisâtre, transversale, aplatie et très facile à déchirer, qu'on appelle *commissure molle des couches optiques.* Sa face externe est libre en arrière et en bas, dans l'étage inférieur du ventricule, tandis qu'elle se continue en avant, avec la masse centrale de l'hémisphère correspondant. Son extrémité antérieure s'avance jusqu'au pilier antérieur du trigone, et forme avec lui l'ouverture de communication du ventricule latéral et du troisième. Son extrémité postérieure, plus renflée que la précédente, répond au point vers lequel se réunissent les deux étages du ventricule latéral. La couche optique est blanche en dehors, mais intérieurement elle est mélangée de substance grise et blanche.

Le corps strié et la couche optique sont séparés par un enfoncement oblique, dans lequel on rencontre une bandelette blanche, et une couche grisâtre que constitue la membrane interne du ventricule, la *bandelette demi-circulaire* et la *lame cornée.* La bandelette demi-circulaire commence en avant de la couche optique, au niveau de l'ouverture de communication des ventricules latéral et moyen ; delà, elle se porte obliquement en arrière et en dehors, se contourne avec la surface de la couche optique et vient se terminer, en se continuant, près du *corpus geniculatum externum* (2), avec le corps frangé. La bandelette demi-circulaire et la lame cornée qui la recouvre, sont très résistantes ; elles sont côtoyées par une veine considérable (3).

L'ergot, (*petit hyppocampe*, Vicq-d'Azir, *éminence encifor-*

---

(1) Pour étudier cette partie, séparez le lobule temporal du pédoncule cérébral, au niveau de la partie latérale de la fente de Bichat.

(2) C'est une erreur de croire avec les auteurs que la bandelette demi-circulaire se perd dans le corps géniculé externe.

(3) La veine du corps strié.

me, CHAUSS.) , forme la plus grande partie du plancher de la corne postérieure du ventricule. C'est une sorte de circonvolution intérieure qui se traduit en dehors par une profonde anfractuosité. Il est blanc du côté du ventricule et gris vers le point opposé, comme le serait une circonvolution ordinaire retournée. Il a la forme d'un crochet recourbé en dehors. Son côté externe est souvent côtoyé par une autre éminence analogue à celle-là, sous le rapport de la forme et de la nature, éminence qui porte le nom d'*ergot accessoire*.

L'étage inférieur (1) des ventricules latéraux est creusé dans la partie externe et inférieure du lobule moyen du cerveau. Dirigé obliquement en bas, en avant et en dedans, il décrit une courbe à convexité externe et postérieure. Il commence à la partie postérieure de la couche optique, en se continuant avec l'étage supérieur du même ventricule, et il se termine en bas à la partie latérale de la fente de Bichat. Il est un peu plus large en haut qu'en bas. Il a la forme d'un étui dans lequel fait saillie la corne d'Ammon. Parcouru dans toute son étendue par l'origine du plexus choroïde, il offre deux parois, l'une supérieure et antérieure, qui n'a rien de remarquable, l'autre inférieure et postérieure, sur laquelle on rencontre la *corne d'Ammon* et son accessoire, le *corps frangé* et le *corps godronné* de Vicq-d'Azir.

La corne d'Ammon, (*pied d'hyppocampe*, *protubérance cylindroïde*, CHAUSS.), est une saillie cylindroïde, qui remplit presque tout l'étage inférieur des ventricules latéraux. Elle est recourbée sur elle-même de manière à offrir sa concavité en dedans et en avant et sa convexité en sens opposés. En haut, elle se continue avec l'extrémité postérieure du corps calleux, et un peu avec l'angle correspondant du trigone. En bas, elle se termine près de la base du cerveau, par un renflement surmonté de deux ou trois tubercules séparés par de petites rainures, tubercules qui ont été comparés aux doigts du pied d'hyppocampe. En dehors, elle est côtoyée par une saillie de même forme qu'elle, qui manque cependant quelquefois, et qui constitue l'*accessoire*

----

(1) Pour bien voir cette partie des ventricules latéraux, il faut fendre le côté externe du lobule moyen, après avoir ouvert l'étage supérieur de ces ventricules, et en procédant de l'extrémité postérieure de la couche optique vers la scissure de Sylvius.

du pied d'hyppocampe, le cuissard. En dedans et en bas, elle est couverte par les *corps frangé* et *godronné.* La corne d'Ammon est blanche à l'extérieur, tandis qu'à l'intérieur elle est formée par un noyau gris, séparé en deux parties par une lamelle blanche qui se continue avec celle qui est placée à l'extérieur.

Au reste, la corne d'Ammon n'est autre chose que la circonvolution la plus interne du lobule temporal, circonvolution rentrée à l'intérieur, et recouverte par une écorce blanche formée par les fibres qui viennent de sa couche blanche intérieure et qui se contournent autour d'elle, pour gagner la partie repliée du corps calleux.

Le corps frangé, (*corpus fimbriatum, corps bordé, ténia de l'hyppocampe*), est une bandelette mince qui suit le côté concave de la corne d'Ammon, qui se continue en haut avec le pilier postérieur du trigone, et qui se termine en bas, près de l'ouverture du ventricule, en se relevant et se continuant avec la bandelette demi-circulaire. La lame du corps frangé est plus épaisse à son bord adhérent qu'à son bord libre.

Le corps godronné de Vicq-d'Azir est une bandelette grise placée au-dessous du corps frangé, entre lui et la corne d'Ammon. Sa surface est crénelée. Il est formé par une saillie du noyau gris interne de la corne d'Ammon.

Le troisième ventricule ou *ventricule moyen* (1), est placé au-dessous et en dedans des ventricules latéraux, dans l'intervalle des deux couches optiques, et beaucoup plus près de la face inférieure que de la face supérieure du cerveau. Impair et symétrique, il a la forme d'une fente médiane dirigée dans le sens antéro-postérieur, qu'on a improprement appelée la *vulve.* Il est traversé par la commissure molle des couches optiques, et se rétrécit par en bas, de manière à représenter une sorte *d'infundibulum.* Il communique en avant et latéralement avec les ventricules latéraux, au moyen de deux ouvertures arrondies, dont le cintre est principalement formé par le pilier antérieur du trigone, et qui est complétée par la couche optique. L'aqueduc de Sylvius s'y rend en arrière, et le met en relation avec le ventricule du cervelet. Suivant les frères Wenzel, en outre, le sinus du septum médian

(1) Pour étudier ce ventricule il suffit de soulever le corps calleux, la voûte à trois piliers et la toile choroïdienne sous-jacente à celle-ci. Sa préparation doit suivre immédiatement celle des ventricules latéraux.

s'y ouvre entre les deux parties du pilier antérieur de la voûte ; de sorte que ce ventricule forme une cavité moyenne entre tous les ventricules de la portion encéphalique de l'axe cérébro-spinal.

Quoi qu'il en soit, le troisième ventricule offre six parois : une supérieure, une inférieure, deux latérales, une antérieure et une postérieure.

Sa paroi supérieure est formée par la face inférieure de la voûte à trois piliers, et plus immédiatement par la toile choroïdienne, production membraneuse qui se continue avec la piemère par la partie transversale de la fente de Bichat, et qui s'unit latéralement à la portion supérieure des plexus choroïdiens.

Sa paroi inférieure, plancher du troisième ventricule, est formée par des parties qui apparaissent aussi à la face inférieure du cerveau, et qui ont été décrites à son occasion : le *tuber cinereum*, les tubercules pisiformes et leur commissure , la lame inter-pédonculaire.

Ses parois latérales sont constituées par la face interne des couches optiques.

Sa paroi antérieure est formée par la membrane qui s'élève, de la commissure des couches optiques vers le corps calleux. Au-dessus de cette membrane on y trouve, en outre , 1° un cordon blanc, cylindroïde, transversalement dirigé, qui représente la *commissure antérieure,* 2° les deux divisions du pilier antérieur de la voûte. La commissure antérieure est placée en avant du pilier de la voûte, entre les deux jambes duquel on l'aperçoit quand on renverse celle-ci d'arrière en avant ; libre dans l'étendue de six lignes à peu près , elle s'enfonce ensuite dans les corps striés, s'incline en arrière et va se continuer avec les pédoncules cérébraux , comme Chaussier et Tiedemann l'ont montré.

Sa paroi postérieure est étrangère au cerveau dans la plus grande partie de son étendue, et constituée par la face antérieure de la protubérance annulaire. On y remarque 1° une ouverture arrondie, *anus,* qui termine antérieurement l'aqueduc de Sylvius ; 2° la *commissure postérieure,* placée au-dessus de l'ouverture précédente, séparée par une dépression transversale des tubercules quadrijumeaux, moins grosse que la commissure antérieure, transversale comme elle et s'enfonçant la-téralement dans les couches optiques ; 3° la *glande pinéale.*

La glande pinéale, *conarium,* est un petit corps grisâtre placé sur la ligne médiane et en arrière de la commissure postérieure, au-dessus des tubercules quadrijumeaux, au-dessous de la toile choroïdienne et enveloppé dans les replis de cette membrane. Elle a la forme d'un cœur d'oiseau dont la base serait tournée en avant, et dont la pointe serait dirigée en arrière. Deux cordons blancs procèdent de sa partie antérieure, se réunissent à anse au devant d'elle et au-dessus de la commissure postérieure, se portent à la partie interne et supérieure des couches optiques, y forment un relief sensible, et viennent se terminer obliquement en bas et en avant, dans les tubercules pisiformes. La glande pinéale présente une petite cavité intérieure, qui paraît ouverte en avant vers le troisième ventricule, et qui renferme souvent des concrétions calcaires, ordinairement réunies en une seule masse, *acervulus* Soemm. Elle est formée d'une substance grise de laquelle procèdent les fibres blanches qui appartiennent à ses freins.

§ 2. *Structure du cerveau.*

Deux substances, diversement disposées, se réunissent dans les différens points du cerveau ; et comme partout ailleurs, de ces substances, la grise est simplement granuleuse, tandis que la blanche est formée de fibres bien marquées.

On peut suivre plusieurs méthodes pour l'exposition de la structure du cerveau ; la suivante me paraît la plus simple et la plus élémentaire : *montrer d'abord la disposition des deux substances de cet organe, établir ensuite le mode de continuité entre elles de ces différentes parties.*

1° *Position relative des deux substances du cerveau.*

Le cerveau présenté dans la description précédente comme un seul organe, est en réalité composé de plusieurs organes secondaires, dans chacun desquels on trouve une substance grise et une substance blanche dont la disposition n'est pas la même, et que pour cette raison il importe d'examiner tout d'abord. Ces organes sont de deux ordres, les uns occupent la voûte, les autres sont placés à la base du crâne. Les premiers sont les *lobes* ou *hémisphères proprement dits*, c'est-à-dire, toute cette portion du cerveau à laquelle appartiennent les circonvolutions et les anfractuosités, et qui forme les régions supérieure, antérieure, postérieure et latérales de cette grande masse nerveuse. Les seconds sont représentés par les *pédoncules*, les *couches optiques*, les *corps striés*, la *glande pinéale*, les *tubercules pisiformes*, le *tubercule cendré* et le *corps pituitaire*.

Les hémisphères sont constitués extérieurement par de la substance grise et intérieurement par de la substance blanche. La substance blanche y forme un noyau intérieur très considérable, qu'on a appelé le *centre oval* depuis Vieussens, et duquel paraissent procéder tous les prolongemens blancs des circonvolutions. Chez l'adulte les choses sont ainsi disposées, et quelque soin qu'on mette à enlever les membranes cérébrales, quelqu'effort que l'on fasse pour déplisser les hémisphères, à moins de déchirures, il est impossible de donner aux parties une autre apparence ; mais chez le fœtus il en est autrement : les hémisphères, en effet, y sont représentés par une lame plus ou moins épaisse, mais égale dans tous les points sous ce rapport, lame pliée sur elle-même au niveau des circonvolutions et des anfractuosités, saillante au dehors dans les premières, et rentrée à l'intérieur, au contraire, dans les secondes. Alors, mais seulement alors, il n'y a pas de *centre ovale*, les circonvolutions sont formées de deux lames adossées à elles-mêmes, dans l'intervalle desquelles se prolonge d'abord la cavité ventriculaire, et qui plus tard sont lâchement unies à la faveur d'un tissu cellulaire mou et en quelque sorte muqueux (1). Alors aussi, le déplissement des hémisphères est chose très simple à exécuter, d'après ce qui précède, et très facile à démontrer.

Quoi qu'il en soit, on comprend très bien, d'une part, la formation du *centre ovale* par la réunion de la couche médullaire intérieure des diverses parties de la membrane des hémisphères, et d'autre part, l'opinion des personnes qui considèrent ceux-ci comme formés par une lame pliée un certain nombre de fois

____

(1) Gall a établi qu'il reste encore chez l'adulte quelques traces de ce moyen d'union dans le centre des circonvolutions, et que certains épanchemens cérébraux ont leur siége spécial dans le tissu qui le forme.

sur elle-même ; cette opinion n'a contre elle, que d'avoir été trop souvent présentée comme l'expression des faits à tous les âges de la vie, tandis qu'elle n'est exacte que pour le fœtus (1).

Les *pédoncules* sont formés de substance blanche à l'extérieur, tandis qu'intérieurement ils renferment une substance grise de couleur foncée ou noirâtre, qui forme un noyau alongé, concave supérieurement, convexe inférieurement, et placé plus près de la partie supérieure du pédoncule que de l'inférieure.

Les couches optiques présentent à l'extérieur une couche mince de substance blanche ; mais, en outre, un faisceau considérable de fibres de même nature les traverse de bas en haut et d'arrière en avant, placé entre deux noyaux gris bien distincts, l'un *interne*, l'autre *externe*.

Le *corps strié* est formé comme la couche optique, de deux masses grises, l'une *interne* et l'autre *externe*, masses séparées par un faisceau de fibres ascendantes ; mais il y a cette différence entre les deux parties, que le noyau gris interne du corps strié est à nu à sa surface, au lieu d'être recouvert d'une écorce blanche, comme celui de la couche optique. La partie interne du noyau gris du corps strié s'avance jusque dans la rainure qui sépare ce corps de la couche optique, au-dessous de la bandelette *demi-circulaire* (2).

La *glande pinéale* est presque complètement formée de substance grise ; des fibres blanches lui viennent de ses freins et se terminent à anse vers sa partie antérieure. Suivant Meckel, en outre, une lame blanche fort mince tapisserait sa petite cavité.

Les *tubercules pisiformes* sont blancs à l'extérieur, et formés intérieurement par un noyau arrondi de substance grise.

Le *tubercule cendré* est exclusivement formé de matière grise.

Le *corps pituitaire* a son lobe antérieur constitué par de la substance grise à l'extérieur, et par de la substance blanche à

(1) Il serait aussi peu exact de soutenir que, chez l'adulte, l'hémisphère est formé par une simple membrane plissée, que d'induire l'existence du ventricule de la moëlle de son observation bien constatée chez l'embryon.

(2) Pour bien voir cette disposition, coupez transversalement la couche optique.

l'intérieur; son lobe postérieur paraît ne renfermer que de la matière grise.

2° Continuité des diverses parties du cerveau entre elles (1).

S'il est un fait bien établi relativement aux deux substances des centres nerveux, c'est que la grise forme un certain nombre de masses isolées les unes des autres; tandis que la blanche est partout continue d'un point du système à l'autre. Aussi la substance grise est-elle généralement, et à bon droit, considérée comme formant les centres d'action, et la substance blanche les moyens par lesquels ces centres communiquent entre eux, ou avec les autres parties de l'organisation (2).

Il suit de ce qui précède, que la substance blanche forme seule, entre les diverses parties du cerveau, les liens de continuité sur lesquels je dois appeler ici l'attention.

Les fibres de la substance blanche du cerveau affectent deux directions, comme celles des autres centres nerveux, plus clairement même que celles-ci : les unes sont *longitudiná-*

(1) Les diverses coupes antéro-postérieures et transversales sont très-utiles pour l'étude de la forme et de la position relative des diverses parties du cerveau ; elles peuvent même souvent être d'un grand secours dans les recherches de structure ; mais elles ne fournissent que des données incertaines, et souvent trompeuses, sur la continuité de diverses parties de cet organe. La coupe si célèbre de Willis est sujette aux mêmes reproches.

Cette coupe de Willis doit être pratiquée de la manière suivante : placez le cerveau sur sa face convexe, sa base dirigée en haut; renversez le cervelet et la moëlle en avant ; ouvrez par une incision horizontale dirigée de la scissure de Sylvius vers la corne postérieure l'étage inférieur des ventricules latéraux ; renversez ainsi d'avant en arrière le lobule temporal; faites ensuite une seconde coupe d'arrière en avant entre le corps strié, la couche optique et le corps calleux jusqu'à la partie antérieure de l'étage supérieur des ventricules latéraux ; enfin renversez les deux premières parties d'arrière en avant et, avec elles, la protubérance, le cervelet et le bulbe supérieur de la moëlle.

Varole, Vieussens, Gall, Sporzheim et tous les anatomistes d'aujourd'hui, après eux, ont reconnu que la seule méthode propre à donner la connaissance des connexions des diverses parties du cerveau, est celle qui consiste à étudier ce centre nerveux de sa partie inférieure à sa partie supérieure en suivant graduellement les fibres qui y montent de la moëlle épinière.

(2) Prolongée au-delà des centres nerveux, la substance blanche forme les nerfs.

les, ou *obliques* , ou *divergentes antérieurement ;* les autres sont *transverses, convergentes* ou *rentrantes*, comme on l'a dit ; mais les unes et les autres sont continues ensemble , et ne forment qu'un seul et même système contre l'opinion du docteur Gall (1); de sorte que les parties *blanches médianes du cerveau*, les *commissures* en un mot, sont formées par la réflexion de fibres primitivement longitudinales ou divergentes.

Les deux pédoncules renferment en eux toutes les fibres qui réunissent le cerveau au reste du système nerveux central. De leur partie supérieure ces cordons divergens se prolongent vers le cerveau ; tandis que de leur partie inférieure ils s'enfoncent dans la protubérance annulaire , et vont se continuer avec les colonnes antérieure et postérieure de la moëlle, avec la colonne antérieure spécialement d'une manière croisée, comme je l'ai montré plus haut. Les fibres qui forment la partie supérieure des pédoncules émanent de la partie postérieure de la moëlle , celles qui constituent leur partie inférieure sont un prolongement des pyramides et des olives (2).

Les fibres des pédoncules cérébraux s'enfoncent bientôt, en montant, dans les couches optiques, et s'y séparent en deux faisceaux d'inégal développement : l'un, le plus considérable, s'élève entre les deux noyaux gris , tandis que l'autre, petit et aplati, couvre en dedans et en haut le noyau gris interne de ces couches, leur donne la couleur blanche qu'elles présentent à leur surface, et vient ensuite se réunir au premier , pour se jeter avec lui dans le corps strié, et passer entre les deux noyaux gris de ce corps, laissant l'interne à découvert du côté du ventricule latéral.

(1) Le docteur Gall avait avancé que les fibres *longitudinales* qu'il appelait *divergentes*, se terminent sous l'écorce grise des hémisphères, et que de cette même écorce naissent d'autres fibres, qu'il appelait *rentrantes* ou *convergentes*, fibres qui formeraient les *commissures*; mais cette doctrine est aujourd'hui entièrement abandonnée. Aperçue par Chaussier pour la commissure antérieure en particulier, la continuité des fibres divergentes et convergentes du cerveau a été mise hors de doute, dans ces derniers temps, par les travaux de plusieurs anatomistes, mais surtout par ceux de Tiedemann et de M. Foville.

(2) Plusieurs anatomistes, Tiedemann surtout, pensent que les olives se terminent dans les tubercules quadrijumeaux ; je puis assurer avec Gall qu'elles envoient également quelques fibres dans le pédoncule cérébral.

Suivant M. le professeur Cruveilhier, quelques-unes des fibres des pédoncules s'arrêtent dans les corps striés ; mais presque toutes se dégagent de la partie externe et supérieure de ces corps et des couches optiques, en formant une sorte d'éventail, appelé *grand soleil de Vieussens*, *couronne rayonnante de Reil* (1).

Les fibres sorties des couches optiques et des corps striés se subdivisent presque aussitôt en deux plans principaux, qui suivent deux directions différentes : celles du plan interne forment une couche lamellée, aplatie, qui se recourbe en dedans vers la ligne médiane, et qui par son union en raphé avec celle du côté opposé, constitue le corps calleux, la plus grande et la plus remarquable des commissures ; celles du plan externe et inférieur se jettent dans l'hémisphère cérébral proprement dit, et viennent s'appliquer en dedans de la couche grise de la partie externe des circonvolutions (2).

Mais comment les fibres des hémisphères vont-elles gagner la substance grise qui les recouvre ? La plupart des auteurs s'inquiètent peu de cette question, tandis que d'autres présentent à cet égard des variétés d'opinions qu'il est difficile d'accorder. Gall soutient, par exemple, que ces fibres s'écartent de toutes parts en divergeant, et vont ainsi gagner directement l'écorce des hémisphères, soit au niveau des circonvolutions, soit à la hauteur des anfractuosités. M. Foville, au contraire, représente le plan de l'hémisphère comme allant s'appliquer à la couche grise de celui-ci, et la suivant dans toutes ses sinuosités.

---

(1) Pour voir cette disposition au niveau du corps strié, il suffit d'enlever doucement, avec la pulpe du doigt ou le manche d'un scapel, la masse grise qui forme la partie interne de ce corps. Rien n'est facile comme cette préparation, et rien ne donne une meilleure idée de la disposition fibrillaire que je décris ici.

(2) Rien n'est facile comme de séparer le plan des fibres du corps calleux de celui de l'hémisphère, et de montrer sans réplique, comme l'a fait M. Foville, que tous les deux émanent des fibres des pédoncules. Pour cela, faites sur le cerveau, à la hauteur des couches optiques ou des corps striés, une coupe transversale ; puis, avec la pulpe du doigt, pressez doucement sur le fond de la rainure à parois contiguës qui sépare la partie supérieure du corps calleux de la partie interne de l'hémisphère. Bientôt vous verrez les deux plans fibreux se séparer l'un de l'autre sans déchirure, et devenir très-distincts.

Chez l'adulte, il est difficile de faire une préparation du cerveau qui puisse décider entre ces deux manières de voir opposées. Ce qu'il y a de plus positif, c'est que Gall s'est lui-même chargé de porter le coup mortel à sa doctrine, en professant qu'il est possible de déplisser l'hémisphère ; car si les fibres pédonculaires vont gagner directement la couche grise ondulée de la surface cérébrale, l'inégalité de longueur de celles qui pénètrent dans les circonvolutions et de celles qui se rendent vers les anfractuosités, doit s'opposer à tout déplissement réel. D'un autre côté, la doctrine de M. Foville est seule en harmonie avec les phénomènes du développement du cerveau de l'embryon, chez lequel on voit celui-ci se former par une simple lame qui se replie de bas en haut, de dehors en dedans et d'avant en arrière.

Ce qui se passe chez l'embryon me paraît établir, 1° que le plan des fibres de l'hémisphère va s'appliquer tout d'abord à la substance grise qui forme les parties inférieure et antérieure du lobule frontal, 2° que de là il s'élève de plus en plus, et se porte en arrière, 3° que parvenu à l'extrémité postérieure du lobule temporo-occipital, il se recourbe vers le bas de ce lobule, va concourir à constituer sa partie inférieure, et se terminer ensuite dans l'étage inférieur du ventricule latéral, en produisant la corne d'Ammon, le corps frangé et la bandelette demi-circulaire.

S'il en est ainsi, et je le répète, les recherches de M. Foville d'une part, les observations embryogéniques de l'autre, ne permettent guère d'en douter aujourd'hui, la partie postérieure du corps calleux qui est continue avec les cornes d'Ammon, la voûte qui est la continuation du corps frangé, et le septum médian dont les deux lames sont réellement le prolongement de la voûte, résultent du retour sur elles-mêmes des fibres du plan de l'hémisphère, et la voûte, en particulier, forme une commissure antéro-postérieure entre les deux lobules opposés de celui-ci.

Quoi qu'il en soit, les fibres blanches de la voûte ne se bornent pas à cette partie ; elles descendent dans les tubercules pisiformes, en se réunissant avec celles de la bandelette demi-circulaire, et y constituent un faisceau qui contourne leur noyau gris de haut en bas, d'avant en arrière et de dehors en dedans, en décrivant une sorte d'anse ou de huit de chiffre ; ensuite elles se relèvent, pénètrent profondément dans les couches optiques, se rapprochent de la partie interne et supérieure de ces couches, s'y continuent avec les fibres des pédoncules qui les recouvrent et vont, d'autre part, former les freins de la glande pinéale et la commissure ou l'anse par laquelle ceux-ci se terminent au devant de cette partie.

Indépendamment de ces deux plans de fibres pédonculaires qui se partagent entre les diverses parties du cerveau, comme je viens de le montrer, des faisceaux moins importans forment les commissures antérieure et postérieure, la commissure molle des couches optiques et la lame blanche qui sépare les deux pédoncules. Chaussier avait reconnu la continuité de la commissure antérieure et des pédoncules cérébraux ; de sorte que ce célèbre anatomiste avait déjà ébranlé quelque peu la doctrine des fibres divergentes et convergentes de Gall. Mais c'est surtout à Tiedemann et à M. Foville qu'appartient l'honneur d'avoir montré tout ce que cette vue a d'inexact (1).

(1) La postérité rendra certainement pleine justice aux beaux travaux de Gall sur le système nerveux ; mais plus ces travaux sont importans, plus on doit mettre de soin à éveiller sur eux l'attention des anatomistes, afin de les inviter à les soumettre au contrôle de l'observation, qui ne leur est pas toujours favorable. Gall émet d'abord en principe, que la substance grise produit et sécréte la substance blanche, et que partout où existe la première, il y a origine de la seconde. Ensuite il considère comme *faisceaux primitifs* du cerveau, ceux qui émanent de la partie supérieure de la moëlle, faisceaux qu'il fait venir surtout des pyramides antérieures et postérieures et des olives ; tandis qu'il appelle *faisceaux de renforcement* ceux qui naissent suivant lui de la substance grise que les fibres primitives rencontrent successivement dans leur marche ascendante, et qui se réunissent aux premières. Toutes ces fibres forment, suivant Gall, le système des fibres divergentes, et vont se terminer, en rayonnant en tous sens, dans la couche grise qui constitue l'écorce des hémisphères. Les masses de substance grise du centre des pédoncules, celles qu'on rencontre dans les couches optiques, sont des ganglions producteurs de ces fibres divergentes qui viennent s'ajouter aux premières, ce sont, d'après Gall, des *ganglions de renforcement.*

De la substance grise des hémisphères, suivant le même anatomiste, naissent d'autres fibres, distinctes des premières qui, marchant transversalement, constituent les commissures, ou le système des *fibres convergentes* auquel appartiennent le *corps calleux*, les *commissures antérieure et postérieure*, la *voûte*, etc.

§ 3. *Développement du cerveau.*

L'évolution embryonnaire du cerveau de l'homme reproduit de la manière la plus parfaite, sous le rapport de la forme et, jusqu'à un certain point, sous celui de la structure, les divers états qui caractérisent la même partie dans la série des animaux vertébrés. Les belles recherches de Tiedemann et de M. Serres ne sauraient laisser le moindre doute à cet égard. Aussi rien n'est-il plus intéressant que cette étude ; aussi peut-on aisément comprendre, en s'y livrant, combien il y a de vérité dans cette assertion, sans doute exagérée sous quelques rapports, que l'anthropotomie résume en elle toute l'anatomie comparée. Avant d'entrer dans les détails que comporte cette importante partie de l'anatomie du système nerveux central, constatons d'abord ce que l'observation apprend de plus général sous ce rapport.

1° Le développement du cerveau est postérieur à celui des autres parties de l'axe nerveux cérébro-spinal ; il suit immédiatement celui du bulbe supérieur de la moëlle et de la protubérance annulaire.

2° Les premières parties du cerveau qu'on aperçoive d'une manière distincte, sont celles qui forment sa base ou région inférieure.

3° L'extrémité antérieure du cerveau est plus précoce que la postérieure.

4° Les parties latérales du cerveau se forment avant celles qui occupent la ligne médiane, celles qui sont postérieures avant celles qui sont placées antérieurement ; ainsi, les *pédoncules* paraissent les premiers, puis viennent ensuite successivement : les *couches optiques*, les *corps striés*, les *hémisphères* ; et au fur et à mesure que ces parties se prononcent, le *corps calleux*, les

Enfin Gall le premier a émis l'opinion que chaque circonvolution est formée de deux couches juxtaposées, qu'il est possible de séparer par un procédé particulier, de manière à opérer le déplissement complet du cerveau.

Déjà j'ai eu occasion de m'expliquer relativement à quelques-uns de ces points fondamentaux de la doctrine anatomique de Gall ; je continuerai à le faire à l'occasion du développement du cerveau.

commissures antérieure et *postérieure*, la *voûte* et le *septum médian* se développent successivement.

5° Dans le principe, les deux moitiés latérales du cerveau sont nettement séparées l'une de l'autre ; leur réunion ne date que de l'époque de la formation des commissures. Alors aussi à proprement parler, les cavités ventriculaires n'existent pas, elles commencent avec les hémisphères, auxquels elles appartiennent plus particulièrement.

6° Les hémisphères paraissent végéter des régions latérales des corps striés et des couches optiques, sous la forme de membranes qui se recourbent de bas en haut, d'avant en arrière et de dehors en dedans, et dont le développement continue dans les mêmes sens, jusqu'à ce que ces parties aient successivement recouvert les corps striés, les couches optiques, les tubercules quadrijumeaux et le cervelet.

7° D'abord la membrane des hémisphères est mince et non plissée ; plus tard elle prend une plus grande épaisseur, et se plisse de manière à donner naissance aux circonvolutions et aux anfractuosités.

8° D'abord aussi, et précisément à cause de la manière dont se forment les circonvolutions du cerveau, celles-ci sont nettement constituées de deux parties séparables l'une de l'autre, parties entre lesquelles même se prolonge la grande cavité ventriculaire, et qui se réunissent par la suite.

9° Les cavités des ventricules se forment comme celles de la moëlle du fœtus, comme l'aqueduc de Sylvius ; d'abord nulles, elles sont ensuite représentées par une simple gouttière, et plus tard encore par une cavité large et simple, qui se cloisonne quelque temps après.

10° On trouve encore, chez l'adulte, au niveau de la fente de Bichat, les bords de la membrane qui s'est repliée et retournée pour constituer les hémisphères. Cette fente elle-même n'est autre chose que le reste de l'ouverture largement béante, qui mettait primitivement en communication l'extérieur et l'intérieur du cerveau.

11° La substance blanche se forme avant la grise, dans les parties du cerveau qui les présentent réunies l'une et l'autre ; circonstance, pour le dire en passant, qui réfute victorieusement

la doctrine dans laquelle Gall regarde la substance grise comme
la matrice de la blanche.

12° Enfin, l'ordre suivant lequel apparaissent les diverses parties du cerveau, ordre dans lequel ces parties se continuent chez
l'adulte avec les radiations du bulbe supérieur de la moëlle épinière, a fait représenter le cerveau comme un épanouissement,
comme une végétation de celle-ci. Ces expressions, il importe
de le dire, sont métaphoriques sans-doute, mais elles expriment
si bien le mode suivant lequel l'évolution paraît se succéder,
qu'il est important de les conserver, en convenant bien du sens
précis qu'on doit y attacher.

Au premier mois de la vie intra-utérine, le cerveau n'existe
pas, comme Tiedemann l'a démontré; il est remplacé par une
substance liquide au sein de laquelle l'organisation n'a pas encore pénétré.

Au second mois, le cerveau de l'homme, encore très rudimentaire, est représenté par une série de tubercules disposés
par paires, comme dans le cerveau des poissons. Dans un
embryon de sept lignes de longueur et de sept semaines
environ, Tiedemann a reconnu d'arrière en avant, les deux
pédoncules cérébraux, les *couches optiques*, les *corps striés* et la
membrane des hémisphères se détachant de ceux-ci, c'est-à-dire
surtout les parties du cerveau qui occupent la base du crâne, et
qui se continuent directement avec le bulbe supérieur de la
moëlle.

Au troisième mois, les choses sont déjà un peu plus avancées :
les hémisphères couvrent complètement les corps striés, les dépassent même à la fin de cette époque, et la membrane qui les
forme est lisse et dépourvue de circonvolutions; la commissure
postérieure des couches optiques est distincte, ainsi que le corps
pituitaire et les tubercules pisiformes; le corps calleux et la
voûte n'existent pas, mais on aperçoit en avant quelques fibres
blanches qui paraissent en être l'origine.

Au quatrième mois, les hémisphères ont dix lignes de longueur, et couvrent les corps striés et les couches optiques ; ils
commencent à présenter quelques traces de circonvolutions et
d'anfractuosités; la scissure de Sylvius y apparaît d'une manière
bien évidente, occupée par l'artère cérébrale moyenne ; le
lobule occipito-temporal commence de la sorte à se séparer

du lobule frontal ; le corps pituitaire est déjà plus développé, et présente, dit-on, une cavité continue avec celle des ventricules ; la glande pinéale et ses freins sont distincts ; le corps calleux, la voûte, la commissure antérieure, le corps frangé, la corne d'Ammon et le petit hyppocampe existent également, quoique rudimentaires.

Au cinquième mois, les hémisphères plus développés, plus prolongés en arrière, recouvrent une partie de la protubérance annulaire et des tubercules quadrijumeaux ; leurs circonvolutions et anfractuosités sont un peu plus prononcées ; le corps calleux et la voûte sont encore incomplètement formés ; la cloison transparente est manifeste, ses deux lames paraissent procéder séparément du pilier correspondant de la voûte ; il est encore facile de voir le rayonnement des fibres des corps striés dans la membrane des hémisphères, quoiqu'une couche grise déjà formée, commence à masquer en partie cette disposition.

Au sixième mois, les hémisphères couvrent à la fois les corps striés, les couches optiques, les tubercules quadrijumeaux et la plus grande partie du cervelet ; la membrane qui les forme présente une épaisseur beaucoup plus grande ; les ventricules latéraux sont bien séparés l'un de l'autre et remplis par un très gros plexus choroïde ; le lobule moyen fait une saillie considérable en arrière de la scissure de Sylvius ; le corps calleux est encore incomplet en arrière ; la voûte est très belle et présente, suivant Tiedemann, outre ses deux piliers antérieurs, un trou qui fait communiquer le troisième ventricule avec celui de la cloison.

Au septième mois, les hémisphères couvrent tout le cervelet et le dépassent un peu en arrière ; leurs circonvolutions se prononcent un peu plus ; le corps calleux est complètement formé ; les ventricules latéraux sont toujours très larges et remplis par les plexus choroïdes ; on distingue nettement les corps genouillés externe et interne.

Au huitième mois, les hémisphères dépassent le cervelet de beaucoup en arrière ; les circonvolutions et les anfractuosités y sont très prononcées, surtout en avant.

Au neuvième mois, de toutes parts, les hémisphères présentent des circonvolutions et des anfractuosités très marquées ; l'anfractuosité qui s'enfonçait dans la corne d'Ammon cesse

d'être apparente, il n'en est pas de même de celle de l'ergot ;
les tubercules pisiformes et le corps pituitaire sont très développés ; la commissure molle des couches optiques et la bandelette demi-circulaire sont apparentes ; la glande pinéale est
encore exempte de ces concrétions qu'on y rencontre chez l'a-
dulte ; enfin, la substance blanche et la substance grise sont
devenues très distinctes l'une de l'autre; jusque là cette dernière
avait été remplacée, dans beaucoup de points au moins, par
un développement vasculaire particulier.

C'est à l'anatomie comparée à nous révéler les analogies qui
rapprochent le cerveau de l'homme de celui des animaux, aux
différentes périodes de son développement. Qu'il me suffise de
faire remarquer, qu'au premier mois, il y a absence de cerveau, chez l'homme comme chez les insectes ; qu'au deuxième
mois, la série des renflemens nerveux qui sont disposés par
paire sur la base du crâne de l'embryon, rappelle très bien le
cerveau des poissons ; que vers le troisième mois, le cerveau
présente plus d'analogie avec celui des reptiles ; qu'au quatrième mois, il peut être comparé à celui des oiseaux ; et
qu'ensuite il passe par une série d'états qui le rapprochent
plus ou moins du cerveau des différens mammifères, jusqu'à
ce qu'enfin il ait revêtu les caractères compliqués, qui doivent
plus particulièrement lui appartenir dans l'âge adulte.

§ 4. *Variétés du cerveau.*

Le cerveau est un peu plus développé proportionnellement,
chez l'homme que chez la femme; il offre aussi des variétés individuelles très nombreuses sous le rapport du volume et de
la symétrie.

Le volume du cerveau est quelque peu en rapport avec la
capacité crânienne. Quoiqu'on ne puisse pas rigoureusement
affirmer qu'un crâne très développé implique un cerveau également très volumineux, puisque d'autres centres nerveux que
celui-là, le *cervelet*, la *protubérance* et le *bulbe supérieur de la
moëlle*, se partagent avec lui cette cavité, cependant il est juste
de convenir que restreinte à l'anthropotomie, cette proposition
offre une assez grande valeur ; en anatomie comparée, il en
est autrement.

Malacarne a constaté, que la saillie des circonvolutions et la profondeur des anfractuosités, sont en rapport avec l'étendue de la surface des hémisphères cérébraux, et qu'elles offrent surtout de nombreuses variations suivant les individus.

On trouve quelquefois un des lobes cérébraux beaucoup moins développé que l'autre, sans qu'il en résulte rien de fâcheux pour celui qui offre cette conformation. Le célèbre auteur de l'anatomie générale en a fourni un bien mémorable exemple.

Le cerveau peut aussi présenter des vices de conformation plus ou moins avancés et plus ou moins graves : dans l'*acéphalie*, il manque de la manière la plus complète; dans l'*anencéphalie*, tantôt il manque encore en entier, et tantôt on le trouve seulement réduit à quelques-unes de ses parties ; quelquefois il est représenté par une poche renfermant un liquide, comme chez l'embryon ; dans d'autres cas, il fait hernie plus ou moins complètement hors du crâne, à la faveur d'une solution de continuité des parois de cette cavité, etc.

Les commissures manquent plus souvent que les parties latérales du cerveau ; ce qui est en rapport avec la postériorité de leur formation. C'est particulièrement la commissure molle des couches optiques dont l'absence a été souvent remarquée.

Quelquefois les deux lobes cérébraux sont réunis en un seul, les circonvolutions passent de l'un à l'autre, et il n'y a pas de scissure inter-lobaire. J'ai observé un cas de ce genre chez un fœtus qui offrait, en outre, une imperfection considérable de la cavité de la bouche et des fosses nasales : la cloison médiane de ces fosses et la voûte palatine manquaient complètement ; il existait aussi un large bec de lièvre à la lèvre supérieure.

§ 5. *Action du cerveau.*

Le cerveau a les relations les plus intimes avec les fonctions intellectuelles ; c'est dans son sein que sont transformées en sensations les impressions qui arrivent de toutes les régions du corps, et c'est de lui que partent les déterminations de la volonté. Mais tous les points de cette importante partie du système nerveux n'ont pas cette haute destination : elle est réservée aux hémisphères d'une manière toute spéciale ; tandis que les renflemens de la base du cerveau paraissent être en rapport dynamique avec les organes des sens et avec les mouvemens.

Les actions intellectuelles s'accomplissent-elles en un point unique du cerveau, comme le pensait Descartes (1)? ou bien chacune de ces actions a-t-elle son département bien distinct dans les hémisphères? Ce n'est pas le lieu de débattre ici cette question; qu'il me suffise d'avoir posé en principe que la production des phénomènes intellectuels, non seulement n'appartient pas à tout l'encéphale, mais encore qu'elle est circonscrite à une seule des masses qui entrent dans la composition du cerveau; qu'ainsi, ni l'encéphale, ni le cerveau ne sont rigoureusement en rapport avec le développement de l'intelligence, et que ce serait tomber dans une grave erreur, que d'estimer ce développement d'après celui de la cavité crânienne.

Le cerveau agit d'une manière croisée sur le reste de l'organisation; son influence se manifeste surtout par les fibres des pyramides, fibres manifestement entrecroisées à la partie inférieure du bulbe, comme on l'a vu. On ne trouve nulle part dans le système nerveux, cet *entrecroisement des nerfs à leur origine*, par lequel autrefois les médecins cherchaient à expliquer les phénomènes croisés des hémiplégies dont la cause siége dans le cerveau.

Le cerveau est agité par un double mouvement, l'un isochrone à ceux de la respiration, l'autre en rapport avec les battemens du pouls. Celui-ci, plus marqué que celui-là; ce qui est l'inverse de ce que présente la moëlle épinière. Une telle différence entre ces deux centres nerveux, tient, d'une part, à ce que la moëlle est plus que le cerveau entourée de veines nombreuses, à parois très extensibles et dans lesquelles le reflux du sang se fait aisément sentir pendant la respiration; tandis que, d'autre part, entre la base du cerveau et la région inférieure du crâne, existe un plexus ou cercle artériel, qu'on ne rencontre point du côté de la moëlle, et qui est on ne peut mieux disposé pour soulever le cerveau tout entier, chaque fois que le ventricule gauche se contracte.

(1) Descartes considérait la glande pinéale comme ce point important; il disait que cette partie est le siége de l'âme.

CHAPITRE SECOND.

Menbranes encéphaliques.

Les membranes des centres nerveux encéphaliques sont les mêmes que celles qui ont été décrites pour la moëlle épinière, la dure-mère, l'arachnoïde et la pie-mère.

ARTICLE PREMIER.

Dure-mère crânienne.

La dure-mère crânienne, placée immédiatement en dedans du crâne, a pour double usage de protéger les centres nerveux qui occupent cette cavité, et de servir, jusqu'à un certain point, de périoste interne aux parties osseuses qui la forment.

Conformation. La dure-mère crânienne circonscrit une grande cavité concentrique à celle des os du crâne, d'une forme générale semblable à la sienne, mais subdivisée intérieurement, par des cloisons incomplètes, en plusieurs cavités secondaires qui seront décrites un peu plus loin. Elle se continue avec la dure-mère spinale, sur la marge du trou occipital, à laquelle elle adhère très intimement.

La face externe de la dure-mère crânienne est immédiatement en rapport avec les os du crâne, bien différente, sous ce rapport, de celle de la dure-mère spinale, qui est séparée des vertèbres par de la graisse et par un tissu cellulaire fort lâche. Cette face au reste est hérissée de filamens cellulo-fibreux, qui pénètrent dans les sutures et à travers les trous qui mettent en communication l'extérieur et l'intérieur du crâne. A la faveur de ces filamens, la dure-mère se continue avec le périoste extra-crânien(1). Elle envoie en particulier à travers le trou optique un prolongement fort remarquable, sur lequel j'ai déjà appelé l'attention dans la myologie (2), prolongement qui en pénétrant dans l'orbite se sépare en deux lames, dans l'intervalle desquelles se fixent la plupart des muscles intra-orbitaires; une

(1) Dans les maladies, cette continuité est quelquefois la source de graves accidens.

(2) Voy. p. 438, aponévrose de *Zinn.*

de ces lames va s'identifier avec le périoste, l'autre accompagne le nerf optique jusqu'au globe de l'œil, et va adhérer à la sclérotique.

L'adhérence de la dure-mère aux os du crâne n'est pas la même partout : elle est beaucoup plus grande à la base qu'à la voûte de cette cavité ; du reste, on conçoit bien cette circonstance, pour peu qu'on réfléchisse, 1° que la solidité de cette adhérence est fondée sur le nombre des prolongemens que la dure-mère envoie à travers les sutures et les trous du crâne ; 2° que ces prolongemens sont beaucoup plus nombreux à la base qu'à la voûte de cette cavité, puisque les sutures et les trous de transmission y sont presque tous réunis.

Des vaisseaux artériels et quelques veines diploïques (1) ou émissaires (2), servent encore de moyens d'union entre les os du crâne et la dure-mère; mais ces liens n'ont presque aucune résistance en comparaison des précédens.

La *face interne* de la dure-mère crânienne est partout en rapport avec le feuillet externe de l'arachnoïde; elle lui est unie de la manière la plus intime, et en reçoit cet aspect lisse et poli qu'elle présente. Cette face est loin d'être conformée comme la première : dans un certain nombre de points elle donne naissance à des prolongemens, qui pénètrent plus ou moins profondément entre les centres nerveux crâniens, et qui cloisonnent la cavité générale de la membrane. Les plus remarquables de ces prolongemens constituent, la *faulx du cerveau*, la *tente* et la *faulx du cervelet*. Deux autres moins importans et qui n'ont pas reçu de noms particuliers, se rencontrent sur le bord postérieur des petites ailes du sphénoïde.

La faulx du cerveau (*repli longitudinal de la méninge*, CHAUSS.) est une lame placée de champ sur la ligne médiane et dirigée dans le sens antéro-postérieur. Elle offre assez bien la forme d'une lame de faulx. Elle est large en arrière, et de plus en plus rétrécie en avant. Elle occupe la grande scissure interlobaire. Ses deux faces latérales sont planes, et quelquefois criblées d'une foule de pertuis qui donnent à cette lame l'apparence de la dentelle. Son bord supérieur, ou *excentrique*, est

(1) Les veines qui rapportent le sang de l'intérieur des os.

(2) De petites veines qui naissent en dehors et qui vont se terminer à l'intérieur du crâne.

le plus long et le plus large ; il loge dans son épaisseur le plus grand de tous les sinus méningiens (1), et adhère d'avant en arrière à la crête éthmoidal, à l'apophyse *crista galli*, à la crête frontal interne et aux deux bords de la gouttière longitudinale supérieure, jusqu'à la protubérance occipitale interne. Son bord inférieur, ou *concentrique*, est le plus court et le plus mince ; il loge en arrière le sinus *longitudinal inférieur*, et repose plus ou moins immédiatement sur la face supérieure du corps calleux. Son extrémité antérieure ou sa *pointe*, embrasse l'apophyse *crista galli*, et se prolonge jusque vers la face supérieure du sphénoïde. Son extrémité postérieure ou son *talon*, adhère à la tente du cervelet et renferme le *sinus droit*.

La tente du cervelet (*septum transverse de la méninge*, CHAUSS.) est placée transversalement entre le cervelet et la partie postérieure du cerveau, au-dessus des fosses occipitales inférieures. La tente du cervelet n'est pas dirigée horizontalement, elle forme plutôt une voûte à concavité inférieure. Sa face supérieure, convexe et unie sur la ligne médiane à la base de la faulx de la dure-mère qui la tiraille de son côté, est en rapport avec la partie postérieure du lobule temporo-occipital du cerveau. Sa face inférieure est concave et contiguë à la région supérieure du cervelet. Son bord postérieur ou *excentrique, grande circonférence* des auteurs, est très-épais ; il loge dans son épaisseur une partie des sinus latéraux en arrière, et les sinus pétreux supérieurs en avant ; il adhère à l'occipital, à l'angle postérieur inférieur des pariétaux et au bord supérieur des deux rochers ; près de la pointe de ceux-ci, il tient seulement aux deux bords de la gouttière superficielle destinée au nerf de la cinquième paire, et forme une sorte de pont au-dessus de ce nerf ; enfin il se termine en avant par deux replis, qui se fixent sur les apophyses clinoïdes postérieures. Son bord antérieur, ou *concentrique, petite circonférence* des auteurs, est beaucoup plus mince que le précédent ; avec le corps du sphénoïde, il forme une ouverture ovalaire qui répond à la protubérance annulaire ; il se termine antérieurement par deux replis, qui vont se fixer sur le sommet des apophyses clinoïdes anté-

____

(1) Le sinus longitudinal supérieur.

rieures, en croisant obliquement et à la manière d'un X, les prolongemens analogues du bord précédent.

La faulx du cervelet (*septum médian du cervelet*, Chauss.) est une lame triangulaire, placée de champ sur la ligne médiane et dans le sens antéro-postérieur, comme la faulx du cerveau, et reçue dans l'échancrure postérieure du cervelet. Ses deux faces sont latérales. Sa base tient à la tente du cervelet près de la protubérance occipitale interne. Son sommet s'avance jusqu'au trou occipital et l'embrasse en se bifurquant. Son bord postérieur tient à la crête occipitale interne. Son bord antérieur est libre dans la scissure cérébelleuse.

Le repli que forme la dure-mère sur le bord postérieur de la petite aile du sphénoïde est peu saillant et peu important; il est reçu dans la scissure de Sylvius.

La cavité de la dure-mère crânienne est divisée par la tente du cervelet, en deux cavités secondaires; l'une grande, supérieure et antérieure; l'autre, petite, inférieure et postérieure; toutes deux subdivisées à leur tour, d'une manière fort incomplète, par les faulx du cerveau et du cervelet. Ces deux cavités communiquent ensemble au moyen d'une ouverture ovalaire formée, en arrière et latéralement, par la tente du cervelet, en avant, par la gouttière basilaire et occupée par la protubérance annulaire. La grande cavité de la dure-mère est appelée *cérébrale*, parce qu'elle est exclusivement destinée au cerveau; la petite pourrait être nommée *cérébelleuse*, parce qu'elle appartient surtout au cervelet, le bulbe supérieur de la moelle n'occupant qu'un point très circonscrit de sa partie antérieure.

Structure. La dure-mère est épaisse, dense et très résistante. Elle est formée de fibres albuginées, entrecroisées d'une manière oblique. Deux lames, séparées dans certains points pour former les sinus, réunies partout ailleurs, la constituent manifestement. Elle est creusée de cavités veineuses qu'on appelle sinus de cette membrane. Ses artères viennent de la *méningée moyenne* de la maxillaire interne, des *méningées antérieures* de l'ophtalmique et des *méningées postérieures* de la pharyngienne inférieure, de la vertébrale et de l'occipitale. Ses veines sont la méningée moyenne et d'autres plus petites, qui se rendent dans les sinus. Les lymphatiques y sont peu nombreux. Les nerfs, qui lui avaient été refusés par Haller, Wrisberg, Lobstein, ont été aperçus par Vieussens, Winslow, Lieutaud, Chaussier, et mis hors de doute dans ces derniers temps par Arnold et par M. Cruveilhier; ils viennent du grand sympathique et de la cinquième paire.

Les *sinus* de la dure-mère sont des cavités qui reçoivent le sang des veines encéphaliques, et qui le transmettent aux jugulaires internes, vers la base du crâne. Ce sont des conduits intermédiaires aux deux ordres de vaisseaux précédens; ou plutôt ce sont des veines qui n'ont que la membrane interne de ce système, et dont la dure-mère se charge de former presque entièrement les parois (1).

Quoi qu'il en soit, les sinus (2), à deux exceptions près, qui portent sur les sinus droit et longitudinal inférieur, sont creusés dans la dure-mère pariétale, et se trouvent en rapport immédiat avec les os du crâne, sur lesquels ils impriment le plus souvent leur passage, en y traçant des gouttières plus ou moins larges. Ils abondent surtout à la base du crâne. Leur disposition est soumise à la plus exacte symétrie. Leur coupe a la forme d'un triangle à bords curvilignes, dont la base est dirigée vers les os (3). Des brides fibreuses cloisonnent irrégulièrement leur cavité. Leurs parois sont formées, en dehors, par la dure-mère, dont les deux lames sont séparées l'une de l'autre, en dedans, par un prolongement de la membrane interne des veines.

Tous les sinus de la dure-mère viennent se rendre plus ou moins immédiatement dans le *confluent des sinus*, cavité placée en dedans de la protubérance occipitale interne, et décrite par Hérophile, qui l'avait appelée *pressoir*, parcequ'il supposait que

---

(1) La dure-mère rachidienne n'offre rien d'analogue aux sinus crâniens; les prétendus sinus rachidiens ne ressemblent aux précédens que par leur nom; ce sont des veines ordinaires pour la structure; et ils n'ont guère de spécial que leur position sous la méninge.

(2) La description de ces sinus pourrait, à la rigueur, être renvoyée à celle du système veineux; mais comme la part de la dure-mère à leur organisation est incomparablement plus grande que celle du tissu des veines, cette description doit être placée ici de préférence.

(3) C'est surtout le sinus longitudinal supérieur que l'on doit choisir pour faire cette coupe.

le sang y est soumis à une pression considérable. Il importe avant tout d'étudier la disposition de cette partie.

Le confluent des sinus, pressoir d'Hérophile, *torcular Hérophili*, est une cavité de forme triangulaire, placée sur la ligne médiane, en dedans de la protubérance occipitale interne, dans le bord postérieur de la tente du cervelet, et dans le point où cette tente se réunit avec la faulx du cerveau et celle du cervelet. Il offre six ouvertures : une supérieure, pour le *sinus longitudinal supérieur*, deux inférieures, pour les *sinus occipitaux*, une antérieure, pour le *sinus droit*, et deux latérales, une de chaque côté, pour les *sinus latéraux*. Les deux dernières sont les plus larges, viennent ensuite successivement la supérieure, l'antérieure et les deux inférieures. Les deux ouvertures latérales servent au passage du sang qui sort du pressoir d'Hérophile, et qui se dirige vers les veines jugulaires, par les *sinus latéraux*. Les quatre autres permettent l'entrée du sang dans le confluent.

Il y a treize sinus. Tous aboutissent en définitive plus ou moins immédiatement au pressoir d'Hérophile, dans lequel ils apportent, ou duquel ils exportent le sang. Aussi peut-on les étudier en les faisant procéder de celui-ci, et en se représentant les petits sinus qui n'arrivent pas jusqu'au pressoir, comme des branches des premiers. On peut encore les distinguer en *principaux* et en *secondaires*, les premiers *torculariens*, les seconds *atorculariens* (1).

1° *Sinus principaux*, ou *torculariens*. Ces sinus sont ceux dont les ouvertures ont été décrites à l'occasion du pressoir d'Hérophile, et qui, en effet, aboutissent immédiatement à ce confluent. Ils sont au nombre de six : le *sinus longitudinal supérieur*, le *sinus droit*, les *sinus occipitaux* et les *sinus latéraux*. Les quatre premiers apportent du sang au pressoir, les deux derniers l'emportent et le déposent dans l'origine des veines jugulaires internes.

Le *sinus longitudinal supérieur*, (*sinus falciformis superior*, SOEMMERING), est placé dans le bord supérieur de la faulx du cerveau, au niveau de la gouttière longitudinale supérieure du

(1) Cette manière de considérer les sinus m'a toujours paru très favorable pour la mémoire.

crâne qui lui est destinée. Il s'étend depuis le trou borgne, jusqu'à la partie supérieure du confluent des sinus. Sa largeur va en augmentant graduellement à mesure qu'il se porte en arrière, vers le dernier point. A son origine il reçoit la veine qui parcourt le trou borgne ; d'autres viennent également s'y ouvrir plus loin, comme on le verra par la suite.

Le *sinus droit* est placé sur la ligne médiane, dans la base de la faulx du cerveau, entre elle et la tente du cervelet. Il n'a aucun rapport avec les os du crâne. Il s'étend du bord antérieur au bord postérieur de la tente du cervelet, reçoit à son origine le *sinus longitudinal inférieur*, et se termine en arrière à la partie antérieure du pressoir d'Hérophile. Sa capacité va en augmentant à mesure qu'il se rapproche de ce dernier point.

Les *sinus occipitaux* sont très petits, en comparaison des précédens. Au nombre de deux, ils sont placés dans la base de la faulx du cervelet, au niveau de la crête occipitale interne. Ils commencent au trou occipital, l'un à droite, l'autre à gauche, et en l'entourant quelquefois. Ils se portent en haut et un peu en arrière, vers la partie inférieure du pressoir d'Hérophile et s'y terminent. Ils s'élargissent de plus en plus en remontant, et manquent sur quelques sujets.

Les *sinus latéraux*, au nombre de deux, sont les plus considérables des sinus de la dure-mère; ce que l'on comprend aisément, quand on réfléchit qu'ils charrient tout le sang des autres vers les veines jugulaires. Ils sont placés en partie dans le bord postérieur de la tente du cervelet, et en partie dans les fosses occipitales inférieures. Reçus dans les gouttières latérales du crâne, ils commencent sur les côtés du pressoir d'Hérophile, se dirigent d'abord en dehors, puis en bas et en avant, et viennent se terminer au trou déchiré postérieur, dans le golfe de la veine jugulaire interne. Le sinus latéral droit est presque toujours plus ample que le gauche. Près de la base du rocher, ils reçoivent les sinus pétreux, comme on va le voir.

2° *Sinus secondaires* ou *atorculariens.* Ces sinus sont tous ceux qui n'ont aucun rapport immédiat avec le pressoir d'Hérophile, qui s'abouchent avec les précédens, et qui, à vrai dire, doivent en être considérés comme des ramifications. On en compte dix : le *sinus longitudinal inférieur*, le *sinus circulaire de Ridley*, les *sinus pétreux*, le *sinus transverse de la gouttière ba-*

silaire, les *sinus caverneux* et le *sinus circulaire de la selle turcique* ou *coronaire*.

Le *sinus longitudinal inférieur* est le prolongement du sinus droit. Placé dans le bord inférieur de la faulx du cerveau, il commence au milieu de ce bord environ, s'élargit de plus en plus, et vient se terminer vers la partie antérieure de la tente du cervelet, en se continuant avec le sinus droit. Il est très petit, et manque quelquefois presque complètement.

Le *sinus circulaire de Ridley* n'est, à proprement parler, que l'origine des sinus occipitaux, autour du trou occipital. Il entoure ce trou, quelquefois incomplètement, et va se terminer en avant dans les sinus occipitaux.

Les *sinus pétreux*, au nombre de quatre, deux de chaque côté, sont placés au niveau des bords supérieur et inférieur du rocher, dans les gouttières pétrées, et distingués, comme ces gouttières, en *supérieurs* et en *inférieurs*.

Les sinus pétreux supérieur et inférieur communiquent ensemble, à leur origine, de chaque côté, près du sommet du rocher, et ils reçoivent, dans le même point, le sinus caverneux correspondant et le transverse de la gouttière basilaire. Tous les deux vont se terminer en arrière, près de la base du rocher, dans les sinus latéraux, le supérieur avant l'inférieur.

Le sinus pétreux supérieur, placé dans le bord postérieur, ou dans la grande circonférence de la tente du cervelet, occupe le centre du petit pont fibreux qui est tendu au-dessus du nerf de la cinquième paire. L'inférieur longe la suture occipito-pétrée, dans la fosse occipitale inférieure de son côté.

Le *sinus transverse de la gouttière basilaire* est placé transversalement sur la gouttière basilaire, entre l'origine des sinus pétreux droits et gauches. Il est peu considérable, met en communication les sinus pétreux opposés, et manque quelquefois.

Les *sinus caverneux*, au nombre de deux, sont placés sur les côtés de la selle turcique, dans les gouttières du même nom. Ils sont très larges et très courts. Ils commencent sous l'apophyse clinoïde antérieure, en recevant la veine orbitaire, et se terminent sous l'apophyse clinoïde postérieure, en se continuant avec les sinus pétreux correspondans. Dans leur trajet, ils communiquent en dedans, par une large ouverture, avec le *sinus de la selle turcique*.

Les sinus carverneux ne servent pas seulement à recevoir le sang des veines voisines, ils logent encore l'artère carotide interne, à son entrée dans le crâne, le nerf de la sixième paire et un petit plexus nerveux qui porte le même nom que lui (1), circonstance qui rend raison de leur grande capacité. Leur paroi externe est formée par une lame fort épaisse de la dure-mère, lame dans laquelle sont creusés de petits conduits particuliers pour trois nerfs orbitaires (2).

Le sinus circulaire de la selle turcique ou *coronaire* est impair, et entoure le corps pituitaire d'un cercle complet. A droite, et à gauche, il communique par une ouverture avec le sinus caverneux.

Développement. La dure-mère adhère différemment aux os du crâne suivant les âges : chez le fœtus, elle fait presque corps avec eux, et ne peut que très difficilement en être séparée; chez l'enfant, il en est encore à peu près de même ; chez l'adulte, son adhérence est très faible à la voûte du crâne ; chez le vieillard, elle s'identifie de nouveau avec les os comme chez l'enfant. Mais cependant, sous ce rapport, il y a cette différence, entre les deux âges extrêmes de la vie : que dans l'enfance ce sont des vaisseaux nombreux, tandis que chez le vieillard, ce sont, au contraire, des moyens fibreux qui forment l'intimité de l'union de la dure-mère et des parois crâniennes.

ARTICLE SECOND.

Pie-mère crânienne.

Dans le crâne, comme dans le canal vertébral, la pie-mère reste immédiatement appliquée à la surface des centres nerveux, se refléchissant partout comme cette surface, pénétrant dans ses plus profondes anfractuosités, et se relevant sur toutes les saillies ou circonvolutions qu'elle présente. Plus que la pie-mère rachidienne, celle que je décris offre l'apparence vasculaire; on peut même assurer, sans craindre de se tromper, qu'elle est formée par le réseau des vaisseaux qui doivent ultérieurement

(1) Plexus formé par des branches ascendantes du ganglion cervical supérieur du grand sympathique.

(2) Le moteur oculaire commun, le pathétique et l'ophtalmique de Willis.

pénétrer la substance nerveuse, vaisseaux que la nature a voulu atténuer ainsi, afin de les empêcher d'être une source trop grande d'irritation et même de destruction pour cette délicate substance.

La pie-mère-crânienne est plus dense sur la base que sur la face supérieure du cerveau, et plus résistante sur la protubérance que partout ailleurs. Sur le bulbe, elle se continue avec la pie-mère qui constitue la membrane propre de la moëlle. Du reste, elle n'est pas bornée à la surface extérieure de l'encéphale, elle pénètre aussi dans les ventricules par toute l'étendue de la grande fente de Bichat; de sorte qu'on lui distingue généralement deux portions, qui constituent la *pie-mère extérieure* et la *pie-mère intérieure*.

La pie-mère extérieure n'offre rien de particulier, rien surtout qui n'ait déjà été indiqué : elle s'enfonce seule dans les anfractuosités, et vient rejoindre l'arachnoïde sur le sommet des circonvolutions encéphaliques. Dans les anfractuosités, elle offre réellement deux feuillets, feuillets simplement contigus dans l'origine, mais dont l'union devient intime chez l'adulte; ce qui fait qu'on pourrait alors décrire cette membrane comme suivant partout l'arachnoïde sur le sommet des circonvolutions, et envoyant, de sa face interne, des prolongemens lamelleux dans les anfractuosités. Sa face interne est partout appliquée sur la surface des centres nerveux, dans laquelle elle envoie une foule innombrable de vaisseaux. Sa face externe, en rapport avec l'arachnoïde sur les circonvolutions et séparée d'elle dans les anfractuosités, est unie à cette membrane par des filamens vasculaires.

La pie-mère intérieure se continue avec la pie-mère extérieure dans deux points: sur la marge de la fente de Bichat et au niveau de la partie inférieure du quatrième ventricule. Dans le premier point, elle pénètre dans les ventricules latéraux et dans le ventricule moyen, et forme la *toile choroïdienne* dans celui-ci, et les *plexus choroïdes* dans ceux-là. Dans le second, elle constitue ce qu'on appelle le *plexus choroïde du quatrième ventricule*.

La toile choroïdienne est formée par la portion de pie-mère qui s'insinue dans la partie transversale et moyenne de la grande fente cérébrale. C'est une lame tendue horizontalement, audessous de la voûte à trois piliers, et audessus du troisième ventricule. Elle a la forme d'un triangle dont la base tournée en arrière, répond à la partie postérieure du corps calleux, et dont le sommet s'avance jusqu'au pilier antérieur du trigone cérébral. Sa face supérieure est contiguë à la voûte, sur laquelle ses vaisseaux impriment quelques sillons obliques qui constituent la *lyre*. Sa face inférieure est en rapport avec le troisième ventricule, avec la glande pinéale et ses deux freins, et avec la partie interne des couches optiques. Ses bords latéraux sont côtoyés par les plexus choroïdes et unis avec eux.

Les plexus choroïdes sont constitués par la pie-mère, qui s'insinue dans les parties latérales de la grande fente cérébrale. Ce sont deux franges rougeâtres, qui parcourent les deux ventricules latéraux, dans presque toute leur étendue. Ils sont formés par une lame de la pie-mère ramassée sur elle-même, et qu'on peut déployer par l'agitation dans l'eau. Leur direction est la même que celle des ventricules latéraux : ils se portent de bas en haut, d'avant en arrière et de dehors en dedans dans l'étage inférieur de ces ventricules, se contournent comme eux, en arrière des couches optiques, puis ensuite se portent d'arrière en avant et de dehors en dedans sur les côtés du trigone cérébral. Un de leurs bords est uni au côté correspondant de la toile choroïdienne; l'autre est libre, flottant et plus ou moins découpé. Leur extrémité antérieure est unie à la toile choroïdienne, dans l'ouverture de communication des ventricules latéraux et moyen. On y rencontre souvent des kystes séreux plus ou moins nombreux.

Le plexus choroïde du quatrième ventricule est très peu considérable; il est en rapport immédiat avec la valvule de Tarin, et appliqué sur la partie postérieure du bulbe de la moëlle.

La pie-mère qui tapisse la voûte du cerveau, donne souvent naissance à des granulations blanchâtres, plus ou moins volumineuses, irrégulièrement lobées, d'une dureté fibreuse ou fibro-cartilagineuse, qui constituent ce qu'on a appelé les *glandes de Pachioni*. Ces petits corps ne se rencontrent guère que dans l'âge adulte ; leur nombre et leur volume augmentent ensuite, presque en raison directe des années. On les rencontre seulement près de la ligne médiane, sur les deux côtés de la grande scissure interlobaire, près des veines qui se rendent dans le sinus longitudinal supérieur. Ils s'élèvent de la pie-mère qui revêt cette partie du cerveau, et paraissent formés par une véritable hypertrophie, ou par une sorte d'induration de cette membrane. Ils soulèvent l'arachnoïde qui les recouvre, pressent sur la dure-mère, produisent l'atrophie, ou la séparation des fibres de celle-ci, et pénètrent dans le sinus, s'ils se sont développés à son niveau, ou se mettent en rapport avec les os de la voûte du crâne, sur lesquels ils déterminent une impression particulière, s'ils se sont développés en dehors du sinus (1).

Quelle est la nature de ces granulations? Quelle cause préside à leur formation? Telles sont les questions qui viennent naturellement à l'esprit, chaque fois qu'on étudie les membranes encéphaliques. Peu de personnes peuvent se flatter d'y avoir répondu d'une manière satisfaisante. J'y ai beaucoup réfléchi et, je l'avoue, ces circonstances, 1° que ces corps manquent dans le jeune âge, et sont ensuite de plus en plus développés, à mesure qu'on s'éloigne de cette période de la vie, 2° que la pie-mère est, de toutes les membranes cérébrales, celle qui subit le plus promptement des modifications dans sa manière d'être, quand elle devient le siége d'une irritation quelconque, 3° que les céphalalgies, les migraines auxquelles peu d'individus échappent complètement pendant l'âge moyen de la vie, ces circonstances, dis-je, m'ont toujours fait considérer les glandes de Pachioni comme des produits pathologiques, dont l'influence, sans doute, est peu fâcheuse, mais dont la nature ne peut être méconnue pour cette raison, produits qui partagent, au reste, ces caractères avec plusieurs autres, dont l'étiologie est un peu mieux établie.

L'adhérence de la pie-mère à la surface des centres nerveux, est faible chez l'enfant et chez le vieillard, tandis qu'elle est assez forte chez l'adulte. Cette disposition, comme on le voit, est justement inverse de celle que présente la dure-mère, relativement aux os du crâne.

Chez l'embryon, à l'époque à laquelle les ventricules encé-

____

(1) J'ai rencontré souvent de ces impressions sur les pariétaux de certains vieillards; ce sont des cavités dans lesquelles la table interne de l'os reste intacte, mais qui sont exactement moulées sur les corps que je décris.

phaliques n'existent pas encore, et même lorsqu'ils sont seulement représentés par une gouttière, il n'y a aucune séparation entre la pie-mère extérieure et la pie-mère intérieure; cette séparation se prononce bientôt, et le devient de plus en plus par la suite. D'abord, les plexus choroïdes et la toile choroïdienne, sont très gonflés, et remplissent les ventricules auxquels ils appartiennent. Plus tard ces productions subissent une sorte d'atrophie, et révêtent les caractères et la disposition qui ont été indiqués.

ARTICLE TROISIÈME.

Arachnoïde crânienne.

L'arachnoïde encéphalique, comme celle du canal vertébral, offre tous les caractères des membranes séreuses, ou pour parler plus exactement, toutes deux font partie de la même membrane, qui tapisse à la fois toute la cavité céphalo-rachidienne. Placée entre la pie-mère et la dure-mère, elle offre deux feuillets distincts, continus cependant l'un à l'autre sur les vaisseaux et les nerfs qui se portent du cerveau vers les parois de la cavité du crâne, ou de celles-ci vers le cerveau, feuillets distingués en *pariétal* et *viscéral*.

Le feuillet pariétal de l'arachnoïde crânienne tapisse la face interne de la dure-mère et demeure uni, au moyen d'un tissu cellulaire très serré, à cette membrane et aux divers replis qu'elle présente, à la faulx du cerveau, à la tente du cervelet, etc.

Le feuillet viscéral, continu avec le précédent, comme je l'ai montré, tapisse toute la surface extérieure du cerveau, du cervelet, de la protubérance annulaire et du bulbe supérieur de la moëlle, sans pénétrer presque jamais dans les scissures de chacun d'eux, et en se bornant à revêtir le sommet de leurs lames ou circonvolutions. Toutefois la règle précédente n'est pas sans quelques exceptions : ainsi, d'une part, l'arachnoïde s'enfonce un peu dans la scissure de Sylvius, ainsi elle pénètre, d'autre part, jusqu'au fond de la grande scissure interlobaire et y revêt la face supérieure du corps calleux.

Quoi qu'il en soit, le feuillet viscéral de l'arachnoïde ferme le plus souvent les anfractuosités de l'encéphale, et passe au-dessus d'elles sans y pénétrer; il se porte, en bas, sur la protubérance annulaire, en suivant les pédoncules cérébraux, et en arrière, sur le cervelet, en passant au-dessus de la valvule de Vieussens. La face supérieure de la protubérance annulaire, engagée dans la grande fente cérébrale, ou embrassée par la partie antérieure du cervelet, est tout-à-fait étrangère à l'arachnoïde encéphalique.

Ce n'est pas seulement du cerveau que le cervelet reçoit la portion du feuillet viscéral de l'arachnoïde qui lui appartient; l'arachnoïde qui tapisse la face antérieure de la protubérance annulaire, se porte aussi sur la face inférieure de ce centre nerveux, et s'y déploie en pénétrant un peu dans la scissure interlobaire.

Enfin, de la protubérance annulaire en avant, et du cervelet en arrière, le feuillet viscéral de l'arachnoïde descend sur le bulbe supérieur de la moëlle, et s'y comporte comme il a été dit à l'occasion de celle-ci. La réflexion de l'arachnoïde du cervelet à la partie postérieure du bulbe est très facile à reconnaître, et a pris une certaine importance dans ces derniers temps, depuis les recherches de M. Magendie sur le liquide céphalorachidien. Cette réflexion a lieu au niveau de la partie inférieure du quatrième ventricule, et de la valvule de Tarin qui ferme incomplètement cette cavité. Un tissu cellulaire lâche, continu avec celui qui sépare la membrane propre de l'arachnoïde de la moëlle, sépare en ce lieu et l'arachnoïde crânienne et la valvule qui lui correspond; ce tissu communique avec le quatrième ventricule, au moyen de l'ouverture de la valvule de Tarin, et peut ainsi, tour à tour, recevoir du ventricule ou lui renvoyer la sérosité qui s'y trouve infiltrée (1).

Depuis Bichat, on a distingué deux portions à l'arachnoïde, ainsi qu'à la pie-mère : une *extérieure*, qui vient d'être décrite, et une autre *intérieure*, qui communiquerait avec la précédente par la partie transverse de la grande fente cérébrale, au moyen d'un canal infondibuliforme, *canal arachnoïdien*, qui serait placé au-dessous de la toile choroïdienne, au-dessus de la glande pinéale, et qui viendrait s'ouvrir dans le troisième ventricule; de telle sorte que l'arachnoïde tapisserait ce ventricule, et se

(1) Voyez à cet égard les recherches de M. Magendie, dans son journal de physiologie expérimentale.

porterait ensuite dans le quatrième et dans les latéraux, au moyen de l'aqueduc de Sylvius et des ouvertures placées en avant des couches optiques. Mais cette manière de voir est-elle fondée? M. Magendie a osé le premier élever des doutes sur ce point, et cette opinion a été partagée depuis par la plupart des anatomistes. On a fait remarquer en effet : 1° que le canal arachnoïdien n'existe pas, qu'on rencontre bien un infundibulum arachnoïdien dans la fente cérébrale, mais qu'il s'y termine en cul-de-sac, et que Bichat a dû être trompé par cette disposition ; 2° que la membrane des ventricules, quoique d'apparence séreuse, n'a pas cependant la résistance de l'arachnoïde extérieure ; 3° enfin que si l'arachnoïde pénétrait dans les ventricules, elle communiquerait, par la fente de la valvule de Tarin, avec le tissu cellulaire sous-arachnoïdien de la moëlle épinière.

Quelque sérieuses que soient ces objections, quelque graves que soient les hommes qui les ont articulées, je ne crois pas qu'on doive s'y rendre complètement. Sans doute le canal arachnoïdien ne se rencontre pas chez l'adulte, mais son existence est un fait notoire chez l'embryon, vers l'époque à laquelle les lobes du cerveau, encore rudimentaires, exécutent cette sorte de mouvement de révolution en arrière et en dedans, qui doit donner naissance aux ventricules, et à ce moment où la surface de ces cavités n'est pas encore complètement retournée en dedans. En effet, par suite même du mode d'évolution des lobes du cerveau, une partie de l'arachnoïde est repliée avec une portion de la surface de ces lobes, et devient ainsi intérieure, par rapport à l'autre. D'abord les deux arachnoïdes communiquent ensemble par une large ouverture; plus tard cette ouverture se rétrécit et se transforme en un canal; et plus tard encore, ce canal s'oblitère, absolument comme s'oblitère le canal qui met primitivement en communication le *péritoine* et la *tunique vaginale*. Ainsi il y a également erreur dans les opinions opposées de Bichat et des anatomistes qui sont venus après lui, relativement au *canal arachnoïdien*, le premier considérant celui-ci comme propre à l'âge adulte, alors qu'il n'appartient qu'à l'embryon; les seconds, regardant son existence comme impossible, quoique l'observation établisse qu'on le rencontre dans les premières périodes de la vie.

On comprend qu'il est à peine nécessaire , mais qu'il est du reste très aisé , de montrer le peu de fondement des autres objections portées contre la doctrine du canal arachnoïdien. Qu'importe, en effet, que la membrane ventriculaire , dont chacun reconnaît l'analogie avec les membranes séreuses , soit plus mince que l'arachnoïde extérieure? Cette circonstance ne doit pas plus empêcher de la considérer comme une dépendance de celle-ci , que la ténuité de la membrane des sinus des fosses nasales n'empêche de la regarder comme une partie de la pituitaire. Qu'importe aussi que la portion ventriculaire de l'arachnoïde communique avec le tissu sous-arachnoïdien de la moëlle, par la fente de la valvule de Tarin ? Est-ce que le péritoine cesse d'être une membrane séreuse, parce qu'il offre une ouverture qui le fait communiquer avec une cavité muqueuse ouverte au dehors ? non, assurément (1).

(1) Ici viendrait naturellement se placer, dans un ordre physiologique, l'histoire particulière des nerfs; mais, pour des raisons que j'ai déjà exposées, je la renvoie après celle des vaisseaux.

DEUXIÈME PARTIE.

ORGANES DE NUTRITION ET DE REPRODUCTION.

Je réunis dans la même partie de cet ouvrage les organes nutritifs et reproducteurs, qu'on a coutume de décrire séparément, parce que, placés dans la cavité abdominale et enveloppés par la même membrane séreuse, ils doivent, pour cette raison, être étudiés en même temps.

Nombreux et fort importans, ces organes forment plusieurs groupes très naturels, qu'il faut avant tout distinguer, suivant qu'ils servent à la *digestion*, à la *dépuration urinaire*, à la *génération*, à la *respiration* et à la *circulation*.

—

PREMIÈRE CLASSE.

ORGANES DIGESTIFS.

On réunit généralement sous le nom d'organes digestifs, des parties qui servent au dépôt, à la préparation et à l'absorption des substances qui doivent fournir les élémens principaux de la nutrition. On ne trouve d'organes de cette espèce que chez les animaux; ils forment un des plus constans caractères de leur organisation.

Les organes digestifs sont rassemblés en un long tube, que l'on désigne quelquefois sous le nom de *tube alimentaire, digestif*. Ce canal s'étend de la partie supérieure à la partie inférieure du tronc, en décrivant un nombre variable de circuits ou circonvolutions. Renflé dans certains points, rétréci dans d'autres, il présente, de la sorte, une série de parties distinctes qu'on peut et qu'on doit étudier séparément.

Le tube digestif présente deux grandes portions, l'une, *sus-diaphragmatique*, l'autre, *sous-diaphragmatique*, dont la disposition, la structure, les propriétés et les usages offrent de grandes différences, mais qui se rapprochent aussi par quelques analogies qui doivent d'abord être signalées.

Le tube digestif est placé au devant de la colonne vertébrale. Une membrane intérieure, de nature muqueuse, règne dans toute son étendue, en constitue la partie la plus essentielle, et se continue avec la peau sur la marge des ouvertures *buccale* et *anale*.

Immédiatement en dehors de la membrane muqueuse digestive, on rencontre une couche cellulaire, dense, jamais graisseuse, qui sert de soutien à celle-ci.

Plus en dehors encore, existe une couche charnue constituée, le plus souvent, par deux plans de fibres distinctes, les superficielles, longitudinales, les profondes, circulaires.

Des glandes plus ou moins développées sont annexées au canal digestif, et communiquent avec lui à l'aide de conduits excréteurs qui s'y terminent obliquement, après avoir marché quelque temps sous la membrane muqueuse, de manière à ce que, bien disposés pour laisser passer les fluides qui se dirigent vers lui, ils mettent un assez grand obstacle au retour des substances étrangères dans leur propre cavité.

Le tube digestif est très riche en vaisseaux de tous les ordres, vaisseaux qui se ramifient particulièrement dans sa membrane muqueuse et dans les glandes qui versent sur celle-ci les produits de leur sécrétion. Ses nerfs viennent à la fois des centres nerveux de la vie animale et de ceux de la vie organique; à ses extrémités, il est pourvu de ces deux ordres de nerfs, tandis que son centre n'en reçoit que du système de la vie organique.

Le tube alimentaire se continue chez l'embryon avec une des vésicules de l'œuf, *la vésicule ombilicale*, et paraît, dans l'origine, en être un simple prolongement. Plus tard il s'en isole complètement, et les traces de sa formation première disparaissent d'une manière plus ou moins prompte.

ORDRE PREMIER.

Portion sus-diaphragmatique du tube digestif.

Cette portion s'étend de la bouche à l'hiatus œsophagien du diaphragme, et décrit très peu de flexuosités. Placé successivement dans les régions de la tête, du col et du thorax, le tube qu'elle forme offre trois parties distinctes, qui constituent la *bouche*, le *pharynx* et l'*œsophage*.

La portion sus-diaphragmatique du canal digestif est moins riche en vaisseaux, et, en revanche, plus abondamment pourvue de nerfs, surtout de nerfs de la vie animale, que la portion sous-diaphragmatique.

Dans l'état de vie, elle possède une sorte de contractibilité qui est étrangère à la portion sous-diaphragmatique : elle exécute des mouvemens brusques, volontaires en certains points, involontaires en d'autres, et analogues, sous beaucoup de rapports, à ceux des muscles du squelette.

PREMIER GENRE.

La bouche.

La bouche, στόμα des Grecs, *os* des Latins, *cavité orale*, ou *buccale* est la portion céphalique du tube digestif (1).

Elle occupe la partie antérieure, moyenne et inférieure de la face, et constitue l'origine ou le commencement du canal digestif.

La bouche présente une forme irrégulièrement ovalaire et une symétrie parfaite.

Ses dimensions offrent de nombreuses variétés que produisent les mouvemens de la mâchoire inférieure, et la contraction des petits muscles qui entrent dans la composition de ses parois. C'est surtout en avant que ces variations se font sentir.

Chez l'homme, la bouche est dirigée parallèlement au plan

(1) Autre chose est la bouche dans le langage anatomique et dans le langage ordinaire. Ordinairement on appelle bouche, seulement l'ouverture antérieure de la cavité qui va être décrite ici.

de la base du crâne et perpendiculairement à l'axe du tronc, de sorte qu'elle fait un coude très marqué avec la partie cervicale du conduit digestif; circonstance qui n'est pas la même chez tous les animaux (1).

On divise quelquefois la bouche en deux parties, l'une antérieure, très peu étendue, circonscrite en avant par les lèvres et en arrière par les rebords alvéolaires, *vestibule ;* l'autre, postérieure, beaucoup plus grande, représentée par le reste de la cavité buccale. La bouche s'ouvre à l'extérieur en avant, et dans la seconde partie du tube digestif, le *pharynx*, en arrière. Elle est circonscrite par six plans qui lui forment autant de parois distinctes, et est tapissée de toutes parts, à l'intérieur, par une membrane muqueuse très abondamment pourvue de follicules, membrane soulevée, dans une foule de points, par des glandules particulières, appelées *buccales*, et percée obliquement par les conduits excréteurs des *glandes salivaires*.

Les artères de la bouche viennent de deux sources , de la faciale et de la maxillaire interne. Ses veines ont la même disposition que ses artères. Ses vaisseaux lymphatiques se portent presque tous dans les ganglions sous-maxillaires. Ses nerfs émanent du facial, de la cinquième paire et du glosso-pharyngien.

La bouche se développe assez distinctement par des parties latérales, dont la jonction s'opère sur la ligne médiane au niveau du raphé. Du reste, c'est un point d'embryogénie que j'examinerai plus sérieusement, à l'occasion des parois de cette cavité.

La bouche est sujette à de nombreuses variétés, qui portent principalement sur les dimensions, sur la forme de son ouverture antérieure, et sur sa proéminence en avant, proéminence différente suivant les individus , suivant les races, et très remarquable en particulier chez les nègres.

La bouche manque quelquefois complètement, dans le vice de développement appelé *astomie ;* d'autres fois elle offre seulement des scissions plus ou moins exactement médianes, qui reproduisent encore, après la naissance, des états qu'on ne rencontre, à l'état normal, qu'à certaine époque de la vie intra-utérine.

(1) Plus on descend dans l'échelle, moins on trouve ce coude prononcé : chez la plupart des reptiles et chez les poissons, la bouche est placée dans l'axe du reste du conduit digestif.

Étudions maintenant les parois buccales et la membrane muqueuse qui leur est commune.

SECTION PREMIÈRE.

Parois de la bouche.

La bouche présente six parois : une *antérieure*, une *postérieure*, deux *latérales*, une *supérieure* et une *inférieure*.

Paroi antérieure ou lèvres.

La paroi antérieure de la bouche, présente l'ouverture extérieure de cette cavité, ouverture transversale, circonscrite par les lèvres.

Les lèvres sont représentées par deux régions très mobiles, qui ferment complètement ou laissent béante l'ouverture de la bouche, suivant les circonstances. L'une d'elles est supérieure, l'autre est inférieure.

Généralités. Conformation. Les lèvres ont une direction sensiblement perpendiculaire. Elles sont placées en avant des arcades alvéolaires, et leur sont unies au moyen d'un repli muqueux médian, qui constitue *leur frein*. Elles se confondent ensemble sous deux angles ou *commissures* appelées *labiales*, et sont marquées, sur la ligne médiane, par un *raphé* plus ou moins apparent.

Les lèvres ont deux faces et deux bords. Leur face antérieure est cutanée et plus ou moins revêtue de poils. Leur face postérieure est muqueuse, lisse et rendue inégale par une foule de glandules, dites *labiales*, qui soulèvent la membrane interne de ce point de la bouche. Leur bord libre est rouge, lisse et revêtu par la membrane muqueuse buccale; la peau y commence seulement en avant, suivant une ligne légèrement ondulée, sur le trajet de laquelle on remarque un grand nombre d'ouvertures qui appartiennent au cercle des follicules labiaux ; ce bord présente dans toute son étendue, des plis antéro-postérieurs très fins, qui deviennent plus prononcés lorsque l'on cherche à froncer l'ouverture de la bouche. Leur bord adhérent est continu avec les parties voisines, et différemment disposé à la lèvre supérieure et à la lèvre inférieure.

Structure. Les lèvres sont essentiellement formées par la peau en dehors, et par la membrane muqueuse buccale en dedans. Des granulations glandulaires, *glandes labiales*, sortes de follicules à parois épaissies, abondent à la partie postérieure de ces régions, y soulèvent la membrane muqueuse, et s'ouvrent sur la face interne de celle-ci par des pertuis très fins.

Entre la peau et la membrane muqueuse des lèvres, on trouve une couche musculaire, du tissu cellulo-graisseux, des vaisseaux et des nerfs. Le muscle orbiculaire forme un élément commun aux deux lèvres ; les autres fibres musculaires, sont propres à chacune d'elles, en particulier, comme on le verra plus loin. Le tissu cellulo-graisseux de ces petites régions, est fin et assez lâche. Leurs artères émanent presque exclusivement de la faciale et forment, autour de l'ouverture buccale, un cercle que complète en dehors le tronc qui les fournit, cercle qui établit une facile communication entre les vaisseaux des deux côtés de la face. Leurs veines ont la même disposition. Leurs lymphatiques se rendent tous dans les ganglions sous-maxillaires. Leurs nerfs viennent du facial et de la cinquième paire.

Développement. Les lèvres se développent assez tard chez l'embryon ; aussi, long-temps la cavité orale paraît-elle se continuer avec le plan antérieur de la face. Leur formation procède par des parties latérales qui, séparées d'abord sur la ligne médiane, se réunissent ensuite dans ce point et constituent le *raphé*. A une époque voisine de leur formation première, suivant quelques personnes, les lèvres sont réunies entre elles par la membrane muqueuse, comme les paupières de l'embryon ; mais cette manière de voir est loin d'être parfaitement établie.

Variétés. Chez l'européen, les lèvres sont peu grosses et présentent une direction assez exactement perpendiculaire, comme je l'ai dit plus haut ; mais il n'en n'est pas de même dans toutes les races de l'espèce humaine : chez le nègre, en particulier, elles sont obliques et remarquables par leur épaisseur. Au reste, il existe, même sous ce rapport, une foule de variétés individuelles.

Chez l'enfant naissant, les lèvres sont très longues et presque croisées, ce qui était nécessaire pour la succion du mamelon. Lorsque les dents sont sorties des alvéoles, cet excès de longueur disparaît, pour se montrer de nouveau chez le vieillard, lorsque les dents sont tombées.

Usages. Les lèvres ferment ou laissent béante l'ouverture qu'elles circonscrivent, suivant qu'elles sont rapprochées ou écartées ; elles empêchent la salive et les alimens de sortir de la bouche, et servent à l'articulation de certains sons, appelés *labiaux* pour cette raison.

Description particulière. Les deux lèvres sont très analogues, mais non exactement semblables; leur conformation, leur structure et leur développement offrent quelques caractères particuliers, qui doivent maintenant être mentionnés.

Conformation. La face antérieure de la lèvre supérieure offre , sur la ligne médiane, une dépression dite *sous-nasale* que couvre un léger duvet, et que limite latéralement deux petites lignes verticales, qui ressemblent à deux *raphés* latéraux ; tandis que sur les côtés, elle est formée par deux plans obliques et recouverts, chez l'homme adulte , de poils raides, dirigés en bas et en dehors, qui constituent les moustaches. A la lèvre inférieure, la même face regarde un peu en bas ; elle est déprimée sur la ligne médiane et présente, en ce point, un petit bouquet de poils raides comme ceux des moustaches et dirigés inférieurement.

Le bord libre de la lèvre supérieure est saillant sur la ligne médiane et déprimé, au contraire, dans le même point, à la lèvre inférieure.

Le bord adhérent de la lèvre supérieure se continue avec le nez au milieu, et est séparé des joues, latéralement, par un sillon oblique en bas et en dehors, appelé *naso-labial.* A la lèvre inférieure il est séparé du menton par le sillon *mento-labial.*

Structure. Les muscles myrtiforme, carré, grand zygomatique, triangulaire et canin, viennent se terminer de chaque côté, le premier dans la lèvre supérieure, le second dans l'inférieure, et les trois derniers à la commissure. Les muscles élévateurs de la lèvre supérieure, l'élévateur propre et l'élévateur commun, ainsi que le petit zygomatique n'appartiennent réellement pas à cette lèvre, au moins, comme on le croit généralement: ils se terminent sur son bord adhérent, dans le sillon naso-labial, en s'insérant sur le derme de la peau.

Développement. La lèvre supérieure se développe d'une manière toute spéciale, qu'il est besoin d'exposer ici. La plupart des anatomistes, depuis Blumenbach, la représentent comme débutant par un médian, *impair* et deux latéraux, *pairs* et symétriquement disposés, qui se réuniraient tous les trois, à la hauteur des deux petits *raphés latéraux* que j'ai signalés. S'il en était ainsi, la description générale que j'ai donnée du développement des lèvres ne serait pas exacte, car elle ne s'appliquerait pas à la supérieure ; mais depuis long-temps, j'ai montré que les choses se passent autrement, et que le point médian de la lèvre supérieure est lui-même formé, dans son origine, de deux moitiés latérales, qui se réunissent avec une telle promptitude, que de là est née l'erreur dans laquelle on était tombé à son égard. Au reste, les scissions médianes de la lèvre supérieure à l'état normal, chez plusieurs animaux, certains chiens de chasse en particulier, celles qu'on observe dans quelques cas rares, à l'état morbide chez l'homme, viennent donner une confirmation bien complète à cette doctrine. Ajoutons que le développement se fait ici avec plus de rapidité à droite qu'à gauche, comme cela a lieu dans beaucoup d'autres organes (1).

Ainsi, la lèvre supérieure se forme comme la partie antérieure de la voûte palatine et de l'arcade alvéolaire sur laquelle elle est appuyée : quatre parties distinctes s'y rencontrent dans l'origine (2).

Toutefois, deux anatomistes dont l'opinion est d'un grand poids, MM. Cruveilhier et Velpeau, se sont élevés dans ces derniers temps, contre cette manière de voir, alléguant principalement pour raison, qu'à aucune époque de la vie intra-utérine, on ne trouve la lèvre supérieure subdivisée en plusieurs parties, et que les vices de conformation qui nous la montrent ainsi disposée, sont des états pathologiques qui n'impliquent pas une division originelle du même genre, et qu'on a, sans motif plausible, considéré comme des arrêts de développement.

C'est à regret, je l'avoue, que je me vois obligé de ne pas partager cet avis. Sans doute l'observation directe ne m'a pas montré, chez l'embryon, les scissions complètes de la lèvre supérieure auxquelles on a trop cru, sur la foi des assertions de

(1) Il est naturel de penser que c'est cette circonstance qui rend le bec-de-lièvre plus rare à droite qu'à gauche.

(2) Voyez tom. 1er, page 115.

Blumenbach, et qui constituent toujours des anomalies ; mais
elle m'a prouvé très clairement : 1° que le passage de la lèvre
supérieure de l'état muqueux qu'elle revêt d'abord, à un état
d'organisation plus élevé, se fait par plusieurs points bien distincts ; 2° que ces points marchent à la rencontre les uns des
autres, au sein de l'espèce de gangue organique dans laquelle
ils se sont formés ; 3° que la matière muqueuse primitive de
la lèvre est résorbée, à mesure que les points en question s'étendent ; 4° que cette matière muqueuse, qui servait de moyen d'u-
nion entre les parties de l'organisation nouvelle, ne disparaît
qu'après la fusion intime de celles-ci ; 5° enfin, que les scissions
anormales de la lèvre supérieure sont bien, en réalité, le produit d'un arrêt de développement, dont la cause a empêché la
fusion des points de l'organisation définitive de cette lèvre, sans
s'opposer à la résorption de la matière muqueuse originelle,
matière dont l'existence nécessairement temporaire, est bornée aux premiers momens de la vie intra-utérine. Un exemple
rendra cette théorie facile à saisir et achevera, j'espère, de la
mettre hors de toute contestation ; je le choisirai exprès dans
le système osseux, dont on connaît très bien le mode de développement et les vices de conformation.

Les vertèbres, comme on le sait, forment un anneau complet à l'état normal ; quelle que soit l'époque de la vie intra-utérine à laquelle on les étudie, que ces os revêtent encore l'état
muqueux ou l'état cartilagineux, ou qu'ils soient à l'état osseux proprement dit, toujours on les trouve ainsi disposés. Eh
bien, ce fait, parfaitement apprécié par tous les anatomistes, ne
les a point empêchés de professer l'opinion que les vertèbres se
forment par plusieurs points séparés ; et il n'a suggéré l'idée à
personne, je suppose, que le spina-bifida, par exemple, dans lequel ces os sont fendus en arrière, n'est pas un arrêt de développement, produit par le défaut de soudure des points latéraux
de leurs masses apophysaires.

Cependant les choses se passent ici de la même manière que
dans le cas précédent. En effet, la lèvre supérieure et les vertèbres ne sont jamais bifides qu'à l'état anormal. De l'un et de
l'autre côté, le développement résulte du passage successif des
parties, d'états organiques inférieurs, à d'autres plus élevés que
ceux-ci, et de la résorption lente et graduée de la matière pri-

mitive, au fur et à mesure qu'est déposée celle qui doit bientôt constituer l'organe sous une autre forme, ou plutôt avec une autre composition. Dans la lèvre supérieure, comme dans les vertèbres, le passage de l'état primitif, état *cellulo-muqueux* pour la première et *cartilagineux* pour les secondes, a lieu par plusieurs points séparés, qui se réunissent ensemble dans des lieux déterminés, au sein du tissu muqueux de l'une et du cartilage des autres; après quoi ces tissus disparaissent pour céder la place à celui de l'organisation nouvelle. Des deux côtés, la formation par points isolés n'implique pas une scision réelle de l'organe; mais seulement un mode particulier de métamorphose de sa structure. Et de même que, dans le spina-bifida, les vertèbres ne sont bifides en arrière, que parce que l'accroissement des points osseux de leurs masses apophysaires ayant été empêché, ayant été arrêté, avant leur réunion, la résorption graduelle et nécessaire du cartilage primitif a dû laisser ces points séparés; de même aussi la bifidité de la lèvre supérieure, dans le vice de conformation connu sous le nom de bec de lièvre, dépend de ce que l'accroissement des points séparés de cette lèvre, ayant été arrêté avant la réunion de ceux-ci, ils sont restés en cet état, après la résorption de la matière qui ne devait servir que momentanément à la composition de cette partie.

Enfin, si c'est une grave objection de dire que la lèvre supérieure ne saurait se former par des points isolés, puisque jamais, à l'état normal, on ne la trouve subdivisée en pièces distinctes chez l'embryon, il résulte de ce qui précède, que loin d'être décisive, elle est seulement spécieuse. Cette controverse aura eu du reste cet avantage, qu'elle aura forcé à mieux examiner ce qui se passe ici, et à en donner une formule plus complète et plus précise.

Paroi postérieure de la bouche.

La paroi postérieure de la bouche est formée par le voile du palais, et présente l'ouverture *bucco-pharyngée* ou *l'isthme du gosier*. Cette paroi, commune à la bouche et au pharynx, peut indifféremment être décrite à l'occasion de l'une ou de l'autre de ces parties; je préfère le second mode, parce que sur le cadavre, c'est seulement après avoir étudié le pharynx, qu'on doit porter son attention sur la paroi qui m'occupe.

Parois latérales de la bouche, les joues.

Les joues forment les parties latérales de la face. A l'intérieur de la bouche, elles sont très exactement bornées, en haut et en bas, par le point de réflexion de la membrane muqueuse vers les arcades alvéolaires supérieure et inférieure, en arrière, par le pilier antérieur du voile du palais, en avant, par la commissure labiale. A l'extérieur, leurs limites sont moins précises; ce sont, en haut, l'arcade zygomatique et la base de l'orbite, en bas, le bord inférieur de l'os maxillaire inférieur, en arrière, le bord postérieur de l'os précédent, en avant, le sillon *naso-labial.*

Les joues ont une forme à peu près quadrilatère. Leur épaisseur varie suivant le degré d'embonpoint propre à chaque individu ; néanmoins elle est toujours plus considérable en arrière qu'en avant. Elles offrent deux faces, l'une *cutanée*, l'autre *muqueuse.*

La face cutanée ou externe des joues est plus ou moins convexe. Inférieurement et postérieurement, chez l'homme adulte, elle est hérissée par les poils de la barbe ; supérieurement, au contraire, elle est à peine recouverte d'un léger duvet et remarquable par la finesse et par l'agréable coloris de la peau qui lui appartient. Son point le plus saillant correspond à l'os malaire. Une dépression plus ou moins marquée, nulle même dans le jeune âge, et chez tous ceux dont l'embonpoint est considérable, existe à son centre, et doit être distinguée d'une autre plus petite et plus antérieurement placée, à laquelle les femmes attachent des idées de beauté.

La face muqueuse ou interne des joues est lisse dans toute son étendue; un sillon remarquable, appelé maxillo-génien, la sépare des os maxillaires. Cette face offre : 1°, surtout en arrière, quelques saillies qui appartiennent à des glandules ; 2° un pertuis obliquement dirigé en bas, en avant et en dedans, placé au niveau de la *seconde dent grosse molaire supérieure*, à trois lignes au-dessous du sillon maxillo-génien supérieur, et qui termine un des conduits salivaires (1); 3° une dépression opposée

______
(1) Celui de Stenon.

à la première de celles qui ont été notées à l'occasion de la face externe de la joue, dépression limitée en arrière par un repli muqueux tendu entre les deux bords alvéolaires, et placée en avant de la branche de la mâchoire inférieure.

Structure. La structure de la joue est fort compliquée : indépendamment des os sur lesquels elle appuye, et qui lui constituent un véritable squelette, les os maxillaires supérieur et inférieur et le malaire, on y trouve encore, deux couches tégumentaires, l'une cutanée et l'autre muqueuse, des muscles, une aponévrose, du tissu cellulo-graisseux, des vaisseaux, des nerfs et une partie de la glande parotide. Du reste, la joue réunit en elle trois petites régions assez distinctes, les régions *malaire*, *massétérine* et *inter-maxillaire*.

La peau dés joues n'offre rien qui n'ait été noté à l'occasion de la face externe de cette paroi de la bouche.

La membrane muqueuse recouvre immédiatement un certain nombre de glandules appelées *molaires*, de leur rapport avec les dents de cette espèce. Quelques-unes de ces glandules, plus développées que les autres, sont placées en arrière des joues, en dehors du muscle buccinateur, et viennent s'ouvrir dans la bouche par de petits conduits particuliers, qui s'y insèrent très obliquement.

Les muscles masséter, pterygoïdien interne, buccinateur, grand et petit zygomatiques, canin, élévateur propre de la lèvre supérieure, quelques fibres du peaucier, de l'orbiculaire des paupières et du triangulaire, appartiennent à cette région.

L'aponévrose de la joue a été décrite précédemment (1), je n'y reviendrai pas.

Le tissu cellulo-graisseux de cette paroi est très abondant et très lâche, surtout en arrière. Au devant du masseter et de la branche de la mâchoire, il est plus abondant que partout ailleurs, et forme une masse presque isolée, arrondie chez l'enfant, qui masque la saillie du bord antérieur du muscle, et qui diminue la dépression centrale de la joue.

Les artères superficielles de la joue viennent de la faciale et de la temporale; les profondes émanent de la maxillaire interne; toutes se réunissent et s'anastomosent fréquemment ensemble.

Les veines sont peu différentes des artères.

(1) Voyez tom. 1er, pag. 597.

Les lymphatiques se rendent en partie dans les ganglions sous-maxillaires, et en partie dans ceux qui occupent le devant du pavillon de l'oreille.

Les nerfs de la joue viennent exclusivement du facial et de la cinquième paire, du facial, par les *filets malaires* et *buccaux*, de la cinquième paire, par les *filets buccal, masséterin, dentaire inférieur, sous-orbitaire* et *alvéolaire*.

Un peu plus loin, en décrivant la *parotide*, je parlerai de la portion de cette glande qui appartient à la joue.

Développement. Chez l'enfant, avant le développement des dents, le peu de hauteur des arcades alvéolaires et le volume particulier du peloton cellulo-graisseux médian, communique à la joue une saillie particulière en dehors. Le développement des dents efface bientôt une partie de cette disposition, et donne à la figure un aspect moins bouffi. Chez le vieillard, après la chute des dents et l'atrophie des alvéoles, on voit reparaître quelque chose de la saillie des joues que l'on remarquait chez l'enfant, saillie cependant beaucoup moins arrondie et sillonnée de rides particulières.

Dans les premiers temps de la vie, l'absence de l'angle maxillaire, ou plutôt son obtusité, imprime à la joue une figure triangulaire qu'elle n'a pas chez l'adulte. Chez le vieillard, après la chute des dents, on voit la joue reprendre encore, sous ce rapport, les caractères infantiles.

A l'époque de la puberté, la barbe commence à se développer sur la joue de l'homme, tandis que chez la femme elle acquiert ce coloris charmant qui la caractérise si bien. Dans l'age adulte, souvent la pommette n'offre plus qu'à un faible degré la teinte de la jeunesse ; et chez le vieillard, on voit quelquefois les petites veines cutanées de cette partie de la joue devenir variqueuses, et lui donner une couleur violacée et une apparence striée toute particulière.

Usages. Par leur dilatabilité, les joues ont une très importante part à la dilatation de la bouche par l'air ou par les alimens, dans l'action de jouer des instrumens à vent, ou dans la mastication. Les nuances de leur coloris servent à l'expression des passions, ou traduisent à l'extérieur certains états morbides des organes les plus importans.

Paroi supérieure de la bouche, palais.

Réuni au plancher des fosses nasales, le palais, ou *la voûte palatine*, forme la limite entre ces cavités et la bouche. Il est en rapport de continuité avec les lèvres en avant, avec le voile du palais en arrière et avec les joues sur les côtés. Il représente une voûte parabolique, plus étendue dans le sens antéro-postérieur que dans le sens transversal.

La surface du palais est muqueuse; elle est marqué sur la ligne médiane par un raphé très apparent qui se termine en avant, derrière le bord alvéolaire, par un petit tubercule placé au-dessous de l'ouverture du conduit palatin antérieur. Sur les côtés, cette surface offre quelques lignes saillantes, transversales, et est continuée par le bord alvéolaire supérieur et par la gencive correspondante.

Structure. La voûte palatine a son squelette formé par la partie horizontale des os maxillaires supérieurs et palatins (1). Une membrane muqueuse remarquable par sa densité, du tissu cellulo-graisseux, des vaisseaux et des nerfs entrent, en outre, dans sa composition.

La membrane muqueuse du palais est revêtue d'un épais épiderme; elle est plus dense, plus épaisse et moins rouge que celle du reste de la bouche; c'est à elle qu'appartiennent les rugosités que j'ai précédemment indiquées. Sa face adhérente est liée aux os par des brides cellulo-fibreuses très fortes, entre lesquelles rampent les vaisseaux et les nerfs.

Les artères du palais viennent des maxillaires externe et interne. Ses veines ont une disposition et des origines analogues. Ses lymphatiques sont peu nombreux et peu connus. Ses nerfs émanent exclusivement de la cinquième paire.

Développement. La voûte palatine accomplit sa formation par quatre points en avant, et par deux seulement en arrière. Le développement déjà indiqué de son squelette, est l'image de celui de la région toute entière. Remarquons seulement, en outre, que la partie antérieure du palais se développe comme la lèvre supérieure qui lui fait suite, tandis que sa partie pos-

(1) Voyez tom. 1er, page 150.

térieure se développe comme le voile du palais qui en procède de son côté.

Usages. Le palais sert de point d'appui à la langue, dans la déglutition, dans la prononciation et dans la mastication pour écraser certains alimens. Sa sensibilité gustative est absolument nulle.

Paroi inférieure de la bouche.

La paroi inférieure, ou le *plancher* de la bouche, est constituée presque en totalité par la langue (1) ; une très petite partie seulement de son étendue est indépendante de cet organe et est placée en avant, derrière l'arcade dentaire inférieure, se prolongeant un peu en arrière de chaque côté.

Cette partie antérieure du plancher de la bouche donne insertion au frein de la langue, sur la ligne médiane; tandis que sur les côtés, elle présente deux saillies obliques de dehors en dedans et d'arrière en avant; ces saillies viennent se rencontrer près du frein de la langue et sont remarquables, en ce point, par un petit tubercule percé d'un trou, duquel on voit continuellement s'écouler de la salive (2),

La paroi inférieure de la bouche est constituée dans le lieu que je décris, par la membrane muqueuse appuyée sur les conduits de Warthon, sur les glandes sous-linguales et sur les muscles génio-glosses, au milieu, et mylo-hyoïdiens sur les côtés. L'artère sub-linguale s'y distribue. Ses veines offrent une origine analogue. Ses lymphatiques se rendent dans les ganglions sous-maxillaires. Ses nerfs émanent du *dentaire inférieur* et du *lingual* de la cinquième paire.

SECTION DEUXIÈME.

Membrane muqueuse buccale.

La membrane muqueuse forme la partie interne de la bouche et en circonscrit immédiatement la cavité. Elle revêt successivement les diverses parois qui viennent d'être décrites, et se

---

(1) Voyez tom. 1 , pag. 684.

(2) Ces saillies sont formées par le conduit de Warthon et par la glande sub-linguale. Le pertuis qu'elles présentent en dedans est la terminaison du canal de Warthon.

continue, en avant, avec la peau, sur le bord libre des lèvres, et, en arrière, avec la membrane interne du pharynx, sur le pourtour de l'isthme du gosier.

En haut, elle commence sur la lèvre supérieure dont elle revêt le bord libre et la face postérieure ; elle se réfléchit vers la partie antérieure de l'arcade alvéolaire supérieure, en formant, sur la ligne médiane, le frein de la lèvre supérieure ; elle entoure de toutes parts la base des dens, envoie un prolongement dans les alvéoles, comme on le verra plus loin, passe sur la voûte palatine et se continue sur la face antérieure du voile du palais.

En bas, elle commence sur la lèvre inférieure dont elle revêt le bord libre et la face postérieure ; elle se réfléchit vers le bord alvéolaire inférieur, en formant le frein de la lèvre correspondante, et se comporte sur ce bord comme sur le supérieur. Au delà de ce point, elle tapisse la partie antérieure du plancher de la bouche, envoie des prolongemens dans les conduits des glandes sous-maxillaires et sub-linguales, et se réfléchit vers les bords et vers la face inférieure de la langue, en produisant le frein de cet organe sur la ligne médiane ; elle tapisse ensuite la face inférieure, la pointe, les bords et la face supérieure de l'organe du goût, et se continue dans le pharynx en arrière.

Latéralement, partie de la commissure des lèvres, la membrane muqueuse buccale tapisse la face interne des joues, sans rien y offrir de particulier que le prolongement qu'elle envoie dans le canal parotidien, et le sinus qu'elle forme en passant des joues vers la partie latérale des arcades alvéolaires ; elle se réfléchit, en arrière, sur le bord antérieur de la branche de la mâchoire, et va se continuer avec le côté de l'isthme *bucco-pharyngien*.

La membrane muqueuse de la bouche est soulevée, dans une foule de points, par les granulations glandulaires qui ont été déjà indiquées, et présente les diverses variétés locales de structure qui ont été décrites à l'occasion de la langue et des parois buccales. Elle est continuellement humectée par la *salive*, et donne naissance à de petits organes qui constituent les *dents*.

CHAPITRE PREMIER.

Organes formateurs de la salive.

La salive, ou le *fluide buccal*, est plus composée qu'il semble
au premier abord ; elle est formée par le mélange de plusieurs
fluides secondaires produits , par la muqueuse elle-même, par
les follicules de cette membrane, par les glandes buccales, par
les glandes linguales et par les glandes salivaires proprement
dites.

Les follicules muqueux de la bouche n'ont rien de particulier dans leur disposition. Les glandes *linguales* , *labiales* , *molaires* , ont été décrites précédemment. Les seules glandes
dites salivaires doivent maintenant appeler toute notre attention ; aussi bien , comme leur nom l'indique suffisamment,
sont-elles les principaux organes producteurs du fluide buccal.

Glandes salivaires.

Les glandes salivaires sont placées le long des bords inférieur et postérieur de la mâchoire inférieure ; de sorte que ,
continuellement excitées pendant les mouvements de la mastication, elles puissent secréter alors un fluide plus abondant.
Elles forment une sorte de chaîne autour de la mâchoire inférieure, sans cependant se continuer réellement ensemble ,
comme on l'a dit. Leur disposition est exactement symétrique.
Leur couleur est rosée ou blanchâtre. Leur forme n'offre rien
de général.

Les glandes salivaires constituent des appareils de secrétion
incomplets, dans lesquels on ne trouve que l'organe sécréteur,
et le canal par lequel le fluide formé est versé sur la surface
buccale. Jamais on n'y rencontre ce réservoir placé sur le trajet
du canal excréteur, qui caractérise d'autres appareils de sécrétion, et que j'ai signalé, en particulier, à l'occasion de celui des
larmes (1).

Les glandes salivaires sont formées d'un certain nombre de
lobes, subdivisés eux-mêmes en lobules, et ceux-ci en granula-

(1) Voyez tom. 1, page 742.

tions creuses. Leurs granulations fournissent les radicules des conduits excréteurs et ont un tissu éminemment vasculaire. Du tissu cellulaire réunit ensemble les granulations, les lobules, les lobes, et revêt en outre la surface extérieure de ces glandes; il va en augmentant de densité à mesure qu'il enveloppe des sections plus importantes de ces organes, et se continue à l'extérieur avec les parties voisines.

Les glandes salivaires ont ceci de particulier, que presque toutes sont traversées par un gros tronc artériel qui y distribue une foule de fines ramifications, et dont les battements ont, peut-être, une certaine influence sur leurs fonctions.

Leurs nerfs émanent presque exclusivement de la cinquième paire.

Leurs conduits excréteurs naissent par des rameaux très fins, qui se réunissent en troncs de plus en plus gros, se portent vers la bouche, et qui, après un trajet plus ou moins long, surtout après avoir cheminé quelque temps sous la membrane muqueuse de cette cavité, s'y ouvrent obliquement, comme on verra plus tard les uretères s'ouvrir dans la vessie. Ces canaux sont tapissés intérieurement par un prolongement de la membrane muqueuse de la bouche, tandis qu'à l'extérieur ils sont formés par une membrane fibreuse.

Quoi qu'il en soit, on compte six glandes salivaires, trois de chaque côté : la *parotide*, la *sous-maxillaire* et la *sub-linguale*.

Glande parotide.

La glande parotide (1), ainsi nommée à cause de son voisinage de l'oreille, est la plus volumineuse des glandes salivaires. Située sur les parties latérale et postérieure de la face, audevant du conduit auditif externe, en dehors et en arrière du bord postérieur de la branche de la mâchoire inférieure, elle plonge profondément dans l'espace compris entre ces parties, et s'étend verticalement de l'arcade zygomatique à l'angle de la mâchoire inférieure. Sa forme, quoique irrégulière, peut être comparée à celle d'une pyramide dont la base un peu alongée serait tournée en dehors.

Sa *face externe*, large, ovalaire, un peu convexe, s'avance plus

(1) Πάρα auprès, οὖς, ωτος oreille.

ou moins en avant sur le muscle masséter, et se trouve recouverte par quelques fibres du peaucier, par quelques filets nerveux, et plus en dehors par un feuillet fibro-cellulaire qui la sépare de la peau. Sa circonférence est très irrégulière, et présente en avant le commencement du canal excréteur.

Sa *face antérieure* est appliquée sur l'articulation temporo-maxillaire, et sur le bord postérieur du muscle masséter et de la branche ascendante de la mâchoire inférieure, dans l'intervalle desquels elle se prolonge un peu.

Sa face postérieure répond, de haut en bas, au conduit auditif externe, à l'apophyse mastoïde, à l'extrémité supérieure du muscle sterno-mastoïdien, au ventre postérieur du digastrique et à l'apophyse styloïde.

Son extrémité inférieure avoisine la glande sous-maxilaire, au niveau de l'angle de la mâchoire, et en est séparée par un feuillet de l'aponévrose cervicale. La *supérieure* est comprise entre l'articulation temporo-maxillaire et le conduit auriculaire.

Dans la profondeur de l'intervalle compris entre la branche ascendante de la mâchoire et le conduit auditif externe, la parotide est en rapport avec la carotide interne et la jugulaire interne. Elle offre ordinairement, dans le même point, un sillon profond qui reçoit la carotide externe, et l'origine de la temporale superficielle. Le nerf facial la traverse obliquement d'arrière en avant, de dehors en dedans et de bas en haut.

Structure. La structure de la parotide ne diffère pas de celle des autres glandes salivaires. De ses granulations partent de petits conduits excréteurs qui, se réunissent pour former des rameaux ; ceux-ci se joignent à leur tour pour produire des branches, desquelles résulte enfin un canal excréteur unique, appelé généralement *canal de Sténon*, du nom de l'anatomiste qui le premier l'a le mieux décrit.

Ce canal se détache de la glande un peu au-dessus de la partie moyenne et antérieure de sa circonférence, se dirige en avant sur la face externe du masséter, à un demi-pouce environ au-dessous de l'arcade zygomatique, et, parvenu au-devant du bord antérieur de ce muscle, il s'enfonce de dehors en dedans dans le tissu cellulo-graisseux de la joue, et arrive au muscle buccinateur. Dans ce trajet, il est ordinairement accompagné par l'artère transversale de la face qui est au-dessus de lui, et par quelques

II.   7

rameaux du nerf facial. Il traverse ensuite perpendiculairement le muscle buccinateur, marche quelque temps entre lui et la muqueuse buccale, à l'instar de l'urétère dans les parois de la vessie, et s'ouvre enfin dans la bouche, un peu en arrière de la seconde dent molaire supérieure, non loin de l'angle de séparation de la gencive et de la joue. Son orifice est très étroit, difficile à découvrir et entouré d'un repli très mince de la membrane muqueuse. En passant entre celle-ci et le muscle buccinateur, le canal de Sténon forme une espèce de coude, qu'on est obligé d'effacer en tirant légèrement la joue en avant, quand on veut le sonder.

Recouvert par quelques fibres du muscle peaucier et par la peau, le conduit de Sténon est croisé obliquement par le muscle grand zygomatique et par quelques filets nerveux.

Les parois du canal parotidien, très-épaisses comparativement au diamètre de sa cavité ordinairement très-petite, se composent de deux membranes, l'une *externe*, l'autre *interne*. La première, blanchâtre, dense, résistante, se continue avec l'aponévrose génienne, au point où le canal traverse le muscle buccinateur. La seconde, mince, rougeâtre, véritable prolongement de celle qui tapisse la face interne des joues, est unie assez intimement avec la précédente par du tissu cellulaire.

Les artères de la glande parotide viennent particulièrement de la carotide externe, de la transversale de la face, de la temporale superficielle et des auriculaires. Ses veines suivent le même trajet que les artères. Ses nerfs lui sont fournis surtout par le maxillaire inférieur; quelques rameaux ascendants du plexus cervical superficiel et le facial qui la traverse, lui en donnent aussi quelques-uns. Ses vaisseaux lymphatiques se portent dans les ganglions situés derrière l'angle de la mâchoire, et dans ceux qu'on remarque à sa surface; ordinairement même on trouve deux ou trois de ces derniers engagés dans son épaisseur.

Quelques auteurs ont décrit sous le nom de *petite parotide* un lobule isolé de la glande qui m'occupe, lobule qu'on rencontre quelquefois sur le muscle masséter, tantôt au-dessus, tantôt au-dessous du conduit de Sténon. Ce lobule figuré d'abord par Santorini, bien décrit par Haller, est un peu plus lisse et plus homogène que le reste de la parotide. Il est muni d'un

petit canal excréteur qui va s'ouvrir à une distance variable
dans celui de Sténon.

Variétés. Les variétés de la glande parotide sont rares et portent particulièrement sur son volume. Quand sa masse principale est petite, la parotide accessoire est ordinairement plus
grosse que d'habitude. Haller l'a vu manquer complètement
d'un côté.

Glande sous-maxillaire.

La glande sous-maxillaire, située au côté interne du corps
et de l'angle de la mâchoire inférieure, entre les deux portions du muscle digastrique, offre un volume variable, mais
toujours inférieur à celui de la parotide. Sa forme est celle
d'un ovale irrégulier.

En haut, elle est en rapport avec le muscle mylo-hyoïdien,
et se prolonge plus ou moins entre lui et le ptérygoïdien interne. *En bas*, elle répond au muscle peaucier et à la peau. *En
dedans*, elle est contiguë au nerf lingual, à l'artère faciale et
aux muscles stylo-glosse et hyo-glosse. *En dehors*, elle touche
la face interne de l'os maxillaire inférieur. Son *extrémité
antérieure* est divisée en deux portions, entre lesquelles se
trouve reçu le bord externe du muscle mylo-hyoïdien. De ces
deux portions, l'une, *superficielle*, est appliquée sur la face antérieure du muscle précédent; tandisque l'autre, *profonde*, repose sur sa face postérieure et sur la glande sublinguale. Son
extrémité postérieure avoisine l'angle de la mâchoire et l'attache inférieure du muscle ptérygoïdien interne, et répond à la
parotide, dont elle est cependant séparée par un feuillet fibreux.

Structure. La structure de la sous-maxillaire est la même
que celle de la parotide ; seulement cette glande est entourée
par une enveloppe celluleuse moins résistante.

Son conduit excréteur, nommé *conduit de Warthon*, mais à
tort, car il était connu bien avant cet anatomiste, est beaucoup plus petit, plus dilatable et plus mince que celui de
la parotide. Après avoir pris naissance par des ramuscules
qui se réunissent bientôt en un canal unique, il quitte la

glande en se dégageant de la languette profonde de sa bifurcation ; de là , il se porte de dehors en dedans et un peu en
avant , accompagné par le nerf lingual , placé d'abord entre les
muscles mylo-hyoïdien et hyoglosse , puis entre le génio-glosse
et la glande sub-linguale, et parvient sur le côté du frein de la
langue, où il s'ouvre par un orifice très étroit, creusé au centre
d'une espèce de mamelon. Ce conduit est, du reste, si mince, si
extensible et si transparent , qu'il ne paraît guère constitué que
par la muqueuse buccale.

Les artères de la glande sous-maxillaire viennent de la fa-
cialé et de la linguale. Ses veines suivent la même direction
que ses artères. Ses nerfs lui sont fournis par le lingual, par la
branche mylo-hyoïdienne du dentaire inférieur et par le ganglion sous-maxillaire. Ses vaisseaux lymphatiques se portent
dans les ganglions qui l'entourent.

Variétés. Quelquefois le canal de Warthon s'ouvre dans la
bouche, par un double ou par un triple orifice (*Ruysch*). Dans
les cas d'adhérence de la face inférieure de la langue , l'ouverture de ce conduit excréteur a lieu immédiatement derrière
l'os maxillaire inférieur. Assez souvent la glande sous-maxillaire offre, dans son épaisseur, un canal complet pour l'artère
faciale.

Glande sub-linguale.

Encore plus petite que la précédente , la glande sub-linguale est située, comme son nom l'indique , au-dessous de la
langue, derrière le corps de l'os maxillaire inférieur et dans
l'épaisseur de la paroi inférieure de la bouche. Elle est oblon-
gue d'avant en arrière , aplatie transversalement et obliquement dirigée de dehors en dedans et d'arrière en avant.

Elle est recouverte *en haut* par la muqueuse buccale. *En
bas* elle repose sur le muscle mylo-hyoïdien. *En dedans* elle
répond au muscle génio-glosse. Son *extrémité antérieure* touche
au corps de la mâchoire près de la symphyse. La *postérieure* est
contiguë au muscle hyo-glosse , à l'extrémité de la bifurcation
profonde de la glande sous-maxillaire et au canal de Warthon.

Structure. La structure de la glande sub-linguale est la même que celle des précédentes.

Ses conduits excréteurs, appelés par quelques auteurs *conduits de Rivinus*, du nom de l'anatomiste qui les a le premier décrits sur le veau, sont ordinairement au nombre de sept ou huit. Les uns, vont, après un trajet fort court, s'ouvrir directement sur les côtés du frein de la langue. Les autres se portent, isolément ou réunis en un seul tronc, dans le canal de Warthon. Leurs parois sont extrêmement minces et formées exclusivement par des prolongemens de la membrane muqueuse de la bouche.

La glande sub-linguale reçoit ses artères de la sub-linguale et de la sous-mentale. Ses veines accompagnent les artères. Ses nerfs viennent de l'hypo-glosse et du lingual. Ses vaisseaux lymphatiques se rendent dans les ganglions sous-maxillaires voisins.

Les dents.

Les dents sont des parties résistantes placées à l'entrée du canal digestif, destinées à saisir ou à diviser les alimens, et employées quelquefois, chez les animaux, comme moyen d'attaque ou de défense.

Il y a trente-deux dents, chez l'adulte, seize à chaque mâchoire. Mais ces petits organes ont entre eux la plus grande analogie ; de sorte qu'on peut, très heureusement pour la mémoire des détails anatomiques qui s'y rapportent, les étudier d'une manière générale, et ne laisser que peu de chose pour les descriptions particulières.

1° Description générale des dents.

Les dents sont des productions de la membrane muqueuse de la bouche ; ce sont de véritables phanéres de cette membrane, comme on le verra par la suite.

Logées dans les alvéoles, elles sont réunies en deux *séries*, appelées arcades dentaires, et opposées par leur extrémité libre.

Conformation des dents. Comme les poils et les plumes des oiseaux, les dents, leurs analogues, sont formées de deux parties distinctes, l'*ostéide* et le *follicule*.

L'*Ostéide dentaire*, (*la dent* dans le langage ordinaire), est la partie ossiforme de la dent. Une portion de son étendue fait saillie hors des alvéoles. Son apparence osseuse a long-temps abusé les anatomistes, et est encore aujourd'hui la source de plus d'une erreur du même genre.

L'ostéide dentaire a généralement la forme d'un cône creux plus ou moins simple, libre par sa base et adhérent par son sommet.

Sa surface extérieure est nettement divisée en trois parties, la *couronne*, la *racine* et le *collet*.

La couronne est placée hors des alvéoles et en contact continuel avec l'air, la salive, ou les autres agens extérieurs. Sa longueur varie assez peu. Sa forme, au contraire, devient différente suivant l'espèce de dents que l'on considère. Son sommet, tourné en haut ou en bas, n'est tout à fait plat que lorsqu'il a été usé par les frottemens : dans une dent vierge de toute action, ce sommet est relevé par une ou plusieurs saillies, appelées *cuspides*. Sa circonférence est plus arrondie et plus saillante vers l'extérieur que vers l'intérieur. Toute sa surface enfin offre une teinte d'un beau blanc, et une apparence brillante et vitreuse très remarquable.

La racine est la portion de l'ostéide dentaire qui est reçue dans les avéoles (1). En général plus longue que la couronne, elle est tantôt simple et tantôt divisée plus ou moins complètement ; quelquefois elle offre seulement la trace d'une division longitudinale qui ne s'est pas effectuée. Sa forme est celle d'un cône irrégulier adossé par sa base à la partie adhérente de la couronne, et dont le sommet ou les sommets, quand la racine est multiple, sont percés d'une ouverture qui transmet les vaisseaux et les nerfs dans la cavité centrale de la dent. Sa surface offre une teinte jaunâtre, qui contraste avec la couleur blanche de la couronne. Dans l'état frais, elle est unie d'une manière in-

(1) On a voulu donner une autre définition de la racine, en la représentant comme la *partie des dents qui manque d'émail*. Cette manière de considérer les choses serait bonne pour l'homme et pour beaucoup d'animaux ; mais elle ne conviendrait pas à quelques autres, dont les dents ont de l'émail jusque sur leur *partie implantée*, ou leur racine. En adoptant cette singulière définition, on serait conduit à refuser une certaine racine à ces dents, on tomberait ainsi presque dans l'absurde.

time à la paroi alvéolaire, au moyen de la membrane du follicule dentaire.

Le collet des dents est représenté par le point de jonction
de la couronne et de la racine ; c'est le lieu où cesse la partie
vitreuse de la surface extérieure de l'ostéide. Le collet est
souvent marqué par deux lignes courbes, dont la convexité
est tournée vers la racine, et qui se réunissent à angle sur les
côtés. Il est intimement uni, dans l'état frais, au goulot du
follicule et au tissu gengival qui lui fait suite.

A l'intérieur, l'ostéide dentaire est creusé d'une cavité
située au niveau du collet et qui s'étend jusqu'au centre de la
couronne. Cette cavité présente à peu près la forme de la dent
dans laquelle on l'examine : fermée du côté de la couronne,
elle se prolonge en se rétrécissant de plus en plus vers le sommet de la racine , où elle s'ouvre à l'extérieur au moyen du
trou qui a été signalé plus haut. La cavité dentaire se prolonge dans chacune des racines quand il y en a plusieurs,
et sert particulièrement à loger la papille.

Le *Follicule dentaire* (*portion molle* ou *pulpeuse des dents, pulpe
centrale,* Cuvier), est la partie qui produit l'ostéide dentaire, et
l'un de ses moyens d'union avec l'alvéole. C'est un sac très
analogue à ceux des follicules qui servent de matrice aux poils
et aux plumes.

Les follicules dentaires sont placés dans les alvéoles et en
nombre égal aux dents ; ils sont formés par des dépressions
de la membrane muqueuse buccale , au niveau du collet
des dents. A l'extérieur, ils sont intimement unis au périoste
alvéolaire et s'enfoncent dans toutes les anfractuosités des
alvéoles , du fond desquelles ils reçoivent les vaisseaux et
les nerfs qui leur sont destinés. A l'intérieur, les follicules
des dents sorties des alvéoles, follicules que je décris seuls
maintenant, sont remplis par les racines des dents et leur
adhèrent intimement. Leur goulot, ou leur ouverture buccale, embrasse le collet des dents et s'y fixe. Leur fond donne
naissance à la *papille ou noyau pulpeux.*

La papille ou noyau pulpeux des dents est analogue à la
papille des poils et des plumes , c'est une papille muqueuse qui
a pris , dans ce point spécial, un développement considérable
pour devenir un organe de sécrétion. Elle est logée dans la

cavité de la dent. Son volume est en raison inverse de l'âge. Sa forme est exactement celle de la dent : elle est renflée au niveau du collet de celle-ci, terminée, du côté de la couronne, par une ou plusieurs saillies qui répondent aux cuspides, et insérée sur le fond du follicule dont elle fait partie, au moyen d'un ou de deux pédicules grêles, qui traversent la racine de la dent et l'ouverture qui la termine. Sa couleur est grisâtre. Elle a la mollesse des fongosités muqueuses, et jouit d'une sensibilité très-exquise.

M. Serres a décrit, il y a vingt ans, une série de petits corps qu'il a appelés *glandes dentaires*, et qui sont disposés en cercle sur les bords alvéolaires, autour du goulot du follicule des dents. Ces corps sont eux-mêmes de petits follicules, qui sécrètent une matière destinée à lubrifier le bord alvéolaire avant la sortie des dents, et qui forment le tartre un peu plus tard, suivant l'anatomiste que j'ai cité. M. Serres compare les glandes dentaires aux glandes de Meïbomius. Elles me paraissent plutôt analogues à ces petits follicules que l'on trouve autour du goulot du follicule des poils.

Il est facile de voir par ce qui précède, combien grande est l'analogie que j'avais annoncée en commençant, entre le follicule dentaire et celui des poils. Ces deux sortes d'organes sont également formés par un repli d'une membrane tégumentaire; tous deux sont principalement unis aux parties voisines par un pédicule nerveux et vasculaire; tous deux ont un goulot rétréci, adhérent à l'organe qu'ils produisent, et entouré d'un cercle folliculaire; tous deux donnent naissance à une papille dans leur fond; tous deux enfin ils tiennent renfermés, celui-ci la dent, celui-là le poil. Les seules différences bien sensibles qui séparent ces parties, consistent en ce que le follicule dentaire est muqueux, enfoncé dans les alvéoles, et pourvu d'une papille pédiculée, tandis que les follicules pilifères sont presque toujours cutanés, plongés dans le tissu cellulaire général et munis d'une papille sessile. On verra plus tard comment cette dernière différence implique l'accroissement borné de la dent, au lieu d'un accroissement indéfini comme celui du poil.

Union des dents avec les parois de la bouche. Les dents sont fixées dans des cavités creusées dans les os maxillaires, cavités qui portent le nom d'alvéoles et qui appartiennent à des portions spéciales des mâchoires, qu'on est convenu d'appeler *procès alvéolaires, processus alveolares.*

Les alvéoles sont coniques et plus ou moins subdivisées suivant que les racines des dents qu'elles doivent recevoir, sont elles-mêmes plus ou moins composées. Leur ouverture est dirigée en haut dans la mâchoire inférieure, et en bas dans la supérieure. Leur fond est percé de pertuis qui communiquent avec les conduits dentaires, et qui servent à transmettre au follicule de la dent le pédicule nerveux et vasculaire qui lui appartient.

Les alvéoles sont exactement embrassées par les deux lames opposées des procès alvéolaires, de sorte que chacune d'elles fait un relief sensible en dehors et en dedans des mâchoires. Il est d'ailleurs inutile de dire qu'elles sont en rapport de capacité avec les dents auxquelles elles sont destinées, et que, petites pour les dents incisives, un peu plus grandes pour les canines, elles acquièrent leur *summum* de développement dans la région des dents grosses molaires.

Les dents sont reçues dans les alvéoles à la manière d'un clou ; d'où le nom de *gomphose* qui avait été donné à cette réception, à une époque à laquelle les dents étaient considérées comme des os, et à laquelle on comparait leur union avec les os maxillaires aux articulations des pièces du squelette.

Les parois du follicule dentaire, confondues en dehors avec le périoste des alvéoles, forment le seul moyen d'union des dents avec les procès alvéolaires dans l'état normal, union dont l'intimité fait toute la force et toute la résistance.

Cependant il arrive quelquefois que les dents sont retenues dans leurs alvéoles, beaucoup plus solidement que je ne viens de le dire, par le fait d'une disposition particulière : le sommet du cône des racines peut être recourbé en forme de crochet, et fixé à une saillie du fond de l'alvéole ; les racines des molaires peuvent être fortement divergentes et former, de cette manière, des espèces de pinces à pointes recourbées en dehors et reçues dans l'os ; enfin, par une disposition contraire à la précédente, les racines composées des mêmes dents sont parfois convergentes, et interceptent une portion osseuse qui fait presque corps avec elles.

Les dents et leurs alvéoles forment sur les mâchoires deux

séries non interrompues qui constituent les arcades dentaires ou alvéolaires. Ces arcades ont la forme elliptique ; leur convexité est tournée en avant vers les lèvres et vers les joues ; leur concavité est dirigée en arrière vers la langue. Leur direction est sensiblement horizontale. L'arcade dentaire supérieure est un peu plus étendue dans tous les sens que l'arcade dentaire inférieure ; aussi la déborde-t-elle en avant et en dehors, de telle façon que, dans leur rapprochement, les dents antérieures se croisent à la manière de lames de ciseaux, et que les cuspides et les enfoncemens de la couronne des dents postérieures s'engrènent entre eux de haut en bas.

Structure des dents. La nécessité d'examiner séparément la partie ossiforme et la partie folliculaire des dents, se fait sentir ici plus vivement encore que dans les pages précédentes. En effet, sans rien préjuger encore sur l'importante question du degré de vitalité de la première, il est évident qu'il existe entre elle et la seconde une différence fort grande, différence que l'on ne pourra bien saisir, que lorsque l'on connaîtra la disposition relative de chacune.

La partie ossiforme des dents est formée par la réunion de deux substances bien distinctes , l'*ivoire* et l'*émail*. Bertin et M. le docteur Emmanuel Rousseau, préparateur du Muséum d'histoire naturelle, ont décrit une troisième substance qui se déposerait dans la cavité dentaire, en dedans de la couche la plus interne de l'ivoire, et qui finirait par obstruer cette cavité, en refoulant et atrophiant la papille qui y est renfermée. J'ai moi-même observé la formation qui a été signalée par ces anatomistes ; mais il m'a semblé qu'elle n'était autre chose, dans certains cas, qu'une secrétion d'ivoire altéré par une papille altérée elle-même dans sa composition, et que d'autres fois ce n'était qu'une ossification ou pétrification de la papille.

Quoi qu'il en soit, les deux véritables élémens de l'ostéide dentaire de l'homme sont l'ivoire et l'émail.

L'*ivoire* constitue à lui seul presque toute la partie ossiforme des dents ; il forme exclusivement la racine, et la partie centrale de la couronne. Sa coupe offre une couleur blanche et un aspect chatoyant comme du satin. On n'y distingue ni fibres ni cellules , mais bien des lamelles emboitées les unes dans les autres et parallèles à la surface extérieure de la dent.

L'ivoire offre une densité considérable. Traité par l'acide nitrique faible , il se comporte comme le tissu des os , se débarrasse de sa matière calcaire et se transforme en une masse flexible, en apparence homogène , que l'on peut réduire en gélatine par la coction. Quand on le soumet à l'action du feu, il noircit, brûle et laisse un résidu friable.

D'après Berzélius, cette substance est composée sur 100 parties, de phosphate de chaux, 61 95 ; fluate de chaux, 2 10 ; phosphate de magnésie , 1 05 ; carbonate de magnésie, 5 30 ; soude et chlorure de sodium , 1 40 ; Matière animale et eau , 28 00.

D'après Pépys, les racines des dents sont formées sur 100 parties, de phosphate de chaux , 58 0 ; carbonate de chaux , 4 0 ; matière animale, 28 0 ; eau et perte ; 10 0.

Morichini annonça en 1802 la présence du fluate de chaux dans l'ivoire des dents ; mais Berzélius s'est seul rencontré avec lui. Fourqucroi, Vauquelin, Wollaston et Brandt ont vainement cherché ce sel.

L'*émail*, *substance vitrée*, substance *corticale*, est borné à la couronne des dents, suivant la plupart des anatomistes ; Bertin seul soutient qu'il s'étend aussi en une lame extrêmement mince sur toute la surface de la racine. Il forme une couche plus épaisse sur le sommet de la couronne que partout ailleurs, sur les cuspides surtout. Il cesse au collet en s'amincissant , et suivant une ligne ondulée dont il a été question.

L'émail est d'un blanc laiteux et d'une apparence vitreuse. Sa dureté est extrême: il fait feu avec le briquet. Sa cassure est fibreuse, et ses fibres s'élèvent perpendiculairement ou un peu obliquement de la surface extérieure de l'ivoire, comme celles du velours. Il se dissout presque en totalité dans l'acide nitrique. Au feu, il noircit, devient terne et friable.

D'après Berzélius, il est composé, sur 100 parties , de phosphate de chaux, 85 3 ; carbonate de chaux, 8 0 ; phosphate de magnésie , 1 5 ; matière animale et eau, 20 0.

Pépys l'a trouvé formé de phosphate de chaux, 78 0 ; carbonate de chaux, 6 0 ; eau et perte, 16 0.

L'émail diffère donc beaucoup de l'ivoire : il est presque

entièrement calcaire, tandis que celui-ci contient un peu d'une matière animale analogue à celle des os, ainsi qu'on peut le voir sur plusieurs préparations de cette espèce, qui ont été déposées dans les collections de la faculté par M. le professeur Cloquet.

Entre la couche émailleuse et l'ivoire, il existe une ligne grisâtre que Cuvier a parfaitement décrite, et sur l'importance de laquelle M. le docteur Duval a justement insisté dans ces derniers temps. Au collet des dents, cette ligne se continue avec la lame de la paroi du follicule qui adhère à la racine de celles-ci (1).

On peut comparer la disposition relative de l'ivoire et de l'émail des dents, à celle des extrémités osseuses et des cartilages des articulations diarthrodiales, parties qui ont été disposées, comme les dents, pour supporter des pressions et des frottemens très répétés. Non seulement les fibres de l'émail sont implantées à-peu-près perpendiculairement sur l'ivoire, comme celles du cartilage sur l'os ; mais encore une membrane atrophiée est interposée à ces deux substances, comme la synoviale est interposée à l'os et au cartilage, ainsi que je l'ai montré précédemment (2).

Il est également impossible de ne pas reconnaître une certaine analogie, sous le rapport de la structure, entre la sub-

(1) Voici comment Cuvier s'exprime à cet égard dans son magnifique ouvrage sur les ossemens fossiles : « Il faut remarquer qu'entre la prétendue substance osseuse et l'émail, il y a encore une membrane très fine que je crois avoir découverte. Lorsqu'il n'y a aucune partie de la première substance de transsudée, cette membrane enveloppe immédiatement la papille et la serre de très près. A mesure que la papille s'éloigne de cette substance, elle se rapetisse, se retire en dedans et s'éloigne de la membrane qui lui sert toujours de tunique, mais de tunique commune à elle et à la matière qu'elle a transsudée par dessous. L'émail, de son côté, est déposé sur cette tunique par des productions de la lame interne de la capsule, et il la comprime tellement contre la substance interne ou osseuse qu'elle sépare de lui, que bientôt cette tunique devient imperceptible dans la portion durcie de la dent, ou du moins qu'elle n'y paraît que sur la coupe, comme une ligne grisâtre très fine, qui sépare l'émail de la substance interne. Mais on voit toujours que c'est elle seule qui attache ces parties durcies au fond du follicule; car sans elle il y aurait solution de continuité. »

(2) Voyez tome 1er, page 223.

stance cornée, celle des poils, par exemple, et l'ivoire des dents. Cette analogie, du reste, comme on l'a vu précédemment, a été aperçue dès la plus haute antiquité par Aristote, dans lequel on trouve le germe de beaucoup des grandes idées qui ont été développées après lui. L'ivoire est formé de lames emboîtées les unes dans les autres, comme la partie cornée des poils; il repose sur sa papille comme celle-ci est placée sur la papille qui lui appartient; enfin il s'accroît absolument de la même manière, comme on le verra un peu plus loin.

Fortement serré, chez l'adulte, entre la racine de la dent et la paroi de l'alvéole, le follicule dentaire a ses parois tellement amincies et tellement adhérentes à ces deux parties, que c'est avec peine qu'on le suit alors dans toute son étendue. A cet état cependant on peut encore parfaitement reconnaître sa continuité avec la muqueuse buccale, comme je l'ai déjà fait remarquer. Il est formé de deux feuillets membraneux : l'un externe de nature fibreuse, confondu avec le périoste propre de l'alvéole; l'autre, interne, plus vasculaire que le premier, adhérent à la racine de la dent, jusqu'au collet inclusivement. Ces deux feuillets réunis constituent le *périoste alvéolo-dentaire* des anatomistes. L'avulsion des dents produit souvent la séparation de ces deux feuillets ; l'interne conserve avec les dents les adhérences qu'il avait avec elles dans l'alvéole, et il est seul arraché.

Il est difficile de dire précisément en quoi consiste l'organisation de la papille dentaire ; la seule chose bien positive à cet égard, c'est qu'elle est formée par la terminaison des nerfs et des vaisseaux des dents, et que ces deux élémens organiques y sont réunis en proportion sensiblement égale.

Les dents reçoivent des vaisseaux de deux sources distinctes, suivant qu'ils appartiennent à la paroi du follicule ou à sa papille.

Les vaisseaux de la paroi du follicule dentaire font suite à ceux de la membrane muqueuse gengivale. Leurs troncs principaux sont placés du côté du goulot du follicule, vers le collet de la dent ; tandis que leurs rameaux, anastomosés en plexus, sont dirigés vers le fond du follicule.

Les vaisseaux de la papille sont ceux qui forment le pédicule du follicule dentaire. Ils émanent de troncs spéciaux logés, avec les nerfs dentaires, dans des conduits creusés dans l'épaisseur des os maxillaires. Ces vaisseaux ne s'anastomosent point avec les précédens, et sont disposés d'une manière inverse de la leur : leurs troncs, en effet, correspondent au fond de l'alvéole, et leurs plus fines ramifications à l'extrémité de la papille, c'est-à-dire à un point supérieur au collet de la dent.

Les artères et les veines des dents sont faciles à voir et à injecter ; mais je ne sache pas que personne ait jamais aperçu les vaisseaux lymphatiques de ces organes. L'assertion de Mascagni, relativement aux lymphatiques de l'émail(1), montre seulement une chose, savoir : que les hommes les plus instruits, que les hommes qui ont le plus observé la nature elle-même, et qui par conséquent devraient plus que les autres s'attacher aux faits, ne sont pas toujours exempts de la tendance qu'ont les esprits légers et superficiels, à prendre pour la vérité les fruits de leur imagination.

Les nerfs des dents sont de deux ordres, comme les vaisseaux. Ceux des parois du follicule sont très fins et continus avec les nerfs de la membrane muqueuse de la bouche. Les autres, divisés seulement dans la papille concourent auparavant à former son pédicule.

Les vaisseaux et les nerfs des dents forment, comme on le voit, deux systèmes distincts; l'un pour l'extérieur du follicule, l'autre pour la partie de celui-ci qui est rentrée dans la cavité de l'ostéïde dentaire. Le premier est immédiatement continu au système vasculaire et nerveux de la membrane buccale; l'autre présente une source spéciale. Les différens états pathologiques des dents permettent journellement de constater la séparation que je viens d'établir, séparation sur laquelle les anatomistes n'ont pas assez insisté.

Les mêmes troncs fournissent les artères et les nerfs des deux rangées dentaires, l'*artère maxillaire interne et le nerf trifacial.* Il y a seulement cette différence entre les dents supérieures et les dents inférieures, que des rameaux spéciaux fournissent, pour les premières, aux dents antérieures et aux

(1) Que cette substance est entièrement composée de vaisseaux lymphatiques.

dents postérieures, tandis que, pour les dernières, le même rameau donne à toutes les dents.

Quoi qu'il en soit, les troncs des vaisseaux et nerfs dentaires placés au-dessous ou au-dessus des alvéoles, suivant les mâchoires, et au niveau de chacune de ces cavités, leur envoient un ou plusieurs rameaux, qui traversent de petits pertuis dont le fond de l'alvéole est creusé. Ces rameaux forment le pédicule du follicule, pénètrent immédiatement dans la dent, traversent l'ouverture de l'extrémité de sa racine et se ramifient dans la papille.

Les vaisseaux et les nerfs vont-ils au-delà du follicule des dents? Se répandent ils dans la partie ossiforme de ces organes? Rien n'est plus important à décider dans l'anatomie des dents; mais rien aussi n'a été plus controversé.

Reconnaissons d'abord un fait qui domine toute cette question, savoir : *Que personne n'a vu ni nerfs ni vaisseaux dans la partie ossiforme des dents, et que tout ce qui a été avancé à cet égard, est marqué au coin de la plus pure hypothèse.* Cependant à l'époque à laquelle les dents étaient comptées parmi les pièces du squelette, on les considérait comme vasculaires au même degré que les os; mais alors même plus d'un anatomiste, s'en tenant à la sévère observation des choses, se leva pour professer une opinion différente. Il faut avouer, du reste, que le défaut de notions précises sur le follicule dentaire, et sur sa séparation de la partie ossiforme des dents, a dû mettre souvent dans des camps opposés, des hommes qui au fond professaient la même doctrine, ceux-ci attribuant à la dent tout entière ce qui n'appartenait qu'à son follicule, ceux-là généralisant en sens inverse, des faits qui n'appartenaient qu'à la partie ossiforme de ces organes.

Heureusement aujourd'hui que les deux élémens anatomiques des dents, l'ostéide et le follicule, sont parfaitement appréciés; une semblable confusion n'est plus possible; le moment paraît donc arrivé de poser la question de nouveau, et de décider entre les doctrines de la *vascularité* et de la *non-vascularité* des dents, doctrines qui ont été professées avec un égal talent, par Mascagni, Blake, etc., d'une part, par Hunter et Cuvier de l'autre.

Qu'il me suffise ici de formuler seulement l'état de la science sous ce rapport, et de répéter qu'*il y a deux choses dans les dents, l'organe producteur et la partie produite ; que l'organe producteur, ou le follicule, est la partie essentiellement nerveuse et vasculaire ; que le produit, c'est-à-dire l'ivoire et l'émail sont des substances calcaires, dans lesquelles on rencontre bien quelque peu de matière organique, mais d'une matière qui n'a pas subi l'organisation nervoso-vasculaire* (1).

Sans doute, il n'est pas impossible que des vaisseaux se développent dans certaines dents qui se soudent avec les alvéoles, et qui font corps de la sorte avec les os maxillaires ; mais c'est là un état anormal, qui dépose seulement en faveur de ce fait, que de la matière organique, sécrétée dans un point de notre corps, peut être mise en œuvre, en quelque sorte, et revêtir une organisation véritable, et qui ne renverse en rien la doctrine que j'ai professée plus haut.

Développement des dents ou odontogénie. La formation des dents est le point le plus intéressant à la fois et le plus compliqué de l'histoire de ces organes.

Dès les premiers temps de la vie intra-utérine, au second mois, si l'on examine avec soin les arcades alvéolaires, on y trouve déjà un grand nombre de follicules dentaires. Ces follicules sont très-petits, placés dans la gouttière qui représente les alvéoles à cet âge, et recouverts par la lame la plus profonde du tissu gengival. Leur forme est globuleuse ; supérieurement et inférieurement ils tiennent, d'une part, à la gencive et, de l'autre, à la gouttière alvéolaire et aux troncs des vaisseaux et nerfs qui parcourent celle-ci. Latéralement, ils sont contigus aux follicules voisins. En avant et en arrière, ils correspondent à la gencive.

A partir du quatrième mois, d'après M. Serres, des cloisons fibreuses se développent entre les follicules dentaires, cloisons qui s'ossifient plus tard et changent ainsi les rapports des germes entre eux. A l'époque de la naissance, les follicules dentaires sont déjà parfaitement isolés les uns des autres et des vaisseaux et nerfs dentaires : le canal de ceux-ci, confondu d'abord avec la gouttière alvéolaire, s'est déjà complété de ce côté.

Quand on ouvre les follicules dentaires sur un jeune em-

---

(1) Pour de plus amples détails, voyez mon anatomie du système dentaire, Paris, 1836, in-8.

bryon, on les trouve remplis par une liqueur jaunâtre, visqueuse comme la synovie, acide suivant quelques personnes, alcaline suivant d'autres, présentant quelquefois aussi une apparence graisseuse qui a trompé Ungebaur. Ce liquide va en diminuant, sous le rapport de la quantité, depuis le moment de la première apparition de la dent jusqu'à l'époque de sa sortie au dehors, époque à laquelle il disparaît.

Le fond du follicule dentaire de l'embryon est occupé par une papille très-grosse, et dont la forme varie comme la dent à la sécrétion de laquelle elle doit concourir. L'extrémité opposée est continue avec la gencive, au moyen d'un prolongement qui constitue l'*iter*, ou le *gubernaculum dentis*.

Le *gubernaculum dentis* est le goulot du follicule dentaire ; il est contracté sur lui-même, au point de ne présenter qu'une cavité possible dans les premiers temps, cavité qui doit se dilater par la suite pour laisser passer la dent. Tous les anatomistes ne sont pas d'accord sur la perméabilité de cette partie. Fallope, qui me paraît l'avoir décrite le premier, la représente comme un cordon plein. Hérissant assure que ce prolongement est creux, qu'il est bouché par ce qu'il appelle la seconde gencive, là gencive temporaire, mais qu'il s'ouvre à la surface de ce qu'il nomme la gencive permanente. MM. Serres et Delabarre soutiennent qu'il est réellement creux, opinion qui n'est pas partagée toutefois par M. Rousseau et par M. Cruveilhier. M. Rousseau avoue bien l'avoir injecté comme M. Delabarre ; mais il croit que la cavité qu'il a obtenue ainsi, était le résultat du procédé qu'il avait mis en usage. Enfin Hérissant assure que le gouvernail de la dent se rencontre dans tous les follicules, comme on commence assez généralement à l'admettre : tandis que Fallope et M. Serres l'attribuent exclusivement aux dents de la seconde dentition.

Quoi qu'il en soit, la structure du follicule de la dent du fœtus doit être étudiée avec un soin d'autant plus grand, que la connaissance approfondie de ce point de fine anatomie est absolument nécessaire, pour comprendre le développement de la partie ossiforme de la dent. Or, voici ce qu'on sait de plus positif à cet égard.

Il y a deux points de l'histoire de cette structure qui ne souffrent aucune contestation, et sur lesquels s'accordent tous les anatomistes, savoir : la formation de la papille, aux dépens des extrémités des vaisseaux et des nerfs qui y arrivent par son pédicule, et la constitution des parois du follicule, au moyen d'une membrane unie à la gencive. Les seules choses qui restent à déterminer par conséquent sont la disposition et la structure de cette dernière membrane.

Jourdain, Hérissant, Desmoulins, M. Serres et M. le professeur Cruveilhier pensent que la paroi du follicule est formée par une membrane unique, qui tapisserait l'alvéole jusqu'au pédicule de la papille, au niveau duquel elle se terminerait, suivant les deux premiers, tandis que d'après les autres elle se réfléchirait vers la papille, sans qu'on puisse la suivre bien clairement jusque sur son sommet. Hérissant ajoute que cette membrane est froncée dans sa partie moyenne, et qu'elle adhère intimement au collet de la dent.

Hunter et Blake considèrent la paroi folliculaire comme formée par la juxta-position de deux feuillets, qui viendraient se terminer sur le pédicule de la papille, sans se réfléchir sur lui.

Bichat et Cuvier admettent également la disposition bilaminaire de la paroi du follicule de la dent. Ils affirment que la membrane externe se termine sur le pédicule de la papille, tandis que l'interne, semblable sous ce rapport à une membrane séreuse, se réfléchit vers la papille et en recouvre toute la surface.

Enfin, M. Delabarre décrit aussi un double feuillet dans la paroi du follicule : l'externe procède, suivant lui, du tissu fibro-cartilagineux qui recouvre les alvéoles et qui concourt à former la gencive, et descend, sans rien présenter de particulier, jusqu'au pédicule de la papille, près duquel il se termine ; l'interne, au contraire, continu immédiatement avec la membrane muqueuse buccale, se porte en bas, se dirige vers la partie latérale de la papille et se termine dans le point où devra correspondre par la suite le collet de la dent. Ainsi, le follicule dentaire, d'après M. Delabarre, présente réellement deux cavités, une qui embrasse le sommet de la papille, l'autre qui correspond au pédicule de cette partie ; la première dans laquelle doit paraître la couronne ; la seconde qui est réservée à la racine de la dent.

Quelque différentes que paraissent au premier abord les descriptions du follicule dentaire qui précèdent, en y réfléchissant un peu, on ne tarde pas à reconnaître qu'elles se ressemblent, au contraire, beaucoup quant au fond. Il est facile de voir, en effet, que l'opinion qui représente la paroi de ce sac comme formée d'une seule membrane, n'est pas essentiellement différente de celle dans laquelle on y admet deux membranes distinctes. Cet apparent désaccord dépend, en effet, de ce que ceux-ci ont compté le périoste alvéolaire comme appartenant au follicule, tandis que ceux-là l'en ont soigneusement distingué.

On peut, par conséquent, rapporter à trois les opinions des principaux auteurs, touchant l'organisation de la paroi du follicule dentaire : la première, dans laquelle les membranes qui constituent ce sac sont représentées comme se terminant sur le pédicule de la papille, et se réfléchissant plus ou moins sur lui; la seconde, dans laquelle on montre la papille recouverte par le feuillet membraneux le plus interne; la troisième, enfin, fondée sur l'insertion de ce feuillet interne sur la partie latérale de la papille.

Cette dernière manière de voir réunit en sa faveur moins de probabilités que les deux premières, qui se ressemblent d'ailleurs beaucoup, comme je l'ai déjà fait remarquer. D'abord, l'analogie des follicules, des ongles et des poils ne lui est point favorable; et, en second lieu, ce qui paraît beaucoup plus décisif, je ne sache pas que personne lui ait fait subir l'épreuve de la dissection; pour ce qui me concerne, au moins, je me hâte de déclarer que je l'ai toujours entrepris en vain.

Hunter considère la membrane interne du follicule comme essentiellement vasculaire, et sa membrane externe comme fibreuse; Blake est d'un sentiment opposé. Fox assure, au contraire, que toute l'épaisseur de la paroi du follicule est abondamment pourvue de vaisseaux.

Hérissant a reconnu sur la membrane interne du follicule une disposition fort curieuse et fort importante : « si l'on détache avec précaution, dit-il, cette membrane de dessus la couronne, et qu'on examine au même instant sa surface intérieure avec une loupe de trois à quatre lignes de foyer, on est sur-le-champ frappé d'admiration à l'aspect d'une multitude infinie de très petites vésicules, qui, par leur transparence, sont assez semblables à celles dont la plante appelée glaciale est couverte. Ces vésicules sont disposées avec beaucoup d'ordre, par rangées qui posent les unes sur les autres par étage, et qui sont, pour la plupart, presque parallèles à la base de la dent. Elles contiennent en certain temps une liqueur très claire et très limpide, tandis qu'à une époque plus avancée, leur liqueur devient laiteuse et s'épaissit. »

M. Rousseau, Desmoulins et M. le professeur Cruveilhier, ont fait des observations semblables à celles d'Hérissant, sur les saillies vésiculeuses de la face libre de la membrane interne du follicule.

Peu de temps après l'apparition du follicule, la portion osseuse de la dent commence à s'y développer; c'est-à-dire, pour les dents les plus précoces, vers le troisième mois de la vie intra-utérine.

On sait bien que c'est à l'intérieur du follicule que cette formation s'accomplit ; mais les auteurs ne sont pas tous d'accord relativement au point précis sur lequel on aperçoit les premiers linéamens de la portion calcaire de la dent : Cuvier assure que c'est entre la papille et la partie de la membrane interne du follicule qui revêt celle-ci ; les autres soutiennent que c'est dans la cavité de la membrane interne.

Quoi qu'il en soit, c'est la couronne de la dent, et particulièrement la partie cuspidée de cette couronne qui paraît la première. La déposition de la matière calcaire est précédée par une rubéfaction manifeste de la papille ; cette déposition a lieu par autant de points que la dent doit présenter de cuspides, et ces points ont la forme d'écailles ou mieux de petits chapiteaux qui recouvrent les tubercules de la papille ; ainsi, pour les incisives, trois points suivant Hunter, un seul, au contraire, suivant Becker, Blake, Albinus ; ainsi, un seul pour les canines, et autant pour les molaires qu'elles ont de cuspides.

Les dimensions de chacune de ces parties rudimentaires sont d'environ une demi-ligne de largeur, sur un sixième de ligne de hauteur, d'après M. Rousseau ; elles sont d'ailleurs d'autant plus développées que, par leur position, elles s'éloignent plus de la partie linguale de la mâchoire. Leur volume respectif diminue aussi à mesure que l'on considère les dents dans une situation plus rapprochée des condyles.

Suivant Auzebi, Jourdain et M. Rousseau, l'émail est sécrété avant l'ivoire. Desmoulins partage la même opinion ; et
il assure en particulier, non seulement que les choses se passent
ainsi chez les *poissons cyprins* dont la couronne est aussi compliquée, à son avis, que celle des incisives des rongeurs, mais
encore que la calotte d'émail reste pendant long-temps molle et
flexible, et que c'est lentement qu'elle prend de la consistance
et qu'elle se moule sur les creux et sur les reliefs de la papille.
La plupart des anatomistes soutiennent, au contraire, que l'i-
voire est sécrété le premier, et que l'émail est formé aussitôt
que la surface de la couronne est dessinée ; tandis que Cuvier
dit avoir vu les deux substances apparaître presque en même
temps.

Diverses hypothèses ont été émises relativement au mécanisme de la formation des deux substances dentaires.

Séduits par une fausse analogie admise *à priori* entre les os
et les dents, les anatomistes ont cru long-temps que l'ivoire
résultait de la transformation osseuse de la papille. On doit
convenir, en effet, que le rétrécissement progressif de la cavité
dentaire, et que son oblitération chez les sujets avancés en
âge, prêtaient quelque apparence à cette théorie, qu'on a vue
encore professée dans ces derniers temps par Léveillé. La plus
simple inspection directe suffit néanmoins, pour montrer que
les choses se passent tout autrement : la petite dent rudimentaire
est simplement superposée à la papille, sans lui adhérer d'une
autre manière, ce qui n'aurait pas lieu, si elle résultait de la
transformation osseuse de la partie la plus superficielle de celle-
ci. Bunon, en 1743, Hunter et Cuvier plus tard, se sont fortement élevés contre cette doctrine, et ils ont montré que l'ivoire
est sécrété par la papille dentaire, comme l'ongle par sa matrice,
comme l'épiderme par la peau. Bunon, en particulier, compare
cette formation à celle de l'enveloppe de certains crustacés.

L'histoire de la formation spéciale de l'émail est un peu
plus compliquée que celle de l'ivoire. Il faut même tout d'a-
bord en convenir, la théorie de cette formation est beaucoup
plus difficile à formuler d'après des faits bien observés. La sécrétion de l'émail, en effet, diffère de tous points de celle de
l'ivoire ; elle n'est que temporaire ; un espace fort court sépare
le moment où elle commence de celui où elle finit ; de sorte

qu'il est beaucoup plus difficile de pénétrer, sous ce rapport, les mystères de la nature.

Bertin, Hunter et plusieurs autres ont dit, que l'émail était sécrété par la membrane interne du follicule, peut-être même par la papille, dès les premiers temps de l'apparition du germe de la dent ; qu'il restait à l'état de dissolution dans le liquide du follicule jusqu'à la formation de la couronne, et qu'alors il se disposait en cristaux sur la surface externe de celle-ci. Hunter compare cette déposition de la matière de l'émail sur la couronne, à la cristallisation des sels de l'urine autour d'un corps étranger qui tombe dans la cavité de la vessie. Une circonstance vient prêter quelque appui à cette théorie : le liquide du follicule, abondant dans les premiers temps, diminue à mesure que la dent se développe et disparaît complètement, dit-on, emporté, sans doute, par les vaisseaux absorbans, lorsque tout l'émail est formé. Hunter assure que les choses se passent manifestement ainsi chez le *cheval*, l'*âne* et la *brebis*, et il ajoute : « il n'y a pas de raison pour ne pas admettre qu'il en est de même chez l'homme. » Cuvier et M. Serres se sont élevés contre la doctrine de Hunter. Le liquide du follicule, suivant M. Serres, n'a aucun rapport avec la formation des dents ; il s'épanche sur l'ouverture du follicule au moment de la sortie de celles-ci, et disparaît quand ce mouvement est terminé.

On admet presque généralement aujourd'hui avec Hérissant, Meckel, Cuvier, etc., que l'émail est très mou au moment de sa formation, et qu'il est directement déposé sur la dent par une sécrétion de la membrane interne du follicule, sécrétion à laquelle paraissent destinées les petites vésicules ou glandules qui ont été attribuées à cette membrane par Hérissant.

Suivant Cuvier, l'émail n'est pas déposé immédiatement sur la couronne de la dent, mais sur la portion du feuillet interne du follicule qui revêt cette couronne. De la sorte, comme je l'ai fait remarquer plus haut, ce feuillet se trouverait serré entre les deux substances de la dent, entre les quelles il resterait une ligne grisâtre, qui témoignerait pendant toute la vie de cette disposition première.

Quant à l'opinion de M. Delabarre, dans laquelle l'émail est considéré comme formé par la papille et comme transsu-

dant à travers les premières couches de l'ivoire, pour aller se
déposer à la surface extérieure de celui-ci, malgré l'autorité
de son auteur dans la matière qui m'occupe, il est tout-à-fait
impossible de l'admettre.

Une circonstance embarrasse nécessairement au premier abord
celui qui étudie le mécanisme de la formation de l'émail. Comment, par exemple, arrive-t-il que cette substance se dépose
seulement sur la couronne et jamais sur la racine des dents?
cette question est sérieuse, en effet, et mérite qu'on la prenne
en grande considération ; or, voici comment on y a répondu :

D'abord, il est évident que la difficulté précédente ne s'applique en aucune manière à la théorie de la formation de la
dent que donne Cuvier ; car, dans cette théorie, l'ivoire se
forme hors de la cavité du follicule dans laquelle l'émail est
sécrété, et vers laquelle la couronne de la dent fait seule
hernie. Les partisans de la doctrine presque abandonnée de
la cristallisation de l'émail soutiennent que le liquide du follicule, qui tient cette substance en dissolution, disparaît lorsque la couronne en est couverte, et qu'alors la racine se formant, il ne peut plus se faire sur elle aucune déposition vitreuse. Hérissant, au contraire, et ceux qui ont observé après
cet anatomiste les glandules destinées à la sécrétion de l'émail,
supposent que ces petits organes s'atrophient après l'achève-
ment de la couronne de la dent, et qu'ainsi la racine, dont
le développement est postérieur au sien, n'a rien de commun
avec l'émail.

Quoi qu'il en soit, une fois commencée par la papille, la
sécrétion de l'ivoire continue aussi long-temps que cet organe
reçoit les matériaux nécessaires à cette formation. De nouvelles
couches semblables aux premières apparaissent au dessous
d'elles, à la surface de la papille ; ces couches sont d'abord de
plus en plus étendues, à mesure qu'on s'éloigne de l'époque
où la dent a commencé à paraître, mais plus tard elles offrent
une disposition inverse. Elles emboîtent les précédentes, les
soulèvent de plus en plus, et les éloignent de la papille qu'elles
embrassent bientôt dans toute sa circonférence, jusqu'à sa base.
Alors la couronne de la dent est formée tout entière ; l'émail
s'y dépose comme il a été dit précédemment, et le travail

d'évolution reprend son cours, après avoir subi une sorte de temps d'arrêt, suivant quelques personnes; la papille est soulevée du fond de l'alvéole; les couches nouvelles d'ivoire qu'elle produit l'embrassent de ce côté, en formant des chapitaux de moins en moins évasés inférieurement; elles entourent le pédicule de la papille, descendent jusqu'à son extrémité et forment la racine de la dent.

A partir de l'époque à laquelle nous sommes arrivés, l'ostéide dentaire a terminé son accroissement en longueur; les couches éburnées qui se succèdent ne peuvent alors qu'augmenter son épaisseur, et comme c'est toujours par une juxta-position intérieure que cet accroissement a lieu, la cavité dentaire est de plus en plus rétrécie, et la pulpe comprimée.

On vient de voir comment procède dans son accroissement une dent unicuspidée et à racine unique. J'ai dû choisir d'abord ce cas particulier, parce qu'il est le plus simple. Étudions maintenant l'accroissement d'une dent multicuspidée et à racine multiple.

L'éburnification de ces dents commence, comme je l'ai dit plus haut, par plusieurs points séparés, représentant autant de petits chapiteaux que la dent doit avoir de cuspides, et que la papille présente de prolongemens. Ces chapiteaux sont naturellement convergens par leur base; accrus, chacun de leur côté, par addition de couches successives de plus en plus alongées à l'intérieur des premières; leur convergence augmente de plus en plus; ils se rencontrent bientôt et se réunissent tout-à-fait, ceux qui sont en dehors avant ceux qui sont en dedans; et à dater de ce moment, ils ne forment plus à la partie supérieure de la papille qu'un seul grand chapiteau, ondulé à sa surface et dont l'accroissement continue, comme si le développement primitif s'était opéré par un seul point. Enfin, lorsque le fût ossiforme de la dent est parvenu à l'union de la papille avec ses pédicules, la matière calcaire est sécrétée à la fois autour du corps de cette papille et autour de ses pédicules; elle les entoure chacun séparément d'une enceinte tubuleuse continue avec l'enceinte du reste de la papille, et l'accroissement procède ultérieurement comme dans le cas simple que j'avais supposé tout d'abord, avec cette seule différence, que les lames osseuses, au lieu de représenter une série de cônes simples, sont subdivisées en autant de cônes creux secondaires que la dent doit avoir de racines. Pour tout le reste enfin, je le répète, cette dent plus composée, se comporte absolument comme la dent la plus simple.

Ainsi les dents s'accroissent du sommet de la couronne vers le sommet de la racine, et de l'extérieur à l'intérieur; elles gagnent à la fois en longueur et en épaisseur, en se moulant sur la papille et l'embrassant dans tous ses poins d'une manière de plus en plus étroite.

L'accroissement de l'ostéide dentaire est nécessairement renfermé dans des bornes fort restreintes, que l'on peut prévoir et calculer d'après le volume et la longueur de la papille, puisqu'il se moule exactement sur cette partie. A mesure que l'accroissement avance, comme on l'a vu, la papille, embrassée de toutes parts par les couches ossiformes, est de plus en plus étroitement serrée par elles, bientôt ses fonctions en sont gênées, elles s'arrêtent même tout-à-fait, et dès ce moment l'accroissement de la dent est accompli. Ainsi, au fur et à mesure que la dent fait des progrès, la papille devient de moins en moins propre à en permettre de nouveaux; et ce qui paraissait d'abord devoir être pour elle une source inépuisable d'accroissement, lui porte, au contraire, un mortel préjudice sous ce rapport.

Il était aisé de prévoir que la forme imprimée par la papille au têt calcaire dont elle s'entoure, est la seule cause de cet accroissement si exactement défini des dents; la réflexion suffisait. Eh bien! cette conséquence si naturelle des faits depuis long-temps connus sur la formation des dents, n'a été qu'assez tard appréciée d'une manière convenable; c'est Lavagna qui le premier l'a fait connaître dans son Mémoire sur la dentition des rongeurs. Cet anatomiste a établi, en effet, que c'est à la forme pédiculée de leur papille que les dents de l'homme doivent d'embrasser exactement cette partie, de la presser de plus en plus, de la détruire à la longue et de borner elles-mêmes leur accroissement en longueur. Ensuite, pour compléter la démonstration, il a prouvé que les incisives des rongeurs, qui jouissent de la propriété de s'alonger indéfiniment, présentent une papille disposée en sens inverse de celle

de la dent de l'homme. Cette papille, en effet, dépourvue
de pédicule, conique et appuyée par la base du cône qu'elle
représente sur le fond du follicule et de l'alvéole, peut, à
la faveur de cette conformation, sécréter continuellement
des couches calcaires, sans être jamais embrassée par elles,
du côté vers lequel elle reçoit ses vaisseaux et ses nerfs; par
conséquent, ne se trouvant jamais le moins du monde comprimée, le moins du monde gênée dans ses fonctions, elle continue à pousser la dent à l'extérieur jusqu'à la fin de la vie,
à moins que quelque circonstance étrangère ne vienne l'altérer
ou la détruire.

L'accroissement continu de certaines dents, chez les animaux,
leur donne avec le temps une longueur considérable, comme
on le voit pour les defenses de l'éléphant. Chez les rongeurs
même, lorsque les incisives ne sont pas usées par les frottemens à leur extrémité, dans une proportion égale à leur
accroissement vers la base, elles acquièrent parfois des dimensions démesurées et causent de graves accidens.

Véritables phanères, suivant l'expression de M. de Blainville, les dents se développent en grandissant comme eux!
Leur accroissement n'est pas indéfini comme celui des poils
et des ongles, parce que leur papille n'est ni conique, ni
sessile, comme les leurs; il est au contraire, borné comme
celui des plumes des oiseaux, parce que leur papille est alongée comme la leur, et, comme elle, aussi supportée par un
étroit pédicule.

Il faut bien se garder de prendre pour un véritable accroissement en longueur, la saillie plus considérable en dehors qui
résulte, pour les dents, des progrès mêmes de l'âge et de la
contraction des alvéoles. Cet accroissement n'est qu'apparent,
et, tout compte fait, chez les vieillards, quand on estime
bien exactement l'étendue des dents, on acquiert la certi-
tude qu'elles ont sensiblement diminué en longueur, au contraire, par l'usure de leur extrémité. C'est faute, sans doute,
d'avoir tenu compte des circonstances qui viennent d'être
mentionnées, que plusieurs anatomistes, Fallope, en particulier, ont attribué aux dents de l'homme un accroissement
indéfini.

croissement de la portion calcaire des dents diffère complètement de celui des autres parties de notre corps : il a lieu par simple juxta-position, comme celui des substances inorganiques, et non par intus-susception. Les belles expériences de Hunter sur la nutrition de jeunes animaux avec de la garance, établissent ces faits de la manière la plus positive, puisque, comme on l'a vu, les dents ne deviennent rouges, que dans la partie qui a été formée pendant le temps où l'animal a été soumis à ce genre d'expérimentation.

Divers accidens de la dentition déposent également en faveur de la doctrine que je soutiens ici : on sait qu'il est souvent facile de reconnaître, en regardant parler une personne dont les dents se découvrent, si elle a éprouvé une grave affection dans son enfance, à l'époque de la formation des dents ; on remarque, en effet, souvent sur la couronne de ces ostéides, tantôt des lignes saillantes, ondulées, transverses ; tantôt des rainures rugueuses ou des enfoncemens pointillés, qui constituent ce qu'on appelle l'*érosion*. Eh bien ! ces altérations présentent l'image fidèle de l'état dans lequel s'est trouvée l'organisation, au moment où elles se sont développées. Une maladie grave a-t-elle exercé ses ravages au début de la dentition, dans le moment où le follicule commençait la sécrétion de la couronne ? c'est à la partie supérieure de celle-ci que les marques indiquées se rencontrent, tandis que la base offre toutes les conditions de l'état normal. On peut même en quelque sorte, dans certains cas, où l'altération est disposée par bandes séparées par des intervalles de substance de bon aloi, compter, comme l'illustre Chaussier le faisait remarquer dans ses leçons, les périodes de santé et de maladie qui se sont succédée, dans le jeune âge, chez la personne que l'on examine.

Eruption des dents. Lorsque les dents ont subi un certain degré d'accroissement en longueur, elles cessent de pouvoir être renfermées dans le sac dans lequel elles ont pris naissance ; elles font effort pour se porter au dehors ; et bientôt elles paraissent à nu dans l'intérieur de la bouche.

En général, c'est après l'époque de la naissance que commence l'éruption des dents ; mais cette époque varie cependant suivant les individus, et surtout suivant l'espèce de la dent que l'on examine, ainsi qu'on le verra par la suite ; elle peut aussi être avancée ou retardée par des maladies, comme Alphonse Leroy l'avait remarqué.

L'ordre suivant lequel a lieu l'éruption des dents est plus exactement déterminé que l'époque où commence ce phénomène. Ce sont, en général, les dents inférieures qui paraissent les premières au dehors; non cependant que toutes ces dents précèdent sous ce rapport toutes les supérieures : on voit seulement sortir des alvéoles une paire de dents inférieures, et immédiatement après, la paire correspondante de la mâchoire supérieure.

Une foule de causes ont été assignées à l'éruption des dents, et ici, comme en beaucoup d'autres choses, à mon avis, on est passé le plus souvent à côté de la vérité. Qui croirait, en effet, que l'on a attribué ce phénomène à l'action de la pesanteur, aux pulsations des troncs des artères dentaires, à une lutte qui s'établirait entre la dent et la gencive, et dans laquelle la première resterait victorieuse ! De semblables théories ne méritent certes pas l'honneur d'une réfutation sérieuse ; mais il n'en est pas de même de celle de Hérissant, de MM. Serres et Delabarre. Suivant ces anatomistes, en effet, la dent est attirée au dehors par la contraction du feuillet interne de la membrane du follicule qui se fixe à son collet, comme on l'a vu ; ce collet est porté vers la surface de la gencive, et, arrivé là, il ne va pas plus loin, parce que la force contractile de la membrane est épuisée. Cette doctrine est très simple, très ingénieuse même, mais malheureusement difficile à soutenir. Comment supposer, en effet, que la membrane, presque arachnoïde, qui tapisse la face interne du follicule, puisse suffire à amener au dehors un corps comme l'ostéide dentaire? Pourquoi, du reste, se creuser ainsi l'esprit à chercher la cause de l'éruption des dents ? Cette cause est toute simple, elle se présente d'elle-même ; les dents sortent de leurs alvéoles parce qu'elles ne peuvent plus y demeurer renfermées, en raison de l'accroissement qu'elles ont subi ; elles sortent de leurs follicules comme les plumes, les poils et les ongles de leurs matrices particulières. C'est gravement s'abuser que de supposer que les parois alvéolaires, par leur rapprochement, et le fond de l'alvéole, en s'élevant, favorisent cette éruption ; car d'un côté les alvéoles ne se rétrécissent pas transversalement, et, de l'autre, elles devien-

nent de plus en plus profondes à mesure que les dents se développent. On voit en même temps, en effet, les bords alvéolaires
s'élèver et doubler la hauteur du corps de l'os, dans la mâchoire inferieure, par exemple.

Quoi qu'il en soit, voici les phénomènes qui caractérisent
l'éruption des dents : le tissu gengival est soulevé, la membrane muqueuse se gonfle, rougit d'abord, s'enflamme et devient douloureuse. Bientôt elle blanchit, une ou plusieurs ouvertures apparaissent à sa surface, suivant que la dent est munie d'un ou de plusieurs cuspides, et celle-ci paraît au dehors,
dans le premier cas, après avoir simplement dilaté la voie unique qu'elle s'était préparée, dans le second, après avoir opéré la
déchirure des différens points qui séparaient toutes les ouvertures particulières, et avoir transformé celles-ci en une seule.

Une difficulté se présente naturellement ici : l'ouverture que
traverse la dent pour se porter au dehors , est-elle le goulot dilaté de son follicule, ou bien résulte-t-elle d'une ulcération
de la gencive? M. Delabarre n'hésite pas à se prononcer pour
la première opinion : *Le canal fibro-muqueux de l'iter dentis*,
dit-il, *n'est ni coupé ni divisé par les pointes que présente la partie
émaillée des dents, ainsi qu'on l'a enseigné jusqu'ici ; la route est
toute tracée, elle n'a besoin que d'être élargie.* Sans contester entièrement cette manière de voir, il est évident qu'elle a besoin
d'une distinction. Sans doute, en effet, il est possible d'admettre que les dents canines, que les incisives même se bornent à
dilater et à franchir le goulot de leur follicule, sans déchirer en
rien la gencive ; mais la même explication ne convient plus
pour les molaires, au niveau desquelles le tissu gengival présente plusieurs ouvertures qui, évidemment, ne sauraient toutes
être attribuées à l'*iter dentis !*

M. Delabarre, au reste, n'est pas le premier qui ait supposé
que les dents sortent des alvéoles par l'ouverture naturelle de
leur follicule. Hérissant s'est exprimé de la manière la plus
claire à cet égard : en effet, après avoir établi une distinction
importante entre la gencive proprement dite, qu'il appelle,
comme nous l'avons déjà vu, gencive vraie, gencive permanente,
et le cartilage qui la recouvre, cartilage qu'il appelle gencive
temporaire, il ajoute : *Les vraies gencives, les gencives perma-*

nentes, ne sont point déchirées ni percées par les dents qui sortent, comme on paraît l'avoir cru jusqu'ici.

Modifications produites par le développement des dents. Il est peu nécessaire d'insister, pour montrer *a priori* combien doivent être grandes les modifications imprimées aux os de la face par le développement des dents. Il suffit, en effet, de dire que ces ostéides doivent se ménager des cavités de réception, et qu'ils tiennent les mâchoires écartées de toute la hauteur qui leur est propre.

L'action des dents sur les parties molles de la face se réduit à une tension plus ou moins grande de ces parties.

Description des dents en particulier.

On compte trente-deux dents chez l'adulte, seize à chaque mâchoire.

Conformation. Les dents sont disposées symétriquement et semblables par conséquent à droite et à gauche ; toutefois les supérieures diffèrent un peu des inférieures ; les premières sont généralement plus développées que les secondes. Les dents antérieures ne ressemblent ni aux postérieures ni aux latérales.

Les différences qui séparent les dents *antérieures, latérales* et *postérieures* sont de toutes, les plus tranchées et les plus importantes, car elles sont fondées, non seulement sur la conformation, mais encore sur les usages de ces dents. Elles ont mérité leur distinction en trois espèces, les *incisives*, les *canines* et les *molaires*. Examinons successivement leur ostéide, et leur follicule.

1.° Considérées seulement sous le point de vue de leur partie ossiforme, les trois espèces de dents présentent des différences bien tranchées dans leur conformation

Les *incisives*, au nombre de huit, quatre à chaque mâchoire, occupent la partie antérieure de celles-ci, et, comme leur nom l'indique, elles servent surtout à diviser les alimens. Leur couronne est sphénique et comprimée d'avant en arrière. Leur face antérieure est convexe, et la postérieure concave. Leurs faces latérales sont planes et triangulaires. Leur bord libre est tranchant et présente trois dentelures inégales, la moyenne plus élevée que les latérales. Leur

racine est simple, comprimée transversalement, quelquefois
marquée d'un petit sillon longitudinal sur les côtés, et terminée par une extrémité ordinairement indivise. Leur cavité est
simple dans le plus grand nombre des cas.

Il est inutile de répéter que les incisives supérieures sont plus
grosses que les inférieures ; c'est un caractère que j'ai déjà indiqué, et qui d'ailleurs n'est pas particulier à ces dents. Mais ce
qu'il importe de dire, c'est qu'à la mâchoire supérieure les deux
incisives centrales sont plus fortes que les latérales, et que l'inverse a lieu à la mâchoire inférieure.

Les *canines* ou *lanières* sont au nombre de quatre, deux à
chaque mâchoire. Elles sont placées de chaque côté à la suite de
l'incisive latérale correspondante.

Destinées à déchirer les alimens, comme leur nom l'indique,
ces dents ont une couronne conique, convexe en dehors, un
peu déprimée en dedans, terminée par une pointe aiguë un
peu élevée au dessus du niveau des autres. Leur racine
est longue, grosse, toujours unique et moins aplatie latéralement que celle des incisives. Leur cavité intérieure est tout-à-
fait simple.

Les *dents molaires* sont plus nombreuses et plus postérieures
que les autres ; on en compte vingt à chaque mâchoire. Elles
servent particulièrement à moudre les alimens, comme leur
nom l'indique.

Ces dents sont remarquables par l'aplatissement du sommet
de leur couronne. Cette partie est peu élevée, arrondie ou un
peu carrée, et terminée par des cuspides qui ne sont jamais
solitaires sur chaque dent, ce qui a valu à celles-ci la qualification de *dents multicuspidées*. Leur racine est le plus souvent
composée, soit que ses diverses parties paraissent tout-à-fait
isolées, soit que la matière calcaire les réunisse en un seul faisceau. Leur cavité intérieure, simple dans la couronne, est divisée dans la racine, et en raison directe de la division de celle-
ci. La conformation de la partie ossiforme des dents molaires
permet de les séparer en deux genres, les *petites* et les *grosses*.

Les petites molaires ou bicuspidées sont placées en avant des
grosses, après les canines. Il y en a quatre à chaque mâchoire, deux à droite et deux à gauche. Leur couronne est
aplatie d'avant en arrière, peu volumineuse, et terminée par

deux cuspides, l'un en dedans et l'autre en dehors, celui-ci plus élevé que celui-là. Leur racine est tantôt simple et tantôt plus ou moins profondément bifide.

Les grosses molaires ou multicuspidées sont les plus fortes de toutes les dents. Leur couronne est quadrilatère, fort large et surmontée de trois, quatre ou cinq tubercules. La racine est toujours multiple, èt ses branches divergentes, convergen-tes, séparées ou rapprochées, ce qui varie. La première grosse molaire, en procédant d'avant en arrière, est la plus grosse; la seconde et la troisième vont en diminuant graduellement sous ce rapport. La troisième grosse molaire porte le nom de *dent de sagesse*, à cause de l'époque avancée de la vie vers laquelle elle sort de son alvéole.

Par exception à la règle générale que j'ai posée un peu plus haut, 1° la couronne, mais la couronne seulement des grosses molaires supérieures est moins développée que celle des grosses molaires inférieures; 2° le follicule n'est pas disposé de la même manière dans les différentes espèces de dents; et on le concevra facilement, si l'on réfléchit que cette partie est la matrice de la dent proprement dite, et que celle-ci en particulier se moule sur la papille.

Sans parler des différences qui dépendent de son volume, toujours en rapport avec la dent qu'il doit produire, le follicule dentaire en présente encore d'autres plus importantes.

Le sac du follicule des dents incisives et canines est simple comme les alvéoles dans lesquelles il est enfoncé; celui du follicule des dents molaires est subdivisé, au contraire, en quelque sorte, en un certain nombre de follicules secondaires.

La papille est simple et *uni-pédiculée* dans les dents antérieures et latérales; elle est plus compliquée et *multi-pédiculée* dans les molaires. Son sommet est surmonté d'éminences, égales en nombre aux cuspides de la couronne, dans les dents multicuspidées.

Développement. L'histoire du développement particulier des dents doit naturellement être divisée en trois parties, suivant qu'elle se rapporte aux dents temporaires, aux dents perma-nentes, ou qu'elle traite plus particulièrement de ces curieu-ses anomalies, qui dotent l'homme avancé en âge d'une troi-sième espèce de dents que, pour cette raison, on pourrait ap-peler *séniles.*

Dents temporaires. (Première dentition). Les vingt premières dents de l'enfant, savoir les huit incisives, les quatre
canines et les huit molaires, ne sont destinées qu'à une existence très courte; elles ne persistent pas ordinairement au-
delà des premières années de la vie; pour cette raison, elles
ont été appelées *dents temporaires*, *dents infantiles*, *dents de
lait*, et l'on a réuni sous le nom commun de *première dentition*,
tous les détails qui se rapportent à leur histoire.

Tout ce que j'ai dit précédemment, en parlant de l'époque
à laquelle on commence à apercevoir les follicules dentaires,
se rapporte aux dents temporaires; je ne reviendrai pas sur
ces détails. Je n'anticiperai pas non plus ici sur ce que je dois
dire dans le paragraphe suivant, au sujet de l'origine des dents
secondaires.

Les germes des dents de la première dentition se montrent
justement dans l'ordre dans lequel devra se faire, un peu plus
tard, l'éruption de ces dents. Leur disposition sous la gencive
n'offre rien qui n'ait été déjà indiqué; j'ajouterai seulement,
qu'à leur niveau, cette partie est plus dure, plus résistante
qu'elle ne le sera par la suite; qu'elle est même recouverte
par une production cartilagineuse qu'on a appelée *cartilage
dentaire*, et qu'on a comparée avec quelque raison au bec des
oiseaux. Ce cartilage peut être isolé du reste de la gencive; il
forme une sorte de crête tranchante, sur laquelle on remarque
souvent quelques saillies, quelques dentelures; ses bords forment un renflement léger à la surface de la muqueuse gengivale. Le cartilage dentaire a été considéré par Hérissant
comme une gencive temporaire. « Soulevez-le, dit ce savant, et
au dessous vous trouverez la gencive permanente, la vraie gencive, et vous apercevrez les ouvertures des follicules dentaires. »

L'ossification, ou, pour parler plus exactement, la sécrétion
calcaire des dents de lait commence de très bonne heure, vers
le second mois de la vie intra-utérine. Tous les cinquante jours,
à partir de cette époque jusqu'au septième mois de la gestation, il y a formation de quelque point d'une nouvelle dent,
suivant M. Rousseau; et ce n'est que vers le commencement de
ce dernier terme, que les vingt premières couronnes dentaires,
plus ou moins avancées dans leur développement, deviennent
enfin apparentes.

II. 9

La formation calcaire des dents de la première dentition procède absolument dans le même ordre que l'apparition de leur follicule, et que leur éruption ultérieure. Elle commence d'abord pour l'incisive centrale inférieure, puis pour l'incisive centrale supérieure, et successivement pour l'incisive latérale, la première molaire, la canine et la seconde molaire.

Les dents temporaires commencent d'assez bonne heure à paraître hors de leurs alvéoles. Communément, c'est du quatrième au huitième mois après la naissance que sortent les premières dents de lait. Les exemples cités par Fauchard et Bourdet, de quelques individus qui n'ont jamais eu de dents, ou qui ne les ont jamais eues toutes, sont tout-à-fait exceptionnels.

Vers le huitième mois, comme je viens de le dire, on voit sortir les deux incisives centrales; puis ensuite, du dixième au douzième, les deux incisives latérales, du douzième au quatorzième, les quatre premières molaires, à dix-huit mois les canines, et les quatre dernières molaires à deux ans environ.

Les dents temporaires se distinguent par des caractères bien tranchés des dents qui doivent leur succéder. On en compte vingt; c'est tout-à-fait par erreur que quelques personnes ont porté leur nombre à vingt-quatre. Les quatre dents qui paraissent vers l'âge de quatre ans ne doivent pas tomber; elles n'appartiennent par conséquent point à la classe des dents temporaires; ce sont les premières grosses molaires. Les dents temporaires ont leur couronne plus blanche et plus ronde que les dents permanentes. Leur collet est surmonté en dehors par une saillie légère, qui leur donne une apparence ventrue toute particulière. Les incisives et les canines sont un peu plus petites; les molaires, au contraire, sont beaucoup plus grosses que celles de la seconde dentition. Les incisives et les canines sont configurées, à peu de chose près, comme celles qui leur succéderont, mais il n'en est pas de même des molaires; celles-ci, en effet, sont de grosses molaires et non des dents bicuspidées, comme celles qui les remplaceront.

La raison de la différence remarquable qui sépare les molaires de la première dentition, et les petites molaires qui leur succèdent, se déduit de l'usage même des grosses molaires. Ces dents sont bien plus importantes pour broyer les alimens que les petites; aussi les mâchoires de l'enfant, trop peu étendues pour admettre les molaires de tous les genres que l'on rencontre chez l'adulte, ont dû être pourvues des plus utiles, des grosses par conséquent.

A la mâchoire supérieure, la première molaire de la première dentition est quadricuspidée; sa racine a trois divisions, dont deux sont accolées l'une à l'autre. La seconde molaire, plus grosse que la précédente, est pourvue de cinq cuspides et soutenue par trois racines divergentes.

Les dents molaires infantiles de la mâchoire inférieure sont à peu près semblables à celles de la mâchoire supérieure; seulement elles sont un peu moins grosses qu'elles.

Les racines des dents temporaires sont généralement plus courtes et plus grêles que celles des dents permanentes; mais croire, avec Van-Swieten et Auzébi, que ces racines manquent tout-à-fait, c'est une erreur qu'il est à peine nécessaire de combattre, et à laquelle a seulement pu donner cours cette circonstance, que le plus souvent cette racine est détruite à l'époque de la chute spontanée de ces dents. Auzébi, toutefois, adhérait si fermement à cette opinion, qu'il critiquait très plaisamment ceux qui discutaient la question de savoir si les racines des dents temporaires sont usées ou non par la pression des dents de remplacement.

La substance des dents de lait est très analogue à celle des dents secondaires; cependant elle est un peu moins dure. Ces dents éclatent sous l'influence de la dessiccation, avec une facilité toute particulière, et que je n'ai vue signalée par aucun auteur.

Les frottemens usent les dents de lait avec une promptitude extrême. Murat a rapporté à l'académie le fait d'un jeune médecin, sur lequel les premières dents n'étant point tombées, elles ont été rapidement détruites presque jusqu'à la racine, comme les dents d'un vieillard. Quelques autres personnes ont fait des observations du même genre.

Les dents temporaires reçoivent leurs artères d'une branche particulière de l'artère dentaire, qui occupe un conduit distinct du canal dentaire lui-même. Ce conduit a été aperçu il y a long-temps, à la mâchoire inférieure, par Jourdain; mais sa description avait été entièrement oubliée, lorsque M. Serres, se livrant à des recherches sur l'odontogénie, l'a trouvé de nouveau, en a donné une description plus exacte, et a montré qu'il est représenté par un canal analogue dans l'os maxillaire supérieur.

A la mâchoire inférieure, ce canal commence en arrière de l'ouverture supérieure du conduit maxillaire inférieur; il marche au-dessous de celui-ci, se porte ensuite un peu en dehors, et se termine au-dessous des alvéoles des dents de lait, après s'être en partie confondu avec le diploé de l'os, et s'être ouvert par un trou spécial situé au-dessous du trou mentonnier. Très grand chez le fœtus, il reste encore très développé chez l'enfant; mais il se rétrécit de plus en plus à mesure que les dents secondaires se forment et qu'elles pressent sur ses branches. Enfin, sauf quelques cas exceptionnels, il disparaît après l'éruption des secondes dents.

Les dents de lait, en général, ne persistent pas au-delà de l'âge de six à douze ou treize ans. Vers cette époque de la vie elles deviennent vacillantes et tombent, à peu près dans l'ordre de leur formation et de leur éruption.

Mais cette chute des dents primitives ne s'accomplit que sous certaines conditions, qui parfois ne se rencontrent pas toutes réunies; ce qui empêche ou retarde le phénomène, comme les auteurs en rapportent des exemples.

Au moment de leur chute, les dents temporaires ont toujours subi un certain nombre de modifications, qu'il importe de faire connaître : leur racine est détruite dans une partie plus ou moins grande de son étendue, constamment, si c'est une molaire, moins constamment, si c'est une incisive ou une canine. L'altération de ces dents, au reste, ne se borne pas à l'extrémité des racines : elles deviennent plus grêles, plus irrégulières dans toute leur étendue, leur canal s'élargit, et, d'après les observations de M. Duval, la partie interne de la couronne est elle-même érodée.

Il était impossible que des phénomènes aussi constans et aussi curieux n'occupassent pas vivement l'attention des physiologistes ; c'est aussi ce qui est arrivé, et les explications ont surgi de tous les côtés pour en rendre compte.

Ceux-ci, (Delécluse, Ungebaur, et M. Serres) les ont attribués à la compression exercée sur l'artère dentaire et à son oblitération; ceux-là, à l'action mécanique de la dent secon-

daire sur la dent primitive ; Hunter, à une action particulière ; M. Delabarre, à la production d'un organe absorbant
spécial.

De quelque façon qu'on retourne cette question , il faut reconnaître, avant tout, que c'est l'absorption qui y joue le rôle
principal, comme Hunter l'a fort bien exprimé. Mais pourquoi cette absorption a-t-elle lieu ? Sous quelle influence com-
mence-t-elle et finit-elle à un âge déterminé ? C'est là qu'est
toute la difficulté. Sans aucun doute, ce n'est pas la seule
pression exercée sur la racine de la dent de lait qui en détermine la chute ; car Hunter et tous les auteurs ont vu des
dents de cette espèce tomber, sans les circonstances de cette
pression.

Sans doute, il arrive parfois que les premières dents persistent
après l'éruption des dents correspondantes de la seconde dentition ; mais il pourrait bien y avoir eu là autre chose que le
défaut de pression exercée sur la dent de lait par la dent de
nouvelle formation.

La dent de lait paraît altérée, au moment de sa chute, comme
si elle était réduite depuis long-temps à la condition d'un
corps étranger ; elle est érodée comme certains pessaires qu'on
a laissés trop long-temps séjourner dans le vagin ; n'est-il pas
très probable, par conséquent , comme Delécluse et Ungebaur
l'ont prétendu, et comme M. Serres l'a soutenu de nouveau
dans ces derniers temps, que les vaisseaux qui se rendent à la
papille des dents de lait sont détruits par la compression
qu'exerce sur eux la dent de remplacement ? La chose me paraît
aussi bien établie que puissent l'être des faits de ce genre. Qu'on
jette, en effet, un coup d'œil sur une mâchoire d'enfant, sur laquelle on aura préparé les alvéoles des dents des deux dentitions et les conduits qui leur portent les vaisseaux , ce qui frap-
pera au premier abord, c'est le trajet compliqué que ceux-ci
doivent parcourir, pour se porter, du canal où leur tronc est
placé, vers les alvéoles des dents de lait. Ce canal, en effet,
occupe la partie la plus inférieure de l'os maxillaire, au dessous
des alvéoles des dents de la seconde dentition ; de sorte que les
vaisseaux nourriciers des dents primitives, doivent se glisser sur
les côtés des alvéoles des dents de remplacement, pour arriver
à leur destination. Dans cet état, il est physiquement impossi-

ble que ces vaisseaux ne soient pas promptement oblitérés par la pression, de jour en jour plus forte, que les dents secondaires exercent sur les parties voisines, en se développant.

Des dents permanentes. (DEUXIÈME DENTITION.). Quand on songe combien est compliqué, combien est difficile, combien est long le travail de la formation des dents; quand on considère à travers combien d'écueils nous devons passer, pour obtenir enfin les dents dont nous avons besoin pour les usages ordinaires, celles qu'à moins d'accidens nous conserverons jusqu'à la fin de notre carrière, on se demande si la nature ne s'est pas un peu écartée, sous ce rapport, de sa marche ordinairement si simple et si prévoyante, et si, par exemple, elle n'eût pas dû nous éviter un double travail de dentition, et nous donner tout d'abord les dents que nous appelons permanentes? Eh bien! on peut assurer, sans crainte d'être accusé d'optimisme, que la chose était impossible, et que la nature a été ici tout aussi admirable dans ses dispositions qu'on devait l'espérer.

En effet, l'enfant a besoin de dents dans ses premières années; mais ses mâchoires eussent été trop grêles, trop faibles, pour admettre des dents semblables aux permanentes. En outre, l'étendue très restreinte des arcs maxillaires dans le sens antéro-postérieur, ne permettant pas d'y loger toutes les molaires, il a fallu y placer d'abord les plus importantes, les grosses; et comme par la suite, des dents de cette nature auraient gêné dans la position qu'elles auraient conservée, force était bien de les remplacer par d'autres, plus en rapport avec les changemens apportés par le développement des parties.

Les dents permanentes sont au nombre de trente-deux, comme on le sait. Ces dents se partagent naturellement en deux séries : la première, seulement formée par les véritables *dents de remplacement*, comprend les vingt dents antérieures, qui doivent succéder aux dents de lait ; la seconde est constituée par douze dents qui sont *primitivement permanentes*, et qui représentent les grosses molaires de l'adulte.

On connaît les caractères des dents permanentes; ces dents sont celles que l'on rencontre chez le sujet adulte et celles, par conséquent, qui ont dû servir de type à la description que j'ai donnée en commençant. Qu'il me suffise d'ajouter, pour opposer ces dents à celles de la première dentition, que les six dents centrales de la seconde dentition, *les quatre incisives et les deux canines*, forment ensemble une masse supérieure à celle des *quatre molaires* réunies ; tandis que c'est l'inverse pour les dents correspondantes de la première dentition. Disons aussi que les deux premières molaires permanentes sont des dents bicuspidées, tandis qu'il en était autrement auparavant. C'est, en effet, une règle générale, dit Cuvier, que les molaires de remplacement aient une couronne moins compliquée que celles auxquelles elles succèdent, et que la complication de la couronne se trouve reportée sur les molaires permanentes qui poussent plus en arrière.

Les dents permanentes reçoivent leurs vaisseaux du tronc même de l'artère dentaire, qui passe immédiatement au dessous ou au-dessus de leurs alvéoles.

On commence à apercevoir le germe des dents permanentes antérieures dès les premiers temps de la vie intra-utérine, à trois mois, presque à l'époque à laquelle on distingue les germes des dents temporaires. Alors ces germes sont très petits, suspendus à la membrane gengivale par un filet muqueux long d'une ligne à peu près, et placés en arrière des germes de la première dentition.

Les germes qu'on remarque d'abord, sont ceux des dents permanentes de la première série, de celles qui doivent remplacer les dents de la première dentition. L'ordre dans lequel ils se forment et se traduisent à l'œil de l'anatomiste, est celui qui a été précédemment indiqué pour les germes des dents temporaires. M. Serres a constaté la formation du germe de la grosse molaire pendant les derniers temps de la vie-intra-utérine; ceux des deux dernières dents n'apparaissent qu'après la naissance.

Chez le fœtus, les germes des dents permanentes sont beaucoup plus petits que les autres. D'abord les uns et les autres sont placés sur le même plan; mais bientôt l'os maxillaire acquérant plus de hauteur, ils se portent en-bas, en glissant sur les germes des dents de la première dentition, et se placent au dessous d'eux, à la faveur d'un alongement remarquable de leur collet ou *ductus dentis*.

Dans le principe, les germes des deux dentitions sont réunis ensemble dans la rigole alvéolaire des mâchoires; plus tard seulement des cloisons les séparent et leur constituent des alvéoles séparés.

Après la naissance, à la mâchoire inférieure, les incisives centrales sont adossées à la partie postérieure des racines de celles qu'elles doivent remplacer; et comme elles sont plus larges qu'elles, elles anticipent un peu sur leurs cloisons. Les incisives latérales, plus fortes encore que les précédentes, sont placées derrière la cloison qui sépare l'incisive latérale de la canine de la première dentition. La canine est plus enfoncée dans l'épaisseur de la mâchoire que les autres ; elle est placée hors de rang, en avant de la précédente, sous la lame antérieure du procès alvéolaire, qu'elle soulève quelquefois d'une manière remarquable. La première molaire est placée au-dessous et en arrière de la dent qu'elle doit remplacer ; tandis que la seconde molaire est tout-à-fait sous-jacente à la seconde molaire de la première dentition.

On conçoit parfaitement, d'après cela, pourquoi la canine se trouve rejetée hors de rang : en effet, ainsi que je l'ai montré, les molaires de remplacement correspondent exactement aux molaires de la première dentition, et comme les germes des incisives permanentes sont à eux seuls aussi gros que les incisives et les canines de la première dentition, force est bien à la canine rudimentaire de chercher une position excentrique à celle des dents de sa série.

Un an environ après l'époque de la naissance, les germes des dents de la seconde dentition sont séparés les uns des autres et des dents de lait, par des cloisons osseuses, qui leur forment des loges spéciales. Ces loges ou alvéoles sont percées d'un canal à chacune de leurs extrémités opposées, d'un côté, pour les vaisseaux et nerfs qui forment le pédicule de la papille dentaire, de l'autre, pour le collet ou le *ductus* du follicule de la dent. Ce dernier, qu'on n'avait d'abord observé qu'antérieurement, et qu'on avait appelé *incisif*, pour cette raison, est d'une existence beaucoup plus générale ; il ne s'ouvre pas dans l'alvéole de la dent de la première dentition, comme Fallope le croyait; mais il se termine sur le rebord alvéolaire, en arrière des alvéoles des dents primitives.

Le follicule des dents permanentes est une dépendance de la membrane muqueuse de la bouche, comme celui des dents caduques. Il se continue avec cette membrane au moyen d'un long *ductus*, qui a été parfaitement bien décrit par Fallope qui l'appelait second pédicule du germe. Ce *ductus* traverse le conduit osseux que présente la partie supérieure de l'alvéole, et vient se mettre en rapport avec la membrane muqueuse buccale ; Albinus croyait à tort que celui des molaires allait se terminer dans les alvéoles des dents de lait.

Meckel considère les follicules des dents primitives et secondaires comme réunis les uns aux autres par leur membrane fibreuse. Il suppose même que ceux des dents permanentes procèdent, par *gemmation*, de ceux des temporaires; ils reposent, dit-il, d'abord immédiatement sur eux, et plus tard même encore, lorsqu'ils se sont alongés, ils communiquent avec eux par de longs et minces cordons. Cependant mes observations m'ont appris que cette communication n'a lieu qu'entre les feuillets externes des follicules dentaires, et que les feuillets internes, bien autrement essentiels, sont tout-à-fait isolés les uns des autres ; de sorte que le nouveau sac dentaire se développe près de l'ancien, sans que sa cavité soit en communication avec la sienne. Si cette communication existait, il faudrait au moins qu'elle n'eût lieu qu'à une époque très reculée, puisque je n'ai jamais pu la découvrir, même en examinant les follicules des dents permanentes au moment de leur première apparition.

Les dents permanentes de remplacement se développent dans leur follicule, et s'accroissent suivant un ordre, d'après des lois que j'ai formulées dans la description générale, et sur lesquels il est par conséquent inutile de revenir. Lorsque ces dents ont acquis un certain développement, elles font effort de toutes parts sur les parois de leurs loges : en arrière, elles refoulent la lame linguale du bord alvéolaire; en avant, elles compriment les vaisseaux qui viennent du canal dentaire accessoire et qui se portent aux dents caduques, y gênent la circulation d'abord, et plus tard en produisent l'atrophie ; en avant et en haut, elles pressent sur le septum qui sépare leurs alvéoles de celles des dents de la première dentition ; enfin, en bas ou en haut, suivant la mâchoire que l'on examine, elles refoulent les troncs même des vaisseaux et du nerf dentaires.

Au bout d'un temps assez court, comme je l'ai déjà expliqué

en parlant de la chute des dents de lait, le pédicule de la papille
de ces dernières est détruit, leur follicule s'atrophie et les
dents elles-mêmes, réduites à la condition d'un véritable corps
étranger, subissent toutes les modifications que ces corps éprouvent, lorsqu'ils se trouvent pendant un certain temps au milieu
de nos tissus : elles se ramollissent, se détruisent par leur base
et tombent plus ou moins promptement, suivant que ces phénomènes se succèdent avec une plus ou moins grande rapidité.

Dans cette élévation successive de la dent de remplacement
par le sacrifice de la dent primitive, tantôt, le plus souvent
même, le septum qui sépare l'alvéole de ces deux dents est détruit;
les deux alvéoles sont confondues en une seule, et la couronne
de la dent de la seconde dentition presse immédiatement la
racine de la dent de la première ; tantôt, la dent se fraie un
passage vers le bord alvéolaire, sans altérer la paroi de l'alvéole de la dent qu'elle doit remplacer. Dans le premier cas,
la pression de la dent secondaire vient ajouter un élément
nouveau de destruction à tous ceux dont la dent caduque
était déjà entourée, sa chute en devient plus certaine et son
époque plus rapprochée ; alors aussi la dent permanente se place
dans l'alvéole devenue vide, et se porte au dehors ultérieurement sans aucune difficulté. Dans l'autre cas, que Hunter représentait bien à tort comme l'état normal, les dents se portent en arrière de l'alvéole de la dent de lait, dirigées de ce
côté par leur *ductus* ; elles se creusent une ouverture particulière en dilatant le pertuis osseux qui a été décrit plus haut,
et les alvéoles des dents de lait se resserrent et s'oblitèrent.

Il est inutile de faire remarquer que les changemens qui
viennent d'être décrits ne se rapportent qu'aux vingt dents
permanentes antérieures, puisqu'il n'y a que vingt dents caduques.

Les dents permanentes, comme celles de lait, sortent successivement de leurs alvéoles dans l'ordre suivant : la première
grosse molaire, l'incisive centrale, l'incisive latérale, la première petite molaire, la canine, la seconde petite molaire et la
seconde grosse molaire ; la troisième grosse molaire paraît la
dernière. D'abord, comme on le voit, la première dent de la
seconde série sort de son alvéole ; ensuite toutes les dents de
la *première série* remplacent les dents caduques, et enfin

l'issue de la dernière grosse molaire termine la seconde dentition.

C'est à quatre ou cinq ans environ que la première grosse molaire sort de son alvéole ; elle se place immédiatement derrière la seconde dent molaire de lait. Son éruption suit de très près celle de la précédente ; de sorte que quelques personnes l'ont rangée, mais à tort, parmi les dents de la première dentition.

L'incisive centrale se montre de six à huit ans, après la chute de la dent de lait correspondante. L'incisive latérale sort peu de temps après la précédente.

La première petite molaire paraît au dehors vers l'âge de neuf ans ; la canine, de dix à onze ; la seconde petite molaire, de onze à treize ; la seconde grosse molaire, de douze à quatorze ; et enfin la troisième grosse molaire, dite *dent de sagesse*, sort de son alvéole à une époque qui varie entre dix-huit et trente ans.

Blake et Bichat ont avancé que la première molaire de lait est remplacée par les deux petites molaires de la seconde dentition ; c'est une erreur que la plus simple inspection suffit pour faire reconnaître, erreur que j'ai relevée dans mon édition de l'anatomie générale de Bichat.

Toutes les grosses molaires sont dirigées obliquement au moment de leur apparition ; plus tard elles se redressent lorsque les bords alvéolaires, refoulés par elles, se modifient eux-mêmes dans leur direction.

Placée au pied et à la partie antérieure de l'apophyse coronoïde, la dernière dent grosse molaire inférieure se développe si près de cette partie, que par fois elle éprouve une grande difficulté à se dégager de la lame osseuse qui la recouvre, et que même assez souvent elle reste enfermée dans les parois alvéolaires, ou se dévie vers la langue, après avoir donné naissance à des accidens variés.

La seconde dentition ne s'accomplit pas toujours aussi exactement que je l'ai indiqué ; diverses circonstances peuvent la troubler, comme je l'ai laissé entrevoir dans le cours de ma description, et imprimer aux dents des caractères assez curieux.

Un premier fait qu'il m'importe de signaler avant tout, sous ce rapport, c'est l'absence du développement des dents permanentes de la première série, avec persistance des dents primitives, absence de développement qui peut comprendre toutes les dents auxquelles je fais allusion, ou bien en atteindre quelques-unes seulement.

J'ai en ce moment sous les yeux une personne de trente-huit ans, qui a conservé jusqu'à trente ans la seconde molaire inférieure droite de lait, et chez laquelle cette dent n'a pas été remplacée. Il est plus commun d'observer des cas d'issue des dents secondaires, sans la chute des dents primitives; et ce vice de conformation, comme le précédent, peut porter sur une partie plus ou moins étendue de la mâchoire. Pline dit que l'on a observé ainsi deux et même trois rangées de dents; Plaff a observé souvent trente-trois ou trente-quatre dents ; Sœmmering en a vu trente-six, etc. Certains individus ont une disposition particulière à présenter ces *sur-dents*. On a expliqué de diverses manières l'origine de cette variété; on l'a surtout attribuée au défaut de communication des alvéoles de la première et de la seconde dentition, et à l'absence de pression des dents caduques et permanentes les unes sur les autres. Sans vouloir nier le moins du monde l'influence que peut avoir cette circonstance dans le cas qui m'occupe, je dois dire que, peut-être, cette variété dépend-elle quelquefois de l'absence de l'artère de la première dentition, comme M. Serres l'a observé, et de l'origine, par un tronc commun, des artères des dents primitives et des dents secondaires.

Il est plus ordinaire de voir les dents sortir dans un ordre et à des époques qui ne sont pas tout-à-fait ceux que j'ai indiqués. La seconde petite molaire sort souvent avant la canine ; quelquefois aussi l'issue de celle-ci est retardée ; bien plus, j'ai déjà cité un cas dans lequel cette dent n'a jamais paru.

Dents séniles. (Troisième dentition.) S'il est un fait que mette en lumière l'histoire de la formation des dents, c'est assurément celui-ci, que les deux dentitions ont été calculées d'après la durée ordinaire de la vie, et qu'elles suffisent, à moins de circonstances particulières auxquelles notre genre de vie ne donne que trop souvent naissance, pour assurer des dents à chaque individu pendant toute son existence. Aussi, doit-on reconnaître que ce nombre de dentitions est primitivement dans notre destinée, que les exceptions à cette loi doivent être extrêmement rares, et qu'elles n'apparaissent que comme des jeux que la nature se permet quelquefois, pour nous laisser entrevoir sa force et sa puissance.

Joubert rapporte qu'une dame de qualité ayant perdu toutes ses dents, il lui en repoussa vingt nouvelles à l'âge de soixante-dix ans. Senner rend compte d'un fait semblable chez une dame de Silésie, à laquelle il perça, à un âge à peu près pareil, vingt dents nouvelles, dont l'éruption fut accompagnée d'accidens analogues à ceux qu'éprouvent les enfans, lors de leur première dentition. Eustachi assure que les dents incisives ayant été arrachées à un jeune homme de vingt ans, elles lui revinrent la même année. Dufay, médecin du port de l'Orient, a vu dans cette ville un homme de quatre-vingt-quatre ans que la nature dota à cet âge de deux incisives et de deux canines. Gehler parle d'une canine qui s'est renouvelée jusqu'à trois fois. Hunter cite également des cas de dents qui s'étaient renouvelées après soixante-dix ans. Moi-même j'ai trouvé dans une mâchoire d'adulte, immédiatement au-dessous de la première petite molaire, une dent nouvelle dont la couronne était à moitié formée, les deux petites molaires existant de ce côté.

Quoi qu'il en soit, les auteurs ne sont pas d'accord relativement à la manière dont on doit interpréter les faits qu'on cite généralement comme appartenant à une troisième dentition. Les uns prétendent qu'ils se rapportent tout simplement à des éruptions retardées des dents de la première ou de la seconde dentition ; les autres trouvent plus simple de les nier, et d'en appeler à une observation plus éclairée.

Des deux côtés il y a exagération, et par conséquent erreur. Peut-on croire, par exemple, qu'il y eut simple retard, dans l'issue de la canine de remplacement, dans le cas de Gehler, où cette canine se renouvela trois fois ? Est-il possible de conserver quelque doute sur un rudiment de troisième dentition, en face de l'observation qui m'appartient ? On ne saurait soutenir, en effet, que dans ce cas la dent rudimentaire n'était pas une dent nouvelle ; car elle était placée sous des dents bicuspidées, et, comme on le sait, les dents de cette espèce ne paraissent qu'à la seconde dentition.

Du reste, ce qui apparaît le plus clairement dans les cas de troisième dentition qui sont rapportés par les auteurs, c'est que la plupart de ceux dont l'authenticité ne saurait être contestée, ont trait à des dentitions extrêmement incomplètes, au renouvellement isolé d'une ou de deux dents : aussi Hunter fait-il remarquer, avec juste raison, que cette troisième dentition, au lieu d'être un bienfait de la nature, est au contraire un inconvénient, lorsqu'elle a lieu chez un vieillard qui a perdu toutes ses dents. Isolés , en effet , le plus souvent sur les arcades dentaires, et manquant de points d'appui de la part des dents opposées, ces ostéides irritent, enflamment, ulcèrent les gencives, et peuvent mettre la personne qui les porte dans la nécessité d'en faire pratiquer l'avulsion.

Influence des dents sur la face. Il est peu nécessaire d'insister pour montrer *à priori*, combien doivent être grandes les modifications imprimées aux parties voisines par les dents ; il suffit de dire que ces ostéides doivent se ménager des cavités de réception , et qu'ils écartent les mâchoires de toute la hauteur qui leur est propre.

Les dents font plus particulièrement sentir leur influence aux os maxillaires : aussi devons-nous porter toute notre attention sur cette partie de leur histoire.

L'action des dents sur les mâchoires s'exerce de deux manières distinctes : directement, sur les arcades dentaires ; indirectement, sur le bord inférieur de l'os maxillaire inférieur, sur le canal dentaire inférieur, sur l'angle de la mâchoire, sur l'apophyse mentonnière, sur le trou mentonnier, sur les rapports du condyle et de l'apophyse coronoïde, sur l'apophyse ptérygoïde, sur la tubérosité molaire et sur le trou sous-orbitaire.

Les *changemens imprimés par les dents aux arcades dentaires* portent sur la forme et sur les dimensions de ces arcades.

Les os maxillaires sont réellement formés de deux parties distinctes, l'une étrangère aux dents et l'autre *dentaire* proprement dite. La partie dentaire, la seule qui doive nous occuper ici, est la moins étendue ; elle est toujours en rapport de développement avec le développement des dents ; et de même que les extrémités de la vie se ressemblent beaucoup sous le rapport du système dentaire , de même aussi la partie correspondante des os maxillaires subit, dans le premier âge, une série de modifications qui se répètent très exactement dans un âge avancé.

D'abord nulle ou presque nulle, la partie dentaire des os maxillaires se présente sous l'apparence d'une simple rigole, à l'époque où les germes des dents commencent à se développer. Plus tard, elle est séparée en un certain nombre d'*alvéoles communs* aux dents de la première et de la seconde dentitions. Plus tard encore elle présente deux séries d'alvéoles distinctes, pour les dents de lait et pour celles qui les remplaceront. Après l'éruption des dents permanentes elle n'offre plus qu'une seule série d'alvéoles pour ces dents. Enfin, après la chute des dents permanentes, les alvéoles s'oblitèrent, la partie alvéolaire des os maxillaires s'affaisse, et reprend graduellement les caractères qu'elle offrait chez les plus jeunes embryons.

Les bords alvéolaires sont modifiés d'une manière remarquable dans leur dimension, par l'accroissement des dents. Sous le rapport de la hauteur, ils suivent très exactement le développement de la racine de ces ostéides, comme on a pu l'inférer de ce qui a été dit dans le précédent paragraphe. Sous le rapport de la largeur, ils sont à leur maximum de développement vers l'âge de cinq ou six ans, lorsqu'ils recèlent à la fois les dents de la première et de la seconde dentitions; avant et après cette époque, leur largeur proportionelle diminue graduellement. Enfin, sous le rapport de la longueur, ils offrent des changemens plus compliqués, et dont il importe de bien apprécier toutes les circonstances.

L'étendue en longueur des bords alvéolaires est nécessairement proportionnée, jusqu'à un certain point, au volume et au nombre des dents qu'ils renferment. Aussi peut-on affirmer, sans crainte d'être démenti par personne, que ces bords croissent continuellement, sous ce rapport, depuis le commencement de la vie, jusqu'à la sortie de la dent de sagesse, et que s'ils ne décroissent pas beaucoup en longueur chez le vieillard, après la chute des dents, cela tient uniquement à ce qu'ils sont maintenus par les parties non dentaires des os maxillaires, qui ne peuvent pas diminuer de leur côté.

Chez l'adulte, les bords alvéolaires sont séparés en deux

portions de longueur égale, par une ligne qui passerait au devant de la première dent grosse molaire de chaque côté. Jusqu'à l'époque de l'éruption de la dent de cinq ans, la première grosse molaire; les bords alvéolaires sont réduits à leur portion antérieure. A partir de cette époque, leur portion postérieure existe, mais elle est de beaucoup inférieure, sous le rapport de sa longueur, à la portion antérieure. A l'âge de dix ans environ, la portion postérieure du bord alvéolaire s'alonge en arrière, de toute la place nécessaire à la deuxième dent grosse molaire, qui sort de son alvéole. Enfin plus tard encore, lors de l'éruption de la dent de sagesse, les deux parties des bords alvéolaires sont égales en longueur, comme je l'ai déjà dit en commençant.

Ce simple énoncé des phases que parcourt successivement le bord alvéolaire, à mesure que les dents se développent, suffit pour montrer, d'une part, que les dents sont la cause de ces modifications, et d'autre part, que celles-ci portent exclusivement sur la partie postérieure des mâchoires, comme Hunter et et Miel l'ont prouvé, contrairement aux assertions de Blake et de Léveillé.

Après la chute des dents, les arcades alvéolaires diminuent de longueur d'arrière en avant, et tendent à reprendre leurs conditions premières sous ce rapport. Chez l'enfant de cinq ans, les bords alvéolaires sont demi-circulaires; ils sont paraboliques chez l'adulte; ils redeviennent demi-circulaires chez le vieillard.

C'est Miel qui a attiré l'attention des anatomistes sur les *changemens imprimés par les dents au bord inférieur de l'os maxillaire inférieur*. Il a montré que ce bord est légèrement arqué, surtout en arrière, et qu'il ne peut pas reposer sur un plan horizontal chez l'enfant et le vieillard, tandis qu'il est tout-à-fait horizontal chez l'adulte.

M. Duval est le premier qui ait fait connaître les *changemens imprimés par le développement des dents au trou mentonnier*. Il a constaté que ce trou est très voisin de la symphyse à l'époque de la naissance, et qu'il s'en éloigne de plus en plus, en se portant en arrière, à mesure que les dents de lait se développent. D'après ses recherches, à la naissance, cette ouverture répond à la cloison inter-alvéolaire de la canine et de la première molaire. Lorsque les quatre incisives sont sorties , elle se trouve au dessous de l'alvéole de la première molaire. Après l'éruption des dix dents de lait, elle devient un peu plus postérieure que dans les cas précédens. Lorsque la première grosse molaire paraît au dehors , elle répond à la cloison qui sépare les deux molaires de la première dentition. Enfin lorsque la dent de sagesse a paru , cette ouverture se rencontre presque toujours, à quelque chose près, au dessous de l'alvéole qui sépare la première et la seconde molaires.

Pour bien apprécier les *changemens imprimés par le développement des dents à l'apophyse ptérygoïde*, il ne faut pas perdre de vue que cette apophyse est à l'arcade dentaire supérieure, ce que le bord postérieur et l'angle de l'os maxillaire inférieur sont à l'arcade dentaire inférieure ; que l'un et l'autre servent de point d'appui à la partie postérieure du rebord alvéolaire ; et que tous deux étant libres en arrière, ils sont bien disposés à suivre le bord alvéolaire dans tous ses changemens. Au reste , comme on va le voir, l'analogie qui rapproche ces deux parties n'est pas seulement fondée sur des vues théoriques, l'observation et la comparaison des modifications qu'elles subissent sous l'influence du développement des dents, en donnent la confirmation la plus positive.

Dans le jeune âge, à la naissance particulièrement , l'apophyse ptérygoïde, comme le bord postérieur de la mâchoire inférieure, est oblique en bas et en avant. Lorsque les trentedeux dents sont sorties de leurs alvéoles, l'angle que cette apophyse forme avec l'horizon est sensiblement droit. Enfin après la chute des dents de la mâchoire supérieure, l'apophyse ptérygoïde reprend la direction oblique en bas et en avant qu'elle avait dans les premiers temps de la vie.

Les *changemens imprimés par le développement des dents au trou sous-orbitaire*, sont analogues à ceux que subit le trou mentonnier à la mâchoire inférieure. A la naissance, en effet, le trou sous-orbitaire est placé à la hauteur de la cloison qui sépare les alvéoles de la canine et de la première molaire. Lorsque les dix dents de lait supérieures paraissent au dehors, il devient un peu plus postérieur. Il est placé au dessus de la cloison de séparation des deux molaires de la première

II.   10

dentition, lorsque la première grosse molaire supérieure s'est dégagée de son alvéole. Enfin à partir de ce moment, ses rapports ne changent plus d'une manière sensible.

La *tubérosité molaire*, dans la mâchoire supérieure, l'*apophyse coronoïde* dans la mâchoire inférieure, subissent des changemens assez importans sous l'influence du développement des dents. Long-temps ces parties renferment les dernières molaires, et en reçoivent un volume considérable. A la naissance, la tubérosité molaire, en particulier, est tout-à-fait rudimentaire, elle commence à se renfler peu de temps après, lors du développement de la première grosse molaire. Après l'éruption de cette dent, elle conserve encore son renflement en dehors et en arrière, parce qu'elle doit successivement renfermer les germes de la seconde et de la troisième grosses molaires. Enfin, après l'éruption de la dent de sagesse, la tubérosité molaire n'existe plus à proprement parler ; le bord alvéolaire n'a pas plus d'étendue transversale en ce point que partout ailleurs ; il en offre même un peu moins qu'à la hauteur de la première grosse molaire.

L'angle facial subit aussi des changemens *sous l'influence du développement des dents.* Appuyé en arrière sur les apophyses ptérygoïdes, le bord alvéolaire supérieur ne peut, malgré ce que j'ai dit plus haut des changemens de direction de ces apophyses, se développer beaucoup de ce côté ; il est par conséquent forcé d'exprimer son alongement, jusqu'à un certain point, par une saillie plus grande de sa partie antérieure, et de rendre, de la sorte, plus oblique à l'horizon la ligne faciale de Camper. C'est aussi ce qui ne manque pas d'arriver, à mesure que les dents sortent de leurs alvéoles, et ce qui ôte à la physionomie de l'enfant quelque chose de cette finesse, de cette intelligence qui la caractérisent.

Dans l'âge adulte, les dents molaires moyennes de la mâchoire supérieure exercent, par leurs racines, une influence remarquable sur *la paroi inférieure du sinus maxillaire*, elles la soulèvent et la rendent en quelque sorte flexueuse. Quelques auteurs ont dit que c'est pour diminuer le plus possible l'action des racines de ces dents sur le sinus, que la nature les a rendues divergentes. Quoi qu'il en soit, chez l'enfant, la brièveté des racines dentaires, d'une part, l'état rudimentaire du sinus, de l'autre, rendent nulle l'action que je mentionne ici. Chez l'adulte, au contraire, tout se réunit pour lui donner une importance très grande : le sinus est très large, les racines des dents ont dès long-temps acquis toute leur longueur , et surtout elles plongent tout entières dans leurs alvéoles. Chez le vieillard, sans doute le sinus a pris un développement nouveau, sans doute, pour cette raison, sa paroi inférieure s'est portée d'elle-même à la rencontre des racines des dents; mais celles-ci ont déjà été repoussées par la contraction des parois de leurs alvéoles, de sorte que le phénomène est moins marqué que vers le milieu de la vie.

Quant aux *changemens produits par les dents, sur le canal dentaire, sur l'angle , sur l'apophyse mentonnière et sur la position relative du condyle et de l'apophyse coronoïde de la mâchoire inférieure ,* pour les étudier , voyez tom. 1. page 128 et 129.

Usages des dents. Les dents jouent dans l'économie de l'homme un rôle d'une importance assez grande et assez variée. Elles concourent à former une barrière qui retient la salive dans l'intérieur de la bouche ; elles agissent dans la préhension, dans la mastication de certains alimens, dans la prononciation ; elles sont susceptibles de recevoir des corps extérieurs et de transmettre au cerveau certaines impressions; enfin elles peuvent même, jusqu'à un certain point, être un moyen d'attaque et de défense.

Toutes les dents peuvent être employées à la préhension des substances solides, mais, le plus souvent, ce sont les incisives qui sont chargées de ce soin ; ces dents pressent en sens opposés le corps qui doit être porté dans les voies digestives, et en séparent une portion plus ou moins considérable. Les incisives sont merveilleusement disposées pour cette fin , car elles sont tranchantes à leur extrémité libre et se croisent, de manière à agir comme des branches de ciseaux. Mais, d'un autre côté, placées à l'extrémité du levier des mâchoires, elles ne peuvent presser avec force les corps qui leur sont opposés ; aussi lorsque ceux-ci doivent offrir une très grande résistance à la section, est-il nécessaire de les présenter aux incisives sous un petit volume , afin de ne pas avoir un grand écartement de la mâchoire inférieure , circonstance dans laquelle les muscles élévateurs de celle-ci , dirigés plus obliquement, auraient une force efficace beaucoup moins grande.

Les dents canines sont plus propres à déchirer qu'à couper les alimens; à la faveur de la pointe de leur couronne, elles peuvent pénétrer profondément les substances qui leur sont opposées; et la longueur de leur racine leur permet de résister avec une grande énergie. Ajoutons que les canines sont déjà placées plus près du point d'appui du levier maxillaire que les incisives, et que, pour cette raison, elles rendent plus avantageux à la puissance, le bras de levier par lequel elles agissent.

Les molaires ne sont que rarement employées à la préhension des alimens, parce que leur forme les rend tout-à-fait inhabiles à les diviser ou à les déchirer; leur secours n'est guère invoqué, que dans les cas où l'on veut faire concourir à la préhension, la main d'une part, et les muscles extenseurs de la tête de l'autre. Mais alors les molaires agissent seulement comme une pince, avec laquelle on retient le corps que l'on veut déchirer, soit qu'on le tire avec la main en résistant seulement au moyen des muscles de la nuque, soit qu'on le sollicite en sens contraire avec ces deux puissances. Les molaires, au reste, sont aussi bien disposées pour exercer une forte pression, qu'elles le sont mal pour trancher ou pour lacérer; non seulement, en effet, elles sont très rapprochées du point d'appui du levier par lequel elles agissent, ce qui donne très peu de longueur au bras de la résistance de celui-ci; mais encore, à la faveur de l'engrènement réciproque de leurs cuspides, elles retiennent les corps, comme le font ces pinces qu'on appelle *à dents de loup*, et ne peuvent presque pas lâcher prise. C'est plutôt cependant chez les animaux carnassiers que chez l'homme, que les molaires deviennent instrumens de préhension; chez nous, les incisives et les canines servent bien plus souvent en cette qualité.

Mais si les dents molaires, chez l'homme, sont peu utiles à la préhension des alimens, il n'en est pas de même pour la mastication; elles réunissent, en effet, les conditions les plus avantageuses pour écraser et réduire en parcelles très fines les substances qui sont soumises à leur action : leur couronne est large à son sommet, et munie de quelques inégalités qui alternent d'une mâchoire à l'autre; de sorte qu'elles peuvent retenir long-temps les substances sur leur surface, et mieux en assurer la trituration. Si l'on ajoute ensuite que les molaires sont pourvues d'une racine souvent subdivisée en plusieurs branches, et reçues dans des alvéoles particulières, on verra que tout, chez elles, a été calculé pour en faire des instrumens très parfaits de mastication.

Ce n'est pas seulement dans la disposition, dans l'arrangement des dents que la nature a pris les précautions les plus heureuses pour le but qu'elle se proposait, elle a encore établi l'harmonie la plus parfaite entre les efforts exercés par la mâchoire inférieure et la résistance que leur oppose la mâchoire supérieure. Au niveau des dents incisives supérieures qui ne supportent jamais que des efforts peu considérables de la part des incisives inférieures, l'arcade alvéolaire n'avait pas besoin d'être beaucoup soutenue ; aussi répond-elle à l'ouverture antérieure des cavités nasales. Au niveau des dents canines qui devaient, dans quelques cas, être fortement ébranlées, et qui sont aux animaux carnassiers d'une utilité si journalière pour déchirer leur proie, le bord alvéolaire a été solidement appuyé contre l'apophyse orbitaire interne de l'os frontal, par l'intermédiaire de la *colonne fronto-nasale* de la mâchoire supérieure. Enfin en arrière, au niveau des dents molaires qui font presque tous les frais de la mastication, et qui devaient être pressées par la mâchoire inférieure avec une grande force, la nature a doublement arc-bouté le bord alvéolaire supérieur contre la base du crâne, par l'intermédiaire des colonnes *zygomato-jugale* et *ptérygoïdienne*.

Il est superflu de faire remarquer que c'est à la condition de passer à plusieurs reprises sous la meule des dents molaires, que les alimens peuvent être modifiés d'une manière suffisante pendant l'acte de la mastication ; et qu'ainsi les mouvemens des lèvres et de la langue doivent se combiner avec ceux de la mâchoire inférieure, pour reporter entre les dents les alimens qui leur échappent sans cesse, et qui pourraient autrement se soustraire à leur action.

Il est également inutile de dire tout l'avantage qui résulte, pour la transmission des forces, de la forme conique de la racine des dents ; en effet, la force qui presse celles-ci, et qui tend à les enfoncer dans leurs alvéoles, est entièrement décomposée : une partie fait effort pour écarter, l'autre pour abaisser les parois alvéolaires, et au lieu d'agir à l'extrémité de la racine et de porter sur les vaisseaux et les nerfs qui forment le pédicule de la dent, elle agit sur toute la surface de l'alvéole. Remarquez d'ailleurs, que les dents ont d'autant plus de racines, c'est-à-dire de moyens de transmission des forces à la mâchoire, que les efforts qu'elles doivent supporter sont plus considérables.

Lorsque l'on ne continue pas la mastication assez long-temps, la chymification se fait difficilement; l'estomac irrité par des alimens trop réfractaires, parce qu'ils ne sont pas assez divisés, souffre, s'enflamme, des accidens se développent. Les vieillards qui ont perdu leurs dents sont obligés d'adopter un régime particulier, sous peine d'éprouver les accidens qui viennent d'être signalés.

L'influence des dents sur l'articulation pure et nette de certains sons, est un fait qu'il suffit d'énoncer ici, pour qu'il soit immédiatement compris par tout le monde; mais les dents ne sont pas toutes également importantes sous ce rapport : les incisives doivent être placées en première ligne, les canines ensuite, puis les premières molaires; les dernières dents n'ont aucune ou presque aucune influence sur la prononciation.

Les dents, et surtout les dents antérieures, n'agissent pas seulement dans la prononciation, en conservant à celle-ci sa netteté et sa précision; elles empêchent en outre l'expulsion continuelle de la salive pendant la conversation.

Variétés des dents. Les variétés des dents sont fort nombreuses, et comme celles de presque tous les organes, elles peuvent être rapportées à l'âge, aux races et aux individus. Le sexe y est entièrement étranger.

Suivant les âges, la racine des dents est toujours développée en raison inverse de la couronne. Chez l'enfant très jeune, cette racine est nulle, tandis que la couronne est déjà pour le volume ce qu'elle devra rester par la suite. Chez l'enfant plus avancé en âge, la racine n'a pas encore atteint toute sa longueur, et pourtant la couronne commence déjà à s'user à son extrémité. Chez l'adulte, déjà certaines dents sont *rasées*, comme on le dit, c'est-à-dire qu'elles ont perdu tous leurs cuspides, que depuis long-temps aussi leurs racines ont fini leur accroissement. Enfin, chez le vieillard, la couronne est quelquefois complètement détruite, alors que la racine conserve à peu près son état normal. Cette opposition, sous le rapport de la racine et de la couronne des dents, est, comme on le voit, un effet composé, d'une part, de la formation de ces ostéides qui a lieu de la couronne vers la racine, et d'autre part, de l'usure de la première par les frottemens.

L'usure des dents commence par le sommet de la couronne, et, comme il est facile de le supposer *a priori*, par les cuspides. Les incisives s'usent les premières, parce que développées les premières, elles servent avant les autres. Enfin la disposition croisée des arcades dentaires fait que, par l'usure, le sommet de la couronne des incisives devient oblique en avant et en bas à la mâchoire inférieure, oblique en arrière et en haut à la mâchoire supérieure; tandis que la couronne des molaires et des canines se détruit beaucoup plus en dehors qu'en dedans.

On comprend par ce qui précède, pourquoi la nature a revêtu d'une couche vitrée très dure la surface des dents, pourquoi elle a rendu cette couche plus épaisse sur le sommet de la couronne et sur les cuspides surtout, qu'en tous les autres points.

Au bout d'un temps qui varie, suivant le genre de vie, suivant l'état des dents après leur formation, etc., les cuspides des dents disparaissent, l'émail qui revêtait l'extrémité de la couronne est enlevé, et l'on dit alors que la dent est *rasée*. En cet état, son extrémité offre une apparence remarquable : le centre de celle-ci présente une teinte jaunâtre, et sa circonférence est entourée d'une ligne d'un blanc mat, disposition produite par l'ivoire et l'émail de la couronne dont on peut ainsi bien étudier la disposition relative. Lorsque l'usure est un peu moins avancée, si l'on examine une dent multicuspidée, on observe quelque chose d'un peu plus compliqué : l'émail n'a pas encore été détruit dans le fond des dépressions du sommet de la couronne, et l'on peut voir un certain nombre de points blancs d'émail sur le fond jaunâtre qui représente l'ivoire.

L'usure des dents fait de continuels progrès avec l'âge ; chez les vieillards quelquefois elle affecte la couronne tout entière ; et cependant, chose assez remarquable, mais que l'on comprendra bien, d'après ce qui a été dit précédemment du développement des dents, il ne survient aucun phénomène d'irritation de la pulpe ; la cavité dentaire ne se trouve même pas ouverte.

Il suit nécessairement de ce qui précède, que le degré d'usure des dents devrait fournir des données assez bonnes pour la détermination des âges. Cela est parfaitement exact pour les animaux qui ont une nourriture et un genre de vie uniformes ; mais il n'en est pas tout-à-fait de même chez l'homme, dont la nourriture est variée comme les goûts, dont les habitudes et les maladies impriment souvent aux dents des altérations, qui en modifient la composition et en rendent l'usure beaucoup plus prompte.

Les *races* n'impriment aux dents que d'insignifiantes variétés : les nègres les ont seulement un peu plus larges, un peu plus longues, et un peu plus obliquement dirigées que nous.

Buffon dit que les Calmoucks ont les dents remarquables par leur longueur et par les espaces qui les séparent ; mais des observations postérieures de Blumenbach ont démenti cette assertion.

Du reste, il faut prendre garde de considérer comme des variétés de race, des modifications produites simplement par l'âge et par le genre de vie des sujets que l'on examine. On rapporte qu'on était tombé dans cette erreur, en examinant les dents de certaines momies égyptiennes, mais que des observations ultérieures ont rectifié les idées sous ce rapport. Il faut éviter également de regarder comme caractérisant les dents de certaines races, certaines modifications qui sont le résultat des habitudes de certains peuples, comme de les teindre de diverses couleurs, ou de leur imprimer une forme particulière en usant leur couronne.

Suivant les individus, les variétés des dents sont fort nombreuses ; on peut les rapporter à cinq chefs principaux : au *nombre*, à la *forme*, à la *direction*, à la *position* et à la *structure*.

Tantôt on trouve moins de dents que de coutume, et tantôt on en trouve un plus grand nombre. Il y en a moins que de coutume, lorsque quelques-unes d'entre elles ne se sont pas développées primitivement, ou ne se sont pas renouvelées plus tard, et lorsque plusieurs se trouvent réunies ensemble. L'absence de développement des dents va rarement jusqu'à laisser les mâchoires tout-à-fait dégarnies ; cette circonstance a pourtant été observée : Baumes dit avoir connu un homme adulte, qui n'avait jamais eu de dents; Borelli a vu une femme de soixante ans qui était dans le même cas. Dans d'autres circonstances, quelques dents seulement apparaissent : Schmitt, Fauchard, en rapportent des exemples. On lit, dans les *Ephémérides des Curieux de la nature*, qu'un magistrat de Fréderikstadt n'avait jamais eu que des molaires, point de canines ni d'incisives. Plus souvent enfin, on voit manquer seulement une ou deux dents, vice de conformation qui paraît même rester héréditaire dans quelques familles : tantôt c'est une canine, et tantôt c'est une incisive ou une molaire qui n'ont pas paru.

La diminution du nombre des dents, parce que deux d'entre elles ou davantage sont réunies, est une anomalie plus rare que le manque absolu de quelques dents; ce qui est rare surtout, c'est la réunion de toutes les dents d'une même mâchoire. Si l'on en croit Plutarque, *Pyrrhus* était dans ce cas ; Pline rapporte une observation du même genre, concernant le fils de *Prusias*, roi de Bithynie. Mais ces observations sont-elles bien authentiques? Je n'oserais le soutenir, quoiqu'il soit possible, à la rigueur, de concevoir ce vice de conformation, puisque d'autres du même genre ont été observés même de nos jours, quoique cependant sur une échelle moins étendue. Les incisives et les canines offrent plus souvent des exemples de réunion par la couronne que par les autres points de leur contour. Les molaires, au contraire, adhèrent plus souvent par leurs racines.

Les *variétés de forme* affectent ou la couronne ou la racine des dents. Elles dépendent souvent de la persistance des dents de la première dentition : un de mes amis a gardé jusqu'à l'âge de trente ans, du côté droit, sa seconde molaire de la première dentition, et jusque là l'arcade dentaire inférieure offrit, chez lui, sept grosses molaires et seulement trois petites.

Les *variétés de direction* des dents sont assez rares : tantôt elles consistent dans une simple obliquité, tantôt elles sont caractérisées par la position horizontale des dents, plus rarement par l'inversion complète de ces ostéides. L'obliquité de la direction est quelquefois telle, suivant Sœmmering, que l'on dirait l'existence d'une double série de dents.

Sœmmering a vu une dent incisive couchée horizontalement, la couronne en avant. Albinus en a vu une autre dont la couronne regardait en arrière. Albinus et Sandifort rapportent des cas d'inversion complète, le premier d'une incisive supérieure, le second d'une deuxième molaire. Dans ces derniers cas, la dent resta renfermée dans l'os maxillaire supérieur; mais on conçoit qu'elle eût pu se faire jour dans la narine ou dans le sinus maxillaire.

A la faveur de l'une des directions vicieuses que j'ai signalées, les dents, celles de la mâchoire supérieure surtout, peuvent abandonner le bord alvéolaire, en quelque sorte, et se porter, soit du côté du palais, soit vers le sinus maxillaire, soit vers tout autre point. Ces migrations, ces changemens de position des dents sont fort intéressans à connaître pour le chirurgien ; il doit les prendre en considération toutes les fois qu'il est appelé à porter un diagnostic sur une tumeur développée dans le voisinage des arcades dentaires (1).

Enfin, on a quelquefois vu des dents implantées tout-à-fait à la surface du bord alvéolaire, et dans l'épaisseur de la membrane muqueuse, au lieu d'être reçues dans une alvéole. Hunter et Miel ont rapporté plusieurs cas de cette variété.

SECOND GENRE.

Pharynx.

Le pharynx (2), *arrière-bouche*, est la partie cervicale du canal alimentaire. L'œsophage commence bien aussi, à la vérité, dans

---

(1) Voyez, à cet égard, mon Anatomie du système dentaire.

(2) Pour étudier le pharynx, séparez la tête de la colonne vertébrale, en procédant d'arrière en avant et avec beaucoup de soin ; dejetez la sur la poitrine, en entraînant avec elle toutes les parties molles qui recouvrent l'épine cervicale; remplissez la bouche et le pharynx avec de l'étoupe, et, après avoir étudié la surface extérieure de celui-ci, faites en arrière de lui une incision verticale qui comprenne toute sa longueur, et qui permette d'apercevoir sa cavité.

la région du col ; mais il n'y présente qu'une petite partie de son trajet, tandis que le pharynx s'y trouve tout-entier.

Etendu de la base du crâne vers un point placé un peu au-dessous de la partie moyenne du col, le pharynx est irrégulièrement infundibuliforme. Sa longueur varie entre quatre pouces et quatre pouces et demi, et peut être considerablement diminuée par l'action musculaire. M. Cruveilhier a justement fait remarquer que le raccourcissement du pharynx, suivant sa longueur, ne porte que sur la partie de ce tube qui répond à l'ouverture postérieure de la bouche, la seule, en effet, dont les parois ne soient pas soutenues par des parties osseuses ou cartilagineuses.

La largeur du pharynx est un peu plus grande à la hauteur de la bouche que dans les autres points ; de sorte que l'infundibulum qu'il représente n'est pas très régulier, comme je l'ai déjà fait remarquer. Ses dimensions en ce sens sont invariables en haut, à cause du point d'appui qu'il prend latéralement sur les apophyses ptérygoïdes; tandis qu'il n'en n'est pas de même au niveau de la bouche et du larynx, quoique dans le dernier point, il se trouve soutenu par l'extrémité des grandes cornes de l'os hyoïde et du cartilage thyroïde.

Considéré extérieurement, le pharynx est fixé en haut, sur la surface basilaire de l'occipital, et correspond à cette zône de la base du crâne qui a été appelée *pharyngienne* pour cette raison (1). En bas, il se continue avec l'œsophage, en se rétrécissant graduellement. En avant, il est en rapport avec la partie postérieure des fosses nasales, de la bouche et du larynx. En arrière, il repose sur la partie antérieure de la colonne vertébrale, et en est seulement séparé par les muscles longs du col, grands droits antérieurs de la tête, par l'aponévrose prévertébrale et par un tissu cellulaire lamelleux très lâche. Latéralement, il avoisine les gros vaisseaux et nerfs latéraux du col.

La cavité du pharynx, bien fermée en arrière et sur les côtés, est essentiellement incomplète en avant, où elle se continue avec les fosses nasales, la bouche et le larynx. Elle sert de vestibule commun au canal aérien et au conduit digestif, et reste continuellement béante pour permettre le passage de l'air pendant la respiration. Le pharynx doit cette dernière disposition à la

(1) Voyez tom. 1er, page 101.

résistance des parties osseuses ou cartilagineuses auxquelles adhèrent ses parois, à l'apophyse ptérygoïde, à la ligne my-loïdienne de la mâchoire inférieure, et aux cornes de l'os hyoïde et du cartilage thyroïde. Cette cavité peut être divisée en trois parties distinctes : une supérieure, qui répond aux fosses nasales ; une moyenne *buccale* proprement dite, la troisième *laryngée.*

La surface interne du pharynx est rougeâtre et continuellement humectée de mucus. Sa face postérieure n'offre rien de particulier ; on peut, en partie, l'apercevoir à travers la bouche. Ses faces latérales sont également peu remarquables ; on y trouve supérieurement, près de l'ouverture des fosses nasales, l'évasement du pavillon de la trompe d'Eustachi(1). Sa face antérieure présente, en haut, l'ouverture postérieure des fosses nasales, au milieu, l'ouverture bucco-pharyngée surmontée par le voile du palais, et en bas, la base de la langue, la partie postérieure du larynx et l'ouverture supérieure de cette partie.

L'ouverture bucco-pharyngée, l'*isthme du gosier,* la seule partie qui nous reste à étudier parmi celles qui viennent d'être comptées, a la forme quadrilatère. Son côté supérieur est constitué par le bord postérieur de la voûte palatine. Son côté inférieur appartient à la face supérieure de la langue, et spécialement à la partie vers laquelle cette face devient verticale, d'horizontale qu'elle était auparavant. Ses côtés sont limités par deux replis muqueux appelés *piliers du voile du palais,* l'un *antérieur,* l'autre *postérieur,* replis convergens supérieurement, divergens en bas et séparés par un espace triangulaire, qui sert à loger une glandule appelée *amygdale.* L'ouverture bucco-pharyngée peut être fermée par une sorte de soupape qui procède de son bord supérieur, et qui est représentée par le *voile du palais.*

Le voile du palais (*portion molle du palais* de quelques auteurs, *septum staphylin,* Chàuss.), est une lame mobile, disposée de manière à clore ou à laisser béante l'ouverture bucco-pharyngée, suivant les circonstances. Il a sensiblement la forme quadrilatère de cette ouverture. Sa face antérieure présente un raphé médian peu prononcé; revêtue par un prolongement de la muqueuse buccale, elle fait suite à la voûte pala-

(1) Voyez tome Ier, page 715.

tine. Sa face postérieure, muqueuse également et marquée par le raphé comme la précédente, continue le plancher des fosses nasales. Son bord supérieur adhère au bord postérieur de la voûte palatine osseuse et aux os palatins en particulier. Son bord inférieur est libre et diversement dirigé, suivant les positions qu'affecte le voile ; sur la ligne médiane, il donne naissance à un appendice conique, plus ou moins développé et qui constitue la luette ; tandis que sur les côtés il est distinctement cintré, et continu en dehors avec les piliers. Ses bords latéraux sont embrassés par le pharynx.

Le voile du palais est essentiellement formé par deux membranes muqueuses, qui se rencontrent sur son bord libre, l'une venant de la bouche, l'autre continue avec la membrane pituitaire. Les muscles péristaphylins externe et interne, le palatostaphylin, le pharyngo et le glosso-staphylins, du tissu cellulaire, des vaisseaux et des nerfs sont compris entre ces deux feuillets tégumentaires.

La membrane muqueuse du voile du palais est remarquable par les nombreuses granulations glandulaires qu'elle recouvre et qu'elle produit à la manière des follicules, granulations plus abondantes en avant, surtout en bas, et qui forment spécialement la plus grande partie de la luette. Ses artères viennent surtout de la maxillaire interne. Ses veines et ses lymphatiques se réunissent à ceux du pharynx. Ses nerfs émanent du ganglion sphéno-palatin et du glosso-pharyngien.

Le voile du palais se développe par deux parties latérales qui se réunissent sur la ligne médiane; non cependant qu'à aucune époque de la vie intra-utérine, on le trouve divisé par une fissure médiane. Semblable, en effet, à la lèvre supérieure et à la voûte palatine, il n'offre de division qu'à l'état anormal, et son organisation procède par points isolés, au sein d'une matière muqueuse qui établit une continuité bien réelle entre les différens lieux de son étendue.

Les piliers du voile du palais sont distingués en antérieur et en postérieur, le premier *buccal*, le second *pharyngien*. Le pilier antérieur descend du voile du palais vers la langue, et renferme le petit muscle *glosso-staphylin* dans le repli muqueux qui le forme principalement. Le pilier postérieur se dirige en bas et un peu en arrière, vers la paroi latérale du pharynx; il est constitué intérieurement par le muscle *pharyngo-staphylin*.

Les *amygdales*, ou *tonsilles* sont deux organes glandiformes placés dans l'intervalle des piliers du voile du palais. Elles ont la forme et le volume d'une petite amande ; et sont très susceptibles cependant de varier, sous ce rapport, suivant les individus, et surtout suivant qu'elles ont été plus ou moins irritées. Dans l'état normal, elles ne dépassent pas en dedans le bord libre des piliers du voile du palais, et ne se prolongent pas, en bas, au dessous du niveau de la partie voisine de la langue.

La face interne des amygdales est entièrement libre, et criblée d'une foule d'ouvertures plus ou moins larges, qui conduisent dans les lacunes ou follicules muqueux qui les constituent essentiellement. Leur face externe, appuyée immédiatement sur le muscle constricteur supérieur du pharynx, avoisine les vaisseaux et nerfs de l'espace carotidien. Ces petits organes enfin correspondent au pilier antérieur du voile du palais en avant, et au pilier postérieur en arrière.

Les amygdales sont formées par un groupe de follicules muqueux à parois glandulaires, qui se continuent avec ceux de la base de la langue, d'une part, et avec ceux du voile du palais, de l'autre, de manière à entourer d'un cercle complet l'isthme du gosier, et à assurer la parfaite lubréfaction du bol alimentaire, au moment où il traverse cette ouverture. A vrai dire, les amygdales sont des glandes sans conduits excréteurs, ou plutôt dont les conduits excréteurs, rudimentaires, sont représentés par ces lacunes intérieures dans lesquelles viennent s'ouvrir les divers grains folliculaires. Leurs artères viennent principalement de la *palatine inférieure* de la faciale. Leurs veines ont un trajet analogue. Leurs lymphatiques se rendent dans ceux des ganglions latéraux du col qui répondent à leur face externe. Leurs nerfs viennent du *glosso-pharyngien*, et forment un petit plexus particulier qui a été appelé *circulus tonsillaris*.

On ne connaît pas très positivement la nature du fluide que sécrètent les amygdales ; il paraît avoir beaucoup d'analogie avec celui des glandes salivaires, et fournit souvent, comme celui-ci, la matière de concrétions, de calculs, qui séjournent quelque temps dans les lacunes amygdaliennes. Il sert bien évidemment à faciliter le passage du bol alimentaire, pendant la déglutition , sur l'ouverture rétrécie de l'isthme du gosier.

Structure. Des parties aponévrotiques et musculaires, une membrane muqueuse, des vaisseaux et des nerfs entrent dans la composition du pharynx.

Les aponévroses et les muscles du pharynx ont été déjà décrits (1), ce sont l'aponévrose *céphalo-pharyngée*, d'une part, les muscles *constricteurs* et *stylo-pharyngiens*, de l'autre. On a encore attribué au pharynx une petite aponévrose latérale, qu'on a appelée *pétro-pharyngée*, aponévrose qui procéderait de la partie postérieure de la ligne myloïdienne et de la face inférieure du rocher, et qui servirait, vers ces points, à l'insertion du muscle constricteur supérieur du pharynx ; cette lame est tout simplement un prolongement de l'aponévrose buccinatopharyngée.

La membrane muqueuse du pharynx se continue avec celle des fosses nasales, des trompes d'Eustachi, de la bouche, du larynx et de l'œsophage. Elle offre une couleur rosée, qu'elle ne conserve pas au même degré dans toute son étendue ; elle devient, en effet, de plus en plus pâle à mesure qu'elle s'approche de l'œsophage. Le tissu cellulaire qui l'unit à la couche charnue est fort lâche, surtout inférieurement, jamais on n'y rencontre de graisse. Cette membrane est appuyée sur des glandules muqueuses, qui abondent surtout au voisinage des ouvertures bucco-pharyngée et laryngée, et dont les produits servent à lubrifier ces parties pour la déglutition. Elle est revêtue d'un épithélium d'une extrême ténuité.

Les artères du pharynx émanent principalement de la *pharyngienne inférieure* de la carotide externe et de la *pharyngienne supérieure* de la maxillaire interne ; quelques petits vaisseaux analogues lui viennent encore de la *faciale* et de la *thyroïdienne supérieure*. Ses veines se jettent dans les jugulaires internes, après avoir formé sur lui un très beau plexus. Ses lymphatiques se rendent dans les ganglions latéraux du col. Ses nerfs émanent du *grand sympathique*, du *pharyngoglossien* et du *pneumo-gastrique*.

(1) Voyez tome 1, page 378.

Usages. Le pharynx est une sorte de vestibule commun aux trompes d'Eustachi, aux fosses nasales, à la bouche, au larynx et à l'œsophage. Il fait à la fois partie du canal aérien et du tube digestif. Sa cavité est maintenue continuellement béante pour la respiration. Dans la modulation de la voix, il se raccourcit, s'alonge, se dilate et se rétrécit, suivant les cas. Dans la déglutition, aussitôt qu'il a reçu le bol alimentaire, il est élevé et rétréci par la contraction de ses muscles, il se porte en quelque sorte à la rencontre du bol alimentaire, l'embrasse, et le conduit vers l'œsophage, sans en laisser pénétrer la plus petite partie dans les trompes d'Eustachi, les fosses nasales ou le larynx.

TROISIÈME GENRE.

L'œsophage.

L'œsophage (1), *œsophagus*, *gula* des latins, est la portion thoracique du canal alimentaire. Sans doute ce canal n'est pas seulement placé à l'intérieur du thorax, mais il s'y trouve dans la plus grande partie de son étendue. Il s'étend du pharynx à l'estomac. Dans son long trajet, il repose sur la face antérieure de la colonne vertébrale, et parcourt successivement, la partie inférieure du col, la cavité thoracique tout entière, l'ouverture œsophagienne du diaphragme, et pénètre enfin dans l'abdomen : de là, les trois portions distinctes qu'il présente, la *cervicale*, la *thoracique* et l'*abdominale*.

La direction générale de l'œsophage est perpendiculaire, mais il offre, dans divers points de son trajet, quelques inflexions qu'il est important de noter. Ainsi, au cou, vers son origine, au niveau de la cinquième vertèbre et du cartilage cricoïde, il est situé sur la ligne médiane; mais bientôt il se dévie à gauche, derrière le côté correspondant de la trachée-artère. En pénétrant dans la poitrine, il se rapproche peu à peu de la ligne médiane, qu'il occupe ensuite depuis la quatrième vertèbre dorsale environ, jusqu'à la fin, et ne l'abandonne même pas, comme on le dit, en traversant l'hiatus du diaphragme qui lui est destiné.

(1) De οἴω, je porte, et de φάγω, je mange.

La longueur de l'œsophage est en rapport avec celle du col et de la poitrine. Sa forme est celle d'un cylindre un peu comprimé d'avant en arrière. Ses dimensions varient beaucoup en raison de sa grande extensibilité : sa partie la plus étroite répond à son extrémité supérieure, et la plus large à son extrémité inférieure ; il n'est pas rare, en outre, par suite d'une compression extérieure, de le trouver dilaté en divers points de son étendue et au-dessus de l'obstacle, à l'instar du jabot des oiseaux.

Dans sa portion cervicale, l'œsophage répond, *en avant*, et de haut en bas, à l'extrémité inférieure du larynx, à la portion membraneuse de la trachée, au lobe gauche du corps thyroïde, au muscle sterno-thyroïdien, aux vaisseaux thyroïdiens inférieurs, et au nerf récurrent gauches ; *en arrière*, il repose sur la face antérieure de la colonne cervicale et sur les muscles qui la recouvrent ; sur *les côtés*, il est en rapport avec le corps thyroïde, les artères carotides primitives et les veines jugulaires internes ; mais à gauche, en raison de son obliquité dans ce sens, ces rapports sont plus immédiats qu'à droite ; pour la même raison, le nerf recurrent est placé au-devant de lui à gauche, et un peu en arrière à droite.

Dans sa portion thoracique, l'œsophage, logé dans le médiastin postérieur, est en rapport, *en avant* et de haut en bas, avec la partie inférieure et postérieure de la trachée, avec la bifurcation de ce conduit, avec la bronche gauche dont il croise la direction, et avec le péricarde. *En arrière*, il répond successivement à la colonne vertébrale, à la veine azygos, au canal thoracique et à l'aorte descendante. *Latéralement*, il est en contact avec les feuillets correspondans du médiastin postérieur, et répond en particulier, à droite, au poumon droit, à gauche, à la fin de la crosse de l'aorte et au poumon du même côté. Les nerfs pneumo-gastriques côtoient d'abord l'œsophage latéralement ; mais inférieurement, le gauche lui devient antérieur, le droit postérieur, et tous les deux l'entourent de leurs cordons anastomotiques.

Dans sa portion abdominale enfin, portion très courte et mesurée seulement par la distance comprise entre l'ouverture œsophagienne du diaphragme et l'orifice supérieur de l'estomac, l'œsophage enveloppé par la séreuse abdominale, ré-

II.   11

pond, *en avant*, à l'extrémité gauche du foie, *à droite* au petit lobe de cet organe, *en arrière* à l'aorte, à la colonne vertébrale et aux piliers du diaphragme.

Dans tout son trajet, l'œsophage est entouré de ganglions lymphatiques, et plongé au milieu d'un tissu cellulaire séreux, qui le lie lâchement à toutes les parties voisines ; et de manière à lui permettre les mouvemens nécessaires à l'exercice de ses fonctions. Au cou, ce tissu est membraniforme et plus serré que partout ailleurs. Dans la poitrine, il est un peu moins abondant, et se trouve réellement en partie suppléé par les deux feuillets du médiastin postérieur.

La surface interne de l'œsophage est muqueuse et lisse dans toute son étendue. Plus blanche que celle de l'estomac et surtout que celle du pharynx, elle est comme froncée longitudinalement, et offre dans le même sens des plis destinés à favoriser son ampliation, lorsque le canal est distendu par les alimens.

Structure. Deux membranes, l'une externe, *musculeuse*, l'autre interne, *muqueuse*, constituent essentiellement l'œsophage :

La *membrane musculeuse* l'emporte de beaucoup en épaisseur sur celle du pharynx et du reste du tube digestif : comparée, avec quelque raison, par Willis, à un *muscle perforé*, elle est distinctement formée par deux plans, l'un *extérieur*, l'autre *intérieur*. Le premier est composé de fibres longitudinales, qui semblent prendre naissance sur la face postérieure du cartilage cricoïde, immédiatement au-dessous du pharynx ; fibres qui ont été considérées, par quelques anatomistes, comme un muscle particulier (*crico-œsophagien*). Elles descendent ensuite parallèlement les unes aux autres ; mais elles divergent inférieurement, en se portant sur l'estomac avec les fibres duquel elles se continuent. Le second plan est formé de fibres circulaires et non spirales, comme l'ont dit quelques auteurs. Ces fibres sont rougeâtres et disposées par petits faisceaux supérieurement, blanchâtres, au contraire, et étalées en membrane inférieurement. Elles cessent à l'estomac et ne se continuent pas sur lui. Les anciens anatomistes avaient divisé les fibres musculeuses de l'œsophage en *ascendantes* et *descendantes*, les unes pour le vomissement, les autres pour la déglutition; mais l'inspection anatomique ne démontre rien de semblable.

La *membrane muqueuse* mince, molle, et d'autant plus blan-che qu'on l'examine plus inférieurement, offre les plis longitu-dinaux dont j'ai déjà parlé, et qui sont le résultat de la contrac-tion des fibres circulaires; on y remarque, en outre, quelques autres rides irrégulières. Elle est pourvue dans toute son étendue d'une couche épidermique blanchâtre qui cesse brus-quement à l'entrée de l'estomac. De petites saillies linéaires, disposées en forme d'aréoles, apparaissent çà et là à sa sur-face, et sont produites par des villosités; il ne faut pas les con-fondre avec celles que forment les follicules mucipares que quelques auteurs ont décrits sous le nom de *glandes œsopha-giennes*, et qui existent en dehors de la muqueuse. Les villosités et les follicules sont, du reste, bien moins nombreux et bien moins prononcés dans l'œsophage que dans le reste du canal intestinal.

Les deux membranes précédentes sont unies entre elles par une couche de tissu cellulaire peu épaisse et peu dense, qui adhère particulièrement à la musculeuse et peu à la muqueuse.

Les *artères* de l'œsophage viennent, *au cou*, de la thyroï-dienne inférieure; *dans la poitrine*, des bronchiques; de l'aorte et des intercostales; *dans l'abdomen*, de la diaphragmatique in-férieure gauche et de la coronaire stomachique. *Ses veines* vont se perdre dans les thyroïdiennes inférieures, les intercostales, la veine cave supérieure, les mammaires internes, les bronchi-ques, les diaphragmatiques et la coronaire stomachique. Ses *vaisseaux lymphatiques* se portent dans les ganglions qui l'en-tourent. Ses *nerfs*, disposés autour de lui sous forme de plexus, surtout inférieurement, lui viennent pour la plupart des pneu-mo-gastriques, quelques-uns seulement du grand sympathique.

Variétés. L'œsophage présente rarement des anomalies : quelquefois cependant, chez des fœtus monstrueux, on l'a vu séparé du pharynx et terminé de ce côté par un cul-de-sac. Blaes l'a trouvé divisé, depuis la première vraie côte jusqu'à la sixième ou septième, en deux parties égales, qui se réunissaient de nouveau. Ses variétés les plus communes consistent en des rétrécissemens sur divers points de son étendue, et en des renflemens plus ou moins considérables au-dessus de ces rétrécissemens. Quelquefois aussi sa membrane muqueuse fait hernie à travers un éraillement de la musculeuse, et forme des poches particulières.

Action. La partie inférieure de l'œsophage est douée, pendant la vie, de la faculté de se contracter brusquement comme les muscles du squelette. Cette contraction est sous l'influence des nerfs pneumo-gastriques.

ORDRE SECOND.

PORTION SOUS-DIAPHRAGMATIQUE DU CANAL DIGESTIF.

La portion sous-diaphragmatique du canal digestif est étendue, de l'hiatus œsophagien du diaphragme à la partie inférieure ou périnéale du tronc. Elle est extrêmement flexueuse dans son trajet, et forme un grand nombre de circonvolutions. Elle l'emporte de beaucoup sur la portion sus-diaphragmatique par sa longueur, par le nombre et par le développement de ses vaisseaux. Ses nerfs viennent principalement du grand sympathique. Sa membrane muqueuse est dépourvue d'épithélium, ou plutôt il est remplacé par une couche épaisse et très adhérente de mucus. Enfin c'est cette portion du canal digestif qui se continue plus particulièrement chez l'embryon, avec la vésicule ombilicale.

La portion sous-diaphragmatique du canal digestif est logée dans une cavité spéciale, qui porte le nom d'*abdomen* ou de *cavité abdominale.*

Circonscrite, en haut, par le diaphragme, en bas, par les muscles et les aponévroses du périnée, en arrière, par la colonne vertébrale et les muscles psoas et carrés des lombes, latéralement et en avant, par les muscles larges de l'abdomen, la cavité abdominale a la forme d'un ovoïde, dont la grosse extrémité est tournée en haut et la petite en bas. Elle est formée de deux grandes portions distinctes : l'une *sus-pelvienne*, ou *abdominale* proprement dite, l'autre *intra-pelvienne*.

La portion sus-pelvienne de la cavité abdominale est, sans comparaison, la plus considérable. Elle est dirigée obliquement en bas, en avant et un peu à droite. On la divise artificiellement, pour faciliter l'indication de la situation des parties qu'elle renferme, en trois grandes *zônes*, *régions* ou *départements* secondaires, au moyen de deux plans que l'on fait passer horizontalement, l'un au-dessous du bord cartilagineux des fausses côtes, l'autre au-dessus des crètes iliaques.

La prémière zône, la supérieure, est appelée *épigastrique* (1); la seconde, la moyenne, est nommée *mésogastrique* (2) ou *ombilicale*, parce quelle correspond à la cicatrice ou à l'ouverture de ce nom; la troisième, l'inférieure, est la zône *hypogastrique* (3). La zône épigastrique est bornée en haut par le diaphragme; tandis que l'hypogastrique se continue inférieurement avec la portion intra-pelvienne de la cavité abdominale.

Ce n'est pas tout, le besoin de préciser le plus possible la position des parties a inspiré l'idée d'une subdivision nouvelle de chacune des grandes zônes précédentes, par deux plans antéro-postérieurs que l'on élève perpendiculairement, de chaque côté, du milieu de l'arcade crurale vers la face inférieure du diaphragme; de sorte qu'on obtient ainsi, pour chacune de ces zônes, trois régions distinctes : pour la zône épigastrique, l'*épigastre* au milieu, les *hypochondres* sur les côtés; pour la zône mésogastrique, le *mésogastre* au milieu, les *flancs* sur les côtés; et pour la zône hypogastrique, l'*hypogastre* au milieu, et les *régions iliaques* sur les côtés.

La partie intra-pelvienne de la cavité abdominale, l'*excavation pelvienne*, est dirigée comme la cavité du bassin. Elle ne comporte aucune division secondaire.

La portion sous-diaphragmatique du canal digestif et les autres organes renfermés dans la cavité abdominale, sont en partie revêtus par une membrane séreuse, le *péritoine*, qui appartient aussi à quelques unes des parois de cette cavité, et qui sera décrite un peu plus loin, lorsque toutes les parties sur lesquelles elle se déploie l'auront été elles-mêmes.

Quoi qu'il en soit, la portion du canal digestif qui nous occupe, se compose de l'*estomac* et des *intestins*.

(1) Ἐπὶ sur, γάστηρ ventre.
(2) Μέσος milieu, γάστηρ ventre.
(3) Ὑπὸ au-dessous, γάστηρ ventre.

PREMIER GENRE.

Estomac.

L'estomac, γάστηρ des Grecs, ventriculus des Latins, est le plus considérable des renflemens du canal digestif, et celui dans lequel s'accomplit la plus importante partie de la digestion.

Situé à la partie supérieure de l'abdomen, au-dessous du diaphragme, au-dessus du paquet intestinal, entre le foie et la rate, en dedans des fausses côtes gauches, il occupe la majeure partie de l'hypochondre gauche et de l'épigastre. Sa forme a été assez justement comparée à celle d'une *cornemuse* ; il représente, en effet, un cône à base arrondie, légèrement aplati sur ses deux faces et recourbé sur lui-même de bas en haut, d'avant en arrière et un peu de droite à gauche.

Plus volumineux généralement chez ceux qui mangent beaucoup que chez les autres, son volume présente de nombreuses variétés : quelques anatomistes en ont porté la capacité à 80 livres d'eau, Glisson à 40, tandis que Sœmmering dit qu'elle varie entre 5 et 11 livres (1).

Sa direction est oblique de gauche à droite, de haut en bas et d'arrière en avant.

Conformation. Comme tous les organes creux, l'estomac présente une surface extérieure et une intérieure.

Sa *surface extérieure* doit être étudiée vers sa partie moyenne et à ses extrémités.

1° La partie moyenne de l'estomac est remarquable par deux faces, l'une *antérieure*, l'autre *postérieure*, et par deux courbures ou bords, l'un *grand* et l'autre *petit*.

La *face antérieure*, appelée *face supérieure* par quelques anatomistes, est tournée un peu en haut, surtout dans l'état de plénitude, et plus convexe que la postérieure. Elle répond de droite à gauche et dans une étendue variable, au foie, au dia-

____

(1) L'estomac est très-grand chez les animaux herbivores qui se nourrissent de substances qui renferment, sous un grand volume, peu de parties nutritives.

phragme qui la sépare des six dernières fausses côtes gauches et, dans l'état de distension seulement, à la paroi antérieure de l'abdomen.

La *face postérieure*, dirigée en bas et en arrière, surtout dans l'état de distension, aplatie ; un peu moins étendue que la précédente et dirigée vers l'arrière cavité des épiploons, répond au mésocolon transverse, à la troisième portion du duodénum et au pancréas

La *grande courbure de l'estomac* (bord *colique*, Chauss., bord *antérieur*, bord *inférieur* de quelques auteurs), répond au point de réunion des deux faces précédentes. Convexe, étendue de l'un à l'autre des orifices de l'estomac, dirigée directement en bas dans l'état de vacuité, et en avant dans l'état de plénitude, elle répond au mésocolon transverse et aux parois abdominales. Elle est en rapport avec les artères gastro-épiploïques gauche et droite, et est reçue dans l'écartement des deux feuillets de la lame antérieure du grand épiploon ; de sorte que lorsque l'estomac se remplit, elle sépare de plus en plus ces deux feuillets, pénètre dans leur intervalle et touche presque au bord supérieur du colon transverse.

A gauche et au-dessous de l'orifice œsophagien, la grande courbure forme une saillie considérable, nommée *grand-cul-de-sac*, *grosse tubérosité*, *tubérosité splénique* de l'estomac. Cette tubérosité, variable pour son étendue, plongée profondément dans l'hypochondre gauche, répond à la moitié antérieure de la face interne de la rate, au pancréas, à la capsule surrénale gauche et dans le reste de son étendue, au diaphragme et aux fausses côtes. Près de l'extrémité droite de l'estomac la même courbure offre une sorte de coude arrondi et peu sensible extérieurement, qui constitue le *petit cul-de-sac*, *petite tubérosité*, *tubérosité pylorique* de l'estomac.

La *petite courbure de l'estomac* (bord *diaphragmatique*, Chauss., bord *supérieur*, bord *postérieur* de quelques anatomistes), concave, beaucoup moins étendue que la précédente, est dirigée en haut et en arrière, et réunit les deux faces de l'organe. Elle ne présente aucune dilatation et répond, en haut et à droite au petit lobe du foie, en arrière à la colonne vertébrale, à l'aorte et à la veine cave inférieure qu'elle embrasse. Elle est comprise dans l'écartement des deux feuillets de l'épipleon gastro-hépatique, et s'y trouve en rapport avec l'artère coronaire stomachique.

2° Les extrémités de l'estomac sont les points vers lesquels celui-ci se continue avec les parties supérieure et inférieure du canal intestinal. Ce sont les parties de cet organe dont la position est le moins variable ; c'est autour d'elles qu'il pivote tout entier en sens inverse, dans les alternatives de distension et d'affaissement qu'il subit à chaque instant. Ces extrémités sont au nombre de deux, l'une *gauche* et *supérieure*, l'autre *droite* et *inférieure*.

L'*extrémité gauche*, ou *œsophagienne de l'estomac*, très improprement appelée *cardia* à cause de son voisinage du cœur, est située au point vers lequel l'œsophage s'ouvre dans l'estomac, au-dessous du diaphragme, à droite et au-dessus du grand cul-de-sac, à l'extrémité gauche de la petite courbure et, par conséquent, au niveau de la réunion des deux tiers droits avec le tiers gauche de l'estomac. Le cardia répond, en avant, à l'extrémité gauche du foie, en arrière, à la colonne vertébrale, à droite, au petit lobe du foie, en haut, à l'orifice œsophagien du diaphragme. Il est en grande partie recouvert par le péritoine, et entouré par l'artère et la veine coronaires stomachiques et par les cordons de terminaison des nerfs pneumo-gastriques.

L'*extrémité droite*, ou *intestinale de l'estomac*, le *pylore* (1), est le point où le sommet du cône que représente l'estomac, se joint à l'intestin. Elle est marquée extérieurement par un rétrécissement circulaire, situé dans l'épigastre et dirigé à droite, en arrière et en haut, et se trouve sur un plan plus antérieur et plus inférieur que le cardia. Le pylore est en rapport, en haut, avec le foie ; en bas, avec le grand épiploon ; en arrière, avec le pancréas et l'artère gastro-épiploïque droite ; en avant, avec les parois abdominales ; à droite, avec le col de la vésicule biliaire. Il est ordinairement teint en jaune ou en vert par la bile qui transsude à travers son réservoir.

A l'intérieur, l'estomac est pourvu d'une cavité tapissée par une membrane muqueuse, dont les caractères seront indiqués plus loin, cavité qui communique avec celles de l'œsophage et de l'intestin, aux extrémités de l'organe, par deux

____

(1) De πύλη, porte, et de οὐρός, vent, ou gardien.

ouvertures particulières, l'une *cardiaque*, l'autre *pylorique.*

L'*ouverture cardiaque*, ou *œsophagienne*, fait communiquer ensemble la cavité de l'œsophage, et celle de l'estomac. Elle est à peu près circulaire et dirigée en haut et en arrière pendant la distension, en haut directement pendant l'état de vacuité de l'estomac. Son centre présente des plis longitudinaux qui se continuent avec ceux de l'œsophage et qui s'effacent, comme eux, par la distension. On n'y trouve ni valvule ni sphincter ; mais la membrane muqueuse y présente une ligne ondulée, blanchâtre, formée par le point où cesse l'épiderme œsophagien, et sur laquelle Chaussier a particulièrement appelé l'attention des anatomistes.

L'*ouverture pylorique*, ou *intestinale*, établit une continuité entre les cavités de l'estomac et l'intestin. Elle est circulaire et dirigée en arrière, en haut et à droite. Sa lumière est considérablement rétrécie par un bourrelet circulaire, appelé *valvule pylorique;* bourrelet dur, que l'on peut sentir à l'extérieur en pressant la région pylorique, et dont les deux faces sont dirigées l'une vers l'estomac, l'autre vers l'intestin.

Structure. Quatre membranes superposées entrent dans la composition de l'estomac ; ce sont, de dehors en dedans : une *séreuse*, une *musculeuse*, une *cellulo-fibreuse* et une *muqueuse.*

La *membrane séreuse* (*membrane capsulaire*, Chauss. , *membrane commune* des anciens), est formée par le péritoine. Elle embrasse l'organe dans tous les sens, excepté au niveau des courbures, où existe un intervalle triangulaire dans lequel l'estomac s'engage, lors de sa distension. Son adhérence, assez solide vers la partie moyenne des deux faces de l'organe, va successivement en diminuant à mesure qu'on approche des courbures.

La *membrane musculeuse* est peu épaisse et assez compliquée. Trois plans de fibres entrent dans sa composition, un superficiel ou longitudinal, un autre moyen ou circulaire, le troisième interne et oblique. Le *plan superficiel* est une suite des fibres longitudinales de l'œsophage, qui se répandent en divergeant sur la surface extérieure de l'estomac. Ses fibres sont disposées en cordons le long de la petite courbure, sur le grand cul-de-sac et sur la grande courbure, jusqu'au pylore ; tandis que sur les deux faces, elles sont généralement plus rares, plus étalées et plus courtes ; quelques-unes cependant se réunissent aussi inférieurement en bandelettes sur chaque face de l'estomac, parviennent au pylore, et constituent ce que les anciens appelaient *ligamens du pylore*, parce qu'elles leur paraissaient de nature fibreuse. Le *plan moyen* ou *circulaire* est formé de fibres appartenant en propre à l'estomac. Situées au-dessous des précédentes et perpendiculaires à l'axe de l'organe, ces fibres sont disposées en anneaux successifs, qui se croisent un peu obliquement entre eux, et qui n'entourent jamais complètement l'organe. Elles sont rares au cardia, et deviennent de plus en plus abondantes à mesure qu'elles se rapprochent du pylore, au niveau duquel elles forment un cercle épais, véritable sphincter qui adhère à la grande circonférence de la valvule pylorique, et se prolonge même un peu sur elle. Le *troisième plan* ou *plan interne* est constitué par des fibres obliques, disposées en forme d'anses. La partie moyenne de ces anses répond à la grosse tubérosité, tandis que leurs branches se portent du cardia vers le milieu de l'estomac, les unes en avant, les autres en arrière, et toutes, excepté les moyennes, en suivant une direction oblique. Celles-ci sont plus nombreuses que les autres, et semblent destinées à remplacer les fibres circulaires qui sont rares sur le grand cul-de-sac.

Les fibres musculeuses de l'estomac sont blanchâtres, molles, peu apparentes et disposées en faisceaux qui se croisent réciproquement. Près du pylore, le long de la petite courbure, elles forment une couche plus épaisse que partout ailleurs.

La *membrane cellulo-fibreuse*, *membrane nerveuse* des anciens, est située entre la précédente et la muqueuse. Elle est formée par un tissu cellulaire dense, épais et fibreux. Plus intimement unie à la membrane musculeuse qu'à la muqueuse, elle envoie quelques prolongemens à travers la première. Elle offre quelquefois plusieurs lignes d'épaisseur, et concourt beaucoup à la solidité de l'estomac.

La *membrane muqueuse* occupe la face interne de l'estomac. La première chose qui frappe quand on l'étudie, ce sont les plis qu'elle présente, plis la plupart longitudinaux, ou obliques, qui se rencontrent sous des angles variables, et donnent à la surface de l'estomac un aspect aréolaire. Ces plis, séparés par des sillons qui leur correspondent, sont produits par la contraction des fibres musculaires et disparaissent, quand la contractilité a cessé dans l'organe.

La couleur de la membrane muqueuse gastrique est très difficile à bien préciser, car elle varie pendant et après la digestion, suivant le genre de mort, suivant la situation donnée au cadavre, suivant le temps qui s'est écoulé entre la mort et l'autopsie, aussi a-t-on souvent rapporté à des états pathologiques des colorations particulières de cette membrane qui devaient en être distinguées, et *vice versâ*. Dans un estomac sain et sur un sujet que la mort n'a pas frappé pendant la digestion, la muqueuse est d'un blanc grisâtre et très légèrement rosé; pendant la digestion, au contraire, elle est ordinairement d'un rouge vif, surtout dans la portion pylorique et dans le grand cul-de-sac. Chez les vieillards, la membrane muqueuse de l'estomac offre assez souvent des marbrures d'un noir de bistre; mais on les observe aussi quelquefois chez les jeunes sujets, chez lesquels elles sont le résultat d'une transudation cadavérique. Il n'est pas rare non plus de voir cette membrane fortement colorée, en jaune ou en vert, par la bile. Sur les cadavres en putréfaction, elle offre une couleur rouge lie-de-vin.

Une couche plus ou moins épaisse d'une mucosité visqueuse et grisâtre adhère intimement à la membrane muqueuse gastrique. Elle présente, en outre, à l'œil nu une infinité de mamelons, plus nombreux du côté du pylore que vers l'œsophage, mamelons que la loupe montre criblés d'enfoncemens alvéolaires, sortes de follicules que Hewson a parfaitement décrits, et qui sont formés d'une multitude de saillies plus petites, qui constituent les papilles ou les villosités.

Long-temps on a douté de l'existence de follicules véritables dans la membrane muqueuse de l'estomac; Haller dit ne les avoir vus qu'une ou deux fois. Ils sont faciles à démontrer sur le cochon et sur le cheval; il est commun, chez celui-ci, de les trouver distendus par des larves d'une espèce de mouche, *l'œstrus communis*. Difficiles à voir dans l'état de santé, mais très visibles dans quelques affections de l'estomac, ces follicules sont arrondis et placés dans l'épaisseur de la muqueuse. Ils s'ouvrent à la surface libre de cette membrane par des orifices très étroits , et sont quelquefois si nombreux, que Wepfer, qui le premier les a bien décrits, les considérait comme formant dans l'estomac une membrane particulière , qu'il désignait sous le nom de *membrane glandulaire.*

L'épaisseur de la membrane muqueuse de l'estomac varie suivant les individus, et aussi suivant les divers points où on l'examine ; ainsi près du pylore elle est deux ou trois fois plus épaisse que près du cardia. Il en est de même de sa consistance ; près du cardia, elle est très molle et se sépare avec la plus grande facilité, surtout quand elle a macéré quelque temps dans le suc gastrique , tandis que près du pylore , au contraire , elle est très serrée et très résistante.

La membrane muqueuse de l'estomac est réduite à son derme ; l'épiderme et le corps muqueux y manquent entièrement , ou n'y sont représentés que par l'épaisse couche de mucus qui est appliquée sur les villosités. Elle se déploie en bas sur la valvule pylorique , en forme la partie supérieure , et se continue avec la membrane interne de l'intestin sur le bord de celle-ci. En haut, elle fait suite à la membrane de l'œsophage , mais elle en diffère beaucoup par son absence d'épiderme et par cette apparence villeuse que j'ai signalée. Le cardia est le point précis où cette distinction s'établit ; c'est en particulier à la cessation brusque de l'épiderme œsophagien , à cette hauteur, qu'est due cette ligne ondulée dont il a été question plus haut.

Les *artères* de l'estomac sont très nombreuses et d'un très grand calibre ; elles viennent plus ou moins immédiatement du tronc cœliaque , se réunissent en arcades le long des courbures , et de là, envoient leurs nombreuses ramifications entre les membranes de cet organe. Ses *veines* suivent la même direction que les artères, et vont s'ouvrir ou dans la veine porte ou dans ses branches principales ; ce n'est que par anomalie qu'on les voit communiquer avec les rénales ou les diaphragmatiques. Ses *vaisseaux lymphatiques* se portent particulièrement dans les ganglions qui existent vers les courbures. Ses *nerfs* viennent des pneumo-gastriques et du plexus solaire du grand sympathique.

Développement. Dans les premiers temps de sa formation, l'estomac n'est pas beaucoup plus renflé que le reste du canal digestif ; il se continue, sans ligne sensible de démarcation, avec l'œsophage d'une part, et avec l'intestin de l'autre ; sa direction est à peu près perpendiculaire ; il occupe seulement l'hypochondre et le flanc gauches, et paraît refoulé de ce côté par le foie, surtout par le lobe gauche de cet organe, dont le développement est très considérable. Plus tard, et à mesure que le lobe gauche du foie devient moins volumineux, on voit l'estomac se renfler de plus en plus, particulièrement vers son extrémité splénique, le pylore se relever vers l'épigastre, se diriger vers le côté droit, et l'estomac prendre graduellement la direction oblique qui le caractérise chez l'adulte. C'est après la puberté seulement, que la petite tubérosité commence à se prononcer. Dans la vieillesse, l'estomac est généralement plus grand, ses parois sont plus amincies et moins résistantes que chez l'adulte.

Variétés. Chez la femme l'estomac est moins volumineux et plus alongé que chez l'homme, ce qui tient, dit-on, à l'action des corsets et aux pressions de l'utérus, chez celles qui ont eu des enfans. Sœmmering assure qu'il est plus arrondi chez l'Ethiopien que chez l'Européen.

Glisson a trouvé absent le grand cul-de-sac de l'stomac, et, par compensation, le duodénum très dilaté. Valsalva cite un galérien dont le canal cystique s'ouvrait directement dans l'estomac. Quelquefois la valvule pylorique manque tout-à-fait ou en partie ; d'autres fois elle est très rétrécie. On trouve par fois sur l'estomac des rétrécissemens qui le rapprochent, pour la forme, de l'estomac multiple des animaux.

Usages. C'est dans l'estomac que les alimens sont portés par l'acte de la déglutition ; ils s'y accumulent, y séjournent pendant quelque temps, et y subissent une altération particulière, en vertu de laquelle ils sont transformés en une matière qu'on appelle *chyme* ; après quoi, ils passent dans le duodénum. Quelquefois, cependant, les substances introduites dans l'estomac sortent de ce viscère, en suivant la voie par laquelle elles y étaient entrées et sont rejetées au dehors, comme dans le *vomissement* ou la *régurgitation.*

Ce n'est pas ici le lieu de discuter la question de savoir quelle puissance chasse les alimens vers les intestins dans le premier cas, vers l'œsophage dans le second. Qu'il me suffise de faire remarquer, que l'estomac ne peut exécuter qu'une *contraction lente et vermiculaire*, qu'il ne peut pas se soulever soudainement comme les muscles du squelette, et que, de la sorte, s'il est possible de n'attribuer qu'à lui seul les actions *essentiellement lentes* du passage du chyme dans l'intestin et de la régurgitation, il est absolument impossible de ne pas le reconnaître impropre à produire les phénomènes *brusques* du vomissement.

SECOND GENRE.

INTESTIN.

L'intestin, dernière partie du tube digestif, s'étend du pylore à l'anus, en formant un très grand nombre de circonvolutions. Il occupe à lui seul la plus grande partie de la cavité abdominale.

On divise l'intestin en deux grandes portions, distinctes par leur volume et par leurs usages, *l'intestin grêle* et le *gros intestin*.

SECTION PREMIÈRE.

Intestin grêle.

L'intestin grêle, *intestinum tenue*, sépare l'estomac du gros intestin. Il est remarquable par sa longueur, par sa forme cylindroïde et par ses circonvolutions. On le divise lui-même en deux parties, le *duodénum* et l'*intestin grêle* proprement dit.

Duodénum.

Le duodénum, ainsi nommé en raison de sa longueur, de douze travers de doigt à peu près, est la portion supérieure de l'intestin grêle. Il est caché, en grande partie, dans la base d'un repli du péritoine que je décrirai bientôt sous le nom de mésocolon transverse, et accolé par lui à la face antérieure de la colonne vertébrale. Il commence au pylore, et finit sur le côté gauche de la deuxième vertèbre lombaire, au niveau de l'extrémité supérieure du mésentère et de l'artère mésentérique supérieure, qui le croise antérieurement. Quelques anatomistes anciens le faisaient cesser beaucoup plus tôt, au point vers lequel les conduits cholédoque et pancréatique s'ouvrent dans son intérieur. Quoi qu'il en soit, il se continue ensuite avec le reste de l'intestin grêle, sans autre ligne de démarcation sensible.

Constamment plus large que l'intestin grêle proprement dit, mais plus petit que l'estomac, le duodénum acquiert cependant quelquefois des dimensions si considérables, que quelques anatomistes ont cru devoir le considérer comme un estomac secondaire, et l'ont décrit sous le nom de *ventriculus succenturiatus*. Il est situé profondément dans la cavité abdominale, derrière le mésocolon transverse, au-dessous de l'estomac et sur la limite des régions épigastrique et ombilicale.

Dans son trajet, le duodénum se recourbe deux fois sur lui-même; ce qui a permis de le diviser en trois portions distinctes. En se séparant du pylore, en effet, il se dirige en haut, à droite et en arrière, jusqu'au col de la vésicule biliaire; là il change de direction, en formant un angle variable, et descend à peu près verticalement; enfin, au bout d'un trajet plus ou moins long, il se recourbe de nouveau moins brusquement que la première fois, et se porte transversalement à gauche, au-devant de la colonne vertébrale. Il décrit ainsi une courbe générale dont la cavité, dirigée à gauche, embrasse le pancréas.

La *première portion* du duodénum, longue d'environ deux pouces, répond, en haut, au foie et à la vésicule du fiel qui la teint quelquefois en jaune et qui lui est unie par un repli du péritoine, en avant au feuillet supérieur du mésocolon transverse, en arrière, à l'épiploon gastro-hépatique et aux vaisseaux hépatiques.

La *deuxième portion*, dont la longueur varie entre deux et trois pouces, est en rapport, en avant, avec l'extrémité droite de l'arc du colon, en arrière, avec le rein droit, avec la veine cave inférieure et le canal cholédoque, à droite, avec l'extrémité supérieure du colon ascendant, à gauche, avec le pancréas.

La *troisième portion* répond, en haut, au pancréas dont elle longe le bord inférieur, en bas, au feuillet inférieur du mésocolon transverse , en avant à l'estomac, en arrière à l'aorte, à la veine cave inférieure, aux piliers du diaphragme et à la colonne vertébrale.

Le duodénum est solidement fixé à la place qu'il occupe, ce qui était nécessaire pour que l'abord de la bile ne pût y être interrompu. Sa première portion jouit seule d'une assez grande mobilité, et peut être entraînée dans les déplacemens de l'estomac.

La surface interne du duodénum est muqueuse, comme celle de l'estomac ; on y remarque des plis circulaires , nommés *valvules conniventes*, que je décrirai à l'occasion du reste de l'intestin grêle auquel ils appartiennent également. Je signalerai seulement, vers l'extrémité inférieure de la deuxième portion, tantôt plus haut, tantôt plus bas, une petite saillie offrant à son centre un orifice par lequel s'ouvrent, isolément ou ensemble, les conduits cholédoque et pancréatique.

Structure. Le duodénum est principalement formé par trois tuniques superposées de dehors en dedans : la *tunique charnue*, la *tunique fibro-celullaire*, la *tunique muqueuse*. Le péritoine est étranger à la plus grande partie de cet intestin ; il ne revêt réellement que sa première portion , en l'embrassant en avant et en arrière , comme il le fait pour l'estomac ; les deux autres n'ont avec lui que des rapports médiats.

La *tunique charnue* est assez épaisse et formé de fibres pâles, les unes , superficielles, longitudinales , les autres , profondes , circulaires, les premières, beaucoup moins nombreuses que les secondes, beaucoup plus rares surtout que dans le reste de l'intestin grêle.

La *tunique fibro-cellulaire* est fort analogue à celle de l'estomac.

La *tunique muqueuse* est la plus importante, sans contredit. Sa couleur est blanchâtre , quoique un peu modifiée, sur le cadavre, par l'action de la bile. Ses valvules conniventes sont remarquables par leur nombre et leur développement. Sa surface interne est hérissée de *papilles* ou *villosités*, que je décrirai seulement à l'occasion de l'intestin grêle proprement dit qui en est également rempli. Les conduits cholédoque et pancréatique cheminent pendant quelque temps au dessous d'elle, et ne s'ouvrent qu'ensuite sur sa face libre.

De nombreux follicules à parois glandulaires, quelque peu distincts des follicules isolés du reste de l'intestin grêle, sont formés par la membrane muqueuse du duodénum. Décrits spécialement par Brunner, sous le nom de second pancréas, ces follicules ou glandules duodénales, sont aplatis, pressés les uns contre les autres et appartiennent surtout à la région supérieure du duodénum où ils abondent (1).

Le duodénum reçoit principalement ses artères de la *pylorique*, de la *gastro-épiploïque droite* et de la *mésentérique supérieure*. Ses veines leur correspondent. Ses vaisseaux lymphatiques se rendent dans les ganglions voisins. Ses nerfs émanent tous du grand sympathique.

Action. Le duodénum est susceptible d'une dilatation plus grande que le reste de l'intestin grêle. C'est dans sa cavité que s'opère le premier contact de la bile et du suc pancréatique avec le chyme, et que le chyle précipité, en quelque sorte, par ces fluides commence, suivant M. Magendie, à se montrer sous la forme de stries blanchâtres, qu'il appelle du *chyle brut*.

Intestin grêle proprement dit.

L'intestin grêle, proprement dit, fait suite au duodénum et se termine vers la région iliaque droite, dans le gros intestin. Dans ce trajet, il décrit, en se recourbant sur lui-même, une multitude d'inflexions qu'on a nommées *circonvolutions*, et qui ressemblent beaucoup, pour la disposition et la forme, à celles de la surface extérieure du cerveau.

Les circonvolutions de l'intestin grêle sont retenues au devant de la colonne vertébrale, au moyen d'un large repli du péritoine nommé *mésentère*. Elles sont très mobiles les unes sur les autres. Leur convexité est lisse, polie et dirigée en avant. Leur concavité, au contraire, est rugueuse, comme plissée par l'effet de la courbure, et tournée en arrière.

L'intestin grêle occupe les régions ombilicale, hypogastrique, iliaques et l'excavation du bassin dans laquelle il se prolonge, en glissant dans l'intervalle que les deux extrémités du gros intestin laissent entre elles, sur la ligne médiane.

(1) C'est à la loupe que ces glandules doivent être étudiées.

Sa direction générale est oblique de haut en bas et de gauche à droite.

La masse des circonvolutions de l'intestin grêle, est recouverte, en avant, par le grand épiploon et l'arc du colon, séparée par eux de la paroi abdominale antérieure. Elle répond, à droite, au cœcum et au colon ascendant, à gauche, au colon descendant et à l'S iliaque du colon, et en haut, au mésocolon transverse qui le sépare du foie, de l'estomac, de la rate et du pancréas. Les circonvolutions qui descendent dans le bassin sont contiguës, chez l'homme, en avant à la vessie, en arrière au rectum, et de plus, chez la femme, aux deux faces de l'utérus et des ligamens larges. Des adhérences et d'autres états morbides peuvent faire varier singulièrement ces rapports.

On a établi deux divisions secondaires dans l'intestin grêle proprement dit : on a donné le nom de *jejunum* à sa partie supérieure, parce qu'on la trouve le plus souvent vide, et celui d'*iléon* à l'inférieure, parce qu'elle appuie sur les régions iliaques ; mais une telle division est tout-à-fait arbitraire ; car, bien que l'intestin grêle se modifie beaucoup d'une de ses extrémités à l'autre, comme ce n'est que par des degrés insensibles, il est impossible d'établir un point précis de démarcation entre telle et telle portion de son étendue. Aussi, les auteurs ont-ils varié beaucoup sur la limite de chacune de ces divisions ; les uns appellent jejunum, sans préciser d'avantage, toute cette partie de la région supérieure de l'intestin grêle, que distingue une teinte rouge plus prononcée ; tandis que les autres désignent par ce nom toutes les circonvolutions comprises entre l'ombilic et l'épigastre. Winslow, pressé également par la difficulté d'établir un point de séparation naturel entre ces parties, appelait jejunum les deux cinquièmes supérieurs, et iléon les trois cinquièmes inférieurs de l'intestin grêle. Enfin, bien avant Winslow, Glisson avait dit que si l'intestin grêle a trente-trois pieds, neuf appartiennent au jejunum et vingt-quatre à l'iléon.

La longueur de l'intestin grêle est sujette à beaucoup de variations : quelques auteurs l'estiment, chez l'adulte, à quatre ou cinq fois la hauteur du corps ; Meckel pense, qu'en y comprenant le duodénum, cette longueur varie entre treize et vingt-sept pieds ; M. Cruveilhier assure, au contraire, que c'est entre dix et vingt-cinq Du reste, ces différences peuvent aisément s'expliquer ; car si l'on mesure l'intestin, sans avoir coupé bien exactement les replis membraneux et les brides qui peuvent le retenir, sa longueur est par là beaucoup diminuée.

Quoique le calibre de l'intestin grêle présente également beaucoup de variétés, cependant, dans une distension médiocre, son diamètre est généralement d'un pouce. L'accumulation des matières lui donne quelquefois des dimensions analogues à celles du gros intestin. Ce qui est plus constant, c'est que son calibre va un peu en diminuant de son extrémité supérieure à l'inférieure. Arrondi quand il est distendu, il a, au contraire, une forme elliptique quand il est vide.

On remarque quelquefois çà et là sur l'intestin grêle, mais particulièrement vers son extrémité inférieure, un ou plusieurs appendices en forme de doigt de gant, qu'on nomme *diverticules*, et qui peuvent avoir jusqu'à trois pouces de longueur. Ces diverticules sont des espèces de prolongemens en cul-de-sac de la paroi elle-même de l'intestin, car on y retrouve les diverses membranes qui entrent dans sa composition. D'autres fois on rencontre une autre espèce d'appendices, formés seulement par un amas de graisse dans un repli du péritoine, appendices qui ont du reste la même forme que ceux qu'on remarque constamment sur le gros intestin.

La surface interne de l'intestin grêle est tapissée par la membrane muqueuse, et présente des particularités qui seront indiquées à l'occasion de cette membrane.

Structure. Les parois de l'intestin grêle proprement dit sont formées par quatre tuniques superposées qui sont de dehors en dedans, une *séreuse*, une *musculeuse*, une *cellulofibreuse*, et une *muqueuse*.

La membrane séreuse appartient au péritoine. Elle embrasse l'intestin dans toute sa circonférence, excepté au niveau de son bord postérieur ; là, en effet, les deux feuillets du mésentère s'écartent, et laissent entre eux un espace triangulaire analogue à ceux qu'on remarque aux deux courbures de l'estomac, espaces qui ont le même but de l'un et de l'autre côté, celui de permettre la dilatation de l'organe correspondant. Cette membrane est, du reste, comme toutes celles de son espèce, lisse, mince, transparente et continuellement humectée d'un fluide onctueux qui facilite le glissement des circonvolutions. Par sa face adhérente, elle est unie à la membrane musculeuse à l'aide d'un tissu cellulaire fin, et serré.

La *membrane musculeuse*, plus épaisse que la précédente, est formée de deux plans de fibres; l'un superficiel, l'autre profond. Le plan superficiel est constitué par des fibres longitudinales, régulièrement placées les unes à côté des autres et d'une couleur pâle. Le plan profond, plus épais que le superficiel, est formé par des fibres circulaires qui embrassent l'intestin en forme d'anneau complet, et qui paraissent quelquefois s'entre-croiser obliquement. Du reste, les fibres longitudinales se prolongent-elles sur toute l'étendue de l'intestin, ou bien, comme on le pense généralement, sont-elles interrompues de loin en loin, de manière qu'à chaque interruption les extrémités des unes s'entredigiteraient avec celles qui sont situées au-dessus et au-dessous? La première opinion me paraît la mieux établie. Quelques anatomistes ont aussi parlé de fibres disposées en spirale qui n'existent pas.

La *membrane cellulo-fibreuse*, située entre la précédente et la muqueuse, ressemble à celle de l'estomac; elle est seulement moins épaisse et plus dense.

La *membrane muqueuse*, blanchâtre, plus épaisse que celle de l'estomac est en rapport en dehors, avec la cellulo-fibreuse, tandis qu'elle est libre en dedans. Continuellement enduite d'un mucus plus ou moins abondant, elle présente une multitude de replis disposés perpendiculairement à l'axe du canal, replis décrits anciennement par Fallope et connus généralement aujourd'hui, depuis Kerckring, sous le nom de *valvules conniventes*. Ces valvules sont le plus souvent parallèles, quelques-unes seulement sont obliques. Elles commencent dans le duodénum, à un pouce environ au-dessous du pylore. Très nombreuses dans la partie supérieure de l'intestin, elles diminuent ensuite graduellement de nombre et d'étendue, et manquent même presque tout-à-fait inférieurement. Elles varient en longueur, mais il est très rare qu'elles décrivent un anneau complet. Leur largeur assez généralement de trois lignes à leur partie moyenne, va en diminuant vers leurs extrémités, qui se terminent le plus souvent en pointe et quelquefois en se bifurquant. Elles sont assez éloignées les unes des autres,

excepté cependant vers la partie supérieure de l'intestin, où
elles se touchent par leurs bords ou même se recouvrent mutuellement et à la manière des tuiles d'un toit, comme le dit
Kerckring. Ça et là, on en voit quelques-unes qui se portent obliquement de l'une à l'autre et qui les font communiquer entre elles. Leur bord libre, flottant dans la cavité de l'intestin, est tourné, tantôt vers le pylore, tantôt vers le gros intestin. Près de la valvule iléo-cœcale, quelques-unes d'entre
elles deviennent verticales.

Les valvules conniventes sont formées par un repli de la
membrane muqueuse, à la base duquel se trouve un tissu cellulaire très serré, qui ne leur permet pas de s'effacer, même
dans le cas de grande dilatation de l'intestin ; sous ce rapport,
elles doivent être distinguées des plis de l'œsophage et de l'estomac. Leur base est ordinairement parcourue par un artère,
une veine et un tronc lymphatique. Meckel assure qu'elles
manquent chez le singe. Quelques poissons en ont un grand
nombre, mais seulement vers la fin de l'intestin.

La surface libre de la muqueuse de l'intestin grêle présente une
multitude d'autres saillies, semblables à un gazon très touffu,
qui constituent les *papilles* ou *villosités* (1). Minces et flexibles,
les villosités sont en aussi grand nombre sur les valvules conniventes que dans leur intervalle, mais elles m'ont toujours paru
plus nombreuses au commencement qu'à la fin de l'intestin.
Lieberkuhn en porte le nombre total à 5oo,ooo, et quelques
auteurs modernes à 4,ooo par pouce carré, ce qui ferait à peu
près un million en tout. Leur longueur varie entre un quart
de ligne et une ligne. Elles adhèrent quelquefois entre elles,
et sont réunies en pelotons. Les unes sont droites, les autres
sont recourbées sur elles-mêmes ; celles-ci paraissent lamelleu-
ses, celles-là filiformes ; beaucoup se terminent par une extrémité renflée.

La structure des villosités est très difficile à bien déterminer ; aussi les opinions des auteurs ont-elles beaucoup varié
à ce sujet. *Lieberkuhn*, en les examinant au microscope, s'est
assuré qu'elles présentent une ampoule à leur base, et que
leur extrémité libre est percée d'un trou qui n'est lui-même

(1) Pour les apercevoir parfaitement, examinez une portion d'intestin
sous une eau bien limpide et à un beau soleil.

que la bouche absorbante d'un vaisseau lacté. D'autres anatomistes, au contraire, et entre autres *Albert Meckel*, nient qu'elles soient perforées. Ce dernier soutient qu'on s'en est laissé imposer par une simple apparence, et que les villosités sont simplement formées par de petits feuillets courbés en forme de gouttière, ou bien contournés sur eux-mêmes, à l'instar des feuilles engaînantes des graminées. Toutefois les observations de M. Magendie ne permettent plus de douter que les villosités présentent une ouverture terminale. Une artériole, une veinule et des lymphatiques se ramifient dans l'épaisseur de chacune d'elles.

La muqueuse de l'intestin grêle est pourvue d'un très grand nombre de follicules, les uns simples et isolés, *follicules solitaires* ou *glandes de Brunner*, les autres, réunis par plaques, *follicules agminés*, connus généralement sous le nom de *glandes de Peyer* (1).

Les *follicules solitaires* ou *glandes de Brunner*, n'avaient guère été décrits par cet anatomiste que dans la portion duodénale de l'intestin; mais comme on en trouve aussi sur les autres points de l'intestin grêle, et qu'ils se ressemblent partout, on les désigne tous aujourd'hui sous la même dénomination; quelques personnes les ont considérés comme analogues, par leur structure, aux granulations du pancréas. Quoiqu'il en soit, ils sont arrondis et développés dans l'épaisseur de la membrane muqueuse. Il en existe sur les valvules conniventes, mais la majeure partie occupe leur intervalle. Ils sont plus nombreux dans la région inférieure de l'intestin que dans la supérieure. Chacun d'eux présente à son centre un petit orifice, qui verse dans le canal intestinal le produit de leur sécrétion.

Les *follicules agminés* ou *glandes de Peyer*, sont réunis par plaques qui se présentent sous des formes très variées. Les unes, en effet, sont disposées en bandelettes, les autres en cercle; celles-ci sont irrégulières; celles-là, en plus grand nom-

---

(1) PECHLIN, dans son traité *De purgantium medicamentorum operationibus*, a très bien décrit, et avant Peyer, sous le nom de *tenuium glandularum agmina*, les plaques dont il s'agit. Seulement ce médecin ne les avait observées que sur le chien et le cochon; mais il ajoute qu'il est impossible qu'elles n'existent pas chez l'homme.

bre , sont elliptiques et ont leur grand diamètre tourné , tantôt suivant l'axe de l'intestin , tantôt en sens inverse ; quelques-unes décrivent un cercle complet, surtout près de l'extrémité cœcale de l'intestin grêle.

Presque toutes les plaques des glandes de Peyer sont situées le long du bord convexe des circonvolutions intestinales et , par conséquent, à l'opposite du mésentère. Leur nombre va successivement en diminuant de l'extrémité inférieure de l'intestin à son extrémité supérieure, et il est assez rare d'en rencontrer dans le duodénum, bien que *Peyer* prétende le contraire. Leur surface présente un grand nombre de dépressions, qui répondent à leurs orifices et leur donnent un aspect qui leur a valu la dénomination de *plaques gaufrées*, que leur a imposé M. Cruveilhier, et sous laquelle on les désigne le plus souvent aujourd'hui.

Les artères de l'intestin grêle sont très nombreuses; elles sont fournies par la convexité de la mésentérique supérieure. Ses veines se rendent dans la grande mésaraïque. Ses lymphatiques, appelés aussi *chilifères*, traversent les ganglions du mésentère. Ses nerfs émanent exclusivement du grand sympathique.

Développement. Le développement du canal intestinal en général , et celui de l'intestin grêle en particulier , est un point fort important , et dont on s'est beaucoup occupé. Malheureusement il règne encore beaucoup d'obscurité dans la science, sous ce rapport.

La continuité de l'intestin avec le vésicule ombilicale, est un fait aujourd'hui bien avéré; l'analogie des oiseaux , d'une part , et les observations embryologiques faites dans ces derniers temps , celles de M. Velpeau en particulier , l'ont mise hors de doute. Toutefois l'intestin grêle est-il le siége de cette communication? Je le pense, avec Meckel; mais je dois convenir que telle n'est pas l'opinion d'Oken, qui considère l'appendice cœcal comme le reste de la vésicule. Quoiqu'il en soit, c'est seulement aux premières semaines de la vie intra-utérine qu'appartient cette disposition , qui disparaît très promptement (1); ce qui permet de comprendre comment elle a pu être aussi long-temps ignorée.

(1) Chez les oiseaux, il n'en est pas de même , par la raison que devant

Mais de ce que l'intestin se continue réellement avec la vésicule ombilicale, ce n'est pas à dire pour cela, qu'il en doive nécessairement procéder dans sa formation, et qu'il résulte de son prolongement à l'intérieur de l'abdomen, sous la forme de deux tubes, l'un supérieur, l'autre inférieur, comme Wolf l'a assuré. Je reviendrai, au reste, plus tard sur cette opinion (1).

Certains vices de conformation de l'intestin grêle, dans lesquels on le rencontre interrompu complètement, dans une partie plus ou moins grande de son étendue, et fermé en cul-de-sac vers ce point, ont suggéré l'idée que le canal intestinal se creuse à l'intérieur du tronc, de haut en bas et de bas en haut, par deux prolongemens, l'un *buccal*, l'autre *anal*. Mais ces faits peuvent d'autant moins fournir un appui suffisant à cette doctrine, que souvent les interruptions de l'intestin ne sont pas bornées à un seul point. Serait-ce donc que l'intestin débuterait, comme beaucoup d'autres parties, par plusieurs portions plus ou moins nettement séparées, comme Rolando en a eu l'idée? Je ne le pense pas, quoique je convienne cependant, qu'il est impossible d'affirmer positivement, dans l'état actuel de la science, que les choses ne se passent point ainsi.

Dans les premiers temps de la vie intra-utérine, l'intestin grêle envoie un prolongement vers la base du cordon; mais c'est une erreur de croire qu'il est complètement renfermé dans celui-ci à son origine. D'abord, il ne diffère pas par son volume du gros intestin, non qu'il n'ait pas acquis un développement proportionnel égal à celui de l'adulte, mais parce que le gros intestin est resté en arrière de lui sous ce rapport. Sa longueur va en augmentant jusque vers le milieu de la grossesse. C'est à cette époque aussi que paraissent les valvules conniventes et les villosités. Celles-ci, suivant Albert Meckel, commencent par des plis longitudinaux, d'abord simples, mais qui ne tardent pas à se découper en une foule de filamens.

A partir du troisième mois, l'intestin grêle est parcouru par

rester séparés de leur mère pendant toute leur existence fœtale, leur intestin devait, pendant tout ce temps, recevoir des matériaux nutritifs de la vésicule ombilicale

(1) Dans l'embryologie.

un liquide gluant, épais, verdâtre, qui passe dans le gros intestin vers la fin de la grossesse, et qui constitue le *méconium*.

Variétés. L'intestin grêle présente quelquefois, chez le fœtus, des interruptions plus ou moins considérables. Ces vices de conformation, incompatibles avec la vie extra-utérine, comme il est facile de le concevoir, présentent d'ailleurs plusieurs dégrés : d'abord, l'interruption peut se rencontrer en un point seulement ou dans plusieurs à la fois ; j'ai long-temps conservé un fœtus qui en présentait trois; ensuite, tantôt on trouve un rapport plus ou moins intime entre les deux culs-de-sac correspondans de l'intestin, et tantôt ces parties sont tout-à-fait séparées.

Action. C'est dans l'intestin grêle que s'accomplit la séparation complète et l'absorption du chyle. Les villosités sont les agens immédiats de cette séparation : elles s'érigent, à cet effet, et pénètrent au milieu de la pâte chymeuse, de manière à ne laisser échapper presque aucune de ses parties alibiles. Les valvules conniventes sont justement disposées pour rendre cette pénétration plus intime, et pour faciliter l'absorption du chyle en ralentissant la progression péristaltique de la masse alimentaire.

SECTION DEUXIÈME.

Gros intestin.

Le gros intestin, *intestinum crassum*, est la dernière partie du canal digestif. Il commence à la fin de l'intestin grêle par une sorte de cul-de-sac, et se termine à l'anus.

Son volume est supérieur, comme son nom l'indique, à celui du reste de l'intestin ; il est d'ailleurs susceptible de varier beaucoup dans ses alternatives de distension et de vacuité ; terme moyen, sa circonférence est environ double de celle de l'intestin grêle. Il résulte des recherches de M. Cruveilhier, que le gros intestin est plus gros vers ses parties supérieure et inférieure qu'au milieu, et qu'il représente ainsi, en quelque sorte, deux cônes adossés par leur sommet.

Le gros intestin est long de quatre à cinq pieds, quatre fois moins, environ, que l'intestin grêle. Il mesure un peu plus que la longueur du tronc de l'individu sur lequel on l'étudie.

Son trajet dans la cavité abdominale est assez compliqué : il occupe à la fois les régions iliaques, les flancs, le mésogastre et l'excavation pelvienne, et décrit, en parcourant ces régions, une grande courbure dont la concavité est dirigée en bas, en arrière et à droite, courbure qui embrasse l'intestin grêle. Le gros intestin marche généralement de droite à gauche : ascendant dans la première partie de son trajet, il devient transversalement dirigé dans la seconde, et descendant dans la troisième. Il est fixé dans les points de la cavité abdominale qu'il occupe par divers replis du péritoine, dont la disposition varie et qui seront décrits plus loin.

Conformation. La surface extérieure du gros intestin se distingue de celle de l'intestin grêle par des caractères bien tranchés : elle n'est point régulièrement arrondie ; on y trouve çà et là des *bosselures* et des *enfoncemens* ; des *appendices épiploïques* lui appartiennent aussi d'une manière toute spéciale.

Les enfoncemens du gros intestin sont de deux sortes, les uns *longitudinaux*, les autres *circulaires*. Tous paraissent d'autant plus prononcés qu'on les observe plus près de l'origine de cette partie. Les enfoncemens longitudinaux sont au nombre de trois, et placés, l'un en avant, un autre en dehors et en arrière, le dernier en dedans et en arrière ; leur fond est occupé par trois bandelettes charnues, longitudinales comme eux, et qui s'effacent également vers la fin du gros intestin. Les enfoncemens circulaires sont plus profonds que les précédens, et n'ont point leur fond occupé par des bandes fibreuses spéciales ; ils répondent à des plis de l'intestin sur lui-même, plis qui résultent, comme on le verra plus loin, de la brièveté relative des bandelettes longitudinales.

Les bosselures du gros intestin sont intermédiaires aux enfoncemens ; elles sont plus ou moins considérables, et généralement arrondies.

Les appendices épiploïques sont des franges formées par le péritoine à la surface du gros intestin, franges plus ou moins saillantes et plus ou moins chargées de vésicules adipeuses.

La surface intérieure est opposée, de tous points, à la surface extérieure du gros intestin : des *brides* y apparaissent là où sont les enfoncemens , et des *enfoncemens* là où sont les bosselures de celle-ci.

Les brides ou les saillies intérieures du gros intestin sont nécessairement longitudinales et circulaires , d'après ce qui vient d'être dit. Les dernières sont les plus saillantes et celles qui offrent le plus d'importance ; elles forment des espèces de valvules qui rétrécissent beaucoup, dans certains points , la cavité de l'intestin, et qui opposent des barrières à l'issue trop prompte des fèces (1).

Les enfoncemens intérieurs sont aussi appelés *loges* ou *lacunes* du gros intestin. Ils servent à retenir pendant quelque temps les matières fécales , qui s'y moulent ordinairement.

Structure. Le gros intestin est formé par la superposition de quatre membranes distinctes, analogues à celles qui constituent l'intestin grêle : la *séreuse*, la *musculeuse*, la *cellulo-fibreuse* et la *muqueuse*.

La *tunique séreuse* est loin d'être aussi constante que les autres ; à vrai dire, même, elle n'appartient qu'accessoirement au gros intestin , et manque sur quelques-unes de ses parties, comme on le verra dans les détails. C'est elle qui forme les mésentères particuliers qui servent à fixer cet intestin; c'est elle aussi dont les prolongemens constituent les franges épiploïques qui ont été décrites.

La *tunique musculeuse* est unie, en dehors , à la précédente et, en dedans, à la tunique fibro-cellulaire. Elle est fort analogue à celle de l'intestin grêle pour la couleur, mais son épaisseur, surtout inférieurement, est plus considérable que la sienne. Ses fibres sont longitudinales et circulaires. Les premières , rassemblées à l'origine du gros intestin, en trois bandes ou faisceaux séparés, qui occupent les trois dépressions longitudinales que j'ai décrites, s'étalent, au contraire, sur tout son contour dans les dernières portions de celui-ci. Ces fibres ont ceci de remarquable, que leur longueur est moins considérable que celle du gros intestin déployé, et que, tendues cependant entre les deux extrémités de celui-ci, elles le plissent et lui im-

---

(1) Il ne faudrait pas juger de la saillie de ces valvules d'après leur seul examen sur un gros intestin desséché , parce que le froncement qui résulte de la dessication l'augmente beaucoup.

priment les bosselures et les dépressions qu'il présente (1).
Les fibres circulaires ne sont pas rassemblées en faisceaux;
comme celles de l'intestin grêle, elles sont également reparties
sur tous les points du gros intestin.

La *tunique cellulo-fibreuse* n'offre rien de particulier.

La *tunique muqueuse* du gros intestin diffère notablement
de celle de l'intestin grêle : privée comme elle d'épithélium
véritable, elle est généralement pâle, dépourvue de villosités et de follicules agminés; ses follicules sont solitaires,
nombreux et remarquables, surtout, par leur volume. Cette
tunique présente à la loupe quelque chose de la disposition
alvéolaire qui a été signalée par Hewson dans la membrane muqueuse de l'estomac.

Les artères du gros intestin émanent, pour sa moitié droite,
de la concavité de la *mésentérique supérieure*, pour sa moitié gauche, de la *mésentérique inférieure* et de l'*hypogastrique*.
Ses veines suivent un trajet analogue et se jettent, les unes,
dans la *grande mésaraïque*, les autres dans la *petite*, les dernières dans la *veine pelvienne*. Ses lymphatiques, moins nombreux
que ceux de l'intestin grêle, se rendent dans les ganglions placés dans les replis péritonéaux qui forment ses mésentères particuliers. Ses nerfs émanent partout du grand sympathique,
excepté près de l'anus, où il reçoit, en outre, quelques branches des nerfs sacrés.

Développement. C'est à l'origine du gros intestin, suivant
Oken, que se fait la communication du tube digestif et de la
vésicule ombilicale. D'après cet anatomiste, la première portion de cet intestin, disposée en cul-de-sac, serait un vestige du canal qui établissait cette communication chez l'embryon.

Quoi qu'il en soit, dans les premiers temps de sa formation, le gros intestin ne diffère pas de l'intestin grêle par son
volume; il est dépourvu de dépressions et de bosselures ;
les fibres longitudinales de sa tunique charnue, uniformément

(1) Si vous coupez de distance en distance les fibres longitudinales du
gros intestiu, vous effacez facilement, par la traction, ses bosselures et ses
plis circulaires, et vous lui donnez une longueur qui lui était étrangère
auparavant.

étalées sur lui, présentent une longueur égale à la sienne, et ne constituent pas ces trois bandes qu'elles forment chez l'adulte; c'est seulement au milieu de la vie intra-utérine que la dernière disposition commence à se prononcer.

D'abord, le gros intestin est entièrement *descendant*; plus tard il devient *transverse et descendant*; plus tard encore, dans les derniers mois de la vie intra-utérine, il devient, comme chez l'adulte, *ascendant*, *transverse* et *descendant*.

Action. Le gros intestin sert de dépôt, pendant quelque temps, aux matières qui ont fourni à l'absorption du chyle, matières que ses vaisseaux dépouillent des principes nutritifs qu'elles recèlent encore et qui ont échappé à l'action de l'intestin grêle. Les cellules ou loges de cet intestin et les plis valvulaires qui les séparent, ralentissent la marche de ces matières, les forcent à rester plus long-temps en rapport avec les vaisseaux, et concourent ainsi à faciliter cette absorption.

Tel est le gros intestin considéré en général ; mais il est composé de plusieurs portions distinctes, qui méritent chacune de fixer l'attention d'une manière spéciale : le *cœcum*, le *colon* et le *rectum*.

Cœcum.

Ainsi nommé de sa disposition en forme de cul-de-sac dirigé inférieurement, le cœcum est la première partie du gros intestin. Il n'a pas de limites précises supérieurement, du côté du colon : aussi les uns le font-ils cesser au niveau de l'insertion de l'intestin grêle ; tandis que les autres le continuent à quelques travers de doigt au delà de ce point. Il occupe la fosse iliaque droite, retenu contre cette fosse par le péritoine, qui tantôt lui forme un mésentère particulier, le *mésocœcum*, et qui tantôt passe simplement au-devant de lui (1).

Conformation. Le cœcum est plus volumineux que le reste du gros intestin ; il acquiert par fois des dimensions considérables par suite de l'accumulation de gaz ou de fèces. Sa longueur est de cinq ou six travers de doigt, sa forme celle

____

(1) On comprend aisément que, dans ce dernier cas, le cœcum puisse se trouver dans une hernie sans y être enveloppé du péritoine ; il suffit pour cela qu'il sorte par sa partie postérieure.

d'un prisme à bords émoussés, et sa direction à peu près verticale.

En avant, il est en rapport avec la paroi abdominale antérieure et quelquefois, avec l'épiploon et l'intestin grêle qui se glissent au-devant de lui. En arrière, il répond plus ou moins immédiatement aux muscles psoas et iliaque, suivant qu'il est ou non pourvu d'un mésocœcum. En dedans, il est contigu à l'intestin grêle et reçoit l'insertion de son extrémité. En haut, il se continue avec le colon. En dehors et en bas, il est arrondi, terminé en cul-de-sac et dirigé vers le pli de l'aine et vers l'ouverture supérieure des conduits inguinal et crural. En bas et en dedans, il se continue avec un appendice appelé *cœcal* ou *vermiforme*, appendice de la grosseur d'un tuyau de plume, long de trois pouces à peu près, replié sur lui-même et fixé par un repli péritonéal particulier sur les côtés du détroit supérieur du bassin.

Du reste, à l'extérieur, le cœcum présente des dépressions, des bosselures et des franges épiploïques très prononcées. C'est de la base de son appendice que procèdent les bandes longitudinales du gros intestin.

A l'intérieur, le cœcum est pourvu d'une cavité qui se continue avec celles de l'appendice, du colon et de l'intestin grêle, et qui est garnie de cellules et de replis valvulaires, comme celle du reste du gros intestin.

La cavité de l'appendice cœcal est séparée de celle du cœcum par un rétrécissement très marqué ; de sorte qu'on voit souvent du mucus ou des vers intestinaux s'y accumuler.

On ne trouve aucune démarcation sensible entre la cavité du cœcum et celle du colon, mais il n'en est pas de même du côté de l'intestin grêle ; une ouverture appelée *iléo-cœcale* (1), constitue, en ce point, une limite bien tranchée et très naturelle entre ces deux organes.

L'ouverture iléo-cœcale résulte de l'insertion oblique de bas en haut et de dedans en dehors de l'intestin grêle sur le cœcum. Elle a la forme d'une fente dirigée d'avant en arrière et de de-

____

(1) Pour étudier convenablement cette ouverture, il faut séparer du reste de l'intestin la fin du 'l'iléon et le cœcum, puis les insuffler et les dessécher.

hors en dedans , et se trouve garnie d'une valvule appelée *iléo-cœcale* ou de *Bauhin*.

La valvule iléo-cœcale est formée de deux *lèvres* , une supérieure et une inférieure, lèvres qui se réunissent sous deux *angles* ou *commissures*. La lèvre supérieure, plus étroite, est dirigée vers le colon ; la supérieure, plus longue, répond au cul-de-sac du cœcum. Toutes deux sont molles et ont un bord adhérent à l'ouverture iléo-cœcale , et un bord libre, convexe et ordinairement flottant vers le cœcum. Une de leurs faces regarde l'instestin grêle ; tandis que l'autre est tournée du côté du cœcum. Leurs angles de réunion donnent naissance à deux replis muqueux , que Morgagni a nommés *freins de la valvule*, replis qui vont se continuer avec la membrane muqueuse cœcale , et qui, par suite de cette disposition , se relâchent et n'opposent aucun obstacle lors de l'abaissement de la valvule vers le cœcum, tandis qu'ils se tendent lors de l'élévation de celle-ci vers l'iléum, et empêchent son renversement de ce côté.

Structure. Le cœcum lui-même n'offre rien de particulier sous le rapport de la structure. Son appendice est pourvu des quatre tuniques qu'on observe dans le cœcum ; mais ses fibres longitudinales sont uniformément étalées sur tout son contour ; de sorte qu'il a la structure du gros intestin de l'embryon, dont les fibres charnues longitudinales, comme on l'a vu, n'ont pas encore la disposition fasciculée.

La valvule iléo-cœcale est réellement formée par la pénétration de l'intestin grêle dans le cœcum, ainsi qu'Albinus le premier l'a démontré. Le péritoine seul de cet intestin ne s'y rencontre pas, tandis qu'on y trouve sa couche charnue , son tissu sous-muqueux et sa membrane muqueuse. Cette dernière seulement y est, en quelque sorte, en excès, et dépasse les autres couches d'une assez grande étendue. Sur la face supérieure de la valvule iléo-cœcale, la membrane muqueuse offre tous les caractères de celle de l'iléon, *couleur*, *glandes de Peyer*, etc.; inférieurement, elle est organisée comme celle du gros intestin ; le bord libre de la valvule est le point précis où s'opère ce changement brusque de structure (1).

(1) Dans les entérites folliculeuses , on constate souvent de la manière la plus évidente cette ligne de démarcation, les altérations de l'intestin

Développement. D'abord très petit chez l'embryon, le cœcum devient bientôt proportionnellement.très long, beaucoup plus surtout que chez l'adulte ; on n'y remarque point d'appendice, ou plutôt, celui-ci, très large, se continue avec le cœcum sans ligne de démarcation.tranchée. La séparation de ces deux parties s'établit vers le milieu de la grossesse. Dans l'origine la valvule iléo-cœcale n'existe pas ; on ne commence à l'apercevoir qu'à trois mois ; d'abord elle est très incomplète, mais elle se forme rapidement, car elle est très développée chez le fœtus à terme.

Chez l'embryon, le cœcum n'occupe pas la région iliaque droite : il est placé dans la région ombilicale, près du flanc gauche. Plus tard il se porte un peu à droite, de telle sorte qu'au quatrième mois on le trouve au-dessous des fausses côtes droites. Enfin il descend graduellement, avec l'âge, dans le flanc droit et la région iliaque du même côté, et n'occupe définitivement le lieu indiqué qu'après la naissance.

Colon.

Le colon est la partie moyenne et la plus considérable du gros intestin. Il se continue, sans ligne de démarcation sensible, d'un côté, avec le cœcum, de l'autre avec le rectum. On lui assigne en bas une limite tout-à-fait artificielle au niveau de la symphyse sacro-iliaque gauche. C'est lui qui forme le sommet de la courbure du gros intestin, et comme celui-ci en totalité, il présente trois portions qui méritent chacune une description particulière, la première *ascendante*, la seconde *transverse*, la troisième *descendante*, celle-ci subdivisée en deux parties secondaires, qui constituent le *colon descendant* proprement dit et l'*S du colon*.

Le *colon ascendant*, ou *lombaire droit*, occupe le flanc de ce côté. Il s'étend du cœcum au colon transverse, et forme avec celui-ci, au-dessous du foie, un angle dont l'ouverture varie suivant les sujets. Sa longueur est peu considérable. En avant,

---

grêle atteignent la face supérieure de la valvule iléo-cœcale et se bornent là ; et réciproquement, dans certaines affections du cœcum, on voit l'altération de la membrane muqueuse n'envahir que la face inférieure de la valvule.

il est en rapport avec l'intestin grêle et le grand épiploon.
En arrière, il est appliqué sur le rein droit et sur sa capsule,
tantôt immédiatement et tantôt par le moyen d'un repli péritonéal, séparé par ces parties du feuillet antérieur de l'aponévrose vertébrale du muscle-transverse. En dehors, il répond
à la paroi latérale de l'abdomen. En dedans, il est en contact
avec le muscle psoas et l'intestin grêle. En haut, il est contigu
au lobe droit du foie et à la vésicule biliaire.

Le *colon transverse, arc du colon,* la plus grande des sections
du gros intestin, est étendu, plus ou moins transversalement
suivant les sujets, du flanc droit au flanc gauche, sur les limites
des régions épigastrique et mésogastrique. Assez souvent il décrit
une courbure à concavité supérieure, courbure tantôt simple,
tantôt sigmoïde, et descend vers la partie inférieure de l'abdomen , quelquefois même jusque dans le bassin. Il tient, d'un
côté , à l'estomac au moyen d'une lame péritonéale qui fait
partie du grand épiploon , *la lame antérieure* de celui-ci, et ,
de l'autre, à la colonne vertébrale à l'aide d'un autre repli
péritonéal plus considérable encore, qui forme son mésentère
particulier, le *mésocolon transverse.*

En avant, le colon transverse est en rapport avec la paroi
antérieure de l'abdomen. En arrière, il répond à la masse de
l'intestin grêle et, plus immédiatement, à la partie inférieure
de l'*arrière cavité des épiploons* (1). En haut, il tient à l'estomac, comme il a été dit , tandis qu'en bas, sa surface est continuée par la partie la plus déclive de la lame de l'épiploon
dans laquelle il est engagé.

Le *colon descendant* proprement dit, ou *lombaire gauche,* s'étend
depuis le colon transverse, avec lequel il forme un coude au-
dessous de la rate, jusqu'à l'S du colon. Ses limites ne sont bien
arrêtées ni en haut ni en bas, mais elles le sont moins encore
dans le dernier que dans le premier point. Du reste, il est
exactement disposé dans le flanc gauche comme le colon ascendant dans le flanc droit. En haut, il est contigu à la rate et
au grand cul-de-sac de l'estomac.

L'S romaine, courbure sigmoïde du colon, colon iliaque , occupe
la fosse iliaque gauche, se continuant, d'un côté , avec le

____

(1) Voyez plus loin, péritoine.

colon lombaire et, de l'autre, avec le rectum. Elle se termine en bas à la hauteur de la symphyse sacro-iliaque, et décrit une double courbure, à laquelle elle doit le nom qu'elle porte. Lâchement fixé à la fosse iliaque par son mésocolon particulier, cet intestin est en rapport, en avant, avec l'intestin grêle et le grand épiploon; en dedans, avec l'intestin grêle encore et, en dehors, avec la paroi abdominale.

Structure et developpement. La structure et le développement du colon n'offrent rien de particulier ; tout a été dit à cet égard dans la description générale du gros intestin.

Rectum.

Le rectum est la dernière et la plus inférieure portion du gros intestin. Placé dans l'excavation du bassin, il commence à la hauteur de la symphyse sacro-iliaque gauche, en se continuant avec l'S du colon, puis se termine à l'anus.

Le rectum est loin de suivre la ligne droite, comme son nom semble l'indiquer ; il décrit, au contraire, une courbure générale à concavité antérieure, et concentrique à celle du sacrum ; puis se redresse seulement un peu au-dessus de l'anus, en traversant le périnée.

D'abord, placé au devant de la symphyse sacro-iliaque gauche, en dehors de la ligne médiane par conséquent, il se rapproche peu à peu de cette ligne en descendant, et se place tout-à-fait à son niveau inférieurement.

—*Conformation.* Le rectum est plus large à sa partie moyenne qu'à ses extrémités. Cependant son extrémité supérieure est beaucoup moins remarquable sous ce rapport que l'inférieure, car l'anus est le point le plus rétréci de cet intestin.

Un peu au-dessus de l'anus, le rectum présente un évasement ovoïde, qui porte le nom de *cul-de-sac du rectum*, évasement qui se prononce avec l'âge, et d'autant plus que l'état de constipation est plus habituel.

La surface extérieure du rectum n'offre aucune des bosselures et des dépressions qu'on remarque sur le reste du gros intestin. Elle doit être subdivisée en deux portions d'inégale étendue, une qui en comprend les trois quarts supérieurs, l'autre bornée à son quart inférieur. La première peut être appelée *pelvienne* où *péritonéale*, parce qu'elle occupe l'excavation du bassin et qu'elle a des rapports avec le péritoine. La seconde est mieux nommée *périnéale* ou *apéritonéale*, parce qu'elle est engagée dans la région du périnée et privée de contact avec le péritoine.

La portion *supérieure*, *pelvienne* ou *péritonéale* du rectum, pourvue de péritoine, comme son nom l'indique, est en rapport, en avant, avec la vessie chez l'homme, avec l'utérus et le vagin chez la femme, et en est séparée par une dépression péritonéale dans laquelle s'engage par fois des anses d'intestin grêle. En arrière, elle est unie au bassin par un tissu cellulaire lâche, par des vaisseaux et des nerfs, et, supérieurement, par un mésentère particulier appelé *mésorectum*. Latéralement elle est revêtue par le péritoine et en rapport avec les muscles releveurs de l'anus, surtout au niveau de son évasement.

La portion *inférieure*, *périnéale* ou *apéritonéale* du rectum est privée de péritoine, comme son nom l'indique, et traverse le périnée en arrière des organes génitaux. En arrière, elle est en rapport avec le coccyx. En avant et en haut, elle est unie au bas-fond de la vessie chez l'homme, à la partie postérieure du vagin chez la femme, de manière à former la cloison *recto-vésicale* chez le premier, la cloison *recto-vaginale* chez la seconde. En avant et en bas, elle est séparée du col de la vessie et de l'urètre, chez l'homme, du vagin, chez la femme, par un intervalle triangulaire dont la base est à la surface du périnée, et dans lequel on trouve, chez le premier, la prostate, les extrémités réunies des muscles sphincter de l'anus, bulbo-caverneux, et la partie antérieure du muscle releveur de l'anus; chez la seconde, du tissu cellulo-graisseux et les extrémités des muscles sphincters de l'anus et du vagin.

L'*extrémité supérieure* du rectum est un peu rétrécie, comme on l'a déjà vu, mais elle n'offre rien autre chose de remarquable; il n'en est pas de même de l'inférieure.

L'*extrémité inférieure* ou *anale* du rectum, *l'anus*, est une ouverture arrondie, placée au niveau des tubérosités sciatiques chez l'homme, et un peu en arrière de ce point chez la femme. La peau et la membrane muqueuse se continuent insensiblement ensemble sur la marge de cette ouverture, en formant des plis rayonnés, dans l'intervalle desquels s'ouvrent une foule de follicules qui sécrètent une matière très odorante. Des poils plus ou moins nombreux et plus forts chez l'homme que chez la femme, naissent aussi de la peau du voisinage.

La surface interne du rectum est lisse et disposée en sens inverse de la surface externe de cet intestin. On y remarque des plis longitudinaux qu'on a appelés *colonnes du rectum*, plis qui s'effacent par la distension et qui sont croisés à angle droit par des valvules transversales (*Houston*), assez analogues à celles qu'on trouve dans le reste du gros intestin.

Structure. Quatre membranes forment cette partie du gros intestin, comme toutes les autres.

La *tunique péritonéale* n'appartient, comme il a été dit, qu'au trois quarts supérieurs du rectum, elle manque tout-à-fait dans sa portion périnéale. Dans le premier point, elle offre même des variétés assez grandes, suivant les individus et suivant l'état de dilatation ou de retrait de cet intestin : chez certains sujets, elle ne fait que passer sur ses parties latérales et antérieure, sans revêtir le moins du monde sa face postérieure et sans former de mesorectum, tandis que chez d'autres elle offre presque une disposition inverse; lorsqu'il est vide, elle l'entoure beaucoup plus complètement que lorsqu'il est distendu par d'abondans fèces. Dans l'état normal, le péritoine descend sur le rectum jusque vers un point qui varie suivant les sexes, jusqu'à trois pouces de la marge de l'anus, terme moyen, chez l'homme, jusqu'à un pouce et demi, chez la femme.

La *tunique charnue* du rectum diffère de celle du reste du gros intestin par l'abondance et la couleur plus rouge de ses fibres. Sous ce dernier rapport, comme sous beaucoup d'autres, cette tunique fait la transition entre les muscles intérieurs et ceux du squelette. Ses fibres, au reste, sont longitudinales et circulaires. Les premières, sont uniformément disposées sur tout le contour de l'intestin. Les secondes se prolongent jusqu'à la partie supérieure et interne du sphincter anal, et forment un bourrelet circulaire que les auteurs ont appelé *sphincter interne*. Les unes et les autres sont d'autant plus rouges et d'autant plus nombreuses qu'on les examine plus inférieurement.

La *tunique fibreuse* du rectum n'a rien de particulier.

La *tunique muqueuse* se continue insensiblement avec la peau sur la marge de l'anus, comme je l'ai déjà montré. Elle est plus rouge que celle du reste du gros intestin. Les follicules y abondent, surtout inférieurement ; ceux qui appartiennent à la membrane muqueuse qui tapisse la partie inférieure de son évasement ovoïde, ont leur goulot particulièrement dirigé en haut (1).

Les artères du rectum viennent de la *mésentérique infé-rieure*, du tronc des *hypogastriques* et des *honteuses internes,* sous les noms d'*artères hemorroïdales supérieures*, *moyennes* et *inférieures*. Ses veines sont disposées de la même manière, et remarquables par l'absence de valvules (2). Ses vaisseaux lymphatiques se portent presque tous dans les ganglions pelviens; ceux de la marge de l'anus seuls se dirigent vers l'aine. Ses nerfs émanent à la fois du grand sympathique et du plexus sacré.

Développement. Dans les premiers momens de la vie embryonaire, le rectum se réunit vers sa partie inférieure, avec les organes génito-urinaires, et forme avec eux une cavité commune, analogue au cloaque des oiseaux; les progrès de l'âge opèrent la séparation de ces parties. Avant l'arrivée du méconium dans sa cavité, le rectum est fort étroit; mais il se dilate à cette époque. Chez le fœtus et chez l'enfant, il présente à peine des rudimens de cet évasement ovoïde qui se prononce si bien chez l'adulte, et qui prend quelquefois une si prodigieuse ampleur chez le vieillard; chez l'enfant aussi, et par suite de l'état précédent, il n'y a pas d'union entre le rectum et la vessie, chez l'homme, entre lui et le vagin chez la femme, et les cloisons *recto-vesicale* et *recto-vaginale* n'existent pas. Aussi, à cet âge, le péritoine peut-il revêtir et revêt-il réellement une beaucoup plus grande étendue de la face antérieure de cet intestin, et

(1) Cette circonstance les rend très disposés à se laisser engorger par les matières qui descendent vers ce point, ou à recevoir l'extrémité pointue de certains corps non digérés qui se trouvent au milieu des fèces.

(2) Ce qui les dispose à la dilatation variqueuse.

descend-il bien plus près de la marge de l'anus (1). C'est après l'époque de la puberté, et surtout chez l'homme, que des poils se forment près de la marge de l'anus.

Variétés. Dans la transposition des viscères, le rectum répond à la symphyse sacro-iliaque droite. Il manque quelquefois dans une portion plus ou moins grande de son étendue, rarement en totalité. Dans d'autres cas, il est fermé inférieurement par une adhérence de ses parois, ou par une membrane. Chez certains sujets, il est à la fois oblitéré du côté de l'anus, d'une manière plus ou moins entière et ouvert, dans le vagin chez la femme, dans la vessie ou dans l'urètre chez l'homme. On l'a vu recevoir l'extrémité inférieure du vagin, celui-ci étant oblitéré vers le périnée, etc.

Usages. Le rectum sert de dépôt, en dernier lieu, aux matières fécales avant leur excrétion ; son évasement ovoïde est principalement destiné à cette fonction. Chez les personnes âgées et sujettes à la constipation, il peut, sous cette influence, acquérir un développement extraordinaire et remplir toute l'excavation pelvienne.

Le rectum jouit d'une contractilité très développée, contractilité que la volonté, ou des circonstances qui lui sont étrangères peuvent mettre en jeu, qui concourt pour une grande part à l'excrétion des fèces et qui souvent suffit seule à cette action.

APPENDICE.

Appareils sécréteurs annexés à la portion abdominale du canal digestif.

Indépendamment de la membrane muqueuse qui est un organe sécréteur fort actif, indépendamment des glandules ou follicules qui y abondent, la portion abdominale du canal digestif est encore pourvue de deux appareils de sécrétion spéciaux, celui *de la bile* et celui *du suc pancréatique.*

---

(1) Telle opération que l'on peut pratiquer sur le rectum de l'adulte, sans crainte d'ouvrir le péritoine, ne le serait pas impunément chez l'enfant, pour cette raison.

Appareil de sécrétion de la bile.

L'appareil de sécrétion de la bile est aussi complet que puisse l'être un système sécréteur : on y trouve une *glande, ou organe formateur du fluide*, un *conduit vecteur*, une *cavité de dépôt* et un *canal excréteur*.

CHAPITRE PREMIER.

Organe formateur de la bile.

(Le Foie.)

Le *foie*, ἧπαρ des grecs, *jecur* des latins, organe de la sécrétion de la bile, est la glande la plus volumineuse du corps humain. Il est impair, irrégulier, et occupe l'hypochondre droit, une partie de l'épigastre et se prolonge au-devant de l'estomac jusqu'à l'hypochondre gauche. Borné en haut par le diaphragme auquel il adhère, il repose en bas sur l'estomac et sur le paquet intestinal et se trouve protégé, en avant, par les sept à huit dernières côtes du côté droit. D'habitude il ne dépasse pas la base du thorax ; mais la pression des corsets chez la femme l'alonge un peu dans le sens vertical et le fait descendre, en général, un peu plus bas chez elle que chez l'homme.

Dans l'état sain, et chez l'homme de moyenne stature, le plus grand diamètre du foie, le transversal, offre dix à douze pouces de longueur et l'antéro-postérieur cinq à six. Son épaisseur très considérable vers l'extrémité droite, va successivement en diminuant vers la gauche. Ses dimensions varient du reste un peu, suivant que ses vaisseaux sont vides ou remplis de sang.

Le poids absolu du foie est de trois à cinq livres; sa pesanteur spécifique est à celle de l'eau à peu près :: 15 : 10. Son volume et sa pesanteur augmentent quelquefois d'une manière extraordinaire. Glisson prétend qu'il y a toujours un certain rapport entre son développement et celui des testicules chez l'homme ; du moins, il l'a trouvé constamment plus petit chez les castrats que chez les individus pourvus de testicules, chez le chapon que chez le coq. Sa couleur est brunâtre.

Conformation. La forme du foie, généralement irrégulière, ressemble cependant assez bien à une portion d'ovoïde coupé obliquement dans le sens de sa longueur et de manière qu'une extrémité de celui-ci soit plus grosse que l'autre. Cette forme peut, du reste, offrir beaucoup de variétés. Quoiqu'il en soit, le foie présente une *face supérieure*, une *face inférieure* et une *circonférence*.

La *face supérieure, convexe,* ou *diaphragmatique,* lisse, recouverte par le péritoine, généralement convexe, mais plus à droite et en arrière qu'à gauche et en avant, répond au diaphragme qu'elle refoule et dont elle augmente la concavité. Elle présente une triple inclinaison : à gauche, elle regarde directement en haut ; au milieu, elle est en même temps supérieure et un peu postérieure ; à droite, elle est tournée tout-à-fait en dehors. Cette face est divisée, par un repli du péritoine improprement nommé *ligament suspenseur,* en deux portions inégales, qui répondent au *lobe gauche* et au *lobe droit* du foie. Elle est en rapport dans toute son étendue avec le diaphragme, et dans quelques cas seulement, lorsque le foie est plus développé ou plus refoulé en bas que de coutume, avec la paroi abdominale antérieure.

La *face inférieure du foie, face concave,* ou *gastrique,* moins étendue que la précédente, mais plus compliquée, est un peu concave dans son ensemble et obliquement dirigée en bas et en arrière. Elle offre une suite d'éminences et de sillons qui la rendent très irrégulière ; c'est par elle que pénètrent les vaisseaux qui se rendent à l'organe, et que sortent ses conduits excréteurs. On y remarque, de gauche à droite, les objets suivants :

1° Une *surface légèrement concave* qui constitue la face inférieure du lobe gauche du foie, et qui recouvre l'estomac, quelquefois même la rate.

2° Le *sillon de la veine ombilicale, sillon longitudinal,* ou *antero-postérieur,* dirigé d'avant en arrière, un peu plus profond antérieurement que postérieurement, et qui reproduit en bas la division du foie en deux lobes. En avant, ce sillon est assez souvent converti en un véritable canal, par une languette fibreuse, ou par un prolongement, en forme de pont, de la substance même de l'organe. Il renferme, chez le fœtus, la *veine ombilicale* et le *canal veineux,* chez l'adulte, des cordons fibreux qui résultent de l'oblitération de ces vaisseaux.

3° Le *sillon de la veine porte* ou *sillon transverse* qui coupe perpendiculairement le précédent. Long ordinairement de dix-huit à vingt lignes, plus ou moins profond et dirigé suivant le grand diamètre du foie, ce sillon est situé plus près du lobe gauche que du droit, et se rapproche un peu du bord postérieur de l'organe. Il est plus large à son extrémité gauche qu'à son extrémité droite, et loge le sinus de la veine porte, l'artère hépatique, les racines du conduit hépatique, des vaisseaux lymphatiques, des filets nerveux en assez grand nombre et du tissu cellulaire très serré et disposé en membrane.

4° Les *éminences portes antérieure* et *postérieure*, situées en avant et en arrière du sillon précédent. L'*éminence porte antérieure, lobe carré, lobule antérieur*, est large, peu saillante et répond, à gauche, à la moitié antérieure du sillon longitudinal, en arrière, au sillon transverse, et à droite à la dépression qui loge la vésicule biliaire. Quelquefois elle se prolonge, en arrière, sous la forme d'un mamelon saillant. L'*éminence porte postérieure, lobule, petit lobe* ou *lobe de Spigel*, plus prononcée que la précédente, fait saillie dans l'arrière-cavité des épiploons et se trouve située entre le sillon transverse et le bord postérieur du foie, un peu à droite du sillon antéro-postérieur. Elle présente à sa partie moyenne une sorte de mamelon triangulaire, et à sa base deux prolongemens saillans, dont l'un, *postérieur*, va concourir à former le *sillon de la veine cave*, tandis que l'autre, *antérieur*, se dirige à droite du sillon transverse, et se perd insensiblement sur la face inférieure du lobe droit du foie. Cette éminence, embrassée par la petite courbure de l'estomac, répond, à gauche, à l'orifice œsophagien de cet organe et au pancréas, à droite, à la veine cave inférieure, en arrière, au côté droit de la colonne vertébrale, et peut présenter beaucoup de variétés de forme et de volume.

5° Le *sillon de la veine cave inférieure*, placé à droite du lobe de Spigel, large, superficiel, peu étendu en longueur, et criblé d'une foule d'ouvertures vasculaires, pour les *veines sus-hépatiques*.

6° *Deux légères dépressions*, l'une, antérieure, superficielle, en rapport avec l'arc du colon, l'autre, postérieure, plus profonde, destinée à la capsule surrénale et au rein correspondant.

La *circonférence du foie*, mince en avant, obliquement dirigée de haut en bas et de gauche à droite, ordinairement de niveau avec la base du thorax, est plus épaisse vers l'extrémité droite de l'organe que vers son extrémité gauche. Elle se trouve interrompue par deux échancrures; l'une, gauche, plus profonde, reçoit la veine ombilicale, tandis que l'autre, plus superficielle, située plus à droite et plus large, répond à la vésicule biliaire. Celle-ci quelquefois est à peine indiquée.

En arrière, la circonférence du foie est un peu moins étendue qu'en avant, mais beaucoup plus épaisse, surtout à droite; vers sa partie moyenne, elle présente l'extrémité du sillon de la veine cave, et est fixée au diaphragme par un tissu cellulaire dense et serré qui concourt à former le *ligament coronaire*.

A droite, le foie est mince en avant et très épais en arrière; il est fixé au diaphragme par un repli péritonéal triangulaire, qu'on nomme *ligament triangulaire droit du foie*.

A gauche, le foie, mince et convexe, se prolonge souvent jusqu'à la rate sous la forme d'une languette, et est uni au diaphragme à l'aide d'un repli péritonéal, appelé *ligament triangulaire gauche du foie*.

Structure. Le foie de l'homme, différent sous ce rapport de celui de la plupart des autres mammifères, est, comme on l'a vu, assez peu divisé en lobes : il n'en a réellement que deux, l'un droit et l'autre gauche, le premier, beaucoup plus grand que le second et séparé de lui, en haut, par le ligament suspenseur, en bas, par le sillon antéro-postérieur. Le lobe droit est subdivisé à son tour en deux lobes secondaires, l'un qui comprend sa plus grande partie, l'autre qui est représenté par l'éminence porte postérieure.

Quoi qu'il en soit, et bien que l'éminence porte postérieure ne soit qu'un lobule ou division du lobe droit, elle est considérée par la plupart des anatomistes comme analogue aux deux autres lobes, sous le nom de *lobe de Spigel*, et le foie est ainsi représenté comme formé de trois lobes de grandeur inégale : le *droit*, le plus grand de tous, le *gauche*, qui vient ensuite sous ce rapport, le *lobe de Spigel*, le plus petit des trois.

Les trois lobes du foie sont réunis en une seule grande masse par des membranes qui leur forment des enveloppes communes; des granulations particulières, du tissu cellulaire, des vaisseaux et des nerfs entrent, en outre, dans la composition intime de chacun d'eux.

Les *enveloppes* du foie sont au nombre de deux, une séreuse et une fibreuse.

L'enveloppe séreuse est beaucoup moins essentielle et beaucoup moins importante que l'autre. Elle est fournie par le péritoine, et manque dans certains points, au niveau du bord postérieur, et dans le fond des scissures de la face inférieure, qui sont les points d'émergence ou de pénétration des vaisseaux. C'est elle qui forme les prétendus ligamens suspenseur, triangulaires, et une partie du ligament coronaire. Libre par sa face superficielle, elle adhère profondément à la tunique fibreuse, plus lâchement à la base des ligamens que partout ailleurs.

L'enveloppe fibreuse du foie, *capsule de Glisson*, est véritablement la tunique propre de cet organe. Elle est immédiatement appliquée sur lui, l'entoure dans toutes ses parties, et pénètre même profondément dans son tissu, en accompagnant certains vaisseaux, et formant autour d'eux des prolongemens, que Glisson a particulièrement très bien décrits. Cette membrane présente ainsi deux portions bien distinctes, une *extérieure* et une *intérieure*. Sa portion extérieure revêt tous les points de la surface extérieure du foie, même ceux au niveau desquels on ne rencontre pas l'enveloppe séreuse (1). En dehors, elle est intimement unie à celle-ci, presque partout. En dedans, elle envoie une foule de filamens cellulaires dans le tissu de l'organe, et ne peut être séparée de ce tissu qu'à la faveur de la rupture de ceux-ci. Sa portion intérieure se continue avec la précédente aux deux extrémités du sillon transverse. Elle entoure, en manière de gaîne, tous les vaisseaux et tous les nerfs qui pénètrent par ce sillon, et offre, comme ces parties, une disposition arborescente et une direction transversale. C'est particulièrement autour des divisions de la veine porte qu'il est facile de l'apercevoir. La capsule de Glisson, en effet, paraît former une gaîne principale pour cette veine, gaîne dans l'épaisseur de laquelle

____

(1) C'est là surtout qu'on peut bien l'étudier.

d'autres plus petites sont, en quelque sorte, creusées pour l'*artère*, pour le *canal biliaire* et pour les *vaisseaux lymphatiques profonds*. Les veines sus-hépatiques adhèrent intimement à la substance du foie, et sont tout-à-fait étrangères à cette partie de la membrane fibreuse. En dehors, les gaînes de la capsule de Glisson adhèrent au tissu du foie et y envoient des prolongemens fibreux. En dedans, elles sont plus lâchement unies aux vaisseaux qu'elles entourent.

En définitive, la membrane fibreuse constitue ensemble l'enveloppe et le squelette du foie ; c'est elle qui lui donne sa forme et sa résistance ; et ce sont ses prolongemens filamenteux intergranulaires qui forment son tissu cellulaire (1).

Les *granulations* du foie ont une couleur rougeâtre qui a été précédemment indiquée. Elles ont une forme polyédrique, qu'on ne peut bien reconnaître qu'en déchirant une portion de l'organe et la soumettant au foyer d'un microscope. Elles sont très serrées les unes contre les autres, enveloppées et réunies au moyen de tissu cellulaire. Elles paraissent creuses à l'intérieur et donnent naissance, chacune de leur côté, à une petite racine du canal biliaire. Elles sont placées sur les divisions des vaisseaux hépatiques, comme les grains du raisin sur les divisions du pédoncule de leur grappe. C'est vers elles que se rendent les dernières ramifications des artères, de la veine porte et des nerfs du foie. Ce sont elles qui donnent naissance aux veines sus-hépatiques et aux vaisseaux lymphatiques profonds. Tous les vaisseaux y communiquent très facilement ensemble, comme le démontrent les injections fines. Le tissu de chaque granulation est poreux, suivant M. Cruveilhier, et formé de la manière suivante par les vaisseaux hépatiques : en dedans, par le canal biliaire, plus en dehors, par une veine sus-hépatique, et plus excentriquement encore, par les petites divisions de l'artère hépatique, de la veine porte et des vaisseaux lymphatiques profonds.

Ferrein, et depuis lui la plupart des anatomistes et des mé-

---

(1) Dans certaines maladie du foie, cet appareil fibro-cellulaire devient plus dense dans toutes ses parties ; il se retire sur lui-même, se contracte et produit une sorte de recoquillement ou de *ratatinement* de cet organe,

decins, ont admis la subdivision du tissu des granulations du
foie en deux tissus secondaires, l'un *rouge* et l'autre *jaune;* le
premier, extérieur, qui formerait la *substance corticale* du foie;
le second, intérieur, qui constituerait sa substance médullaire.
Suivant Meckel, dont les observations en ce point, comme en
beaucoup d'autres, sont fort exactes, la substance jaune, partout continue à elle-même, forme un vaste réseau qui embrasse
tout le foie, et dans les aréoles duquel apparaissent les masses isolées de la substance rouge.

Je crois m'être élevé un des premiers dans mes cours contre
cette doctrine; j'y ai montré que la substance granulaire du
foie est partout naturellement rougeâtre; mais que, par l'imbibition de la bile sur le cadavre, elle prend en dedans la teinte jaune
de celle-ci. On conçoit, du reste, que cette imbibition de la
bile ayant lieu sur tout le trajet des conduits qui charrient ce
fluide, la teinte jaunâtre, *substance jaune de Ferrein*, doive
offrir cette continuité, cette disposition en réseau que Meckel
a si bien signalée. Sur un animal qu'on vient de sacrifier, il
n'y a pas encore cette apparence jaunâtre ; on ne tarde pas à la
voir se prononcer de plus en plus , et bientôt le foie prend
un aspect granétique très apparent.

Les artères du foie sont fournies par l'*hépatique* du tronc cœliaque.

Ses veines sont de deux ordres : les unes y pénètrent par
la scissure transversale et vont s'y perdre à la manière des
artères; ces veines sont les branches de terminaison de la
veine porte , (*veines sous-hépatiques* , CHAUSS.), , dont les
branches d'origine , tout-à-fait étrangères à l'appareil biliaire, appartiennent à tous les viscères abdominaux, moins les
organes urinaires et génitaux. Les autres, (*veines sus-hépatiques*,
CHAUSS.), naissent dans le foie, au lieu de s'y rendre, en sortent près de son bord postérieur et s'ouvrent, par plusieurs
troncs, dans la veine cave inférieure. Les premières sont entourées par la capsule de Glisson, et séparées par elle de la
substance du foie. Les secondes, tout-à-fait étrangères à cette
capsule, sont intimement unies au foie et restent béantes, quand
on les divise avec celui-ci.

Les vaisseaux lymphatiques du foie sont extrêmement nombreux, les superficiels surtout; ils se rendent directement, les

tins, vers l'origine du *canal thoracique*, quelques autres, vers des ganglions placés autour du pancréas. Les vaisseaux lymphatiques profonds sortent par la scissure transversale, enveloppés par la capsule de Glisson.

Les nerfs du foie émanent surtout du grand sympathique. Le pneumo-gastrique droit envoie aussi quelques rameaux à cet organe; mais il n'est pas aussi bien établi qu'il en reçoive du diaphragmatique correspondant.

Développement. Le foie se montre de très bonne heure, et avec un volume relatif fort considérable. Ce volume est d'autant plus grand que l'embryon est plus jeune, et il va en diminuant, au contraire, à partir du milieu de la vie intra-utérine, quoique le développement absolu augmente graduellement jusqu'à la naissance. Dans la première année qui suit cette époque, suivant Meckel, le foie diminue un peu; ensuite, il augmente de volume jusque dans l'age adulte, et s'atrophie chez le vieillard, à moins que certaines maladies aient porté sur lui leur funeste influence.

Chez l'embryon le plus jeune, le foie offre la plus parfaite symétrie : son ligament suspenseur est placé sur la ligne médiane, ainsi que le sillon antéro-postérieur, et ses deux lobes remplissent également les hypochondres. Alors aussi le foie n'occupe pas seulement la zône épigastrique, il se rencontre encore dans les zônes ombilicale et hypogastrique, placé au devant de l'intestin, immédiatement en arrière de la paroi abdominale antérieure. A mesure que la vie intra-utérine avance, on voit le foie abandonner successivement les régions inférieure et gauche de l'abdomen, et perdre, par l'atrophie de son lobe gauche, la symétrie qui le caractérisait auparavant.

Le foie du fœtus reçoit des vaisseaux d'une source qui est étrangère à celui de l'adulte, de la *veine ombilicale*. Venue du placenta et du cordon (1), cette veine pénètre dans l'abdomen par l'ombilic, comme on le verra plus tard, s'engage dans le sillon antéro-postérieur du foie et s'y termine d'une triple manière : 1° elle envoie dans le lobe gauche du foie de nombreux rameaux, ce qui, sans aucun doute, favorise le développement considérable de celui-ci; 2° elle s'anastomose à

---

(1) Portions vasculaires de l'œuf, qui cessent d'exister après la naissance.

droite, par une branche volumineuse, avec le tronc de la *veine
porte;* 3° elle se continue, sous le nom de *canal veineux,* dans
la partie postérieure du sillon antéro-postérieur, et s'ouvre dans
la veine-cave ascendante. Après la naissance, le tronc de la
veine ombilicale et le canal veineux s'oblitèrent et se transforment en cordons fibreux ; mais l'anastomose avec la veine-
porte et les branches gauches de la veine ombilicale persistent et, par une curieuse métamorphose , elles deviennent
partie intégrante de la veine-porte, et en constituent la branche
et les rameaux gauches (1).

Dans l'origine, la substance du foie est molle, blanchâtre ou
grise. Plus tard, elle prend une teinte brunâtre prononcée. A
l'époque de la naissance sa couleur s'éclaircit un peu.

Variétés. Le foie manque constamment chez les acéphales.
Il est quelquefois beaucoup plus subdivisé en lobes que dans
l'état ordinaire, analogue, sous ce rapport, au foie de la plupart des mammifères. Dans d'autres cas, et par une sorte d'opposition, il est moins lobé que de coutume ; je l'ai vu globu-
leux, et n'offrant que des scissures très peu profondes pour ses
vaisseaux. Il est plus rare de le voir séparé complètement au
niveau de son sillon antéro-postérieur, et de trouver, en quelque sorte, deux foies, l'un gauche et l'autre droit; j'ai conservé
long-temps une variété de cette espèce. Chez quelques sujets ,
il offre quelques sillons superficiels à droite, sur sa face convexe ; ces sillons correspondent quelquefois aux côtes et ont
été considérés comme produits par l'impression de ces os ,
mais souvent aussi leur position, leur forme, leur direction,
différentes de la position, de la forme et de la direction des
côtes, ne permettent pas de leur attribuer cette origine.

Action. Le foie est l'organe sécréteur de la bile ; reçoit-il les
matériaux de ce fluide de son artère, de la veine-porte qui
s'y distribue comme celle-ci, ou des deux vaisseaux à la fois?
C'est là un point de physiologie qui partage depuis long-
temps les médecins, et dont je me suis moi-même occupé.
Qu'il me suffise de dire ici que la dernière supposition est celle
qui réunit en sa faveur le plus grand nombre de faits ; mais que
cependant le foie ne paraît pas agir de la même manière sur le

(1) Voyez plus loin embryogénie.

sang de l'artère hépatique et sur celui de la veine-porte : il ne prend à celle-ci que la bile qu'elle a nécessairement absorbée par ses radicules intestinales, tandis qu'il demande à celle-là les élémens d'une bile nouvelle. De sorte que la nature pourrait bien n'avoir donné à la veine-porte la disposition artérielle remarquable qu'elle présente dans le foie, que pour obliger le sang qui revient de l'intestin à s'y dépouiller de la bile qu'il contient, avant d'aller se mêler, dans le cœur, avec celui qui revient des autres parties du corps.

CHAPITRE SECOND.

Conduit vecteur de la bile.

(Canal hépatique.)

Différent des autres conduits vecteurs des appareils de sécrétion, le conduit hépatique ne va pas jusqu'à l'organe de dépôt de la bile ; mais il vient se réunir angulairement avec le canal excréteur de cette vésicule. Quoiqu'il en soit, il commence, comme je l'ai dit, dans les granulations du foie, par des radicules extrêmement fines qui se rassemblent successivement pour former des branches. Ces branches elles-mêmes se réunissent ensuite en deux troncs principaux, de volume variable, appartenant l'un au lobe droit, l'autre au lobe gauche, abandonnent le foie dans le sillon transverse, puis se joignent à angle droit pour former le conduit hépatique. Il n'est pas rare de voir de petites branches aller s'ouvrir isolément, soit dans l'un ou l'autre de ces deux troncs, soit à leur point de jonction.

Quoiqu'il en soit, le conduit hépatique, long d'un pouce à un pouce et demi, et large environ d'une ligne et demi, se porte obliquement en bas et en dedans, et se réunit au conduit cystique pour constituer le canal *cholédoque*. Dans ce trajet, il est compris entre les deux lames de l'épiploon gastro-hépatique, derrière la branche droite de l'artère hépatique, au-devant de la veine-porte, à gauche du col de la vésicule biliaire et de son conduit, et entouré par une assez grande quantité de tissu cellulo-graisseux, de nerfs et de vaisseaux lymphatiques. Sa surface externe n'offre rien de particulier ; l'interne, blanchâtre et muqueuse, manque de valvules et présente, au point de jonction du conduit hépatique avec le cystique, un éperon saillant qui cependant n'emp.che pas le reflux de la bile dans celui-ci. Sa structure est la même que celle des autres parties de cet appareil d'excrétion.

CHAPITRE TROISIÈME

Organe de dépôt de la bile.

(Vésicule biliaire.)

La vésicule biliaire est située à la face inférieure du lobe droit du foie, dans la fossette que j'ai déjà indiquée, et sert de réservoir à la bile. Le plus souvent pyriforme, quelquefois irrégulièrement cylindroïde, elle est dirigée obliquement de haut en bas, de gauche à droite et d'arrière en avant. Sa grosse extrémité est libre, et varie de situation suivant les diverses attitudes du corps.

Le volume de la vésicule est très petit relativement au foie; cependant dans quelques cas de rétention de bile, on l'a vue acquérir des dimensions extraordinaires et flotter plus ou moins bas dans la cavité abdominale. Dans d'autres circonstances on l'a trouvée, au contraire, comme atrophiée.

Conformation. On distingue à la vésicule biliaire un *corps*, un *fond* et un *col.*

Le *corps* de la vésicule est arrondi. En haut, il répond au foie auquel il est uni par du tissu cellulaire lamelleux et par quelques vaisseaux artériels et veineux. En bas, il repose sur la première portion du duodénum, sur l'extrémité droite de l'arc du colon, et il est recouvert par le péritoine qui lui donne un aspect poli et qui concourt à le maintenir à sa place. Quelques anatomistes anciens ont décrit des canaux *hépato-cystiques* qui iraient du foie dans la vésicule, où ils verseraient directement la bile; mais ces canaux n'existent réellement pas, du moins chez l'homme.

Le *fond de la vésicule* est arrondi et entièrement recouvert par le péritoine. Le plus souvent il se prolonge au-delà du bord antérieur du foie, et répond plus ou moins bas à la paroi antérieure de l'abdomen, à travers laquelle on peut quelquefois le sentir.

Le *col ou sommet de la vésicule*, ordinairement très étroit, est

II.   14

marqué extérieurement par un rétrécissement sensible ; il est flexueux, comme contourné deux fois sur lui-même et continu avec le canal cystique.

La vésicule est blanchâtre à l'intérieur, quand elle n'a pas été teinte en vert ou en jaune par la bile, et présente des plis et des crêtes saillantes qui se croisent et circonscrivent des espaces aréolaires, les uns très superficiels, les autres plus profonds. Dans le voisinage de son col on remarque de petits replis valvulaires, en nombre variable, qui s'effacent par la distension et qui en rétrécissent l'entrée. Du reste, quoiqu'en aient dit quelques anatomistes, ces replis ne ressemblent nullement aux valvules conniventes de l'intestin grêle.

Structure. La vésicule se compose de trois membranes qui sont de dehors en dedans, une *séreuse*, l'autre *cellulo-fibreuse*, la troisième *muqueuse*.

La *membrane séreuse*, fournie par le péritoine, recouvre seulement la face inférieure du corps, du fond et une partie du col de la vésicule ; elle est lisse et polie par sa surface libre, et adhère à la membrane fibreuse par la face opposée, au moyen d'un tissu cellulaire d'autant plus serré, qu'il est placé plus près de la partie moyenne de la vésicule.

La *membrane cellulo-fibreuse* forme la partie la plus résistante de la vésicule. En dehors, elle adhère au foie et au péritoine. En dedans, elle répond à la membrane muqueuse. Son épaisseur, plus prononcée sur le fond de la vésicule que partout ailleurs, est généralement d'une demi-ligne ; dans quelques cas de rétention biliaire elle acquiert cependant des dimensions plus considérables. Glisson, et depuis, M. Amussat, ont cru y reconnaître des fibres musculaires ; on en trouve, en effet, de très évidentes chez quelques animaux, mais je n'en n'ai jamais vu chez l'homme.

La *membrane muqueuse*, dont j'ai déjà indiqué les principaux caractères, ne renferme que peu de cryptes ou de follicules muqueux : on en trouve pourtant quelques-uns dans l'intervalle de ses plis valvulaires et dans le fond de ses aréoles. Ses papilles sont nombreuses et très développées.

Les *artères* de la vésicule biliaire viennent du rameau cystique de l'hépatique. Ses *veines* vont dans la veine-porte. Ses *vaisseaux lymphatiques* se réunissent avec ceux du foie et ont la même destination. Ses *nerfs* viennent du plexus hépatique.

Développement. La vésicule biliaire reste très petite jusqu'au milieu de la grossesse, époque à laquelle elle se remplit d'un fluide très clair. Auparavant elle est alongée, et ce n'est qu'avec peine qu'on reconnaît sa cavité. Les rides de sa membrane interne n'apparaissent qu'à six mois de la vie intra-utérine; d'abord elles n'ont rien de régulier dans leur disposition.

CHAPITRE QUATRIÈME.

Canal excréteur de la bile.

Le canal excréteur de la bile s'étend depuis la vésicule biliaire jusqu'au duodénum; mais il est formé de deux portions distinctes qui constituent les conduits *cystique* et *cholédoque* des auteurs.

Conduit cystique. Il sert de canal excréteur à la vésicule biliaire. D'un diamètre inférieur à celui du canal hépatique, il est aussi long que lui, et, comme lui, placé entre les deux feuillets de l'épiploon gastro-hépatique. Il fait suite au col de la vésicule, puis se porte en bas et à gauche, cotoie quelque temps le canal hépatique, et, au bout d'un trajet d'un pouce, s'ouvre dans son intérieur en formant un angle très aigu. Il est en rapport, à gauche, avec l'artère cystique, et, en arrière, avec la veine cave et l'orifice de l'arrière cavité des épiploons.

Dans l'intérieur de ce conduit, on remarque de véritables valvules qui ne s'effacent pas par la distension et dont le nombre varie entre huit et quatorze. Leur disposition est irrégulière; la plupart sont obliques, quelques-unes verticales, d'autres transversales; quelquefois même elles sont disposées en spirale, ainsi que l'ont constaté beaucoup d'anciens anatomistes (1).

Conduit cholédoque (2). Ce canal est formé par la réunion du conduit cystique et du conduit hépatique auxquels il fait suite. Long de deux pouces à deux pouces et demi environ, et du calibre d'une plume d'oie ordinaire, il descend un peu obliquement à droite et en arrière, dans l'épaisseur de l'épi-

---

(1) Heister, entr'autres, dit : *In ephemeridum centuriâ V et VI, descripsi quidem jam duas vesiculas felleas humanas, in quârum ductu cystico, pulchræ atque mirabiles valvulæ spirales adorant, etc.*

(2) De χολή, bile, et de δέχομαι, je reçois.

ploon gastro-hépatique, au-dessous de l'artère hépatique, au-
devant de la veine-porte, et au milieu de tissu cellulaire, de
ganglions lymphatiques et de nerfs.

Le canal cholédoque descend derrière la seconde portion du
duodénum, la contourne un peu en dedans, et se trouve reçu
dans une petite gouttière de l'extrémité droite du pancréas ;
ensuite il s'engage obliquement dans l'épaisseur du duodénum,
et, après s'être un peu dilaté et avoir parcouru un trajet de six
à huit lignes environ au-dessous de la muqueuse de cet intestin, il s'ouvre dans sa cavité, près de la réunion de sa deuxième
portion avec la troisième. Cette ouverture, placée au sommet
d'un mamelon plus ou moins saillant, est ordinairement rétrécie par un petit repli valvulaire que Glisson considérait à tort
comme pourvu d'un muscle analogue au sphincter de l'anus (1).

Avant de s'engager dans l'épaisseur des parois du duodénum, quelquefois le canal cholédoque reçoit le conduit pancréatique ; le plus ordinairement cependant celui-ci le cotoie
seulement à gauche, et ne s'ouvre dans son intérieur que plus
tard ; d'autrefois encore il s'ouvre séparément dans l'intestin.

La réunion des conduits hépatique, cystique et cholédoque
représente assez bien un Y grec. Tous sont composés comme
la vésicule, d'une membrane extérieure cellulo-fibreuse, blanchâtre, dense et résistante, et d'une autre interne qui est
muqueuse, mince, pourvue de peu de papilles et qui se continue avec celles du duodénum et de la vésicule biliaire.

Action. La bile sort du foie par le canal hépatique ; puis
parvenue à l'extrémité de ce conduit, tantôt elle continue à
descendre par le canal cholédoque vers le duodénum, tantôt
elle remonte par le canal cystique vers la vésicule biliaire.
La bile qui a séjourné dans la vésicule, s'en échappe ensuite
par le canal cystique et le cholédoque, pendant la digestion
duodénale.

C'est aussi pendant la digestion que la bile flue directement
du foie vers l'intestin ; de sorte qu'alors celle qu'on rencontre
dans le canal cholédoque est un mélange de bile *cystique* et
de bile *hépatique*.

____

(1) Ideoque crediderunt aditum hunc eo nomine cum ani sphinctere
convenire, etc.

Comment arrive-t-il que la bile puisse remonter contre l'action de la pesanteur par le canal cystique? comment se fait-il surtout que ce canal se prête alternativement à l'ascension et à la descente de la bile? quelle est la force qui préside à ces phénomènes pendant la vie? Ce sont là autant de problèmes qui occupent depuis long-temps les physiologistes, mais dont la solution est encore à donner.

SECTION DEUXIÈME.

Appareil de sécrétion du fluide pancréatique.

Cet appareil est beaucoup moins complet que le précédent; il se compose seulement d'*une glande* et de *son canal excréteur*. Les deux parties intermédiaires à celles-ci, l'*organe de dépôt* et le *canal vecteur*, y manquent complètement.

CHAPITRE PREMIER.

Organe sécréteur du fluide pancréatique.

(Le pancréas.)

Le *pan créas* (1), situé profondément dans la région épigastrique, au devant de la colonne vertébrale et de l'aorte, derrière l'estomac, a été comparé assez justement par Heister à une langue de chien. Il est alongé transversalement, aplati d'avant en arrière, concave du côté de la colonne vertébrale, plus épais à son extrémité droite qu'à la gauche, et embrassé par la concavité des trois courbures du duodénum.

Son volume et son poids peuvent offrir beaucoup de variétés; cependant, en général, sa longueur est de quatre à cinq pouces, sa plus grande épaisseur d'un pouce et demi et sa pesanteur de deux à trois onces.

Conformation. On distingue au pancréas *deux faces*, *deux bords* et *deux extrémités*.

Sa *face antérieure*, convexe, un peu inclinée en haut, est recouverte par le feuillet supérieur du mésocolon transverse et

____

(1) πᾶν, tout, et κρέας, chair.

répond, de gauche à droite, à l'estomac et à la première portion du duodénum. Sa *face postérieure*, concave, répond à la première vertèbre lombaire, et s'en trouve séparée par les piliers du diaphragme, par l'aorte, la veine cave inférieure, et plus immédiatement, par l'artère splénique, les vaisseaux mésentériques supérieurs, le commencement de la veine porte et des vaisseaux lymphatiques nombreux.

Son *bord supérieur*, arrondi, épais et dirigé en arrière, présente une gouttière où est reçue l'artère splénique, et répond, à droite, à la première portion du duodénum et au petit lobe du foie. Son *bord inférieur* longe la troisième portion du duodénum, et s'en trouve séparé à gauche par les vaisseaux mésentériques supérieurs.

Des *deux extremités* du pancréas, l'une, droite, plus volumineuse, porte le nom de *tête* ou de *grosse extrémité*, l'autre, gauche, plus petite, constitue la *queue du pancréas*. La première est large, irrégulièrement arrondie et touche à la deuxième portion du duodénum. La seconde, étroite et mince, est contiguë à la partie inférieure de la rate, et répond en bas et en arrière à la capsule surrénale gauche. Assez souvent la portion postérieure et inférieure de la tête du pancréas est plus ou moins détachée de la masse, et constitue le *petit pancréas* des auteurs (1). Souvent aussi cette portion n'est pas séparée, et se trouve constituée par la tête elle-même, qui se recourbe de haut en bas, puis de droite à gauche.

Structure. Sous le rapport de la structure, le pancréas ressemble tout-à-fait aux glandes salivaires. Comme elles, en effet, il est d'un blanc grisâtre, et composé de granulations dures et résistantes qui se réunissent en lobules, puis en lobes. Comme elles, il est dépourvu d'enveloppe extérieure et seulement entouré d'un tissu cellulaire abondant, qui se prolonge dans son épaisseur, autour des granulations et dans l'intervalle des lobules. Enfin, par un dernier trait de ressemblance avec ces glandes, il est traversé par une grande quantité de vaisseaux et de nerfs, et entouré de parties mobiles qui lui impriment des mouvemens.

Les *artères* du pancréas sont très nombreuses et viennent

(1) Cette partie est l'analogue du second pancréas des oiseaux.

particulièrement de la mésentérique supérieure, de l'hépatique, de la splénique et du tronc cœliaque; il en reçoit aussi quelques-unes des capsulaires gauches et de l'aorte. Ses *veines* vont s'ouvrir dans la splénique et dans la petite mésaraïque. Ses *vaisseaux lymphatiques* se rendent dans les ganglions qui l'entourent. Ses *nerfs* viennent du plexus solaire.

Développement. Le pancréas est proportionnellement plus développé chez le fœtus et le nouveau-né que chez l'adulte.

Variétés. Le pancréas peut offrir beaucoup de variétés de volume : quelquefois on l'a trouvé comme atrophié, et même, dit-on, complétement absent. D'autres fois, au contraire, il acquiert un développement considérable. Il n'est pas très rare de voir son conduit extrêmement dilaté par la rétention du suc pancréatique, ou par la présence de calculs dans son intérieur.

Action. Le pancréas sécrète un liquide particulier, connu sous le nom de *suc pancréatique,* fluide visqueux, transparent, légèrement salé, et qui se mêle à la bile pour servir à la digestion duodénale.

CHAPITRE SECOND.

Canal excréteur du pancréas (1).

De chacune des granulations du pancréas partent des radicules, qui vont successivement s'ouvrir dans un conduit unique, appelé *canal de Wirsung,* du nom de l'anatomiste qui l'a décrit le premier. Ce canal, placé dans le centre de l'organe, s'étend transversalement de son extrémité gauche à la droite et s'élargit de plus en plus, dans le même sens, à mesure qu'il reçoit un plus grand nombre de petits conduits secondaires. Au niveau de la tête de la glande il reçoit le conduit appartenant au *petit pancréas* ou à la portion recourbée de l'organe, et offre alors les dimensions d'une plume de corbeau. Passant ensuite derrière la seconde portion du duodénum, il s'engage dans l'épaisseur de ses parois, au côté gauche du canal cholédoque, et se

(1) Pour le découvrir, incisez le pancréas, avec précaution, d'avant en arrière et de haut en bas; de la sorte, vous ne pouvez manquer de tomber perpendiculairement sur lui, et il ne vous restera plus, aussitôt que vous l'aurez aperçu, qu'à le suivre vers les deux extrémités de l'organe.

termine en s'ouvrant, tantôt dans ce dernier, à la base du mamelon dont j'ai parlé, tantôt, ce qui est plus rare, directement dans l'intestin, à une distance variable de ce mamelon. Au point où le canal pancréatique se termine dans le cholédoque, on remarque un éperon valvulaire qui empêche le reflux de la bile vers lui.

Structure. Le conduit de Wirsung a des parois très minces, très dilatables, blanchâtres et lisses à l'intérieur, comme les membranes séreuses. Il est difficile d'y reconnaître plusieurs couches; ce que l'on peut assurer seulement, c'est qu'il est muqueux à l'intérieur, cellulaire ou cellulo-fibreux à l'extérieur.

Développement. Suivant Meckel, dans l'origine, il y a deux conduits pancréatiques, l'un qui s'abouche avec le canal cholédoque, l'autre qui s'ouvre isolément dans l'intestin.

Variétés. Assez souvent, le pancréas est pourvu de deux conduits séparés, qui se terminent ensemble ou isolément dans le duodenum.

La rate (1).

La rate, σπλήν des grecs, *lien* des latins, est un organe vasculaire placé profondément dans l'hypochondre gauche et accolé à la grosse tubérosité de l'estomac.

Sa forme est irrégulièrement elliptique. Son volume et son poids absolus varient beaucoup suivant les individus et suivant le genre de mort. Sa pesanteur spécifique est à celle de l'eau : : 1160 : 1000. Sa couleur est d'un rouge brun. Sa consistance est peu considérable; son tissu s'affaisse facilement sous le doigt et fait éprouver, quand on le presse, une sorte de crépitation assez analogue, suivant la remarque de M. Cruveilhier, *au cri de l'étain.* Son grand diamètre est à peu près verticalement dirigé.

Conformation. La forme de la rate permet de lui distinguer *deux faces, deux bords* et *deux extrémités.*

De ses deux faces, l'une est convexe et l'autre concave. La pre-

(1) Les relations de la rate avec le foie, par l'intermédiaire du système veineux, l'ont depuis long-temps fait décrire en même temps que l'appareil hépatique; mais la vérité est qu'on ignore si son action est ou non relative à la sécrétion de la bile.

mière, externe et lisse, est en rapport avec le diaphragme. La seconde, interne, est accolée à l'estomac ; cette face est partagée en deux parties d'inégale étendue, l'antérieure, plus grande que la postérieure, par une scissure au niveau de laquelle elle est unie à l'estomac par un repli péritonéal appelé épiploon *gastrosplénique*.

Ses deux bords sont lisses et revêtus par le péritoine ; l'antérieur est plus mince que le postérieur et plus souvent que lui interrompu par des incisures plus ou moins profondes. Le premier est en rapport avec l'estomac ; le second avoisine la colonne vertébrale, et plus immédiatement le psoas et le pilier gauche du diaphragme qui recouvrent cette tige osseuse.

Son extrémité supérieure est épaisse, arrondie, recourbée sur elle-même, souvent unie au lobe gauche du foie, et en rapport avec le diaphragme. Son extrémité inférieure, plus effilée et plus mince que la première, touche au rein, à la capsule surrénale et surtout à l'extrémité supérieure du colon descendant.

La direction et les rapports de la rate varient un peu, suivant les alternatives de distension et de retrait de l'estomac. Dans l'état de vacuité de ce viscère, la rate est disposée comme il vient d'être dit ; mais pendant sa réplétion, elle lui est plus immédiatement accolée, elle est dirigée obliquement de haut en bas et d'arrière en avant, elle s'éloigne du rein et glisse un peu en arrière.

Structure. La rate, comme je l'ai dit en commençant, est formée par un tissu essentiellement vasculaire, tissu protégé à l'extérieur par deux membranes, une *séreuse*, l'autre *fibreuse*.

La *membrane séreuse* de la rate est une dépendance du péritoine. Elle existe partout, excepté dans le fond de la scissure. En dehors elle est libre ; en dedans elle est intimement unie à la membrane fibreuse.

La *membrane fibreuse* est la véritable capsule de la rate ; c'est elle surtout qui maintient son tissu. Elle revêt tout l'organe jusqu'à sa scissure, y pénètre un peu, puis se réfléchit bientôt sur elle-même, se porte sur les vaisseaux et s'identifie avec leur gaine extérieure. En dehors, elle est unie à la tunique précédente ; en dedans, appliquée sur le tissu propre, elle y envoie un grand nombre de prolongemens qui le soutiennent et qui concourent à le former. Elle est épaisse, dense, résistante et a beaucoup de tendance à s'encroûter de matière cartilagineuse, même de phosphate calcaire.

Le *tissu propre* de la rate est de nature *érectile*, et tout-à-fait vasculaire, comme je l'ai dit en commençant (1). Il est formé par d'innombrables filamens entrecroisés de mille manières, de façon à former des aréoles qui communiquent toutes ensemble, et dans lesquelles le sang paraît stagner quelque temps pendant la vie, et se coaguler après la mort.

C'est du sang veineux qui remplit les aréoles de la rate. Celles-ci appartiennent effectivement au système veineux, et sont principalement formées par la veine splénique. En pénétrant dans cet organe, et après s'être divisées un petit nombre de fois à la manière ordinaire, les branches de ce vaisseau paraissent d'abord comme criblées d'une foule d'ouvertures qui communiquent avec les aréoles voisines ; bientôt leurs parois se décomposent elles-mêmes en une foule de lanières, la veine cesse réellement, et il n'y a plus à sa place que des cavités remplies par du sang.

C'est particulièrement sur la rate des grands quadrupèdes qu'on peut, avec avantage, faire les observations précédentes; celle du cheval y est particulièrement propre. Il existe toutefois cette différence entre cette rate et celle de l'homme, que la veine splénique s'y décompose plus rapidement, presque dès son entrée, tandis que chez nous, elle n'offre cette curieuse disposition qu'après un certain nombre de divisions successives. Mais à part cette circonstance, fort digne de remarque, je puis assurer qu'il y a identité complète de structure de l'un et de l'autre côté.

Les idées admises autrefois sur la nature glanduleuse de la rate ont dû porter naturellement à rechercher dans cet organe les granulations qui caractérisent les glandes véritables. Malpighi a cru avoir trouvé ces élémens anatomiques, et les a décrits sous le nom de *granulations de la rate.* Ces corpuscules admis par les uns, rejetés par les autres, considérés comme vasculaires par ceux-ci, comme cellulo-fibreux par ceux-là,

---

(1) Pour bien l'étudier, il faut l'examiner sur une rate dépouillée de ses membranes, et qui a été long-temps malaxée sous un filet d'eau.

sont rares dáns la rate de l'homme et plus abondans dans celle des animaux; mais ils n'ont certainement rien de commun, soit pour la structure, soit pour les fonctions, avec les grains glandulaires; dans les recherches auxquelles je me suis livré, il y a déjà long-temps, sur ce sujet, il m'a semblé qu'ils étaient formés par des renflemens des filamens fibreux intérieurs de la tunique de la rate.

Les artères de la rate émanent de la *splénique*, branche du tronc cœliaque. Elles se comportent dans cet organe, à peu près, comme les artères des autres parties du corps : elles se divisent et se subdivisent sans s'anastomoser entre elles d'une région de la rate à l'autre, suivant M. Cruveilhier, et, devenues capillaires, elles se terminent, d'une manière peu connue, dans les aréoles spléniques.

Les veines, comme je l'ai dit, forment la partie essentielle de la rate. Réduites originellement à la condition d'un tissu aréolaire, elles revêtent petit à petit la forme ordinaire avant de sortir de l'organe, s'entourent de parois incomplètes d'abord, bien entières plus tard et, après s'être réunies en un ou plusieurs troncs, elles sortent de la scissure et vont concourir à former la veine porte.

La rate paraît ne posséder que des vaisseaux lymphatiques superficiels, vaisseaux qui se rendent dans les ganglions voisins de sa scissure.

Les nerfs spléniques émanent du grand sympathique. Quoiqu'on en dise, je n'ai jamais pu y suivre de filets du pneumogastrique ou du diaphragmatique correspondans.

Développement. La rate ne commence à paraître que dans le second mois de la vie intra-utérine. Elle reste long-temps petite. Cependant les granulations y sont alors beaucoup plus apparentes, au dire de Meckel, que dans les derniers temps de la vie.

Dans la vieillesse, la rate diminue de volume et s'atrophie quelquefois presque complètement. Sa membrane fibreuse présente des plaques cartilagineuses, qui s'étendent par fois profondément, compriment le tissu propre de l'organe, et finissent, chez certains sujets, par l'envahir tout entier. Ces plaques tendent, du reste, à subir la transformation osseuse et la présentent à la longue.

Variétés. La rate manque constamment chez les acéphales, mais jamais ou presque jamais dans d'autres circonstances.

Il est assez commun d'observer plusieurs rates accessoires ou surnuméraires. Ces rates sont placées dans l'épiploon gastro-splénique ou dans le grand, plus ou moins loin du lieu qu'occupe la rate principale, et sur le trajet des veines. Elles sont arrondies ou ovalaires. Leur nombre varie beaucoup: *Otto* assure en avoir rencontré vingt-trois sur le même sujet. Du reste, pour la couleur, la consistance et la structure, ces rates accessoires ressemblent complètement à la rate principale.

Les scissures des bords de la rate acquièrent quelquefois une telle profondeur, que cet organe se trouve subdivisé par elles en plusieurs lobes distincts.

Action. La rate se gonfle dans certains cas et s'affaisse brusquement ensuite; elle est susceptible, en un mot, d'une véritable érection. Mais quelles sont ses fonctions? quel est le but de son érectilité? Ce point de la science est encore enveloppé des plus épaisses ténèbres. Ce qu'il est seulement permis d'assurer à cet égard, c'est que la rate doit avoir une importance physiologique assez grande, quoique inconnue, car la nature en a doté tous les animaux vertébrés.

DEUXIÈME CLASSE.

ORGANES DE LA DÉPURATION URINAIRE.

La digestion introduit dans les fluides organiques des élémens nombreux et variés, qui ne peuvent pas tous servir à la nutrition; quelques-uns d'entre eux doivent promptement être rejetés au dehors par certains émonctoires, au nombre desquels on doit placer, en première ligne, l'appareil de la sécrétion urinaire, appareil essentiellement dépurateur, comme je l'ai annoncé en commençant.

On comprend, par ce qui précède, pour quelle raison on a considéré les organes urinaires comme constituant une sorte d'appendice de ceux de la digestion, et pourquoi on fait presque toujours suivre la description de ceux-ci de celle des premiers.

Quoi qu'il en soit, l'appareil de la dépuration urinaire est un des plus complets et des mieux constitués de tous les appareils sécréteurs. On y rencontre, bien distincts, l'*organe formateur*, le *conduit vecteur*, l'*organe de dépôt* et le *conduit excréteur*.

ORDRE PREMIER.

Organes formateurs de l'urine.

(Les reins.)

Les reins, νεφροι des grecs, *renes* des latins, sont les organes formateurs de l'urine. Ils sont au nombre de deux. Leur couleur est d'un rouge obscur. Leur volume est un peu inférieur, terme moyen, à celui du poing. Leur poids est de deux à quatre onces environ. Ils sont placés dans la région lombaire, l'un à droite et l'autre à gauche, sur les côtés de la colonne vertébrale, dans la partie des flancs la plus reculée en arrière. Le droit est un peu moins élevé que le gauche, sans doute parce que le foie le refoule plus que ne le fait la rate à l'égard du second.

Conformation. Le rein a la forme d'un ovoïde comprimé d'avant en arrière ; il ressemble assez bien à une graine de haricot dont l'ombilic regarderait en dedans.

Sa *face antérieure* est très bombée et presque toujours un peu éloignée du péritoine. Elle est recouverte, à droite, par le colon ascendant et par la seconde portion du duodénum ; à gauche, par le colon descendant, par la rate et par la grosse tubérosité de l'estomac.

Sa *face postérieure*, presque plane, repose sur le diaphragme, sur le muscle carré des lombes et sur le feuillet antérieur de l'aponévrose du muscle transverse de l'abdomen.

Son *bord externe* est fortement convexe et tourné vers la paroi latérale de l'abdomen.

Son *bord interne* est concave, et marqué d'une échancrure profonde, qui constitue la *scissure du rein*, et qui renferme les vaisseaux et les nerfs de l'organe. Il est contigu au muscle grand psoas.

Son *extrémité supérieure*, épaisse et arrondie, est embrassée par un corps glandiforme appelé la *capsule surrénale*.

Son *extrémité inférieure*, plus mince et plus alongée que la précédente, est voisine de la crête iliaque.

Structure. Les reins ont une organisation compliquée que limite en dehors une membrane fibreuse très résistante.

Du reste, ces organes sont de toutes parts entourés par un tissu cellulo-graisseux qui leur forme une sorte de capsule ou de gaîne extérieure.

La *membrane fibreuse* des reins a quelque analogie avec celle de la rate sous le rapport de la disposition ; elle revêt toute la surface extérieure de ces organes et, parvenue à leur scissure, elle y pénètre un peu, puis se réfléchit bientôt sur les vaisseaux qui y entrent ou qui en sortent, et va s'identifier particulièrement avec l'origine du canal vecteur de l'urine, *le bassinet*. En dehors, elle est recouverte par la graisse au milieu de laquelle les reins sont plongés. En dedans, appliquée sur le tissu propre de ces organes, elle y envoie un grand nombre de filamens très tenus et très fragiles.

Le *tissu propre* des reins est consistant et rougeâtre. Il est formé de deux substances secondaires bien distinctes, la *corticale* et la *tubuleuse*.

La *substance corticale* forme l'écorce des reins au dessous de la membrane fibreuse. Elle est disposée en une couche partout continue à elle-même, mais plus épaisse dans l'intervalle des faisceaux de la substance tubuleuse que partout ailleurs, faisceaux entre lesquels elle envoie des cloisons épaisses. Sa couleur est d'un rouge obscur. En dehors, elle adhère à la capsule rénale. En dedans, elle est appliquée sur la substance tubuleuse. Elle est essentiellement granulée ; on ne sait pas bien positivement si chacun de ses grains est creux ; mais l'analogie des autres glandes ne laisse presque aucun doute à cet égard.

La *substance tubuleuse, médullaire* ou *mamelonnée* (1) est placée en dedans de la substance corticale. Elle offre une

______

(1) Quelques auteurs ont donné le nom de *substance mamelonnée* à l'ensemble des mamelons qui terminent les cônes de la *substance tubuleuse*, réservant cette dernière dénomination à la base de ces cônes.

teinte d'un rouge plus clair que celle-ci. Elle résulte de la réunion de faisceaux bien distincts les uns des autres, dont le nombre varie de dix à vingt, et qui ont, chacun de leur côté, la forme de cônes dont la base, tournée vers la périphérie du rein, est plongée de toutes parts dans la substance corticale, et dont le sommet, de la forme d'un mamelon dirigé, vers le centre du rein, est libre dans la partie supérieure du canal vecteur de l'urine. Les cônes de la substance tubuleuse sont bien séparés les uns des autres par leur base, mais plusieurs d'entre eux sont réunis ensemble deux à deux, trois à trois, par leur sommet (1).

Les cônes de la substance tubuleuse sont formés par la réunion d'une innombrable quantité de petits tubes, divergens vers la base des cônes, convergens et très rapprochés les uns des autres au sommet des mamelons. Ces tubes naissent, par des ramifications très déliées, dans la substance corticale et des granulations de cette substance; ils s'anastomosent fréquemment ensemble dans leur trajet, et vont se terminer sur le sommet des cônes ou des mamelons par de petits pertuis, desquels on fait aisément suinter l'urine par la pression (2).

Bien que simples à l'extérieur, les reins sont cependant subdivisés, en réalité, en un certain nombre de lobes ou lobules bien distincts, à chacun desquels appartient une portion déterminée de la substance corticale, un cône de la substance tubuleuse, et des vaisseaux qui ne communiquent pas avec ceux des lobes voisins (3).

Le rein reçoit immédiatement de l'aorte une artère volumineuse qui se divise de bonne heure en plusieurs branches, celles-ci en rameaux, qui se rendent isolément dans chaque

---

(1) Pour bien apprécier la disposition relative des deux substances rénales, coupez le rein de son bord convexe vers sa scissure, et étudiez-le sur cette coupe.

(2) Ferrein a parfaitement exposé la disposition rameuse de la partie excentrique des tubes de la seconde substance du rein; et depuis, on a quelquefois désigné par le nom de *canaux de Ferrein* les rameaux, et par celui de *canaux de Bellini* les troncs de ces tubes.

(3) On peut, à volonté, en adaptant un tube à l'une des divisions de l'artère rénale, injecter seulement un de ces lobules du rein.

partie de l'organe. Les artères rénales se ramifient surtout dans la substance corticale, sans rien présenter autre chose de particulier.

Les veines rénales se rendent directement dans la veine cave inférieure et sont disposées, en dehors du rein, absolument comme les artères. A l'intérieur de l'organe, au contraire, elles diffèrent un peu des autres sous ce rapport : après un petit nombre de ramifications successives entre les cônes de la substance tubuleuse, leurs divisions s'anastomosent entre elles', forment des arcades qui embrassent d'une manière élégante la base des cônes, arcades de la convexité desquelles naissent une multitude de rameaux qui vont se diviser dans la substance corticale et qui présentent une disposition stellaire à la surface de celle-ci. Ce qui frappe au premier abord dans l'étude de ces vaisseaux, c'est l'absence de valvules dans leur cavité, et leur volume de beaucoup supérieur à celui des artères correspondantes (1).

Les artères et les veines rénales appartiennent surtout à la substance corticale ; elles la forment presque complètement par leurs divisions entremêlées et n'envoient que des rameaux très fins et très peu importans dans la substance tubuleuse. L'injection passe très aisément de l'artère dans la veine, et difficilement, au contraire, de la veine dans l'artère. Par la veine, on remplit souvent les conduits de la substance tubuleuse (2).

Les vaisseaux lymphatiques des reins, les uns *superficiels*, les autres *profonds*, se rendent dans les ganglions lombaires.

Développement. Les reins paraissent se former, de l'intérieur à l'extérieur, de la substance tubuleuse vers la substance corticale. Ce qui apparaît, en effet, tout d'abord dans le tissu de ces organes, ce sont les cônes de la première ; la seconde sub-

_____

(1) Cette dernière circonstance implique presque contradiction avec la sécrétion abondante qui s'accomplit dans les reins. Il semble, en effet, qu'après avoir fourni les matériaux de l'urine, la masse du sang apporté par l'artère rénale, devrait diminuer beaucoup, et que la veine, pour cette raison, devrait aussi être plus petite que l'artère. Il y a là, il faut en convenir, quelque chose qui nous échappe.

(2) J'ai fait de nombreuses injections des reins, et j'ai eu maintes fois occasion de constater ce que je viens d'avancer.

stance ne se dessine qu'un peu plus tard. Aussi, dans l'origine, la surface extérieure des reins, formée par la base des cônes dans l'intervalle desquels s'enfonce la membrane fibreuse, offre-t-elle une foule de bosselures qui s'effacent graduellement par la suite (1). Lorsque la substance corticale se développe, elle constitue d'abord une couche d'égale épaisseur dans toute son étendue, couche qui passe, en se relevant et s'abaissant successivement, sur la base des cônes et dans leurs intervalles, et qui ne masque que très peu la disposition lobulée sur laquelle j'ai appelé l'attention; mais ensuite cette substance se développe beaucoup plus entre les cônes que sur leur base, elle acquiert en ces points une plus grande épaisseur, refoule en dehors la partie voisine de la membrane fibreuse, comble les dépressions extérieures, les fait disparaître, et détruit avec elles la forme lobulée de l'organe.

Certains vices de conformation tendraient à faire croire que, dès l'origine, les deux reins sont réunis en une seule masse au-devant du rachis, et que, par suite des progrès de l'évolution, ces organes s'isolent les uns des autres, d'abord incomplètement, une languette transversale et médiane persistant encore, plus tard d'une manière tranchée, par la scission définitive de la languette indiquée; mais cette donnée a besoin d'être encore soumise au creuset de l'observation.

Variétés. Les reins manquent quelquefois plus ou moins complètement, soit que leur développement n'ait pas eu lieu, soit qu'ils aient été détruits par certaines maladies. Chez quelques sujets, un de ces organes est beaucoup moins développé que l'autre.

On trouve par fois les reins réunis ensemble au devant de la colonne vertébrale, tantôt par une simple languette de leur substance, et tantôt par une partie qui n'offre aucun étranglement. J'ai rencontré deux fois la première anomalie ; et dans ces cas, les reins avaient la position et la direction ordinaires, une languette réunissait leur extrémité supérieure, en passant au devant des piliers du diaphragme. Plus souvent les deux rein

(1) Chez beaucoup d'animaux, il reste encore, chez l'adulte, des traces de cette disposition, qui n'est que transitoire pour l'homme.

sont confondus en un seul rein, très gros, de forme analogue à celle de l'état normal, placé transversalement ou un peu obliquement au devant du rachis, ayant sa convexité dirigée plus ou moins exactement en haut, sa scissure en bas, et pourvu de deux uretères, de deux artères et de deux veines rénales.

La forme lobuleuse des reins, ordinairement transitoire chez nous, persiste quelquefois d'une manière plus ou moins tranchée.

Les reins sont quelquefois placés à la même hauteur, ou même le droit est plus élevé que le gauche, contre l'ordre normal. Plus rarement on les trouve dans une région éloignée de celle qu'ils occupent habituellement, dans la fosse iliaque interne ou dans le bassin. Dans ces cas, que j'ai eu occasion d'observer plusieurs fois, tantôt un seul rein a été déplacé, tantôt l'anomalie porte sur les deux à la fois, tantôt les vaisseaux artériels et veineux émanent des troncs ordinaires et dans le point accoutumé, parcourant ainsi un très long trajet, et tantôt ils procèdent des troncs les plus voisins. Chez un sujet qui avait le rein droit placé dans le bassin, au devant de la symphyse sacro-iliaque, l'artère et la veine rénales venaient de l'artère et de la veine hypogastriques correspondantes.

Action. Les reins sont les organes formateurs de l'urine. Mais comment opèrent-ils cette sécrétion? nous l'ignorons absolument. En supprimant les valvules dans les veines de ces organes et en donnant, comme on l'a vu, une grande capacité à ces vaisseaux, la nature a-t-elle voulu y ralentir la circulation, de manière à donner au sang le temps de fournir une plus ample provision de matériaux urinaires? Cela me paraît probable. Ce que l'on peut dire de plus certain, c'est que l'urine est sécrétée par la substance corticale, qui la verse directement dans les tubes de la substance mamelonée.

APPENDICE.

Capsules surrénales (1).

Les capsules surrénales ou *atrabilaires*, *reins succenturiés*, sont deux petits organes dont on ignore absolument les usages, et qui sont placés dans l'abdomen immédiatement au dessus des reins. Leur volume varie beaucoup suivant les âges; elles sont plus développées chez l'enfant que chez le vieillard ; aussi est-ce chez le premier qu'on doit surtout prendre le type de leur description. Leur couleur est jaunâtre. Leur poids est peu considérable.

Conformation. Les capsules surrénales sont prismoïdes et assez semblables, suivant la remarque de Boyer, à un casque très aplati ou à une crête de coq. Leur *face antérieure* est en rapport, à droite, avec le foie et la seconde portion du duodénum, à gauche, avec la rate et le pancréas. Leur *face postérieure* est appliquée sur le diaphragme et sur l'extrémité supérieure du psoas. Leur *face inférieure*, concave, recouvre l'extrémité supérieure du rein correspondant. Leur *bord* est convexe, mince, quelquefois échancré en différens points et dirigé en haut, en dedans et en dehors. Du reste, la surface extérieure des capsules surrénales est plongée dans cette masse cellulo–adipeuse qui entoure les reins, et dans laquelle rampent une foule de rameaux nerveux et vasculaires.

A l'intérieur, les capsules surrénales sont creuses, suivant les uns, pleines suivant les autres, Meckel en particulier. Ce qu'il y a de bien positif, c'est que les deux lames qui paraissent former ces organes par leur rapprochement m'ont toujours paru accolées l'une à l'autre. Existerait-il une époque à laquelle ces parties seraient séparées par une cavité ? Je ne le crois pas, et je pense, comme Meckel, que la rapidité avec la-

(1) A vrai dire, les capsules surrénales ne font pas partie de l'appareil urinaire; mais comme leurs usages sont inconnus, et comme il est, pour cette raison, impossible de leur assigner une place plus convenable dans une classification anatomico-physiologique, on a coutume de les décrire en même temps que les reins, avec lesquels elles ont des rapports très-étroits de contiguïté.

quelle la partie intérieure des capsules subit la décomposition putride, est l'unique cause de l'apparente cavité qu'on y a aperçue, et de la divergence d'opinion des auteurs à cet égard.

Quoique l'existence de conduits excréteurs des capsules surrénales ait été admise par plusieurs anatomistes célèbres, que *Bartholon*, *Peyer*, *Valsalva* et *Ranby*, aient prétendu qu'ils vont se rendre dans les voies spermatiques, *Kulmus*, dans le canal thoracique, *Heuermann* et *Bendt*, dans les voies urinaires, rien n'est mieux établi en anatomie que l'absence de ces conduits.

Structure. Les capsules surrénales sont formées de deux substances : l'une extérieure, jaunâtre, striée perpendiculairement à la surface de l'organe ; l'autre intérieure, plus molle et plus brunâtre. La première est formée de granulations qui ont quelque analogie avec celles des glandes, granulations réunies ensemble par un tissu cellulaire qui se condense en dehors, et qui forme la gaîne ou l'enveloppe de la capsule toute entière.

Les artères des capsules surrénales viennent de l'aorte, des diaphragmatiques inférieures et des rénales, sous les noms de *capsulaires moyenne*, *supérieure* et *inférieure.* Les veines correspondent exactement à celles-ci. Les vaisseaux lymphatiques n'ont rien de particulier. Les nerfs émanent du grand sympatique.

Développement. Les capsules surrénales sont de bonne heure très développées et faciles à distinguer. Leur volume diminue proportionellement avec l'âge ; de telle sorte qu'elles disparaissent souvent tout-à-fait chez le vieillard, chez lequel on ne rencontre plus à leur place qu'un tissu cellulaire abondant.

Variétés. On dit que les capsules surrénales sont plus développées, et qu'elles offrent intérieurement une teinte plus foncée chez le nègre que chez le blanc ; ces faits ne sont pas bien avérés. Elles varient peu sous le rapport de la position, beaucoup moins surtout que les reins ; circonstance, entre autres, qui montre que ces organes sont beaucoup plus indépendans des voies urinaires qu'on le croit généralement. Un sujet qui avait le rein droit dans le bassin, m'a offert la capsule correspondante dans son lieu ordinaire.

Action. On ignore absolument les usages des capsules surrénales. Le grand développement qu'elles offrent chez le fœtus
leur a fait attribuer des fonctions relatives à l'hématose ; mais
cette assertion n'a jamais trouvé de fondement véritable que
dans ce besoin que nous éprouvons de tout expliquer, et qui
nous porte trop souvent à nous payer des raisons les moins
satisfaisantes.

Je ne dirai rien des rapports dynamiques qu'on a cru apercevoir entre les capsules et les voies génitales ; les faits cités
par *Vauquelin*, *Lobstein*, *Meckel* et *Otto*, à l'appui de cette
hypothèse ne sont, en effet, rien moins que concluans.

ORDRE SECOND.

Conduits vecteurs de l'urine.

En réalité, les conduits vecteurs de l'urine naissent au sein
même des reins, dans la substance corticale de ces organes, par
les petits *canaux de Ferrein*, et constituent ensuite les tubes de
la substance tubuleuse ; mais généralement on considère cette
partie des voies que parcourt l'urine comme faisant corps avec
la glande qui sécrète celle-ci, et l'on fait seulement commencer
au-delà son canal vecteur.

Conformation. D'après ce qui précède, le conduit vecteur de
l'urine s'étend des mamelons de la substance tubuleuse à la
vessie. Il est muqueux à l'intérieur et n'offre aucune valvule. A
son origine, il est enveloppé par la substance rénale elle-
même, et présente un évasement en entonnoir, surmonté
de plusieurs renflemens de même forme, qui embrassent directement les mamelons. Cette double circonstance permet de le
diviser en trois parties qui constituent les *calices*, le *bassinet*
et l'*uretère.*

Les *calices* sont de petits entonnoirs membraneux placés à
l'extrémité supérieure du conduit vecteur de l'urine, au-
dessous des mamelons, au-dessus du bassinet. On en compte
plus ou moins, suivant que les mamelons sont eux-mêmes plus
ou moins isolés les uns des autres ; leur nombre varie de six à
à dix. Ils sont cachés profondément dans la scissure du rein.
Leur diamètre est proportionné au volume des mamelons

qu'ils reçoivent. Leur longueur ne dépasse pas quatre ou cinq lignes. Supérieurement, ils embrassent le mamelon ou les mamelons correspondans. Inférieurement, ils s'ouvrent dans le bassinet directement, où se réunissent en trois troncs volumineux et courts qui se terminent dans celui-ci.

Le *bassinet* est l'infundibulum général dans lequel se terminent tous les calices et duquel sort l'uretère. Il est à moitié engagé dans la scissure du rein, et à moitié placé au dessous et en dedans d'elle. Il est exactement infundibuliforme et un peu aplati d'avant en arrière. Sa partie évasée regarde en haut, tandis que sa partie rétrécie est dirigée en bas. Il est en rapport en avant avec l'artère et la veine rénales.

L'*uretère* est la partie inférieure du conduit vecteur de l'urine. Il s'étend du bassinet à la vessie. Il est cylindroïde. Son volume est à peu près celui d'une plume à écrire ordinaire. Sa longueur est proportionnée à celle du tronc du sujet. Sa direction générale est un peu oblique de haut en bas et de dehors en dedans. Du reste, son trajet est compliqué et peut être, avantageusement pour l'étude, subdivisé en deux portions, une *sus-pelvienne* et l'autre *pelvienne*.

Dans sa portion sus-pelvienne, l'uretère est appliqué sur le psoas, sur l'aponévrose fascia iliaca, sur les vaisseaux iliaques primitifs dont il croise la direction, et recouvert par le péritoine et par les vaisseaux testiculaires chez l'homme, ovariques chez la femme. Dans sa portion pelvienne, il est appliqué contre les parties postérieure et latérale du bassin et spécialement, contre l'aponévrose pelvienne, les vaisseaux hypogastriques, les muscles obturateur interne et releveur de l'anus ; à cette hauteur, en outre, le péritoine le recouvre, et chez l'homme en particulier, le canal déférent croise sa direction en passant au-dessus et en dedans de lui. Enfin tout-à-fait en bas, il s'engage dans l'épaisseur du bas-fond de la vessie, en convergeant en dedans et en avant vers celui du côté opposé, chemine, dans l'espace d'un pouce, au-dessous de la membrane muqueuse et s'ouvre obliquement sur le bas-fond de la vessie, à l'angle postérieur du *trigône vésical* (1).

Structure. Le canal vecteur de l'urine est essentiellement

____

(1) Espace qui sera décrit un peu plus loin.

formé de deux membranes : l'une, extérieure, grisâtre, fortifiée à la hauteur du bassinet par la capsule propre du rein,
et de nature fibro-cellulaire ; l'autre, interne, muqueuse,
blanchâtre, continue inférieurement avec celle de la vessie,
et supérieurement, suivant les auteurs, avec la membrane
interne des petits canaux de la substance tubuleuse.

Développement. Les calices, le bassinet et les uretères sont
proportionnellement plus larges chez le fœtus que chez l'a-
dulte.

Variétés. Les canaux vecteurs de l'urine manquent, quand
les reins manquent eux-mêmes. Ils sont plus courts que dans
l'état normal, lorsque le rein occupe une position plus déclive.
Quand les deux reins sont réunis en un seul, il en sort toujours ou presque toujours deux conduits, qui se comportent
inférieurement comme dans les cas ordinaires ; et tantôt alors
tous les calices sont confondus dans un seul bassinet d'où
procèdent deux uretères, tantôt les deux bassinets sont distincts
mais continus l'un à l'autre, tantôt enfin la séparation est
complète entre les deux conduits vecteurs.

Il n'est pas très rare de rencontrer deux uretères pour chaque
rein, soit que le bassinet reste simple, soit que la séparation
remonte jusqu'à lui.

Plus souvent encore, on observe une grande dilatation de
tout le canal vecteur de l'urine. Ce conduit devient en même
temps plus long, plus flexueux, formé par des parois plus
épaisses que de coutume, et subit enfin une véritable hypertrophie. Dans ces cas, sa cavité présente souvent, près du bassinet sur tout, des plicatures qui résultent de la flexion de ses
parois et qui ont été prises pour des valvules véritables.

Action. Les calices et le bassinet reçoivent l'urine directement
du rein, tandis que l'uretère la transporte vers la vessie et l'y
dépose. La contraction élastique des parois de ce conduit,
aidée de la pression du diaphragme et des parois abdominales,
est la seule cause de la progression de ce fluide.

Ce n'est pas continuellement et goutte à goutte, comme on
le croit, que l'uretère verse l'urine dans la vessie ; j'ai montré
au contraire (1), que le passage de l'un à l'autre se fait à des

(1) Voyez J. Hebdomadaire.

intervalles réguliers, au moment de l'abaissement du diaphragme dans la respiration, et qu'auparavant l'urine séjourne dans l'extrémité inférieure de l'uretère.

L'insertion oblique de l'uretère sur la vessie explique très
bien comment l'urine, pendant la vie, comment même les
gaz sur le cadavre, passent facilement de l'uretère dans la
vessie, tandis qu'ils ne peuvent refluer en sens inverse.

ORDRE TROISIÈME.

Organe de dépôt de l'urine.

(Vessie.)

La vessie est l'organe de dépôt de l'urine; c'est une poche
musculo-membraneuse placée dans le bassin, derrière les pubis, entre la fin des uretères et l'origine de l'urètre. Sa forme
est ovoïde. Elle est obliquement dirigée de haut en bas et un
peu d'avant en arrière. Sa grosse extrémité est tournée en bas
et la petite en haut. Son volume varie beaucoup, suivant
qu'elle est vide ou distendue par l'urine; terme moyen, il
égale le poing du sujet sur lequel on l'étudie.

Conformation. On divise généralement la vessie en deux portions, le *corps* et le *col*, celui-ci, formé par l'origine du canal
excréteur, l'*urètre*, et entouré par la *prostate*. Quoi qu'il en soit,
cet organe doit être successivement étudié à l'extérieur et à
l'intérieur.

Sa *surface extérieure* présente six régions ou parois, qui ne
sont pas nettement séparées les unes des autres, mais qu'il importe cependant, pour l'étude, de considérer comme telles :
une *postérieure*, une *antérieure*, deux *latérales* et une *inférieure*.

Sa paroi postérieure, convexe, lisse et revêtue par le péritoine dans toutes ses parties, est séparée du rectum, chez
l'homme, et de l'utérus chez la femme, par un espace dans
lequel, tantôt elle est en rapport immédiat avec ces organes, et
tantôt elle en est séparée par quelques anses d'intestin qui y
descendent.

Sa face antérieure, plus aplatie et moins étendue que la

précédente, est privée de tout rapport avec le péritoine (1).
Contiguë à la face postérieure de la symphyse et des corps du
pubis dans l'état de vacuité, à ces parties, et à la région inférieure de la paroi antérieure de l'abdomen dans l'état de distension de la vessie, elle leur tient par un tissu cellulo-graisseux lamellé et fort lâche, qui rend très faciles ses glissemens
alternatifs.

Ses faces latérales sont très bombées. Dépourvues de péritoine dans leur moitié antérieure, comme la face précédente,
elles sont, au contraire, recouvertes par cette membrane séreuse dans leur moitié postérieure. Elles sont en rapport, en
outre, avec l'aponévrose périnéale supérieure ou pelvienne,
et avec les muscles releveur de l'anus et obturateur interne.

Sa face supérieure forme le sommet de l'organe, ou la petite extrémité de l'ovoïde qu'il représente. Elle est très convexe et un peu effilée. De son centre s'élève l'*ouraque*, cordon
fibreux qui remonte sur la ligne médiane, entre le péritoine
et la paroi antérieure de l'abdomen, et va se terminer à la
cicatrice ombilicale en s'identifiant avec elle. Au devant de
l'ouraque, le sommet de la vessie est dépourvu de péritoine
et uni, soit aux pubis, soit à la paroi antérieure de l'abdomen,
au moyen d'un tissu cellulo-graisseux très lâche. En arrière
de l'ouraque, au contraire, cette paroi est tapissée par le
péritoine et contiguë aux anses intestinales les plus inférieures.

La paroi inférieure de la vessie est moins régulièrement arrondie que les autres. Un peu relevée sur la ligne médiane,
par le rectum chez l'homme, par le vagin chez la femme,
elle est déprimée en dehors sur les côtés de ces canaux. Les
uretères s'engagent latéralement dans son épaisseur. Elle est
complètement privée de rapports avec le péritoine chez l'a-
dulte, qui fait toujours le type de nos descriptions. Du reste,
ses connexions avec les parties voisines ont la plus grande importance, sous le point de vue chirurgical, et pour les bien
apprécier, il faut les étudier séparément dans l'un et dans
l'autre sexe.

______

(1) C'est cette paroi que l'on intéresse dans la lithotomie dite *hypogastrique* ou *sus-pubienne*.

Chez l'homme, la paroi inférieure de la vessie est en rapport, sur les côtés et de dehors en dedans, avec l'aponévrose périnéale supérieure, le muscle releveur de l'anus, la vésicule spermatique et le canal déférent. Sur la ligne médiane, intimement unie au rectum dans l'intervalle triangulaire formé par la convergence des conduits déférens, elle concourt à constituer la cloison *recto-vésicale*; tandis qu'en haut et en bas elle est séparée du rectum par deux espaces triangulaires, l'un qui reçoit la prostate et les conduits éjaculateurs qui la traversent, l'autre rempli par du tissu cellulaire et qui sert à la reflexion du péritoine.

La paroi inférieure de la vessie offre chez la femme, avec le vagin, à peu près les mêmes rapports qu'avec le rectum chez l'homme. Unie, sur la ligne médiane, au vagin et au col de l'utérus, elle forme avec le premier la cloison *vesico-vaginale*, au dessus et au dessous de laquelle on trouve des intervalles triangulaires adossés par leur sommet à cette cloison, et dont la base est tournée en sens opposés, l'une vers le point de reflexion du péritoine de la vessie à l'utérus, l'autre vers la surface extérieure du périnée. Sur les côtés, cette région de la vessie est embrassée par le muscle releveur de l'anus et l'aponévrose pelvienne.

A l'intérieur, la vessie présente une cavité dont la forme est exactement indiquée par l'aspect extérieur de cet organe. On la divise en deux parties d'inégale étendue : l'une, supérieure, plus grande, n'a pas reçu de nom spécial; l'autre, inférieure, plus petite que la première et formée par la région placée au dessous du niveau du col, est appelée *bas-fond*.

Les parois de la cavité de la vessie sont rendues irrégulières par des faisceaux saillans, qui se croisent en plusieurs sens et qui circonscrivent des aréoles ou des cellules plus ou moins profondes, dans lesquelles se sont souvent logés des corps étrangers, des calculs. Lorsque ces faisceaux sont très prononcés, ils font donner à l'organe de dépôt de l'urine le nom de *vessie à colonnes*.

Il est un point vers lequel la surface interne de la vessie offre moins de rides et une apparence plus lisse que dans tous les autres, c'est celui qui constitue le *trigône vésical*. Cet espace est placé en arrière et un peu au dessous du col, et en avant du bas-fond de la vessie. Il est triangulaire, comme son nom l'indique. Ses deux angles postérieurs sont marqués par l'ouverture vésicale oblique des uretères, dont on aperçoit plus en arrière le trajet sous-muqueux. Son angle antérieur est formé par l'ouverture du col de la vessie, ouverture circulaire, très dilatable, garnie d'un bourrelet épais qui se renfle en bas, particulièrement chez le vieillard, et qui constitue la *luette vésicale*.

Structure. Trois membranes, des vaisseaux et des nerfs entrent dans la composition de la vessie.

La première et la plus extérieure des membranes est une dépendance du *péritoine* ; elle est bornée à une petite partie de la vessie, sa face postérieure et la moitié postérieure de ses faces supérieure et latérales. Un tissu cellulaire lâche l'unit à la membrane sous-jacente et lui permet de glisser facilement sur elle.

La seconde membrane vésicale, moyenne pour la position, est la *musculeuse*. Incomplètement revêtue en dehors par la tunique péritonéale, elle est partout en rapport, en dedans, avec la membrane muqueuse et lui tient par un tissu cellulaire très dense. Elle offre de grandes variétés sous le rapport de la force et de l'épaisseur ; ce sont ces faisceaux qui forment les colonnes intérieures de la vessie, et dont l'hypertrophie détermine l'état qui caractérise *les vessies à colonnes*. Deux ordres de fibres, les unes longitudinales, les autres circulaires, se réunissent dans cette membrane. Les fibres longitudinales sont extérieures ; elles procèdent du sommet de la vessie, particulièrement de la base de l'ouraque, et viennent se terminer au col de l'organe, en s'identifiant avec le tissu cellulo-fibreux qui entoure cette ouverture. Les fibres circulaires sont placées au dessous des précédentes ; elles ne sont pas toujours exactement circulaires, un certain nombre sont obliquement dirigées, quelques-unes même se réunissent aux fibres longitudinales ; ce sont elles surtout qui soulèvent la membrane muqueuse. En se rapprochant du col de la vessie, ces fibres deviennent plus exactement circulaires, et forment autour de celui-ci un cercle qui ne mérite cependant pas le nom de muscle sphincter que lui ont donné les auteurs. Ce qu'il y a de remarquable, dans la disposition des fibres de la tunique charnue de la vessie, c'est qu'elles ne forment pas un plan parfaitement continu, et qu'elles laissent entre elles certains espaces, au niveau desquels la tunique muqueuse, privée de tout contact avec elle, peut faire hernie au-dehors.

La troisième tunique de la vessie, la plus profonde de toutes, est la *membrane muqueuse*. Unie à la précédente, en dehors, par un tissu cellulaire dense, elle est libre, en dedans, vers la cavité de l'organe. Elle se continue, d'une part, avec la tunique intérieure des uretères, et de l'autre avec celle du canal excréteur, par le col de la vessie. J'ai déjà parlé de la manière dont elle est soulevée par les faisceaux de la tunique charnue. Elle est d'une couleur blanche, légèrement rosée, surtout du côté du col et du trigône vésical. Elle est peu villeuse ; ses follicules sont peu développés, mais ils deviennent fort apparens dans certaines maladies, particulièrement dans l'inflammation chronique.

Les artères de la vessie viennent des hypogastriques. Ses veines forment un plexus dont les branches, fort nombreuses et fréquemment anastomosées ensemble près du col, reçoivent les veines dorsales de la verge et du clitoris, comme on le verra plus tard. Les lymphatiques se rendent dans les ganglions hypogastriques. Les nerfs émanent à la fois du système cérébro-spinal et du grand symphatique.

Développement. Les changemens apportés par le développement dans les diverses conditions de la vessie, offrent le plus haut degré d'importance.

Chez les animaux, la vessie est continue, dans les premiers temps de sa formation, avec une vésicule particulière de l'œuf qui constitue *l'allantoïde* (1) ; l'ouraque dont la cavité chez eux est évidente, établit cette communication. En est-il de même chez l'homme ? Les anatomistes sont partagés, à cet égard, en deux camps opposés. Sans discuter les raisons alléguées de part et d'autre, je me contenterai de faire remarquer qu'il est difficile de ne pas admettre cette continuité chez l'embryon humain ; en effet, d'abord l'analogie des animaux est déjà un argument, sinon décisif, au moins très fort en faveur de cette opinion ; en outre, les observations de *Harder*, de *Boyer* et de *M. Cruveilhier*, qui ont trouvé l'ouraque incomplètement obli-

______
(1) Voyez plus loin, embryologie.

téré et distendu par des calculs, celles de *Cabrole* et de quelques autres qui ont trait à des *fistules urinaires congénitales* de l'ombilic, surtout cette circonstance que les fibres de la vessie procèdent de la base de l'ouraque, comme je l'ai fait remarquer, et que les autres tuniques vésicales sont primitivement étendues à cette partie, doivent achever de porter la conviction dans les esprits, et faire considérer l'ouraque de l'embryon comme un véritable prolongement de la vessie, comme la vessie étendue au-delà de l'abdomen, et celui de l'adulte comme un cordon fibreux qui résulte de l'oblitération du premier.

La continuité de la vessie et de l'allantoïde étant reconnue, il est encore permis de se demander, si ces deux parties et leur intermédiaire l'ouraque, se forment ensemble? ou bien, si l'allantoïde ne paraîtrait pas d'abord, et ne donnerait pas naissance à la vessie par son prolongement à l'intérieur de l'embryon rudimentaire, comme quelques personnes l'ont pensé? ou si, au contraire, l'allantoïde ne serait pas produite par une sorte d'efflorescence de la vessie? L'embryologie humaine ne nous apprend rien qui puisse permettre de donner une réponse définitive à ces questions; mais l'analogie des oiseaux chez lesquels on voit distinctement l'allantoïde naître de l'anneau ombilical, et sortir de l'abdomen de l'embryon, donne plus de probabilités à la dernière supposition.

Quoiqu'il en soit, dans l'origine la vessie est très alongée; elle s'élève de presque toute sa hauteur au-dessus du détroit supérieur du bassin; la cavité de son corps se continue presque sans ligne de démarcation avec celle de son col; le bas fond, à proprement parler, n'existe pas; il n'y a pas de cloisons recto-vésicale ou vésico-vaginale; le péritoine ne descend que jusqu'au col de ce réservoir et s'étend à toute sa partie inférieure.

La vessie conserve encore, après la naissance quelques uns des caractères précédens; mais ils s'effacent graduellement. On voit petit à petit le péritoine sous-vésical s'éloigner du col, les cloisons recto et vagino-vésicales se former, le corps de la vessie s'évaser en bas et sur les côtés, et le bas-fond se prononcer. L'accumulation de l'urine et l'effort que fait celui-ci par son poids sur la partie inférieure de la vessie, est la cause réelle de la plupart de ces changemens qui deviennent, pour cette raison, de plus en plus prononcés à mesure que l'âge avancé, et que ces influences ont eu le temps de se faire plus longtemps et plus fortement sentir.

Variétés. La vessie est plus large et moins longue chez la femme que chez l'homme. Elle manque quelquefois chez des fœtus monstrueux, et les uretères s'ouvrent dans le rectum ou dans le vagin. Plus souvent incomplète, comme dans l'*extrophie* de la vessie, elle a la forme d'une poche largement ouverte en avant, et dont la cavité peut être aperçue sur la ligne médiane, au niveau des pubis ou de la région hypogastrique qui offrent une scission analogue à la sienne (1).

L'ouraque peut être plus ou moins complètement oblitéré, ou tout-à-fait perméable, comme cela paraît s'être rencontré dans le cas de Cabrole.

On a, dit-on, trouvé quelquefois la vessie double *ou triple* ; mais ces cas ont trait à des formations de grandes cellules dans des points variables de la vessie véritable, cellules dans les parois desquelles presque jamais on ne rencontre que la membrane muqueuse et la couche séreuse extérieure, et qui résultent d'une hernie de la première à travers les faisceaux de la tunique charnue. Les poches de la vessie sont, du reste, presque toujours séparées de la cavité de ce réservoir par un col étroit, ce qui permet de concevoir que des calculs, que l'urine même, puissent y être retenus comme on l'a observé.

Enfin, il a déjà été question de ces hypertrophies de la tunique charnue vésicale desquelles résultent les *vessies à colonnes.*

Action. La vessie reçoit l'urine des uretères, non pas continuellement, comme on le croit, mais à des intervalles assez rapprochés, ainsi qu'il a été dit plus haut; elle la chasse ultérieurement vers le canal excréteur. Sauf le cas de vice de conformation ou de maladie, ce n'est jamais qu'après avoir séjourné un certain temps dans la vessie, que l'urine est chassée au dehors. Le séjour de l'urine dans la vessie suppose, d'une part le resserrement du col, et, d'autre part, l'état passif de la tunique charnue de ce réservoir et des muscles abdominaux. Distendue par l'urine, la vessie s'élève entre le péritoine et la

(1) Ce vice de conformation est très favorable pour faire des observations sur le mode d'arrivée de l'urine dans la vessie ; car on aperçoit à nu l'extrémité inférieure des uretères.

paroi antérieure de l'abdomen, se dirige vers l'ombilic suivant la direction de l'ouraque, le péritoine de la dépression recto ou utéro-vésicale est refoulé en haut, etc.

Excepté dans les cas mentionnés précédemment, pour que l'excrétion de l'urine ait lieu, il faut qu'une pression supérieure à la résistance du col de la vessie soit exercée sur ce fluide. Or, la vessie toute seule peut suffire, et suffit souvent pour cette fin; dans d'autres cas, elle est aidée par la contraction combinée des muscles abdominaux. Quelquefois, les muscles abdominaux président au commencement de l'excrétion de l'urine, la vessie la continue ensuite, et le muscle releveur de l'anus la termine, en soulevant le bas fond de la vessie et rejetant les dernières gouttes d'urine qui y séjourneraient sans cela. Dans d'autres cas, lorsqu'il existe un obstacle à l'intérieur du canal excréteur, la contraction soutenue et combinée de la vessie et des muscles abdominaux est nécessaire à l'excrétion.

ORDRE QUATRIÈME.

Canal excréteur de l'urine.

(Urètre.)

L'urètre s'étend du col de la vessie à l'extérieur et se termine dans le dernier point, en se réunissant avec les organes génitaux. Mais sous ce rapport, comme sous beaucoup d'autres, ce canal diffère tellement suivant les sexes, qu'il importe de de l'étudier séparément chez l'homme et chez la femme.

Urètre chez l'homme.

L'urètre de l'homme s'étend depuis le col de la vessie jusqu'à l'extrémité libre de la verge.

Sa longueur varie suivant l'état d'érection ou de flaccidité de la verge ; mais, terme moyen, elle ne va pas au-delà de huit à neuf pouces.

Sa direction, aujourd'hui généralement bien appréciée, a été longtemps le sujet de vives discussions entre les anatomistes et les chirurgiens. Lorsque la verge est en érection, ce canal décrit une courbe générale à concavité supérieure et postérieure, qui embrasse les parties inférieure et antérieure de la symphyse pubienne. Dans l'état de flaccidité de la verge, sur le cadavre par exemple, la partie antérieure de l'urètre n'a aucune direction propre, on peut lui imprimer celle que l'on veut ; tandis que sa partie postérieure décrit une courbe légère à concavité supérieure, qui embrasse la partie inférieure de la symphyse pubienne. Un point qu'il importe surtout d'établir, et sur lequel j'ai insisté ailleurs (1), c'est la fixité de la courbure de la portion profonde de l'urètre, et l'impossibilité de changer cette courbure, quelque traction qu'on exerce sur la verge, quelque direction qu'on lui donne. Séduites par la possibilité d'introduire par l'urètre des instrumens tout-à-fait droits, quelques personnes pourraient croire encore que ce canal n'est pas dirigé comme je l'annonce ; toutefois, ce fait ne prouve rien contre ce que j'ai avancé, il établit seulement que les parties que traverse l'instrument sont dilatables, comme tous les tissus organiques. La direction la plus simple de l'urètre est celle qu'il offre pendant l'érection du pénis, c'est la seule dans laquelle les parois de ce conduit soient tendues et dépourvues de plicatures ; c'est aussi celle qu'il importe de lui donner, quand on doit y introduire des instrumens convenablement courbés.

Conformation. L'urètre de l'homme présente deux portions principales, l'une, *périnéale*, postérieure et profonde; l'autre, *pénienne*, antérieure et superficielle ; la première, cachée dans le périnée, comme son nom l'indique; la seconde, reunie dans la verge ou *pénis* avec les autres élémens de cette partie. On divise encore et plus généralement ce canal, d'après les diverses conditions de sa forme extérieure, en trois portions : une *prostatique,* une *membraneuse,* la troisième *spongieuse.*

La portion prostatique de l'urètre, comme son nom l'indique, est celle qui est embrassée par la prostate et qui fait immédiatement suite au col de la vessie. Elle a douze ou quinze lignes de longueur. Elle occupe les parties les plus profondes du périnée, immédiatement au dessous de l'aponévrose périnéale supérieure et au dessus de la moyenne. Elle a les mêmes rapports que la prostate qui l'entoure: en haut, elle est unie à la partie postérieure de la symphyse pu-

____

(1) Voyez anat. top., 2ᵉ édition, page 385.

bienne, au moyen des *ligamens pubio-prostatiques*, faisceaux antérieurs de l'aponévrose supérieure du périnée; en bas, elle avoisine le rectum et les conduits éjaculateurs, ces derniers se trouvant engagés dans la prostate, comme on le verra bientôt; latéralement et en avant, elle est embrassée par les muscles releveurs de l'anus.

La portion membraneuse fait suite à la précédente. Engagée dans le périnée comme elle, elle est placée au dessus de l'aponévrose périnéale moyenne, et offre dix lignes de longueur environ. Elle paraît plus étroite que le reste du canal, surtout à cause de la facilité avec laquelle ses parois reviennent sur elles-mêmes en vertu de leur élasticité. Elle traverse une ouverture spéciale de l'aponévrose moyenne du périnée, à six lignes au dessous du ligament pubien inférieur, pour aller se continuer avec la portion spongieuse. En haut, elle est en rapport avec un plexus formé par les veines dorsales de la verge. En bas, elle est séparée du rectum par un espace rempli par du tissu cellulaire, espace variable en étendue suivant la distension du rectum, et au niveau duquel on peut sentir l'urètre avec le doigt porté dans l'anus. Latéralement et même en bas, elle est embrassée par les petits muscles de Wilson (1).

La portion spongieuse commence sur la face inférieure de l'aponévrose moyenne du périnée, et se termine à l'extrémité de la verge. Placée, d'abord, entre les deux racines du corps caverneux, elle est ensuite logée dans une gouttière de la partie inférieure de celui-ci. Ses deux extrémités sont marquées par deux renflemens, qui constituent le *bulbe* du côté du périnée, le *gland* à l'extrémité de la verge, tous les deux formés par de simples épanouissemens du tissu extérieur de l'urètre, et tout-à-fait étrangers à la cavité de celui-ci.

Le bulbe est à peu près ovoïde. Il a le volume d'une noisette. Placé au dessous du canal, il augmente la convexité de sa surface extérieure de ce côté, et semble au premier abord donner à l'urètre une courbure plus forte que celle qu'il présente. Il appuie sur l'aponévrose moyenne du périnée, adhère

______
(1) Voyez tome 1er, 427.

II.   16

à sa surface inférieure et se dirige du côté du rectum. Il est recouvert inférieurement par le muscle bulbo-caverneux et par l'aponévrose inférieure du périnée.

Le gland entoure toute l'extrémité de l'urètre, bien différent du bulbe sous ce rapport. Je le décrirai plus tard, à l'occasion de la verge.

La partie moyenne de la portion spongieuse de l'urètre est en rapport inférieurement avec les bourses et la peau de la verge ; tandis que supérieurement elle est contiguë au corps caverneux.

La *cavité* de l'urètre est lisse et tapissée par une membrane muqueuse dont l'épiderme paraît se terminer au col de la vessie, comme celui de l'œsophage à l'orifice cordiaque de l'estomac. Sa surface est marquée dans toute son étendue, soit supérieurement, soit inférieurement, par un raphé médian très prononcé. Ses dimensions varient suivant les lieux dans lesquels on la considère, et partout elles sont susceptibles d'être beaucoup accrues, en raison de la grande dilatabilité des parois du canal. Rétréci à son extrémité vésicale, par un bourrelet saillant plus relevé inférieurement que supérieurement, la cavité urétrale se dilate dans la portion prostatique ; elle se rétrécit ensuite dans la portion membraneuse, conserve sensiblement la même capacité jusqu'à la base du gland où elle offre une légère dilatation qui constitue la *fosse naviculaire*, et se termine en haut de la verge, par une ouverture en forme de fente alongée dans le sens de la ligne médiane, ouverture qui caractérise le *méat urinaire*. La dilatation de l'urètre, dans sa portion prostatique, porte principalement sur la paroi inférieure, et a été appelée *ventricule* par quelques personnes ; on y rencontre le *vérumontanum*, les ouvertures des *conduits excréteurs du sperme*, ou *éjaculateurs*, et ceux de la *prostate*.

Le vérumontanum, *crête urétrale*, Chauss., est placé sur le trajet du raphé médian inférieur. Plus élevé à sa partie moyenne qu'à ses extrémités, il se prolonge, chez les sujets avancés en âge, jusque dans le col de la vessie, et donne naissance à la luette. Les conduits spermatiques s'ouvrent sur son sommet, et ceux de la prostate en dehors de lui.

Structure. La membrane muqueuse est la seule partie commune à toutes les portions de l'urètre, et celle qui constitue ce canal principalement. En dehors de cette membrane, l'organisation varie, au contraire, suivant les lieux.

La *membrane muqueuse urétrale* se continue avec celle de la vessie, d'une part, avec celle du gland et du prépuce de l'autre, et envoie des prolongemens dans les conduits éjaculateurs [et prostatiques. Elle est mince, lâchement unie aux parties sous-jacentes, lisse, peu villeuse et plissée longitudinalement dans l'état de collapsus du canal. Elle est pourvue de nombreux follicules, dont Morgagni a parfaitement apprécié la disposition, et qu'on désigne pour cette raison sous le nom de *lacunes de Morgagni.*

Ces follicules ou ces lacunes abondent particulièrement dans la portion spongieuse du canal. Leur ouverture est oblique, aussi large que leur fond, et dirigée en avant, vers le méat urinaire. Leur profondeur est considérable, et ils sont susceptibles d'acquérir une grande dilatation. Dans cet état, quand on dilate leur ouverture, on leur trouve assez bien la figure d'une valvule veineuse ou de ces paniers dans lesquels on fait couver les pigeons (1).

En dehors de la membrane muqueuse de l'urètre, on trouve un tissu cellulaire lâche, recouvert lui-même par d'autres parties qui varient suivant les portions de l'urètre, comme je l'ai dit en commençant. Ainsi on trouve : 1° dans la portion prostatique, le tissu même de la prostate et quelques fibres musculaires continues à celles de la vessie ; 2° dans la portion membraneuse, des fibres musculaires spéciales circulairement disposées, et que M. Amussat a surtout bien décrites ; 3° dans la portion spongieuse, un tissu caverneux ou érectile, qui commence et se termine en formant deux renflemens, desquels résultent le *bulbe* et le *gland.*

Le *tissu caverneux* ou *érectile* de l'urètre est enveloppé par une membrane fibreuse, mince, jaunâtre, élastique et formée de tissu *fibreux jaune.* Cette membrane envoie à

(1) Plus d'une fois les lacunes de Morgagni ont mis obstacle à l'opération du cathétérisme, en recevant l'extrémité de la sonde ; plus d'une fois elles ont fait croire, pour cette raison, à des rétrécissemens urétraux qui n'avaient rien de réel ; plus d'une fois aussi, elles ont été la cause de déchirures et de fausses routes produites par la pression de la sonde sur leur fond. Dans deux cas j'y ai rencontré de petits calculs enchatonnés.

l'intérieur, une foule de filamens de sa substance, qui suivent diverses directions, qui s'entrecroisent avec les filamens vasculaires qu'on y rencontre, et qui offrent chez les grands animaux, chez le cheval en particulier, une remarquable analogie avec les fibres musculaires (1). Une foule de filamens vasculaires, les uns artériels, les autres veineux, traversent ce tissu et y forment, avec les filamens précédens, des aréoles semblables à celles de la rate et de tous les tissus érectiles ; aréoles communiquant toutes entre elles, formant l'origine des veines de cette partie, et contenant toujours du sang noir.

Une artère particulière se distribue dans le tissu spongieux de l'urètre, vers le bulbe, la *bulbeuse* de la honteuse interne ; les *artères dorsales de la verge* en envoient beaucoup d'autres plus antérieurement. Les veines de ce tissu se décomposent comme celles de la rate en y pénétrant. Je n'y ai jamais rencontré de vaisseaux lymphatiques. Il ne paraît pas y avoir d'autres nerfs que quelques rameaux du grand sympathique qui accompagnent les artères.

On comprend pourquoi la nature a placé du tissu érectile dans les parois de la portion antérieure de l'urètre de l'homme : placée sous la verge, et destinée à former un des élémens de cette partie, elle devait pouvoir se prêter aux alternatives d'érection et d'affaissement qu'elle présente ; or, elle ne le pouvait qu'à la condition d'offrir cette structure.

Développement. Chez l'embryon, l'urètre paraît représenté par une simple rigole qui se continue avec la fissure primitive du périnée, et qui s'étend de la sorte jusqu'au col de la vessie. Plus tard, lorsque le raphé du périnée est établi, l'urètre est parfaitement formé de ce côté ; mais il s'étend encore sous la forme d'une gouttière au-dessous de la verge. Plus tard encore, on voit enfin cette dernière partie se transformer en un canal d'arrière en avant, du périnée vers le méat urinaire. Quelques personnes, dans ces derniers temps, se sont élevées contre cette théorie ; mais

(1) Toutefois, ces filamens ne sont pas réellement musculaires. Je les ai vainement sollicités, chez le cheval, avec les excitans sous l'influence desquels on fait contracter les fibres de cette espèce. Du reste, leur apparence musculaire doit étonner d'autant moins, que le tissu élastique au genre duquel ces filamens appartiennent, a beaucoup d'analogie avec celui des muscles.

je puis assurer qu'elle est l'expression de l'observation la plus
exacte; elle est d'ailleurs tellement conforme à la loi générale
de formation de nos parties, elle rend si bien compte de certains
vices de conformation assez communs de l'urètre, qu'il serait
superflu d'insister pour la faire adopter.

Variétés. L'urètre n'existe pas dans l'extrophie de la vessie.
D'autres fois, sa partie antérieure ou pénienne manque
seule, elle se trouve représentée par une gouttière, et le méat
urinaire est reporté au périnée, *hypospadias périnéal.* Plus souvent c'est la partie la plus antérieure seulement de la portion
pénienne de l'urètre qui offre la conformation précédente, et
le méat urinaire est placé au-dessous de la verge, plus ou moins
loin de l'extrémité de cette partie, *hypospadias pénien.* Rarement, quelquefois cependant, au rapport des auteurs, l'urètre
vient se terminer sur le dos de la verge, *épispadias.* Les premières variétés sont réellement des arrêts de développement;
la nature de la dernière est beaucoup plus difficile à concevoir (1).

Action. L'urètre de l'homme est à la fois le canal excréteur
de l'urine et du sperme; mais il est parcouru bien plus fréquemment par la premiere que par le second. Il agit sur ces
fluides par sa contraction propre, contraction musculaire dans
les deux premières portions, érectile dans la dernière. En outre,
les muscles releveurs de l'anus, surtout leurs deux faisceaux
connus sous le nom de muscles de Wilson et les bulbo-caverneux, soulèvent les portions de l'urètre avec lesquelles ils sont
en rapport, et favorisent l'excrétion des fluides qui s'y trouvent.

Urètre de la femme.

Chez la femme, l'urètre est beaucoup moins long et beaucoup
moins important, par cela même, que chez l'homme. Il commence au col de la vessie et se termine au-dessous du pubis, à
la partie inférieure du vagin, entre les racines du clitoris. Sa
longueur est de quinze lignes environ. Il est plus large et plus
dilatable que chez l'homme. Oblique en bas et en avant, il dé-

(1) Voyez plus loin, organes génitaux de l'homme, développement de
la verge.

crit dans son trajet une légère courbure à concavité supérieure.

Conformation. L'urètre de la femme représente les parties prostatique et membraneuse de l'urètre de l'homme; comme elles, en effet, il se termine en traversant l'aponévrose moyenne du périnée. En haut, il est en rapport, près du col de la vessie, avec les veines dorsales du clitoris, les ligamens pubio-vésicaux, et plus bas, avec la partie inférieure de la symphyse pubienne, dont il est séparé par un espace qu'occupe l'aponévrose périnéale moyenne. En bas, il avoisine la paroi antérieure du vagin, séparé d'elle par un intervalle triangulaire dont la base est en haut et en arrière, le sommet en bas et en avant, et dans lequel on trouve du tissu cellulaire et des veines volumineuses. Son extrémité *vésicale* est plus large et plus dilatable que son extrémité inférieure, de sorte que sa cavité offre assez bien la forme d'un cône renversé. Son extrémité inférieure ou *vulvaire*, s'insère obliquement d'arrière en avant et de haut en bas, à travers la paroi antérieure du vagin, et forme le *méat urinaire*, ouverture arrondie et séparée du pubis par un intervalle de quelques lignes, qui constitue le vestibule (1). Le contour du méat urinaire est marqué inférieurement par un petit tubercule appelé *sous-urétral*, que je considère comme l'analogue en petit du bulbe urétral de l'homme, et qu'il importe de bien connaître pour l'opération du cathétérisme.

Structure. L'urètre de la femme est tapissé intérieurement par une membrane muqueuse, qui se continue avec celle de la vessie, d'une part, et avec celle de la vulve, de l'autre, membrane peu garnie de follicules, et plissée longitudinalement d'une manière très marquée. Cette tunique est doublée par quelques fibres musculaires disposées surtout circulairement, et par des veines fréquemment anastomosées ensemble, surtout près du col de la vessie, où elles forment un plexus remarquable.

Variétés. L'urètre de la femme manque quelquefois, ou se trouve oblitéré par une membrane.

Développement et action. Le développement de l'urètre de la femme n'offre rien de particulier. Ce canal est uniquement destiné à l'excrétion de l'urine. Il n'a de commun avec les voies génitales que son extrémité inférieure.

---

(1) Voyez plus loin, organes génitaux de la femme.

TROISIÈME CLASSE.

ORGANES GÉNITAUX.

Les organes génitaux sont ceux qui concourent à la génération, c'est-à-dire *à la continuation de l'espèce et de l'individu dans l'espace et dans le temps.*

Ce sont surtout les différences des organes génitaux qui établissent la distinction des sexes. Ne nous occupons d'abord que de ces grandes différences, qui frappent l'homme le moins versé dans la science de l'organisation ; nous verrons ensuite, dans une description générale, quelles frappantes analogies rapprochent cependant les deux sexes pour l'anatomiste.

ORDRE PREMIER.

Organes génitaux de l'homme.

Les organes génitaux de l'homme représentent simplement un appareil de sécrétion , *appareil de sécrétion du sperme*, auquel il a été ajouté un organe d'excitation qui constitue la *verge* ou le *pénis*. Examinons successivement ces deux ordres de parties.

PREMIER GENRE.

Appareil de sécrétion du sperme.

L'appareil de sécrétion du sperme est bien complet ; il est composé de quatre parties distinctes, dont l'ensemble constitue les *voies spermatiques* ou *séminales :* les organes formateurs, *testicules*, les conduits vecteurs , *canaux déférens* , les organes de dépôt, *vésicules spermatiques* , et les conduits excréteurs, *canaux éjaculateurs.*

SECTION PREMIÈRE.

Organes formateurs du sperme.

Les organes formateurs du sperme, les *testicules*, au nombre de deux, sont placés, chez l'homme adulte, hors de l'abdomen, au-devant du pubis, et à la partie antérieure du périnée, enveloppés par des membranes qui forment à chacun d'eux une *poche* ou *bourse* particulière. De sorte que, pour procéder méthodiquement à leur étude, il faut examiner successivement ces poches et les organes importans qu'elles renferment.

CHAPITRE PREMIER.

Poches testiculaires.

Les poches testiculaires ou les *bourses*, au nombre de deux, sont placées au-devant du pubis et du périnée, au-dessous de la verge, et dans l'intervalle des cuisses, dont elles sont séparées par un sillon où la peau est remarquable par sa finesse et ses nombreux follicules. Elles sont bien distinctes l'une de l'autre à l'intérieur; mais il n'en est pas tout-à-fait de même en dehors. Dans le premier point, elles sont représentées par deux cavités séreuses bien séparées, l'une à droite, l'autre à gauche, cavités peu étendues, à surface lisse, qui ne renferment rien, si non un peu d'humeur séreuse, mais dans lesquelles les testicules font hernie. Dans le second point, c'est-à-dire en dehors, elles sont réunies en une seule masse par la peau et offrent, sur la ligne médiane, un raphé très prononcé, et partout ailleurs, une surface hérissée de poils rares qui font suite à ceux du pubis, et des rides transversales plus ou moins apparentes suivant les circonstances.

Les boürses sont plus ou moins pendantes ou rétractées; toutes les causes débilitantes produisent le premier état; le froid et l'énergie de la constitution engendrent le second. La poche testiculaire gauche est ordinairement plus déprimée, plus pendante que la droite; circonstance qui a été attribuée à diverses causes, mais qui me paraît dépendre du volume des veines du cordon, et de la pression plus considérable exercée par ces vaisseaux sur les enveloppes testiculaires de ce côté.

Structure. Quoiqu'il en soit, les bourses ont leurs parois formées par plusieurs couches membraneuses superposées, qui sont de dehors en dedans : la *peau* ou le *scrotum*, le *dartos*, le *muscle crémastère*, la *tunique fibreuse* et la *tunique vaginale.*

Le *scrotum*, couche cutanée des bourses, est commun

à ces deux parties. En dehors , il offre une surface sèche , rugueuse , velue , que j'ai déjà décrite à l'occasion des bourses. En dedans , il est uni lâchement à la couche suivante , et joue avec beaucoup de facilité sur elle. La peau du scrotum est remarquable par son raphé, par sa finesse , par les poils raides et obliquement implantés auxquels elle donne naissance , par le volume et la saillie de ses bulbes pilifères, par ses nombreux follicules et par sa grande extensibilité.

Le *dartos* est la seconde enveloppe des bourses. Il est formé par une couche cellulo-vasculaire rougeâtre, très extensible. Il y a deux dartos, l'un droit et l'autre gauche, l'un et l'autre adossés sur la ligne médiane. Le dartos se continue en haut, de chaque côté , avec le fascia superficialis (1). De là il descend en avant de la poche testiculaire, à laquelle il appartient , en passant sur le côté correspondant de la verge. Bientôt après il se retourne sur lui-même en bas , en dedans et en dehors , et vient s'insérer sur la partie externe et antérieure des branches ascendante de l'ischion et descendante du pubis, en embrassant les parties inférieure, interne, externe et postérieure du testicule et de son cordon. Sur la ligne médiane , les deux dartos sont adossés l'un à l'autre, au-dessous de la verge qu'ils entourent, et forment la cloison des bourses. Ils se continuent, autour de la verge, avec le tissu sous-cutané de cette partie, du côté du périnée, avec l'aponévrose superficielle de cette région , au niveau des branches de l'ischion et du pubis , avec le fascia lata. Chaque dartos forme ainsi une poche complète et pyriforme, de laquelle on peut faire sortir par une véritable énucléation le testicule et les couches les plus profondes des bourses.

Le dartos est essentiellement formé, comme le fascia superficialis, par des fibres de tissu fibreux jaune, fibres mêlées de nombreux vaisseaux et donnant ainsi naissance à une organisation à part, que M. Cruveilhier a justement distinguée de celle du simple tissu cellulaire et de celle du tissu musculaire. Ce tissu est intermédiaire au cellulo-fibreux et au cellulaire, et il est remarquable par son élasticité et par la contraction presque musculaire dont il paraît susceptible.

Le *muscle crémastère, tunique érythroïde* des anciens (2), con-

(1) Voyez tom. 1er, page 582.
(2) ἐρύομαι, je protège, je défends.

stitue la troisième enveloppe des bourses. Très développée chez certains sujets (1), très peu apparente, au contraire, chez d'autres, cette tunique est beaucoup moins complète que la précédente; on ne la rencontre guère que dans la partie antérieure de la poche testiculaire; souvent même elle est limitée à sa partie supérieure.

Le muscle crémastère est une émanation du bord inférieur des muscles petit oblique et transverse de l'abdomen (2). Ses fibres naissent du sinus de la gouttière de l'arcade crurale, et forment deux faisceaux en dehors et en dedans de l'anneau inguinal, le premier plus développé que le second. Ces fibres descendent sur le cordon, dans la partie antérieure des bourses, s'étalent beaucoup, et, après un trajet plus ou moins long, se terminent de deux manières très différentes : les unes, les moins nombreuses et les moins longues, se réunissent à anses d'un côté du muscle à l'autre, comme l'a très bien montré M. J. Cloquet; les autres, les plus nombreuses et les plus longues, s'insèrent, par leur extrémité inférieure, sur la *gaîne fibreuse* suivante (3). En dehors, le muscle crémastère est uni au dartos par l'intermédiaire d'une *lame fibreuse* fort mince, qui a plus d'importance en anatomie chirurgicale qu'en anatomie descriptive, et qui procède du pourtour de l'anneau inguinal. En dedans, il est appliqué sur la tunique suivante.

La *tunique fibreuse*, *feuillet externe de la tunique vaginale* de quelques-uns, *gaîne commune au cordon et au testicule* de la plupart des auteurs, est la quatrième enveloppe des bourses. Elle entoure bien complètement le testicule et son cordon. Elle procède supérieurement de l'aponévrose fascia transversalis (4), au niveau de l'ouverture supérieure du canal inguinal, forme une sorte d'entonnoir qui traverse ce canal, s'échappe par l'anneau et descend jusqu'à la partie la plus déclive des bourses, en s'évasant de plus en plus. En dehors, cette tunique est en rapport avec le muscle crémastère auquel elle fournit un certain nom-

---

(1) Les sujets affectés d'anciennes hernies inguinales sont particulièrement propres à son étude.

(2) Voyez, tome 1er, page 413.

(3) Rien n'est facile comme de voir cette double disposition du crémastère sur le cheval.

(4) Voyez, tome 1er, page 585.

bre de points d'insertion, et dans les lieux où il manque, avec le dartos. En dedans, elle est appliquée, supérieurement, sur le cordon dont elle forme la gaîne, inférieurement, sur le testicule, en arrière et en avant, sur la tunique vaginale. Son tissu, fibro-cellulaire dans l'état ordinaire, devient manifestement fibreux chez les individus qui portent d'anciennes hernies.

La *tunique vaginale*, tunique séreuse ou *péritonéale des bourses*, est la cinquième et dernière enveloppe des testicules. Bornée à la partie inférieure des bourses, elle forme la couche la plus interne de chaque poche testiculaire, placée ainsi à l'opposite de la peau. Sa face interne est lisse, séreuse, et partout contiguë à elle-même. Sa face externe adhère intimement au testicule en arrière, et à la tunique fibreuse en bas, en avant, et sur les côtés ; tandis qu'en haut, elle répond aux élémens du cordon testiculaire, et est prolongée au milieu d'eux par un fila-ment fibro-cellulaire sur lequel Brugnone, Scarpa et M. J. Clo-quet ont particulièrement appelé l'attention, cordon qui va d'autre part adhérer à la portion du péritoine qui passe sur l'ou-verture supérieure du canal inguinal, et que l'on peut appeler *péritonéo-vaginal*. Ce prolongement est le reste du collet qui mettait en communication, chez le fœtus, la tunique vaginale et la membrane séreuse de l'abdomen.

Quoiqu'il en soit, la tunique vaginale, comme toutes les au-tres membranes séreuses, présente deux feuillets, l'un *pariétal*, l'autre *testiculaire* ; le premier, formé par la partie de la mem-brane qui adhère à la tunique fibreuse, le second constitué par celle qui s'applique sur le testicule. Ces deux feuillets se con-tinuent l'un avec l'autre en arrière et en haut, sur le testicule, et surtout sur les vaisseaux qui forment son pédicule ou son cordon.

Ainsi, parmi les enveloppes des bourses, il n'en est qu'une qui soit impaire et commune aux deux côtés, le *scrotum* ; toutes les autres sont paires, et disposées de la même manière à droite et à gauche.

Les artères des bourses émanent des *crurales* en dehors, sous les noms de *génitales* ou *honteuses externes superficielle et pro-fonde*, et de l'*artère superficielle du périnée* en arrière. Leurs veines suivent le même trajet que les artères, et sont remarqua-bles par leur volume. Leurs vaisseaux lymphatiques se rendent dans les ganglions inguinaux. Leurs nerfs viennent des *plexus lombaire* et *sacré*, et spécialement de leurs branches *iléoscrotale*, *génito-crurale*, *sciatique* et *périnéale*.

Développement. Pour peu qu'on réfléchisse au nombre, à la disposition et surtout à la nature des couches qui forment les bourses, il est facile de se convaincre que ces poches ne sont autre chose qu'une dépression, qu'un appendice de la paroi antérieure de l'abdomen destiné à loger les testicules. On y trouve, en effet, à peu près toutes les couches de cette paroi : 1° la *peau*; 2° le *dartos* qui y représente le *fascia superficialis*; 3° une mince *expansion fibreuse* qui recouvre le crémastère, expansion qui se détache du pourtour de l'anneau inguinal, et qui représente par conséquent l'aponévrose du muscle *grand oblique*; 4° le *crémastère*, partie des muscles *petit oblique* et *transverse*; 5° la *gaîne fibreuse*, qui n'est autre chose que le *fascia transversalis*; 6° enfin, la *tunique vaginale*, qui est bien évidemment une émanation du *péritoine*.

Mais, de même que le testicule n'est pas placé hors de l'abdomen, chez le fœtus, comme on le verra bientôt, de même aussi les bourses n'existent pas toujours, au moins avec l'organisation que je leur ai assignée; cette organisation ne s'établit qu'au moment et par le fait même de la descente du testicule.

Chez le fœtus et lorsque les testicules séjournent encore dans la cavité abdominale, la région des bourses est seulement marquée par une saillie beaucoup moins apparente que celle qu'elle doit former plus tard. De toutes les couches superposées qui doivent constituer par la suite cette région, on ne trouve alors que la peau et le dartos ; et encore celui-ci offre-t-il une disposition toute particulière : le fascia superficialis avec lequel il se continue, va bien adhérer à la branche de l'ischion comme chez l'adulte; mais, en passant au devant de l'anneau, au lieu de se déprimer en bas, il se relève vers le canal inguinal et concourt à former un cordon qui constitue le *gubernaculum testis* (1), traverse ce canal, pénètre dans l'abdomen et se dirige du côté du testicule. Le dartos n'est bien formé avec sa double poche, sa cloison, etc. qu'après la descente du testicule et l'épanouisse-

(1) Voyez un peu plus loin, développement du testicule.

ment véritable du gubernaculum testis, comme M. Breschet l'a montré depuis long-temps.

Avant la descente du testicule, le crémastère et la gaîne fibreuse existent, mais à l'intérieur de l'abdomen, mais relevés vers le testicule, comme le dartos, et concourant avec lui à former le gubernaculum testis ; seulement la disposition relative de ces trois couches est inverse de celle qu'elles offriront plus tard : la tunique fibreuse est placée plus extérieurement que les deux autres.

D'abord, la tunique vaginale n'est représentée que par la portion de péritoine qui passe dans l'abdomen au devant du testicule, et qui y adhère. Lorsque le testicule s'engage dans le canal inguinal, cette partie du péritoine le suit, et bientôt le péritoine voisin, déprimé lui-même, vient former au devant du testicule un sac fort analogue à ceux de certaines hernies, sac dont le col, d'abord parfaitement libre, ne tarde pas à s'oblitérer complétement et à se transformer en un cordon fibreux persistant, que j'ai décrit sous le nom de *péritonéo-vaginal* (1).

Tout-à-fait au début de la vie intra-utérine, les bourses sont séparées en deux parties sur la ligne médiane par une fissure profonde qui se continue vers le périnée et vers les organes génito-urinaires et digestifs, fissure qui ne tarde pas à s'oblitérer, et à la place de laquelle se forme le raphé si prononcé qui a été indiqué.

Avant la puberté, la peau des bourses est glabre, les poils n'y apparaissent qu'à cette époque. Chez le vieillard, les rides du scrotum s'effacent et les bourses deviennent flasques et pendantes.

Variétés. Quelquefois les testicules ne descendent que très tard dans les bourses et les changemens que cette circonstance amène ne se produisent pas à l'époque ordinaire ; quelquefois même ils demeurent pendant toute la vie renfermés dans l'abdomen, et ces changemens ne s'opèrent jamais. Chez certains sujets, le col de la tunique vaginale reste ouvert pendant toute la vie, ce qui les expose continuellement à voir quelques-uns

______

(1) Chez certains animaux, les chiens par exemple, le col de la tunique vaginal reste ouvert pendant toute la vie.

des organes les plus mobiles de l'abdomen sortir par cette voie, et former une hernie qu'on appelle *congéniale* ou *congénitale*, par la raison que l'état organique qui la rend possible est normal à l'époque de la naissance (1). D'autres fois, comme M. J. Cloquet l'a montré, le col de la tunique vaginale s'oblitère incomplétement, il se ferme en certains points et pas en d'autres, de sorte qu'un ou plusieurs kystes disposés en chapelet, restent à la partie supérieure des bourses et peuvent devenir le siége de formations séreuses (2).

On a quelquefois trouvé les bourses séparées l'une de l'autre par une fente médiane plus ou moins profonde, chez des sujets chez lesquels le raphé ne s'était pas établi dans l'origine. Ce vice de conformation, véritable arrêt de développement, forme un des caractères principaux de l'hermaphrodisme sur lequel je reviendrai plus tard.

Action. Il est peu nécessaire d'insister pour établir que les bourses servent à recevoir et à protéger les testicules. Elles retiennent cet organe plus ou moins loin de l'anneau , et empêchent les tiraillemens douloureux qui, sans cela, auraient lieu sur le cordon. La tunique vaginale, en particulier, permet les glissemens du testicule et lui donne les moyens de se soustraire, en fuyant, à l'influence fâcheuse des pressions qui pourraient le léser plus ou moins profondément (3).

CHAPITRE SECOND.

Organes formateurs du sperme.

(Testicules.)

Les testicules, δίδυμοι des grecs , *testes* (4), *mala amoris* des latins, sont les organes formateurs du sperme. Au nombre de

---

(1) On comprend, d'après ce qui vient d'être dit, que dans les hernies congéniales les viscères sortis de l'abdomen sont placés dans la tunique vaginale et en contact immédiat avec le testicule.

(2) Dans l'hydrocèle simple ou multiloculaire du cordon.

(3) Lorsque la tunique vaginale s'est oblitérée, comme il arrive à la suite de certaines inflammations, de certaines opérations, le testicule devient beaucoup plus susceptible d'éprouver des contusions graves.

(4) Degraaf pense qu'on les a appelés ainsi , soit parce qu'ils attestent

deux et placés dans les bourses, comme on l'a vu, ils sont comme suspendus à l'anneau inguinal, au moyen d'un pédicule vasculaire un peu plus long à gauche qu'à droite, et qui constitue le *cordon.* Leur forme est celle d'un ovoïde comprimé latéralement. Ils ont une couleur blanche qu'ils doivent à la membrane fibreuse qui revêt leur surface. Leur direction est un peu oblique de haut en bas et d'avant en arrière. Leur volume n'est pas le même des deux côtés : le testicule droit est un peu plus gros que le gauche ; si le contraire a été affirmé par les auteurs, cela tient à ce qu'ils n'ont pas tenu un compte suffisant du volume du cordon, dont la partie inférieure, plus considérable à gauche, fait paraître plus gros, au premier abord, le testicule de ce côté.

Conformation. Le testicule présente *deux faces, deux bords* et *deux extrémités.* Ses faces sont convexes et dirigées latéralement. Son bord inférieur est convexe aussi et tourné un peu en avant. Son bord supérieur, un peu moins courbé que le précédent, regarde en arrière et est recouvert par un corps alongé qui constitue l'*épididyme.* Son extrémité antérieure est dirigée en haut. Son extrémité postérieure est en même temps inférieure. Du reste, sa surface n'est libre et séreuse qu'en avant, en bas et sur les côtés ; en arrière et en haut, elle tient au cordon et à la tunique fibreuse des bourses.

Structure. Le testicule est enveloppé par le feuillet viscéral de la tunique vaginale, qui lui adhère intimément, et qui lui forme une première tunique, qu'on peut appeler *extrinsèque.* Mais, en outre, il présente une *tunique fibreuse intrinsèque,* un *tissu propre,* des *vaisseaux* et des *nerfs.*

La tunique fibreuse du testicule, *tunique albuginée, périteste, perididyme* des auteurs, forme la partie la plus extérieure, la *coque,* pour ainsi dire, de cet organe. Comparée très justement par Bichat à la sclérotique, elle offre la teinte blanche nacrée du tissu fibreux. Elle est épaisse, très dense et très résistante. En dehors, elle adhère preque partout au feuillet viscéral de la tunique vaginale, dont elle ne peut presque point être séparée, et tient, en outre, supérieurement à l'épididyme et au cordon. En

la virilité, soit parce que chez les Romains les hommes seuls pouvaient témoigner en justice.

dedans, elle est appliquée sur le tissu propre du testicule et y envoie une foule de filamens de sa substance qui le cloisonnent irrégulièrement. Des conduits particuliers sont creusés dans ses parties supérieure et postérieure, et servent à loger quelques canaux excréteurs, des vaisseaux et des nerfs. Ces conduits sont presque tous obliquement dirigés dans l'épaisseur de cette membrane, à peu près comme ceux de la sclérotique.

Près du bord supérieur du testicule, l'albuginée présente un renflement alongé que l'on sent facilement sous le doigt (1), qui constitue ce qu'on appelle le corps d'Hygmor (*sinus des vaisseaux séminifères*, CHAUSS.), et touchant la nature duquel les auteurs ont beaucoup varié d'opinion. Swammerdam le considère comme vasculaire, Hygmor comme la racine de l'épididyme, Winslow l'appelle le noyau du testicule, et Chaussier paraît croire qu'il est creux et qu'il forme un sinus commun à tous les vaisseaux séminifères. Les observations les plus faciles à répéter apprennent, à n'en pouvoir douter, que cette partie est pleine, et que c'est le point où l'albuginée est traversée par les vaisseaux nourriciers et les canaux excréteurs du testicule.

Le tissu propre du testicule diffère notablement de celui des autres glandes; il n'a point l'apparence granulaire, et ressemble à une pulpe grisâtre, molle, parcourue par une multitude de vaisseaux sanguins et traversée par les filamens de l'albuginée que j'ai déjà signalés. Pour peu qu'on l'examine plus minutieusement, on ne tarde à reconnaître qu'il résulte du pelotonnement d'une foule de filamens capillaires et canaliculés, qui constituent les *vaisseaux séminifères.*

Les vaisseaux séminifères, qui forment en définitive la masse des testicules sont repliés un grand nombre de fois sur eux-mêmes. Monro, qui s'est livré à leur étude avec une attention très minutieuse, a estimé leur nombre à 300, leur diamètre à 1/200 de pouce, et la longueur de chacun d'eux à 16 pieds; de sorte que, d'après ce calcul, l'ensemble de ces petits conduits donnerait une longueur de 4800 pieds.

Quoiqu'il en soit, ces conduits sont renflés de distance en

(1) Pour le reconnaître, il faut fendre le testicule le long de son bord inférieur, et détacher l'albuginée du tissu propre de l'organe jusqu'en haut.

distance. Ils se dirigent, unis ensemble par un tissu cellulaire
très fin et soutenus par les prolongemens filamenteux de l'albuginée, vers le bord supérieur du testicule ; et, après avoir
formé par leur réunion , dix ou vingt conduits plus gros que
les autres, et dans lesquels le mercure pénètre avec facilité ,
ils traversent le corps d'hygmor, près de la tête de l'épididyme.

Les artères des testicules émanent de l'*aorte* directement, ou
des *rénales* , de l'aorte ordinairement à gauche, de la rénale
à droite. Leurs veines, très nombreuses, fréquemment anastomosées ensemble, se rendent dans la *veine cave inférieure* à
droite, dans la *veine rénale* à gauche. Leurs vaisseaux lymphatiques se terminent dans les ganglions lombaires, et sont tout-
à-fait étrangers à ceux de l'aîne. Leurs nerfs émanent tous
du *grand sympathique.*

Développement. Ce n'est point à l'extérieur, mais bien, au
contraire, à l'intérieur de l'abdomen, que le testicule se développe chez l'embryon ; ce qu'il était d'ailleurs facile de reconnaître, *à priori*, d'après les relations qu'il a avec les vaisseaux abdominaux, et en réfléchissant à son isolement bien complet de ceux qui sont voisins de la région inguinale.

Lorsqu'on commence à bien distinguer le testicule, à trois
mois, on le trouve dans l'abdomen, sur les côtés de la colonne
lombaire, immédiatement au-dessous des reins. Il garde cette
position pendant quelque temps ; puis ensuite, il se porte graduellement en bas, parvient à l'ouverture supérieure du canal inguinal à sept mois, franchit l'anneau à huit, et est ordinairement au devant de lui à l'époque de la naissance.

Comme on le voit, la position du testicule dans les bourses
et réellement marquée ; cet organe s'y porte, en effet, naturellement. Il y a plus même , dès l'origine il a des relations
avec elles, au moyen d'un cordon, connu sous le nom de *gouvernail du testicule* , (*gubernaculum testis*, HUNTER ; *vagina*, HAL-
LER ; *cylindrus*, CAMPER ; *basis*, GIRARDI). Ce cordon , fixé ,
d'une part à la région inférieure et postérieure du testicule, et
d'autre part, aux branches ascendante de l'ischion et descendante du pubis, glisse sous le péritoine et traverse de haut
en bas le canal inguinal. Il est formé par les tuniques les plus
profondes des bourses, ainsi que Meckel le fait justement observer , la gaîne fibreuse, le muscle crémastère et le dartos, ou

II.					17

plutôt la partie du fascia superficialis qui passe au devant de l'anneau inguinal, tuniques rentrées sur elles-mêmes supérieurement. Retournées à la manière d'un doigt de gant, ces tuniques présentent en dehors la face qui sera plus tard en dedans, et réciproquement elles ont en dedans celle qui doit devenir extérieure.

On conçoit qu'un phénomène aussi intéressant que celui de la descente du testicule a dû exciter depuis long-temps l'attention des anatomistes, et que les théories n'ont pas dû manquer pour l'expliquer. On l'a tour à tour attribué à la compression des viscères par le diaphragme dans la respiration, à la pesanteur des testicules, à l'afflux du sang dans les vaisseaux de ces organes et à la contraction du gubernaculum testis. Tout cela néanmoins est si peu satisfaisant, que Meckel n'hésite point à avancer que *la cause de ce déplacement est inconnue.* Il est, en effet, difficile de croire que la respiration produise la descente du testicule, puisque celle-ci s'opère chez le fœtus qui ne respire pas. Le poids du testicule et l'afflux du sang dans ses vaisseaux sont, d'autre part, d'autant moins susceptibles de produire le phénomène en question, que dans le sein de sa mère le fœtus n'est pas toujours disposé de manière à ce que la pesanteur porte le testicule vers le canal inguinal. Enfin, la nature contractile du gubernaculum testis n'est pas tellement évidente, que l'on puisse la considérer comme la seule raison du phénomène. C'est ailleurs, à mon avis, dans le développement même des parties, qu'il faut chercher cette cause. Or, puisque le gubernaculum testis, comme on la vu, est formé par diverses couches de la paroi abdominale rentrées à l'intérieur, à mesure que cette paroi se développe et s'étend, elle doit attirer vers elle ces prolongemens, les déployer et amener le testicule jusqu'à l'anneau ; après quoi celui-ci, abandonné à sa propre pesanteur, descend plus bas et gagne la partie inférieure des bourses.

Dans les premiers temps de sa formation, le testicule est proportionnellement plus gros et plus alongé que par la suite.

Pendant le jeune âge, les testicules prennent peu d'accroissement, ils conservent presque seulement l'état dans lequel ils se trouvaient à la naissance. La révolution de la puberté est particulièrement caractérisée au contraire par leur accroissement rapide; on les voit doubler de volume en peu de semaines à cette époque. Chez le vieillard, ces organes deviennent mous et subissent une véritable atrophie.

Ce qu'il y a surtout de remarquable dans les premiers développemens des testicules, c'est l'influence qu'ils exercent sur le larynx. En effet, à la puberté, lorsque les testicules deviennent très gros, le larynx devient lui-même très ample. Cet organe reste petit chez ceux dont les testicules ne se développent pas ou ne se développent que très peu, et chez les enfans qu'on châtre avant l'époque de la puberté.

Variétés. Quelquefois les testicules manquent tout-à-fait; d'autres fois on n'en rencontre qu'un seul. Peu de faits de ce dernier genre, cependant, ont été bien constatés; le plus souvent on n'a fait l'examen de ces variétés que sur des individus vivans ; or, on conçoit qu'un des testicules, resté dans l'abdômen, a dû souvent en imposer. Je puis néanmoins en citer un qui m'appartient, et sur lequel on ne peut élever le moindre doute; car le sujet sur lequel je l'ai observé a subi l'épreuve de la dissection; du côté gauche où le testicule manquait, je ne rencontrai non plus aucun autre vestige des autres parties des voies séminales.

On a dit avoir rencontré quelquefois plus de deux testicules; mais dans ces différens cas, on a pris pour des testicules surnuméraires des tumeurs formées par des kystes, des masses épiploïques, graisseuses, etc.

Chez certains sujets les testicules sont très petits, chez d'autres il ont un volume très considérable, sans pour cela avoir subi aucune altération. Lorsqu'un testicule s'est atrophié, ou lorsqu'il a été enlevé chez un jeune sujet, l'autre subit ordinairement un accroissement qui compense, jusqu'à un certain point, la perte du premier.

Des adhérences peuvent retenir les testicules dans l'abdomen et neutraliser l'action du gubernaculum testis. Cette variété, du reste, présente plusieurs degrés : tantôt les deux testicules, ou seulement un d'eux, restent dans l'abdomen, et tantôt ils séjournent dans le canal inguinal. Quelquefois, sans qu'on puisse bien rendre raison du phénomène, la descente du testicule n'est que retardée, elle s'effectue plus ou moins long-temps après la naissance; et alors, d'une part, à cause de la dilatation de l'anneau au moment du passage du testicule, d'autre part, en raison des efforts de diverses sortes auxquels se livre le sujet, cette descente retardée est presque toujours accompagnée de la production d'une hernie.

Action. Les testicules sécrètent le sperme ou fluide fécondant, car leur ablation prive l'homme de la précieuse faculté de se reproduire.

SECTION DEUXIÈME.

Conduit vecteur du sperme.

Le conduit vecteur s'étend du testicule à l'organe de dépôt du sperme; mais il se compose de deux portions distinctes, l'une qui constitue l'*épididyme*, l'autre qui forme le *canal déférent.*

Epididyme.

L'épididyme, origine du canal vecteur du sperme, est un corps oblong, vermiforme, placé comme le cimier d'un casque le long du bord supérieur du testicule. Il est aplati de haut en bas et recourbé sur lui-même, de manière à embrasser la convexité de l'organe sécréteur du sperme. On lui reconnaît trois parties, le *corps,* la *tête* et la *queue.*

Le corps de l'épididyme est détaché du testicule et en rapport supérieurement et inférieurement avec le feuillet viscéral de la tunique vaginale. Sa tête ou sa partie la plus renflée est dirigée en avant, adhère intimement au testicule et en reçoit les troncs séminifères qui traversent le corps d'hymor. Sa queue, ou la partie la plus effilée, est tournée en arrière et continue avec le canal déférent.

Structure. L'épididyme n'est pas seulement revêtu par la tunique vaginale, il est encore entouré par une membrane fibreuse très fine, qui envoie quelques prolongemens de sa substance dans son intérieur. Le canal dont il est essentiellement formé n'apparaît que plus profondément (1).

(1) Pour le déplisser, il faut préalablement enlever la membrane propre de l'épididyme.

D'après les calculs de Monro, le canal de l'épididyme est long de trente-deux pieds à peu près chez l'homme, bien moins que chez les grands animaux, chez le cheval par exemple. Il est plié, et non tortillé, un grand nombre de fois sur lui-même. Il est très facile de l'injecter au mercure par le canal déférent. Il commence à la tête de l'épididyme par la réunion des vaisseaux seminifères qui traversent le corps d'hygmor, et se termine à la queue de cette partie, en se continuant avec l'origine du canal déférent.

Ses vaisseaux et ses nerfs viennent des mêmes sources que ceux du testicule.

Développement. L'épididyme de l'embryon est proportionnellement plus gros que celui de l'adulte.

Variétés. On voit souvent sortir de l'épididyme un canal qui remonte dans le cordon et dont on ignore la terminaison, canal que Haller a vu cesser au milieu du tissu cellulaire, et Meckel l'ancien dans un vaisseau lymphatique. Il n'est pas très rare de trouver l'épididyme beaucoup moins long que de coutume et presque uniquement réduit à sa tête.

Canal déférent.

Le canal déférent est la dernière partie du conduit vecteur du sperme. Il commence à la queue de l'épididyme et se termine près du col de la vésicule spermatique, à l'origine du canal éjaculateur. Il est arrondi à sa partie moyenne et aplati à ses extrémités.

Son trajet est très compliqué ; on peut le diviser en deux portions, l'une *extra*, l'autre *intra-abdominale*.

Dans sa portion *extra-abdominale* le canal déférent occupe le cordon testiculaire, concourt à le former et peut, en raison de sa dureté plus grande que celles des autres élémens de cette partie, y être facilement reconnu à travers la peau. D'abord très flexueux près de l'épididyme et couché à peu près horizontalement, il se relève bientôt et se porte de bas en haut vers l'anneau, placé en arrière des vaisseaux testiculaires et uni à eux au moyen d'un tissu cellulaire lamelleux très lâche. Ensuite il pénètre dans l'abdomen par le canal inguinal.

Dans sa portion *intra-abdominale*, le canal déférent abandonne les vaisseaux testiculaires, qui continuent leur marche ascendante vers les lombes ; il se porte en dedans, en bas et en arrière, plonge dans le bassin, placé d'abord sur les côtés, puis bientôt sur la face postérieure de la vessie, croise la direction de l'urétère, en passant au-dessus et en dedans de lui et en arrière du cordon de l'artère ombilicale, se rapproche de plus en plus de l'autre canal déférent, se place entre la vessie et le rectum, en dedans de la vésicule spermatique correspondante, circonscrivant avec celui du côté opposé un espace triangulaire à base postérieure dans lequel le rectum et le bas-fond de la vessie se touchent immédiatement ; et enfin il s'aplatit, devient flexueux, et se termine en se réunissant à angle très aigu avec le col de la vésicule spermatique.

La cavité du canal déférent est très étroite dans la première partie de son trajet ; elle se dilate beaucoup dans la seconde, au-dessous de la vessie surtout, où elle présente un certain nombre de cellules analogues, en petit, à celles de la vésicule spermatique.

Le canal déférent, réuni aux vaisseaux et aux nerfs du testicule, forme le *cordon testiculaire*, faisceau dont les élémens sont maintenus en rapport par un tissu cellulaire lamelleux très lâche, et recouvert par la membrane fibreuse commune des bourses, que quelques auteurs appellent pour cette raison la *tunique propre* ou la *gaîne* du cordon. A vrai dire, le cordon testiculaire n'existe qu'en dehors de l'anneau et dans le canal inguinal, dans l'abdomen ses élémens sont dissociés, comme on l'a vu.

Structure. Les parois du canal déférent sont formées par un tissu grisâtre, très dur, criant sous le scalpel et résistant beaucoup à la pression. Mais quelle est positivement leur composition ? On ne le sait pas très bien ; la plupart des anatomistes admettent qu'une membrane muqueuse en constitue la couche la plus intérieure, tandis qu'on rencontrerait en dehors, suivant Lewvenoek, des fibres musculaires *longitudinales*, et en outre, suivant Meckel, des fibres *circulaires*.

Développement. Dans l'origine, lorsque le testicule occupe la région lombaire, le trajet du canal déférent est tout intra-abdominal ; ce canal se porte directement en bas , au-dessous du péritoine, sans avoir aucun rapport avec le canal inguinal. Ensuite on le voit successivement descendre avec le testicule, et prendre la disposition que je lui ai assignée dans ma descrip-tion.

SECTION TROISIÈME.

Organes de dépôt du sperme.

(Vésicules séminales.)

Les vésicules séminales, *vésicules spermatiques* CHAUSS. , sont deux poches destinées à recevoir le sperme en dépôt, avant son excrétion définitive. Elles sont situées entre la vessie et le rectum, en dehors des conduits déférens , au-dessus et en dedans des muscles releveurs de l'anus, en avant de l'extrémité vésicale des urétères et en arrière de la prostate. Leur direction est oblique de dehors en dedans, d'arrière en avant et un peu de haut en bas.

Conformation. Les vésicules spermatiques sont pyriformes ; leur partie la plus évasée, ou leur *fond*, est tournée en arrière et un peu relevée ; leur partie la plus effilée, ou leur *col*, regarde en avant, et va s'unir angulairement avec la fin du canal défé-rent. Du reste , ces petites poches sont aplaties de haut en bas, et bosselées extérieurement d'une manière bien marquée.

A l'intérieur, les vésicules sont creuses, et au premier abord, leur cavité paraît formée de plusieurs cellules nettement sépa-rées par des cloisons ; mais quand on apporte à cette étude toute l'attention nécessaire , surtout lorsqu'on a soin d'enlever la membrane mince qui revêt l'extérieur de ces petites poches, on ne tarde pas à se convaincre que cette cavité est beaucoup plus simple, qu'elle est alongée et qu'elle a la forme d'un canal principal, dans lequel viennent s'ouvrir cinq ou six petits con-duits ou appendices cœcaux particuliers. Cet état est le plus ordinaire ; il est plus rare de trouver les vésicules formées par un long canal simple, ainsi que Léalis, Caldani et **M.** Cru-veilhier l'ont observé.

Structure. Le canal des vésicules spermatiques est replié sur lui-même comme celui de l'épididyme, et maintenu, comme lui en cet état par une membrane mince, qui passe d'une de ses circonvolutions à l'autre. Ses parois ont la même composition que celles du canal déférent, avec cette différence seulement, qu'elles offrent moins d'épaisseur et de dureté.

Variétés. J'ai vu manquer les deux vésicules sur le cadavre d'un supplicié; elles paraissaient remplacées par les flexuosités et la dilatation de la partie inférieure des deux canaux déférens.

Action. Les vésicules spermatiques sont bien les cavités de dépôt du sperme ; le fluide qu'on y rencontre a tous les caractères de celui-ci. Sans elle, le coït aurait besoin d'être beaucoup plus prolongé, afin de donner le temps à la liqueur fécondante d'arriver du fond des voies spermatiques; les chiens en fournissent un remarquable exemple.

SECTION QUATRIÈME.

Conduit excréteur du sperme.

(Canal éjaculateur.)

Le canal éjaculateur est destiné à porter le sperme directement de la vésicule spermatique et du canal déférent dans l'intérieur de l'urètre, ce dernier devant ensuite le déposer à l'extérieur. Il résulte, à son origine, de la réunion angulaire du col de la vésicule et du canal déférent, absolument comme le conduit cholédoque est formé par l'abouchement des conduits cystique et hépatique. De là, il se dirige horizontalement, en se rapprochant de plus en plus de celui du côté opposé, s'accolant même tout-à-fait à lui antérieurement, et s'ouvre dans la portion prostatique de l'urètre, sur le sommet du veru-montanum. Dans leur trajet, les conduits éjaculateurs sont enveloppés par la prostate, qui offre à sa partie inférieure une sorte de canal infondibuliforme pour les recevoir. Ces conduits diminuent de plus en plus de volume, à mesure qu'ils s'avancent. Leurs parois sont très minces et demi-transparentes. Leur cavité est muqueuse et garnie de replis valvulaires, qui m'ont paru quelquefois avoir la disposition des valvules veineuses, et dont le bord libre est tourné en avant.

Structure. Les conduits éjaculateurs sont formés à l'extérieur par une membrane cellulaire, et à l'intérieur par une membrane muqueuse.

Action. Semblable au canal cholédoque, le canal éjaculateur reçoit probablement le sperme à la fois de la vésicule et du conduit déférent et le porte dans l'urètre, qui devenant lui-même dans cette circonstance particulière momentanément étranger à l'urine, sert à l'excrétion définitive du premier.

APPENDICE.

Quelques organes sécréteurs, la *prostate* et les *glandes de Cowper*, versent leurs produits dans l'urètre, et sont encore généralement considérés comme appartenant aux voies génitales.

Prostate.

La prostate est un organe glandiforme (*ganglion glandiforme,* Chauss.), placé à la partie inférieure des voies spermatiques, et à l'union de l'organe de dépôt et du canal excréteur de l'urine.

La prostate offre une couleur blanchâtre. Son volume est sujet à beaucoup de variétés : terme moyen, d'après M. Senn, elle a dix-neuf lignes en largeur, treize lignes en hauteur et quinze lignes d'étendue antéro-postérieure.

Conformation. Examinée d'avant en arrière, la prostate a la forme d'un cône, dont la base dirigée en arrière dépasse un peu le col de la vessie de ce côté, et dont le sommet tourné en avant embrasse l'urètre. Envisagée par sa partie inférieure, elle ressemble davantage à un cœur échancré sur sa base ; on dirait aussi, en la considérant de ce côté, qu'elle est formée de deux lobes, l'un droit et l'autre gauche.

La prostate embrasse le col de la vessie, l'urètre et les conduits éjaculateurs. Le col de la vessie et l'urètre sont placés plus près de la partie supérieure que de la partie inférieure de ce corps. Suivant M. Senn, entre le col de la vessie et la surface de la prostate, il y a de sept à huit lignes sur la ligne médiane en bas, de trois à quatre lignes sur la ligne médiane en haut, neuf lignes directement en dehors, et de dix à onze lignes en dehors et en arrière. Les conduits éjaculateurs sont placés au-dessous de l'urètre, dans la partie la plus inférieure de la prostate, et logés dans une sorte de canal infondibuliforme de cet organe, dont la base est tournée en arrière. Ce canal sépare la région inférieure de la prostate en deux portions, une, inférieure, très mince, et une autre, supérieure, plus considérable, qui fait quelquefois saillie dans l'urètre et dans le col de la vessie, et que Home a décorée du nom de troisième lobe, ou de petit lobe de la prostate.

En bas, la prostate est plane, marquée d'un sillon superficiel, et en rapport immédiat avec la face antérieure du rectum. En haut, elle est recouverte par les ligamens *pubioprostatiques* de l'aponévrose supérieure du périnée et par les veines dorsales de la verge. Sur les côtés, elle est convexe et contiguë aux muscles releveurs de l'anus. Sa base recouverte par l'aponévrose supérieure du périnée, avoisine les conduits déférens et les vésicules spermatiques. Son sommet ou partie antérieure, est contigu à l'aponévrose moyenne du périnée.

Structure. La prostate est entourée par une membrane cellulo-fibreuse très dense, surtout en haut et en arrière, où elle est fortifiée par l'aponévrose supérieure du périnée. Dans le dernier point, cette membrane est creusée de canaux larges destinés à recevoir des veines qui forment un plexus très beau, sur lequel j'appellerai l'attention plus tard.

Le tissu propre de la prostate est très dense, de couleur blanchâtre. Il est formé par une foule de granulations très serrées les unes contre les autres, granulations desquelles procèdent des conduits, qui se réunissent en canaux de plus en plus gros, en nombre variable, et qui s'ouvrent dans des lacunes folliculaires dont le goulot se rencontre dans la portion prostatique de l'urètre, sur les côtés du véru-montanum. Ces lacunes prostatiques et les conduits qui s'y rendent, deviennent souvent le siége de calculs qui les dilatent beaucoup et permettent d'en bien étudier la disposition.

On voit, d'après ce qui précède, que si la prostate n'a pas de canaux excréteurs qu'on puisse comparer à ceux des glandes véritables, elle a cependant une organisation glandulaire plus complète que les amygdales. Elle forme le passage des, simples amas de follicules muqueux, aux glandes pourvues de longs conduits excréteurs.

Les artères de la prostate émanent des hypogastriques et surtout de léurs branches vésicales. Elle est entourée supérieurement et latéralement par un plexus formé par les veines qui lui appartiennent, plexus dans lequel viennent se jeter les veines dorsales de la verge. Ses vaisseaux lymphatiques se terminent dans les ganglions pelviens. Ses nerfs émanent du plexus hypogastrique.

Développement. Comme les organes génitaux, la prostate reste dans un état inférieur de développement jusqu'à la puberté, et acquiert rapidement un grand volume à cet âge. Mais bien différente de ces organes sous cet autre rapport, elle est encore très considérable chez le vieillard, et paraît y continuer son action lorsque ceux-ci ont cessé la leur.

Variétés. La prostate manque quelquefois tout-à-fait. Dans d'autres cas, elle est très petite, ou acquiert, au contraire, un développement considérable, et se traduit par une saillie particulière vers la surface du col de la vessie. Chez certains sujets, la prostate n'entoure qu'incomplétement l'urètre et le col de la vessie : elle est recourbée en une gouttière à concavité supérieure, dont les deux bords sont réunis au-dessus de l'urètre par des fibres transverses, de nature musculaire, suivant M. Amussat. Chez d'autres, la prostate paraît retournée, de telle façon que l'urètre passe plus près de sa région inférieure que de la supérieure, et que le rectum se trouve beaucoup plus voisin de ce canal et du col de la vessie que de coutume (1). C'est M. Senn qui a fait connaître cette dernière et curieuse anomalie.

Action. La prostate sécrète un fluide muqueux, filant, qui lubréfie le col de la vessie et le met dans des conditions qui lui permettent de mieux remplir ses fonctions. Mais est-ce là l'unique destination de la prostate ? Je ne le crois pas. Son existence exclusive chez l'homme l'a fait considérer de tout temps comme liée d'une manière intime, sous le rapport fonctionnel, avec les organes génitaux.

(1) On comprend combien la connaissance de cette variété importe sous le point de vue chirurgical.

Glandes de Cowper.

Les glandes de Cowper sont deux petits organes sécréteurs arrondis, placés sur les côtés du bulbe, dans l'épaisseur même de la partie voisine de l'aponévrose moyenne du périnée, et qui vont s'ouvrir dans la portion spongieuse de l'urètre, au moyen d'un petit canal long d'un pouce environ.

Leurs relations avec l'appareil génital, sous le point de vue fonctionnel, sont encore moins bien établies que celles de la prostate.

SECOND GENRE.

Organe excitateur.

(Verge.)

La verge, *membre viril*, *pénis* Chauss., est l'organe de la copulation. Elle est placée à la partie antérieure et inférieure du bassin, cylindroïde et un peu comprimée d'avant en arrière. Son volume et sa longueur changent à chaque instant et brusquement, suivant qu'elle est dans l'état d'érection ou de flaccidité; elle se renfle un peu vers son extrémité antérieure, à la base du gland. Elle est molle, pendante au-devant des bourses dans l'état de flaccidité, et relevée vers l'abdomen dans l'érection. Vers sa racine, elle se dirige invariablement de bas en haut et d'arrière en avant; mais dans ses deux tiers antérieurs, elle se recourbe en bas dans l'état de flaccidité, et décrit une courbe régulière, à concavité postérieure, dans l'érection.

Conformation. La verge présente une partie moyenne, ou *corps*, et deux extrémités, l'une *adhérente*, l'autre *libre*.

Le corps, ou partie moyenne de la verge, aplati de haut en bas, comme il a été dit, offre quatre faces, une supérieure, une inférieure et deux latérales.

La *face supérieure* ou *dorsale*, le dos de la verge, est aplatie transversalement, concave de haut en bas pendant l'érection et courbée à angle saillant vers le pubis dans l'état de flaccidité. Vers la réunion de son tiers postérieur avec ses deux tiers antérieurs, elle est fixée à la partie antérieure de la symphyse pubienne par une production fibreuse appelée *ligament suspenseur* de la verge

Ce ligament est aplati et a la forme triangulaire ; il est placé de champ ; ses deux faces sont latérales; un de ses bords adhère au ligament pubien antérieur, un autre tient au dos de la verge ; sa base, tournée en haut, se continue avec le tissu cellulaire voisin ; son sommet est reçu dans l'angle de réunion du pubis et de la verge.

La face dorsale de la verge est constamment tournée en arrière et en haut, vers le pubis, au dessous du ligament suspenseur. Au dessus de lui, elle est cutanée et dirigée vers la paroi abdominale pendant l'érection, en avant, au contraire, dans l'état de flaccidité. Elle est parcourue dans toute son étendue par les veines dorsales de la verge.

La *face inférieure* de la verge est convexe dans tous les sens pendant l'érection, et courbée à angle rentrant au devant des bourses dans l'état de flaccidité de l'organe. Vers le périnée, elle est cachée par les bourses, tandis qu'elle est cutanée et libre antérieurement. Le raphé y est très prononcé, il fait suite à celui des bourses et est appuyé sur une saillie longitudinale formée par le relief de l'urètre, saillie sur les côtés de laquelle existent deux dépressions également longitudinales, qui résultent de la réunion de l'urètre avec le corps caverneux.

Les *faces latérales* de la verge sont arrondies, moins étendues que les premières, cachées par les bourses en arrière, libres et cutanées en avant.

L'extrémité adhérente ou périnéale de la verge est dirigée en arrière, et tout-à-fait cachée par les bourses et par les parties molles du périnée ; de sorte qu'on ne peut l'étudier qu'après lui avoir fait subir une préparation convenable. C'est à peine si l'on peut auparavant reconnaître par la pression le lieu où elle s'insère. Cette extrémité est trifide ; ses trois racines sont divergentes vers le périnée et convergentes vers le corps de la verge qu'elles forment par leur réunion ; toutes trois cependant sont placées à peu près sur le même plan horizontal; les deux latérales, *racines du corps caverneux*, adhèrent aux branches de l'arcade pubienne ; la moyenne, *urètre* et particulièrement *bulbe* de ce conduit, traverse le trou de l'aponévrose moyenne du périnée et est fixée sur lui.

L'extrémité libre de la verge est dirigée en haut ou en bas, suivant l'état d'érection ou de flaccidité de cet organe. Elle est perforée, unifide et formée de deux parties, le *gland* et le *prépuce*.

Le gland est la saillie conique qui termine la verge. C'est surtout pendant l'érection qu'il faut l'étudier, pour bien reconnaître ses caractères. Sa surface est rouge et muqueuse. Le cône qu'il représente a sa base taillée très obliquement de bas en haut, de la face dorsale vers la face inférieure de la verge. Cette base est continue avec la base du prépuce et avec le reste de l'organe, mais elle s'en distingue aussi par un rebord saillant (*couronne du gland*), un peu relevé en dehors, et interrompu inférieurement par une échancrure. Son sommet est percé d'une ouverture alongée dans le sens antéro-postérieur et circonscrite par deux *lèvres* ou *valves* réunies dans deux petites commissures, ouverture qui constitue le *méat urinaire*. Le corps du gland est beaucoup moins élevé inférieurement que supérieurement ; il est convexe partout, excepté en bas, où il est marqué d'une dépression médiane longitudinale, qui commence à sa base et se termine au méat urinaire, dépression qui sert à l'insertion du frein et qui donne au gland, de ce côté, une disposition cordiforme.

Le prépuce est un repli tégumentaire qui embrasse le gland pour le protéger, et pour empêcher l'exquise sensibilité dont il est doué de s'émousser. Sa face externe est cutanée et continue avec celle du corps de la verge. Sa face interne est rouge, muqueuse, en contact habituel avec la surface du gland, et unie à cette partie inférieurement, au moyen d'un repli muqueux triangulaire, qui forme le *frein de la verge* ou du *prépuce*. Ce frein(1) est inséré par un de ses bords sur le fond de la dépression inférieure du gland, et par un autre sur le prépuce ; sa base est libre, tandis que son sommet est reçu dans l'angle de réunion du prépuce et du gland. La base du prépuce n'est pas marquée en dehors, mais en dedans elle se continue avec celle du gland, au niveau d'un sillon, interrompu en bas par l'insertion du frein, et dans le fond duquel s'ouvrent une

____

(1) Pour le bien voir, il faut le tendre en tiraillant le prépuce et le gland en sens inverse.

foule de follicules qui sécrètent une matière blanchâtre, très odorante (1). L'ouverture du prépuce est le point vers lequel se rencontrent les deux tégumens qui forment cette partie ; elle est arrondie et plus ou moins large, suivant les sujets; dans l'état de bonne conformation, elle n'est ni assez large pour que ses bords soient plissés sur les côtés du gland, ni assez étroite pour que cette partie ne puisse aisément en sortir même lorsqu'elle a triplé de volume, par le fait de l'érection.

Structure. La verge est principalement formée par le *corps caverneux;* mais d'autres parties sur-ajoutées à celle-ci achèvent de la constituer, l'*urètre*, des *parties musculaires*, une *couche tégumentaire*, du *tissu cellulaire*, des *vaisseaux* et des *nerfs.*

Le *corps caverneux* forme la base de la verge, et lui donne principalement la forme qui la caractérise. Il s'étend du périnée à la base du gland exclusivement. Simple en avant, il est bifurqué en arrière et creusé inférieurement d'une gouttière dans laquelle est reçu l'urètre. Son extrémité antérieure est arrondie et un peu enfoncée dans la base du gland (2). Son extrémité postérieure ou sa racine, double, comme je l'ai dit, se fixe, de chaque côté, sur la lèvre interne des branches de l'arcade pubienne. Séparées d'abord par un intervalle triangulaire, ces deux divisions convergent en avant et se réunissent bientôt au dessus de l'urètre.

Le corps caverneux est formé extérieurement par une membrane de tissu fibreux élastique, d'un blanc jaunâtre, remarquable par son épaisseur, sa résistance et son extensibilité. En dehors, cette membrane, lisse dans le plus grand nombre des points, sert à l'insertion du ligament suspenseur de la verge supérieurement, et des muscles bulbo et ischio-caverneux en arrière. En dedans, elle envoie dans le tissu du corps caverneux une multitude de filamens qui se mêlent avec ceux des vaisseaux, et forme en outre, sur la ligne médiane, une cloison complète en arrière, très incomplète en avant, qui divise le corps caver-

____

(1) C'est le musc chez l'animal qui porte ce nom.

(2 Pour bien voir cette disposition, fendez la verge en long, du gland vers le corps caverneux.

neux en deux moitiés, l'une droite et l'autre gauche (1). Cette cloison peut-elle motiver la distinction de deux corps caverneux, comme le pensent quelques personnes? Une telle question a peu d'importance; ce que l'on peut dire de plus positif en faveur de l'existence d'un seul corps caverneux, c'est que la cloison indiquée est fort incomplète en avant, et que le tissu intérieur communique facilement, en ce point, d'un côté à l'autre. Supérieurement la membrane du corps caverneux est creusée d'un petit canal, de chaque côté de la ligne médiane, pour les artères et les nerfs dorsaux du pénis.

La substance intérieure du corps caverneux est formée par du tissu érectile (2). On y trouve une foule d'aréoles communiquant toutes entre elles, même d'un côté de l'organe à l'autre, et remplies de sang, aréoles entièrement semblables à celles de la rate, et essentiellement veineuses. En pénétrant dans le corps caverneux, les parois des veines de ce nom se décomposent en une multitude de filamens qui se croisent dans toutes les directions, et qui se mêlent avec les filamens de sa tunique fibreuse, de manière à former les aréoles indiquées (3).

La *partie spongieuse* de l'urètre concourt aussi à former la verge. On peut même dire que cette partie du canal excréteur de l'urine et du sperme a reçu une structure érectile, pour cette raison, afin d'être, sous ce rapport, à l'unisson avec le corps caverneux. C'est la partie la plus antérieure de l'urètre qui constitue le gland, comme il a été dit plus haut. Au reste, bien que réunis dans la verge, le corps caverneux et l'urètre n'ont entre eux aucune ou presque aucune communication vasculaire ; les injections du tissu érectile du premier ne passent pas dans le second, et réciproquement celles du tissu spongieux de l'urètre ne pénètrent pas dans les aréoles du corps caverneux.

(1) Pour bien voir cette cloison, faites des coupes transversales sur différens points de la longueur du corps caverneux.

(2) C'est cette substance qu'on a toujours prise pour type du tissu érectile.

(3) Il suffit d'enfoncer au hazard un tube à injection dans un point du corps caverneux, pour l'injecter tout entier, ainsi que les veines qui en sortent ; et réciproquement par les veines caverneuses, vous distendez aisément les cellules de ce corps.

Les muscles de la verge ont été décrits dans la myologie (1).

Deux tégumens, l'un cutané, l'autre muqueux, appartiennent au pénis et spécialement à sa partie antérieure ; car en arrière, comme on l'a vu, il est profondément caché par les bourses et les parties molles de la moitié antérieure du périnée. Ces deux membranes se réunissent ensemble sur le bord libre du prépuce. L'une, la muqueuse, rouge, humide, villeuse, tapisse la face interne du prépuce, la surface du gland et l'urètre. L'autre, la peau, blanche, sèche, glabre et remarquable, par sa finesse, appartient à la face externe du prépuce, à la région voisine de la verge, et se continue avec les tégumens des bourses et de la région pubienne.

Le *tissu cellulaire* de la verge est lamelleux et très lâche, entre les deux lames du prépuce et sous la peau, de manière à permettre des mouvemens très étendus ; il est serré, au contraire, entre l'urètre et le corps caverneux ; nulle part il ne renferme de graisse.

Les *vaisseaux* de la verge sont très nombreux. Ses *artères* émanent des *honteuses internes* et *externes ;* quelques-unes désignées par des noms particuliers, les *caverneuses* et les *dorsales*, parcourent la verge dans toute sa longueur, en distribuant leurs nombreuses ramifications, les premières profondément, les secondes superficiellement. Ses *veines* sont de deux sortes comme les artères, les unes profondes, les autres superficielles; celles-ci, les *dorsales de la verge*, appartiennent à l'urètre, au gland, à la peau et au tissu cellulaire, et passent sous le pubis pour se jeter dans le plexus veineux de la prostate ; celles-là, les *caverneuses*, sortent du corps caverneux et forment l'origine des veines honteuses internes. Il est digne de remarque que toutes les veines de la verge, excepté celles qui naissent dans les tegumens et dans le tissu cellulaire de cette partie, commencent dans des tissus érectiles. Ses *vaisseaux lymphatiques*, excepté ceux qui viennent de la muqueuse de l'urètre, sont tous superficiels ; on n'en a jamais trouvé ni dans le tissu érectile de l'urètre, ni dans celui du corps-caverneux ; presque tous se rendent dans les ganglions lymphatiques inguinaux.

Les *nerfs* de la verge sont principalement fournis par la

(1) Voyez tome I, page 304.

II.   18

branche honteuse du plexus sacré ; quelques-uns, sans doute , viennent aussi du grand sympathique, en suivant les artères.

Développement. Les deux parties fondamentales de la verge, le *corps caverneux* et l'*urètre*, se forment successivement, le corps caverneux d'abord, l'urètre ensuite.

On ne sait pas bien quel est le développement particulier du corps caverneux. Est-il primitivement subdivisé en deux parties latérales ? La cloison qu'il présente, lorsqu'il est bien développé , serait-elle un reste de cette scission primitive ? Quelques personnes l'ont assuré ; mais rien dans mes observations particulières ne me permet de l'assurer.

Au contraire, on sait très bien que , primitivement, la verge est imperforée, que l'urètre commence par une rigole , sous le corps caverneux , que cette gouttière , dirigée en bas, se transforme graduellement en canal de la racine vers l'extrémité libre de la verge , par l'établissement du raphé.

D'après Meckel le prépuce ne se forme que vers le troisième mois de la vie intra-utérine; mais plus tard , par une sorte de compensation , il devient très long, dépasse le gland et le tient continuellement enfermé dans sa cavité. De sorte que, pour employer les termes des pathologistes , d'abord il y a *para-phymosis* (1), tandis qu'ensuite il y a *phymosis* (2).

Avant la puberté , la verge est encore très peu développée ; mais à cette époque , elle acquiert rapidement un volume considérable, qu'elle conserve pendant le reste de la vie.

Variétés. La verge est plus ou moins grosse, plus ou moins longue, suivant les individus. Quelquefois aussi elle manque complétement.

Dans d'autres cas, la verge est incomplète : on n'y trouve que le corps caverneux, l'urètre ne s'y prolonge pas, et elle présente une telle analogie avec le clitoris, qu'on peut facilement la prendre pour lui. Plus d'une fois même, de semblables méprises ont eu lieu chez des individus chez lesquels cet état

(1) Vice de conformation dans lequel le prépuce est retenu derrière la couronne du gland.

(2) Vice de conformation caractérisé par la longueur du prépuce et par un tel resserrement de son ouverture, que le gland ne peut la franchir.

existait avec une scission médiane des bourses, et surtout avec la rétention des testicules dans l'abdomen (1).

Chez les sujets affectés d'extrophie de la vessie, la verge est imperforée ; mais elle offre une gouttière urétrale sur sa face dorsale. On a donné cet état comme un exemple d'ouverture de l'urètre sur la face supérieure de la verge ; c'est, à mon avis, une mauvaise manière de considérer cette conformation anormale ; elle consiste en une inversion telle du corps caverneux, que sa face convexe est dirigée en bas, et que sa face creusée en gouttière est devenue supérieure (2).

Souvent l'urètre ne se prolonge pas jusqu'au bout du pénis, (*hypospadias*).

Plus souvent encore, le prépuce est très long, il recouvre tout-à-faitle gland, et son ouverture est trop étroite pour le laisser sortir *(phymosis)*.

On dit aussi, *Bamberger*, avoir trouvé la verge double, le corps caverneux étant séparé en deux parties.

Action. La verge a pour double fonction de porter le sperme dans les organes génitaux de la femme, et d'exciter ceux-ci de manière à les mettre dans des conditions favorables à la conception. Pour remplir convenablement ce but, elle doit être en érection, c'est-à-dire, dans un état tel que le sang, retenu dans les aréoles de ses tissus érectiles, lui donne une rigidité, des dimensions et une direction tout-à-fait différentes de celles qui la caractérisent dans sa position ordinaire.

Du reste, de même qu'il y a deux organes érectiles distincts dans la verge, celui du corps caverneux et celui de l'urètre, de même aussi cet organe peut s'ériger de deux manières différentes : tantôt l'érection est complète et appartient à la fois au corps caverneux et à l'urètre, tantôt elle est incomplète et bornée soit au corps caverneux, soit même à l'urètre.

(1) J'ai montré à mon cours, il y a plusieurs années, deux cadavres d'individus ainsi conformés, qu'on avait long-temps considérés comme appartenant au sexe féminin.

(2) Je me suis directement assuré de ce renversement par la dissection.

ORDRE SECOND.

ORGANES GÉNITAUX DE LA FEMME.

L'appareil génital de la femme se compose de deux ordres d'organes, les uns qui servent au rapprochement des sexes ou à la copulation, les autres destinés à la conservation et à la nutrition du germe fécondé (1).

PREMIER GENRE.

Organes de la copulation.

L'appareil de la copulation est représenté, chez la femme, par un conduit appelé *vulvo-utérin*, dans lequel la verge de l'homme doit venir déposer le fluide fécondant, conduit composé lui-même de deux parties, la *vulve* et le *vagin*.

SECTION PREMIÈRE.

Vulve.

La vulve est l'épanouissement ou l'évasement extérieur du conduit vulvo-utérin. Elle est placée, en effet, à la partie inférieure de ce conduit, et offre la disposition d'un infundibulum tourné vers le vagin.

La vulve se présente sous l'apparence d'une fente dirigée dans le sens antéro-postérieur, et dont la partie antérieure est surmontée par le *pénil* ou *mont de Vénus*, éminence arrondie, couverte de poils et principalement formée de tissu adipeux à l'intérieur.

Quoi qu'il en soit, il y a deux choses dans la vulve : la *fente vulvaire* elle-même et le *clitoris*. Etudions séparément ces parties.

---

(1) Cette division n'est pas analogue à celle qui a été adoptée pour la description des organes génitaux de l'homme ; mais c'est celle que l'on suit le plus généralement. Du reste, plus loin, en comparant les organes des deux sexes, j'en indiquerai une autre dont le caractère est plus philosophique.

CHAPITRE PREMIER.

Fente vulvaire.

La fente vulvaire est principalement formée, surtout à l'extérieur, par deux replis cutanés et muqueux à la fois, qui constituent les *lèvres de la vulve*. Les *nymphes*, le *vestibule* et l'*ouverture vulvo-vaginale*, sont placés plus profondément, et ne peuvent être bien distingués qu'après la séparation préalable de celles-ci.

1° Les *lèvres de la vulve*, *grandes lèvres* des auteurs (1), sont les replis qui forment la vulve à l'extérieur. Aplaties de dehors en dedans, elles se réunissent en avant et en arrière sous deux angles ou commissures. La commissure antérieure avoisine le mont de Vénus, et répond à la face antérieure de la symphyse pubienne. La commissure postérieure, appelée aussi *fourchette*, est séparée de l'anus, en arrière, par un étroit espace que quelques personnes appellent improprement le *périnée de la femme* (2), et répond, en avant, à une petite dépression, connue sous le nom de *fosse naviculaire*. Leur face externe est légèrement convexe, cutanée, velue et tournée vers la face interne des cuisses. Leur face interne est plane, muqueuse, et dirigée vers l'entrée du vagin. Leurs bords libres, habituellement juxtaposés, sont les points au niveau desquels la peau se continue avec la membrane muqueuse génitale, et ceux qui forment la marge de la vulve. Leur bord adhérent est dirigé vers la branche correspondante de l'arcade pubienne ; il n'est pas bien terminé en dedans, tandis qu'en dehors il est

(1) Chaussier fait justement observer que la dénomination de grandes lèvres, nécessitée dans l'ancienne nomenclature par celle de petites lèvres improprement appliquée à de simples replis muqueux placés en dedans des parties que je décris, est un vice de langage. En effet, en anatomie, on appelle lèvres des replis cutanes et muqueux à la fois, qui se rencontrent sur la limite de certaines cavités intérieures. Or, il est clair que les nymphes ne réunissent pas ces caractéres, et que la vulve, par conséquent, au lieu de quatre lèvres n'en a que deux, celles qui nous occupent maintenant.

(2) Le périnée, de περὶ autour, et νχός temple, est formé par la réunion de tous les organes compris dans l'aire du détroit inférieur du bassin, organes voisins des parties génitales que les anciens appelaient *sacrées*.

séparé de la partie interne de la cuisse par un sillon dans lequel la peau est pourvue de nombreux follicules.

Les lèvres de la vulve sont formées, en dehors, par une peau fine et velue, en dedans, par la membrane muqueuse de la vulve et, à l'intérieur, par un tissu cellulo-graisseux rempli de vaisseaux et de nerfs, et dans lequel vient se terminer un prolongement de l'aponévrose *fascia superficialis*.

2° Les *nymphes* (1), *petites lèvres* des auteurs, sont deux replis muqueux placés en dedans des lèvres de la vulve, en avant de cette partie. Elles ont la forme de crêtes de coq et une longueur variable suivant les individus; tantôt leur sommet ne dépasse pas celui des lèvres de la vulve et reste caché par elles; tantôt, au contraire, elles proéminent beaucoup au delà de ces lèvres. Leur face externe est muqueuse, lisse et appliquée contre la face interne des lèvres de la vulve. Leur face interne, lisse et muqueuse, comme la précédente, est dirigée vers le vestibule et l'entrée du vagin. Leur extrémité antérieure converge vers la ligne médiane, se bifurque avant d'y arriver, et se termine en embrassant l'extrémité du clitoris, formant le prépuce particulier de ce petit corps, et se réunissent au-dessus et au-dessous de lui avec celle du côté opposé. Leur extrémité postérieure se perd insensiblement en dedans des lèvres de la vulve. Leur bord libre est mince, tranchant et plus ou moins fendillé. Leur bord adhérent est séparé des lèvres de la vulve, en dehors, par un sillon dans lequel on rencontre beaucoup de follicules qui sécrètent une matière blanchâtre.

La membrane muqueuse de la vulve forme la plus grande partie des nymphes, et y est surtout remarquable par ses nombreux follicules. De nombreux vaisseaux, des veines particulièrement, sont interposées aux deux feuillets de la membrane précédente et y présentent une disposition érectile manifeste.

3° Le *vestibule* est un espace triangulaire placé à la partie antérieure de la vulve et au-dessus de l'entrée du vagin. Il

(1) Ainsi nommées par les Grecs qui pensaient, avec raison, qu'elles président à l'émission de l'urine. Cette dénomination, critiquée par quelques personnes, est la meilleure, sans comparaison ; on verra même par la suite qu'elle est éminemment philosophique.

est circonscrit, latéralement et en avant, par les nymphes et le clitoris; en arrière, par l'entrée du vagin et le méat urinaire. Cet espace est susceptible de varier d'étendue antéro-postérieure, suivant qu'on déprime plus ou moins l'urètre. Il est formé extérieurement par la membrane muqueuse vulvaire, et offre une grande importance en anatomie chirurgicale; car c'est sur lui qu'on pratique les incisions qui caractérisent la plupart des méthodes de lithotomie périnéale chez la femme.

4° L'*ouverture vulvo-vaginale*, *entrée du vagin* des auteurs, est le point de communication de la vulve et du vagin. Elle a une forme à peu près circulaire. Elle est occupée par la *membrane hymen* chez les vierges, et par les *caroncules myrtiformes* chez les femmes.

L'existence de l'hymen a été long-temps un sujet de contestation parmi les anatomistes et les médecins, ceux-ci considérant cette membrane comme constante, ceux-là assurant qu'elle manque souvent. Aujourd'hui tous les doutes sont dissipés à cet égard. On sait parfaitement qu'il se rencontre toutes les fois qu'il n'a pas été détruit (1) ; ou tout au moins qu'il n'est pas sujet à plus d'anomalies que la plupart des autres organes. Il est très mince, tantôt circulaire, et tantôt de la forme d'un croissant ; il obture chez celles-ci, la partie postérieure, chez celles-là les parties postérieure ou latérales de l'ouverture vulvo - vaginale. Il a une face *vulvaire* ou inférieure, une *vaginale* ou supérieure ; un bord libre concave et un bord adhérent convexe. Il est formé par un repli de la membrane muqueuse vulvo-vaginale.

L'existence des caroncules myrtiformes a été et devait être contestée, lorsqu'on mettait en doute celle de l'hymen. Ce sont des tubercules irréguliers, placés à l'entrée du vagin et formés par les débris de cette membrane. Leur nombre et leur saillie sont toujours en raison inverse du nombre des accouchemens.

Développement. Il paraît que dans l'origine la commissure postérieure de la vulve n'existe pas, que l'anus et la vulve

_____

(1) Diverses circonstances indépendantes des approches de l'homme peuvent opérer cette destruction; de sorte que son absence n'est pas nécessairement la preuve de l'exercice antérieur du coït.

communiquent ensemble et que leur séparation ne s'établit que plus tard, par la formation du raphé périnéal.

Quoi qu'il en soit, les lèvres de la vulve sont d'abord peu développées, tandis que, par opposition, les nymphes sont très longues et dépassent beaucoup le niveau des replis précédens. A mesure que l'âge avance, une proportion inverse tend à s'établir, comme je l'ai précédemment indiqué ; mais cependant il n'en est pas toujours ainsi.

Dès l'origine, l'ouverture vulvo-vaginale est garnie d'un hymen très développé, beaucoup plus même, relativement à cette ouverture, qu'il le sera par la suite ; de sorte qu'au lieu d'être tendue, cette membrane est flottante inférieurement entre les nymphes, et présente deux valves latérales qui ressemblent beaucoup à ces replis. Aussi, certains anatomistes peu attentifs, abusés par la double circonstance de l'état rudimentaire des lèvres de la vulve et de la disposition de l'hymen que je viens de signaler, ont-ils cru que celui-ci n'existait pas chez le fœtus, le prenant pour les nymphes et considérant celles-ci comme les lèvres de la vulve.

A l'époque de la puberté, la vulve prend un accroissement rapide ; des poils se développent sur ses lèvres et sur le mont de Vénus.

Variétés. Chez certaines femmes, les nymphes acquièrent un développement considérable, et au lieu de rester cachées par les lèvres de la vulve ou de les dépasser très peu, elles forment une saillie incommode, qu'on diminue quelquefois par une petite opération (1). Dans certaines races Éthiopiennes, chez les Hottentotes en particulier, le développement des nymphes est tout-à-fait extraordinaire et constitue ce qu'on a appelé le *tablier.*

L'hymen forme quelquefois une cloison complète entre la vulve et le vagin, et on est obligé de l'inciser pour permettre l'écoulement des règles.

D'autre fois les nymphes sont réunies par leur face interne au-dessous du clitoris, et forment un canal qui prolonge l'urètre et reporte le méat urinaire de ce côté ; j'ai observé un cas de cette curieuse anomalie.

____

(1) *La Nymphotomie.*

La vulve manque quelquefois tout-à-fait, le raphé du périnée ayant atteint les grandes lèvres et s'étant prolongé jusqu'au clitoris.

CHAPITRE SECOND.

Clitoris.

Le clitoris est, comme on l'a dit, le pénis de la femme ; il a , en effet, beaucoup d'analogie avec cette partie de l'appareil génital de l'homme. Placé en avant de la vulve, un peu au-dessous de sa commissure antérieure, il ne forme qu'une médiocre saillie à l'extérieur , dans l'état ordinaire , et est caché , en très grande partie, par la membrane muqueuse vulvaire (1). Il est dirigé d'abord comme les branches de l'arcade pubienne en haut et en avant, et se recourbe en-suite inférieurement vers son extrémité libre. En haut , il adhère à la symphyse pubienne au moyen d'un ligament sus-penseur tout-à-fait semblable à celui de la verge. En bas , il est recouvert par la membrane muqueuse vulvaire. Son extré-mité adhérente est bifurquée comme celle du corps caver-neux de la verge , et comme elle, unie à la lèvre interne des branches de l'arcade pubienne. Son extrémité libre , arrondie et imperforée, présente une sorte de gland entouré d'un repli muqueux qui lui forme un petit prépuce particulier. Ce pré-puce, qui résulte de la bifurcation et de la réunion de la partie antérieure des deux nymphes, est même pourvu d'un frein analogue à celui du prépuce de la verge.

Structure. Le clitoris est essentiellement formé par un corps caverneux plus petit que celui du pénis , mais du reste , entiè-rement semblable à lui. Il est, en outre, revêtu antérieurement par la membrane muqueuse de la vulve , et reçoit , en arrière, l'insertion des muscles ischio-caverneux et sphincter du va-gin.

Ainsi , à part l'urètre qui ne se prolonge pas sur lui, qui se termine entre ses deux racines et qui, par conséquent, ne peut former à son extrémité un véritable gland , le clitoris

(1) Pour bien apprécier les différentes circonstances de sa forme , il est absolument nécessaire de le dégager des parties voisines, jusqu'aux branches ascendantes des ischions.

est , en petit , très exactement organisé comme la verge ; c'est *une verge sans urètre*.

Développement. Chez l'embryon et pendant toute la vie intra-utérine , le clitoris est proportionnellement très développé , et forme une saillie considérable qui ressemble tout-à-fait à celle de la verge. Alors aussi les nymphes constituent au-dessous de lui une gouttière qu'on a appelée *urétrale*, gouttière analogue à celle qui représente réellement l'urètre à la même époque, au-dessous de la verge de l'embryon mâle.

Variétés. Le clitoris conserve quelquefois après la naissance et pendant toute la vie , le grand développement qu'il offrait dans l'origine ; ce qui lui donne une analogie avec la verge , qui devient bien plus grande encore lorsque l'urètre se prolonge sur sa face inférieure, comme on l'a observé.

Action. Le clitoris est, comme la verge, susceptible d'érection. Il devient alors, pour le reste de l'appareil génital , la source d'une excitation qui rend celui-ci plus propre à remplir ses fonctions.

SECTION DEUXIÈME.

Vagin.

Le vagin est la partie intérieure de l'appareil de la copulation; c'est un canal à peu près cylindroïde , étendu de la vulve à l'utérus. Il est long de quatre à cinq pouces, plus ou moins, du reste, suivant les individus. Sa largeur n'est pas moins variable : elle est plus grande à sa partie moyenne qu'à ses extrémités. Il est dirigé suivant l'axe de l'excavation et du détroit inférieur du bassin, de haut en bas et d'arrière en avant. Sa paroi antérieure est plus courte que la postérieure.

Conformation. Le vagin présente deux *surfaces* et deux *extrémités*.

Sa *surface extérieure* est plongée presque toute entière dans le tissu cellulaire du périnée et de l'excavation du bassin. En avant, elle est en rapport avec le bas-fond de la vessie et avec l'urètre dont la sépare un espace triangulaire à base postérieure et supérieure. En arrière , elle appuie immédiatement sur le rectum au milieu, tandis qu'elle en est séparée supérieurement et inférieurement par deux intervalles triangulaires opposés par leur sommet; au niveau du premier, elle est revêtue par le péritoine; au niveau du second, elle est plongée dans le tissu cellulaire pelvien. Sur les côtés, cette surface donne insertion aux ligamens larges en haut, tandis qu'en bas elle est embrassée par les muscles releveurs de l'anus, les aponévroses et le tissu cellulaire du périnée.

Sa *surface interne* est lisse et polie. Le raphé médian très prononcé sur ses parois antérieure et postérieure, surtout sur la première et plus particulièrement en bas, y forme un relief qui constitue ce qu'on appelle les colonnes du vagin. Des rides transversales ou un peu obliques se dirigent vers ce raphé, rides plus marquées en avant et en bas que partout ailleurs, et formant la *lyre du vagin ;* elles ont beaucoup d'analogie avec celles de la voûte palatine, et sont beaucoup plus prononcées chez les vierges et chez les femmes qui n'ont point eu d'enfans, que chez celles qui sont dans des circonstances opposées.

Son *extrémité inférieure* est représentée par l'ouverture vulvo-vaginale qui a été déjà décrite. Elle est remarquable par le *tubercule sous-urétral* auquel vient se terminer le raphé antérieur du canal.

Son *extrémité supérieure* reçoit et embrasse le col de l'utérus, et se fixe sur lui un peu plus haut en arrière qu'en avant ; de sorte que le vagin se prolonge plus loin dans le premier sens que dans le second.

Structure. Deux membranes, une extérieure, une autre intérieure ; un tissu propre, des vaisseaux et des nerfs entrent dans la composition du vagin.

La *membrane extérieure* est très mince et de nature fibrocellulaire. En dehors, elle a les rapports que j'ai assignés à la surface extérieure du vagin. En dedans, elle envoie quelques prolongemens qui concourent à former le tissu propre de ce conduit.

La *membrane interne* est de nature muqueuse. Unie par sa face externe avec le tissu propre du vagin, elle est libre, au contraire, par sa face interne. C'est elle qui forme les saillies qui constituent la lyre du vagin. Cette membrane se continue en bas avec celle de la vulve, tandis qu'en haut, elle se réfléchit sur le col de l'utérus et s'y comporte comme je le dirai à son occasion. Elle a une couleur rose plus belle inférieurement que supérieurement. Son épaisseur est plus grande en bas et en avant qu'en haut et en arrière. Elle est revêtue d'un épiderme mince et très apparent, qui cesse sur le col de l'utérus, comme on le verra plus loin. Les villosités et les follicules y abondent, surtout près de la vulve.

Le *tissu propre* du vagin, *plexus rétiforme* des auteurs, est interposé aux deux membranes précédentes. Il forme une couche plus épaisse inférieurement que supérieurement, et présente une couleur grisâtre, nuancée par la couleur rouge du grand nombre des vaisseaux qui le parcourent. Il est uni au col de l'utérus par un tissu cellulaire serré, mais ne se continue réellement pas avec lui. Sa nature véritable n'a pas toujours été bien appréciée : les uns le considèrent comme érectile, les autres comme musculaire. M. Cruveilhier l'a très bien caractérisé sous ce rapport, à mon avis, en le comparant au tissu du dartos.

Les *artères* du vagin émanent des *hypogastriques*. Ses *veines*, fort nombreuses, anastomosées fréquemment ensemble et avec celles de la vessie, se rendent dans les *hypogastriques*. Ses *lymphatiques* se rendent dans les *ganglions pelviens*. Ses *nerfs* émanent à la fois du plexus sacré et des ganglions pelviens du grand sympathique.

Développement. Dans l'origine le vagin est tout-à-fait lisse à l'intérieur; ses rides n'apparaissent, suivant Meckel, que vers le cinquième mois de la vie intra-utérine, mais elles se développent beaucoup après cette époque ; de telle sorte qu'à terme, elles sont même plus apparentes qu'elles le seront jamais par la suite.

Chez le fœtus et pendant la première enfance, le vagin est plus étroit et plus long proportionnellement que chez l'adulte. Après la puberté, il perd quelque chose en longueur relative et gagne beaucoup en largeur. Enfin il se modifie de la même manière, et plus remarquablement encore, par suite des rapports sexuels et surtout après l'accouchement.

Variétés. Le vagin manque quelquefois soit en totalité, soit en partie. Dans quelques cas il est seulement oblitéré par une membrane placée plus ou moins haut, ou par une sorte de contraction organique de ses parois. Dans des cas d'absence de la vulve, on a vu le vagin terminé inférieurement dans le rectum.

Le vagin est quelquefois double d'une manière plus ou moins complète, une cloison médiane le séparant en deux moitiés latérales. Il existe un bel exemple de cette anomalie dans le musée de la faculté.

Déjà il a été question des variétés que le vagin peut présenter dans sa longueur ou dans sa largeur, je n'y reviendrai pas ; qu'il suffise d'ajouter que la position plus ou moins élevée de la matrice a , sur la première disposition, une influence très remarquable.

SECOND GENRE.

Organes de la gestation.

L'appareil de la gestation est formé par la partie la plus profonde des voies génitales de la femme. Il occupe effectivement l'intérieur de l'abdomen, et se compose de l'utérus et de ses annexes.

SECTION PREMIÈRE.

Utérus.

L'utérus, la *matrice*, est l'organe gestateur par excellence ; c'est dans sa cavité que séjourne le germe fécondé des animaux mammifères, jusqu'à ce qu'il ait acquis un développement suffisant pour paraître à l'extérieur.

L'utérus est placé dans la cavité du bassin, entre la vessie qui est en avant et le rectum qui est en arrière , au-dessus du vagin et au-dessous des circonvolutions de l'intestin grêle. Il est dirigé obliquement de haut en bas et d'arrière en avant dans l'état de vacuité , de haut en bas, d'avant en arrière et un peu de droite à gauche dans l'état de grossesse. Son poids est de six à dix gros dans le premier cas, et de plusieurs livres dans le second. Il est seulement retenu en position par deux replis latéraux qu'on appelle les *ligamens larges*, replis qui sont assez lâches pour lui permettre de se mouvoir un peu dans le bassin. Il a dix-huit lignes environ de largeur à sa base , six lignes vers son sommet, et six lignes également d'étendue antéro-postérieure.

Conformation. L'utérus a la forme d'un triangle dont la base est dirigée en haut et le sommet en bas. Sa partie inférieure est un peu alongée, ce qui permet de diviser tout l'organe en deux portions, le *corps* et le *col*, le corps, *fundus*, qui en comprend toute la portion évasée, le col, *cervix*, formé par sa portion rétrécie. Quoiqu'il en soit, la conformation de l'utérus, comme celle de tous les organes creux, doit être étudiée à l'extérieur et à l'intérieur.

La *surface extérieure* de l'utérus présente *deux faces, trois bords* et *trois angles*.

Sa *face antérieure* est lisse, convexe et partout revêtue de péritoine, excepté vers la partie la plus inférieure du col. En haut, elle est séparée de la vessie par une dépression péritonéale, dans laquelle peuvent descendre des circonvolutions de l'intestin grêle qui empêchent alors le contact d'être immédiat entre les deux organes. En bas, elle est unie au bas-fond de la vessie dans la cloison *vésico-vagino-utérine*.

Sa *face postérieure* est lisse, plus convexe que l'antérieure et revêtue de péritoine dans toute son étendue. Elle est séparée du rectum par une dépression péritonéale, au niveau de laquelle tantôt elle touche immédiatement cet organe, et tantôt en est séparée par des anses d'intestin.

Son *bord supérieur, fond de la matrice*, est la base du triangle qu'elle représente. Continué vers ses extrémités par les trompes utérines, il est en contact habituel avec la masse de l'intestin grêle.

Ses *bords latéraux* sont embrassés par les ligamens larges, *ailes de la matrice*, et fixés par eux sur les côtés du bassin.

Ces ligamens ont la forme quadrilatère et sont placés de champ dans l'excavation pelvienne. Leur bord interne adhère aux bords latéraux de la matrice. Leur bord externe est fixé sur les côtés du bassin. Leur bord inférieur tient à l'aponévrose pelvienne. Leur bord supérieur est subdivisé en trois lames ou *ailerons*, une antérieure, une moyenne et une postérieure, qui embrassent le *ligament rond*, la *trompe*, l'*ovaire* et *son ligament*. Leur face antérieure et postérieure continues à celle de l'utérus, répondent, la première à la vessie, la seconde au rectum.

Les *angles supérieurs* de la matrice, au nombre de deux, sont formés par la rencontre des bords supérieur et latéraux.

Ils donnent naissance aux trompes et se continuent avec elles par leur sommet.

Son *angle inférieur, sommet du triangle utérin*, est aussi l'extrémité libre du col. Embrassé par la partie supérieure du vagin, il constitue le *museau de tanche* des auteurs. Il est tourné en bas et en avant, et plus dégagé dans le vagin, en arrière qu'en avant. Il est arrondi chez la femme qui n'a pas eu d'enfant, et aplati d'avant en arrière chez celle qui a été mère. Son extrémité est percée d'une ouverture circulaire chez la première, et alongée en fente transversale chez la seconde; et comme la dernière disposition est la plus commune, on distingue généralement au col de l'utérus deux lèvres, l'une *antérieure*, l'autre *postérieure*, la première, plus épaisse et moins saillante dans le vagin (1) que la seconde, toutes deux réunies par deux angles latéraux et plus ou moins fendillées suivant que les accouchemens ont été plus ou moins répétés.

La *surface interne* de l'utérus est lisse et continuellement humectée d'une matière glaireuse. Elle forme les parois d'une cavité fort petite dans l'état ordinaire et qui acquiert une grande ampleur pendant la grossesse. En haut, cette cavité se continue avec celle des trompes. En bas, elle fait suite à celle du vagin. Elle est marquée dans toute son étendue par deux raphés médians, l'un antérieur, l'autre postérieur, raphés vers lesquels se rendent obliquement des lignes saillantes, plus prononcées dans le col que partout ailleurs, et qui constituent l'*arbre de vie* ou la *lyre* de l'utérus.

La cavité utérine n'offre rien autre chose de spécial dans le corps; dans le col, chez la femme qui n'a pas eu d'enfans, elle est rétrécie à ses extrémités et dilatée à son centre, tandis qu'elle offre une disposition inverse chez la femme qui a été mère. La cavité du col est ordinairement remplie de matière muqueuse, qu'on voit suinter de l'ouverture de follicules qui abondent entre les branches de l'arbre de vie.

Structure. Les parois utérines sont très dures et très épaisses, relativement à la cavité qu'elles circonscrivent. *Deux membranes*, une *externe* et une *interne*, un *tissu propre*, des *vaisseaux* et des *nerfs* concourent à les former.

(1) Parce que le vagin s'insère plus haut sur la partie postérieure que sur la partie antérieure du col de l'utérus.

La *membrane externe* ou péritonéale revêt toute la surface extérieure de l'organe excepté ses bords latéraux, son angle inférieur et la partie la plus déclive de sa face antérieure. Elle adhère très intimement au tissu propre et n'offre rien autre chose de spécial.

La *membrane interne* est lisse et très adhérente comme la première, mais beaucoup plus mince qu'elle. En haut, elle pénètre dans les trompes. En bas, elle se continue avec la membrane muqueuse du vagin sur l'ouverture du col de l'utérus ; car la surface externe de celui-ci est tapissée réellement par la membrane vaginale. Une ligne de démarcation tranchée existe entre ces deux membranes au point indiqué : la membrane vaginale conserve jusque là cette apparence d'un rose tendre et cette surface épidermique qui la caractérise, tandis que la membrane utérine se présente de suite avec sa teinte d'un rouge plus foncé, sa surface plus lisse, plus séreuse, si l'on peut ainsi dire.

Quelle est la nature de la couche interne de l'utérus ? Cette question a long-temps partagé et partage encore les médecins. Bichat et la plupart des anatomistes la considèrent comme une véritable muqueuse ; tandis que Morgagni et Chaussier lui ont positivement refusé les qualités qui caractérisent ces membranes ; Chaussier a dit en particulier, que la membrane muqueuse ne s'étend pas dans les voies génitales de la femme au-dessus de l'ouverture du col de l'utérus. Il est positif que la couche interne de la matrice a quelque analogie avec les membranes muqueuses : dans le col, en effet, elle est pourvue de follicules qui sécrètent une matière glaireuse qui ressemble beaucoup au mucus, et dans l'état pathologique elle donne quelquefois naissance à des polypes analogues à ceux que produisent les muqueuses les mieux caractérisées. Mais aussi il faut convenir que par sa ténuité, par son adhérence intime au tissu utérin sans l'intermédiaire de cette couche cellulaire qui est sous-jacente aux membranes muqueuses, et par la facilité avec laquelle, pendant la grossesse, elle permet la formation d'adhérences qui servent à greffer sur elle le produit de la conception, elle diffère grandement de ces membranes. Continue, d'une part, avec la muqueuse vaginale, et, d'autre part, avec la séreuse

de l'abdomen par les trompes, elle me semble participer de la
nature de l'une et de l'autre à la fois ; elle a les follicules des
membranes muqueuses, la ténuité et la disposition aux adhérences des membranes séreuses. Plus elle s'enfonce profondément dans la matrice, plus elle prend les caractères séreux ;
et réciproquement, plus on l'observe bas, du côté du vagin,
plus elle a d'analogie avec les membranes muqueuses. Béclard
d'ailleurs a montré, contrairement aux assertions de Chaussier,
que le derme de la muqueuse vaginale est continu avec la membrane du col utérin, et que l'épithelium seul cesse sur le sommet
de celui-ci. Il est peu nécessaire d'insister pour montrer que
cette circonstance, que la cavité de l'utérus communique avec
l'extérieur, ne saurait constituer un argument décisif en faveur
de la nature muqueuse de la couche qui la tapisse ; car, chez la
femme, comme on le verra un peu plus loin, la cavité du péritoine communique aussi à l'extérieur par l'intermédiaire des
voies génitales, et personne n'a été tenté d'en conclure que le
péritoine est une membrane muqueuse.

Le *tissu propre* de l'utérus est grisâtre et très dense ; il crie
sous le scalpel qui le divise, et offre l'apparence fibro-cartilagineuse. Pendant la grossesse il devient beaucoup plus rouge,
beaucoup plus mou, et subit un remarquable accroissement de
volume. Il est séparé en deux couches, l'une superficielle,
l'autre profonde, par un réseau vasculaire considérable et d'une
disposition semi-érectile. Sa nature intime a été le sujet de
nombreuses controverses : ceux-ci considérant ce tissu comme
fibreux, ceux-là comme musculaire, et parmi ces derniers, les
uns soutenant qu'il a l'organisation musculaire en toutes circonstances, les autres assurant qu'il la revêt seulement d'une
manière passagère, pendant la grossesse, ou lorsque l'utérus
est distendu par un corps étranger. L'organisation musculaire
du tissu propre de l'utérus est aujourd'hui généralement admise ; sans doute on doit convenir qu'il est fort difficile de la
reconnaître dans l'état de vacuité de cet organe ; mais l'analogie des autres mammifères et l'observation d'utérus de femmes mortes pendant l'accouchement, ne laissent aucun doute
à cet égard. Du reste, la remarque faite par Schwilgué, que
la matrice de la femme renferme une grande proportion de

fibrine, n'a presque plus d'importance aujourd'hui pour la solution de cette question ; car on sait très bien que des tissus différens du musculaire, le fibreux élastique en particulier, sont en grande partie formés par cet élément organique.

Quoi qu'il en soit, la direction des fibres utérines est difficile à déterminer. Malpighi et Monro soutiennent qu'elles sont fort irrégulièrement disposées. Ruysch parle d'un muscle impair et circulaire qu'elles formeraient sur le fond de la matrice. Chaussier, M⁰. Boivin (1) et M. Cruveilhier leur ont assigné un arrangement plus compliqué, qui est différent dans le corps et dans le col de l'utérus.

Dans le corps, les fibres utérines sont longitudinales, obliques et circulaires. Les fibres longitudinales et obliques sont superficielles; les circulaires sont profondes. Les fibres longitudinales constituent un faisceau médian étendu du fond vers le col, sur les deux faces de l'utérus, et paraissent résulter du redressement des fibres obliques. Celles-ci procèdent des trompes, des ligamens ronds et de ceux des ovaires, parcourent obliquement les deux faces de l'organe, et près de la ligne médiane se redressent pour donner naissance aux fibres longitudinales ; un faisceau d'entre elles passe sur le fond de l'utérus, et s'étend d'une trompe à l'autre. Les fibres circulaires n'embrassent pas le corps de l'utérus perpendiculairement à son axe, comme on le suppose au premier abord ; elles font suite à celles des trompes, décrivent des cercles qui s'étendent de plus en plus à mesure qu'elles s'éloignent de l'extrémité de ces tubes, et forment ainsi deux cônes adossés obliquement par leur base vers la ligne médiane, et dont le sommet embrasse l'extrémité utérine des trompes.

Dans le col, presque toutes les fibres sont circulaires. Les fibres longitudinales ou obliques qu'on y rencontre superficiellement, sont rares et continues avec celles du corps de l'utérus.

Les *artères* de l'utérus viennent des hypogastriques et des spermatiques ou ovariennes. Elles sont fréquemment anastomosées ensemble, et présentent un grand nombre de flexuosités.

____

(1) *Traité pratique des maladies de l'utérus*, tome 1, pl. 3, 5, 6.

Ses *veines* sont très multipliées et très volumineuses ; c'est sur l'utérus d'une femme morte peu de temps après l'accouchement ou pendant la grossesse qu'on doit les étudier, pour bien apprécier leur disposition. Elles adhèrent intimement au tissu de l'utérus, à peu près comme les veines sus-hépatiques adhèrent au tissu du foie. Elles communiquent souvent ensemble et forment une sorte de tissu érectile, dont les aréoles présentent sur la face interne de la matrice de larges ouvertures, qui ont une grande importance comme moyen de communication de cet organe avec le produit de la conception. Ces ouvertures ont leurs bords contigus, et, pour cette raison, elles ne peuvent être aperçues hors le temps de la gestation. Leurs parois sont réduites à la membrane interne du système veineux.

Ses *vaisseaux lymphatiques* sont très nombreux et acquièrent, comme les autres vaisseaux et les autres élémens de l'utérus, un énorme accroissement pendant la grossesse. Un grand nombre d'entre eux se rend dans les ganglions pelviens ; les autres suivent les vaisseaux de l'ovaire, passent au-devant de la colonne vertébrale, y forment des plexus serrés et se terminent dans les ganglions lombaires.

Les *nerfs* de l'utérus émanent du plexus hypogastrique et du plexus ovarien du grand sympathique.

Développement. Dans le principe, l'utérus de la femme est bicorne comme celui des grands mammifères, son corps est à peine développé ; tandis que les trompes sont très dilatées à leur extrémité inférieure. A mesure que l'embryon avance en âge, le corps de l'utérus gagne en développement, les trompes se rétrécissent, la disposition bicorne tend à s'effacer et s'efface bientôt complètement.

Ainsi, les parties de la matrice qui se développent les prémières sont les *annexes* de cet organe, les *trompes* surtout et le *col* ; tandis que le corps qui doit prédominer plus tard reste long-temps rudimentaire. A la naissance, le corps de l'utérus représente seulement le quart de tout l'organe ; un peu avant la puberté, il n'en forme encore que la troisième partie ; ce n'est qu'après cette époque qu'il égale le col ou même lui devient supérieur.

Du reste, la séparation nette du corps et du col de l'utérus ne se prononce qu'après la naissance : on aperçoit d'abord un léger évasement du fond de l'organe qui commence ainsi à perdre la forme cylindroïde qu'il avait auparavant.

Dans les premiers temps de la vie intra-utérine, la matrice est placée toute entière hors du bassin, dans l'hypogastre ; parce que cette ceinture osseuse proportionnellement moins développée qu'elle, ne peut encore la renfermer. Elle rentre graduellement dans le bassin, pour n'en plus sortir qu'en cas de grossesse ou de maladie, à mesure que celui-ci se développe. A dix ans, suivant M. Cruveilhier, son fond est placé au niveau du détroit supérieur, tandis que plus tard il est au-dessous de lui.

Après la naissance, le développement général de la matrice reste à peu près stationnaire jusqu'à la puberté ; Raederer et M. Dugès ont constaté, en effet, que cet organe ne gagne que quelques lignes en longueur, entre ces deux périodes de la vie. Mais à la puberté il acquiert en peu de temps un grand volume et revêt, sous ce rapport, les caractères qu'il devra conserver pendant l'âge adulte. Dans la vieillesse, la matrice s'atrophie et perd quelque chose de sa forme alongée.

Le tissu de l'utérus est blanc et dur chez le fœtus et chez l'enfant ; il devient humide et de couleur rosée chez la femme adulte, et reprend les caractères enfantiles à un âge avancé.

Les raphés et la lyre ne sont bien développés qu'à l'époque de la puberté.

Chez le fœtus et chez l'enfant, le col est très long relativement au corps de l'utérus ; son extrémité vaginale est petite, mince, molle, aplatie et présente une fente transversale. Après la puberté, la longueur relative du col est moins considérable ; le museau de tanche est gros, dur, arrondi et pourvu d'une ouverture circulaire, au lieu de la fente qu'il offrait auparavant. Dans la vieillesse, l'atrophie, qui frappe l'organe utérin tout entier, redonne à son extrémité inférieure les caractères qu'elle avait avant son développement complet, son peu de volume, son aplatissement d'avant en arrière, sa fente transversale.

La grossesse et certaines distensions de l'utérus qui simulent cet état, impriment au développement de cet organe des modifications très importantes et très remarquables, modifications qui ne doivent être que temporaires, mais qui laissent cependant après elles quelques traces ineffaçables. Qu'il me suffise ici de dire, que ces modifications portent sur sa *forme*, sur son *volume*, sur sa *position*, sur sa *direction*, et sur sa *structure*. Chez la femme qui a eu des enfans, la matrice reste plus grosse, son corps est plus développé relativement au col, son col est placé moins haut au-dessus de la vulve, ses vaisseaux et ses nerfs sont plus gros et plus flexueux que chez celle qui n'a jamais été mère. La grossesse et surtout l'accouchement qui la suit, changent pour toujours, non seulement la longueur, mais encore la forme du col de l'utérus : il devient plus étroit à sa partie moyenne qu'à ses extrémités ; la lyre s'y efface ; l'ouverture du museau de tanche devient transversale, et ses lèvres sont plus ou moins divisées, suivant que les grossesses ont été plus ou moins répétées.

Variétés. La matrice manque quelquefois plus ou moins complètement. Plus souvent elle est fourchue supérieurement, ou bicorne, comme celle des grands mammifères. Du reste, ce vice de conformation qui reproduit très exactement un état qui est normal dans les premiers temps de la vie, présente plusieurs degrés : tantôt la bifidité comprend tout le corps de l'utérus et s'arrête seulement au col ; tantôt, il n'y a de divisé que la partie la plus élevée du corps de l'organe.

Quelquefois l'utérus conserve sensiblement sa forme normale à l'extérieur, tandis que sa cavité est séparée en deux parties par une cloison médiane.

La matrice est quelquefois placée très bas et rentrée dans la partie supérieure du vagin ; parfois même, elle se porte au-dehors, à travers la vulve, *chute de matrice*. Dans d'autres cas, elle est plus ou moins obliquement inclinée, en avant, vers la vessie, en arrière, vers le rectum, ou latéralement, vers les ligamens larges. Enfin, plus rarement elle est tout à fait retournée comme un doigt de gant, *extroversion*.

Chez quelques sujets on trouve les follicules du col de l'utérus oblitérés à leur ouverture, distendus par la matière qu'ils sécrètent, et formant dans le col des saillies vésiculaires pédiculées, que *Naboth* avait prises pour des œufs, et que depuis on a appelées *œufs de Naboth*.

Action. L'utérus reçoit le germe fécondé, l'unit à lui par un artifice particulier (1), le conserve pendant quelque temps, lui fournit les matériaux que nécessite sa nutrition et son développement; après quoi il réagit sur lui, s'en sépare et le rejette au dehors.

SECTION DEUXIÈME.

Annexes de la matrice.

- On réunit sous ce nom plusieurs parties fort importantes, qui procèdent des régions supérieures et latérales de la matrice, les *trompes*, les *ovaires* et *les ligamens ronds*.

Trompes utérines.

Les trompes utérines, *trompes de Fallope*, sont deux conduits qui prolongent en haut et en dehors la cavité de la matrice. Placées dans le bord supérieur et dans l'aileron moyen des ligamens larges, elles s'étendent des angles supérieurs de l'utérus vers les parties latérales et postérieure du bassin. Leur longueur est de quatre à cinq pouces. Elles sont d'abord horizontalement et transversalement dirigées en dehors, puis ensuite, à la réunion de leurs deux tiers internes avec leur tiers externe, elles se portent en arrière, en dedans et un peu en bas, vers l'*ovaire*. Leur calibre va successivement en augmentant de dedans en dehors (2).

Au milieu, la trompe, embrassée par le péritoine du ligament large, est plus ou moins en rapport avec la partie inférieure de l'intestin grêle.

Son extrémité interne, ou *utérine*, se continue avec l'angle supérieur de l'utérus, au moyen d'une ouverture très étroite.

Son extrémité externe, ou *ovarienne*, *pavillon de la trompe*, *morceau frangé*, est la partie la plus évasée du conduit. Elle est tournée en arrière et en dedans, vers l'ovaire auquel elle adhère à l'aide d'un prolongement péritonéal particulier. Elle présente une ouverture fort large et très dilatable (3), au ni-

(1) Voyez *Embryologie*.

(2) Pour vous en assurer, ouvrez la trompe vers sa partie moyenne, et dirigez successivement un stilet vers ses deux extrémités.

(3) Pour découvrir et bien apprécier cette ouverture, il faut ouvrir la

veau de laquelle sa cavité communique avec celle du péritoine. Des franges nombreuses, irrégulières et flottantes, formées par des vaisseaux enveloppés de replis péritonéaux, garnissent cette extrémité, et lui ont mérité le nom de pavillon frangé qu'on lui a imposé.

La cavité de la trompe est lisse et tapissée par une membrane continue, d'une part, avec celle de l'utérus, et de l'autre, avec le péritoine. Elle est très étroite en dedans, et dilatée de manière à recevoir un très gros stylet en dehors.

Structure. La trompe utérine est pourvue de deux membranes et d'un tissu propre intermédiaire à celles-ci.

Des deux membranes, l'une, extérieure, est fournie par le péritoine du ligament large, tandis que l'autre, intérieure, est *muqueuse* suivant les uns, *séreuse* suivant les autres, *séro-muqueuse* selon toutes les apparences.

Le tissu propre de la trompe est de nature musculaire ; on y trouve des fibres longitudinales superficiellement placées, et des fibres circulaires dont la position est plus profonde.

Développement. Dans le principe, les trompes sont plus longues, plus grosses, plus élevées, plus obliques que chez l'adulte. Jusqu'au troisième mois elles sont réunies angulairement par leur extrémité inférieure, là où doit se former la matrice. D'abord elles n'offrent aucunes flexuosités; après cinq ans elles en présentent de très remarquables, et à la naissance elles sont plus développées que jamais.

Jusqu'au quatrième mois le pavillon de la trompe est immédiatement appliqué sur l'ovaire, et même, suivant *Rosenmuller* et *Meckel*, il est uni à celui-ci au moyen de conduits particuliers qui ne tardent pas à disparaître ; de sorte qu'il est probable, suivant le dernier, que d'abord la trompe naît de l'ovaire, et que son isolement définitif résulte d'un travail postérieur à celui de la formation première de ce conduit.

Variétés. La variété la plus remarquable des trompes est certainement celle qui consiste dans cette dilatation de leur ex-

trompe au milieu de sa longueur, et pousser un stylet ordinaire vers son extrémité externe.

trémité utérine, qui donne à la matrice l'apparence bicorne dont j'ai parlé plus haut.

On trouve quelquefois ces conduits oblitérés dans un ou plusieurs points de leur longueur ; alors aussi presque toujours ils se dilatent au-dessus de l'oblitération, se remplissent de matière séro-muqueuse, et présentent de nombreuses flexuosités.

Action. La trompe utérine, naturellement dirigée vers l'ovaire par son pavillon, s'applique immédiatement sur lui pendant l'acte de la fécondation, en reçoit le germe et le transmet à la matrice.

Ovaires.

Les ovaires, *testicules de la femme* des anciens, sont de petits organes qui servent de réceptacle aux rudimens des œufs non fécondés. Ils sont placés dans le bord supérieur et dans l'aileron postérieur des ligamens larges, en arrière et un peu au-dessous des trompes. Leur forme se rapproche beaucoup de celle des testicules, seulement ils sont plus comprimés d'avant en arrière que ces organes. Leur volume varie suivant les individus.

La surface des ovaires, d'une couleur d'un gris blanchâtre, est le plus souvent irrégulièrement fendillée. Elle est en rapport, en avant, avec le ligament large, en arrière, avec le rectum. L'extrémité interne de ces organes est liée avec la partie postérieure et inférieure de l'angle supérieur de l'utérus, au moyen d'un cordon fibreux non canaliculé qui constitue le *ligament de l'ovaire*, cordon qu'on a long-temps regardé comme destiné à mettre celui-ci en communication directe avec la cavité utérine. Leur extrémité externe est dirigée vers le pavillon de la trompe, et lui est unie par une des franges qui le hérissent.

Structure. L'ovaire est enveloppé par le péritoine du ligament large qui lui forme une première tunique extérieure ; mais, en outre, il est essentiellement constitué par une enveloppe fibreuse et par un tissu propre.

L'enveloppe fibreuse de l'ovaire a beaucoup d'analogie avec la tunique albuginée. En dehors, elle adhère intimement au péritoine. En dedans, elle envoie de petits prolongemens filamenteux dans le tissu propre de l'organe. Elle offre une apparence fendillée et cicatrisée, très remarquable chez la plupart des femmes adultes. Elle est épaisse , dense et résistante comme l'albuginée, et comme elle aussi formée de tissu fibreux.

Le *tissu propre* de l'ovaire est mollasse ,, grisâtre , constitué par un tissu cellulaire pourvu de nombreux vaisseaux et infiltré d'une sérosité jaunâtre. On trouve ordinairement dans ses cellules, chez la jeune femme, de petits kystes qui constituent les *œufs de Graaf*, et qui varient en nombre suivant les individus. Tous ces kystes n'ont pas le même volume : les uns paraissent de formation récente, et sont très petits ; les autres, plus anciens, sans doute , ont un volume plus considérable. Quelques-uns, les plus gros, sont placés à la circonférence de l'ovaire et adhèrent à sa membrane ; tandis qu'un grand nombre d'autres plus petits, occupent l'intérieur de l'organe.

Les parois des kystes ou des vésicules de Graaf sont formées par une membrane très fine et transparente. Le liquide qu'on y rencontre offre une teinte plus ou moins jaunâtre ; c'est au milieu de lui , suivant Malpaghi et Bauer , que se forme le germe dans l'acte de la fécondation.

Quoi qu'il en soit, les *artères* de l'ovaire émanent de l'aorte ou des rénales, sous les noms de *spermatiques* ou mieux d'*ovariennes*. Ses *veines*, très flexueuses et anastomosées en plexus , remontent vers la veine cave inférieure ou les veines rénales. Ses *vaisseaux lymphatiques* se rendent dans les ganglions lombaires. Ses *nerfs* viennent exclusivement du grand sympathique. Le ligament de l'ovaire, en particulier , est formé par quelques fibres musculaires et cellulaires continues avec celles de l'utérus. Il renferme quelques veines dont la cavité lui a été faussement attribuée.

Développement. Les ovaires sont dans l'origine beaucoup plus développés proportionnellement que chez l'adulte ; mais ils sont remarquables par leur aplatissement et par l'aspect lisse , poli , non cicatrisé de leur surface.

D'abord placés hors de la cavité du bassin , dans la région lombaire, ils descendent vers leur place à mesure que le bassin se développe, et en suivant sous ce rapport la progression de la matrice.

Les vésicules de Graaf ne commencent à se former que vers la fin de la grossesse ; elles restent très petites dans l'enfance et subissent un accroissement rapide , comme l'organe qui les produit, à l'époque de la puberté. A cette époque, l'ovaire se tuméfie, devient moins aplati qu'il l'avait été jusque là ; mais sa surface reste encore lisse, et n'offre pas cette apparence chagrinée que j'ai signalée.

Les cicatrices, ou l'apparence ridée de la surface extérieure de l'ovaire, se développent promptement après l'époque de la puberté. Cet état est le produit d'un travail qui s'établit en ce point, chaque fois qu'une des vésicules de Graaf se détache de l'organe, ou qu'elle s'entr'ouvre pour donner issue au fluide qu'elle contient. Alors, en effet, la surface de l'ovaire s'ulcère pour donner passage à l'ovule vers la trompe, dont le pavillon s'est préalablement appliqué sur le point correspondant; après quoi, la solution de continuité de l'ovaire se ferme, au moyen d'une cicatrice qui reste long-temps jaunâtre, et que depuis Haller, on a décrite sous le nom de *corps jaune, corpus luteum* (1).

Après l'âge de retour, l'ovaire, devenu inutile , s'affaisse, s'aplatit d'avant en arrière et subit une véritable atrophie.

Variétés. Les ovaires peuvent manquer de l'un ou de l'autre côté, ou des deux côtés à la fois. Chez certains sujets on les trouve très petits et dépourvus de vésicules de Graaf.

Action. Les ovaires sont les organes producteurs des ovules ou vésicules de Graaf, vésicules qui doivent se porter au dehors, lorsqu'elles ont acquis un développement suffisant, soit qu'elles aient été préalablement fécondées , soit qu'elles n'aient subi

---

(1) Que les cicatrices de la surface extérieure de l'ovaire aient cette origine , cela ne me paraît pas douteux : elles ne se développent qu'après la puberté ; si on en a rencontré chez de très jeunes enfans, c'est une anomalie qui n'implique pas le moins du monde contradiction avec ce que j'avance ici. Du reste , on conçoit que ces cicatrices ne sont pas en rapport avec le degré de la fécondité des femmes qui les portent , et qu'elles peuvent se rencontrer chez les vierges comme chez les femmes qui ont eu des enfans ; elles expriment seulement ce fait, aujourd'hui avéré, que chez toutes les femmes des ovules se détachent de l'ovaire, sous l'influence d'une excitation des organes génitaux, soit que d'ailleurs cette excitation résulte du coït , ou de la masturbation , soit qu'elle dépende seulement de l'activité que le developpement imprime à cet organe.

aucune autre modification que celles qui caractérisent leur accroissement.

Ligamens ronds.

Les ligamens ronds (*cordons sus-pubiens*, Chauss.), sont deux
faisceaux qui lient l'uterns à la région pubienne. Ils s'étendent
des parties antérieure, supérieure et latérales de cet organe
vers les aines et le mont de Vénus. Ils sont gros à peu près
comme une plume de corbeau. Celui du côté droit est un peu
plus court, suivant Chaussier, que celui du côté gauche.

Les ligamens ronds s'insèrent en dedans sur la partie antérieure des angles supérieurs de l'utérus, un peu au-dessous
des trompes. De là ils se portent en avant et en dehors, croisent obliquement le muscle psoas, placés au-dessous du péritoine, s'engagent dans le canal inguinal, le parcourent dans
toute son étendue, et parvenus au-delà de l'anneau, s'épanouis-
sent, se confondent avec la partie voisine de l'aponévrose
fascia superficialis, se mettant ainsi en rapport assez immédiat avec le penil, les aines et les lèvres de la vulve, régions
auxquelles appartient cette aponévrose.

Structure. Le cordon sus-pubien est formé de fibres longitudinales fasciculées, fibres de même nature que celles de la
matrice et qui prennent, comme celles de cet organe, une apparence musculaire très prononcée, pendant la grossesse.

. *Développement.* Chez le fœtus, les ligamens ronds sont revêtus par un prolongement du péritoine qui les accompagne
jusque dans le pénil, prolongement analogue à celui de la tunique vaginale primitive, et qui constitue le *canal de Nuck*. Le
col de ce canal s'oblitère bientôt, comme le col de la tunique
vaginale, et souvent on retrouve long-temps après la naissance
le kyste séreux formé par sa partie inférieure encore perméable. Ordinairement, néanmoins, ce kyste disparaît lui-
même promptement.

Variétés. Le canal de Nuck reste quelquefois ouvert, comme
la tunique vaginale, et dispose ainsi le sujet à une espèce de
hernie dite *congéniale*.

APPENDICE.

Appareil de la sécrétion du lait.

(Glande mammaire.)

La femme ne nourrit pas seulement le nouvel être dans son sein, elle a encore mission de lui fournir, pendant quelque temps après sa naissance, un aliment approprié, par ses qualités, à l'organisation délicate de ses voies digestives à cette époque.

Le *lait*, cet aliment si précieux, est préparé par un appareil spécial, enveloppé dans une masse adipeuse avec laquelle il constitue les *mamelles*.

Les mamelles ne se rencontrent que dans la classe la plus élevée des animaux vertébrés, celle des *mammifères*, dont elles forment l'attribut caractéristique. Elles existent dans les deux sexes ; mais elles sont rudimentaires chez le mâle.

Au nombre de deux chez l'homme, les mamelles ou les *seins* occupent, chez lui, les parties supérieure, antérieure et latérale de la poitrine. Leur volume, leur fermeté et leur consistance varient suivant chaque individu. Leur forme est hémisphérique. Leur surface est convexe et remarquable par sa couleur blanche, et son apparence glabre ; son centre est occupé par le *mamelon* et son *auréole*.

Le mamelon est une éminence cylindroïde, d'une teinte rose ou brunâtre plus ou moins foncée, qui s'élève du centre de la mamelle. Son volume et ses dimensions sont susceptibles de nombreuses variétés individuelles ; l'érection dont cette partie est susceptible, lui imprime aussi à chaque instant de nombreuses modifications sous ce rapport. A sa base, le mamelon se continue avec l'auréole. Son sommet est percé de plusieurs ouvertures qui appartiennent aux conduits excréteurs du lait. Sa surface est villeuse et revêtue par une membrane de nature muqueuse abondante en follicules.

L'auréole, ou l'aréole est formée par la surface muqueuse qui entoure la base du mamelon. Elle a la même couleur que celui-ci. Elle offre une apparence rugueuse que lui communiquent de petits follicules saillans en dehors, qui sécrètent une matière grasse, destinée à lubréfier et à assouplir les parties voisines, de manière à les préserver d'altération de la part de la salive et des lèvres de l'enfant pendant l'allaitement. C'est tout à fait à tort que Bidloo, Morgagni, Winslow et Covolo ont considéré ces glandules comme destinées à sécréter du lait.

Structure. Les mamelles, comme je l'ai dit en commençant, sont essentiellement constituées par les différentes parties de de l'appareil sécréteur du lait, qui seront décrites plus loin; mais en dehors de ces parties on y trouve, en outre, un *tissu cellulo-graisseux* remarquable et une *couche tégumentaire.*

Le tissu cellulo-graisseux des mamelles est très abondant, et pénètre jusque dans les principaux interstices de la glande mammaire. Le tissu cellulaire, en particulier, y forme des loges distinctes les unes des autres suivant M. Cruveilhier, loges dans lesquelles sont reçues les vésicules graisseuses. Sur les limites profondes de la mamelle, ce tissu plus lâche que partout ailleurs, lamelleux et dépourvu de graisse, réunit toute cette région à la face antérieure de la poitrine et des muscles pectoraux.

La couche tégumentaire des mamelles est à la fois cutanée et muqueuse, cutanée à la circonférence, et muqueuse au centre, au niveau de l'auréole et du mamelon; déjà les caractères en ont été indiqués. Cette couche est remarquable par sa finesse et par la netteté de la séparation des deux tégumens particuliers qui la composent.

Développement. Jusqu'à la puberté, les mamelles sont très peu développées et très exactement semblables, sous le rapport du volume, dans les deux sexes. A cette époque, elles deviennent le siége d'une fluxion sanguine et d'un accroissement qui ne tardent pas à avorter chez le jeune garçon, mais qui continuant chez la jeune fille, donnent rapidement à ces parties un volume qui leur était étranger auparavant. Dès lors aussi, les mamelles sont susceptibles d'une action véritable, par laquelle elles préludent à la sécrétion beaucoup plus importante, dont elles doivent bientôt devenir le siége. Jusqu'à l'âge de vingt-cinq à trente ans environ, le développement des mamelles dépend bien plutôt du développement particulier de l'appareil lacté, que de celui du tissu cellulo-graisseux qui l'entoure; mais à partir de cette époque, ce tissu subit une véritable hypertrophie, et donne aux seins un volume et une rondeur plus considérables. Après l'âge de retour, la prédominance du tissu cellulo-graisseux des mamélles, sur l'appareil lacté, devient de plus en plus remarquable jusqu'à la viéillesse, où ces parties tendent à subir une complète atrophie et à reprendre les caractères infantiles.

Variétés. Déjà on a vu que les différences sexuelles des mamelles ne datent que de l'époque de la puberté, et qu'elles ne consistent réellement que dans le plus grand développement qu'elles acquièrent chez la femme.

Quelquefois, la nature semble vouloir effacer, même après cette époque, les différences qui viennent d'être signalées, tantôt en donnant aux mamelles de l'homme un développement aussi considérable qu'à celles de la femme, en les dotant même de la faculté de sécréter du lait, comme on en a cité des exemples, tantôt en mettant obstacle à l'accroissement de celles de la femme, et les maintenant à l'unisson de celles de l'homme sous ce rapport.

Il est plus rare de rencontrer quatre mamelles ; on en cite cependant plusieurs exemples : une dame m'a consulté récemment pour sa fille qui présente un vice de conformation de cette espèce, et chez laquelle les mamelles doubles de chaque côté, sont placées l'une au-dessus de l'autre et pourvues chacune d'une auréole et d'un mamelon séparés. Percy et Laurent ont cité l'observation d'une femme qui en avait cinq.

On a rapporté des cas d'absence des mamelles. Les variétés de volume des mamelles sont nombreuses et forment un caractère de certaines races de l'espèce humaine ; les Groënlandaises, suivant Buffon, les Hottentotes, les femmes de Macassar les ont très longues et très flasques ; elles peuvent les relever sur leurs épaules et allaiter ainsi leurs enfans placés sur leur dos.

L'appareil de la sécrétion du lait, qui forme principalement les mamelles, comme on l'a vu, est constitué de quatre parties, la *glande mammaire*, les *conduits vecteurs du lait*, les *organes de dépôt de ce fluide* et ses *conduits excréteurs*. Portons maintenant notre attention d'une manière spéciale sur ces organes.

CHAPITRE PREMIER.

Organe formateur du lait.

(Glande mammaire.)

La glande mammaire occupe la partie la plus profonde de la mamelle. Elle représente une masse aplatie d'avant en arrière, et plus épaisse au centre qu'à la circonférence. Sa face anté-rieure, en rapport avec le tissu cellulo-graisseux de la mamelle, est pourvue d'un grand nombre de sillons interlobaires que remplit ce tissu. Sa face postérieure appuie sur le grand pec-toral. Sa circonférence est irrégulièrement terminée.

Structure. La glande mammaire est formée de lobes, de lobules et de granulations, séparés les uns des autres par un tissu cellulaire dense, presque fibreux, qui l'entoure elle-même à l'extérieur d'une enveloppe complète.

Les granulations mammaires sont blanches, et d'un tissu mou, élastique, que l'on ne peut mieux comparer qu'à celui des substances intercorporelles des vertèbres, et qui offre un aspect spongieux, suivant M. Cruveilhier.

Les *vaisseaux* de la glande mammaire sont nombreux et très développés ; ce sont eux qui fournissent aux autres parties de la mamelle. Ses *artères* émanent de deux troncs principaux de la *thoracique postérieure*, ou *mammaire externe*, de la *mam-maire interne*, et des *intercostales supérieures*. Ses *veines* forment deux plans, l'un superficiel, et l'autre profond; celles du dernier accompagnent seules les artères. Ses *vaisseaux lymphatiques*, très multipliés, vont se rendre presque tous dans les *ganglions axillaires ;* quelques-uns seulement appartiennent aux *sous-ternaux* et *intercostaux*.

Les *nerfs* de la glande mammaire émanent des thoraciques et des intercostaux ; les *branches sus-claviculaires du plexus cervical superficiel*, qui s'étendent de ce côté, appartiennent à la peau de la mamelle et point à la glande qu'elle embrasse.

Développement. C'est en grande partie à la glande mammaire qu'appartiennent les détails de formation qui ont été présen-tés dans la description des mamelles. Cette glande subit, chez la femme, de remarquables alternatives d'hypertrophie et d'affaissement à chaque grossesse. La lactation est encore pour elle une cause d'excitation puissante, et par suite d'hypertrophie ; aussi offre-t-elle un développement incomparablement plus grand chez les femmes qui ont eu des enfans, surtout chez celles qui ont allaité.

Action. La sécrétion lactée s'accomplit dans la glande mammaire, suivant un mécanisme qui nous est à peu près inconnu, mais probablement fort analogue à celui des autres sécrétions. Le très grand développement des vaisseaux lymphatiques des mamelles, et surtout l'apparence laiteuse du chyle, ont fait croire à quelques personnes que ce fluide pourrait bien être directement apporté vers le sein par ses vaisseaux, pour y servir à la sécrétion lactée ; mais cette hypothèse est aujourd'hui tout-à-fait abandonnée.

CHAPITRE SECOND.

Conduits vecteurs du lait.

(Conduits galactophores.)

Les conduits galactophores, ou *lactifères,* naissent des granulations de la glande mammaire, se réunissent comme tous les conduits glandulaires, en rameaux, en branches et en troncs de plus en plus volumineux et se dirigent, en convergeant, vers le centre et vers la face antérieure de la glande. Leur nombre égale celui des lobes de celle-ci. On en compte au moins quinze ; quelquefois il y en a davantage. Ont-ils ensemble quelques anastomoses d'un lobe à l'autre? Meckel l'ancien l'assure, tandis que M. Cruveilhier rejette tout-à-fait cette opinion. Ils sont minces, demi transparents et dépourvus des valvules intérieures que quelques personnes leur ont attribuées.

Les conduits galactophores sont formés en dehors par une tunique cellulaire, et tapissés en dedans par une lame muqueuse.

CHAPITRE TROISIÈME.

Organes de dépôt du lait.

(Sinus des vaisseaux galactophores.)

Les sinus des vaisseaux galactophores (1) sont des renflemens de l'extrémité de ces vaisseaux, dans lesquels le lait stagne avant d'être définitivement excrété. Ils sont placés à la
base du mamelon, au dessous de l'auréole. Leur nombre égale
celui des des troncs vaisseaux galactophores, avec lesquels ils
se continuent en dehors. En dedans, ils convergent vers la
base du mamelon, et se continuent avec les canaux excréteurs
du lait. Quand ils sont remplis, ils sont très serrés les uns contre
les autres.

L'organisation des sinus des vaisseaux galactophores est cel-
lulo-muqueuse, comme celle des conduits de ce nom.

Ces cavités sont susceptibles de se laisser fortement distendre
par le lait; après quoi elles réagissent sur ce fluide par leur élasticité et le poussent au dehors par les conduits excréteurs. Placés
à la base du mamelon et sous l'auréole, les sinus des vaisseaux
galactophores sont facilement comprimés par les lèvres de
l'enfant qui tette, et bien disposés, par conséquent, pour verser dans sa bouche le précieux aliment qu'ils tiennent en
dépôt.

CHAPITRE QUATRIÈME.

Conduits excréteurs du lait.

Les conduits excréteurs du lait, que je propose d'appeler
conduits galactoriques (2), pour les distinguer des conduits vecteurs qu'on appelle lactifères ou galactophores, sont destinés
à porter le lait des sinus où il séjourne, à l'extérieur. Ils occupent le mamelon que l'on peut, à bon droit, considérer comme
le faisceau commun de ces conduits, et y sont réunis par un
tissu cellulaire dartoïde, comme l'a bien dit M. Cruveilhier,

(1) Pour les bien étudier, il faut choisir une femme morte en couches.
On peut aussi pour cela les injecter au mercure.

(2) De γάλα κτος lait, et ρέω je coule, je répands.

et par une couche muqueuse extérieure. Leur nombre égale celui des sinus. Leur capacité est semblable à celle des troncs des vaisseaux galactophores, et de beaucoup inférieure à celle des sinus. Ils naissent de l'extrémité interne de ceux-ci, parcourent le mamelon, sans s'anastomoser entre eux, et viennent se terminer isolément sur son extrémité libre.

J'ai déjà réfuté l'opinion des anatomistes qui ont cru que quelques-uns des vaisseaux excréteurs du lait viennent s'ouvrir à la surface de l'auréole, au niveau des tubercules qu'on y rencontre. Il est superflu de revenir sur ce fait.

Description générale des organes génitaux.

Jusqu'ici je n'ai envisagé les organes reproducteurs, dans les descriptions que j'en ai données, que du point de vue des différences qui les distinguent. Abandonnons ce sujet maintenant épuisé, et voyons, dans un aperçu général, si la nature, tout en séparant les sexes dans l'espèce humaine, pour attribuer à chacun d'eux un rôle différent dans la fonction génératrice, ne leur aurait pas imprimé cependant des caractères communs; si, en un mot, elle n'aurait pas ici même laissé des traces de cette unité de composition dans laquelle, pour le savant qui ne s'arrête pas à la surface des choses, viennent souvent se confondre les organisations en apparence les plus contraires.

Pour peu qu'on reporte son attention sur l'ensemble des diverses parties des appareils sexuels, il est impossible qu'on ne soit pas tout d'abord frappé de cette grande vérité, savoir qu'ils représentent simplement des appareils de sécrétion bien complets, auxquels a été annexé un organe particulier d'excitation. Ce n'est, en effet, qu'à la condition de se miner, de se détruire lui-même, que l'individu se reproduit; il sépare de sa propre substance quelques-uns de ses élémens, qui, dans l'acte admirable et incompréhensible de la fécondation, sont ensuite dotés d'une vie propre et d'une organisation indépendante.

Dans l'appareil génital de l'homme, l'organe formateur est le testicule ; dans celui de la femme c'est l'ovaire ; l'ovaire dont les anciens avaient parfaitement apprécié l'analogie avec le testicule, et qu'ils avaient appelé *testicule de la femme* (1). La partie produite est le sperme chez le premier, l'ovule ou le fluide qu'il renferme chez la seconde.

Le canal vecteur est représenté, dans l'appareil génital de l'homme, par le conduit de l'épididyme et par le canal déférent, dans celui de la femme, par la trompe utérine. Sans doute il y a cette grande différence entre l'un et l'autre, que chez l'homme le canal vecteur est continu à l'organe formateur, tandis que chez la femme il existe entre eux une solution de continuité ; mais ce défaut d'harmonie disparaît en grande partie quand l'appareil est en action ; car alors, comme je l'ai dit, la trompe vient s'appliquer immédiatement sur l'ovaire, de manière à l'embrasser par son pavillon. Du reste, c'est le sperme *testiculaire* que transporte le canal vecteur du premier, c'est l'ovule, au contraire, qui descend dans celui de la seconde.

L'organe de dépôt est formé par la vésicule spermatique chez l'homme, et par l'utérus lui-même chez la femme. On comprend aisément que les circonstances de la duplicité de la vésicule spermatique et de la simplicité de la matrice, n'impliquent pas contradiction avec ce qui vient d'être avancé ; car les premières conservent en dépôt, pendant un certain temps, le sperme qui a été produit par les testicules, comme l'utérus retient l'ovule ou les ovules qui ont été formés dans les ovaires. D'ailleurs, comme si la nature avait voulu nous mettre elle-même sur la voie de l'analogie que je signale, elle a quelquefois rendu l'utérus de la femme bicorne, ou bien elle l'a séparé en deux par une cloison médiane, comme on l'a vu, et a donné de la sorte à ses deux moitiés la plus grande analogie avec les deux vésicules spermatiques.

Le canal excréteur est représenté, chez l'homme, par le conduit éjaculateur, et, chez la femme, par le vagin. Grandes, sans doute, sont les différences qui caractérisent ces organes, puisque, sans parler même de l'exiguité du premier et de l'extrême développement du second, celui-ci commence à l'exté-

---

(1) C'est bien à tort qu'on a critiqué cette dénomination, elle montre combien quelquefois ont été philosophiques les idées qui ont présidé, dans les temps les plus reculés, à l'étude des organes génitaux.

rieur au-dessous de l'urètre, tandis que celui-là se termine dans ce canal ; mais on ne peut nier qu'ils servent réellement tous les deux à l'excrétion des parties qui ont séjourné plus ou moins long-temps dans l'organe de dépôt, le *sperme vésiculaire* et le *produit de la conception.* Sans doute encore, le vagin est simple , tandis que le canal éjaculateur est double ; mais, ainsi qu'on l'a déjà vu pour l'organe de dépôt, la nature a pris soin, par certaines variétés anatomiques qui consistent ici dans l'existence de deux vagins véritables, d'effacer quelquefois cette différence, comme pour nous empêcher de méconnaître l'unité qui a présidé à la composition de ces parties.

Enfin , l'organe d'excitation qui a été sur-ajouté à l'appareil excréteur génital est le corps caverneux, le corps caverneux qui forme tout le clitoris chez la femme, et qui constitue la verge, moins l'urètre, chez l'homme. Inutile, du reste, d'insister afin de montrer les raisons pour lesquelles l'urètre a été prolongé jusqu'à l'extrémité de l'organe excitateur chez celui-ci ; devenu partie du canal excréteur du sperme, il avait besoin pour remplir utilement cette fonction dans l'acte du coït, d'être un des élémens du pénis, et de se prolonger jusqu'à son extrémité. L'hypospadias périnéal, dans lequel l'organe excitateur mâle est tout à fait réduit aux conditions du clitoris, vient doublement témoigner, dans l'état anormal, de la nécessité que je signale ici , et de l'analogie qui rapproche les deux organismes sexuels.

Les considérations qui viennent d'être présentées suffisent, je pense, au besoin, pour convaincre les plus incrédules. Toutefois, on se tromperait gravement, si l'on croyait que l'analogie des organes sexuels n'apparaît nettement que du point de vue élevé d'où je me suis placé jusqu'ici ; la nature l'a fait descendre, au contraire, jusque dans les plus petits détails. Ainsi le testicule est ovoïde comme l'ovaire ; comme lui, il est tapissé par le péritoine, et revêtu par une membrane fibreuse qui envoie des prolongemens dans son intérieur ; comme lui, il reçoit ses artères de l'aorte ou de la rénale droite, et ses nerfs du grand sympathique ; comme lui, il envoie ses veines vers la veine cave inférieure ou la rénale gauche, et ses lymphatiques vers les ganglions lombaires ; comme lui enfin, il commence sa formation dans l'abdomen au-dessous du rein, et est attiré graduellement en bas, à mesure que le bassin et la paroi abdominale se développent. Ainsi, la trompe, comme le canal déférent, est pourvue de fibres musculaires, les unes longitudinales, les autres circulaires. Ainsi, les vésicules séminales et les conduits éjaculateurs sont placés entre la vessie et le rectum, comme l'utérus et le vagin qu'ils représentent, etc.

Ajoutons encore, pour que rien ne manque à la démonstration, 1° que les *lèvres de la vulve*, les *nymphes* et le *ligament rond*, qui paraissent, au premier abord, être en plus chez la femme, se retrouvent également, mais modifiés, chez l'homme : les lèvres de la vulve, représentées par les bourses, telles qu'elles étaient avant leur réunion par le raphé médian et avant la descente des testicules (1); les nymphes, reproduites par les parois de l'*urètre pénien* (2); le ligament rond, rendu par le gubernaculum testis, avec cette différence seulement, que celui-ci n'a qu'une existence temporaire, tandis que son analogue se retrouve pendant toute la vie (3): 2° que le *cordon* et la *tunique vaginale* ne manquent pas absolument chez la femme ; car le premier y est représenté par le faisceau des vaisseaux et nerfs ovariens qui s'étend du ligament large à la région rénale, car la seconde est reproduite, en partie par le péritoine qui adhère à l'ovaire, en partie par le péritoine qui accompagne le ligament rond dans le canal inguinal, et qui constitue le canal de Nuck (4).

Quoi qu'il en soit, l'analogie des deux organismes sexuels est encore beaucoup plus tranchée dans l'origine que je viens de le dire, et va même en diminuant graduellement avec l'âge : elle est, en effet, plus grande chez l'embryon que chez le fœtus, chez celui-ci que chez l'adulte.

(1) Lorque par anomalie les bourses restent séparées comme je l'ai dit, elles ressemblent tout à fait aux lèvres de la vulve.

(2) Chez l'embryon mâle, lorsque l'urètre est réduit à la condition d'une rigole sous-pénienne, ses parois, séparées sur la ligne médiane, ressemblent aux nymphes. Du reste, les parois de l'urètre ont pour fonction, comme les nymphes, de diriger le jet de l'urine.

(3) Le ligament rond se continue avec le fascia superficialis comme le gubernaculum, et il abaisse et dirige l'ovaire comme celui-ci abaisse et dirige le testicule.

(4) Le péritoine du canal de Nuck se comporte exactement comme la tunique vaginale; d'abord continu avec le péritoine abdominal, il s'en sépare bientôt au niveau de son col et forme un sac à part.

Dans les premiers jours qui suivent la conception, jusqu'à la sixième semaine, suivant Meckel, il n'existe aucune trace des organes génitaux; ensuite ils sont uniformément construits, dans les deux sexes, d'après le type féminin ; leur distinction nette ne s'établit que plus tard par la formation, chez l'embryon mâle, d'un *raphé périnéo-urétral* qui n'apparaît pas chez l'embryon femelle. Aussi peut-on, jusqu'à un certain point cependant, répéter avec Meckel, que sous le rapport des parties sexuelles, l'organisation de l'homme est plus avancée, plus élevée que celle de la femme.

On conçoit d'après cela, que s'il survient un trouble quelconque dans la distribution des matériaux nutritifs, vers les premiers jours de la vie intra-utérine, suivant que ces matériaux seront augmentés ou diminués, il surviendra un excès ou un défaut de développement des organes génitaux, et l'on verra apparaître, tantôt un raphé qui réunira, chez la femme, les lèvres de la vulve, comme le sont les deux parties latérales des bourses de l'homme, et tantôt, chez l'homme, une absence du raphé médian des bourses, de laquelle résultera une fente vulvaire tout à fait semblable à celle de la femme. Ces états anormaux, qui témoignent si haut en faveur de l'analogie des organes génitaux, constituent l'*hermaphrodisme*, vice de conformation qui peut à la rigueur, comme l'observe Meckel, présenter les deux organisations sexuelles complètement réunies sur le même individu, mais qui n'a, jusqu'ici, offert cette réunion que d'une manière incomplète.

Aussi a-t-on donné le nom d'*hermaphrodisme mâle*, au vice de conformation caractérisé par l'existence d'un certain nombre des attributs du sexe femelle sur un sujet mâle, et celui d'*hermaphrodisme femelle*, au vice de conformation caractérisé par l'existence d'un certain nombre des attributs du sexe mâle sur un sujet femelle. Du reste, quoiqu'il soit impossible d'affirmer que des exemples contraires ne seront pas fournis par l'observation ultérieure, il est juste de remarquer aujourd'hui, que les individus ainsi conformés, loin d'être plus heureusement partagés que les autres, sous le point de vue physiologique, sont, au contraire, des êtres dégradés, impuissans par eux-mêmes, et aussi impropres à la procréation comme homme que comme femme.

Péritoine (1).

· Le péritoine est la membrane séreuse abdominale. Il est mince, transparent et tapisse à la fois les parois et les viscères de l'abdomen. Partout continu à lui-même, il forme une cavité sans ouverture chez l'homme, mais percée chez la femme au niveau du pavillon de la trompe de Fallope, cavité qui ne renferme rien, sinon un peu d'humeur séreuse.

Le péritoine offre deux faces, l'une, externe, adhérente, l'autre, interne, contiguë à elle même, et humectée d'une couche légère de sérosité onctueuse. Les adhérences de la face externe du péritoine, ici aux parois, là aux viscères de l'abdomen, ont fait distinguer à cette membrane deux feuillets, l'un *pariétal*, l'autre *viscéral*. Le premier se continue avec le second en se réfléchissant sur les vaisseaux qui passent des parois abdominales vers les viscères, ou de ceux-ci vers celles-là. Le péritoine ne tapisse jamais qu'une partie de la surface, quelquefois très étendue, des organes abdominaux ; de sorte qu'il a pu être justement comparé par Bichat, à ces bonnets de coton qui recouvrent la tête, sans cependant la renfermer dans leur cavité.

Mais il ne suffit pas de dire que le péritoine forme une cavité unique, dont les parois sont partout juxta-posées, il faut encore le prouver en suivant son trajet dans les différens points de la cavité abdominale. Cette étude est longue et difficile ; pour la simplifier le plus possible, il faut la circonscrire successivement à chacune des trois grandes zônes épigastrique, mésogastrique et hypogastrique, en commençant par la seconde et terminant par la première, afin d'aller du facile au difficile.

Région mésogastrique ou *ombilicale*. Dans cette région, le

(1) Πέρι autour, τείνω je m'étends. Le moment de décrire cette membrane est maintenant arrivé ; tous les viscères sur lesquels elle se déploye l'ont été eux-mêmes et doivent être supposés connus.

Pour étudier le péritoine, il importe de ménager le plus possible les replis qu'il forme autour des vaisseaux ombilicaux ; or, pour atteindre ce but, ouvrez l'abdomen à l'aide de trois incisions qui partiront de l'ombilic et qui se porteront, deux vers les épines iliaques antérieures et supérieures, l'autre vers l'appendice xiphoïde.

trajet du péritoine est très simple. Parti de la ligne blanche, il revêt la face postérieure de la paroi abdominale antérieure, se porte dans l'un des flancs, le droit par exemple, passe au-devant du rein et de la capsule de ce côté, se réfléchit vers le colon ascendant, tantôt directement, tantôt en glissant sur le côté externe des vaisseaux qui s'y portent, tapisse successivement les faces externe, antérieure et interne de cet intestin, et gagne la colonne vertébrale, tantôt directement, tantôt en passant sur le côté interne des vaisseaux coliques.

Au-delà de ce point, le péritoine de la région mésogastrique revêt la face externe du psoas, de la veine cave inférieure, rencontre les vaisseaux *mésentériques*, se réfléchit sur leur côté droit, arrive à l'intestin grêle, tapisse toute sa circonférence, excepté le point par lequel il reçoit ses vaisseaux et ses nerfs, passe sur le côté gauche de ceux-ci, en s'adossant à lui-même pour former le *mésentère*, descend dans le flanc gauche, s'y comporte comme dans le droit et revient à la ligne médiane, lieu d'où j'ai supposé qu'il procédait.

Régions hypogastrique et pelvienne réunies. Dans ces régions, le trajet du péritoine est déjà plus compliqué que dans la précédente ; de sorte que, pour mettre de l'ordre dans la description, il est nécessaire d'étudier cette membrane successivement dans l'hypogastre et dans les régions iliaques.

Dans l'*hypogastre et l'excavation pelvienne réunis*, le péritoine descend de l'ombilic, tapisse la face postérieure de la paroi abdominale antérieure, et forme trois replis peu saillans sur l'ouraque et sur les artères ombilicales, replis divergens en bas et convergens en haut. Ensuite, après avoir revêtu la partie postérieure du sommet de la vessie et toute la face postérieure de cet organe, il se comporte un peu différemment suivant les sexes. Chez l'homme, il recouvre le sommet des vésicules séminales, passe sur le rectum et forme le fond de la dépression vésico-rectale, en produisant deux replis peu marqués, connus sous le nom de *ligamens postérieurs de la vessie*. Chez la femme, il se réfléchit sur la partie antérieure du col de l'utérus, forme le fond de la *dépression vésico-utérine*, donne naissance à deux replis analogues aux précédens, tapisse la face antérieure, le fond et la partie postérieure de la matrice, produit sur les côtés de cet organe les *ligamens larges* qui renferment les annexes de l'utérus dans leur bord supérieur, descend jusque sur la face postérieure du vagin, puis enfin se réfléchit vers le rectum, en formant le fond de la dépression *vagino-rectale*.

Arrivé sur le rectum, le péritoine se comporte de la même manière dans les deux sexes : en bas, il tapisse seulement la face antérieure de cet intestin, tandis qu'en haut il appartient à ses faces antérieure et latérales et forme même derrière lui un repli appelé *mésorectum* ; ensuite il passe devant l'articulation sacro-vertébrale et va se réunir, dans la région lombaire, avec le mésentère.

Dans les *régions iliaques*, le péritoine, après avoir tapissé la face postérieure de la paroi abdominale antérieure, se réfléchit vers la fosse iliaque proprement dite, en passant derrière l'arcade crurale et en dedans de la crête iliaque. Dans le premier point, soulevé par le ligament de l'artère ombilicale, il forme un repli qui limite deux enfoncemens appelés *fosses inguinales*, fosses distinguées en *externe* et en *interne*, et dont l'externe, plus large que l'interne, répond à l'ouverture supérieure du canal inguinal.

Au-delà de l'arcade crurale et de la crête de l'os des îles, le péritoine iliaque revêt l'aponévrose fascia iliaca, puis bientôt se relève vers l'S du colon à gauche, vers le cœcum à droite, tantôt directement, tantôt après être passé sur le côté externe de leurs vaisseaux et se déploie sur les faces externe, antérieure et interne de ces intestins; après quoi, il les abandonne, tantôt directement, tantôt en s'adossant en dedans à lui-même, pour former le *mésocolon iliaque gauche* et le *mésocœcum*, remonte vers la région lombaire en passant au-devant du psoas, et va se continuer avec le péritoine du mésogastre.

Région épigastrique. Le trajet du péritoine dans cette région est extrêmement compliqué. Pour le bien apprécier il faut l'étudier successivement dans les hypochondres et dans l'épigastre.

1° Dans l'*hypochondre gauche*, le péritoine tapisse la face inférieure du diaphragme jusque près du rachis, sans rien offrir de particulier. Mais dans ce point, arrêté par les vaisseaux *spléniques* (1), il se réfléchit sur eux, formant ainsi un des

---

(1) Les troncs des vaisseaux de la rate.

feuillets de l'épiploon gastro-splénique, arrive à la rate, revêt successivement la moitié postérieure de la face interne, le bord postérieur, la face externe, le bord antérieur, les deux extrémités et la moitié antérieure de la face interne de cet organe ; puis, arrêté de nouveau par les *vaisseaux courts* (1), il passe sur eux, concourant à former l'épiploon gastro-splénique, et se porte sur le grand cul-de-sac et sur la face antérieure de l'estomac sur laquelle je le reprendrai plus tard.

2° Dans l'*hypochondre droit*, comme dans le gauche, le péritoine revêt la face inférieure du diaphragme, mais il ne descend pas aussi bas sans éprouver de réflexion : à la hauteur du bord postérieur du foie, arrêté par l'adhérence de cet organe au diaphragme, il abandonne ce muscle pour se porter sur le lobe droit du foie qu'il recouvre, concourant ainsi à former, en arrière, le *ligament coronaire*, tout-à-fait à droite le ligament *triangulaire droit*, et en haut le *ligament suspenseur*.

Ce ligament, de forme triangulaire, est constitué par deux lames péritonéales adossées. Il adhère au foie par un de ses bords, marque la séparation de cet organe en deux lobes, et tient au diaphragme par son bord opposé. Sa base, tournée en avant, se continue avec la base du *repli falciforme de la veine ombilicale*, qui procède de l'ombilic (2), tandis que son sommet est dirigé en arrière.

De la face supérieure du foie, le péritoine de l'hypochondre droit passe sur le bord antérieur, puis sur la face inférieure de cet organe, et se comporte différemment au niveau du sillon transverse, et à droite de ce sillon. Dans le premier point, il se réfléchit sur les vaisseaux hépatiques, formant sur eux le feuillet antérieur de l'épiploon gastro-hépatique, arrive sur la première portion du duodénum et sur la face antérieure de l'estomac, et s'y joint au péritoine de l'hypochondre gauche et de l'épigastre que j'y suivrai bientôt. Dans le second point, le péritoine tapisse toute la face inférieure du foie et se réfléchit en arrière, au-devant de la capsule surrénale et du rein droit, pour aller se continuer avec celui du flanc de ce côté.

(1) Vaisseaux de second ordre, qui vont à peu près de la rate vers l'estomac.

(2) Le ligament suspenseur est tout un avec le repli de la veine ombilicale. Du reste, ce n'est pas un ligament véritable,

3° Dans l'*épigastre*, le péritoine revêt d'abord la face postérieure de la paroi abdominale antérieure, puis ensuite, il arrive sur la partie inférieure du diaphragme qu'il suit jusqu'au bord postérieur du foie. En cet endroit, il se réfléchit sur le tissu cellulaire du *ligament coronaire*, concourt à former ce ligament et le *triangulaire gauche*, revêt la face supérieure du lobe gauche du foie, son bord tranchant, la partie antérieure de sa face inférieure, et se réfléchit vers la face antérieure de l'estomac, en formant le feuillet antérieur de l'épiploon gastro-hépatique.

Le péritoine, comme on l'a vu, converge de différens points vers la face antérieure de l'estomac ; il tapisse toute cette face, descend ensuite, tout d'un trait, à la partie inférieure de l'abdomen, laissant en arrière de lui l'arc du colon, se réfléchit bientôt sur lui-même, concourant à former le *grand épiploon*, remonte vers l'arc du colon dont il revêt la face postérieure, se recourbe en arrière et un peu en bas, constitue le feuillet inférieur du *mésocolon transverse*, et va dans la région mésogastrique se continuer avec le mésentère. ·

Mais ce n'est pas tout ; jusqu'ici on n'a pas vu comment le péritoine parvient sur la face postérieure de l'estomac. C'est là le point le plus compliqué du trajet de cette membrane ; donnons-lui toute notre attention.

Au-dessous et en arrière du col de la vésicule biliaire, on rencontre une ouverture plus ou moins exactement triangulaire, que l'on appelle *hiatus de Winslow*. C'est là précisément que pénètre le péritoine qui se porte derrière l'estomac ; ou, en d'autres termes, cette ouverture est le collet d'un large cul-de-sac péritonéal, qui sépare l'estomac de la colonne vertébrale, et qui constitue ce qu'on appelle l'*arrière cavité des épiploons*.

Le péritoine de l'arrière cavité des épiploons s'étend de haut en bas, depuis le côté antérieur de l'hiatus de Winslow jusque dans le grand épiploon, et se relève ensuite en arrière pour aller sortir par le côté postérieur de cette ouverture. Née en avant de l'hiatus de Winslow, au côté droit de l'épiploon gastro-hépatique, cette portion compliquée de la membrane séreuse abdominale embrasse les vaisseaux hépatiques, pénètre dans l'arrière cavité des épiploons en formant le feuillet postérieur de l'épiploon gastro-hépatique, tapisse la face postérieure de l'estomac, et du côté de la rate, la face postérieure des vaisseaux courts. Au niveau de la grande courbure de l'estomac, elle s'adosse au péritoine qui descend de la face antérieure de ce viscère, se porte en dedans de lui vers la partie inférieure de l'abdomen, dans le grand épiploon, puis se relève et l'accompagne encore jusqu'à l'arc du colon. Mais là elle quitte ce feuillet, revêt la face antérieure et supérieure de l'intestin indiqué, forme le feuillet supérieur du mésocolon transverse, glisse, en se réfléchissant, au-dessus de la troisième portion du duodénum, au-devant de la veine cave inférieure, de l'aorte, du pancréas, des piliers du diaphragme, s'enfonce du côté de la rate, au-devant des vaisseaux spléniques, passe sur le petit lobe du foie et sort par le côté postérieur de l'hiatus de Winslow, pour aller se continuer au-devant du rein droit et de sa capsule avec le péritoine du flanc correspondant (1).

Dans son trajet, le péritoine passe successivement des parois sur les viscères de l'abdomen, des viscères sur les parois et des viscères les uns sur les autres, à la faveur des vaisseaux et des liens cellulaires qui les réunissent. De la sorte, comme on l'a vu, il forme une foule de replis variés qui constituent les *épiploons*, les *mésentères* et les *ligamens péritonéaux*,

Epiploons (2). Ce nom ne convient réellement qu'aux replis flottans du péritoine, mais l'usage l'a étendu à plusieurs

---

(1) Dans la description du péritoine de l'arrière cavité des épiploons, on peut se borner à montrer la poche qu'il forme s'interposant au petit lobe du foie, à l'estomac et à la colonne vertébrale, envoyant un prolongement du côté de la scissure de la rate, entre les vaisseaux spléniques et les vaisseaux courts, et en dedans des deux feuillets de l'épiploon gastro-splénique qui ont été décrits dans l'hypochondre gauche, se prolongeant en bas au devant de l'arc du colon, entre les deux feuillets déjà indiqués du grand épiploon, tapissant en avant la face postérieure de l'estomac et formant le feuillet postérieur de *l'épiploon gastro-hépatique* et de la lame antérieure du *grand épiploon*, tapissant en arrière la face antérieure et supérieure de l'arc du colon, l'aorte, la veine cave inférieure, le pancréas, la troisième portion du duodénum, et constituant le feuillet supérieur du mésocolon transverse et le feuillet antérieur de la lame postérieure du grand épiploon.

(2) ἐπὶ sur, πλέω je flotte.

autres. On en compte trois principaux, indépendamment des *franges épiploïques* que l'on rencontre sur différens points, sur le gros intestin en particulier : le *grand épiploon*, *l'épiploon gastro-hépatique* et le *gastro-splénique*.

Le *grand épiploon* (*épiploon gastro-colique*, CHAUSS.) occupe la partie antérieure de la masse intestinale. Il est très mince et irrégulièrement quadrilatère. Son bord supérieur est fixé à la fois sur la grande courbure de l'estomac et sur la partie inférieure de l'arc du colon. Son bord inférieur, plus ou moins irrégulier, ordinairement plus long à gauche qu'à droite (1), descend plus ou moins bas, suivant les sujets. Ses deux bords latéraux n'offrent rien de particulier ; le droit, reçu dans l'angle de réunion du colon ascendant et du colon transverse, forme l'*épiploon colique* des auteurs, épiploon qui n'a aucune existence isolée ; le gauche se continue avec l'épiploon *gastro-splénique*.

Une portion de l'arrière-cavité des épiploons s'étend dans la partie supérieure du grand épiploon, et divise celui-ci en deux lames, chacune formée de deux feuillets. Sa lame antérieure est constituée par le péritoine, qui descend des deux faces de l'estomac; tandis que sa lame postérieure résulte à son tour de la réflexion des deux feuillets précédens, qui se séparent bientôt pour embrasser l'arc du colon et former son mésentère particulier.

Le grand épiploon n'existe pas chez l'embryon; il se développe chez le fœtus seulement, et va croissant pendant le reste de la vie. Chez le fœtus et chez l'enfant, il ne contient pas de graisse; on ne voit apparaître celle-ci qu'après la puberté, surtout vers l'âge de quarante à cinquante ans; quelquefois elle s'y accumule en quantité considérable. Dans l'origine, le grand épiploon paraît végéter en quelque sorte de l'estomac et du colon ; ses deux lames ne sont pas réunies inférieurement et la cavité des épiploons est ouverte de ce côté.

L'*épiploon gastro-hépatique* est placé entre le foie et la petite courbure de l'estomac. Sa forme est à peu près semi-lunaire. Son bord hépatique est droit et fixé sur les deux côtés du sillon transverse du foie. Son bord gastrique est convexe et em-

____

(1) Circonstance qui explique pourquoi les hernies épiploïques sont plus fréquentes de ce côté.

brassé par la petite courbure de l'estomac. Une de ses faces, antérieure et supérieure, est en rapport avec la face inférieure du foie ; l'autre, inférieure et postérieure, est cachée dans l'arrière cavité des épiploons. Il s'étend à gauche jusqu'au cardia, à droite, jusqu'à l'hiatus de Winslow. Il renferme dans son épaisseur la première portion du duodénum et tous les vaisseaux et nerfs qui pénètrent par la scissure transverse du foie, ou qui en sortent. Il est formé seulement de deux feuillets, celui de la face antérieure et celui de la face postérieure de l'estomac, ce dernier appartenant à l'arrière cavité des épiploons.

L'*épiploon gastro-splénique* est intermédiaire à la rate et à la grosse tubérosité de l'estomac. Il est beaucoup plus court que les deux autres. D'un côté, il tient aux deux bords de la scissure de la rate, et sépare en deux portions la face interne de cet organe. De l'autre, il se fixe sur l'estomac, en se continuant avec le côté gauche du grand épiploon. L'arrière cavité des épiploons envoye un prolongement dans son intérieur, et le sépare en deux lames, une *antérieure*, l'autre *postérieure*. Sa lame antérieure est formée de deux feuillets qui embrassent les *vaisseaux courts*. Sa lame postérieure est également constituée par deux feuillets, dans l'intervalle desquels se rencontrent les vaisseaux spléniques.

De petites rates surnuméraires sont souvent placées dans l'épaisseur de cet épiploon.

Mésentères (1). On désigne ainsi les replis péritonéaux qui retiennent les intestins contre les parois abdominales. Il en existe de plusieurs espèces : le *mésentère proprement dit*, le *mésocœcum*, les *mésocolons* et le *mésorectum*.

Le *mésentère proprement dit* est le repli qui fixe l'intestin grêle à la paroi postérieure de l'abdomen. Il s'étend de la partie inférieure de l'hypochondre gauche à la région iliaque droite, dirigé obliquement en bas et à droite. Il n'appartient qu'à l'intestin grêle proprement dit, et point au duodénum. Sa longueur égale celle de cet intestin ; toutefois, elle est bien loin d'être la même en avant, et en arrière : dans le premier point, elle est représentée par la distance qui sépare l'hypochondre gauche de la fosse iliaque droite ; dans le second, au con-

____

(1) Μέσος milieu , ἔντερον intestin.

traire , elle est mesurée par l'intestin lui-même; double circonstance qui l'a fait comparer à une peau de chamois qu'on
aurait fortement tiraillée et étendue vers un de ses bords.

Quoi qu'il en soit, le mésentère offre deux *faces* et deux
bords. Une de ses faces regarde ordinairement en avant et à
gauche, l'autre, en arrière et à droite. Son bord antérieur , le
plus long des deux, est dirigé à droite et fixé sur la partie postérieure de l'intestin. Son bord postérieur répond obliquement
à la colonne vertébrale et aux vaisseaux qui la recouvrent.

Le mésentère est formé par deux lames péritonéales très
rapprochées l'une de l'autre en avant, écartées, au contraire,
de toute l'épaisseur des vertèbres en arrière; lames, qui se
séparent pour embrasser l'intestin grêle, et qui renferment
dans leur intervalle les artères, les veines, les vaisseaux lymphatiques de cet intestin , une grande quantité de ganglions
lymphatiques et du tissu cellulo-graisseux.

Le *mésocœcum* est le repli péritonéal qui fixe le cœcum à la
fosse iliaque droite; il manque quelquefois , et le cœcum
appuie immédiatement en arrière sur l'aponévrose fascia-
iliaca (1). Généralement peu prolongé, il se continue supérieurement avec le *mésocolon ascendant*. Il est formé de deux
lames péritonéales appliquées sur les vaisseaux et nerfs du
cœcum.

L'appendice cœcal offre lui-même un petit mésentère particulier qui le fixe sur le cœcum.

Les *mésocolons* sont les replis du péritoine qui retiennent les
diverses parties du colon. On en distingue quatre : le *lombaire
droit*, le *transverse*, le *lombaire gauche* et l'*iliaque*.

1° Le mésocolon lombaire droit, ou ascendant, fixe dans le
flanc le colon correspondant. Très peu prolongé , il manque
quelquefois , et se continue , en bas, avec le mésocœcum, en
haut, avec le mésocolon transverse. Il est formé par un repli
péritonéal à double feuillet, qui contient les vaisseaux et nerfs
du colon ascendant.

2 Le mésocolon transverse retient le colon correspondant
au-devant de la colonne vertébrale. Placé sur les limites des

(1) Alors le cœcum peut faire hernie au-dehors sans être enveloppé de
péritoine, s'il présente sa partie postérieure.

régions épigastrique et mésogastrique, il représente comme une cloison qui les sépare. Il est très grand. A droite et à gauche, il se continue avec les deux mésocolons lombaires. En avant, il s'insère sur la partie postérieure et supérieure du colon transverse. En arrière, il tient à la partie antérieure de la colonne vertébrale. Sa face supérieure et antérieure est cachée dans l'arrière cavité des épiploons, et en rapport avec l'estomac. Sa face inférieure et postérieure est appuyée sur la masse de l'intestin grêle.

Deux feuillets du péritoine forment le mésocolon transverse; ce sont ceux de la lame postérieure du grand épiploon qui se séparent pour embrasser l'arc du colon, et se prolongent ensuite en arrière et au-dessus de lui; l'un appartient à l'arrière cavité des épiploons, l'autre fait partie de la grande cavité péritonéale. Ce mésocolon renferme dans son bord postérieur, ou à sa base, la troisième portion du duodénum. Partout ailleurs on trouve dans son épaisseur les vaisseaux, les nerfs du colon transverse et du tissu cellulo-graisseux.

3° Le mésocolon lombaire gauche, ou descendant, est tout à fait semblable au mésocolon lombaire droit.

4° Le mésocolon iliaque est le repli péritonéal qui fixe l'S du colon à la partie antérieure de la fosse iliaque gauche. Il est généralement assez lâche. Il se continue, en haut, avec le mésocolon lombaire gauche, en bas, avec le *mésorectum*, et tient à l'intestin en avant, et à l'aponévrose facia iliaca en arrière. Il est formé par deux feuillets du péritoine qui interceptent entre eux les vaisseaux et nerfs du colon iliaque gauche.

Le *mésorectum* est le repli péritonéal qui retient la partie supérieure du rectum au-devant de la symphyse sacro-iliaque gauche. Il va successivement en diminuant de laxité en descendant et cesse dans le fond du bassin. En haut, il se continue avec le mésocolon iliaque. Il renferme entre ses deux feuillets, les vaisseaux, les nerfs du rectum et un tissu cellulo-graisseux lamellé et fort lâche.

Ligamens péritonéaux. On a donné ce nom à des replis du péritoine qui ressemblent beaucoup aux précédens, qui n'en diffèrent même que par leur moindre importance. Il en existe un grand nombre, ainsi :

Autour du foie, les ligamens *coronaire*, *triangulaires* et *suspenseur*.

Autour de l'ombilic, en haut, le *ligament falciforme de la veine ombilicale*, qui se dirige en haut et à droite, vers la partie antérieure du sillon antéro-postérieur du foie, et se continue avec le ligament suspenseur de cet organe ; en bas, les trois *replis de l'ouraque* et *des artères ombilicales*, replis descendans et divergens vers la vessie.

En arrière de de la vessie, les *ligamens postérieurs* de cet organe, ligamens formés par le péritoine qui passe de sa face postérieure sur le rectum chez l'homme, sur l'utérus chez la femme.

Enfin, sur les côtés de l'utérus, les *ligamens larges* qui ont été précédemment décrits.

QUATRIÈME CLASSE.

ORGANES RESPIRATOIRES.

L'appareil respiratoire est destiné à mettre dans un contact plus ou moins immédiat, l'air et le fluide circulatoire, de manière à faire subir au second l'*influence oxigénante* du premier (1). Chez l'homme, il est formé par deux appareils secondaires, l'un qui sert à l'introduction mécanique de l'air, l'autre qui reçoit celui-ci et dans lequel s'accomplit la partie chimique de la fonction.

(1) La membrane tégumentaire générale est toujours le point de l'organisation dans lequel a lieu ce contact ; mais elle se comporte différemment pour cela suivant les animaux : chez quelques-uns, elle ne subit aucune modification, tandis qu'il en existe d'autres, plus élevés, chez lesquels elle forme des organes respiratoires spéciaux.

On distingue deux classes d'organes respiratoires spéciaux : l'une qui comprend les organes respiratoires aériens, qui sont caractérisés par des parties plus ou moins saillantes, les *branchies* ; l'autre, dans laquelle se rangent ceux qui servent dans l'air libre, et qui sont formés par des dépressions tégumentaires plus ou moins profondes. Ces derniers sont tantôt de simples tubes contournés sur eux-mêmes, *trachées*, et tantôt des sacs plus ou moins cloisonnés intérieurement, *poumons*.

II.   21

L'appareil mécanique de la respiration se compose du thorax et des muscles qui lui impriment des mouvemens, parties qui ont été précédemment décrites (1).

L'appareil chimique de la respiration, le seul qui nous reste à examiner, est représenté par les *poumons*, organes placés dans le thorax et enveloppés par les *plèvres*. Étudions successivement ces parties en commençant par les dernières (2).

CHAPITRE PREMIER.

Plèvres (3).

Les plèvres, πλευραὶ, *pleures*, Chauss., sont les membranes séreuses latérales de la poitrine (4). Il en existe deux, une à droite, l'autre à gauche. Chacune d'elles forme un sac sans ouverture, qui ne contient rien dans sa cavité et qui coiffe cependant le poumon, de manière à l'envelopper presque complètement. Leur structure est cellulaire. Comme toutes les séreuses, elles ont un feuillet *pariétal* ou *costal*, un autre *viscéral* ou *pulmonaire*, et deux faces, une *libre*, partout contiguë à elle-même, l'autre *adhérente*, surtout en rapport avec les côtes, le sternum, les muscles intercostaux, sous-costaux, triangulaire du sternum, avec le diaphragme, les organes nerveux et vasculaires médians de la poitrine et le poumon.

Quoi qu'il en soit, le trajet de la plèvre est peu compliqué : en la supposant partie du sternum, cette membrane se porte, supérieurement, vers le col, en dedans de la première côte, infé-

(1) Voyez tome 1er, Ostéologie, Arthrologie, et Myologie.

(2) Pour procéder comme je l'ai fait à l'occasion du péritoine, je devrais décrire d'abord le poumon, et la plèvre seulement en dernier lieu. Mais comme sur le cadavre on doit en agir autrement, et que d'ailleurs la disposition de la plèvre est très simple, je préfère la méthode qui vient d'être indiquée.

(3) Pour étudier ces membranes, coupez à droite et à gauche les cartilages costaux près du sternum; sciez les 2e 3e 4e 5e 6e et 7e côtes au niveau de leur angle, et emportez toute la partie correspondante des parois thoraciques.

(4) Il y a trois membranes séreuses dans la poitrine, deux latérales, les *plèvres*, une médiane, *celle du péricarde*.

rieurement, sur le diaphragme, et en dehors, sur la face interne des cartilages costaux, des côtes, des muscles intercostaux. Elle arrive ainsi jusqu'à la colonne vertébrale, passe sur les articulations costo-vertébrales, sur le nerf trisplanchnique, sur les vaisseaux et nerfs intercostaux, sur la partie latérale du corps des vertèbres du dos, et se relève sur les gros vaisseaux qui recouvrent ces vertèbres jusqu'à la racine du poumon (1).

Arrivée en ce point, la plèvre se réfléchit sur la face postérieure de la racine du poumon, revêt la partie postérieure de la face interne, le bord postérieur, la face externe, les anfractuosités, le bord antérieur, et la partie antérieure de la face interne de cet organe, enveloppe le côté antérieur de sa racine, se relève vers la ligne médiane, s'adosse à celle du côté opposé, en certains points, pour former le *médiastin*, et revient sur les côtés du sternum, lieu d'où je l'ai fait procéder.

Le *médiastin, cloison médiane de la poitrine*, est placé de champ sur la ligne médiane, entre le sternum et la colonne vertébrale. Sa direction n'est point oblique en bas et à gauche, comme on le dit; la convexité que présente sa face gauche, convexité formée par la saillie du cœur de ce côté, a pu seule abuser les anatomistes sous ce rapport. Son bord supérieur répond à la partie inférieure du col. Son bord inférieur est uni au centre du diaphragme. Son bord antérieur est en rapport avec la partie postérieure du sternum. Son bord postérieur embrasse la face antérieure de l'épine dorsale. Sa face gauche bombe fortement en bas, à la hauteur du cœur; la droite est concave dans le point correspondant; toutes deux reçoivent l'insertion de la racine du poumon à la réunion de leur tiers postérieur avec leurs deux tiers antérieurs.

Le médiastin est réellement unique, comme Chaussier l'a fait remarquer, et ainsi qu'on vient de le voir. Mais la racine des poumons le sépare en deux parties, une *antérieure* plus grande, l'autre *postérieure* plus petite. Ce sont ces régions de la cloison médiane du thorax, que les auteurs appellent improprement *médiastin antérieur* et *médiastin postérieur*.

Le médiastin est formé par deux lames séreuses plus im-

---

(1) La racine du poumon est formée par l'ensemble des vaisseaux et du tube aérien du poumon.

médiatement adossées au milieu qu'en haut et en bas, plus séparées l'une de l'autre inférieurement que supérieurement, de manière qu'elles représentent assez bien un X. Il renferme l'œsophage, le cœur, les gros vaisseaux qui arrivent à cet organe et ceux qui en partent, la veine *azygos*, le canal thoracique, des ganglions lymphatiques, la partie inférieure du canal aérien, des nerfs importans et un tissu cellulo-graisseux très lâche. Ce dernier communique librement en haut, avec celui de la partie profonde du col, tandis qu'en bas il est en relation, avec celui de l'intérieur de l'abdomen, par les ouvertures aortique et œsophagienne, avec celui de la paroi antérieure de cette cavité, à travers un éraillement des fibres du diaphragme que l'on rencontre derrière l'appendice xiphoïde.

CHAPITRE SECOND.

Poumons.

Les poumons, πνεύμονες des Grecs, sont les organes dans lesquels s'accomplit la partie chimique de la respiration. Il y en a deux chez l'homme, l'un à droite, l'autre à gauche de la poitrine, séparés l'un de l'autre par le médiastin et par les organes importans qu'il renferme.

Leur forme est difficile à déterminer; on la rapporte généralement à celle d'un conoïde irrégulier.

Leur volume n'est pas semblable des deux côtés : le poumon droit est un peu plus considérable que le gauche; le premier est moins étendu en hauteur, mais en revanche, il est plus large et plus épais que le second. Le volume des poumons varie du reste à chaque instant pendant la vie, sous l'influence de la respiration : il augmente dans l'inspiration, et diminue pendant l'expiration.

La couleur des poumons est sujette à des variétés d'âges qui seront indiquées par la suite ; chez l'adulte, elle est grisâtre et plus ou moins marbrée de points ou de stries noirs. Ordinairement, la partie postérieure de ces organes présente des taches livides, qui sont formées par la stase du sang survenue, après la mort ou pendant l'agonie, dans les vaisseaux capillaires correspondans. Le décubitus dorsal que prennent les malades, et celui dans lequel presque toujours on fait reposer le cadavre, détermine la position postérieure de ces lividités ; car des expériences de Béclard, ont établi qu'on peut à volonté les développer dans d'autres points, en changeant les attitudes du sujet dans les circonstances indiquées.

La pesanteur des poumons est une des conditions anatomiques de ces organes qu'on a le plus minutieusement étudiées, particulièrement dans l'intérêt de la médecine légale. On conçoit, au reste, qu'une foule de circonstances doivent la faire varier. La *pesanteur absolue* d'un poumon sain d'adulte, y compris l'air et le sang qu'il renferme, est de trois à quatre livres, terme moyen. Certaines maladies, en appelant dans cet organe une plus grande quantité de sang, augmentent ce poids ; tandis que d'autres le diminuent beaucoup, en refoulant le poumon et empêchant à la fois l'abord du sang et de l'air. La *pesanteur spécifique* d'un poumon sain (1) est moins grande que celle de l'eau ; il reste à la surface de ce liquide lorsqu'on le met en rapport avec lui. C'est à l'air qu'il renferme que cet organe doit cette légèreté relative, car il la perd et se précipite au fond de l'eau, aussitôt qu'il est privé de ce gaz par certaines maladies (2).

La densité du poumon est peu considérable, il cède facilement sous la pression la plus légère et fait entendre alors un bruit ou craquement particulier, il *crépite*, comme on le dit ; l'air passe alors d'un point dans un autre de son tissu, quelquefois même en opérant des déchirures. Malgré ce peu de densité, le poumon et ses différentes parties offrent une grande tenacité ou force de cohésion.

Enfin le poumon jouit d'une très grande extensibilité et d'une contractilité de tissu non moins développée, propriétés qui sont continuellement mises en jeu dans l'inspiration et dans l'expiration.

Conformation. La surface du poumon est partout en rapport

(1) Il est bien entendu qu'il s'agit du poumon d'un individu qui a respiré, et point de celui du fœtus ; car toujours c'est dans l'âge moyen de la vie que je prends le type de mes descriptions.

(2) Voyez plus loin les considérations de pesanteur du poumon chez l'embryon et le fœtus.

immédiat avec les parois de la cavité pleurale qui reçoit cet organe. Elle tient au médiastin par un pédicule vasculaire, qui constitue la racine du poumon, pédicule placé plus près de la partie postérieure que de la partie antérieure du médiastin ; partout ailleurs elle est simplement contiguë à la plèvre.

La surface de l'un et de l'autre poumon est marquée par une scissure profonde, obliquement dirigée de haut en bas et d'arrière en avant, et par laquelle il est divisé en deux lobes, l'un supérieur et antérieur, l'autre inférieur et postérieur, le second plus considérable que le premier. Le poumon droit présente seul une petite scissure surnuméraire, qui se porte horizontalement du milieu de sa grande scissure vers son bord antérieur, et qui subdivise son lobe supérieur en deux lobes secondaires, le supérieur beaucoup plus considérable que l'inférieur, ce qui lui a fait donné le nom de *poumon à trois lobes*.

Quoi qu'il en soit, le poumon présente deux faces, deux bords, une base et un sommet.

Sa *face externe*, ou *costale*, est convexe, lisse, libre et partout recouverte par la plèvre, même dans le fond des scissures indiquées, scissures qui y apparaissent plus particulièrement. Elle est en rapport avec les côtes, les muscles intercostaux internes, sous-costaux et le feuillet correspondant de la plèvre pariétale.

Sa *face interne*, ou *médiastine*, est plane et lisse; sur le poumon gauche seulement, elle est un peu déprimée et concave vers la pointe du cœur. Revêtue dans tous les points par la plèvre, excepté dans celui où elle donne naissance à la racine du poumon, cette face est accolée au médiastin, et en rapport médiat avec le cœur et les autres organes nerveux et vasculaires renfermés entre les deux feuillets de cette cloison.

Son *bord antérieur* est mince, tranchant, un peu échancré à gauche pour recevoir la pointe du cœur, et en rapport médiat avec les cartilages des côtes et les muscles qui les séparent.

Son *bord postérieur* est épais, mousse, et reçu dans la gouttière formée par la courbure postérieure des côtes.

Sa *base* appartient uniquement au lobe inférieur. Elle est large, concave, en rapport avec la face supérieure du diaphragme et limitée par un bord tranchant, qui est reçu dans le *sinus costo-diaphragmatique*.

Son *sommet* appartient uniquement au lobe supérieur. Il est arrondi et logé dans le petit cul-de-sac que forme la plèvre supérieurement, en dedans et un peu au-dessus de la première côte.

Structure. De nombreux élémens entrent dans la structure des poumons : deux *membranes*, l'une *extrinsèque*, fournie par le feuillet viscéral de la plèvre, l'autre *intrinsèque* qui lui est propre, des *canaux aériens*, des *vaisseaux artériels*, *veineux* et *lymphatiques*, des *nerfs* et du *tissu cellulaire*.

Chaque poumon, comme on l'a vu, est divisé en lobes, qui résultent à leur tour de la réunion d'un certain nombre de lobules d'un petit volume, qui se subdivisent encore en lobules plus petits (1). Plus irréguliers au centre qu'à la périphérie, de forme polyèdre, juxta-posés par leurs faces, ces lobules sont unis ensemble par un tissu cellulaire très fin (2), et tiennent aux conduits aériens et aux vaisseaux et nerfs du poumon par un pédicule particulier analogue à la racine de celui-ci. Chaque lobule pulmonaire peut être considéré comme un petit poumon; de sorte que c'est en définitive à l'étude de l'arrangement particulier des élémens de chacun d'eux, que se réduit l'étude de la structure de tout l'organe. Toutefois, avant d'aborder ce point délicat et important, étudions minutieusement chaque élément pulmonaire en particulier.

1° *Canal aérien.* Le canal qui porte l'air dans les poumons commence au larynx, qui en est comme la tête, et se termine dans ces organes (3). Il a une disposition arborescente, et présente un *tronc* appelé *trachée artère* et des *rameaux* qui constituent les *bronches*.

La *trachée-artère* (4), *aspera arteria*, tronc du canal aérien, commence au larynx et se termine à la hauteur de la troisième vertèbre dorsale en se bifurquant. Elle occupe la

(1) Suivant M. Bazin les poumons des mammifères carnassiers ne présentent pas de subdivisions lobulaires. Les poumons de ces animaux me paraissent seulement manquer des premières divisions lobulaires; leurs lobes se décomposent sans intermédiaire en lobules extrêmement petits.

(2) La coction ramollit ce tissu et permet la séparation des lobules les uns des autres.

(3) A vrai dire le canal aérien commence par les fosses nasales et le pharynx ; mais ces cavités dévolues à d'autres fonctions plus spécialisées ont été déjà décrites.

(4) Aήρ air.

ligne médiane et est placée au col supérieurement, dans la poitrine, et spécialement dans la partie supérieure et postérieure du médiastin inférieurement. Elle est cylindroïde. Sa symétrie est parfaite, sa direction verticale, sa longueur de quatre à cinq pouces, et son diamètre de neuf à dix lignes, chez l'adulte bien entendu. Elle est naturellement béante : quand on la comprime elle cède, mais elle reprend sa disposition primitive en vertu de son élasticité, aussitôt qu'on cesse la compression.

À l'extérieur, la trachée artère est entourée d'un tissu cellulaire lamelleux et très lâche, qui favorise ses mouvemens.

Sa face antérieure, convexe, est en rapport au col, avec le corps thyroïde, les veines thyroïdiennes inférieures, le feuillet profond de l'aponévrose cervicale, et plus médiatement, avec les muscles sterno-thyroïdiens et les feuillets moyen et superficiel de l'aponévrose cervicale. En entrant dans la poitrine, elle est croisée par le tronc *brachio-céphalique* et par la veine *sous-clavière gauche*. Dans le médiastin, elle est cachée par le thymus, la crosse de l'aorte et par la fin de l'artère pulmonaire.

Sa face postérieure est molle, aplatie et beaucoup moins résistante que les autres points de sa circonférence. Elle est appliquée sur l'œsophage à gauche, et à droite sur la partie antérieure de l'épine et sur les muscles longs du col, dont la séparent le nerf récurrent droit supérieurement, le canal thoracique inférieurement.

Ses deux faces latérales, convexes comme l'antérieure, sont embrassées en haut par le corps thyroïde. La *droite*, en particuculier, est contiguë, dans la région cervicale, à l'artère carotide primitive correspondante, à la veine jugulaire interne et aux nerfs pneumo-gastrique et grand sympathique. Dans le médiastin, elle est encore accolée au nerf pneumo-gastrique et en outre, à la plèvre et à la fin de la veine azygos. La *gauche* a les mêmes rapports au col que la droite, mais dans le médiastin, elle est spécialement unie à la parotide primitive de ce côté, à la crosse de l'aorte et à la plèvre.

À l'intérieur, la trachée artère offre une teinte rosée et une surface lisse et muqueuse. On y rencontre des saillies longitudinales, très marquées en arrière. Les pièces de son squelette y forment également des reliefs fort apparens.

Les *bronches* sont les divisions de la trachée artère, divisions de volume successivement décroissant, comme les branches, les rameaux et les ramuscules des arbres. Le nombre des divisions de l'arbre aérien en bronches est moins considérable qu'on pourrait le croire au premier abord ; M. Cruveilhier s'est assuré qu'il ne s'élève pas au-delà de quinze, après quoi ces tubes se terminent dans les lobules pulmonaires, et de façon à ce que chacun des plus petits ait le sien. Le mode de ces divisions est le plus souvent dichotomique ; on ne rencontre que quelques rares exceptions à cette règle. Un éperon très saillant existe à l'intérieur, au niveau de chaque bifurcation.

Quoi qu'il en soit, les bronches doivent être distinguées en *primaires, secondaires, tertiaires*, etc. Les primaires et les secondaires sont seules libres en dehors du poumon, où elles concourent à former son pédicule ou sa racine ; les autres font corps avec cet organe et sont confondues dans la masse qu'il représente. Chaque bronche primaire représente le tronc particulier de l'arbre aérien du poumon, auquel elle correspond ; de même que chaque bronche secondaire est le tronc de l'arbre aérien, plus petit, de chaque lobe pulmonaire. La bronche primaire du côté droit est plus grosse que la gauche, comme on pouvait bien le deviner à l'avance, puisqu'elle appartient au poumon qui est le plus développé ; elle est également plus courte et moins oblique. Les bronches primaires, secondaires et tertiaires ont une forme tout à fait semblable à celle de la trachée ; les autres en diffèrent sous ce rapport, qu'elles sont plus exactement cylindriques, et qu'on n'y rencontre plus l'aplatissement postérieur que présentent les premières.

Les premières bronches, placées, comme je l'ai dit, à l'extérieur du poumon et dans sa racine (1), sont entourées d'une grande quantité de ganglions, appelés bronchiques pour cette raison, et ont, en outre, des connexions importantes avec les parties voisines : elles sont en rapport, en avant, avec les divisions premières de l'artère et des veines pulmonaires, en arrière avec la plèvre, la gauche en particulier, avec l'œsophage. En haut elles sont embrassées, à droite, par la cour-

(1) La racine du poumon est formée d'avant en arrière par les veines pulmonaires, par les artères du même nom et par les bronches.

bure de la veine azygos, à gauche, par la crosse de l'aorte.

Dans les poumons, les divisions tertiaires, quaternaires, etc. des bronches marchent dans les interstices lobulaires, accompagnées par les divisions des vaisseaux, mais plus constamment par l'artère que par la veine, suivant les recherches de M. Cruveilhier.

Le canal aérien est formé de parties *cartilagineuses* et *fibreuses* qui lui constituent un véritable squelette ; une *membrane muqueuse*, des *vaisseaux*, des *nerfs* et du *tissu cellulaire* entrent aussi dans sa composition.

Les *cartilages*, dont la véritable nature a été méconnue par Bichat et par la plupart des anatomistes, se rencontrent seulement dans la trachée et dans les premières divisions des bronches, tandis que les dernières en sont dépourvues. Ils représentent des lames séparées les unes des autres pour la plupart, au nombre de seize ou vingt dans la trachée, et beaucoup plus multipliées dans les bronches. Ils sont aplatis, très souples, très flexibles et courbés autour de l'axe du conduit. Jamais ils ne forment un cercle complet chez l'homme. Dans la trachée, ils ont la forme de quadrilatères très longs. Dans les premières bronches, ils sont plus alongés encore et deviennent un peu triangulaires. Plus loin enfin, ils sont fort irréguliers. Le dernier cerveau de la trachée offre une configuration particulière qui lui permet de s'accommoder à la bifurcation de ce canal : il est tout-à-fait triangulaire et sa partie moyenne se prolonge beaucoup en bas. La hauteur de ces cartilages varie dans la trachée entre deux lignes et deux lignes et demi. Ils sont à peu près parallèlement placés dans les parties antérieure et latérales, et manquent en arrière de cette portion du canal aérien ; tandis que dans les bronches ils occupent des points moins exactement déterminés. Plongés dans l'épaisseur de la membrane fibreuse du conduit aérien, convexes en dehors, concaves en dedans, ils sont revêtus des deux côtés par cette membrane, et ont aussi leurs intervalles comblés par elle. Dans la trachée, leurs extrémités sont réunies par des fibres musculaires. Leur périchondre est remarquable par son épaisseur.

La *membrane fibreuse* s'étend de la partie supérieure à la partie inférieure du canal aérien, ou elle se continue avec les parois des petits lobules pulmonaires. Elle n'est pas interrompue au niveau des cartilages, comme le croient beaucoup de personnes,

mais elle reçoit ceux-ci dans son épaisseur , ainsi que je l'ai dit.
Plus prononcée dans les petites bronches et dans les points dans
lesquels on ne trouve pas les cartilages, elle est formée de fibres
longitudinales et de fibres circulaires. Ses fibres longitudinales
forment deux couches, entre lesquelles sont placées les fibres
circulaires ; celles de la couche interne, plus abondantes là où
manquent les cartilages, soulèvent la muqueuse et forment les
saillies qui ont été signalées (1). Dans la trachée, les fibres
circulaires sont presque réduites à la partie postérieure de ce
canal ; elles réunissent les extrémités des cartilages , et sont
rougeâtres et très développées. Dans les bronches, surtout dans
les plus petites qui sont tout-à-fait privées de cartilages, elles forment des cercles complets et sont plus abondantes. La membrane
fibreuse de la trachée est constituée de *tissu élastique*; c'est elle
qui donne au canal aérien et au poumon la contractilité de
tissu en vertu de laquelle ils chassent une partie de l'air qu'ils
renferment, lorsqu'on ouvre la poitrine. Quelques anatomistes
considèrent comme musculaires , les fibres d'union des cartilages de la trachée, les fibres longitudinales intérieures, et
même les fibres circulaires des petites bronches. Il en est effectivement ainsi chez les grands mammifères; mais chez l'homme,
ces fibres sont simplement formées de tissu fibreux jaune ,
tissu au reste placé, comme on le sait, sur la limite du musculaire, et qui possède quelques-unes de ses propriétés.

La *membrane muqueuse* du canal aérien fait suite à celle du
larynx, et s'étend probablement jusque dans les cellules pulmonaires. Elle est très mince , intimement unie à la couche précédente, et soulevée dans des points déterminés par les faisceaux longitudinaux de cette membrane. Des glandules enga-
gées dans l'épaisseur de la tunique fibreuse, surtout en arrière,
viennent s'ouvrir à sa surface par des conduits très fins.

Les *artères* du canal aérien viennent des *thyroïdiennes* , des
médiastines hors du poumon, et des *bronchiques* dans cet organe.
Ses *veines* suivent sensiblement le même trajet. Ses *lymphatiques*
se rendent dans les ganglions bronchiques, ou dans ceux qui
occupent les côtés du col. Ses *nerfs* émanent des recurrens, des

____

(1) M. Cruveilhier a constaté que ces fibres sont hypertrophiées, dans les
catarrhes chroniques, comme on pouvait le pressentir à priori.

pneumo-gastriques directement et du grand symphatique.

Le *tissu cellulaire* du canal aérien est très serré, et presque seulement sous-jacent à la membrane muqueuse.

2° *Vaisseaux des poumons.* Les poumons sont pourvus de vaisseaux sanguins et de vaisseaux lymphatiques.

Les *vaisseaux sanguins* sont de deux ordres biens distincts ; les uns, les *vaisseaux pulmonaires* proprement dits, étrangers à la nutrition des poumons, traversent ces organes pour y faire passer le sang qui doit y subir l'influence vivifiante de l'air atmosphérique pendant la respiration ; les autres, les *vaisseaux bronchiques*, apportent aux poumons les matériaux nécessaires à leur nutrition.

Les *vaisseaux pulmonaires* proprement dit, beaucoup plus volumineux que les autres, se composent d'une artère et de plusieurs veines. L'artère naît du ventricule droit, et se termine par deux branches dans l'un et dans l'autre poumon. Les veines, au nombre de quatre, deux de chaque côté, vont se terminer dans l'oreillette gauche. La première apporte vers les poumons le sang veineux qui est arrivé au cœur de toutes les parties du corps. Les secondes exportent des poumons vers le cœur, le même sang, mais oxigéné, mais devenu artériel sous l'influence de l'air qu'il a subie aux extrémités des bronches.

Que l'artère et les veines pulmonaires communiquent ensemble, c'est chose bien évidente, et qu'il est inutile de démontrer ; mais ce que l'on ne sait pas aussi bien, c'est que l'injection ne passe pas avec une égale facilité de l'une dans les autres, et que l'on distend plus facilement les veines par l'artère que l'artère par les veines.

Les *vaisseaux bronchiques*, beaucoup plus petits que les précédens, se composent d'une artère et d'une veine pour chaque poumon. L'artère émane de l'aorte ou de l'une de ses branches voisines, et se répand particulièrement dans le canal aérien, comme son nom l'indique. Elles s'anastomose, suivant Haller, Reisseissen et Sœmmering, avec l'artère pulmonaire ; suivant Winslow et Wolfarht, avec les veines du même nom. La veine bronchique ne suit pas tout-à-fait le trajet de l'artère de ce nom : suivant Reissessen, les petits rameaux de ce vaisseau qui appartiennent à l'intérieur du poumon se jettent directement dans les veines pulmonaires, tandis que ceux qui naissent hors du poumon , près de sa racine , suivent le trajet de l'artère et se rendent dans la veine cave supérieure , dans l'azygos ou dans une des intercostales.

Les *vaisseaux lymphatiques* du poumon forment deux plans , l'un superficiel et l'autre profond. Tous se rendent dans les ganglions bronchiques.

3° *Nerfs pulmonaires.* Les nerfs des poumons émanent d'un plexus serré , formé par les nerfs pneumo-gastriques et par le grand sympathique, plexus séparé en deux plexus secondaires, l'un antérieur , l'autre postérieur.

4° *Tissu cellulaire.* Un tissu cellulaire très fin remplit les interstices lobulaires du poumon, réunit ensemble les lobules pour former les lobes, et ceux-ci pour constituer l'organe tout entier. Condensé à la surface des lobes et des lobules , ce tissu forme la *membrane propre* du poumon, membrane élastique d'après M. Bazin, sous-jacente au feuillet viscéral de la plèvre, mais qui doit en être soigneusement distinguée.

Chez l'adulte , et plus encore chez le vieillard, le tissu cellulaire des poumons est imprégné d'une matière noire , principalement formée de carbone , qu'on a appelée *matière noire pulmonaire.* Cette matière s'accumule particulièrement dans les interstices lobulaires, et y forme des lignes qui indiquent les limites des lobules.

Tissu propre du poumon. Que si maintenant on cherche quelle est la manière dont se combinent et s'arrangent les divers élémens du poumon pour le former, voici ce que l'on constate.

Chacun des plus petits lobules pulmonaires forme une cavité bien distincte, circonscrite par une membrane très mince, élastique, qui se continue avec la couche fibreuse de la division bronchique qui y arrive. Chacun d'eux reçoit, en effet, une petite bronche à laquelle il est suspendu comme un grain de raisin à son pédoncule , bronche qui cesse brusquement, comme l'a montré M. Magendie , en y pénétrant. Leur intérieur est subdivisé en un certain nombre de cellules communiquant toutes entre elles, et dont les parois sont en grande partie formées par les dernières divisions de l'artère pulmonaire et par l'origine des veines du même nom. Enfin, les nerfs et les artères bronchiques envoient leurs ramifications extrêmes sur la surface des lobules, et s'y réunissent aux vaisseaux lymphatiques qui en naissent principalement.

Un point sur lequel je ne dois pas négliger d'insister, c'est la communication des cellules pulmonaires avec les artères et les veines qui les traversent, communication que revèlent les injections fines. Comment cette communication s'établit-elle? je ne saurais le dire; mais je la regarde comme incontestable. Vainement quelques personnes objectent-elles, contre cette doctrine et contre l'expérience des injections au moyen desquelles on l'a établie, que le passage des liquides des cellules pulmonaires dans les vaisseaux de même nom est un simple phénomène d'imbibition et de transsudation. On peut leur répondre, qu'on obtient constamment ce passage en insufflant doucement de l'air dans la trachée et dans les bronches; or, à moins de supposer des ruptures qu'excluent les précautions qu'il est facile de prendre dans ces expériences, il faut bien admettre la communication en question. Voilà, pour le dire en passant, pourquoi, comme je l'ai démontré depuis long-temps, on ne peut préparer un poumon entier par insufflation, si on n'a le soin de lier préalablement les artères et les veines pulmonaires.

Helvétius, Sœmmering, M. Magendie, M. Cruveilhier et même Malpighi (1), ont professé la doctrine que je viens d'exposer touchant la structure du poumon. Néanmoins, on doit l'avouer, elle n'a pas obtenu l'assentiment de tous les anatomistes : en effet, Reisseisen, MM. Hourmann, Dechambre et Bazin soutiennent que les bronches se ramifient et se terminent en cul-de-sac dans les lobules pulmonaires, et que nulle part on ne rencontre les communications des cellules entre elles que j'ai décrites.

L'étude du tissu pulmonaire sur des tranches de poumons desséchés, l'examen de lobules pulmonaires dont les cellules sont très dilatées, comme cela a lieu chez les vieillards, ne sont pas les seules preuves que l'on puisse apporter en faveur de la première opinion, l'analogie lui est encore favorable. En

____

(1) Malpighi assure que les bronches se terminent par des vésicules renflées, qu'il compare aux cellules des abeilles. Or, il est difficile de ne pas reconnaître dans ces expressions les cavités polyèdres des plus petits lobules pulmonaires.

effet, chez certains animaux, les grenouilles, le poumon réduit
à la condition d'un simple lobule, est représenté par une poche
subdivisée par des cloisons incomplètes dans lesquelles se ramifient les vaisseaux, poche à l'entrée de laquelle on voit aussi la
bronche se terminer brusquement. Or, il est très probable que
dans le poumon de l'homme, les lobules représentent un à
un le poumon vésiculeux de la grenouille, et que celui-ci ne
diffère de celui-là que par le nombre presque incalculable des
poches lobulaires qui s'y trouvent réunies, et qui, pour y
occuper moins de place, prennent la forme polyèdre des alvéoles
des abeilles.

Développement. Les poumons sont les derniers des organes
importans qui apparaissent chez l'embryon. Existe-t-il quelques
rapports entre le développement de l'appareil pulmonaire et
les *ouvertures branchiales*, que MM. Rathke, Huschke, E. Baer,
Breschet, etc., ont découvertes sur les parties latérales du col
de très jeunes embryons ? Ces ouvertures sont-elles l'origine du
canal aérien, qui se creuserait ainsi de haut en bas vers la poitrine? C'est l'avis de plusieurs personnes; mais les observations
de cette sorte ne me paraissent pas avoir été encore assez répétées, surtout les embryotomistes ne sont pas assez unanimes
sur le fait de l'existence des ouvertures branchiales, pour qu'on
puisse rien affirmer à cet égard.

On ne commence à apercevoir les poumons, d'une manière
distincte, qu'à la fin du second mois; mais à partir de cette
époque leur formation marche avec une grande rapidité.
D'abord retirés vers le dos, on les voit bientôt se porter en
avant, sur les côtés du cœur, lorsqu'ils ont acquis un plus grand
volume; mais ils ne deviennent tout-à-fait antérieurs qu'après la
naissance, quand ils ont été dilatés par l'abord de l'air. Primitivement incolores ou blanchâtres, ils deviennent rouge bruns
dans les derniers temps de la vie intra-utérine, rosés après la
naissance, d'un gris bleuâtre chez l'adulte et très fortement
marbrés de noir chez le vieillard.

La pesanteur du poumon subit, dans les premiers temps,
des modifications très remarquables, dont l'importance mé-
dico-légale a été depuis long-temps reconnue. Pendant la vie
intra-utérine et avant que la respiration ait eu lieu, le poumon
est petit, ses canaux aériens ne contiennent point d'air, mais

seulement du mucus. Aussi, d'une part, son poids absolu est-il de beaucoup inférieur à celui de l'enfant naissant qui respire ; tandis que, d'autre part, sa pesanteur spécifique est plus considérable que celle de l'eau (1).

Chez l'embryon, suivant Meckel, le poumon est plein et ne présente pas de cellules. Il est possible cependant que celles-ci ne puissent pas alors être distinguées, par cela seulement qu'elles sont très petites, et que leurs parois sont immédiatement juxtaposées. Vers le milieu de la grossesse, les cellules pulmonaires sont déjà très apparentes, mais, ainsi que les différentes parties du canal aérien, elles sont remplies par de la mucosité et du fluide amniotique (2). A l'époque de la naissance, les bronches et les cellules pulmonaires se débarassent des liquides dont elles étaient engouées, pour recevoir l'air qu'y introduit la respiration, elles se dilatent et restent à peu près dans cet état jusqu'à l'époque de la puberté. Mais alors ces tubes et ces cellules prennent rapidement une ampliation nouvelle, qui suit l'ampliation correspondante du thorax et du larynx. Jusqu'à l'âge adulte, un accroissement nouveau et graduel se manifeste encore sous ce rapport ; mais après cet âge, les cellules pulmonaires seules s'agrandissent, et le canal aérien ne subit plus de modifications dans son calibre. Ainsi les cellules pulmonaires, comme l'a dit M. Magendie, vont continuellement en se développant à mesure que l'âge avance (3), de sorte que pour les étudier, les sujets les plus vieux sont les plus convenables (4).

(1) On comprend que je ne puis ni ne dois entrer ici dans les détails propres à montrer jusqu'à quel point ces caractères peuvent indiquer qu'un enfant est venu au monde vivant. Je renvoie, pour l'éclaircissement de ce point de vue pratique, aux ouvrages de médecine légale, et particulièrement à ceux de Ploucquet et de M. Orfila.

(2) Le fluide amniotique est le liquide qui remplit l'intérieur de l'œuf, et dans lequel le fœtus est plongé.

(3) Il est facile de concevoir ce résultat, car plus l'âge avance, plus les cellules pulmonaires subissent de dilatation dans les efforts respiratoires, plus elles mettent en jeu l'élasticité de leurs parois, plus par conséquent elles usent cette élasticité, et perdent de cette force de retour sur elles-mêmes qu'elles possédaient d'abord à un si haut degré.

(2) MM. Houbmann et Dechambre ont constaté que les cellules pulmonaires n'ont qu'un douzième de ligne de diamètre sur un enfant de 4 à 6 ans, que celles d'un adulte ont un huitième ou un sixième de ligne, et celles du vieillard un quart seulement.

Dès le troisième mois de la vie intra-utérine, on commence à distinguer les cartilages de la trachée et des bronches; jusque là le canal aérien était simplement membraneux. La transformation cartilagineuse s'accomplit d'abord seulement sur les côtés dans la trachée artère ; de sorte que, dans l'origine ce canal est dépourvu de cartilages en avant comme en arrière. Mais bientôt ces pièces latérales se réunissent en avant par une languette très mince et très peu élevée, qui acquiert successivement du développement en hauteur, jusqu'à ce que leurs cerceaux soient devenus égaux, sous ce rapport, dans tous les points. Dans la vieillesse avancée, plus fréquemment chez l'homme que chez la femme, les cartilages de la trachée, le dernier surtout, subissent la transformation osseuse ; et, comme le remarque Fleischmann, le phosphate calcaire y est déposé d'abord latéralement, ou mieux, pour employer les expressions usitées, ils s'ossifient par deux points latéraux qui convergent l'un vers l'autre en avant, et qui finissent par se réunir.

Variétés. Les poumons et le canal aérien manquent ordinairement chez les acéphales. Il est très rare de n'en rencontrer qu'un seul, ou de voir ces deux organes privés de trachée.

Dans la transposition des viscères, le poumon le plus volumineux, le poumon à trois lobes est à gauche et l'autre à droite.

Les poumons peuvent être lobés plus ou moins que de coutume.

Certaines anomalies vasculaires qui seront indiquées plus tard, introduisent dans les rapports des poumons, de la trachée et des bronches avec les organes voisins, des modifications importantes (1).

Les cellules pulmonaires sont généralement plus larges chez l'homme qui s'exerce à des fonctions pénibles, ou qui fait habituellement de grands efforts, que chez celui qui est placé dans des circonstances inverses. Pour des raisons analogues, elles sont plus grandes chez l'homme que chez la femme. Chez certains sujets, elles ne sont pas seulement dilatées, leurs parois

____

(1) Voyez *Artériologie.*

II.   22 sont encore plus ou moins détruites ou atrophiées (*emphysème pulmonaire de Laennec*).

Les cerceaux cartilagineux de la trachée et des bronches peuvent être plus ou moins nombreux. Quelques-uns d'entre eux sont parfois réunis dans une partie de leur étendue, ou bifurqués vers une de leurs extrémités.

Action. Les poumons, immédiatement appliqués contre la paroi de la poitrine, la suivent dans tous ses mouvemens, se dilatent et se resserrent, quand elle se dilate et se resserre, pendant la respiration.

En se dilatant, le poumon raréfie l'air contenu dans ses cellules, et appelle ainsi à lui l'air plus dense qui est placé à l'entrée toujours béante du canal aérien. Toutefois, avant que l'équilibre soit parfaitement établi entre l'air extérieur et l'air intérieur, la colonne atmosphérique exerce une telle compression sur la trachée dans la région cervicale, qu'il ne fallait rien moins que la résistance cartilagineuse de ce canal, et les trois feuillets de l'aponévrose cervicale qui sont tendus au-devant de lui, pour s'opposer à son affaissement en cette circonstance, et pour empêcher la gêne, l'impossibilité même de la respiration qui en eussent été la conséquence.

Dans les cellules pulmonaires, l'air est en contact presque immédiat avec le sang qui traverse les divisions capillaires de l'artère et de la veine pulmonaires, divisions qui parcourent les lobules et forment leurs cloisons; on conçoit par conséquent sans peine, qu'il lui imprime les modifications qu'il subit (1).

APPENDICE.

Organes glandiformes annexés à l'appareil respiratoire.

Deux organes, le *corps thyroïde* et le *thymus*, dont on ignore les usages, sont placés au-devant du canal aérien, et ne peuvent guère être décrits qu'à son occasion.

(1) Du sang veineux renfermé dans une vessie parfaitement close, que l'on plonge ainsi enveloppé dans l'oxygène ou dans l'air, subit l'action de celui-ci à sa surface; les parois de la vessie n'y apportent qu'un insuffisant obstacle.

Corps thyroïde.

Le corps thyroïde, *glande thyroïde* des auteurs, est un organe impair, de la forme d'un croissant, placé transversalement dans la région cervicale, au-devant des premiers anneaux de la trachée artère et de la partie inférieure du larynx. Son volume et son poids sont sujets à beaucoup de variétés individuelles. Il est composé de deux parties latérales, renflées, qui constituent ses *lobes*, et d'une partie moyenne, étranglée, qu'on appelle l'*isthme*, disposition qui avait fait croire aux anciens qu'il existe deux corps thyroïdes.

Sa *face antérieure* est convexe et recouverte par les muscles sterno-hyoïdiens, sterno-thyroïdiens, scapulo-hyoïdiens, peauciers et sterno-mastoïdiens, par l'aponévrose cervicale et par la peau.

Sa *face postérieure*, concave, embrasse le larynx, la trachée, et se trouve spécialement en rapport avec les deux premiers anneaux de la seconde, avec la partie inférieure et latérale du premier, et avec les muscles constricteurs inférieurs du pharynx. Elle est unie à ces organes au moyen d'un tissu cellulaire très lâche, et n'adhère intimement qu'au premier anneau de la trachée.

Son *bord supérieur*, très fortement échancré au milieu, est longé par les artères thyroïdiennes supérieures.

Son *bord inférieur*, convexe, donne naissance à des veines volumineuses qui descendent au devant de la trachée artère.

Ses *bords latéraux* reposent sur les artères carotides primitives, sur les veines jugulaires internes et sur les nerfs pneumogastrique et grand sympathique.

Structure. Le corps thyroïde n'a point de tunique particulière ; il est entouré par un tissu cellulaire condensé, qui se continue inférieurement avec le feuillet le plus profond de l'aponévrose cervicale.

Son tissu propre est ferme, résistant et de couleur *lie de vin*. Il est formé de granulations arrondies, creuses, réunies ensemble par un tissu cellulaire serré et remplies d'une humeur visqueuse jaunâtre. Toutes les cavités de ces granulations communiquent ensemble, suivant M. Cruveilhier.

Vater, Santorini, Coschwitz et plusieurs autres anatomistes, ont attribué au corps thyroïde un ou plusieurs conduits qui se termineraient dans le larynx ou dans la trachée ; mais ces assertions n'ont pas le moindre fondement.

Le corps thyroïde est remarquable par le nombre et le développement de ses vaisseaux : il reçoit quatre artères volumineuses, *deux supérieures, deux inférieures*, les premières des carotides externes, les secondes des sous-clavières. Ses veines, très grosses également, se rendent dans les jugulaires et dans la sous-clavière gauche ; les dernières forment, en descendant, un plexus remarquable, qui recouvre la partie antérieure de la trachée. Ses vaisseaux lymphatiques vont dans les ganglions cervicaux.

Ses nerfs émanent des pneumo-gastriques et du grand sympathique.

Développement. Le corps thyroïde est, dit-on, primitivement formé de deux parties latérales distinctes, qui se réunissent plus tard. Ce qui est bien mieux établi, c'est qu'il paraît de très bonne heure, et que son volume est proportionnellement plus considérable chez le fœtus que chez l'adulte, quoique sous ce rapport cependant, les différences soient infiniment moins remarquables que le disent les auteurs.

Variétés. Le corps thyroïde est plus développé chez la femme que chez l'homme. Certaines localités, les gorges des montagnes surtout, paraissent favoriser son accroissement.

Le corps thyroïde devient quelquefois énorme et constitue le goître, tumeur qui affecte tantôt l'organe tout entier, et tantôt seulement une de ses parties.

Quelquefois, chez l'adulte, on a trouvé le corps thyroïde séparé sur la ligne médiane, en deux portions distinctes.

On voit très souvent se détacher de sa partie supérieure, tantôt au milieu, tantôt sur ses parties latérales, un prolongement que *Lalouette* appelait la pyramide, prolongement aplati, qui remonte vers l'os hyoïde, et qui s'y insère au moyen d'un tissu cellulo-fibreux très serré. Lorsque cet appendice existe, on trouve ordinairement au-devant de lui un petit muscle particulier, qui se fixe sur l'enveloppe de la glande elle-même et sur l'os hyoïde ou le cartilage thyroïde.

Action. Il est peu d'organes qui ait été le sujet d'autant

d'hypothèses , et d'hypothèses aussi bizarres et aussi ab-
surdes que le corps thyroïde. On ignore absolument ses usages ;
Ce qu'on a dit de son action relativement à l'hématose n'est rien
moins que démontré.

Thymus.

Le thymus est un organe oblong et bilobé, placé derrière le
sternum , à la partie supérieure et antérieure du médiastin.

En avant, il est convexe, marqué d'une rainure médiane ,
et en rapport avec le sternum, avec la partie inférieure des
muscles sterno-hyoïdiens, sterno-thyroïdiens et avec le feuillet
profond de l'aponévrose cervicale.

En arrière, il est aplati et répond à la trachée artère, aux
veines thyroïdiennes inférieures et sous-clavière gauche, à la
veine cave supérieure, au tronc brachio-céphalique, à la crosse
de l'aorte, et au péricarde.

Sur les cotés, il est revêtu par les plèvres.

Son *extrémité supérieure* est partagée en deux lobes, le droit
ordinairement plus gros que le gauche.

Son *extrémité inférieure* offre la même disposition.

Structure. Le thymus est enveloppé par une membrane cellulaire très mince. Son tissu est formé de granulations rosées,
creuses et remplies d'un fluide visqueux et blanchâtre. Ces
granulations, réunies ensemble à l'aide d'un tissu cellulaire
lâche, forment des lobules, et ceux-ci les deux lobes qui ont
été indiqués.

Bien que très analogues aux glandes sous le rapport de sa
structure, le thymus n'a pas de canal excréteur; de sorte que
si on veut absolument le ranger dans la classe de ces organes,
on doit lui donner le nom mal sonnant de *glande sans canal
excréteur.*

Les vaisseaux abondent dans le thymus : ses artères émanent de l'aorte, des thyroïdiennes inférieures, des mammaires
internes et des bronchiques ; ses veines leur correspondent parfaitement ; ses lymphatiques se rendent dans les ganglions
bronchiques.

Les nerfs thymiques viennent des pneumo-gastriques et du
grand sympathique.

Développement. Le thymus n'existe que dans le jeune âge.

Il se développe de bonne heure, et continue à croître en s'alongeant de haut en bas, jusqu'à l'âge d'un an à un an et demi ; puis il s'atrophie graduellement, et finit par disparaître en se transformant en tissu cellulaire. A douze ans, on n'en rencontre plus ordinairement aucune trace.

A l'époque de son plus grand volume, le thymus s'étend presque du corps thyroïde au diaphragme. Son atrophie procède de ses extrémités, de l'inférieure surtout, vers son centre ; de sorte que, dans ce décroissement, il s'éloigne bien plus de la base que du sommet de la poitrine.

Action. L'action du thymus est probablement relative à la nutrition dans les premiers temps de la vie ; mais quelle est sa nature? on l'ignore absolument.

CINQUIÈME CLASSE.

Organes circulatoires.

La circulation consiste essentiellement dans un mouvement continuel du fluide nutritif, des poumons où il a été modifié par l'air extérieur vers les autres organes, et de ceux-ci vers le poumon. Les voies que parcourt ce fluide forment les organes circulatoires.

A vrai dire, comme on le voit, le poumon est le centre de l'appareil circulatoire, puisque c'est de lui que procède le sang propre à la nutrition, et que c'est vers lui que revient celui qui a besoin de puiser dans l'élément extérieur les qualités nécessaires à la réparation de nos organes. Il y a ainsi dans cet appareil *physiologiquement considéré*, deux parties bien distinctes, l'une qui procède du poumon, l'autre qui s'y termine.

Sur deux points correspondants des deux portions de l'appareil circulatoire qui viennent d'être indiquées, la nature a placé un agent d'impulsion pour activer les mouvemens du sang, agent d'impulsion double dans quelques animaux, mais simple, extérieurement au moins, chez l'homme.

L'appareil circulatoire se compose, par conséquent, de deux parties principales, du centre circulatoire et des vaisseaux qui s'y rendent ou qui en partent.

ORDRE PREMIER.

Centre circulatoire.

Le centre circulatoire est représenté par le *cœur* et par le *péricarde* qui l'entoure. Décrivons successivement ces parties, en commençant par la seconde.

PREMIER GENRE.

Péricarde.

Le péricarde (1) est le sac membraneux qui enveloppe le le cœur. Il est placé dans la poitrine, à la partie antérieure et inférieure du médiastin, au-dessus du diaphragme. Sa forme, sa direction et sa capacité sont très exactement en rapport avec celles du cœur.

Extérieurement, le péricarde est en rapport en avant, avec la face postérieure du sternum, avec le thymus, lorsqu'il existe, avec les cartilages des dernières côtes sternales gauches et avec les plèvres. En arrière, il repose sur les bronches, l'œsophage, l'aorte, la veine azygos et le canal thoracique. Sur les côtés, il est recouvert par la plèvre médiastine, les nerfs phréniques et les vaisseaux phréniques supérieurs. En bas, il est uni au centre aponévrotique du diaphragme. En haut, il avoisine les gros vaisseaux de la base du cœur.

La *surface interne* du péricarde est lisse, polie, séreuse et en contact immédiat dans tous ses points avec la surface extérieure du cœur.

Le péricarde est percé de plusieurs ouvertures pour les vaisseaux qui arrivent au cœur et pour ceux qui en partent. On en compte neuf, une pour la veine cave inférieure, et huit autres pour la veine cave supérieure, pour les quatre veines pulmonaires, pour l'aorte et pour les deux branches de l'artère pulmonaire. L'ouverture du péricarde, qui transmet la veine cave inférieure, n'est autre que celle du centre tendineux du diaphragme.

____

(1) πέρι, autour, καρδία cœur.

Structure. Le péricarde est formé de deux membranes superposées, l'une fibreuse, l'autre séreuse. Des vaisseaux et des nerfs entrent aussi dans sa composition.

La *membrane fibreuse* constitue la partie extérieure du péricarde. Elle se continue inférieurement avec le centre tendineux du diaphragme, et s'identifie supérieurement avec la tunique extérieure des vaisseaux de la base du cœur, après avoir entouré chacun d'eux d'une gaîne particulière. Ces gaînes sont au nombre de huit seulement ; quoique le péricarde soit traversé par neuf vaisseaux distincts, comme on l'a vu ; mais la veine cave inférieure, transmise dans le péricarde par l'ouverture du diaphragme qui lui appartient, et dans un point où l'enveloppe du cœur est étrangère à la membrane que je décris, ne saurait être enveloppée par un prolongement de celle-ci.

Ainsi, la membrane fibreuse du péricarde n'appartient pas à tout le contour de cette poche ; elle manque inférieurement, et y est remplacée par le centre diaphragmatique. Ses fibres, de nature tendineuse et de couleur nacrée, sont continues avec celles de l'aponévrose phrénique, et forment des faisceaux entrecroisés en divers sens.

La *membrane séreuse* du péricarde tapisse tout l'intérieur de ce sac et se réfléchit ensuite sur le cœur. Comme les membranes de cette sorte, elle forme un sac sans ouverture qui ne renferme rien dans sa cavité, quoiqu'il entoure le cœur presque complètement. Elle présente deux faces: une externe, qui adhère intimement au diaphragme, à la membrane fibreuse du péricarde, et moins fortement au cœur et aux vaisseaux de sa base ; l'autre, interne, libre et humectée par une couche d'humeur séreuse.

Quoi qu'il en soit, la tunique séreuse du péricarde offre un trajet fort peu compliqué : de la face antérieure du péricarde, elle remonte vers les gros vaisseaux de la base du cœur, se réfléchit sur eux, les recouvre, s'avance sur la face antérieure du cœur, se recourbe sur la pointe et sur les bords de cet organe, remonte de nouveau vers les gros vaisseaux de la base du cœur, les revêt, se réfléchit sur la partie postérieure du péricarde, la tapisse, passe sur le diaphragme et revient en avant de l'enveloppe du cœur, d'où je l'ai fait partir.

Les artères du péricarde sont petites et peu nombreuses; elles

émanent de toutes celles du médiastin ; des *diaphragmatiques*
supérieures, des *bronchiques*, des *œsophagiennes* et des *médias-*
tines proprement dites. Les veines correspondent aux artères.
Les lymphatiques se rendent dans les *ganglions sous-sternaux*
et dans ceux du médiastin. Les nerfs émanent du diaphragmatique supérieur et du grand sympathique.

Variétés. Les auteurs ont fait mention de cas nombreux
d'absence du péricarde; toutefois, comme l'observe Portal, presque toujours il s'agissait alors, non pas d'un véritable défaut de
développement de l'enveloppe du cœur, mais seulement d'une
adhérence morbide plus ou moins ancienne, qu'elle avait con-
tractée de toutes parts avec le centre circulatoire. Il existe pourtant quelques exemples bien avérés de ce vice de conformation;
M. Breschet, en particulier en a rapporté un il y a quelques années. Dans ce cas même, le péricarde ne manquait pas complètement; il n'y avait d'absence que sa partie gauche, de sorte
que le cœur était seulement en contact avec le poumon de ce côté;
la plèvre gauche se continuait avec le feuillet séreux du cœur;
et l'on ne trouvait du feuillet fibreux du péricarde qu'une lame
ovalaire, à bords relevés, légérement adossée à la plèvre droite,
et une bride filiforme, adhérente au diaphragme. Deux cas à
peu près semblables ont été observés également, l'un par Baillie,
l'autre par Walter.

SECOND GENRE.

Cœur.

Le cœur, καρδία des Grecs, *cor* des Latins, est le centre d'impulsion du système circulatoire. Il est placé dans la poitrine et
spécialement dans la partie antérieure et inférieure du médiastin.

Sa forme est celle d'un cône un peu comprimé d'avant en
arrière. Il est rouge comme les muscles du squelette. Sa direction est oblique de haut en bas, d'arrière en avant, et de
droite à gauche. Son volume, variable suivant les individus,
a été comparé par Laennec à celui du *poing du sujet.* Son poids
varie de 200 à 250 grammes, d'après les recherches de M. le
professeur Bouillaud. Sa position et sa direction changent à
chaque instant pendant la vie, parce que, uni au diaphragme

par l'intermédiaire du péricarde et de la veine cave inférieure, il s'abaisse et se relève avec lui dans les mouvemens respiratoires.

Quoi qu'il en soit, le cœur présente une surface extérieure et une surface intérieure dont les caractères appellent maintenant toute notre attention.

Considéré en dehors, malgré sa forme conoïde, le cœur se distingue par deux faces, deux bords, une base et un sommet.

Sa *face antérieure, face convexe,* est tournée à la fois en avant et en haut. Elle est bombée et en rapport, par l'intermédiaire du péricarde, avec le sternum et les cartilages des cinquième et sixième côtes sternales gauches. Elle est marquée par un sillon longitudinal dirigé de la base à la pointe du cœur, qui subdivise cette face en deux parties, l'une droite et l'autre gauche, la première plus étendue que la seconde, sillon dans lequel sont logés les vaisseaux cardiaques antérieurs.

Sa *face postérieure, face plane,* est tournée à la fois en arrière et en bas. Elle est aplatie et appuyée sur le centre tendineux du diaphragme. Un sillon longitudinal dirigé, comme celui de la face précédente, de la base à la pointe du cœur, la partage en deux portions d'inégale étendue, la gauche plus grande que la droite, et sert à loger les vaisseaux cardiaques postérieurs.

Son *bord droit, bord tranchant,* est dirigé à droite, en avant et en bas. Il est mince, et appuyé sur le diaphragme.

Son *bord gauche, bord épais,* regarde à gauche, en arrière et en haut. Il est arrondi, plus court que le droit et en rapport avec le poumon gauche, par l'intermédiaire du péricarde.

Sa *base* est dirigée en haut, en arrière et à droite. Elle est le point de départ et d'arrivée des gros vaisseaux qui forment le pédicule du cœur, et sur lesquels se réfléchit la membrane séreuse du péricarde. On y rencontre un sillon circulairement disposé, qui indique en arrière la séparation des *ventricules* et des *oreillettes,* et dans lequel rampent les vaisseaux cardiaques près de leur origine. Au-dessus de ce sillon, la surface extérieure du cœur appartient aux oreillettes ; au-dessous elle dépend des ventricules.

Sa *pointe,* ou son *sommet* se porte en bas, en avant et à gauche, vers l'intervalle qui sépare les cartilages des cinquième et sixième côtes sternales. Elle est rendue bifide (1) par la réunion sur elle des deux sillons longitudinaux antérieur et postérieur. La portion gauche de sa bifurcation est un peu plus prolongée en bas que la droite.

A l'intérieur (2) le cœur est creusé de quatre cavités qui constituent les oreillettes et les ventricules. Deux de ces cavités sont placées à droite, deux autres occupent le côté gauche de l'organe. A droite, comme à gauche, il existe une oreillette et un ventricule de capacité sensiblement égale. Ces cavités communiquent largement et facilement ensemble du même côté, tandis que de droite à gauche elles sont complètement séparées par une cloison qui se porte de la base au sommet du cœur, cloison placée de champ et un peu obliquement dirigée d'avant en arrière et de gauche à droite. De sorte que les cavités droites et les gauches représentent en réalité deux cœurs distincts, quoique réunis extérieurement dans le même organe.

Les cavités droites sont un peu plus amples que les cavités gauches, et placées un peu en avant d'elles. Les unes et les autres, au reste, ont été construites exactement sur le même modèle; leur conformation offre la plus grande analogie; de sorte qu'il y a un incontestable avantage pour la description et pour l'étude, à les considérer d'une manière générale, se réservant de noter ensuite les différences peu nombreuses et moins importantes qui les caractérisent.

Oreillettes. Les oreillettes, *cavités veineuses*, *sinus veineux*, occupent la base et la partie postérieure du cœur. Séparées extérieurement des ventricules par le sillon circulaire qui a été indiqué, elles sont juxtaposées dans le sens transversal, et forment un relief plus prononcé en arrière que le reste du cœur. Elles sont unies à la partie postérieure du péricarde au moyen des troncs des veines qui s'y rendent; tandis qu'en avant elles sont cachées par la réunion de l'aorte et de l'artère pulmonaire, et envoient en dehors d'elles un prolongement aplati, terminé en pointe, dirigé transversalement, irré-

(1) Pour bien voir cette disposition, il faut enlever la graisse qui remplit les sillons du cœur.

(2) Pour étudier les cavités intérieures du cœur, ouvrez cet organe latéralement, à droite et à gauche, le long de ses bords, et en ménageant le cercle des ouvertures auriculo-ventriculaires.

gulièrement dentelé sur ses bords et qui contitue l'*appendice auriculaire*.

La cavité des oreillettes est à peu près cubique. Elle est lisse, tapissée par la membrane interne du système vasculaire et rendue un peu anfractueuse dans les appendices, par des colonnes charnues plus ou moins saillantes. *En arrière* et *en dehors* elle reçoit les veines caves ou pulmonaires. *En avant*, elle présente la cavité anfractueuse de l'appendice, et s'abouche avec les ventricules au niveau d'une ouverture appelée *auriculo-ventriculaire*, ouverture garnie d'une valvule qui porte le même nom qu'elle. *En dedans*, elle est formée par la *cloison inter-auriculaire*.

L'*ouverture auriculo-ventriculaire* est circulaire ; elle présente de 13 à 16 lignes de diamètre, suivant M. Bouillaud. Sa circonférence, garnie d'une zône fibreuse blanchâtre sur laquelle je reviendrai plus tard, donne insertion à une valvule qui porte le même nom qu'elle.

La *valvule auriculo-ventriculaire* est inclinée sur le ventricule dans l'état de repos et sur le cadavre. Elle est mince, jaunâtre et demi-transparente. Une de ses faces, appelée *ventriculaire*, regarde le ventricule quand la valvule est relevée, et s'applique sur ses parois quand elle est abaissée. L'autre, appelée *auriculaire*, est dirigée vers l'oreillette quand la valvule est relevée, et vers le ventricule dans les autres cas. Un de ses bords adhère dans toute son étendue au centre de l'ouverture auriculo-ventriculaire ; l'autre, libre en certains points, adhérent en d'autres, est festonné et continu avec une foule de petits cordages tendineux fort élégans, qui appartiennent à certains faisceaux des parois ventriculaires qui seront indiqués plus loin. Retenue, comme on le voit, du côté du ventricule par les petits tendons qui s'insèrent sur son bord libre et qui lui forment comme autant de freins particuliers, la valvule auriculo-ventriculaire peut bien se relever de manière à fermer l'ouverture à laquelle elle appartient, mais elle ne peut s'abaisser ensuite que du côté des ventricules ; de sorte que, bien disposée pour permettre le passage du sang des oreillettes vers les ventricules, elle apporte un invincible obstacle au retour de ce fluide, des seconds vers les premières.

La *cloison inter-auriculaire* fait partie du septum général du

cœur. Ses deux faces répondent à l'une et à l'autre oreillette.
Son centre présente un enfoncement, la *fosse ovale*, vestige du
trou de Botal, qui mettait les deux oreillettes en communication, chez le fœtus, et qui offre encore quelquefois, une certaine perméabilité chez l'adulte (1). La fosse ovale est circonscrite par un rebord demi-circulaire, appelé *anneau de Vieussens*.

Du reste, les deux oreillettes diffèrent peu l'une de l'autre ;
par les veines caves, la droite est en rapport avec le sang veineux
de toutes les parties du corps, tandis que la gauche reçoit, par
les veines pulmonaires, le sang artérialisé qui revient des poumons.

Deux ouvertures veineuses se rencontrent en arrière de
l'une et de l'autre oreillettes : celle des *deux veines caves* pour
la droite, celle des *deux veines pulmonaires droites* pour la
gauche. Les dernières n'offrent rien de particulier ; il en est
autrement pour les premières. L'orifice de la veine cave supérieure regarde en bas, en dedans et un peu en arrière ;
l'orifice de la veine cave inférieure est tourné en haut, en
dedans et en avant. Le dernier est garni d'une valvule rudimentaire chez l'adulte, appelée *valvule d'Eustachi*. Cette valvule, très-mince et transparente, appartient au côté antérieur de
l'orifice de la veine cave inférieure; une de ses faces est tournée
en avant, en haut et à gauche vers l'oreillette ; l'autre regarde
en arrière, en bas et à droite vers la veine; son bord libre,
plus ou moins dentelé ou réticulé, est concave et se continue
à gauche avec le pilier correspondant du cintre de la fosse ovale.

Deux ouvertures veineuses, celles des *veines pulmonaires
gauches*, se remarquent en dehors de l'oreillette gauche, tandis
que la droite n'offre rien de spécial, si ce n'est quelquefois
une saillie que Lower a décrite, et que l'on a appelée depuis *tubercule de Lower*.

Du côté de l'oreillette droite, la fosse ovale, placée un peu
au-dessous du centre de la cloison inter-auriculaire, a son
cintre tellement disposé, que la concavité de son croissant

(1) Souvent on pénètre aisément d'une oreillette dans l'autre, en pressant
doucement et obliquement, avec l'extrémité du manche d'un scalpel, sur le
fond de la fosse ovale.

regarde en bas ; tandis que son extrémité antérieure se continue avec la valvule d'Eustachi. Du côté de l'oreillette gauche,
au contraire, la fosse ovale, un peu supérieure au centre
de la cloison, a le demi-cercle de son cintre tourné en
haut.

Enfin, l'oreillette droite présente une foule de petites ouvertures tout-à-fait étrangères à la gauche, *trous de thébésius*, ouvertures qui appartiennent aux veines cardiaques. La plus remarquable d'entre elles et la seule qui mérite une attention
spéciale, est placée entre la fosse ovale et l'ouverture auriculo-
ventriculaire, et munie d'une valvule dont le bord libre flotte
du côté de l'oreillette.

Enfin, à droite la valvule auriculo-ventriculaire est séparée
en trois festons, ce qui lui a valu des anciens la dénomination
de *triglochine* ou *tricuspide*; tandis qu'à gauche, elle n'offre que
deux festons, et a été appelée, pour cette raison, *valvule mi-
trale.*

Ventricules. Les ventricules, *cavités artérielles*, sont placés vers
la pointe et la partie antérieure du cœur, formant plus des trois
quarts de cet organe. Le sillon circulaire de la base du cœur
les sépare, en avant, de l'artère pulmonaire et de l'aorte, en
arrière, des oreillettes. C'est exclusivement à leur surface
extérieure qu'appartiennent les deux sillons longitudinaux, et
les deux bords du cœur. Eux seuls apparaissent sur la face
antérieure de cet organe, tandis qu'ils se partagent avec les
oreillettes sa face postérieure. Ils sont séparés l'un de l'autre
par une cloison qui fait partie du septum général du cœur, et
qui est appelée *inter-ventriculaire*. Cette cloison, placée de champ
et oblique, répond par son bord antérieur au sillon longitudinal
antérieur, et par son bord postérieur au sillon longitudinal
postérieur.

La cavité des ventricules est conique comme le cœur en
totalité : sa pointe répond à la pointe, et sa base à la base de
cet organe. Elle est rendue anfractueuse par une foule des
faisceaux ou colonnes charnues qui font relief sur ses parois, et
qui appartiennent à trois genres. Les colonnes du premier
genre, les moins nombreuses (deux ou trois de chaque côté), les plus grosses et les plus internes, adhèrent seulement à
la paroi ventriculaire par une de leurs extrémités, tandis

que l'autre se fixe, au moyen de tendons longs et grêles, sur
le bord libre de la valvule auriculo-ventriculaire (1). Celles
du second genre, plus nombreuses que les précédentes, sont
encore libres comme elles par leur partie moyenne, mais elles
adhèrent à la paroi ventriculaire par leurs deux extrémités. Enfin, celles du troisième genre, les plus multipliées
de toutes, adhèrent à la surface interne des ventricules dans
toute leur longueur. Les colonnes du premier genre se dirigent
toujours vers la base du cœur, un peu obliquement à l'axe des
ventricules ; les autres s'entrelacent entre elles de mille manières, et circonscrivent des enfoncemens qui renferment
souvent, sur le cadavre, des caillots fibrineux.

Vers la pointe du cœur, la cavité des ventricules n'offre de
particulier que son extrême étroitesse. Vers la base, elle est
très large, et continue, en arrière, avec l'oreillette au moyen
de l'ouverture auriculo-ventriculaire, avec l'aorte ou l'artère pulmonaire en avant, au moyen d'une ouverture que j'appelle
ventriculo-artérielle. Cette ouverture offre de deux pouces quatre
lignes à deux pouces huit lignes de circonférence, suivant
M. Bouillaud; elle est circulaire, et garnie de trois valvules appelées *sigmoïdes* ou *semi-lunaires*.

Les valvules sigmoïdes ont la forme de croissans, ou mieux
encore, de ces paniers dans lesquels on fait couver les pigeons;
elles offrent d'ailleurs deux faces et deux bords. Une de
leurs faces, dite *ventriculaire*, est convexe et dirigée tantôt
en bas, tantôt en dedans, suivant qu'elles sont abaissées ou
élevées. L'autre, dite *artérielle*, est concave, tantôt dirigée perpendiculairement à l'axe de l'artère, et tantôt appliquée contre
la paroi de ce vaisseau, suivant les circonstances indiquées. Leur
bord adhérent est convexe, et fixé sur la zône de l'ouverture
artérielle. Leur bord libre est concave, et marqué au milieu par
un tubercule nommé *tubercule d'arantius*.

La partie de la cavité ventriculaire qui répond à l'ouverture
ventriculo-artérielle dépasse de beaucoup, en haut, celle qui
se continue avec l'ouverture auriculo-ventriculaire, et forme
une sorte de canal qui précède celui de l'artère qui lui fait

(1) **Les colonnes du premier genre sont les véritables freins de la valvule
auriculo-ventriculaire.**

suite. Un des festons de la valvule auriculo-ventriculaire s'abaisse même vers elle et en défend l'entrée jusqu'à un certain point.

Les deux ventricules diffèrent fort peu l'un de l'autre. Le droit, appelé *pulmonaire*, de ses relations avec l'artère de ce nom, est un peu moins long, moins prolongé vers la pointe du cœur, moins remarquable par ses colonnes charnues intérieures et un peu plus large que le gauche que l'on appelle aussi *aortique*, de ses relations avec l'aorte.

Structure. La structure du cœur est un point très compliqué, et dont la connaissance offre le plus haut degré d'intérêt.

Considéré d'une manière générale, le cœur, comme on l'a dit avec grande raison, est un *muscle creux*. Mais quel est le degré d'épaisseur de ce muscle? Son tissu est-il ou non enveloppé par des membranes? L'élément tendineux y est-il combiné avec l'élément musculaire? Quelle direction affectent les fibres de ce précieux organe? Comment y sont disposés les vaisseaux, les nerfs et le tissu cellulo-graisseux? Voilà autant de questions qu'il faut aborder, pour traiter convenablement ce sujet (1).

Épaisseur des parois cardiaques. Les parois du cœur sont plus épaisses à gauche, qu'à droite, au niveau des ventricules qu'au niveau des oreillettes. D'un côté à l'autre, la différence est de 3 à 1 entre les ventricules, de 2 à 1 entre les oreillettes. De chaque côté, la différence est beaucoup plus considérable entre les ventricules et les oreillettes; elle est comme 6 à 1 environ.

Membranes cardiaques. Deux membranes tapissent le cœur, l'une en dehors, l'autre en dedans. La première, formée par le feuillet séreux du péricarde, n'offre rien de particulier que son adhérence intime, adhérence moindre cependant au niveau des sillons que partout ailleurs. La seconde, *endocarde* de M. Bouillaud, n'est autre chose que la membrane interne des vaisseaux, membrane qui sera décrite plus tard. Disons seulement ici, qu'elle est plus épaisse et un peu plus opaque à gauche qu'à droite, qu'elle forme la plus grande partie des valvules auriculo-ventriculaires et artérielles, qu'elle est plus mince dans les ventricules que dans les oreillettes, et qu'elle se continue, à droite, avec la

___

(1) Stenon, Sénac, Wolf, Duncan, MM. Gerdy et Bouillaud ont répandu la plus vive lumière sur ce point par leurs travaux.

membrane interne des veines caves, cardiaques, et de l'artère pulmonaire, à gauche, avec la membrane interne des veines pulmonaires et de l'aorte.

Tissu fibreux du cœur. Le cœur est essentiellement formé de fibres tendineuses et de fibres musculaires, comme les muscles du squelette. Les premières constituent des *cercles* ou *zônes*, qui garnissent les ouvertures auriculo-ventriculaires et ventriculo-artérielles, des *lames* qui concourent à la constitution des valvules de ces ouvertures, et des *tendons* qui servent à l'insertion des colonnes charnues du premier genre sur les valvules auriculo-ventriculaires.

Toutes les parties fibreuses du cœur sont réunies les unes aux autres, et forment un seul et même système, qui représente en quelque sorte la charpente ou le squelette du cœur (1). Les *zônes* se continuent avec les *lames* minces des valvules, et celles-ci avec les *tendons* des colonnes charnues du premier genre.

Les zônes plus développées à gauche qu'à droite, comme les autres parties du système fibreux du cœur, occupent la base de cet organe, celles des ouvertures ventriculo-artérielles en avant, celles des ouvertures auriculo-ventriculaires en arrière. Toutes quatre se réunissent deux à deux par leurs parties voisines, et circonscrivent entre elles un espace quadrilatère à bords curvilignes. Elles reçoivent l'insertion de presque toutes les fibres musculaires.

Les lames fibreuses procèdent des zônes précédentes, se placent dans le centre des valvules et se renflent vers leur bord libre, constituant principalement le *tubercule d'Arantius* dans les valvules artérielles ou sigmoïdes. La lame fibreuse de ces dernières remplit, en outre, l'intervalle triangulaire que laissent entre-eux les festons d'origine des artères pulmonaire et aorte, comme on le verra plus loin.

Les tendons des colonnes charnues du premier genre naissent de l'extrémité de celles-ci, en nombre variable et sans pénétrer à l'intérieur des fibres musculaires, comme M. Gerdy l'a très bien fait remarquer. De là ils se dirigent, en divergeant, vers

____

(1) Ces parties fibreuses subissent parfois la transformation fibro-cartilagineuse ou même osseuse.

II.   23

la base du cœur, se bifurquent même souvent dans leur trajet, et se terminent sur le bord libre de la valvule auriculoventriculaire.

Tissu musculaire du cœur. Les fibres musculaires du cœur (1) sont très nombreuses et d'une disposition fort compliquée, qui n'est pas tout-à-fait la même au reste, dans les ventricules et dans les oreillettes.

Les *fibres des ventricules* sont distinguées en fibres propres et en fibres communes.

Les *fibres communes, fibres unitives* de M. GERDY, sont destinées à la fois aux deux ventricules, comme leur nom l'indique. Ce sont elles qui réunissent en un seul le cœur droit et le cœur gauche. Beaucoup moins nombreuses que les fibres propres, elles forment deux faisceaux distincts par leur direction, l'un *antérieur,* l'autre *postérieur.*

Le faisceau antérieur naît de la partie antérieure des zônes artérielles, se dirige obliquement en bas et à gauche, vers le ventricule gauche auquel il appartient désormais, tourbillonne sur lui-même à la pointe du cœur, devient profond, remonte vers la base du cœur, et va se terminer sur les zônes fibreuses, partie en se confondant avec les fibres propres du ventricule gauche, et décrivant des spires comme elles, partie en traversant l'extrémité du cornet des fibres de ce ventricule, se plaçant en dedans d'elles, et constituant les colonnes charnues qui ont été décrites.

Le faisceau postérieur, moins fort que le précédent, naît de la partie postérieure des zônes auriculo-ventriculaires, se dirige obliquement en bas et à droite, vers le bord droit et la pointe du cœur, se recourbe dans ces points pour se porter en avant, passe sous le bord droit du faisceau précédent, se jette dans la cloison et dans la paroi du ventricule droit auquel

(1) Pour suivre les fibres du cœur choisissez le cœur d'un sujet maigre, ou, s'il est possible, un cœur un peu hypertrophié; faites le bouillir pendant une heure à peu près, pour ramollir le tissu cellulaire inter-fibrillaire; coupez superficiellement à la base du cœur, d'abord les fibres du faisceau antérieur, puis celles du faisceau postérieur; avec le manche d'un scalpel détachez le faisceau qu'elles forment, jusque près de la pointe de l'organe; alors, en redoublant de soin, vous parviendrez à séparer l'un de l'autre les deux ventricules, et vous pourrez distinguer leurs fibres communes de leurs fibres propres.

il appartient désormais exclusivement; puis il remonte vers la base du cœur et se termine comme le précédent, quelques unes de ses fibres se confondant avec les fibres propres du ventricule droit, et décrivant des spires avec elles, les autres pénétrant à la pointe du cœur dans le cornet des fibres de ce ventricule, et formant les colonnes charnues qui font relief sur sa face interne (1).

Les fibres propres des ventricules sont beaucoup plus nombreuses que les fibres communes : le ventricule gauche surtout en a beaucoup plus que le droit. Elles sont placées dans l'anse formée par les fibres communes, en dedans de leur partie superficielle, et en dehors de leur partie rentrée ou profonde. Les spires qu'elles forment sont beaucoup plus nombreuses et beaucoup plus complètes que celles des fibres communes. Nées surtout des zônes auriculo-ventriculaires, elles se contournent autour du ventricule auquel elles appartiennent, descendent vers la pointe du cœur, et remontent ensuite vers sa base, pour se terminer près du lieu de leur origine.

En resumé, les fibres des ventricules ont toutes une disposition spirale; elles se contournent autour de l'axe du cœur ou seulement de l'un des ventricules, en se portant d'abord de la base à la pointe, puis ensuite et sans interruption, de la pointe à la base de cet organe. Elles forment des anses plus ou moins simples, qui embrassent le cœur vers sa pointe, et dont les deux extrémités sont fixées sur les zônes tendineuses de sa base. Semblables à ces feuilles de papier que l'on roule *en cornet*, les lames qui résultent de leur réunion rentrent en dedans d'elles-mêmes, après avoir décrit des spires plus ou moins nombreuses et plus ou moins complètes; de sorte qu'elles ont réellement deux portions bien distinctes, l'une *superficielle*, l'autre, *profonde* ou *rentrée*, qui forme spécialement les colonnes intérieures des ventricules. Le tourbillonnement de ces fibres à la pointe du cœur permet, lorsqu'on a enlevé les membranes, de pénétrer en ce lieu de l'extérieur à l'intérieur sans rien déchirer, comme on pénètre dans un cor-

(1) Il suffit d'enlever sur le cœur d'un sujet maigre la membrane séreuse qui le recouvre, pour apercevoir les deux faisceaux des fibres communes, et pour reconnaître leur curieux tourbillonnement vers la pointe de cet organe.

net de papier par son extrémité, sans altérer la feuille qui le forme. Enfin, la circonstance de fibres qui appartiennent en propre à chacun des ventricules, vient confirmer de la manière la plus complète cette vérité que j'ai proclamée plus haut, savoir que le cœur est réellement double ; il suffit, en effet, d'enlever les fibres communes des ventricules, pour séparer ces deux cavités l'une de l'autre, et pour constater que la droite, moins arrondie que la gauche, présente du côté de celle-ci une dépression dans laquelle elle est reçue (1).

Les fibres des oreillettes, beaucoup moins nombreuses que celles des ventricules, n'ont pas la disposition spiroïde de celles-ci. Bien que fixées le plus souvent sur les zones tendineuses de la base du cœur, elles ne leur appartiennent pas toujours comme elles. Quoi qu'il en soit, on les distingue aussi en fibres *propres* et en fibres *communes* ou *unitives*.

Les fibres communes, plus superficielles que les autres, sont peu nombreuses et presque réduites à une seule bande transversalement tendue d'une oreillette à l'autre.

Les fibres propres plus profondes et plus abondantes que les premières, surtout à gauche, forment un plan continu de ce côté, tandis qu'à droite elles laissent entre elles des intervalles où les membranes externe et interne du cœur se touchent presque immédiatement.

Quoi qu'il en soit, les fibres propres des oreillettes forment plusieurs faisceaux distincts par leur position et leur direction : un d'entre eux est disposé circulairement au niveau de l'ouverture auriculo-ventriculaire ; un autre, oblique, passé en dehors de l'oricule et la sépare des veines correspondantes ; d'autres forment des espèces de sphincter autour des ouvertures veineuses ; les derniers appartiennent à l'oricule, présentent une direction plus ou moins exactement circulaire ou oblique, et forment intérieurement une sorte de grillage très compliqué.

L'oreillette gauche présente, en outre, quelques faisceaux qui sont interposés aux ouvertures des veines pulmonaires. Le

(1) Beaucoup plus prononcée chez les oiseaux que chez l'homme, cette disposition, est telle, chez eux, que le ventricule droit, aplati contre le gauche, paraît comme creusé dans l'épaisseur de la paroi de celui-ci.

pourtour de la fosse ovale est aussi pourvu d'un faisceau particulier qui forme les trois quarts d'un cercle, et qui s'insère par ses deux extrémités sur la zône auriculo-ventriculaire, près de la cloison.

Vaisseaux et nerfs. Les vaisseaux du cœur sont très-développés : ses artères viennent directement de l'aorte, et l'entourent de deux grands cercles ou couronnes, qui occupent les sillons antéro-postérieur et circulaire; ses veines se réunissent en un seul tronc qui s'abouche avec l'oreillette droite, comme on l'a vu ; quelquefois aussi, toutefois moins souvent qu'on le croyait, quelques autres petites veines cardiaques s'ouvrent isolément dans cette oreillette ; ses *lymphatiques* se rendent dans les ganglions bronchiques.

Les *nerfs du cœur*, considérés à tort par Behrends et plusieurs autres anatomistes, comme étrangers au tissu propre de cet organe et réservés pour ses vaisseaux, ont été surtout bien décrits par Scarpa ; ils émanent à la fois des grands sympathiques et pneumo-gastriques.

Tissu cellulo-graisseux. Le tissu cellulaire est très-fin et très-serré entre les fibres du cœur, surtout entre celles qui forment les colonnes intérieures; il est beaucoup plus lâche au-dessous de la membrane séreuse.

De la graisse s'accumule ordinairement en dehors du cœur, sur le trajet des vaisseaux, dans les deux sillons, surtout dans le circulaire ; de sorte même que chez l'adulte on n'aperçoit bien ces sillons qu'après les avoir dégagés de ce produit.

Développement. Le cœur est un des premiers organes qui apparaissent chez les petits embryons. On le distingue de bonne heure aux mouvements qui l'agitent : c'est le *punctum saliens* de Haller. Cette rapide apparition lui donne, pendant les premiers temps, une prédominance remarquable sur les autres organes. On peut dire que son volume relatif est d'autant plus développé que le sujet est plus jeune ; suivant Meckel, il est à celui du corps :: 1 : 120, à la naissance et dans les premières années qui la suivent, et :: 1 : 50 au second et au troisième mois de la vie intra-utérine.

Peu après son origine, le cœur est très-alongé et formé de trois renflemens : un qui paraît appartenir à la portion ventriculaire, un autre qui occupe la place des oreillettes, le troisième qui constitue le bulbe de l'artère pulmonaire (1). Bientôt le dernier s'efface, ou plutôt il se confond avec le premier et donne naissance à cette portion artérielle du ventricule droit qui a été décrite.

Les oreillettes, la droite surtout, sont primitivement plus développées que les ventricules ; l'équilibre ne s'établit entre ces parties, sous le rapport du volume, que vers le milieu de la grossesse.

Le ventricule droit est d'abord beaucoup plus petit que le gauche ; puis ensuite il l'égale en volume, le surpasse même quelquefois au milieu de la grossesse, et lui redevient inférieur à la fin. D'abord aussi il ne se prolonge pas jusqu'à la pointe du cœur ; plus tard, lorqu'il y parvient, cette partie revêt une apparence distinctement bifide. Enfin ses parois, plus épaisses que celles du ventricule gauche chez le jeune embryon, leur sont égales sous ce rapport à cinq mois, et commencent à leur devenir inférieures à partir de cette époque.

Dans le principe, le cœur offre une symétrie parfaite ; il occupe exactement la ligne médiane, et n'a pas sa pointe obliquement dirigée à droite.

Existe-t-il une époque de la vie intra-utérine à laquelle la cloison cardiaque manquant, les cavités droites et gauches sont réunies entre elles, et le cœur formé seulement d'un ventricule et d'une oreillette, comme chez les poissons? On l'a assuré; mais bien que cette opinion concorde parfaitement avec la loi générale qui préside au développement des organes, on doit convenir, avec Meckel, que jusqu'ici aucune observation directe n'est venue déposer en sa faveur.

Toutefois, le *septum cordis* reste incomplet pendant toute la vie intra-utérine : ainsi, jusqu'au second mois, suivant Meckel, la cloison inter-ventriculaire est percée d'un trou, près de la base du cœur, au-dessous des ouvertures artérielles ; ainsi, la cloison inter-auriculaire présente, pendant toute la vie intra-utérine, une large ouverture appelée *trou de Botal*.

(1) On a attribué ce renflement, tout-à-fait sans raison, à l'aorte ; il appartient à l'artère pulmonaire. Chez les poissons il persiste pendant toute la vie.

Le trou de Botal (1) *trou ovale*, *inter-auriculaire*, occupe la place de la fosse ovale, à la partie inférieure et postérieure de la cloison. Il est un peu ovale comme son nom l'indique. Une double valvule naît de sa circonférence : une de ses lames ou valves appartient à l'oreillette droite, l'autre est propre à l'oreillette gauche. La première, la plus longue et la plus importante, naît de la partie supérieure et antérieure du cintre du trou de Botal, se dirige en bas vers la valvule d'Eustachi et lui est unie par ses angles. La seconde, la moins développée, se continue avec la partie inférieure de la circonférence du trou de Botal, et est unie à la face interne de l'oreillette gauche.

Le trou de Botal est d'autant plus large que l'embryon est plus jeune ; à trois mois seulement, suivant Meckel, il est muni de la valvule qui vient d'être décrite. Jusqu'à cette époque, la valvule d'Eustachi est très-grande, et s'avance jusque vers la partie supérieure du trou de Botal ; mais alors elle diminue en proportion de l'alongement de la valve droite de la valvule du trou de Botal.

A vrai dire, dans les premiers temps de la vie intra-utérine, la veine cave inférieure ne s'ouvre pas dans l'oreillette droite ; au moins, son ouverture est tellement disposée relativement à celle de Botal, qu'elle appartient bien plus à l'oreillette gauche qu'à la droite. D'abord, en effet, comme on l'a vu, la valvule d'Eustachi continue la veine cave inférieure jusqu'au trou inter-auriculaire ; tandis que plus tard la valve droite de la valvule du trou de Botal concourt à ce résultat, avec la valvule d'Eustachi.

Toutefois, cette curieuse disposition tend à s'effacer de plus en plus dans les derniers mois de la vie intra-utérine ; car alors la valvule du trou de Botal se raccourcit en même temps que celle de la veine cave, de sorte que le pont qu'elles formaient devient incomplet. A la naissance, les deux valves de la valvule du trou de Botal, pressées en sens inverse par le sang qui afflue également dans les deux oreillettes, s'appliquent l'une contre l'autre, et bouchent hermétiquement le trou de Botal, d'abord par leur simple contiguité, ensuite à la faveur d'une adhérence plus ou moins intime qu'elles contractent entre elles.

(1) Cette dénomination est peu convenable, car le trou inter-auriculaire était connu long-temps avant Botal.

Variétés. Le cœur manque presque toujours complètement chez les acéphales. Il est quelquefois dirigé obliquement à droite, soit qu'il offre seul, soit qu'il partage avec les autres organes cette curieuse transposition. Il peut être placé plus bas ou plus haut que de coutume; Deschamps l'a trouvé dans l'abdomen. Déjà j'ai rapporté des cas de hernie du cœur dans la cavité de la plèvre, le péricarde manquant; dans d'autres, il fait hernie à l'extérieur, à travers une ouverture de l'enceinte de la poitrine.

Le trou de Botal reste quelquefois ouvert après la naissance, soit qu'il y ait persistance de la conformation qui le caractérisait dans l'origine, soit que les deux lames de sa valvule, trop atrophiées, se trouvent insuffisantes pour le fermer.

Le cœur n'offre que très-peu de différences suivant les races et suivant les sexes; mais il varie à l'infini d'un individu à l'autre : tantôt il est proportionnellement très-gros, tantôt, au contraire, il est remarquable par son petit volume; on le trouve très-ferme chez celui-ci, et très-flasque, au contraire, chez celui-là.

La graisse ne commence à se former sous la membrane séreuse du cœur qu'après la puberté. Chez l'adulte, on n'en trouve encore qu'une petite quantité; mais elle abonde dans la vieillesse, surtout chez les sujets faibles et chez la femme.

Action. Le cœur se contracte, et se dilate alternativement, de manière à recevoir et à chasser tour à tour le sang qui y converge de toutes parts. Les oreillettes se dilatent et se contractent ensemble; il en est de même pour les ventricules. Mais les premières sont opposées aux seconds sous ce rapport : quand elles se dilatent, les autres se resserrent, et réciproquement, la contraction des oreillettes coïncide avec la dilatation des ventricules.

Au moment de la contraction des ventricules, la pointe du cœur se relève, se porte en avant, et vient frapper contre la paroi de la poitrine. Diverses explications de ce phénomène ont été proposées; mais la seule qui satisfasse complètement l'esprit, est celle qui ressort de la disposition même des fibres du cœur : embrassant la pointe de cet organe par la concavité des anses qu'elles forment en se contournant, ces fibres la relèvent nécessairement en se contractant, et la lancent en avant (1).

(1) Extrait de la poitrine d'un animal, le cœur offre encore ce soulèvement de sa pointe, chaque fois qu'il se contracte.

L'action du cœur est accompagnée d'un double bruit particulier; le premier plus sourd et plus prolongé que le second,
bruit qui imite parfaitement le tic-tac du pendule, et dont je ne
puis ni ne dois rechercher ici la cause (1).

Quoi qu'il en soit, le cœur représente une *double pompe
aspirante et foulante, mise en jeu par une force inhérente à ses
fibres charnues.* De chaque côté l'oreillette reçoit le sang des
veines qui y arrivent, le chasse vers le ventricule qui le reçoit,
et qui se contracte à son tour pour le lancer dans l'artère correspondante.

L'entrée du sang dans l'oreillette est favorisée par la dilatation et par l'aspiration véritable qu'elle exerce ainsi. Ensuite,
au moment où cette cavité se contracte, le sang, pressé de
toutes parts, fait effort vers les veines qui l'ont apporté et vers
le ventricule ; mais la colonne de sang que renferment les
premières s'opposant, jusqu'à un certain point, au reflux de ce
côté, le passage a lieu de l'oreillette dans le ventricule
avec d'autant plus de facilité, que celui-ci se dilate au moment
où l'oreillette se resserre, et que la valvule auriculo-ventriculaire
se renverse naturellement vers lui.

Quand le ventricule se contracte à son tour, le sang ne peut
trouver issue que vers l'artère correspondante dont il abaisse
les valvules sigmoïdes ; car en ce moment la valvule auriculo-
ventriculaire devient verticale, et bouche l'ouverture de ce nom.

Chez l'adulte, l'oreillette droite opère sur le sang des *veines
caves et cardiaques*, la gauche, sur celui des *veines pulmonaires*.
Mais chez l'embryon, il n'en est pas tout-à-fait de même : les
veines pulmonaires n'existent pas ou sont très petites, et le
trou de Botal est tellement disposé que la veine cave inférieure,
ainsi que je l'ai dit, s'abouche réellement avec l'oreillette gauche ; il suit de là que l'oreillette droite agit alors seulement sur
le sang des veines caves et cardiaques, et la gauche, sur celui de
la veine cave inférieure. Chez le fœtus, l'insuffisance de plus en
plus marquée des valvules de la veine cave inférieure et du trou
de Botal, et le développement graduel des veines pulmonaires
rendent, d'une part, plus facile la communication de la veine

____

(1) Voyez à cet égard les *Leçons* de M. Magendie au collége de France,
et l'excellent ouvrage de M. Bouillaud *Traité des maladies du cœur.*

cave inférieure avec l'oreillette droite, et de l'autre, plus considérable la quantité de sang qui revient du poumon vers la gauche ; de sorte que l'action du cœur tend de plus en plus à s'exercer, comme chez l'adulte ; il y a seulement mélange du sang des veines caves et pulmonaires dans les oreillettes. Enfin, après la naissance, l'oblitération du trou de Botal rend la circulation cardiaque entièrement semblable à celle de l'adulte.

ORDRE SECOND.

VAISSEAUX CIRCULATOIRES.

Les vaisseaux circulatoires (1) sont des conduits qui transportent le fluide nutritif du cœur vers les différens organes, ou qui le rapportent de ceux-ci vers le cœur.

Tous les vaisseaux circulatoires ont une disposition arborescente ; leurs troncs répondent au cœur et leurs ramifications au reste du corps. Celles-ci se réunissent et se confondent dans un vaste réseau formé de vaisseaux extrêmement fins, qu'on appelle *réseau* ou *système capillaire*.

Les divisions des vaisseaux vont graduellement en s'atténuant, comme les *branches*, les *rameaux* et les *ramuscules* des arbres ; mais, comme dans ceux-ci, la somme de leurs divisions l'emporte en volume sur les troncs eux-mêmes.

Les vaisseaux ne marchent pas isolés les uns des autres ; ils se réunissent, au contraire, souvent ensemble dans leur trajet, et forment ce qu'on appelle des *anastomoses*(2). Ces anastomoses ont lieu de diverses manières : tantôt deux branches se confondent en une seule sous un angle plus ou moins aigu ; tantôt, un rameau transversal réunit deux branches entre elles ; ici deux vaisseaux s'abouchent en formant une arcade, dans laquelle ils s'épuisent en quelque sorte, et de la convexité de laquelle naissent des vaisseaux nouveaux, beaucoup plus petits ; là ce sont des branches qui forment ensemble un cercle ou

(1) Il y a des vaisseaux qui ne sont pas circulatoires. Effectivement, on appelle vaisseau tout conduit dans lequel se meut un fluide ; de sorte que les conduits excréteurs sont aussi des vaisseaux.

(2) ἀνά par et de στόμα bouche.

polygône, etc. Du reste, ces réunions ont pour but final de faciliter la circulation, de permettre que le fluide nutritif puisse encore se porter vers une partie dont le tronc vasculaire principal est comprimé ou oblitéré.

Les vaisseaux offrent dans leur trajet des flexuosités, des courbures plus ou moins nombreuses, à la faveur desquelles ils peuvent se prêter aux mouvemens et aux alternatives de distension et de retrait des parties.

Structure. Les vaisseaux ont leurs parois formées de trois membranes superposées : une *externe*, cellulaire, une *moyenne*, élastique, une autre *interne*, lisse du côté de la cavité du vaisseau et offrant quelque analogie avec les membranes séreuses.

Des vaisseaux se distribuent dans les membranes précédentes, et constituent ce qu'on appelle les *vasa vasorum;* des nerfs s'y rencontrent également, nerfs qui émanent presque toujours du grand sympathique.

Enfin, le tissu cellulaire général forme autour de chacun d'eux une *gaîne*, à laquelle ils sont lâchement unis et dans laquelle ils peuvent exécuter quelques mouvemens.

Développement. Au moment où les vaisseaux commencent à se former, ils sont bien loin d'offrir la forme alongée et la disposition rameuse que j'ai signalées : ils sont représentés par des vésicules plus ou moins arrondies et séparées, vésicules qui augmentent bientôt en nombre, s'alongent, se subdivisent, se réunissent entre elles et offrent enfin la disposition arborescente. Les premiers vaisseaux n'ont pas de parois ; ils sont simplement creusés au sein de la masse muqueuse des organes ; ces parois deviennent bientôt distinctes, mais on ne peut reconnaître leur composition qu'au bout d'un temps beaucoup plus long.

Variétés. Les vaisseaux n'offrent guères que des variétés individuelles ; mais elles sont très nombreuses, et consistent en général dans des différences d'origine, de position, de volume et de nombre. Elles appartiennent très peu à leur terminaison dans les organes; aussi comprend-on que, dans la plupart des cas, elles doivent importer assez peu pour la nutrition ; car, en définitive, pourvu que ceux-ci reçoivent du cœur et lui renvoient tour à tour librement le fluide circulatoire, il est bien indifférent que cela ait lieu par telles voies ou par telles autres.

Action. Essentiellement élastiques, les vaisseaux se laissent d'abord distendre par le fluide qui leur arrive, et réagissent ensuite sur lui par leur contractilité de tissu.

Quoi qu'il en soit, les vaisseaux forment deux classes : les uns, *vaisseaux centrifuges* (BLAINVILLE), artères, portent le fluide nutritif du cœur ou du centre circulatoire vers la circonférence ; les autres, *vaisseaux centripètes*, veines et *lymphatiques*, marchent de la circonférence vers le centre.

PREMIER GENRE.

Vaisseaux centrifuges.

(Artères (1).)

Les vaisseaux centrifuges ou *les artères* sont destinés à porter le sang du cœur vers les autres organes, même dans les propres parois de celui-ci.

Les artères naissent des ventricules par deux gros troncs, qui

(1) ἀήρ air, et de τηρεῖν garder, parce que trouvant ces vaisseaux vides sur le cadavre, les anciens avaient pensé qu'ils renfermaient de l'air. Ce nom appliqué d'abord exclusivement à la trachée artère, fut donné pour la première fois par Praxagoras aux vaisseaux dont il s'agit.

On ne peut étudier les artères d'une manière complète et satisfaisante qu'après les avoir préalablement distendues à l'aide d'une matière à injection. L'absence de valvules permet ici de pousser cette matière des troncs vers les rameaux, ou réciproquement, suivant qu'on le juge plus convenable, pour les préparations que l'on veut exécuter.

Les substances qu'on emploie pour les injections peuvent être liquides à la température ordinaire, ou nécessiter un certain degré de calorique pour acquérir ce caractère. Les premières sont généralement plus pénétrantes ; mais elles ne conviennent pas pour l'étude ordinaire. Les secondes, au contraire, permettent d'autant plus facilement la dissection des vaisseaux, qu'une fois poussées dans ceux-ci, elles s'y durcissent en perdant leur calorique, et leur donnent une rondeur remarquable.

Les matières à injection qu'on emploie le plus souvent pour les artères sont composées de suif seulement, ou de suif uni à la poix de Bourgogne, à la résine, à la thérébentine de Venise, à la cire, au blanc de baleine, dans des proportions différentes, et colorées en noir par du noir d'ivoire, ou en rouge par du vermillon ou du carmin. La couleur noire de l'injection est préférable, quand on ne veut pas conserver les vaisseaux, la rouge est plus convenable, au contraire, pour les pièces que l'on veut garder. Du reste, quand on emploie le vermillon et le carmin, il faut constituent l'*aorte* et l'*artère pulmonaire*, sans s'identifier avec les fibres charnues du cœur ; en effet, elles forment à leur origine trois festons, qui vont se fixer par leur sommet à la zône tendineuse correspondante. Les intervalles triangulaires que ces festons laissent entre eux, sont remplis, comme je l'ai montré, par des prolongemens fibreux partis de cet anneau, par la tunique externe de ces vaisseaux et surtout par leur tunique in-

chauffer la matière à injection au *bain-marie*, pour en empêcher l'altération par la chaleur.

Les matières à injection les plus usitées sont les suivantes :

Suif, 5 onces ; poix de Bourgogne, 2 onces ; huile de lin, 2 onces ; essence de thérébentine, 1 once.

Suif, 3 onces ; résine blanche, 2 onces ; thérébentine de Venise, 1 once.

Suif et résine blanche, de chaque, une livre ; cire, 3 onces ; thérébentine de Venise, 2 onces ; essence de thérébentine, 1 once.

Cire, 8 onces ; colophane, 4 onces ; vernis à la thérébentine, 3 onces.

Suif, 12 onces ; cire, 5 onces ; huile de lin, 3 onces.

Suif, 2 livres ; cire, 1 once ; thérébentine de Venise, 4 onces ; cette injection est très pénétrante, mais elle laisse un peu déposer la matière colorante.

Suif, 3 onces ; cire, 6 onces ; thérébentine de Venise, 2 onces.

Suif, 3 onces ; cire, 12 onces ; thérébentine de Venise, 6 onces ; essence de thérébentine, 1 once.

Suif, 12 onces ; cire, de 3 à 6 onces ; blanc de baleine, 4 onces.

Blanc de baleine, 2 onces ; cire, 1 once ; thérébentine de Venise, 1 once.

Quand ces substances ont été liquéfiées à une douce chaleur ordinaire, ou mieux encore au bain-marie, on doit y ajouter la matière qu'on a choisie, et pour cela il faut préalablement broyer celle-ci avec soin à l'huile ou à l'essence, puis la mélanger avec une petite partie de la substance avant de l'ajouter à la masse toute entière.

Si l'on veut avoir une injection très pénétrante, on peut, avec grand avantage, pousser d'abord dans les vaisseaux du vernis à l'essence, auquel on a ajouté la matière colorante qu'on a adoptée, et injecter ensuite par dessus un mélange plus consistant.

Tous les sujets ne sont pas également propres à l'injection des artères ; les cadavres d'enfans ou d'adultes peu gras, sont les meilleurs. Sur les cadavres de vieillards, il est difficile de ne pas produire des ruptures.

Du reste, pour des détails plus circonstanciés sur l'art si difficile et si important des injections, je renvoie aux ouvrages qui traitent spécialement des préparations anatomiques et particulièrement au Manuel d'anatomie de *C. Alex. Lauth.*

terne, qui se continue directement avec celle des ventricules.

Les artères un peu volumineuses sont situées, en général, profondément au milieu des régions qu'elles traversent, ou se trouvent tout au moins protégées, les unes par des gaînes fibreuses, les autres par des aponévroses ou des arcades aponévrotiques. Les os eux-mêmes leur servent souvent de support, quelquefois même, comme au crâne, des sillons osseux les reçoivent et les protègent. Leurs troncs sont placés dans le sens de la flexion des articulations et dans les grands interstices cellulaires des organes, tandis que leurs branches et leurs rameaux sont reçus dans des interstices plus petits ou dans la profondeur des organes eux-mêmes.

Excepté dans l'intérieur du crâne où chaque ordre de vaisseaux a une direction particulière, presque partout, les artères sont accolées à des veines que, pour cette raison, on appelle leurs satellites. Leurs rapports avec les nerfs sont généralement moins immédiats ; cependant un certain nombre d'entre eux sont constans, et, comme on le verra plus tard, très importans à connaître. En outre, les nerfs de la vie végétative se divisent sur elles en forme de plexus, et les entourent d'une sorte de gaîne secondaire.

Les artères sont généralement flexueuses, surtout au niveau des articulations, dans les organes dont les dimensions sont sujettes à varier beaucoup, et qui jouissent d'une grande mobilité, comme l'utérus, les lèvres, l'iris, etc. Les courbures ont pour effet, d'une part, de permettre, sans que les artères en soient affectées, les divers changemens de position et de volume des parties, et d'autre part, en augmentant la longueur des vaisseaux auxquels elles appartiennent, de leur permettre de donner naissance à un plus grand nombre de branches ; quelques-unes enfin, celles du cerveau, par exemple, quoiqu'en ait dit Bichat, ont pour but de modérer la rapidité du cours du sang.

Comme tous les vaisseaux, les artères ont une forme arborescente : elles représentent une suite de conduits abouchés les uns aux autres, décroissant successivement de volume, se divisant à mesure en *branches*, *rameaux*, *ramuscules* et se perdant dans les parties organisées à l'état capillaire. Sous ce rapport, on peut comparer chaque système artériel à un arbre dont le tronc est au cœur et les branches dans le système capillaire ; on a dit encore, avec raison, qu'il forme un cône renversé dont le sommet commence au cœur, et dont la base est à la circonférence du corps , puisque leurs branches réunies sont plus larges que le tronc qui les forme, les rameaux plus que les branches, etc. Chaque artère, au contraire, considérée isolément, de son origine à sa terminaison, représente assez bien un cône à base tournée du côté du cœur.

Les artères tirent leur nom, tantôt de leur situation, tantôt de leur direction, le plus souvent des parties auxquelles elles se distribuent.

En se séparant les unes des autres, les artères forment des angles ordinairement aigus, quelquefois droits, plus rarement obtus, et d'autant moins ouverts en général qu'ils sont plus éloignés du cœur. Au niveau de ces angles les artères offrent intérieurement une saillie nommée *éperon*, saillie de forme circulaire quand la séparation a lieu à angle droit, et d'autant plus marquée que cet angle est plus aigu.

Les divisions des artères sont loin d'être aussi multipliées qu'on le croyait anciennement. *Kehl*, par exemple, en portait le nombre à 40, 50 et même plus ; mais, comme le fait remarquer *Haller*, on n'en compte guère au delà de 18 à 20. Un fait également digne de remarque, c'est que le volume des artères ne diminue pas en raison des branches qu'elles fournissent; l'aorte abdominale, par exemple, comme on le verra, est presque aussi grosse à sa terminaison qu'à son origine.

Les artères ont entre elles, dans leur trajet, des anastomoses nombreuses et de tous les genres qui ont été indiqués plus haut.

Les artères ne se confondent avec le tissu propre des organes, qu'après s'être subdivisées au point d'être parvenues à *l'état capillaire*, et avoir concouru à former le système de ce nom. Toutefois, l'anatomie n'a pas encore donné son dernier mot sous le rapport de la terminaison des artères; car, si l'on sait positivement que les dernières ramifications artérielles communiquent, sans intermédiaire, avec les radicules des veines; on ignore complètement comment elles se comportent avec les extrémités des vaisseaux lymphatiques et des conduits excréteurs.

Structure. Les parois des artères ont une couleur jaunâtre dans les grosses, d'un blanc tirant sur le gris dans les moyennes, et rougeâtre dans les petites. Elles sont, absolument parlant, plus épaisses dans les troncs que dans les petites branches; mais relativement à la capacité, leur épaisseur est plus considérable dans les dernières. Au niveau des courbures, les parois des artères ont plus d'épaisseur que partout ailleurs. Sous ce rapport aussi, celles du membre inférieur l'emportent un peu sur celles du membre supérieur.

Trois tuniques entrent dans la composition des artères : l'une *externe*, l'autre *moyenne*, la troisième *interne*. En outre, le tissu cellulaire commun les entoure extérieurement, comme les autres vaisseaux, d'une gaîne très lâche, qu'il faut bien distinguer de leurs membranes propres, et à l'intérieur de laquelle elles peuvent exécuter quelques mouvemens.

1° La *tunique externe* ou *fibro-celluleuse*, que M. Cruveilhier considère comme offrant tous les caractères du tissu du dartos, et dont quelques auteurs, mais à tort, ne font pas une membrane propre aux artères, est formée par un tissu filamenteux dense et serré, que la macération réduit en tissu cellulaire. C'est elle qui fait la force principale de ces vaisseaux et qui seule résiste lorsqu'on les entoure d'une ligature serrée. Elle est lâchement unie en dehors à la gaîne celluleuse, et adhère par sa face interne à la tunique moyenne.

2° La *tunique moyenne*, la plus épaisse des trois, forme la base des parois artérielles. Considérée par les uns comme musculaire, par les autres comme aponévrotique, par Bichat comme constituant un tissu à part, cette membrane est de nature *élastique*, comme les ligamens jaunes des vertèbres. Elle est composée de fibres circulaires entrecroisées à angles aigus, disposées par couches concentriques, fragiles, peu extensibles, résistant long-temps à la putréfaction, et que l'on sépare facilement les unes des autres, en tiraillant la membrane à laquelle elles appartiennent, dans le sens de l'axe du vaisseau. Cette tunique est proportionnellement plus épaisse dans les petites artères que dans les grosses ; elle adhère solidement à la membrane externe, mais peu à l'interne.

3° La *tunique interne* est mince, demi-transparente et de couleur légèrement jaune ; elle est la continuation de celle qui tapisse les cavités gauches du cœur. On l'enlève presque toujours avec la couche la plus interne de la membrane moyenne, dont *Morgagni* et *Haller* ont fait à tort une membrane particulière, sous le nom de *membrane nerveuse*. Lisse, lubréfiée par une sorte de sérosité et facile à déchirer, elle ne présente pas de vaisseaux apparens. Sa nature semble se rapprocher de celle des séreuses. Quelques anatomistes lui ont refusé toute espèce d'organisation, et ne l'ont considérée que comme une sorte de vernis ; cependant *Bichat* croit avoir constaté sa sensibilité sur les animaux vivans, en y faisant des injections irritantes.

Les artères reçoivent dans leurs parois des artérioles et des veinules, véritables *vasa vasorum* que l'on ne peut suivre que jusqu'à la membrane moyenne. Quant aux vaisseaux lymphatiques, on n'en trouve de visibles que sur les grosses artères. Leur surface extérieure est couverte d'une grande quantité de nerfs, qui viennent du trisplanchnique et du pneumo-gastrique, mais qu'il est très difficile de suivre dans l'épaisseur de leurs parois : j'en ai cependant poursuivi quelques-uns jusque dans la tunique moyenne.

Développement. Les artères paraissent se développer avant le cœur ; leur tissu est mou dans le jeune âge, d'une consistance plus grande chez l'adulte, sec et cassant chez le vieillard. Chez ce dernier, il offre souvent des ossifications de diverses espèces, qui ne concourent pas peu à le rendre fragile, et qui existent particulièrement dans la membrane moyenne (1) ; chez lui aussi, le sang imprime, à la longue, des dilatations remarquables sur le point des courbures artérielles, contre lequel il vient frapper. C'est particulièrement ce qu'on observe à la crosse de l'aorte.

Variétés. Les artères peuvent présenter des anomalies extrêmement variées, sous le rapport du nombre, du volume, de l'origine et de la situation. Assez souvent les changemens de volume établissent plus d'analogie qu'il n'en existe dans l'état normal, soit entre le système artériel et le système veineux, soit entre l'homme et les animaux.

(1) D'autres ossifications peuvent se développer et se développent souvent au-dessous de la membrane interne ; mais celles-là sont des produits pathologiques.

II						24

Quoi qu'il en soit, il y a, comme je l'ai dit, deux arbres artériels distincts : celui de l'artère pulmonaire, et celui de l'aorte.

Section première.

Système artériel pulmonaire.

L'artère pulmonaire, *veine artérieuse* des anciens, est destinée à porter du cœur vers les poumons le sang qui doit y être soumis à l'action de l'air dans la respiration. Elle naît de la partie antérieure de la base du ventricule droit, se dirige obliquement, en haut, à gauche et un peu en arrière, croise la direction de l'aorte de droite à gauche, et, après un trajet assez court, elle se termine en se divisant en deux branches, l'une droite et l'autre gauche. Son calibre est un peu inférieur à celui de l'aorte ; ses parois offrent également moins d'épaisseur et moins de résistance que celles de ce vaisseau.

L'artère pulmonaire est entièrement renfermée dans le péricarde. Elle est en rapport, en avant, avec la membrane séreuse du cœur. En arrière elle est appliquée sur l'origine de l'aorte et sur la partie postérieure du péricarde. Son côté droit, d'abord antérieur à l'aorte, la croise, et se place à sa gauche. Son origine est garnie intérieurement par trois valvules, qui ont été décrites à l'occasion du cœur (*valvules sigmoïdes*). Son extrémité opposée est unie à la concavité de la crosse aortique, au moyen d'un prolongement fibreux qui constitue le *ligament artériel, pulmo-aortique* (Chauss).

L'artère pulmonaire ne fournit aucun rameau dans son trajet ; les deux branches qui la terminent se dirigent vers l'un et l'autre poumon, et vont concourir à la formation du pédicule ou de la racine de cet organe. Enveloppées à leur origine par le péricarde, elles en sortent bientôt pour gagner la face interne du poumon. La branche droite est un peu plus longue et un peu plus grosse que la gauche ; elle passe transversalement derrière la partie ascendante de l'aorte et la veine cave supérieure. La gauche se dirige obliquement au-devant de l'aorte descendante, au-dessous de la crosse de ce vaisseau. Toutes deux, chacune de leur côté, sont placées en avant de la bronche et en arrière des veines pulmonaires correspondantes; après quoi, elles se divisent en deux branches : l'une pour le lobe supérieur, l'autre pour le lobe inférieur des poumons. Il y a seulement cette différence, entre la droite et la gauche, que la branche supérieure de la bifurcation de la première se subdivise dès son origine en deux rameaux, l'un pour le lobe supérieur, l'autre pour le lobe moyen du poumon droit; de sorte que le tronc artériel pulmonaire droit paraît trifide.

Dans le poumon, l'artère pulmonaire se subdivise à peu près comme les bronches ; ses divisions restent accolées à celles-ci, et, parvenues à une extrême ténuité, elles se répandent dans les parois des cellules pulmonaires qu'elles concourent à former, et se continuent avec les veines pulmonaires.

Développement. Le développement de l'artère pulmonaire est nécessairement lié, jusqu'à un certain point, à celui des poumons. On ne commence à l'apercevoir qu'à la quatrième semaine de la vie intra-utérine ; mais alors bien différente de l'artère pulmonaire de l'adulte, elle n'a pas de branches qui se portent aux poumons, son tronc se continue, sans se diviser, jusqu'à l'aorte, et s'abouche avec elle au-dessous de sa crosse. Comme on le voit, à cette époque l'artère pulmonaire ne mérite guère le nom qu'elle porte; elle représente tout simplement une des racines de l'aorte qui naît à la fois des deux ventricules du cœur.

Vers la huitième semaine, une disposition différente commence à s'établir ; on voit apparaître deux rameaux très fins qui s'étendent des parties latérales de l'artère pulmonaire vers les poumons rudimentaires, de sorte que ce vaisseau se compose alors de trois parties : 1° d'un tronc qui remonte depuis le ventricule droit jusqu'à l'origine des rameaux précédens; 2° de ces rameaux eux-mêmes; 3° d'un canal qui s'étend depuis ces rameaux jusqu'à l'aorte, et qui constitue le *canal artériel* de Botal. A cette époque, il existe une très grande disproportion de volume, à l'avantage du canal artériel, entre lui et les branches pulmonaires de ce vaisseau, ce canal conserve sensiblement le même calibre que le tronc de l'artère.

A mesure qu'on s'éloigne de l'époque qui vient d'être fixée, on voit se modifier graduellement les proportions que je viens d'établir : les branches de l'artère pulmonaire deviennent de plus en plus grosses, tandis que le canal artériel diminue de volume ; à l'époque de la naissance , ces vaisseaux ont sensiblement la même capacité , souvent même les branches pulmonaires sont supérieures, sous ce rapport, au canal artériel.

Après la naissance, les parois du canal artériel reviennent promptement sur elles-mêmes ; ce canal s'oblitère, et se transforme en un cordon fibreux que j'ai décrit précédemment.

En résumé, d'abord point d'artère pulmonaire proprement dite ; le tronc de ce vaisseau est une racine de l'aorte ; ensuite, dans une seconde période qui comprend les derniers mois de la vie intra-utérine, l'artère pulmonaire a réellement deux destinations : elle continue à être une racine de l'aorte, et cependant elle appartient déjà aux poumons par les deux branches qu'elle y envoie ; elle est semi-aortique et semi-pulmonaire. Enfin, dans une troisième période qui commence à la naissance, le vaisseau que je décris se sépare nettement de l'aorte par l'oblitération du canal artériel, et devient exclusivement pulmonaire.

Le tronc de l'artère pulmonaire se forme-t-il primitivement, comme l'assure Meckel , par une scission dans le sens longitudinal de l'artère aorte , scission de laquelle résulteraient ainsi deux troncs distincts , celui de l'aorte et celui de l'artère pulmonaire ? Je n'ose pas l'assurer.

Variétés. On voit quelquefois le canal artériel persister plus ou moins long-temps après l'époque de la naissance. D'autres fois il se rend dans l'artère sous-clavière gauche au lieu de se terminer dans l'aorte. On a vu l'artère pulmonaire naître du ventricule gauche , tandis que l'aorte se détachait du ventricule droit. Burns a trouvé un fœtus chez lequel l'aorte et l'artère pulmonaire émanaient du cœur par un tronc commun. Hunter a rencontré l'artère pulmonaire oblitérée à son origine , et recevant du sang seulement par le canal artériel. M. le docteur Baron a montré récemment à l'Académie un jeune enfant sur lequel l'aorte naissait à la fois des deux ventricules, et fournissait une branche à chaque poumon ; le tronc de l'artère pulmonaire n'existait point à proprement parler, ou plutôt il était confondu avec celui de l'aorte.

SECTION DEUXIÈME.

Système artériel aortique.

Bien différent du précédent, le système artériel aortique s'étend à tous les organes, et leur porte le sang nécessaire pour leur nutrition. Son tronc constitue l'artère *aorte*.

L'aorte, ἀορτή des Grecs, *aorta* des Latins, *arteria magna*, s'étend depuis le cœur jusqu'au niveau de la quatrième vertèbre lombaire, où elle se termine en se bifurquant.

Née de la partie antérieure et supérieure du ventricule gauche, qu'on nomme pour cela *aortique*, elle adhère à ce ventricule, mais ne se confond pas avec lui ainsi qu'on l'a déjà vu plus haut.

Aussitôt après son origine, elle se porte en haut, à droite et en avant en croisant la partie postérieure de l'artère pulmonaire, et décrit ainsi, dans l'intérieur même du péricarde, une légère courbure à convexité dirigée à droite et en avant. A sa sortie du péricarde, elle se recourbe de droite à gauche et d'avant en arrière, au-devant de la trachée artère, et parvenue au niveau du côté gauche du corps de la troisième vertèbre dorsale, elle descend un peu obliquement sur la partie latérale gauche du rachis jusqu'au bas de la poitrine, passe entre les piliers du diaphragme, parvient dans l'abdomen et repose jusqu'à sa terminaison sur la face antérieure de la colonne vertébrale.

Ce trajet de l'aorte permet de la diviser en trois portions distinctes, savoir : l'*aorte ascendante*, la *crosse de l'aorte* et l'*aorte descendante.*

1° L'*aorte ascendante* (1) comprend, chez l'homme, toute la portion de l'aorte renfermée dans le péricarde. Elle est en rapport, *en avant*, avec l'artère pulmonaire qui croise obliquement sa direction, et par son intermédiaire avec la face postérieure du sternum. *En arrière*, elle recouvre l'oreillette gauche, la partie postérieure du péricarde, la branche droite de l'artère pulmonaire et l'origine des bronches. *A droite*, elle est contiguë à la veine cave supérieure et à l'oreillette droite. *A gauche*,

---

(1) Il faut bien la distinguer de l'*aorte ascendante des mammifères*, branche de bifurcation de l'aorte d'où émanent les troncs artériels destinés aux parties supérieures ou antérieures du corps.

elle avoisine l'artère pulmonaire après avoir croisé sa face postérieure (1). Toute la portion de l'aorte comprise dans le péricarde est, du reste, entourée par le feuillet séreux de ce sac membraneux.

2° *La crosse de l'aorte* commence au-dessus du péricarde et finit sur le côté de la troisième vertèbre dorsale. Sa direction est oblique de droite à gauche et d'avant en arrière. Elle est en rapport, en *avant et à gauche*, avec le poumon gauche, les nerfs diaphragmatique et pneumo-gastrique gauches, le thymus quand il existe, et la face postérieure du sternum. En *arrière et à droite*, elle appuie sur la trachée, l'œsophage, le canal thoracique, le nerf récurrent, et médiatement sur la colonne vertébrale. La *convexité* de sa courbure, dirigée en haut et à gauche, vers le col, avoisine la veine sous-clavière gauche, et donne naissance à trois gros troncs artériels. Sa *concavité*, tournée en bas et à droite, est en rapport avec un grand nombre de ganglions lymphatiques, et un peu à gauche, avec la bronche gauche qu'elle embrasse. Le nerf récurrent du même côté la contourne, en décrivant autour d'elle une anse dont la concavité est tournée en haut. Le ligament artériel vient s'insérer à sa partie inférieure.

3° *L'aorte descendante* commence à la fin de la crosse, sur le côté gauche du corps de la troisième vertèbre dorsale, et comprend tout le reste de l'étendue de l'aorte. Elle se divise elle-même en deux portions, l'une *thoracique*, l'autre *abdominale*.

L'aorte descendante thoracique descend le long de la partie latérale gauche de la colonne vertébrale, dans la partie postérieure du médiastin. Elle répond, *en avant*, à la racine du poumon gauche, au péricarde, et tout-à-fait inférieurement à l'œsophage. *En arrière*, elle repose sur la partie antérieure et gauche du corps des vertèbres et sur la plèvre. *A droite*, elle est contiguë au canal thoracique, à la veine azygos et à l'œsophage supérieurement. *A gauche*, elle est en rapport avec le poumon gauche dont la sépare le feuillet correspondant du médiastin.

L'aorte descendante abdominale traverse l'hiatus aortique du

____

(1) Comme on le voit, celle-ci contourne le commencement de l'aorte en pas de vis, de droite à gauche et d'avant en arrière.

diaphragme, avec l'origine du canal thoracique, et la veine azygos qui sont en arrière d'elle, et se place à peu près sur le milieu de la colonne vertébrale au-devant de laquelle elle descend. Elle est en rapport, *en avant* et de haut en bas ; avec l'estomac, le pancréas, le duodénum, la veine rénale gauche, l'intestin grêle et le bord postérieur ou adhérent du mésentère ; *en arrière*, avec le corps des vertèbres lombaires ; *à droite*, avec la veine cave inférieure ; *à gauche*, avec le commencement du feuillet gauche du mésentère.

Près de son origine, l'aorte présente trois petites dilatations qui répondent aux trois valvules sigmoïdes et qu'on nomme *petits sinus de l'aorte*. Vers la convexité de sa crosse, on remarque une dilatation plus grande que celles-ci, surtout chez les vieillards, dilatation qu'on appelle le *grand sinus de l'aorte*.

Variétés. Les variétés de l'aorte sont nombreuses et d'autant plus remarquables que la plupart représentent des dispositions normales chez les animaux. Ainsi, on l'a vu naître en même temps des deux ventricules ; quelquefois la crosse manque, et l'aorte se divise, à son origine, en deux troncs, dont l'un fournit les artères de la tête et des membres supérieurs, tandis que l'autre constitue l'aorte descendante ; ou bien ces deux troncs, après avoir fourni les artères précédentes, se réunissent de nouveau, et reprennent la disposition normale, après avoir passé l'un devant, l'autre derrière la trachée. Il n'est pas très rare non plus de voir l'aorte se recourber à droite, avec ou sans inversion analogue des organes de la poitrine. Par fois aussi, la division de cette artère en iliaques primitives a lieu plus haut ou plus bas que de coutume, etc. Les variétés d'origine de ses branches sont encore plus nombreuses ; j'en parlerai seulement à l'occasion de celles-ci.

Les branches fournies par l'aorte peuvent être divisées en celles de chacune des portions et en celles qui la terminent.

CHAPITRE PREMIER.

Branches fournies par l'aorte ascendante.

Les branches de l'aorte ascendante sont peu nombreuses : quelques petites se répandent dans le péricarde ; mais les seules qui méritent une description soit les artères *cardiaques* ou *coronaires*, ainsi nommées parce qu'elles entourent la base du cœur d'une sorte de couronne.

Artères cardiaques.

Les *artères cardiaques* sont ordinairement au nombre de deux, quelquefois de trois et même de quatre. On les divise en *antérieure* et en *postérieure*, plutôt à cause de leur distribution, qu'en raison de leur origine; car sous ce rapport elles sont l'une *droite*, l'autre *gauche*. Cette origine se fait remarquer dans l'intérieur de l'aorte tantôt au-dessus, tantôt au-dessous du bord libre des valvules sygmoïdes, par fois au niveau de ces valvules. Leur volume est à peu près égal ; et si l'orifice de la gauche, dans l'aorte, paraît plus grand que celui de la droite, c'est qu'il est plus oblique.

Les artères cardiaques s'anastomosent fréquemment entre elles et avec les artères bronchiques, par les rameaux qu'elles envoient aux artères pulmonaires et à l'aorte. Suivant *Sœmmering*, la droite s'anastomose, en outre, par des ramuscules qui se portent sur les veines caves, avec les rameaux des artères diaphragmatiques, thymiques, mammaires internes et rénales. Toutes deux sont très flexueuses, de manière à se prêter plus facilement aux variations de volume du cœur. Les oreillettes n'en reçoivent que de petits rameaux; les ventricules, au contraire, en ont de très volumineux, particulièrement le gauche.

Artère cardiaque gauche ou *antérieure*. Née de l'aorte au côté gauche de l'artère pulmonaire, elle descend ensuite obliquement en avant et à gauche, cachée d'abord par l'artère pulmonaire, puis par l'appendice auriculaire correspondant, et gagne ensuite le sillon de la face antérieure du cœur qu'elle parcourt jusqu'à sa pointe, où elle s'anastomose avec la cardiaque postérieure.

Au-dessous de l'appendice auriculaire, l'artère cardiaque antérieure donne une branche qui marche transversalement dans le sillon auriculo-ventriculaire gauche, envoie en haut des rameaux à l'oreillette gauche, en bas au ventricule du même côté, et se termine, soit sur le bord gauche du cœur, soit dans le sillon postérieur, où elle s'anastomose avec la cardiaque postérieure. Elle fournit également un rameau grêle, qui remonte, entre l'artère pulmonaire et l'aorte et se distribue à ces vaisseaux.

Dans le sillon antérieur du cœur, cette artère donne de petits rameaux à la cloison inter-ventriculaire, tandis que d'autres s'en détachent latéralement, pour se porter à droite, dans l'épaisseur du ventricule droit, à gauche, dans le ventricule correspondant. Parmi ces derniers, qui sont généralement plus volumineux que les autres, on en voit assez souvent un qui gagne le bord obtus du cœur, et s'anastomose, près de son sommet, avec un rameau analogue de la cardiaque postérieure.

Artère cardiaque droite ou *postérieure.* Celle-ci, un peu plus longue que la précédente, naît de l'aorte, au côté droit de l'artère pulmonaire. Elle se porte aussitôt dans le sillon auriculo-ventriculaire droit, contourne le bord droit du cœur en formant des flexuosités, arrive au sillon postérieur, le parcourt, en se portant ordinairement un peu à droite, et se termine au sommet de cet organe, en s'anastomosant avec la cardiaque gauche.

Peu après sa naissance, l'artère cardiaque postérieure fournit de petits rameaux au tissu cellulo-graisseux qui l'entoure, à l'aorte et à l'artère pulmonaire. Un peu plus loin, des rameaux ascendans vont à l'oreillette droite, et des rameaux descendans, plus volumineux, au ventricule correspondant. Au moment où elle se recourbe pour gagner le sillon postérieur du cœur, elle donne une branche qui se porte dans le sillon auriculo-ventriculaire gauche, et s'anastomose avec une branche analogue fournie par la cardiaque gauche.

Dans le sillon longitudinal postérieur, la cardiaque droite se comporte absolument comme la gauche, dans le sillon longitudinal antérieur.

CHAPITRE SECOND.

Branches fournies par la crosse de l'aorte.

La crosse de l'aorte envoie, par sa convexité, trois troncs volumineux vers la tête et les membres thoraciques, troncs qui sont de droite à gauche : le *tronc brachio-céphalique*, la *carotide primitive* et le *tronc brachial gauche*.

En raison de la direction oblique de la crosse aortique, ces trois troncs ne sont pas placés sur le même plan : le tronc brachio-céphalique, en effet, est plus antérieur, tandis que la sous-clavière gauche est plus postérieure et un peu plus inférieure que les deux autres.

Les troncs fournis par la crosse de l'aorte présentent souvent des variétés à leur origine ; tantôt leur *nombre* est changé, et tantôt le nombre restant le même, il y a cependant modification dans l'*espèce* et dans la *disposition*.

1° Le nombre des troncs fournis par la crosse de l'aorte peut être augmenté ou diminué.

Les circonstances qui peuvent produire l'augmentation de ces troncs, sont : l'origine à la crosse de l'aorte de l'une des *vertébrales*, de la gauche le plus souvent, de l'une des *thyroïdiennes inférieures* ou de la *thyroïdienne moyenne de Neubauer*, artère anormale qui remonte au-devant de la trachée-artère, vers le corps thyroïde ; l'origine d'une des *mammaires internes* ; l'absence du tronc brachio-céphalique, et la séparation, dès leur origine, des artères carotide et sousclavière droites.

Les circonstances qui peuvent rendre moins nombreux que de coutume les troncs qui émanent de la crosse de l'aorte, sont les suivantes : l'existence de deux troncs innominés, l'un à droite, l'autre à gauche ; la réunion des deux carotides et des deux sous-clavières, en un seul tronc semblable à l'*aorte ascendante* des mammifères ; l'existence d'un tronc commun pour les carotides et d'un autre pour les deux sous-clavières ; la production de la sous-clavière droite et des deux carotides par le tronc innominé.

2° On conçoit facilement que de la combinaison de quelques-unes des précédentes variétés, puissent résulter des anomalies d'un autre ordre, dans lesquelles le nombre des troncs fournis par la crosse aortique reste fixé comme de coutume. Ainsi l'origine d'une vertébrale, d'une thyroïdienne, d'une mammaire interne, peut coexister avec la disposition trifide du tronc innominé, ou bien avec l'existence de deux troncs innominés, l'un droit et l'autre gauche, etc. etc.

3° Enfin, les variétés des troncs qui viennent de la crosse de l'aorte peuvent consister principalement dans un changement, une transposition d'origine. Ainsi, l'artère sous-clavière droite, branche du tronc innominé, vient quelquefois la dernière de la crosse de l'aorte ; d'autres fois, la sous-clavière gauche est, au contraire, produite avant toutes les autres; chez certains sujets, la carotide gauche vient du tronc brachio-céphalique, et la droite de la crosse de l'aorte, etc. etc.

ARTICLE PREMIER.

Artère brachio-céphalique.

L'artère brachio-céphalique, *tronc innominé* des auteurs, naît de la partie droite de la convexité de la crosse de l'aorte. Séparée de l'artère carotide primitive gauche par un intervalle triangulaire qu'occupe la trachée artère, elle monte un peu obliquement en dehors, et au bout d'un pouce environ de trajet, elle se divise en deux grosses branches, la *carotide primitive droite* et le *tronc brachial* du même côté.

Le tronc brachio-céphalique répond *en avant*, à la veine sous-clavière gauche, au thymus quand il existe, au sternum, à l'extrémité inférieure des muscles sterno-thyroïdien et sterno-hyoïdien, et même plus superficiellement au tendon sternal du sterno-cléido-mastoïdien. *En arrière*, il est en rapport avec la trachée dont il croise obliquement la direction, avec le muscle long du col du côté droit, et près de sa terminaison, avec le nerf récurrent du même côté. *En bas*, il touche la plèvre et médiatement le sommet du poumon droit. *En haut*, dans l'espace qui le sépare de la carotide primitive gauche, il est contigu à la trachée et à l'œsophage. Il ne fournit ordinairement aucune branche dans son trajet.

Variétés. Le tronc brachio-céphalique donne quelquefois la thyroïdienne inférieure de *Neubauer* que j'ai précédemment décrite. On l'a vu fournir la mammaire interne droite. Il manque lui-même complètement chez certains sujets, tandis que chez d'autres il est trifide, et fournit surnumérairement la carotide primitive gauche, ou la sous-clavière de ce côté.

ARTICLE SECOND.

Artère carotide primitive.

Les *artères carotides primitives*, *troncs céphaliques* (CHAUSSIER), n'ont pas la même origine : la droite vient du tronc brachio-céphalique, la gauche émane directement de la crosse de l'aorte. Toutes deux s'étendent jusqu'au larynx et s'y terminent, au niveau du bord supérieur du cartilage thyroïde, en se divisant en deux branches qui forment la *carotide externe* et la *carotide interne*. Semblables pour le volume, les carotides diffèrent entre elles sous le rapport de l'étendue. La droite est, en effet, plus courte que la gauche de toute la longueur du tronc brachio-céphalique ; elle est aussi située sur un plan plus antérieur qu'elle près de son origine. Toutes deux montent un peu obliquement en dehors, au-devant de la colonne vertébrale, laissant entre elles un intervalle occupé, en bas, par la trachée et l'œsophage, en haut, par l'extrémité inférieure du pharynx et le larynx.

Dans le trajet que l'artère carotide primitive gauche parcourt dans le thorax, elle a des rapports particuliers qu'il est important d'indiquer : elle est recouverte *en avant* par la veine sous-clavière gauche, le thymus, les muscles sterno-hyoïdien et sterno-thyroïdien qui la séparent du sternum ; elle répond, *en arrière* aux artères vertébrale et sous-clavière gauches ; elle est contiguë *en dedans* à la trachée et à l'œsophage, *en dehors* à la plèvre.

Dans la région cervicale, au contraire, les rapports des deux artères sont identiquement les mêmes. *En avant*, elles sont recouvertes par les muscles sterno-mastoïdien, sterno-hyoïdien, sterno-thyroïdien et par le scapulo-hyoïdien qui les croise obliquement ; le peaucier, qui en est séparé inférieurement par ces muscles, les recouvre immédiatement en haut ; enfin, l'anse nerveuse de l'hypoglosse et la veine thyroïdienne supérieure sont aussi en rapport immédiat avec elles. *En arrière*, elles reposent sur la colonne cervicale, dont les séparent les muscles droit antérieur de la tête et long du col, l'artère thyroïdienne inférieure et le nerf grand sympathique. *En dedans*, elles sont en rapport avec l'œsophage, surtout la gauche, et en outre avec la trachée, le larynx, l'extrémité inférieure du pharynx, et le corps thyroïde qui quelquefois se prolonge au-devant d'elles. *En dehors*, elles sont côtoyées par la veine jugulaire interne, les nerfs vague et grand sympathique, et au milieu du col par la branche descendante du nerf grand hypoglosse. Quelquefois, quand la veine jugulaire interne est très gonflée, elle recouvre entièrement la carotide. Du reste, toutes ces parties sont réunies en un faisceau par un tissu cellulaire filamenteux fort lâche.

Les artères carotides primitives ne fournissent ordinairement aucun vaisseau dans leur trajet ; aussi conservent-elles leur calibre jusqu'au moment de leur division.

Variétés. Les carotides primitives naissent quelquefois de l'aorte par un tronc commun, et embrassent la trachée artère en se séparant. La carotide droite peut venir du tronc brachiocéphalique, et passer immédiatement après au-devant de la trachée. Chez certains sujets, elles se bifurquent prématurément. D'autres fois, suivant *A. Burns*, elles se prolongent, au contraire, sans se diviser jusqu'à la base du crâne. Pour mon compte, j'ai vu plusieurs fois cette division n'avoir lieu qu'au niveau de l'angle de la mâchoire. Quelquefois aussi, par exception rare, elles donnent naissance à quelques branches, les thyroïdiennes supérieures et même les inférieures, comme je l'ai observé. *Neubauer* parle même d'une branche thymique et de la mammaire interne du côté droit, qu'il a vu naître de la carotide primitive correspondante, etc.

§ Ier *Artère carotide externe.*

L'artère carotide externe, carotide faciale. Chauss., s'étend depuis le bord supérieur du larynx jusqu'au niveau du col du condyle de la mâchoire inférieure, où elle se divise en deux branches, la *temporale* et la *maxillaire interne.*

Spécialement destinée à la face et à l'extérieur du crâne, l'artère carotide externe offre un volume égal à celui de la carotide interne chez l'adulte, parce que, chez lui, le crâne et la face sont à peu près également développés ; elle est, au contraire, plus petite que celle-ci chez l'enfant, à cause de la prédominance du crâne sur la face à cette époque de la vie.

A son origine, elle est située en dedans et en avant de la carotide interne ; mais au niveau du bord inférieur du muscle digastrique, elle la croise en se portant en dehors. Continuant son trajet ascendant, elle se rapproche de l'angle de la tête, puis monte verticalement entre le pavillon de l'oreille et la branche de la mâchoire.

Inférieurement, la carotide externe est superficielle et se trouve seulement cachée par le muscle peaucier, l'aponévrose cervicale et la peau. Partout ailleurs elle est en rapport, *en dehors*, avec le ventre postérieur du muscle digastrique, le nerf grand hypoglosse, le muscle stylo-hyoïdien et la glande parotide, *en dedans*, avec la carotide interne, les muscles stylo-pharyngien, stylo-glosse et l'apophyse styloïde du temporal. Au niveau de la parotide, cette artère est reçue dans un sillon de la face interne de cette glande, et se trouve de toutes parts embrassée par elle.

Les artères fournies par la carotide externe sont divisées en *antérieures*, *postérieures*, *internes* et *supérieures* ou *terminales*. Elle en envoie, en outre, quelques autres plus petites, variables pour le nombre et le volume, à la peau, aux muscles peaucier, sterno-mastoïdien, sterno-hyoïdien, digastrique, stylo-hyoïdien et à la glande parotide.

Branches antérieures de la carotide externe.

Les branches antérieures de la carotide externe sont : la *thyroïdienne supérieure*, la *linguale* et la *faciale*.

Artère thyroïdienne supérieure.

L'artère thyroïdienne supérieure, proportionnellement plus volumineuse chez l'enfant que chez l'adulte, naît de la carotide externe, près de son origine, quelquefois du même point qu'elle, quelquefois aussi d'un tronc commun avec la linguale, ou bien encore de la carotide primitive elle-même. Elle descend ensuite en dedans et en avant, en décrivant quelques sinuosités, et se recourbe sur le côté du larynx, pour se porter verticalement sur le sommet du lobe correspondant du corps thyroïde, où elle se termine en se divisant.

En haut, elle est seulement recouverte par la peau et le peaucier, et plus bas par les muscles omoplat-hyoïdien, sterno-hyoïdien, sterno-thyroïdien et par l'aponévrose cervicale.

Dans son trajet, la thyroïdienne supérieure envoie successivement des rameaux à chacun des muscles précédens : elle donne, en outre, d'abord un *rameau laryngé*, plus bas, un *rameau crico-thyroïdien*, et à une hauteur variable, un autre à peu près constant au muscle sterno-mastoïdien.

Rameau laryngé. D'un volume variable, ce rameau naît quelquefois directement de la carotide externe. Accompagné du nerf laryngé du pneumo-gastrique, il se dirige transver-

salement entre le muscle thyro-hyoïdien et la membrane de
même nom, à laquelle il envoie quelques ramuscules qui s'a-
nastomosent en avant avec ceux du côté opposé. Après un
court trajet, il traverse la membrane thyro-hyoïdienne, pénètre
dans le larynx, entre les cartilages thyroïde et cricoïde, et s'y
divise en deux rameaux secondaires, un qui monte se ramifier sur la face antérieure de l'épiglotte, l'autre qui descend
derrière le cartilage thyroïde et se subdivise en rameaux plus
petits, qui se perdent dans les muscles crico-arythénoïdiens
postérieur et latéral, crico-thyroïdien et, dans la membrane
muqueuse du larynx.

Rameau crico-thyroïdien. Celui-là, plus petit que le précédent se porte obliquement en bas et en avant, au-devant de la
membrane crico-thyroïdienne sur laquelle il se termine en s'a-
nastomosant avec celui du côté opposé. Il fournit dans son
trajet des ramuscules peu importans, aux muscles thyro-hyoïdien et crico-thyroïdien, et en envoie quelques autres à la membrane muqueuse du larynx, à travers les trous de la membrane
crico-thyroïdienne.

Rameau sterno-mastoïdien. Né de la thyroïdienne supérieure en un point qui peut varier, mais le plus souvent entre
les deux précédens, ce rameau descend un peu obliquement
en dehors, croise la direction de la carotide primitive et va se
distribuer dans la face interne du muscle sterno-mastoïdien.

Parvenue enfin au sommet du corps thyroïde, l'artère thyroïdienne supérieure se divise ordinairement en trois branches :
l'une *interne*, suit le bord correspondant de la glande et
s'anastomose par arcade avec celle du côté opposé ; l'autre
externe, se ramifie dans le côté externe du même organe ; la
troisième enfin, *moyenne*, descend entre le corps thyroïde
et la trachée. Toutes trois pénètrent dans l'épaisseur du corps
thyroïde, se distribuent dans son tissu et s'y anastomosent
avec les dernières divisions des autres artères thyroïdiennes.

Artère faciale (1).

L'artère faciale, *labiale, maxillaire externe*, des auteurs,

---

(1) Je décris cette artère avant la linguale qui vient plus bas qu'elle
de la carotide externe, parceque dans les dissections, on doit procéder
dans le même ordre pour ménager le plus possible les parties.

palato-labiale. (Chauss.), est particulièrement destinée à la face, ainsi que son nom l'indique. Née de la carotide externe, au-dessus de la linguale et quelquefois avec celle-ci par un tronc commun, elle se porte ensuite obliquement en avant et un peu en dehors, vers le bord inférieur de l'os maxillaire inférieur, se recourbe en haut, sur cet os, monte obliquement en avant, entre les muscles triangulaire et masseter, jusqu'au niveau de la commissure des lèvres, s'engage sous le point de réunion des muscles canin, grand zygomatique et triangulaire, arrive sur le côté du nez, et se termine au grand angle de l'œil en s'anastomosant avec l'ophthalmique.

Dans ce long trajet, la faciale décrit de nombreuses flexuosités. *Au col*, elle est recouverte par le nerf grand hypoglosse, par les muscles stylo-hyoïdien, digastrique et par la glande sous-maxillaire dans un sillon de laquelle elle se trouve reçue. *A la face*, depuis la base de la mâchoire, jusqu'au moment où elle s'engage sous les muscles de la commissure des lèvres, elle est seulement en rapport en dehors avec la peau et le muscle peaucier, tandis que dans le reste de son trajet, elle est séparée des tégumens par une couche assez épaisse de tissu cellulaire graisseux. Dans tout son trajet, elle répond successivement en dedans, à l'os maxillaire inférieur, à une couche épaisse de tissu cellulo-graisseux qui la sépare du muscle buccinateur, à l'orbiculaire des lèvres, à l'élévateur commun de l'aile du nez et de la lèvre supérieure, à l'élévateur propre de celle-ci.

Les branches fournies par la faciale peuvent être divisées en *sous-maxillaires*, et en *sus-maxillaires ou faciales* proprement dites.

Branches sous-maxillaires. Les branches sous-maxillaires de la faciale sont assez nombreuses ; quelques-unes, inférieures, descendent dans les muscles de la région sus-hyoïdienne ; d'autres, supérieures, vont à l'os maxillaire, à la glande sous-maxillaire ; au muscle ptérigoïdien interne, à la muqueuse de la bouche et à la partie latérale de la langue. Deux d'entre elles seulement méritent une description particulière, la *palatine inférieure* et la *sous-mentale*.

Ordinairement d'un petit volume, *l'artère palatine inférieure* naît de la faciale près de son origine, quelquefois de la carotide externe elle-même ou de la pharyngienne inférieure.

Elle monte aussitôt entre les muscles stylo-pharyngien et stylo-glosse auxquels elle envoie quelques rameaux ; puis elle s'applique sur la partie latérale du pharynx, au niveau de l'intervalle des piliers du voile du palais, et se divise en un grand nombre de ramuscules, dont les uns se distribuent à l'amygdale, au pharynx et à la partie correspondante de la langue , tandis que les autres remontent jusqu'à la trompe d'Eustachi et au voile du palais, où ils s'anastomosent avec ceux de la palatine supérieure et de la pharyngienne inférieure.

L'artère sous-mentale , plus volumineuse que la précédente , naît de la faciale près de la base de la mâchoire inférieure. Dirigée en avant, le long de l'attache supérieure du muscle mylo-hyoïdien et recouverte en dehors par le muscle peaucier , elle arrive au bord externe du ventre antérieur du muscle digastrique, où elle se divise en deux ordres de rameaux : les uns, *supérieurs,* se distribuent dans les muscles digastrique et mylo-hyoïdien, ou traversent ce dernier et vont s'anastomoser avec l'artère sub-linguale qui , quelquefois même est exclusivement constituée par l'un d'eux ; les autres passent au-dessous de l'insertion maxillaire du digastrique, s'anastomosent sur la ligne médiane avec ceux du côté opposé, et se distribuent à la peau et au muscle peaucier, ou se recourbent en haut sur les muscles du menton, et communiquent avec des rameaux des artères dentaire et labiale inférieures.

Branches sus-maxillaires. Les branches sus-maxillaires de la faciale sont divisées en *postérieures* et en *antérieures.*

Les postérieures, très nombreuses mais peu constantes, vont se distribuer successivement aux parties qui occupent la région postérieure de la face et particulièrement aux muscles masséter, zygomatique et buccinateur, à la peau, au muscle peaucier, au tissu cellulo-graisseux de la joue, à la parotide et à son canal excréteur. Elles communiquent largement avec la transversale de la face, la buccale et la sous-orbitaire , et envoient quelques rameaux jusque dans l'épaisseur de la membrane muqueuse de la joue.

Les branches antérieures, également très nombreuses, se distribuent successivement aux muscles triangulaire et carré, au tissu cellulaire, à la peau et s'anastomosent, en bas , avec la dentaire inférieure, en haut avec l'ophthalmique. Parmi elles les plus constantes et les plus volumineuses sont les coronaires , au nombre de deux, l'une *supérieure*, l'autre *inférieure*, et les *dorsales du nez*.

La *coronaire ou labiale inférieure*, née plus ou moins loin de la commissure, se dirige en serpentant sous le muscle triangulaire, monte obliquement en avant, entre la muqueuse et les muscles carré et orbiculaire, et n'atteint le bord libre de la lèvre inférieure que près de la ligne médiane, où elle se recourbe et s'anastomose avec celle du côté opposé. Il résulte de là qu'une portion du bord libre de cette lèvre manque d'artère en dehors ; mais celle-ci s'y trouve ordinairement remplacée par un rameau qu'y envoie soit la faciale elle-même, soit la coronaire supérieure.

Dans son trajet la coronaire inférieure fournit des rameaux nombreux à la muqueuse labiale , aux muscles carré , triangulaire, releveur du menton et orbiculaire, au tissu cellulaire et à la peau. Inférieurement, plusieurs de ces rameaux s'anastomosent avec ceux des artères dentaire inférieure et sous-mentale.

La *coronaire ou labiale supérieure*, flexueuse comme la précédente, naît de la faciale, un peu au-dessus de la commissure des lèvres. Elle se porte ensuite transversalement dans l'épaisseur de la lèvre supérieure, non loin de son bord libre , et, comme la précédente, entre les muscles et la muqueuse. Sur la ligne médiane, elle se divise en plusieurs rameaux, le plus souvent seulement en deux, parmi lesquels l'un s'abouche transversalement avec l'artère coronaire supérieure du côté opposé, tandis que l'autre, sous le nom d'*artère de la cloison*, remonte verticalement dans la sous-cloison du nez, la parcourt d'arrière en avant, et se termine dans le lobe du nez en s'anastomosant avec une des artères de cette partie. L'artère coronaire supérieure se distribue du reste, comme l'inférieure, aux parties constituantes de la lèvre correspondante et aux gencives, dans l'épaisseur desquelles elle s'anastomose avec l'alvéolaire supérieure.

Les *artères dorsales du nez*, très variables pour le nombre et le volume, se portent transversalement sur le dos du nez , se distribuent à toutes les parties qui entrent dans la composition de cet organe et s'anastomosent sur la ligne médiane avec celles du côté opposé. L'une d'elles, connue sous le nom d'*artère de l'aile du nez*, se divise en descendant en deux petits rameaux, dont un suit le bord inférieur du cartilage de l'ouverture du nez et s'abouche avec l'artère de la sous-cloison, tandis que l'autre se perd près du bord supérieur du même cartilage. Supérieurement les branches dorsales du nez s'anastomosent avec des rameaux de l'ophthalmique. Quelques-unes de leurs dernières ramifications parviennent à la membrane pituitaire, soit en se réfléchissant sur le bord libre des narines, soit en y pénétrant par l'intervalle des cartilages.

Quelquefois la faciale se termine à la commissure des lèvres, et se trouve suppléée dans le reste de son étendue par la sus-orbitaire, l'ophthalmique, ou même la transversale de la face.

Artère linguale.

L'artère linguale prend naissance à la partie antérieure de la carotide externe, entre la thyroïdienne supérieure et la faciale, quelquefois du même tronc que celle-ci; elle est très volumineuse. Cachée, près de son origine, par le nerf grand hypoglosse, les muscles digastrique et stylo-hyoïdien, elle se dirige horizontalement en dedans et en avant, et s'engage immédiatement au-dessus de l'os hyoïde, entre les muscles constricteur moyen du pharynx et hyo-glosse. Au niveau du bord antérieur de ce dernier, elle devient verticale, et s'insinue entre le muscle hyo-glosse et le génio-glosse, puis entre celui-ci et la glande sub-linguale. En ce point, elle change de nouveau de direction, devient horizontale et antéro-postérieure, s'avance entre les muscles lingual et génio-glosse jusqu'à la pointe de la langue, où elle se termine en s'anastomosant avec celle du côté opposé. Dans cette dernière partie de son trajet, l'artère linguale porte le nom de *ranine*, et se trouve accompagnée par le nerf du même nom. Elle présente ainsi trois portions distinctes par la direction qu'elles affectent : la première, horizontale ; la seconde, verticale ; la troisième, de nouveau horizontale.

Dans sa première portion, l'artère linguale fournit au muscle hyo-glosse plusieurs rameaux, dont quelques-uns traversent

ce muscle et vont se porter au thyro-hyoïdien, au stylo-hyoïdien, au génio-glosse, au digastrique, etc. ; tandis que d'autres
vont au muscle constricteur moyen du pharynx. Supérieurement, en outre, elle donne une branche un peu plus grosse que
les précédentes, qu'on nomme *dorsale de la langue.*

L'artère dorsale de la langue n'existe pas toujours ; parfois, au
contraire, elle est multiple, remonte sur la base de la langue,
et se divise en rameaux plus ou moins nombreux qui se perdent dans cette partie, dans le muscle stylo-glosse, dans l'é-
piglotte, dans les amygdales et dans les piliers du voile du palais.

Dans sa deuxième portion, ou portion verticale, la linguale
envoie plusieurs rameaux au muscle génio-glosse : l'un deux,
plus volumineux, constitue l'*artère sub-linguale.*

L'artère sub-linguale se porte horizontalement en avant, entre
le mylo-hyoïdien et le génio-glosse, au-dessous de la glande
sub-linguale, et fournit des ramifications nombreuses à toutes
ces parties, ainsi qu'au ventre antérieur du muscle digastrique
et à la muqueuse buccale voisine. Quelques-uns de ses rameaux
de terminaison s'anastomosent avec ceux de l'artère opposée,
et avec d'autres fournis par la sous-mentale. Quelquefois
même, comme je l'ai déjà dit, celle-ci donne la sub-linguale
et vice versâ.

Dans sa troisième portion enfin, la linguale prend le nom de
ranine, et envoie de nombreux rameaux, en dehors, au muscle
lingual, en dedans, au génio-glosse, en haut, au tissu de la langue
et à sa membrane muqueuse. L'un d'eux s'anastomose par arcade, au-dessus du frein de la langue, avec celui du côté opposé;
un autre se dirige vers la symphyse du menton, et envoie des
ramuscules très fins dans les trous incisifs correspondans.

2° Branches postérieures de la carotide externe.

Les branches postérieures de la carotide externe ne sont
qu'au nombre de deux : l'*occipitale* et l'*auriculaire postérieure.*

Artère occipitale.

L'artère occipitale, née de la carotide externe au niveau de
la linguale, quelquefois au-dessus d'elle, d'autres fois au-dessous, monte obliquement au-devant du muscle sterno-mastoï-

dien, parallèlement au tronc de la carotide externe, et en dedans du ventre postérieur du muscle digastrique et du nerf grand hypoglosse. Bientôt elle se recourbe en arrière, en croisant la direction de la veine jugulaire interne et du nerf pneumo-gastrique, passe horizontalement entre les apophyses mastoïde et transverse de l'atlas, arrive à la partie latérale et postérieure de la tête, au-dessous des muscles petit complexus, splénius et sterno-cléido-mastoïdien, se recourbe de bas en haut sur l'occipital, entre le muscle oblique supérieur de la tête et le splénius ; et parvenue au côté interne de ce dernier, elle devient superficielle, et remonte flexueuse jusqu'à la partie supérieure de la tête où elle se termine.

Les premiers rameaux fournis par l'occipitale, ordinairement peu nombreux, se distribuent aux muscles sterno-mastoïdien, digastrique et stylo-hyoïdien ; quelques-uns s'anastomosent avec ceux de l'artère cervicale ascendante (1). L'un d'eux, plus constant et plus gros que les autres, monte, sous le nom d'*artère mastoïdienne* ou *méningienne,* jusqu'à la base du crâne, pénètre dans cette cavité, soit par le trou mastoïdien, soit par le trou déchiré postérieur, quelquefois même par celui de l'occipital, et se ramifie dans la dure-mère. Quelquefois aussi l'un des premiers rameaux fournis par l'occipitale s'engage dans l'aqueduc de Fallope par le trou stylo-mastoïdien. Plus haut et plus en arrière, elle donne encore des rameaux *supérieurs* qui se portent aux attaches correspondantes des muscles sterno-mastoïdien, splénius et complexus, et d'autres *inférieurs* qui descendent dans l'épaisseur de ces muscles ; l'un de ces derniers, plus volumineux que les autres, peut être suivi entre le splénius et le complexus jusqu'au bas du col.

Au-delà du splénius, l'artère occipitale envoie encore des branches assez nombreuses aux muscles de la partie postérieure du col et du dos, ainsi qu'à la peau correspondante. Bientôt après, elle se divise elle-même en plusieurs rameaux qui montent en serpentant vers le sommet de la tête, et se distribuent au muscle occipito-frontal et au cuir chevelu. Quelques-uns s'anastomosent sur la ligne médiane avec ceux du côté opposé; les autres communiquent avec la temporale et l'auriculaire postérieure.

(1) Voyez plus loin artère thyroïdienne inférieure dont cette branche émane.

Artère auriculaire postérieure.

L'artère auriculaire postérieure est d'un volume médiocre. Née de la carotide externe, un peu au-dessus de l'occipitale et dans l'épaisseur de la parotide, elle se dirige aussitôt en haut et en arrière au-dessous du muscle digastrique, entre l'apophyse mastoïde et le conduit auditif, et parvient à la partie inférieure du pavillon de l'oreille, où elle se termine en se divisant en deux branches : l'une *auriculaire*, l'autre *mastoïdienne*.

Dans ce trajet, l'auriculaire postérieure envoie des rameaux à la glande parotide, au muscle stylo-hyoïdien, au ventre postérieur du digastrique et au conduit auditif ; elle fournit aussi l'*artère stylo-mastoïdienne*, qui vient quelquefois de l'occipitale.

L'*artère stylo-mastoïdienne* donne d'abord quelques rameaux aux parois du conduit auditif et à la membrane du tympan ; puis elle pénètre par le trou stylo-mastoïdien dans l'aqueduc de Fallope, fournit quelques ramifications ténues aux diverses parties de la caisse du tympan, aux cellules mastoïdiennes et aux canaux demi-circulaires, et s'anastomose avec le rameau de la méningée moyenne qui pénètre dans cet aqueduc par l'*hiatus Fallopii*.

La *branche auriculaire*, une de celles qui terminent l'artère auriculaire postérieure, se porte sur la face interne du pavillon de l'oreille, entre la peau et le cartilage, et s'y divise en plusieurs rameaux qui se perdent dans ces parties. L'un d'eux, après avoir fourni quelques ramuscules au lobule, traverse la scissure qui sépare l'hélix de la conque, arrive à la face externe du pavillon, et parcourt la rainure située entre l'hélix et l'anthélix.

La *branche mastoïdienne*, la dernière de celles qui terminent l'auriculaire postérieure, de grosseur variable, remonte au-devant de l'apophyse mastoïde, et se divise plus ou moins haut en plusieurs rameaux qui se distribuent, en avant, au muscle temporal, en arrière, aux extrémités des muscles sterno-mastoïdien et splénius, et en haut au muscle occipital et à la peau.

3° *Branches internes de la carotide externe.*

La carotide externe ne fournit de sa partie interne, qu'une

seule branche qui mérite d'être étudiée, la *pharyngienne infé-rieure*.

Artère pharyngienne inférieure.

Cette artère, plus petite et plus profonde que toutes celles qui émanent de la carotide externe, se sépare de celle-ci au niveau de la faciale, ou entre elle et la linguale. Quelquefois aussi on l'a vu venir de l'occipitale ou bien encore de la carotide interne. Dirigée d'abord verticalement en haut, entre les deux divisions de la carotide primitive, puis entre la carotide interne et la partie latérale et postérieure du pharynx, elle fournit quelques ramuscules qui descendent sur l'extrémité inférieure de cet organe, en s'anastomosant avec le rameau pharyngien de la thyroïdienne supérieure, et se termine bientôt en se divisant en deux branches : l'une *pharyngienne*, l'autre *méningienne*.

La *branche pharyngienne* se porte transversalement en dedans sur le muscle constricteur supérieur du pharynx, et se divise aussitôt en rameaux ascendans qui se ramifient dans l'extrémité supérieure du pharynx, et en rameaux descendans qui vont obliquement en avant se perdre dans les muscles constricteurs moyen et inférieur et dans la trompe d'Eustachi.

La *branche méningienne*, un peu plus volumineuse que la précédente, monte verticalement derrière la carotide interne, en dedans du nerf vague et de la veine jugulaire interne, arrive à la base du crâne, et pénètre dans cette cavité par le trou déchiré postérieur, pour se ramifier dans la dure-mère des fosses occipitales inférieures.

Dans son trajet au col, cette branche envoie quelques ramuscules au ganglion cervical supérieur, aux nerfs vague et grand hypoglosse, ainsi qu'aux muscles droit antérieur de la tête et long du col. A la base du crâne, il en part également quelques autres rameaux qui vont isolément à la dure-mère, les uns par le trou déchiré antérieur, les autres par le trou condylien antérieur.

4° *Branches supérieures ou terminales de la carotide externe.*

Les branches terminales de la carotide externe sont, comme je l'ai déjà dit, les artères *temporale* et *maxillaire interne*.

Artère temporale.

L'artère temporale, un peu moins volumineuse que la maxillaire interne, naît de la carotide externe au niveau du col du condyle de la mâchoire inférieure ; elle monte ensuite verticalement entre ce dernier et le conduit auditif externe, dans l'épaisseur de la glande parotide, croise en dehors l'arcade zygomatique, et se termine plus ou moins haut sur la partie latérale de la tête, en se divisant en deux branches : l'une *frontale*, l'autre *occipitale*.

Les branches que l'artère temporale fournit dans son trajet doivent être distinguées en *antérieures, postérieures, internes* et *supérieures* ou *terminales*.

Branches antérieures. Avant de croiser l'arcade zygomatique, l'artère temporale envoie quelques branches au muscle masséter et à l'articulation temporo-maxillaire. L'une d'elles, plus volumineuse et plus constante que les autres, a reçu le nom d'*artère transversale de la face.*

L'*artère transversale de la face*, née de la temporale, près de son origine, quelquefois même directement de la carotide externe, marche horizontalement en avant en croisant la direction du col du condyle de la mâchoire inférieure et du masséter, au-dessus du canal de Sténon, et parvenue au niveau du bord antérieur du muscle précédent, elle se divise en rameaux nombreux. Ceux-ci vont successivement se perdre dans la peau de la joue, le tissu cellulaire graisseux, les muscles grand et petit zygomatiques, palpébral et élévateur propre de la lèvre supérieure, et s'anastomosent, en ces divers points, avec la faciale, la buccale et la sous-orbitaire. Près de son origine la transversale de la face fournit également des rameaux à la parotide, à l'articulation temporo-maxillaire et à la face interne du masséter, où ils s'anastomosent avec les rameaux massétérins de la maxillaire interne.

Au-dessus de l'apophyse zygomatique, l'artère temporale envoie encore quelques branches en avant dans la paupière supérieure et dans les parties voisines, et s'y anastomose avec les artères palpébrales.

Branches postérieures. Les branches postérieures de l'artère temporale se portent en nombre variable au conduit auditif externe, à la partie externe du pavillon de l'oreille et à son lobule, et portent le nom d'*artères auriculaires antérieures.*

Branches internes. Une seule parmi les branches internes de l'artère temporale mérite une description spéciale, l'artère *temporale moyenne.*

L'artère temporale moyenne traverse de dehors en dedans l'aponévrose du muscle temporal, au-dessus de l'arcade zygomatique, et se distribue dans l'épaisseur de ce muscle, où elle s'anastomose avec les artères temporales profondes. Ce rameau envoie, en outre, quelques ramifications ténues au tissu cellulaire intermédiaire aux deux feuillets de l'aponévrose temporale.

Branches terminales. Les deux branches de terminaison de l'artère temporale sont distinguées en *antérieure et en postérieure.* La première, appelée aussi *frontale,* monte obliquement en avant vers le front, et se distribue aux muscles frontal, orbiculaire des paupières et à la peau. L'autre, *postérieure* ou *occipitale,* se dirige en haut et en arrière, et se ramifie jusqu'au sommet de la tête dans le péricrâne, le muscle occipital et la peau correspondante. Du reste, toutes deux, ordinairement flexueuses, s'anastomosent, en avant, avec la frontale et la sus-orbitaire, au milieu, avec celles du côté opposé, et en arrière, avec l'auriculaire postérieure et l'occipitale.

Artère maxillaire interne.

L'artère maxillaire interne est profondément placée dans les fosses zygomatique et sphéno-maxillaire (*sommet de la fosse zygomatique*). Plus volumineuse, plus profonde et surtout plus compliquée que la précédente, elle se sépare en même temps qu'elle de la carotide externe, derrière le col du condyle de la mâchoire inférieure. Elle se porte aussitôt horizontalement en dedans de ce col, passe dans l'intervalle triangulaire formé par les muscles ptérygoïdiens, parcourt la fosse zygomatique en se plaçant entre le ptérigoïdien externe et le tendon du temporal, s'accole à la tubérosité molaire, passe ordinairement entre les deux portions du muscle ptérygoïdien externe, et se termine dans la fosse sphéno-maxillaire en se divisant en quatre branches.

Dans ce trajet, la maxillaire interne présente trois portions distinctes : la première horizontale, la deuxième verticale, et la troisième horizontale comme la première.

La première portion s'étend jusqu'à la tubérosité molaire, et est placée successivement sous le col du condyle de l'os maxillaire inférieur et dans l'intervalle des muscles ptérygoïdiens. Elle est dirigée d'abord de dehors en dedans, ensuite obliquement de dehors en dedans et d'arrière en avant.

La deuxième portion monte le long de la tubérosité molaire sur la face externe du muscle ptérygoïdien externe, placée quelquefois vers sa terminaison dans l'épaisseur de ce muscle, en compagnie du nerf buccal de la cinquième paire.

La troisième portion enfin, horizontale comme la première, est renfermée dans la fosse sphéno-maxillaire, et se porte directement de dehors en dedans.

Les nombreuses branches de l'artère maxillaire interne peuvent être très naturellement rapportées, d'après leur origine, à chacune de ses portions.

Branches fournies par la maxillaire interne dans sa première portion.

Les branches fournies par la maxillaire interne dans sa première portion, c'est-à-dire depuis son origine jusqu'au point où elle se recourbe sur la tubérosité molaire, sont les suivantes : la *méningée moyenne,* la *dentaire inférieure,* la *temporale profonde postérieure,* la *massétérine,* les *ptérygoïdiennes,* la *buccale* et la *temporale profonde antérieure.*

Artère méningée moyenne.

L'artère méningée moyenne, nommée aussi *sphéno-épineuse,* la plus volumineuse des branches fournies par la maxillaire interne, s'en sépare près de son origine. Elle monte aussitôt derrière le col du condyle de la mâchoire inférieure et pénètre dans crâne par le trou sphéno-épineux ; mais avant de s'y engager, elle donne quelques rameaux aux muscles ptérygoïdiens, au péristaphylin externe, au constricteur supérieur du pharynx et aux os temporal et sphénoïde : quelques-uns même traversent ce dernier et vont séparément à la dure-mère.

Parvenue dans le crâne, entre les os et la dure-mère, la méningée moyenne fournit plusieurs rameaux : quelques-uns se portent au nerf trijumeau ; d'autres, ordinairement au nombre de deux, se dirigent en avant, pénètrent dans l'orbite en traversant quelques pertuis de la grande aile du sphénoïde, vont à la glande lacrymale où ils s'anastomosent avec l'artère lacrymale, et remplacent quelquefois ce vaisseau ; un autre, assez constant, s'engage dans l'aqueduc de Fallope par l'*hiatus* de la face supérieure du rocher, et s'y anastomose avec l'artère stylo-mastoïdienne ; un dernier enfin descend dans le conduit du muscle interne du marteau, pour se distribuer à ce muscle et à la muqueuse de la caisse du tympan.

Après avoir donné ces rameaux, la méningée moyenne se divise en deux branches l'une *antérieure*, l'autre *postérieure*.

La *branche antérieure*, plus volumineuse, se dirige en avant et en haut, vers l'angle antérieur et inférieur du pariétal, dans le sillon qu'on y observe et qui forme quelquefois un véritable canal. Bientôt, elle envoie quelques rameaux dans l'orbite par la partie la plus étroite de la fente orbitaire, et quelques autres qui vont dans la fosse temporale, à travers les grandes ailes du sphénoïde, s'anastomoser avec les artères temporales profondes. Cette branche se divise ensuite en rameaux nombreux qui suivent les sillons dont est creusée la face interne du pariétal, se perdent pour la plupart dans l'épaisseur de la dure-mère, et se prolongent en se ramifiant jusqu'au sinus longitudinal supérieur ; quelques-uns cependant traversent les sutures correspondantes et se perdent dans le péricrâne.

La *branche postérieure*, au contraire, se porte en arrière et en haut, d'abord sur la portion écailleuse du temporal, puis sur le pariétal, et se perd dans la dure-mère de la partie postérieure et latérale du crâne, en se ramifiant dans les rainures rameuses des deux os précédens.

La méningée moyenne s'anastomose, du reste, dans l'épaisseur de la dure-mère, avec les artères méningée antérieure et postérieure fournies par les *ethmoïdales* de l'ophthalmique, d'une part, et par la *pharyngienne inférieure* et l'*occipitale* de la carotide externe, de l'autre.

Artère dentaire inférieure.

L'artère dentaire inférieure, *maxillaire inférieure*, naît de la maxillaire interne, au niveau de la précédente, quelquefois au-dessus ou au-dessous d'elle. Elle se porte en bas et en avant, derrière le nerf dentaire, entre la branche de la mâchoire et le muscle ptérygoïdien interne, séparée de celui-ci par le ligament latéral interne de l'articulation temporo-maxillaire, et arrive à l'orifice supérieur du conduit dentaire inférieur où elle s'engage avec le nerf de même nom, après avoir fourni, toutefois, plusieurs rameaux au muscle ptérygoïdien interne.

Avant de pénétrer dans ce conduit, l'artère dentaire inférieure donne un *rameau mylo-hyoïdien* qui descend, en avant, dans le sillon de la face interne de la branche de la mâchoire, et se perd en se subdivisant dans le muscle mylo-hyoïdien et dans la membrane muqueuse buccale correspondante. En y entrant, elle envoie un petit rameau dans le conduit de nutrition de l'os maxillaire.

Le tronc de l'artère parcourt ensuite le canal dentaire, et, au niveau de la première dent petite molaire, il se divise en deux branches, dont l'une, plus petite, sort par le trou mentonnier, se distribue aux muscles carré, triangulaire, releveur du menton et s'anastomose avec des rameaux de la faciale ; tandis que l'autre continue de parcourir en avant le canal dentaire jusqu'à la symphyse du menton. En passant au-dessous des alvéoles, celle-ci fournit de sa partie supérieure une foule de petits rameaux qui pénètrent dans chaque racine des dents, et d'autres plus petits qui vont au diploé de l'os.

L'artère dentaire inférieure offre une disposition très remarquable chez l'enfant : à son entrée dans le canal dentaire, elle fournit une branche importante, appelée par M. Serres *artère de la première dentition*, branche qui s'engage dans un conduit spécial que j'ai décrit à l'occasion des dents, et distribue ses rameaux aux dents de lait. Cette branche, très développée à la naissance, s'atrophie petit à petit en même temps que les dents auxquelles elle appartient, et disparaît tout-à-fait après la chute de celles-ci.

Artère temporale profonde postérieure.

L'artère temporale profonde postérieure naît de la maxillaire
interne, immédiatement après la dentaire inférieure, et quelquefois par un tronc qui est commun à l'une et à l'autre. Elle
monte ensuite entre le muscle ptérygoïdien externe et le temporal, glisse verticalement sous ce dernier et se divise, dans la
fosse temporale, en un grand nombre de rameaux qui se portent les uns au périoste, les autres au muscle temporal,
et qui s'anastomosent en avant, avec l'artère temporale profonde antérieure, et, dans l'épaisseur du muscle, avec la
temporale moyenne.

Artère massétérine.

L'artère massétérine, d'un volume très variable, naît de la
maxillaire interne, un peu en dedans de la précédente, quelquefois même de celle-ci. Bientôt elle se dirige de dedans en
dehors, dans l'échancrure sigmoïde de l'os maxillaire inférieur, et va se ramifier dans la face interne du muscle masséter,
où elle s'anastomose avec les rameaux analogues fournis par la
transversale de la face et la faciale.

Artères ptérygoïdiennes.

Les artères ptérygoïdiennes varient beaucoup sous le double
rapport du nombre et du volume. Nées pour la plupart de la
maxillaire interne, quelques-unes de la méningée moyenne et
de la temporale profonde postérieure, elles vont se distribuer
aux deux muscles ptérygoïdiens et particulièrement à l'externe.
Quelques-uns de leurs ramuscules suivent les nerfs temporaux
profonds, et se perdent dans le muscle temporal.

Artère buccale.

L'artère buccale naît ordinairement de la maxillaire interne
en dedans des précédentes, quelquefois de la temporale profonde antérieure ou de l'avéolaire. Elle offre un volume médiocre, et descend en serpentant d'arrière en avant, accompagnée par le nerf buccal, entre la branche de la mâchoire et

le muscle ptérygoïdien interne. Parvenue à la joue, elle devient transversale, se distribue aux muscles buccinateur, zygomatiques, peaucier, à la peau et à la muqueuse buccale, et s'anastomose avec les artères faciale, sous-orbitaire et transversale de la face. Quelquefois elle manque et se trouve remplacée par une ou plusieurs branches de l'alvéolaire et de la massétérine.

Artère temporale profonde antérieure.

L'artère temporale profonde antérieure, plus volumineuse que la précédente, naît de la maxillaire interne, tout près de la tubérosité molaire. Elle monte ensuite verticalement le long du bord antérieur du muscle temporal, et se subdivise dans son épaisseur, en s'anastomosant avec les temporales profonde postérieure et moyenne. Avant sa division, il s'en détache plusieurs petits rameaux, qui traversent l'os malaire et se perdent dans le tissu cellulaire de l'orbite, où ils s'anastomosent avec l'artère lacrymale.

Branches fournies par la maxillaire interne dans sa deuxième portion.

Les branches fournies par la maxillaire interne dans sa deuxième portion ou portion verticale, le long de la tubérosité molaire, sont l'*alvéolaire* ou *dentaire supérieure* et la *sous-orbitaire*.

Artère alvéolaire ou dentaire supérieure.

L'artère alvéolaire ou dentaire supérieure naît de la maxillaire interne, près de la temporale profonde antérieure, quelquefois même de celle-ci ou de la sous-orbitaire. Elle se porte en avant et un peu en bas sur la tubérosité molaire, se contourne ensuite en avant, entre les gencives et les alvéoles, et arrive jusqu'à la fosse canine, où elle se termine en se divisant dans le muscle buccinateur et la muqueuse de la joue. Elle fournit un grand nombre de petits rameaux : les uns se portent par les conduits dentaires-postérieurs et supérieurs aux racines des dents grosses molaires et à la muqueuse du sinus maxillaire; les autres se perdent dans la gencive correspondante et dans la partie voisine de la joue. Elle s'anastomose en haut avec quelques rameaux de la sous-orbitaire, de la faciale, de la transverse de la face et de la buccale.

Chez l'enfant, les rameaux dentaires de l'artère alvéolaire sont doubles : les uns appartiennent aux molaires caduques, les autres aux molaires permanentes. Cette disposition s'efface par la suite, lors de la chute des dents de lait.

Artère sous-orbitaire.

L'artère sous-orbitaire, d'un volume assez considérable, naît de la maxillaire interne, un peu au-dessous de la paroi inférieure de l'orbite. Elle se porte aussitôt en haut et en avant, gagne le canal sous-orbitaire, le parcourt dans toute son étendue avec le nerf de même nom, en sort par le trou sous-orbitaire, derrière le muscle élévateur propre de la lèvre supérieure, et se divise en un grand nombre de rameaux qui se portent au muscle précédent, aux autres muscles des lèvres, à la partie inférieure du nez, au tissu cellulaire, à la peau et aux gencives, en s'anastomosant tour à tour avec les artères faciale, alvéolaire, buccale et transverse de la face.

Avant d'entrer dans le canal sous-orbitaire, cette artère fournit plusieurs *rameaux orbitaires*, qui vont se distribuer à la graisse et au périoste de l'orbite. Quelques-uns, plus gros et plus constans, se portent en avant, envoient quelques ramuscules aux muscles droit inférieur et petit oblique, au sac lacrymal, et se perdent dans la paupière inférieure, où ils s'anastomosent avec la palpébrale inférieure.

Dans le canal sous-orbitaire, l'artère sous-orbitaire envoie de petits rameaux au sinus maxillaire, et donne, en outre, le rameau *dentaire antérieur*.

Le *rameau dentaire antérieur* parcourt le conduit dentaire antérieur, et se divise en plusieurs rameaux secondaires qui se portent aux racines des dents canine et incisives supérieures correspondantes.

Chez l'enfant, le rameau dentaire de la sous-orbitaire se divise en deux ramuscules : l'un pour les dents incisives et canine de la première dentition, l'autre pour celles de la seconde.

Branches fournies par la maxillaire interne dans sa troisième portion.

Les branches que donne la maxillaire interne dans sa troisième position, sont précisément celles qui la terminent dans la fosse sphéno-maxillaire. Comme je l'ai dit, elles sont au nombre de quatre : la *vidienne*, la *ptérygo-palatine*, la *palatine supérieure* et la *sphéno-palatine*.

Artère vidienne ou ptérygoïdienne.

L'artère vidienne ou ptérygoïdienne, née de la maxillaire interne dans la fosse sphéno-maxillaire, ou bien encore de la sphéno-palatine, n'offre qu'un très petit volume. Elle se porte aussitôt en arrière dans le conduit ptérygoïdien, le parcourt et en sort postérieurement, pour se distribuer dans la partie supérieure du pharynx et dans la trompe d'Eustachi. Elle s'anastomose avec les pharyngiennes, et envoie en arrière quelques ramuscules dans le sphénoïde et dans les sinus sphénoïdaux.

Artère ptérygo-palatine ou pharyngienne supérieure.

L'artère ptérygo-palatine ou pharyngienne supérieure, très grêle, comme la précédente, naît de la maxillaire interne, en dedans et au-dessous d'elle. Elle se porte aussitôt en dedans et en arrière, traverse le conduit ptérygo-palatin dans lequel elle donne quelques ramuscules au sphénoïde, et en sort pour se ramifier dans la voûte du pharynx et dans la trompe d'Eustachi.

Artère palatine supérieure.

L'artère palatine supérieure est d'un volume plus considérable que celui des deux précédentes, près desquelles elle se sépare de la maxillaire interne. Elle descend verticalement entre l'os maxillaire supérieur et l'apophyse ptérygoïde, fournit chemin faisant trois ou quatre rameaux qui suivent les conduits palatins accessoires, et vont se distribuer au voile du palais ; puis elle pénètre dans le conduit palatin postérieur, qu'elle parcourt dans toute son étendue, et se recourbe d'arrière en avant entre la voûte palatine et la membrane muqueuse, dans le sillon osseux qui avoisine en arrière le bord alvéolaire.

Dans ce trajet, la palatine supérieure décrit des sinuosités, fournit des rameaux, en dedans à la muqueuse palatine et à ses glandes, en dehors aux gencives, se termine en avant en s'anastomosant par arcade avec celle du côté opposé, et donne une petite branche qui s'engage dans le trou palatin antérieur, se porte de bas en haut dans les fosses nasales, et s'anastomose avec l'artère sphéno-palatine.

Artère sphéno-palatine.

L'artère sphéno-palatine est la branche qui termine plus spécialement la maxillaire interne. Elle gagne aussitôt le trou sphéno-palatin, et pénètre à sa faveur dans l'intérieur des fosses nasales, au niveau de la partie postérieure du méat supérieur, où elle se divise en deux ou trois rameaux : l'un d'eux, *interne*, se porte obliquement en bas et en avant sur la muqueuse de la cloison, s'y ramifie et s'anastomose avec le rameau nasal de l'artère précédente; les autres, *externes*, se subdivisent en ramifications tenues qui se répandent dans les méats et sur les cornets, et envoient aux cellules ethmoïdales, au canal nasal, et supérieurement aux sinus frontaux. (1)

(1) La position profonde de l'artère maxillaire interne en rend la préparation difficile. Pour y procéder a son aise, sans craindre d'intéresser des artères qui doivent aussi être étudiées sur le même sujet, il convient de remettre cette préparation après celle des artères cérébrales et de l'ophthalmique. Alors, en effet, le crâne et l'orbite sont ouverts, et l'on peut, à loisir, attaquer en dehors et en haut les fosses zygomatique et sphénomaxillaire qu'occupe notre artère.

Quoi qu'il en soit, préparez avec soin les muscles ptérygoïdien et temporal, comme si vous vouliez les étudier eux-mêmes; sciez l'arcade zygomatique en avant et en arrière, et renversez-la en bas et en arrière avec l'attache du masséter, en prenant la précaution de ne pas diviser l'artère qui lui vient de l'échancrure sigmoïde; détachez le muscle temporal de la fosse de ce nom, en enlevant avec lui le périoste de cette fosse; sciez l'apophyse coronoïde à sa base, de manière que le muscle temporal ne tienne plus que par les deux branches qu'il reçoit de la maxillaire interne; sciez obliquement en bas et en avant la branche de la mâchoire, un peu au-dessous de l'orifice supérieur de son canal dentaire; désarticulez le condyle de l'os maxillaire en laissant le cartilage inter-articulaire adhérent au temporal, de manière à conserver une partie de l'attache du muscle ptérygoïdien externe, et enlevez tout-à-fait la pièce osseuse séparée; faites

§ II. *Artère carotide interne.*

L'artère carotide interne, nommée aussi cérébrale antérieure parce qu'elle se porte particulièrement à la partie antérieure du cerveau, est d'autant plus grosse, que le cerveau est lui-même plus volumineux. Après s'être séparée de la carotide primitive, elle est d'abord située au côté externe de la carotide externe ; mais bientôt elle monte obliquement en dedans d'elle, la croise en arrière au niveau du muscle digastrique, et lui devient interne. Elle continue ensuite de monter au-devant de la colonne cervicale, entre le pharynx et la branche de l'os maxillaire, jusqu'à l'orifice externe du canal carotidien dans lequel elle s'engage ; et, après l'avoir parcouru dans toute son étendue, elle pénètre dans l'intérieur du crâne, où elle se comporte comme je le dirai tout-à-l'heure.

Dans son trajet au col, la carotide interne décrit une première courbure à convexité postérieure et externe ; assez souvent aussi, près de la base du crâne, elle en présente une deuxième à convexité antérieure et interne ; ces courbures varient, du reste, beaucoup suivant les individus. Côtoyée *en dehors* par la veine jugulaire interne, les nerfs grand sympathique et pneumo-gastrique, elle répond *en dedans* au pharynx, et avoisine quelquefois l'amygdale, vers laquelle elle se recourbe. *En avant*, elle est en rapport avec les muscles de l'apophyse styloïde et particulièrement avec le stylo-pharyn-

sauter avec la gouge et le maillet toute la paroi supérieure de la fosse zygomatique; alors vous pourrez suivre avec facilité le tronc de la maxillaire interne, jusque dans la fosse sphéno-maxillaire, et disséquer les branches qu'elle fournit jusque-là.

Si l'on veut poursuivre cette artère plus loin, il faut attaquer avec la gouge et le maillet la paroi supérieure de la fosse sphéno-maxillaire du côté du crâne, depuis la fente sphénoïdale jusqu'au trou maxillaire supérieur; puis ouvrir successivement les conduits *vidien*, *ptérygo-palatin*, *palatin postérieur* et le trou *sphéno-palatin* que parcourent les dernières branches de l'artère.

La gouge et le maillet sont encore nécessaires pour la préparation des rameaux dentaires des artères dentaire inférieure et alvéolaire. Enfin une coupe médiane verticale et antéro-postérieure est encore fort utile pour étudier la terminaison des branches *sphéno-palatine, vidienne, ptérygo-palatine et palatine supérieure.*

gien. Les nerfs grand hypo-glosse et glosso-pharyngien qui lui sont postérieurs supérieurement, lui deviennent bientôt externes, puis antérieurs.

Dans le *canal carotidien*, l'artère carotide interne est, comme ce canal, d'abord verticale, puis horizontale ou un peu oblique en avant et en haut, et se trouve en rapport avec les rameaux ascendans du ganglion cervical supérieur.

A sa sortie du canal carotidien, l'artère carotide interne est placée dans le crâne, mais elle reste quelque temps accolée à sa base. Elle monte perpendiculairement jusqu'au-dessous l'apophyse clinoïde postérieure, se dirige ensuite horizontalement d'arrière en avant; placée dans le sinus caverneux, et parvenue au-dessous et en dedans de l'apophyse clinoïde antérieure, elle forme une dernière courbure dont la convexité regarde en avant, se porte en haut, en dedans et en arrière, passe en dehors du nerf optique et se termine au commencement de la scissure de Sylvius en se divisant en deux branches, la *cérébrale antérieure* et la *cérébrale moyenne*. Sur les côtés de la selle turcique, dans le sinus caverneux, l'artère carotide interne recouverte par la membrane interne de ce sinus, est embrassée par une foule de filets nerveux qui forment sur elle un petit plexus, et est cotoyée en dehors par le nerf moteur oculaire externe.

Ordinairement, la carotide interne ne produit aucune branche au col; ce n'est que par exception qu'elle donne, comme l'a vu Haller, la pharyngienne inférieure et l'occipitale. Dans le canal carotidien, elle fournit une petite branche qui s'engage dans la caisse du tympan par une ouverture spéciale, se distribue à ses diverses parties, et s'anastomose sur le promontoire avec un rameau de la méningée moyenne. Dans le sinus caverneux, elle envoie des rameaux aux parois de ce sinus, à la dure-mère voisine, au corps et à la tige pituitaires et aux nerfs trijumeau, moteurs de l'œil et pathétique. Enfin, au-delà du sinus caverneux et en se terminant, elle fournit plusieurs branches importantes qui constituent, de bas en haut, les artères *ophthalmique*, *communicante de Willis*, *choroïdienne* et *cérébrales antérieure* et *postérieure*.

Artère ophthalmique (1).

L'artère ophthalmique se détache de la convexité de la dernière courbure de l'artère carotide interne, en dedans de l'apophyse clinoïde antérieure. D'un volume médiocre, elle s'engage aussitôt après son origine, dans un petit canal fourni par la dure-mère, se porte en dehors et au-dessous du nerf optique, dans le trou de même nom, parvient dans l'orbite, se place entre le muscle droit externe et le nerf optique, monte bientôt sur celui-ci, entre lui et le muscle droit supérieur, et se dirige en serpentant au-dessous du muscle grand oblique, jusque près de l'angle interne de l'orbite où elle se termine en se divisant en deux branches : la *frontale* et la *nasale*.

Dans ce trajet, l'artère ophthalmique fournit un grand nombre de branches qu'on divise en celles qu'elle donne, en dehors du nerf optique, au-dessus de ce nerf, et en dedans du globe de l'œil.

. Branches fournies par l'ophthalmique en dehors du nerf optique.

L'ophthalmique donne seulement deux branches en dehors du nerf optique : la *lacrymale* et la *centrale de la rétine*..

Artère lacrymale.

L'artère lacrymale naît de l'ophthalmique, au moment où celle-ci pénètre dans l'orbite. Elle se porte aussitôt en dehors, le long de la paroi externe de cette cavité, un peu au-dessus du muscle droit externe, et parvient à la glande lacrymale où se perdent la plupart de ses rameaux.

Dans son trajet, l'artère lacrymale distribue quelques ramuscules aux muscles droit externe, droit supérieur et droit inférieur de l'œil, à l'élévateur de la paupière supérieure, aux enveloppes du nerf optique et au périoste de l'orbite. Assez souvent, aussi, elle donne un petit rameau qui se recourbe en arrière vers la fente sphénoïdale, et se termine dans la dure-mère en s'anastomosant avec la méningée moyenne. Un autre

(1) Pour préparer l'artère ophtalmique, enlevez d'abord le cerveau de l'intérieur du crâne ; puis emportez la voûte orbitaire à l'aide de deux traits de scie pratiqués d'avant en arrière, l'un en dedans, l'autre en dehors.

traverse l'os malaire et parvient dans la fosse temporale où il communique avec la temporale profonde antérieure. Enfin, après avoir donné un grand nombre de divisions à la glande lacrymale, l'artère de ce nom fournit des rameaux appelés *palpébraux externes*, les uns pour la paupière supérieure où ils s'anastomosent avec la palpébrale supérieure, les autres pour la paupière inférieure, où ils s'unissent, soit avec la temporale superficielle, soit avec la palpébrale inférieure.

Artère centrale de la rétine.

L'artère centrale de la rétine, une des plus petites branches fournies par l'ophthalmique, s'en sépare près de son entrée dans l'orbite, et vient quelquefois aussi de l'une des ciliaires ou des musculaires. Elle se dirige obliquement vers le nerf optique, pénètre ses enveloppes à une distance variable du globe oculaire, parvient à son centre, et l'accompagne jusqu'à la face interne de la rétine où elle forme en se ramifiant un réseau remarquable, que Ruysch considérait comme une membrane particulière. La plupart de ses rameaux peuvent être suivis jusqu'à la partie antérieure de la rétine. Un d'eux parcourt d'arrière en avant le canal hyaloïdien, fournit quelques ramuscules à la membrane du même nom, et se perd dans la partie postérieure de la capsule cristalline.

Branches fournies par l'ophthalmique au-dessus du nerf optique.

Les artères fournies par l'ophthalmique au-dessus du nerf optique, sont : la *sus-orbitaire*, les *ciliaires* et les *musculaires*.

Artère sus-orbitaire ou sourcilière.

L'*artère sus-orbitaire*, née de l'ophthalmique au moment où elle croise le nerf optique, et quelquefois de la lacrymale, se porte horizontalement en avant, entre la paroi supérieure de l'orbite et les muscles droit supérieur de l'œil et élévateur de la paupière supérieure auxquels elle fournit quelques rameaux. Elle sort de l'orbite avec le nerf frontal par l'échancrure sourcilière, et se réfléchit de bas en haut sur le front, où elle se termine en se divisant en deux branches, l'une *interne*, l'autre *externe*.

La *branche interne*, plus volumineuse que l'externe, remonte derrière les muscles sourcilier et orbiculaire des paupières, auxquels elle donne des rameaux, et se termine dans le muscle frontal, en s'anastomosant avec les artères frontale et temporale superficielle. La *branche externe* se dirige, au contraire, en dehors, se comporte à peu près comme la précédente, et s'anastomose en outre avec la lacrymale.

Dans l'échancrure du frontal, l'artère sus-orbitaire envoie ordinairement un rameau au diploë de cet os, et un peu plus haut elle en fournit un autre pour son périoste.

Artères ciliaires.

On réunit sous ce nom les nombreuses artères qui se distribuent à la choroïde, à l'iris et aux procès ciliaires. Toutes viennent de l'ophthalmique, les unes directement, les *ciliaires postérieures*, les autres par l'intermédiaire des branches principales de ce vaisseau, les *ciliaires antérieures*.

Artères ciliaires postérieures. Les artères ciliaires postérieures sont beaucoup moins nombreuses qu'on le dit généralement : deux troncs leur donnent presque exclusivement naissance. A la vérité chacun de ces troncs se divise bientôt en un petit faisceau d'artérioles, auxquelles se joignent quelques rameaux des artères lacrymale, sus-orbitaire, ethmoïdale postérieure et musculaires. Toutes se dirigent en serpentant en dedans et en dehors du nerf optique, se subdivisent elles-mêmes, s'anastomosent entre elles et avec la centrale de la rétine, et traversent la sclérotique obliquement près de l'entrée du nerf optique.

Parvenues dans le globe de l'œil, entre la sclérotique et la choroïde, les artères ciliaires postérieures s'anastomosent encore, se portent de plus en plus antérieurement et ne tardent pas à se terminer.

Deux d'entre elles, plus longues, plus grosses, plus importantes que les autres, et appelées *ciliaires longues*, sont placées dans l'œil à peu près au niveau des deux extrémités du diamètre transversal de cet organe, fournissent quelques rameaux à la choroïde, puis à la hauteur du cercle ciliaire, se bifurquent, embrassent la grande circonférence de l'iris, et forment ce qu'on appelle le *grand cercle artériel* de cette membrane. Ce cercle,

sorte de sinus commun aux artères de l'iris, reçoit extérieurement un grand nombre de rameaux venant des autres artères
ciliaires, tandis que de sa partie interne il en envoie d'autres
qui se bifurquent à leur tour près de la pupille, s'anastomosent
entre eux latéralement, et forment le *petit cercle artériel de l'iris.*

Les autres artères ciliaires postérieures, plus petites et plus nombreuses, pénètrent dans la choroïde, y deviennent très flexueuses, s'y anastomosent en un plexus dont les aréoles sont souvent
quadrangulaires, forment la couche la plus extérieure de cette
membrane, et parvenues au cercle ciliaire, se terminent les
unes dans les procès ciliaires, les autres dans le grand cercle artériel de l'iris.

Artères ciliaires antérieures. Ordinairement fournies par les
musculaires et par les autres branches voisines de l'ophthalmique, la *sus-orbitaire*, la *lacrymale*, etc., les artères ciliaires antérieures sont très petites. Elles se dirigent vers la partie antérieure de l'œil, et après avoir donné quelques rameaux à la conjonctive, elles traversent la sclérotique près de son union avec la
cornée, fournissent de nombreuses divisions au cercle ciliaire, à
l'iris et à la choroïde, puis se terminent dans le grand cercle
artériel de l'iris.

Jusqu'à sept mois de la vie intrà-utérine, les artères ciliaires longues, ou plutôt les rameaux qui émanent du grand
cercle artériel de l'iris formé par elles, offrent une disposition
remarquable que M. Cloquet a surtout bien décrite, et qu'il importe de faire connaître.

Ces rameaux se portent en convergeant vers la pupille,
et se bifurquent à son niveau, comme chez l'adulte; ensuite
ils dépassent le cercle de cette ouverture, se placent entre les
deux feuillets de la membrane pupillaire, et près de son centre
s'anastomosent latéralement, en formant des arcades qui se regardent par leur convexité, qui ne fournissent aucun rameau de
ce côté, et qui laissent ainsi une petite partie de ce centre libre
de vaisseaux et très disposé, par conséquent, à se rompre (1).

Artères musculaires.

Les *artères musculaires*, peu constantes, peuvent provenir des
diverses branches de l'ophthalmique, et offrir beaucoup de va-

(1) Voyez tome 1, page 764.

riétés sous le rapport du nombre. Cependant le plus souvent on en trouve deux plus volumineuses que les autres, l'une *supérieure*, l'autre *inférieure*.

La *musculaire supérieure*, quand elle existe, naît de l'ophthalmique au-dessus du nerf optique, quelquefois de la sus-orbitaire ou de la lacrymale. Elle se dirige ensuite vers la face inférieure du muscle droit supérieur de l'œil, et se divise bientôt en plusieurs rameaux qui se portent successivement dans ce muscle, dans l'élévateur propre de la paupière supérieure et dans le grand oblique.

La *musculaire inférieure*, plus volumineuse, naît de l'ophthalmique au-devant de l'artère lacrymale, se dirige obliquement en avant et en dedans, entre le muscle droit inférieur de l'œil et le nerf optique, et se divise en rameaux qui se portent au fur et à mesure dans ce muscle, dans le droit externe et dans le petit oblique. Quelquefois cette artère sort de l'orbite en dedans du globe oculaire, et se termine à la base de la paupière inférieure en s'anastomosant par arcade avec un rameau récurrent de la sous-orbitaire, et après avoir fourni quelques ramuscules au sac lacrymal, au muscle droit interne et à la paupière correspondante.

Branches fournies par l'ophthalmique en dedans du globe de l'œil.

Les branches fournies par l'ophthalmique en dedans du globe de l'œil sont : les *ethmoïdales* et les *palpébrales*.

Artères ethmoïdales.

Les artères ethmoïdales sont au nombre de deux, l'une *antérieure*, l'autre *postérieure*, la première plus constante que la seconde.

L'*artère ethmoïdale antérieure* naît de l'ophthalmique près de la paroi interne de l'orbite. Elle se dirige aussitôt vers le trou orbitaire interne antérieur, s'y engage avec le nerf nasal interne, et parvient sur la gouttière ethmoïdale du crâne où elle se divise en plusieurs rameaux.

Dans ce trajet, l'artère ethmoïdale antérieure envoie quelques ramifications tenues au sinus frontal et aux cellules ethmoïdales antérieures. Dans la gouttière ethmoïdale, elle se termine

par des rameaux qui s'anastomosent avec l'ethmoïdale postérieure, se distribuent à la dure-mère voisine, ou se portent
vers la pituitaire par les trous olfactifs.

L'artère ethmoïdale postérieure, quand elle existe, est ordinairement très grêle et naît de l'ophthalmique un peu en arrière
de la précédente, quelquefois de la sus-orbitaire ou de la lacrymale. Dirigée en dedans, elle gagne bientôt le trou orbitaire interne postérieur, dans l'intérieur duquel elle envoie
quelques ramuscules à la membrane des cellules ethmoïdales
postérieures; ensuite elle parvient dans la gouttière ethmoïdale
où elle se comporte absolument comme la précédente.

Artères palpébrales.

Les artères palpébrales varient beaucoup sous le rapport du
volume. On en compte deux. Elles naissent de l'ophthalmique
près de la poulie cartilagineuse du muscle grand oblique, et
sont distinguées en *supérieure* et en *inférieure*.

L'*Artère palpébrale supérieure* fournit dès sa naissance de petits rameaux au sac lacrymal, à la caroncule, à la conjonctive
et à la moitié supérieure et interne du muscle palpébral.
Ensuite elle se recourbe en dehors, suit la face antérieure du
cartilage tarse, près de son bord inférieur; et, après avoir
envoyé des rameaux à ce cartilage, au muscle orbiculaire, à
la conjonctive palpébrale et à la peau, elle se termine vers
l'angle externe des paupières en s'anastomosant avec les derniers rameaux de l'artère lacrymale.

L'artère palpébrale inférieure, produite quelquefois par la
nasale, se porte perpendiculairement en bas, derrière le tendon du muscle orbiculaire des paupières, envoie quelques
rameaux au sac lacrymal, à la caroncule, puis se recourbe
de dedans en dehors, pour gagner la paupière inférieure
qu'elle parcourt dans toute son étendue, entre le muscle palpébral et le cartilage tarse, un peu au-dessous du bord libre de
celui-ci, et se termine vers l'angle externe de l'œil en s'anastomosant avec la palpébrale supérieure et avec la transversale
de la face. Au niveau de sa courbure, elle donne un rameau
qui descend dans la moitié inférieure du muscle orbiculaire et
s'anastomose avec la sous-orbitaire.

Branches terminales de l'ophthalmique.

L'artère ophthalmique se termine, comme je l'ai déjà dit, en se divisant en deux branches, *la frontale* et la *nasale*.

Artère frontale.

L'artère frontale, ordinairement moins grosse que la nasale, s'en sépare près de la paroi interne de la cavité orbitaire. Se réfléchissant ensuite de bas en haut sur l'arcade orbitaire, elle monte sur le front, entre le muscle orbiculaire des paupières et le coronal, parallèlement à la sus-orbitaire et en dedans d'elle, puis se divise au bout d'un trajet variable en plusieurs rameaux qui se portent à la peau, aux muscles orbiculaire, sourcilier et frontal, ainsi qu'au périoste voisin. Elle s'anastomose, en dedans, avec celle du côté opposé, en dehors, avec la sus-orbitaire et la temporale superficielle.

Artère nasale.

L'artère nasale, tantôt très petite, tantôt volumineuse, descend d'abord en avant, puis sort de l'orbite, au-dessus du tendon du muscle orbiculaire et se divise bientôt en plusieurs branches : les unes se portent au sac lacrymal et aux parties molles voisines ; les autres appartiennent au dos du nez et se distribuent aux muscles propres de cet organe et à la peau. Un rameau plus volumineux que les autres semble continuer le tronc de l'artère, descend sur le côté du nez et s'anastomose avec la fin de la faciale.

Artère communiquante de Willis. (1)

L'artère communiquante de Willis, *communiquante postérieure*, se porte obliquement en arrière et un peu en dedans, cô-

(1) Etudiez en même tems les branches cérébrales de la carotide interne et celles de la vertébrale ; plus tard vous disséquerez le tronc de cette dernière au-dessous du trou occipital.

Je suppose ici que l'on a commencé la dissection des artères qui naissent de la crosse de l'aorte par la carotide. Si au contraire on avait d'abord suivi la sous-clavière, ce que je ne conseille pas, il conviendrait de ne préparer la vertébrale qui en émane que jusqu'au crâne, et de renvoyer l'étude de sa portion intra-crânienne à l'époque vers laquelle on doit ouvrir le crâne pour y voir l'artère carotide interne.

to'e la partie externe de la tige pituitaire et des tubercules mamillaires, et va se jeter dans l'artère cérébrale postérieure,
branche du tronc basilaire. Son volume est très variable. Dans
son trajet, elle donne des ramifications très grêles aux éminences
mamillaires, à la tige pituitaire, au plexus choroïde, au nerf
et à la couche optiques.

Artère choroïdienne.

L'artère choroïdienne, moins volumineuse que la précédente,
naît au-dessus d'elle, se dirige obliquement en arrière et en
dehors, le long du pédoncule cérébral auquel elle envoie quelques rameaux, pénètre dans le ventricule latéral correspondant
par l'extrémité de la grande fente cérébrale, et se termine dans
le plexus choroïde, après avoir fourni quelques rameaux à la
corne d'ammon, à la bandelette frangée et à la couche optique
correspondante.

Artère cérébrale antérieure.

L'artère cérébrale antérieure se dirige obliquement en arrière et en dedans, parvient à la scissure médiane qui sépare
les deux lobes cérébraux, au-dessous de l'extrémité antérieure
du corps calleux, et communique en ce point avec celle du
côté opposé par une branche transversale nommée *communiquante antérieure*.

Se recourbant ensuite en avant et en haut sur le corps calleux, l'artère cérébrale antérieure parcourt d'avant en arrière
sa face supérieure sous le nom d'*artère calleuse*, et se termine
à son extrémité postérieure en se subdivisant en un grand
nombre de rameaux qui descendent sur les circonvolutions du
lobule cérébral postérieur, et qui s'anastomosent avec ceux
de la cérébrale postérieure fournie par le tronc basilaire.

Avant de donner la communiquante antérieure, la cérébrale
antérieure fournit quelques ramuscules aux nerfs optique et olfactif et à la pie-mère.

La *branche communiquante antérieure*, ordinairement assez
grosse, mais courte, parce qu'en ce point les deux cérébrales
antérieures sont très rapprochées l'une de l'autre, se trouve
quelquefois remplacée par plusieurs rameaux. Elle envoie des

ramifications tenues à la voûte à trois piliers, à la commissure cérébrale antérieure et au troisième ventricule.

L'*artère calleuse*, suite de la cérébrale antérieure, est parallèle à celle du côté opposé et embrasse la face supérieure du corps calleux dans une sorte d'arcade à concavité inférieure et à convexité supérieure. La concavité de cette arcade envoie inférieurement à ce corps un nombre variable de rameaux : sa convexité en fournit d'autres plus gros et plus nombreux qui se portent dans les anfractuosités de la surface interne des lobes cérébraux, s'y subdivisent et se prolongent jusqu'à leur surface externe, où ils s'anastomosent avec ceux des artères cérébrales moyennes.

Artère cérébrale moyenne.

L'artère cérébrale moyenne, plus volumineuse que la précédente, peut être considérée comme la continuation de la carotide interne. Dirigée en arrière et en dehors dans la scissure de Sylvius, avant de s'y engager, elle fournit des rameaux nombreux à la couche mince de substance cérébrale qu'on remarque en dedans de cette scissure, aux pédoncules cérébraux, à la pie-mère et souvent aux plexus choroïdes. Enfin après un court trajet elle se divise en trois branches, dont une se porte en avant au lobe antérieur, une autre à la saillie connue sous le nom d'*île de la scissure de Sylvius*, et la dernière au lobe moyen. Chacune de ces branches se divise ensuite en rameaux nombreux qui s'engagent dans les grandes anfractuosités, puis dans les petites, et qui, après s'être recourbés et subdivisés maintes fois dans la pie-mère, pénètrent enfin dans la substance cérébrale elle-même.

Les branches terminales des carotides internes se réunissent avec celles des vertébrales pour former sur la base du cerveau un cercle ou polygone appelé *Willisien*, et auquel concourent spécialement, en avant, la *communicante antérieure* et les *cérébrales antérieures*, latéralement, le *tronc même de la carotide interne* et la *communicante de Willis*, et en arrière, les *deux cérébrales postérieures*.

Placées entre la base du crâne et la face inférieure de l'encéphale, les troncs artériels de ce centre nerveux lui impriment des mouvemens isochrones à ceux du pouls (1).

Du reste, comme on l'a vu, les artères encéphaliques ne pénètrent au sein même de la substance nerveuse qu'après s'être beaucoup divisées, après avoir subi une grande diminution de volume, et avoir concouru par leurs réseaux à former la membrane pie-mère (2).

ARTICLE TROISIÈME.

Tronc brachial.

Le tronc brachial est représenté par la volumineuse artère qui se porte vers le membre thoracique. Il s'étend depuis le tronc *brachio-céphalique* à droite et la *crosse de l'aorte* à gauche jusqu'au pli du coude, au-dessous duquel il se divise en deux branches qui constituent les *artères radiale* et *cubitale*. Ce tronc porte différens noms, suivant les régions qu'il occupe : depuis son origine jusqu'à l'intervalle des muscles scalènes qu'il traverse, il forme l'*artère sous-clavière;* il prend le nom d'artère *axillaire*, depuis le même point jusqu'au bas de l'aisselle ; enfin on l'appelle artère *brachiale* dans la dernière partie de son trajet.

§ 1er. *Artère sous-clavière* (3).

Les deux artères sous-clavières n'ont pas la même origine : la droite commence au tronc brachio-céphalique , la gauche à la crosse de l'aorte, mais toutes deux se terminent dans l'intervalle des muscles scalènes. Il suit de là que la droite est plus

(1) Voyez tome 2 , page 62.

(2) Voyez tome 2 , page 72.

(3) Pour préparer l'artère sous-clavière, disséquez avec soin l'attache inférieure des muscles sterno-mastoïdiens, puis comme pour étudier la partie supérieure de la crosse aortique, enlevez la poignée du sternum avec grande précaution , de peur de léser les mammaires internes sur les côtés, en ménageant les clavicules et opérant leur désunion dans l'articulation sterno-claviculaire.

Le tronc de l'artère sous-clavière une fois à découvert, procédez à l'étude et à la préparation de ses branches, dans l'ordre suivant : l'*artère mammaire interne*, la *thyroïdienne inférieure*, la *sus-scapulaire*, la *cervicale transverse*, la *cervicale profonde*, la *première intercostale* et la *vertébrale*.

superficielle et plus courte que la gauche de toute la longueur du tronc innominé. Elles occupent la région supérieure de la poitrine et la partie latérale et inférieure du col. Leur direction et leurs rapports diffèrent un peu.

L'*artère sous-clavière droite* se porte en dehors et un peu en arrière jusque dans l'intervalle des muscles scalènes, en décrivant une légère courbure à concavité inférieure. *La gauche,* au contraire, monte d'abord verticalement, et se recourbe ensuite brusquement en pénétrant, comme la précédente, dans l'intervalle des deux scalènes.

La *sous-clavière droite* est recouverte *en avant,* par l'extrémité interne de la clavicule, par l'articulation sterno-claviculaire, par l'attache claviculaire du muscle sterno-mastoïdien, par les muscles sterno-hyoïdien et sterno-thyroïdien, par la veine sous-clavière correspondante, et, au niveau de l'angle de réunion de cette veine avec la jugulaire interne, par les nerfs diaphragmatique et pneumo-gastrique droits qui croisent sa direction. *En arrière* elle répond, en dedans, à la trachée et au nerf récurrent droit, en dehors, à la colonne vertébrale et aux muscles longs du col. *En haut,* elle laisse entre elle et la carotide primitive correspondante un espace celluleux triangulaire. *En bas* elle n'est séparée que par la plèvre du sommet du poumon droit.

La *sous-clavière gauche* a les mêmes rapports que la droite, mais d'une manière différente : ainsi la veine sous-clavière, loin de lui être parallèle, passe au contraire perpendiculairement au devant d'elle ; ainsi les nerfs pneumo-gastrique et diaphragmatique la croisent très-obliquement. Son *côté interne* est très-rapproché de la carotide primitive gauche et lui est à peu près parallèle. Son *côté externe* est en rapport avec le sommet du poumon dans une étendue plus grande que cela a lieu pour la sous-clavière droite. Son *côté postérieur* repose sur le muscle long du col et sur la colonne vertébrale. Elle est en outre séparée par un espace assez considérable de la clavicule et du muscle sterno-thyroïdien.

Dans l'intervalle des muscles scalènes, la sous-clavière repose *en bas* sur la première côte ; elle répond, *en avant,* au scalène antérieur, *en arrière,* au plexus brachial.

La sous-clavière fournit toutes sès branches sur le bord *tra-chéal* des scalènes. On les distingue en *supérieures*, *inférieures* et *externes*.

1° *Branches supérieures de l'artère sous-clavière.*

Ces branches sont au nombre de deux, la *vertébrale* et la *thyroïdienne inférieure*.

Artère vertébrale.

Cette artère naît de la partie postérieure et supérieure de la sous-clavière, quelquefois de la crosse de l'aorte, surtout à gauche, et se termine dans le crâne. Elle monte verticalement derrière la thyroïdienne inférieure, à côté du muscle scalène antérieur, sur le muscle long du col, s'engage bientôt dans le trou de la base de l'apophyse transverse de la sixième vertèbre cervicale, quelquefois dans celui de la troisième ou de la quatrième, plus rarement dans celui de la septième, et continue ensuite à monter dans le canal formé par ces trous, en décrivant une légère flexuosité dans chaque espace inter-transversaire.

Parvenue à l'intervalle des apophyses transverses des deux premières vertèbres cervicales, l'artère vertébrale se dirige en arrière sous le muscle petit complexus, puis en haut et en dehors, traverse le trou de l'apophyse transverse de l'atlas et décrit ainsi une première et grande courbure à convexité supérieure et un peu postérieure. Continuant son trajet, elle arrive entre l'occipital et l'atlas, dans l'espace triangulaire circonscrit par les muscles grand droit postérieur et obliques de la tête, forme en ce point une nouvelle courbure transversale à convexité postérieure, et pénètre dans le crâne par le trou occipital.

Dans cette cavité, l'artère vertébrale se porte obliquement en haut et en avant vers la partie moyenne et antérieure du bulbe rachidien, parvient au sillon qui sépare ce bulbe de la protubérance annulaire, et se réunit à angle aigu avec celle du côté opposé pour constituer le *tronc basilaire.*

Les branches de l'artère vertébrale sont *extra* et *intra-craniennes.*

Branches extra-craniennes. Le long du canal des apophyses

transverses, cette artère envoie par les trous de conjugaison des rameaux qui se portent dans la dure-mère rachidienne et dans la moelle; quelques autres traversent les muscles inter-transversaires et se portent, *en avant*, aux muscles scalènes, grand droit de la tête et long du col, *en arrière*, au petit complexus et au splénius.

De sa courbure, entre les apophyses transverses des deux premières vertèbres cervicales, elle envoie plusieurs rameaux peu importants; un d'eux, plus volumineux que les autres, descend au-dessous du muscle petit oblique de la tête, lui donne quelques ramuscules ainsi qu'au petit complexus, puis se divise en deux rameaux secondaires, dont un se porte en bas dans les muscles transversaires épineux, tandis que l'autre, ascendant, gagne la dure-mère, en passant sous l'arc antérieur de l'atlas.

Dans sa courbure supérieure ou transversale, la vertébrale fournit des rameaux aux muscles droits et obliques postérieurs de la tête; un d'entre eux va derrière le muscle grand droit s'anastomoser par arcade avec celui de l'artère du côté opposé; un autre, *artère occipito-méningienne* Chauss., pénètre dans le crâne par le trou occipital et va se perdre dans la dure-mère des fosses occipitales inférieures.

Branches intra-craniennes. En entrant dans le crâne, la vertébrale fournit quelques ramifications à la dure-mère voisine; plus haut encore, elle donne les *spinales antérieure* et *postérieure* et la *cérébelleuse inférieure;* enfin, elle se termine en formant la *basilaire* avec celle du côté opposé,

Artère spinale postérieure.

Un peu moins volumineuse que l'antérieure, l'artère spinale postérieure naît de la vertébrale, près des éminences pyramidales et quelquefois de la cérébelleuse inférieure. Elle se porte en dedans, envoie un rameau qui remonte sur les côtés du quatrième ventricule, descend en serpentant sur la partie latérale de la face postérieure de la moelle, parallèlement à celle du côté opposé, et lui envoie des ramifications dans tous les sens. *En dedans*, elle s'anastomose avec celle du côté opposé. *En dehors*, elle donne des rameaux qui se comportent comme ceux de la spinale antérieure avec lesquels ils s'anastomosent.

Souvent, les deux spinales postérieures ne sont représentées que par un plexus formé de petites artérioles qui se répandent dans la moelle, et qui reçoivent latéralement les anastomoses indiquées.

Artère spinale antérieure.

Née ordinairement de la vertébrale près de sa terminaison, quelquefois de la cérébelleuse inférieure ou même de la basilaire, la spinale antérieure descend vers la face antérieure du bulbe de la moelle, et, au bout d'un court trajet, elle se réunit sur la ligne médiane avec celle du côté opposé. Le tronc commun qui résulte de cette anastomose angulaire, continue à descendre au niveau du sillon médian antérieur de la moelle jusqu'à son extrémité inférieure, puis se mêle avec les filets nerveux de la queue de cheval, et se termine plus ou moins bas en s'anastomosant avec les artères sacrées.

Dans ce long trajet, l'artère spinale antérieure fournit de nombreux rameaux au névrilème de la moelle et serait bientôt épuisée, sans les anastomoses qui l'unissent latéralement avec la vertébrale et la cervicale ascendante au col, les intercostales au dos, les lombaires aux lombes, les sacrées latérales et les iléo-lombaires dans le canal sacré. Ces anastomoses ont lieu par de véritables rameaux de renforcement très variables, quelquefois très grêles, d'autres fois très développés.

Artère cérébelleuse inférieure.

Le volume de la cérébelleuse inférieure varie beaucoup, souvent même d'un côté à l'autre, chez le même individu. Née de la vertébrale entre les deux précédentes, et quelquefois du tronc basilaire, elle croise transversalement l'éminence pyramidale correspondante et les filets d'origine du nerf grand hypoglosse, monte au-devant des racines des nerfs pneumo-gastrique et spinal, passe entre elles, croise le corps restiforme, arrive en serpentant à la partie postérieure de la face inférieure du cervelet, près de la réunion du lobule médian avec le lobe latéral, et se termine en se divisant.

Dans la première partie de son trajet, la cérébelleuse infé-

II.

rieure envoie des ramuscules aux diverses parties avec lesquelles elle est en rapport ainsi qu'à la pie-mère du quatrième ventricule ; après quoi, elle se termine par d'autres branches, qui rampent sur la face inférieure du lobe correspondant du cervelet jusqu'à sa circonférence, et s'anastomosent avec celles de la cérébelleuse supérieure.

Artère basilaire.

L'artère ou le tronc basilaire, formée, comme je l'ai dit, par la réunion à angle aigu, des deux vertébrales, offre un volume moindre que celui de ces deux artères prises ensemble. Elle commence au niveau de la séparation du bulbe de la moelle et de la protubérance, occupe le sillon médian de la face inférieure de celle-ci, et repose en bas sur la gouttière basilaire.

Dans son trajet, l'artère basilaire fournit de nombreux rameaux qui se distribuent à la protubérance, au cervelet et aux nerfs trifaciaux. Quelques-uns suivent également les nerfs auditifs et les accompagnent jusque dans l'oreille interne, tandis que deux autres, plus volumineux, constituent les *artères cérébelleuses supérieures*.

Enfin au-devant du bord antérieur de la protubérance, le tronc basilaire se divise en deux branches, les *cérébrales p ostérieures*.

1° *Artères cérébelleuses supérieures.*

Les artères cérébelleuses supérieures, au nombre de deux ; une pour chaque côté, naissent de la basilaire près de sa terminaison. Elles se portent ensuite transversalement en dehors sur la face inférieure de la protubérance annulaire, contournent les pédoncules du cerveau, et arrivent sur la face supérieure du cervelet où elles se divisent en un grand nombre de rameaux. Les uns remontent sur la face inférieure du lobe postérieur du cerveau, et s'y s'anastomosent avec ceux des artères cérébrales postérieures ; les autres descendent en arrière sur la face supérieure du cervelet, et s'y distribuent comme ceux de la cérébelleuse inférieure : l'un d'entre eux suit latéralement le processus vermiformis superior et s'y ramifie.

Avant de se terminer, les artères cérébelleuses inférieures envoient successivement des rameaux à la protubérance, aux pédoncules cérébraux, à la valvule de Vieussens , aux tubercules quadrijumeaux, à la glande pinéale et aux plexus choroïdes.

2.º *Artère cérébrale postérieure.*

Dirigée en avant et en dehors , l'artère cérébrale postérieure se contourne sur le pédoncule cérébral presque aussitôt après sa naissance, en se portant d'avant en arrière et en décrivant une courbure à convexité antérieure. Elle parcourt ensuite dans le même sens la face inférieure du lobe cérébral postérieur jusqu'à son extrémité libre, et s'y termine en s'anastomosant avec les autres artères cérébrales.

Près de son origine , l'artère cérébrale postérieure envoie un grand nombre de rameaux dans l'intervalle des pédoncules cérébraux et dans ces pédoncules eux-mêmes. Au point où elle se recourbe, elle reçoit par sa convexité l'*artère communiquante de Willis*, dont le volume présente beaucoup de-variétés. Un peu plus en arrière, elle donne une branche assez volumineuse qui se dirige d'arrière en avant sur les tubercules quadrijumeaux, pénètre dans le troisième ventricule et se perd dans la toile choroïdienne , après avoir envoyé des rameaux aux tubercules précédens, à la grande pinéale, aux corps cendrés et aux couches optiques.

La cérébrale postérieure se comporte du reste à la face inférieure du lobe postérieur du cerveau, absolument comme les autres artères cérébrales. (1)

Artère thyroïdienne inférieure.

Plus superficielle que la vertébrale, la thyroïdienne inférieure naît de la sous - clavière, un peu en dehors et en avant d'elle , presque au niveau de la mammaire interne ; quelquefois cependant elle vient de la carotide primitive, du tronc brachio-céphalique , ou de la crosse de l'aorte ; d'autres fois elle est fournie par la mammaire interne , la vertébrale ou la cervi-

____

(1) Voyez ce qui a été dit à cet égard , page 415.

Il importe, comme je l'ai dit plus haut , d'étudier en même temps les branches cérébrales fournies par les carotides internes et les vertébrales.

cale transverse, etc. Elle est proportionnellement plus grosse chez l'enfant que chez l'adulte et le vieillard.

Aussitôt après son origine, elle monte verticalement et en croisant un peu l'artère vertébrale, au-devant du muscle scalène antérieur et du rachis. Au niveau de la cinquième vertèbre cervicale, elle se recourbe brusquement de dehors en dedans, passe derrière la carotide primitive, la veine jugulaire interne, les nerfs grand sympathique et pneumo – gastrique, croise en arrière le nerf recurrent, et parvient à l'extrémité inférieure du lobe correspondant du corps thyroïde. Dans cette dernière portion de son trajet, l'artère thyroïdienne inférieure gauche repose sur l'œsophage dont elle croise transversalement la direction. (1)

En bas, la thyroïdienne inférieure fournit, 1° des rameaux *internes*, de nombre et de volume variables, qui se portent, les uns dans les muscles longs du col et l'œsophage, les autres dans la trachée qu'ils accompagnent jusque dans la poitrine, et où ils s'anastomosent avec les artères bronchiques ; 2° des rameaux *externes* ou ascendans, qui vont aux muscles scalènes et long du col. Elle donne aussi, dans le même point, une branche plus volumineuse et plus constante, appelée *cervicale ascendante* :

L'artère cervicale ascendante monte au-devant des muscles scalène antérieur et long du col auxquels elle fournit de nombreux ramuscules ; au niveau des trous de conjugaison, elle envoie sur chacun des nerfs cervicaux de petites branches qui pénètrent dans le canal vertébral, se répandent dans la dure-mère rachidienne et s'anastomosent avec les rameaux correspondans de la vertébrale. Le tronc lui-même de l'artère se termine plus ou moins promptement sur le muscle grand droit antérieur de la tête.

Au niveau de l'extrémité inférieure du corps thyroïde, la thyroïdienne inférieure se divise en deux ou trois branches qui se portent vers la face postérieure de ce corps, se subdivisent à leur tour et pénètrent dans sa substance en s'anastomosant avec les autres artères thyroïdiennes. Un de ces rameaux suit le bord

---

(1) Dans une opération qui consiste à ouvrir l'œsophage dans cette région (l'œsophagotomie), il est important de bien se rappeler ce dernier rapport, pour ne pas couper cette artère.

supérieur de l'isthme de la glande et s'unit par arcade avec un rameau semblable de l'artère opposée ; quelques autres pénètrent
jusqu'à la membrane muqueuse de la trachée.

2° *Branches inférieures de l'artère sous-clavière.*

Ces branches sont au nombre de deux , la *mammaire interne*
et *la première intercostale.*

Artère mammaire interne.

L'artère mammaire interne , *thoracique interne , sous-ster-
nale* CHAUSS. , naît de la sous-clavière vis-à-vis la thyroïdienne
inférieure , quelquefois du tronc innominé , ou de la crosse
aortique. Elle descend un peu obliquement en dedans , le
long du bord interne du muscle scalène antérieur, en dehors du
nerf diaphragmatique qui la croise supérieurement et derrière
l'extrémité interne de la clavicule dont elle est séparée par la
veine sous-clavière. Elle pénètre ensuite dans le thorax, descend
au-dessous de la plèvre , se rapproche successivement du sternum , glisse au-devant de son muscle triangulaire et se termine vers l'appendice xiphoïde en se divisant en deux branches. En haut elle est éloignée de deux lignes au moins du bord
du sternum , tandis qu'en bas elle touche ce bord ou même lui
est postérieure.

Près de son origine, la mammaire interne donne plusieurs rameaux aux attaches inférieures des muscles sterno-hyoïdien et
sterno – thyroïdien, aux ganglions lymphatiques voisins et au
thymus. Elle fournit, en outre, la *médiastine antérieure* et la
diaphragmatique supérieure.

Artère médiastine antérieure. Cette branche naît le plus souvent de la partie supérieure de la mammaire interne, quelquefois de la crosse de l'aorte, plus rarement du tronc innominé.
Elle descend dans la partie antérieure du médiastin , fournit
quelques rameaux au thymus et au péricarde et se divise en
deux branches : l'une d'elles remonte derrière le muscle de
sterno-thyroïdien jusqu'au corps thyroïde, où elle s'anastomose
avec les thyroïdiennes inférieures ; l'autre , plus volumineuse ,
continue dans le médiastin le trajet primitif du tronc, et se divise à son tour en deux rameaux qui se portent chacun dans la

plèvre correspondante, et envoient des ramuscules au thymus, quand il existe, aux ganglions lymphatiques et au tissu cellulo-graisseux voisins.

Artère diaphragmatique supérieure. Née de la mammaire interne un peu au-dessous de la précédente, cette branche très-grêle, flexueuse, descend accolée au nerf phrénique entre le péricarde et la plèvre jusqu'au diaphragme, où elle se divise en plusieurs rameaux qui se perdent dans ce muscle et s'anastomosent avec les diaphragmatiques inférieures. Dans son trajet, l'artère diaphragmatique supérieure fournit des rameaux au péricarde, à la plèvre, aux veines pulmonaires, au thymus, au nerf phrénique et aux ganglions voisins. Quelques-uns même se recourbent en arrière sur le péricarde, et se prolongent jusqu'à l'œsophage.

Après avoir fourni les artères précédentes, la mammaire interne donne encore, sur les côtés du sternum, un assez grand nombre de rameaux divisés en *internes* et en *externes*.

Les *rameaux internes*, en nombre egal aux espaces intercostaux auxquels cette artère correspond, se portent transversalement en dedans, envoient quelques ramuscules derrière le sternum, s'anastomosent avec ceux du côté opposé, puis traversent d'arrière en avant les espaces intercostaux et vont se perdre, en se recourbant en dehors, dans les muscles grand pectoral, grand oblique, droit du ventre, intercostaux, dans la mamelle et dans la peau. Les supérieurs s'anastomosent avec les artères thoraciques de l'axillaire. Le rameau interne du sixième espace intecostal se porte transversalement derrière l'appendice xiphoïde, se réunit avec celui du côté opposé, et forme une arcade transversale, de la partie inférieure de laquelle partent ordinairement un ou plusieurs rameaux, qui descendent entre le péritoine et la ligne blanche, et jusque dans le ligament suspenseur du foie où ils s'anastomosent avec des rameaux de l'artère hépatique et des diaphragmatiques inférieures.

Les *rameaux externes, artères intercostales antérieures*, en nombre égal aux précédens, sont d'autant plus longs et plus volumineux qu'ils sont plus inférieurs. Ils se portent transversalement en dehors dans les espaces intercostaux, mais plus près du bord supérieur que du bord inférieur de ces espaces ;

assez souvent même il y en a deux, dont un suit le bord supérieur de la côte inférieure, et l'autre le bord inférieur de la côte
qui est au-dessus. Tous se portent entre les muscles intercostaux, dans lesquels ils se terminent en s'anastomosant avec
les artères intercostales aortiques. Parmi eux, quelques-unes
traversent les muscles intercostaux, et vont se distribuer aux
pectoraux et grand oblique, à la mamelle et à la peau. Les
rameaux qui vont à la mamelle acquièrent ordinairement
un calibre très considérable chez les femmes nouvellement ac-
couchées, surtout chez celles qui nourrissent.

Enfin les deux branches terminales de la mammaire interne
sont distinguées en *thoracique et abdominale.*

La *branche thoracique*, *externe ou postérieure*, suit le bord
cartilagineux des fausses côtes, et présente en avant des
derniers espaces intercostaux le même trajet que le tronc
même de la mammaire interne en avant des premiers. Elle
descend obliquement en bas et en dehors, derrière les cartilages des dernières côtes, et se termine près de l'épine en s'unissant à la dernière intercostale. Elle envoie en dehors des rameaux intercostaux qui se comportent comme ceux de la mammaire interne elle-même, et en dedans des rameaux qui passent
à travers les insertions du diaphragme, et vont se terminer
dans les muscles transverse et obliques du ventre, en s'anastomosant avec les artères intercostales aortiques inférieures,
avec les lombaires, les circonflexes iliaques, et avec la branche
suivante.

La *branche abdominale*, *antérieure* ou *interne*, plus petite
que l'externe, descend derrière le muscle droit, pénètre dans
sa gaîne, et s'y divise en plusieurs rameaux, parmi lesquels les
uns se perdent dans ce muscle et s'anastomosent avec ceux de
l'artère épigastrique, tandis que les autres se ramifient en dehors dans les muscles larges de l'abdomen.

On trouve quelquefois deux artères mammaires internes, dont
une suit la direction ordinaire, tandis que l'autre se dirige en
dehors sous les côtes, et se termine plus ou moins bas. Cette
branche surnuméraire vient quelquefois du tronc même de la
mammaire interne, d'autres fois de la première intercostale.

Artère intercostale supérieure.

L'artère intercostale supérieure est très variable sous le double rapport de son calibre et de sa longueur. Née de la partie inférieure et un peu postérieure de la sous-clavière, au niveau de la cervicale profonde, quelquefois même d'un tronc qui lui est commun avec celle-ci, elle descend au-devant du col de la première côte, en dehors du ganglion cervical inférieur, et se termine assez souvent dans le premier espace intercostal; mais ordinairement elle descend jusqu'au deuxième, quelquefois même jusqu'au troisième.

Au-devant de la première côte, l'artère intercostale supérieure donne un rameau transversal qui gagne l'insertion inférieure du muscle scalène antérieur. Dans le premier espace intercostal, elle en fournit deux autres, l'un *postérieur*, l'autre *externe*.

Le *rameau postérieur* envoie en dedans, par le trou de conjugaison correspondant, un rameau à la dure-mère rachidienne et à la moelle, puis il traverse d'avant en arrière l'espace inter-transversaire et se perd dans les muscles du dos.

Le *rameau externe*, ordinairement très petit, fournit quelques ramuscules aux vertèbres et au tissu cellulaire du médiastin, et se comporte ultérieurement comme la branche externe des intercostales aortiques (1).

Dans le second et quelquefois dans le troisième espace intercostal, le tronc de l'artère intercostale supérieure se réunit ordinairement avec un rameau qui vient de l'aorte, et qui suit exactement la disposition des autres artères intercostales.

3° *Branches externes de l'artère sous-clavière.*

Ces branches sont au nombre de trois : la *cervicale transverse*, la *scapulaire supérieure* et la *cervicale profonde*.

Artère cervicale transverse.

L'artère cervicale transverse, ou *scapulaire postérieure*, naît ordinairement de la sous-clavière, un peu en dehors de la thy-

(1) Voyez plus loin.

roïdienne inférieure, quelquefois de celle-ci, d'autres fois de l'axillaire en dehors des muscles scalènes. Souvent aussi sa branche superficielle vient seule de la sous-clavière, tandis que la profonde se sépare de l'axillaire près de son origine. Dans les deux premiers cas, elle se porte transversalement en dehors, en croisant les muscles précédens et les nerfs du plexus brachial au niveau du triangle sus-claviculaire, et recouverte par les muscles peaucier et scapulo-hyoïdien. Quand elle vient de l'axillaire, elle traverse, au contraire, le plexus brachial, et croise seulement la direction du muscle scalène postérieur.

Quoi qu'il en soit, au-delà des scalènes cette artère se recourbe en arrière et en bas, sous les muscles trapèze et angulaire de l'omoplate, puis sous le rhomboïde, descend verticalement en côtoyant le bord postérieur de l'omoplate, et se termine vers son angle inférieur.

Au niveau des scalènes, la cervicale transverse envoie à ces muscles plusieurs rameaux. Un peu plus en arrière, au niveau du muscle angulaire, elle fournit une branche plus volumineuse et plus superficielle, qui remonte obliquement en arrière, et se perd en se divisant dans les muscles splénius, trapèze, angulaire, et dans la peau de la partie latérale du col. Plus loin encore, il en part d'autres rameaux qui descendent dans le muscle sus-épineux, où ils s'anastomosent avec ceux de la scapulaire supérieure.

Sous le rhomboïde enfin, la cervicale transverse se divise ordinairement en deux branches : l'une, dirigée en dehors, va se distribuer exclusivement au grand dentelé et au sous-scapulaire ; l'autre, plus volumineuse, véritable continuation de l'artère, descend comme je l'ai dit, jusque vers l'angle inférieur du scapulum, et s'y termine en s'anastomosant avec la scapulaire commune de l'axillaire, après avoir fourni des rameaux aux muscles rhomboïde, grand dentelé, sous-scapulaire, petit dentelé supérieur, trapèze et grand dorsal.

Artère scapulaire supérieure.

Particulièrement destinée aux muscles des fosses sous et sus-épineuses, l'artère scapulaire supérieure offre une origine très variable : tantôt, en effet, elle vient de la précédente, et tantôt de la cervicale transverse , de la mammaire interne ou de la thyroïdienne inférieure; plus souvent encore , elle ne naît ni de la sous-clavière , ni d'aucune de ses branches , mais bien de l'axillaire au-dessus de la clavicule. Quand elle vient de l'artère sous-clavière, elle s'en détache au-dessous de la thyroïdienne inférieure. Quoi qu'il en soit, elle se porte obliquement en dehors et un peu en bas dans le creux sus-claviculaire, accolée au bord postérieur de la clavicule, au-dessous du muscle peaucier, dans l'épaisseur même de l'aponévrose cervicale, et au-devant du plexus brachial dont elle croise la direction. Ensuite elle s'enfonce sous le muscle trapèze avec le nerf sus-scapulaire , arrive au bord supérieur de l'omoplate, passe au-dessus du ligament coracoïdien, plus rarement au-dessous de lui, glisse entre le muscle sus-épineux et la fosse du même nom , s'enfonce sous l'acromion et parvient au-dessous du muscle sous-épineux , où elle se divise en plusieurs rameaux.

Dans le creux sus-claviculaire, elle envoie des rameaux au muscle peaucier, à la peau , aux ganglions voisins , au plexus brachial et au muscle sous-clavier ; quelques-uns même traversent ce muscle et se portent dans les pectoraux, où ils s'anastomosent avec les artères thoraciques.

Un peu au-dessus de la fosse sus-épineuse, elle donne une branche assez volumineuse qui se dirige en dehors, et qui se divise bientôt en plusieurs rameaux, parmi lesquels les uns se perdent dans la face profonde du muscle trapèze , les autres dans la face superficielle du sus-épineux.

Dans la fosse sus-épineuse, elle envoie encore plusieurs rameaux au muscle et au périoste de cette fosse.

Enfin, les rameaux qui terminent cette artère dans la fosse sous-épineuse vont au muscle du même nom, et s'anastomosent avec la branche postérieure de la scapulaire commune.

Artère cervicale postérieure ou profonde. (1)

Née profondément de la sous-clavière près des muscles scalènes , quelquefois de la thyroïdienne inférieure, ou de l'in-

---

(1) Pour voir cette branche, préparez en arrière le muscle grand complexus ; puis renversez-le en bas, en le détachant de l'occipital vers ses attaches vertébrales.

tercostale- supérieure , ou encore de la vertébrale , l'artère cervicale transverse se dirige en dehors , derrière le muscle scalène antérieur, glisse entre les apophyses transverses de la septième vertèbre cervicale et de la première dorsale, parvient entre les muscles grand complexus et transversaire épineux , puis remonte entre eux jusque près de la tête, et se termine en s'anastomosant avec des rameaux de la vertébrale et de l'occipitale.

Dans la première partie de son trajet, elle envoie des rameaux ascendans aux muscles scalènes, long du col et grand droit antérieur de la tête. Au sortir de l'espace inter-transversaire, elle fournit une branche assez volumineuse qui descend entre les muscles longs du dos, et qui s'y termine plus ou moins bas. Enfin, derrière le col, elle en fournit un assez grand nombre d'autres aux muscles grand complexus et transversaire épineux.

§ 2ᵉ *Artère axillaire* (1).

L'artère axillaire fait suite à la sous-clavière, et s'étend depuis l'intervalle des muscles scalènes jusqu'au niveau du bord inférieur du tendon du muscle grand pectoral, où commence la *brachiale*.

Elle traverse le creux axillaire obliquement de haut en bas, de dedans en dehors et dans la direction d'une ligne tirée de la réunion du tiers externe avec les deux tiers internes de la clavicule, au côté interne du col de l'humérus. Elle décrit dans ce trajet une légère courbure à convexité supérieure et externe.

Pour faciliter l'indication de ses rapports , on peut la diviser en deux portions, l'une *sus-claviculaire*, l'autre *sous-claviculo-axillaire*.

Dans sa *portion sus-claviculaire*, elle est en rapport, *en haut*

(1) Pour préparer cette artère, disséquez d'abord avec soin le creux sus-claviculaire ; laissez la clavicule en place ainsi que le muscle sous-clavier; puis mettez à nu les muscles deltoïde et grand pectoral, en conservant les branches de l'artère acromiale qui parcourent l'intervalle cellulaire qui les sépare ; et terminez en coupant le muscle grand pectoral à ses attaches claviculaire et thoracique, et le renversant vers le bras, sans léser cependant les branches qu'il reçoit par sa face profonde.

et en dehors, avec la peau, le muscle peaucier, l'aponévrose cervicale et les vaisseaux scapulaires supérieurs qui croisent transversalement sa direction. *En bas et en dedans*, elle est en contact avec la première côte, le premier espace intercostal et la digitation supérieure du muscle grand dentelé. *En avant*, elle est contiguë au muscle scalène antérieur, et en dehors de lui à la veine axillaire. *En arrière*, elle répond aux nerfs du plexus axillaire.

Dans sa *portion sous-claviculo-axillaire*, elle est recouverte, *en avant*, par le muscle sous-clavier, la clavicule, l'aponévrose sous-claviculaire, le muscle petit pectoral, et en bas, par quelques-uns des nerfs du plexus axillaire, comme on le verra plus tard. *En arrière*, elle est en rapport avec le premier espace intercostal, la première digitation du muscle grand dentelé et l'espace angulaire qui sépare ce dernier muscle du sous-scapulaire. *En dedans*, elle est contiguë à la veine axillaire dans toute son étendue, et plus bas, à quelques-uns des nerfs du plexus axillaire. *En dehors*, elle répond d'abord à la masse du plexus axillaire, et plus bas, à quelques-uns de ses nerfs seulement, à la capsule scapulo-humérale, aux tendons des muscles sous-scapulaire, grand dorsal, grand rond et à l'extrémité supérieure du coraco-brachial qui s'avance un peu sur elle.

A la partie supérieure de l'aisselle, l'artère axillaire est libre entre la veine qui est en dedans et la masse du plexus brachial qui est en dehors ; tandis qu'au milieu, elle est entourée comme dans un anneau par le plexus, qui la laisse inférieurement en dehors de lui. La veine conserve du reste partout sa position interne.

Ordinairement, l'artère axillaire ne fournit aucune branche dans sa portion sus-claviculaire; toutes naissent de son autre portion, à des hauteurs variables. Quelquefois cependant, on voit sortir de la première, comme je l'ai dit plus haut, une ou plusieurs des branches que donne normalement la sous-clavière.

Quoi qu'il en soit, les branches de l'artère axillaire peuvent être distinguées en *antérieures, postérieures* et *externes*.

1° *Branches antérieures de l'artère axillaire.*

Ces branches sont l'*acromiale* et les *thoraciques*.

Artère acromiale.

L'artère acromiale naît de la partie antérieure de l'axillaire,
au niveau du bord supérieur du muscle petit pectoral, et presque
toujours par un tronc commun avec la thoracique antérieure.
Descendant ensuite obliquement en dehors, elle fournit quelques rameaux aux muscles sous-clavier et grand dentelé, et
parvient à l'espace celluleux qui sépare le grand pectoral du
deltoïde, où elle se divise en deux branches, l'une *supérieure*,
l'autre *inférieure.*

Sa *branche supérieure* se porte transversalement en dehors,
le long du bord antérieur du tiers externe de la clavicule,
envoie un ou plusieurs rameaux au muscle deltoïde sous lequel
elle s'engage; puis elle se termine un peu plus loin, en se ramifiant dans la face profonde de ce muscle et dans la capsule scapulo-humérale.

Sa *branche inférieure* descend dans l'intervalle des muscles
grand pectoral et deltoïde, et s'épuise dans leur épaisseur par
des ramifications latérales. Dans ce trajet, elle est accompagnée
par la veine céphalique et s'anastomose, en dehors avec les
artères circonflexes, en dedans avec les thoraciques.

Artères thoraciques.

Au nombre de deux, de trois ou même de quatre, les
artères thoraciques se dirigent en dedans, vers les muscles
pectoraux, la mamelle et la partie correspondante de la poitrine. On les distingue en *antérieure* et en *postérieure*.

L'*artère thoracique antérieure*, née le plus souvent, comme
je viens de le dire, d'un tronc commun avec la précédente,
descend obliquement en avant, entre les deux muscles pectoraux, et se distribue à l'un et à l'autre. Ceux de ses rameaux
qui vont au grand pectoral, le traversent et vont se perdre
dans la peau et la mamelle. Ceux qui sont, au contraire, destinés au petit pectoral, se prolongent jusqu'aux muscles intercostaux externes, où ils s'anastomosent avec les artères intercostales et la mammaire interne.

L'*artère thoracique postérieure, thoracique longue* ou *mammaire
externe,* naît ordinairement de l'axillaire au-dessous de la pré-

cédente , quelquefois cependant de l'acromiale ou de la scapulaire commune. Elle descend obliquement en dedans et en
avant, derrière la veine axillaire , sur la partie latérale du thorax , entre le grand dentelé et le grand pectoral , suit le bord
inférieur de ce dernier , puis se recourbe en dedans, pour
devenir sous-cutanée et se terminer par plusieurs rameaux, au
niveau du sixième espace intercostal, dans la mamelle et dans
la peau.

Dans son trajet, la thoracique postérieure fournit de nombreux rameaux aux muscles grand dentelé, grand pectoral,
sous-scapulaire , intercostaux , aux ganglions de l'aisselle, et
s'anastomose, dans les divers points de son étendue, avec les intercostales , la thoracique antérieure et la mammaire interne.

Cette artère peut offrir de nombreuses variétés : elle naît
tantôt plus haut , tantôt plus bas que de coutume ; quelquefois
elle est multiple, mais alors une de ses branches suit ordinairement la direction naturelle.

2° Branches postérieures de l'axillaire.

Ces branches sont nombreuses, mais une seule , la *scapulaire
commune*, mérite une description particulière.

Artère scapulaire inférieure, commune ou antérieure.

Cette artère est la branche la plus volumineuse fournie par
l'axillaire Elle naît au niveau de la partie inférieure de la tête
de l'humérus, derrière le plexus brachial, quelquefois par un
tronc commun avec la *circonflexe postérieure* , la *thoracique postérieure* et même *l'humérale profonde*. Elle descend ensuite le
long du bord inférieur du muscle sous-scapulaire, lui envoie
quelques rameaux ainsi qu'aux ganglions et au plexus axillaires,
et se divise bientôt en deux branches, l'une *antérieure*, l'autre
postérieure.

La *branche antérieure* que j'ai vu quelquefois appartenir à la
thoracique postérieure , descend en arrière de celle-ci, sur le
grand dentelé, le long du bord antérieur de l'omoplate, et se
divise en rameaux nombreux , les uns qui se portent en grande
partie dans le muscle précédent, le grand dorsal et la peau,
les autres, plus inférieurs, qui se recourbent sur l'angle de

l'omoplate, et s'anastomosent avec les rameaux de la scapulaire postérieure ou cervicale transverse, et avec quelques-uns de la branche suivante.

La *branche postérieure* de la scapulaire commune descend obliquement en arrière, le long du bord inférieur du muscle sous-scapulaire, au-devant de la longue portion du triceps brachial, et jusqu'au-dessous de son insertion à l'omoplate ; là elle se divise ordinairement en trois branches : l'une se porte dans le muscle sous-scapulaire; l'autre contourne le bord axillaire de l'omoplate, glisse sous le muscle sous-épineux dans lequel elle se perd en s'anastomosant avec la sus-scapulaire; la troisième, enfin, descend quelque temps encore le long du bord antérieur de l'omoplate, passe entre les deux muscles ronds auxquels elle fournit de nombreux rameaux, devient postérieure, et se termine superficiellement en arrière, derrière le tiers inférieur de l'épaule, en s'anastomosant avec la cervicale transverse et avec les rameaux inférieurs de la branche précédente.

3° *Branches externes de l'axillaire.*

Ces branches sont au nombre de deux, désignées sous les noms de *circonflexes* ou *deltoïdiennes*, l'une *postérieure* l'autre *antérieure.*

Artère circonflexe postérieure.

L'artère circonflexe postérieure naît en arrière de l'axillaire, un peu au-dessous de la scapulaire commune. Son volume est assez considérable. Elle se porte obliquement en dehors et en bas, accompagnée par le nerf axillaire, entre les muscles sous-scapulaire, grand dorsal et grand rond réunis, puis contourne le col chirurgical de l'humérus d'avant en arrière et de dedans en dehors, placée entre lui et la longue portion du triceps, dans l'intervalle des muscles grand et petit ronds.

Après avoir fourni des rameaux à chacun de ces muscles, ainsi qu'à la partie postérieure de la capsule scapulo-humérale, l'artère circonflexe postérieure continue sa direction, parvient sur la face profonde du deltoïde, et s'y distribue en envoyant quelques ramuscules à la partie antérieure de la capsule précédente : l'un d'eux pénètre même dans l'intérieur de l'articulation par la coulisse bicipitale, et s'y anastomose avec la circon-flexe antérieure et l'acromiale.

Artère circonflexe antérieure.

Plus petite que la précédente qui quelquefois la fournit, l'ar-tère circonflexe antérieure naît de l'axillaire au-devant et un peu au-dessous d'elle. Placée d'abord au-dessus du tendon des mus-cles grand dorsal et grand rond, elle se porte horizontalement en avant et en dehors sous le coraco-brachial et la courte por-tion du biceps, en contournant le col de l'humérus. Parvenue près de la coulisse bicipitale, elle se divise en un grand nombre de rameaux, parmi lesquels les uns, ascendans, se perdent dans la capsule fibreuse scapulo-humérale et dans le deltoïde, en s'a-nastomosant avec l'artère acromiale ; tandis que les autres, con-tinuant le trajet primitif du tronc, passent au-dessous du ten-don de la longue portion du biceps, et remontent dans l'articu-lation, ou se perdent dans sa capsule en s'anastomosant avec la circonflexe postérieure.

§ 3e *Artère humérale ou brachiale.*

L'artère humérale continue l'axillaire, et s'étend depuis l'ais-selle jusqu'à la partie inférieure du pli du coude, où elle se ter-mine en se bifurquant. Elle est oblique de haut en bas, de de-dans en dehors et un peu d'arrière en avant.

Son côté antérieur est recouvert, en haut, par le muscle coraco-brachial dont la sépare une assez grande quantité de tissu cellulo-graisseux, et par le bord interne du biceps qui s'a-vance un peu sur elle, au milieu du bras, par le nerf médian qui croise sa direction, et plus bas encore, par l'aponévrose bra-chiale et la peau.

Son côté postérieur, en rapport supérieurement avec le nerf radial, est séparé du triceps par une assez grande quantité de tissu cellulaire, et repose inférieurement sur la face antérieure du muscle brachial antérieur.

Son côté interne, côtoyé dans toute son étendue par une des veines brachiales, est en rapport, en haut, avec le nerf cubital qui s'en éloigne ensuite, et dans son tiers inférieur, avec le nerf médian. Dans cette dernière partie du trajet de l'artère brachiale, le nerf cutané interne et la veine basilique n'en sont séparés que par une mince lame aponévrotique.

Son côté externe, en rapport supérieurement avec le nerf médian, se trouve seulement séparé de l'humérus au milieu par le tendon aplati du muscle coraco-brachial (1), et répond inférieurement à l'espace celluleux intermédiaire aux muscles biceps et brachial antérieur.

Il résulte de ce qui précède que le nerf médian, véritable satellite de l'humérale, contracte avec elle des rapports qui varient suivant les points dans lesquels on l'examine : placé supérieurement en dehors d'elle, il lui devient antérieur au milieu, puis il la croise pour côtoyer son côté interne inférieurement ; tandis que le nerf cubital, placé à son côté interne vers le tiers supérieur du bras, en est séparé inférieurement par un espace triangulaire à base inférieure.

Au pli du coude, en particulier, l'artère brachiale est située immédiatement au-dessous de l'expansion fibreuse du biceps et de la peau ; la veine médiane basilique la croise en avant à angle aigu, tandis qu'elle répond, *en arrière*, à l'extrémité inférieure du muscle brachial antérieur, *en dedans,* au nerf médian, *en dehors,* au tendon du biceps.

Variétés. Les anomalies de l'artère brachiale sont très importantes à connaître sous le point de vue chirurgical. A l'état normal, les deux branches de terminaison de la brachiale se séparent au pli du coude, mais il est loin d'en être toujours ainsi : assez souvent, en effet, cette séparation a lieu au milieu du bras ; d'autres fois on l'observe dès le creux même de l'aisselle ou dans des points intermédiaires. Ordinairement alors une des branches surnuméraires suit la direction normale de la brachiale, tandis que l'autre est placée en dedans d'elle. D'autres fois une de ces branches est plus superficielle que l'autre, quelquefois même sous-cutanée, au rapport de Meckel ; cependant sur vingt-trois cas de division anticipée de la brachiale, je n'ai pas constaté une seule fois cette dernière particularité. L'artère interosseuse naît aussi quelquefois de la brachiale en des

(1) C'est le point au niveau duquel on comprime l'artère brachiale dans les opérations que l'on fait sur le membre thoracique.

II.   28

points divers de sa hauteur. Deux fois j'ai trouvé la brachiale bifurquée en haut et recomposée en bas.

On divise les branches de l'artère brachiale en *antérieures, postérieures, internes, externes* et *inférieures*.

Branches antérieures.

Ces branches sont très variables pour le nombre et la disposition. Elles se portent de haut en bas au muscle coraco-brachial, à l'extrémité inférieure du deltoïde, au biceps et à la peau.

Branches postérieures de l'artère brachiale.

Aussi variables que les précédentes , ces branches se portent surtout dans l'épaisseur des muscles triceps et brachial antérieur. L'une d'elles, très volumineuse, constitue la *collatérale externe* ou *humérale profonde*.

Artère collatérale externe.

L'artère collatérale externe ou humérale profonde naît de la brachiale au niveau du bord inférieur du muscle grand rond, quelquefois aussi de la circonflexe postérieure ou de la scapulaire commune. Placée au-dessus du nerf radial, elle se dirige avec lui en bas et en arrière, dans la gouttière radiale de l'humérus, contourne cet os, et parvient en dehors et en avant, dans l'intervalle qui sépare le muscle brachial antérieur et la portion externe du triceps, à un travers de doigt environ au-dessous de l'insertion inférieure du deltoïde. Là elle devient superficielle, se porte directement en bas, et au bout d'un trajet variable, elle se divise en deux branches, l'une *antérieure*, l'autre *postérieure*.

La première branche se dirige en dehors, entre le muscle brachial antérieur et la peau, s'y distribue, ainsi qu'à l'extrémité supérieure du grand supinateur, et s'anastomose avec la récurrente radiale antérieure. La seconde suit le nerf radial, se perd en descendant dans le muscle triceps, près de son insertion inférieure, et s'anastomose avec la récurrente radiale postérieure.

Avant de se diviser, l'artère humérale profonde fournit, surtout près de son origine, des rameaux qui descendent dans le triceps ; un d'eux, plus volumineux et plus constant que les autres, arrive jusque près de l'olécrâne. Les autres se portent en dehors, dans la portion externe du triceps et donnent le rameau nourricier de l'humérus.

On voit quelquefois l'artère humérale profonde se recourber, d'arrière en avant et de dehors en dedans, au niveau de l'épicondyle, et s'anastomoser avec une branche de la brachiale, pour constituer une arcade transverse qui envoie des rameaux aux muscles supinateurs et radiaux, ainsi qu'à l'articulation huméro-cubitale.

Branches internes de l'artère brachiale.

Ces branches, peu nombreuses, se répandent dans la peau de la partie inférieure de l'aisselle et de la partie interne du bras : deux d'entre elles, plus grosses et plus constantes que les autres, ont reçu une dénomination particulière : l'*artère du nerf cubital* et la *collatérale interne*.

Artère du nerf cubital.

L'artère du nerf cubital naît de la partie supérieure et interne de la brachiale, se dirige en bas et en dedans, accolée au nerf du même nom, passe avec lui entre l'olécrâne et l'épitrochlée, et se termine dans son épaisseur, en envoyant des rameaux dans les muscles voisins, et s'anastomosant avec la collatérale interne et la récurrente cubitale postérieure.

Artère collatérale interne.

Ordinairement d'un volume médiocre, quelquefois doublé, l'artère collatérale interne naît de la partie interne de la brachiale à une distance variable de l'épitrochlée, mais le plus souvent à un pouce seulement au dessus d'elle. Elle se porte alors transversalement en dedans, en croisant en arrière le nerf médian, traverse l'intersection aponévrotique commune au muscle brachial antérieur et au bord interne du triceps, fournit plusieurs rameaux à chacun d'eux, puis se divise en deux branches, l'une *descendante*, l'autre *transverse*.

La première branche descend sur l'humérus, jusqu'à l'épitrochlée, où elle se divise en deux rameaux, dont un se porte en avant et s'anastomose avec la récurrente cubitale antérieure, tandis que l'autre accompagne le nerf cubital, envoie quelques ramifications à l'extrémité supérieure des muscles superficiels de l'avant-bras, et s'anastomose avec l'artère du nerf cubital et la récurrente cubitale postérieure. La seconde se dirige directement en arrière vers la cavité olécrânienne, et se distribue à l'extrémité inférieure du triceps et à la partie postérieure de l'articulation huméro-cubitale.

Branches externes de l'artère brachiale.

Peu importantes, ces branches se distribuent aux muscles coraco-brachial et biceps, ou traversent l'espace celluleux qui sépare le brachial antérieur du biceps, et se terminent dans la peau du côté externe du bras.

Branches inférieures ou terminales de l'artère brachiale.

Ces branches sont au nombre de deux : la *radiale* et la *cubitale*.

Artère radiale.

L'artère radiale, plus superficielle que la cubitale, se dirige obliquement en bas et en dehors, sur la face antérieure de l'avant-bras, et vers la partie inférieure de cette région, elle se porte en dehors, contourne le sommet de l'apophyse styloïde du radius en passant sous les tendons des muscles extenseurs du pouce, parvient sur le dos du carpe, s'enfonce d'arrière en avant, dans le premier espace inter-osseux, traverse dans le même sens le premier muscle inter-osseux dorsal, se place entre lui et l'adducteur du pouce, et se partage là en deux ou trois branches, suivant les sujets. Quoi qu'il en soit, on peut avec avantage diviser l'artère radiale en trois portions : une *anti-brachiale*, une autre *carpienne*, la troisième *palmaire*.

Portion anti-brachiale. Dans cette partie de son trajet, l'artère radiale repose sur la face antérieure du radius, dont elle est séparée, en haut, par le muscle petit supinateur, au milieu, par le rond pronateur, plus bas par le fléchisseur propre du pouce, et plus bas encore par le carré pronateur ; elle n'est en contact immédiat avec l'os que près du poignet. *En avant*, elle est recouverte supérieurement par le bord interne du muscle long supinateur, et se trouve sous-aponévrotique dans le reste de son étendue. *En arrière*, elle est en rapport, de haut en bas, avec les muscles rond pronateur, grand palmaire et fléchisseur superficiel des doigts. *En dehors*, elle répond au muscle long supinateur, radiaux externes et au nerf radial supérieurement.

Cette portion de l'artère radiale fournit des branches *antérieures*, *postérieures*, *internes* et *externes*.

Les *branches antérieures*, de nombre et de volume variables, se portent en haut dans le long supinateur; tandis que plus bas, elles traversent l'aponévrose et vont se ramifier dans la peau.

Les *branches postérieures* descendent successivement sur la face antérieure des muscles rond pronateur, fléchisseur propre du pouce, carré pronateur, et se perdent dans chacun d'eux après un trajet plus ou moins long.

Les *branches internes*, très nombreuses, se portent obliquement en dedans et en bas dans les muscles rond pronateur, grand et petit palmaires et cubital antérieur. Deux d'entre elles plus constantes, naissent de la radiale près du poignet.

La première suit transversalement de dehors en dedans le bord inférieur du muscle carré pronateur, et s'anastomose avec une branche semblable de la cubitale, pour former une arcade qui envoie des rameaux, en haut, au muscle précédent, en bas, aux ligamens du carpe.

La seconde, plus superficielle que la précédente, et connue sous le nom d'artère *radio-palmaire*, traverse obliquement en dedans, l'extrémité supérieure du muscle court abducteur du pouce, passe au-devant du ligament annulaire antérieur du carpe, et parvient à la paume de la main, où elle se comporte d'une manière différente, suivant les sujets : quelquefois très petite, elle s'épuise promptement en ramifications qui se portent aux muscles du pouce, à l'aponévrose et à la peau de la main, et s'anastomose avec des rameaux tenus de l'arcade palmaire superficielle; plus souvent, après avoir donné des ramifications aux parties précédentes, elle conserve encore un certain volume, et s'anastomose largement avec la fin de l'arcade palmaire superficielle, qu'elle concourt à former, et qu'elle égale quelquefois en volume; par fois aussi elle constitue presque à elle seule l'arcade palmaire, et fournit les artères collatérales des doigts.

Les *branches externes*, généralement nombreuses, mais peu constantes, se portent obliquement aux muscles supinateurs, radiaux, et inférieurement au grand abducteur et petit extenseur du pouce. L'une d'elles a reçu le nom de *récurrente radiale antérieure*.

La *récurrente radiale antérieure* se détache de la radiale près de son origine, se porte d'abord transversalement en dehors, puis se recourbe en haut en décrivant une arcade à convexité inférieure et externe, passe entre les muscles supinateurs d'une part, et le brachial antérieur de l'autre, et se termine près de l'olécrâne en s'anastomosant avec la collatérale externe. De la convexité de sa courbure cette artère fournit des rameaux descendans qui se portent dans les muscles voisins, et particulièrement dans les supinateurs et les radiaux externes.

Portion carpienne. Cette portion de l'artère radiale s'étend depuis l'apophyse styloïde du radius jusqu'à l'intervalle des deux premiers os du métacarpe. Elle repose sur les ligamens et les os externes du carpe, et passe derrière la première articulation carpo-métacarpienne, recouverte successivement par les tendons des muscles long abducteur, court extenseur et long extenseur du pouce. Dans la dépression comprise entre ce dernier muscle et les deux premiers, elle est seulement sous-jacente à la peau, à l'aponévrose dorsale de la main et à quelques veines et nerfs superficiels. Dans ce trajet, assez court, l'artère radiale fournit trois branches, la *dorsale du pouce*, la *dorsale du carpe*, et la *dorsale du métacarpe*.

L'*artère dorsale du pouce*, généralement peu volumineuse, naît de la radiale dans le premier espace inter-osseux, passe sous le tendon du muscle long extenseur du pouce, et se répand dans les parties molles de la face dorsale de ce doigt, en s'anastomosant avec ses collatérales.

L'*artère dorsale du carpe*, née de la radiale au niveau du carpe, se porte transversalement en dedans, sur la face dorsale des os de la deuxième rangée, en avant des tendons des muscles radiaux externes, et se termine plus ou moins loin en s'anastomosant avec un rameau de la cubitale, ou bien en se subdivisant en plusieurs ramuscules qui se portent aux parties voisines. Dans ce trajet, elle donne des rameaux *supérieurs* qui vont s'anastomoser avec la fin de l'artère inter-osseuse antérieure, et

des rameaux *inférieurs*, en nombre variable, qui descenden
entre les os métacarpiens, envoient des filets anastomotique
aux artères perforantes *de l'arcade palmaire profonde*, et se ter
minent dans les muscles inter-osseux.

L'artère dorsale du métacarpe, improprement nommée ainsi,
car elle n'appartient ordinairement qu'au premier espace inter-
osseux, naît de la radiale au moment où elle s'enfonce dans cet
espace. Tantôt grêle, tantôt volumineuse, elle descend obliquement en dedans, le long de la partie externe du deuxième os
du métacarpe et sur la face dorsale du premier muscle inter-
osseux, auquel elle fournit quelques rameaux. Parvenue au
niveau de l'articulation métacarpo-phalangienne de l'index, elle
se termine en se ramifiant dans les parties molles environnantes
et s'anastomosant avec la collatérale externe de l'index. Il
est très rare qu'elle se prolonge, comme le disent les auteurs,
jusqu'au milieu de la face dorsale de la main.

Portion palmaire. A peine parvenue à la paume de la main,
la radiale se divise en trois branches. La première descend
entre les muscles adducteur du pouce et abducteur de l'index,
et, au niveau de la première phalange du premier de ces doigts,
se divise à son tour en deux rameaux qui constituent la *collatérale interne du pouce* et la *collatérale externe de l'index.* La seconde, *collatérale externe du pouce*, se dirige obliquement au-
devant du premier os du métacarpe, entre lui et le court fléchisseur du pouce, passe entre les deux faisceaux de ce muscle,
au-dessous du tendon du long fléchisseur, et se ramifie sur le
côté externe du doigt dont il s'agit. La troisième, enfin, se
porte transversalement en dedans, et s'anastomose, au niveau
de la base du doigt annulaire, avec une branche de la cubitale
pour former *l'arcade palmaire profonde.*

L'arcade palmaire profonde, placée dans la partie la plus
profonde de la paume de la main, décrit une courbure légère
dont la convexité est inférieure. Elle repose en arrière sur
l'extrémité supérieure des os du métacarpe, sur les muscles
inter-osseux, et est recouverte en avant par le muscle adducteur du pouce, par les tendons des muscles fléchisseurs, les
lombricaux et les nerfs de la main.

Les rameaux fournis par cette arcade sont distingués en
supérieurs, *inférieurs*, *antérieurs* et *postérieurs.* Les premiers,

généralement grêles et peu nombreux, vont se distribuer aux ligamens du carpe et aux muscles profonds de l'éminence Thénar. Les seconds, au nombre de trois ou quatre, descendent dans les espaces inter-osseux, depuis le deuxième jusqu'au dernier, envoient des rameaux aux muscles compris dans ces espaces, et parvenus au niveau de l'extrémité inférieure des os métacarpiens, se divisent chacun en plusieurs rameaux secondaires qui se portent, les uns dans les articulations métacarpo-phalangiennes, les autres sur les côtés des doigts, où ils s'anastomosent avec le tronc commun des artères collatérales correspondantes ; le plus interne d'entre eux s'engage obliquement entre les muscles petit fléchisseur et opposant du petit doigt, et s'y épuise presque entièrement. Les rameaux antérieurs sont très grêles, très courts, et se portent aux muscles lombricaux. Les rameaux postérieurs, connus sous le nom d'*artères perforantes*, sont au nombre de trois : aussitôt après leur origine, ils traversent d'avant en arrière la partie supérieure des trois derniers espaces inter-osseux, envoient des rameaux aux muscles du même nom, puis s'anastomosent au dos de la main avec la dorsale du carpe ; la branche qui résulte de cette anastomose descend quelquefois jusqu'aux doigts, où elle communique avec les collatérales.

Variétés de la radiale. Quelquefois la radiale manque ; d'autres fois elle est seulement représentée par un rameau très grêle qui suit la direction ordinaire. Il n'est pas très rare de lui voir fournir de très bonne heure sa branche radio-palmaire ; alors elle se contourne plus haut que de coutume sur le radius, pour gagner la face postérieure de l'avant-bras.

Artère cubitale.

L'artère cubitale s'étend du pli du bras à la paume de la main. Plus volumineuse que la radiale, elle descend d'abord un peu obliquement en dedans et en arrière, entre les deux couches musculaires de la région anti-brachiale antérieure, et décrit ainsi une légère courbure à convexité interne et supérieure. Vers le milieu de l'avant-bras, elle devient verticale entre les muscles fléchisseur superficiel et cubital antérieur. Enfin, parvenue à l'os pisiforme, elle passe en dehors de lui sur le ligament an-

nulaire antérieur du carpe, puis décrit au-dessous de l'aponévrose palmaire une grande courbure à concavité inférieure qui
constitue l'*arcade palmaire superficielle*, et se termine en s'a-
nastomosant avec un rameau de l'artère radiale, la *radio-palmaire*.

En avant, l'artère cubitale est recouverte, à l'avant-bras, et
de haut en bas, par le nerf médian qui croise obliquement
sa direction, puis par les muscles rond pronateur, grand et petit palmaires, fléchisseur superficiel, cubital antérieur, et, à la
main, par le muscle palmaire cutané et l'aponévrose palmaire.

En arrière, elle repose, en haut, sur le brachial antérieur,
au milieu, sur le fléchisseur profond, en bas, sur le carré
pronateur, et à la main, sur le ligament annulaire antérieur
du carpe et les tendons des muscles fléchisseurs des doigts.

En dedans, elle répond au muscle cubital antérieur et à l'os
pisiforme. Accolée dans ses deux tiers inférieurs au côté externe
du nerf cubital, elle en est séparée supérieurement par un espace triangulaire à base supérieure.

En dehors, elle est en rapport, à dater du milieu de l'avant-
bras, avec le bord interne du muscle fléchisseur superficiel
commun des doigts.

On divise les branches de la cubitale en celles de sa portion
anti-brachiale et celles de sa portion palmaire.

1° *Portion anti-brachiale.* La portion anti-brachiale de l'artère cubitale fournit des branches *internes, externes, antérieures*
et *postérieures*.

Branches internes. Les branches internes de l'artère cubitale
sont très variables pour le nombre et la distribution ; deux
d'entre-elles, constantes et plus volumineuses que les autres,
les *recurrentes cubitales antérieure* et *postérieure*, s'en séparent
près de son origine.

La *récurrente cubitale antérieure* descend d'abord un peu obliquement en dehors, entre le muscle brachial antérieur et le
rond pronateur, envoie des rameaux aux muscles qui s'insèrent à l'épitrochlée, et vient s'anastomoser au-devant de cette
éminence avec la collatérale interne de la brachiale.

L'*artère récurrente cubitale postérieure* naît ordinairement de
la cubitale au-dessous de la précédente, quelquefois par un
tronc qui lui est commun avec elle. Un peu plus volumineuse,

elle descend obliquement en dedans, au-devant du muscle fléchisseur profond des doigts ; puis elle remonte en arrière, à côté du nerf cubital, entre l'olécrâne et l'épitrochlée, s'engage entre les deux attaches supérieures du muscle cubital antérieur, et s'anastomose avec la collatérale interne du bras et l'artère du nerf cubital. Par la convexité de la courbure qu'elle décrit, la récurrente cubitale postérieure envoie des rameaux aux muscles fléchisseur profond, cubital antérieur et triceps, ainsi qu'à l'articulation huméro-cubitale. Un d'eux remonte plus ou moins haut avec le nerf cubital et se perd dans son intérieur.

La plupart des autres branches internes de la portion antibrachiale de la cubitale se portent le long de l'avant-bras, dans les muscles fléchisseur profond et cubital antérieur ; l'une d'elles, tout-à-fait inférieurement, passe sur la partie interne de la face dorsale du carpe, au-dessous des tendons voisins, et s'anastomose avec une branche correspondante fournie par la radiale.

Branches externes. Les branches externes de l'artère cubitale sont très-nombreuses et se portent particulièrement dans les muscles fléchisseurs des doigts. Une d'entre elles suit le bord inférieur du muscle carré pronateur, et s'anastomose par arcade avec une semblable fournie par la radiale.

Branches antérieures. Les branches antérieures de la cubitale, également nombreuses, se portent aux muscles rond pronateur, grand et petit palmaires, fléchisseur superficiel commun. Aucune ne mérite de description particulière, si ce n'est celle qui accompagne le nerf médian.

L'artère du nerf médian est bien constante et vient quelquefois de l'inter-osseuse. Elle côtoie le nerf médian, et, après lui avoir donné des rameaux, se termine vers la partie inférieure de l'avant-bras ; quelquefois même, elle se prolonge jusqu'à l'arcade palmaire superficielle.

Branches postérieures. Les branches postérieures de l'artère cubitale se portent au muscle fléchisseur profond ; une seule mérite d'être décrite à part, l'*inter-osseuse.*

L'artère inter-osseuse naît de la cubitale, un peu au-dessous de la tubérosité bicipitale du radius, quelquefois de la brachiale, d'autres fois de la radiale. Ordinairement assez volumineuse, dirigée en arrière et en bas, elle fournit quelques rameaux aux deux muscles fléchisseurs communs, puis se divise en deux branches : l'une *antérieure*, l'autre *postérieure*.

L'artère inter-osseuse antérieure descend verticalement au-devant de la partie moyenne du ligament inter-osseux, et répond à l'espace celluleux qui sépare les muscles fléchisseur propre du pouce et fléchisseur profond des doigts. Parvenu au bord supérieur du muscle carré pronateur, elle passe derrière lui, traverse le ligament inter-osseux et arrive sur la face dorsale du carpe où elle s'anastomose avec l'artère de ce nom. Dans tout ce trajet, l'artère inter-osseuse envoie des rameaux aux muscles grand fléchisseur du pouce, au fléchisseur commun profond et au carré pronateur. Quelques-uns traversent le ligament inter-osseux, vont aux muscles profonds de la partie postérieure de l'avant-bras, et s'anastomosent avec l'inter-osseuse postérieure. Enfin, avant de traverser le ligament inter-osseux, l'artère inter-osseuse antérieure envoie en avant du poignet, plusieurs rameaux grêles qui communiquent avec la petite arcade des artères radiale et cubitale, sur le bord inférieur du muscle carré pronateur.

L'artère inter-osseuse postérieure, aussitôt après son origine, se porte en arrière, traverse la partie supérieure du ligament inter-osseux et arrive à la partie postérieure de l'avant-bras. Là elle se recourbe, descend verticalement, d'abord entre le long abducteur du pouce et le court supinateur, puis entre les deux couches musculaires de la partie postérieure de l'avant-bras, et se divise en un grand nombre de rameaux qui se rendent aux divers muscles de cette région ; quelques-uns descendent jusqu'à la face postérieure du carpe, et s'anastomosent avec l'inter-osseuse antérieure et la dorsale du carpe. Peu après avoir traversé le ligament inter-osseux, cette artère fournit une branche assez importante connue sous le nom de *récurrente radiale postérieure.*

La *récurrente radiale postérieure* se dirige en haut entre les muscles ancôné et cubital postérieur, souvent dans l'épaisseur du premier, ou au-devant de lui, parvient à la partie postérieure de l'épicondyle, et se termine en s'anastomosant avec la collatérale externe de la brachiale, après avoir envoyé quelques rameaux aux muscles précédens, à l'articulation du coude et à l'attache inférieure du triceps.

2° *Portion palmaire*. Le tronc de l'artère cubitale se termine à la main, comme je l'ai dit, en formant l'*arcade palmaire superficielle*; mais auparavant il fournit plusieurs rameaux aux muscles de l'hypothénar. Un d'entre eux s'engage avec la branche profonde du nerf cubital, sous une arcade appartenant à l'extrémité supérieure du muscle opposant du petit doigt, se dirige en dehors sous les tendons des muscles fléchisseurs des doigts, et va s'anastomoser avec la fin de l'arcade palmaire profonde.

L'*arcade palmaire superficielle* est placée entre l'aponévrose palmaire et les tendons des muscles fléchisseurs des doigts, à la hauteur de la partie moyenne des os du métacarpe. Sa concavité regarde en haut et sa convexité en bas. Elle est principalement formée par l'artère cubitale, ce qui lui a fait donner aussi le nom d'*arcade palmaire cubitale;* mais elle est complétée en dehors par une branche de l'artère radiale. Les rameaux qu'elle fournit sont distingués en ceux qui émanent de sa concavité et ceux qui naissent de sa convexité.

Les rameaux qui naissent de la concavité de l'arcade palmaire superficielle se rendent aux muscles lombricaux et au ligament annulaire antérieur du carpe.

Les rameaux de la convexité de l'arcade palmaire superficielle, au nombre de quatre, se portent vers les doigts. Le premier, en comptant de dedans en dehors, se dirige en bas et en dedans sur les muscles de l'éminence hypothénar auxquels il donne des ramifications, gagne le bord interne du petit doigt, et forme sa collatérale interne. Les trois derniers constituent les troncs communs des artères collatérales moyennes, se portent dans les trois espaces inter-osseux internes, et, parvenus au niveau des têtes des os métacarpiens, se divisent chacun en deux rameaux secondaires qui forment les artères collatérales correspondantes.

Les *artères collatérales* des doigts sont fournies, comme on le voit, presque exclusivement par l'arcade palmaire superficielle; trois seulement en dehors appartiennent à l'artère radiale. Toutes se portent sur les parties latérales et antérieure des doigts, et se terminent dans leur pulpe en s'anastomosant entre elles, et en décrivant des arcades dont la convexité, tournée vers leur extrémité onguéale, envoie une infinité de ramifications dans le tissu cellulaire et la peau. Quelques-unes d'entre elles gagnent la face dorsale des doigts pour se perdre dans la matrice de l'ongle.

Dans leur trajet, les artères collatérales des doigts fournissent, en outre, des rameaux aux gaînes tendineuses, aux articulations phalangiennes, et s'anastomosent entre elles par d'autres rameaux transverses au niveau du corps de chaque phalange.

Enfin l'arcade palmaire superficielle se termine en dehors d'une manière variable : tantôt, en effet, elle se divise en plusieurs rameaux qui se portent dans les muscles de l'éminence thénar ; tantôt elle va former la collatérale externe de l'indicateur et la collatérale interne du pouce ; le plus souvent cependant elle s'anastomose, comme je l'ai dit, avec une branche de la radio-palmaire.

Variétés. L'artère cubitale est quelquefois très petite, ou même tout-à-fait nulle ; ses branches sont alors remplacées par des rameaux fournis par la radiale. D'autres fois elle se détache de l'artère brachiale plus haut que de coutume, au milieu du bras ou vers l'aisselle ; et lorsqu'elle parvient à l'avant-bras, tantôt elle se place en son lieu ordinaire, tantôt elle passe superficiellement entre l'aponévrose et les muscles, et ne gagne l'interstice qui lui est propre, que vers la partie inférieure de l'avant-bras.

Lorsque l'artère cubitale se détache de la brachiale plus haut que de coutume, elle ne fournit pas l'artère inter-osseuse ; celle-ci vient de la brachiale, qui se divise ordinairement au pli du coude en deux branches, la radiale et l'inter-osseuse.

La petite artère du nerf médian acquiert quelquefois un volume considérable au détriment des artères cubitale et radiale, et va concourir à former l'arcade palmaire superficielle. Dans deux cas que j'ai eu occasion d'observer, cette artère était le seul tronc volumineux de l'avant-bras; pour la direction et le volume, elle représentait réellement l'artère brachiale, et fournissait dans la main toutes les artères collatérales.

CHAPITRE TROISIÈME.

Branches de l'aorte descendante.

ARTICLE PREMIER.

Branches fournies par l'aorte descendante thoracique.

On distingue ces branches en *antérieures* et en *postérieures* ou *latérales*.

§ 1er *Branches antérieures de l'aorte thoracique.*

Ces branches varient beaucoup sous le rapport du nombre. En général, elles sont peu volumineuses. On les distingue en *bronchiques*, *œsophagiennes* et *médiastines postérieures*.

Artères bronchiques.

Il existe, en général, deux artères de ce nom, une droite et une gauche. Le plus souvent elles sont séparées à leur origine, mais parfois elles naissent d'un tronc commun.

L'artère bronchique droite naît ordinairement de la première intercostale, plus rarement de l'aorte, plus rarement encore de la mammaire interne correspondante. Après avoir fourni quelques rameaux au tissu cellulaire du médiastin et à l'œsophage, elle se rend vers la partie postérieure de la bronche de son côté, et pénétre avec elle dans l'intérieur du poumon correspondant.

L'artère bronchique gauche se détache presque toujours de la partie antérieure de l'aorte, au-dessous de la crosse, et après avoir fourni, comme la précédente, des rameaux œsophagiens et médiastins, elle s'accole à la bronche gauche, et pénètre avec elle dans le poumon.

Dans le sein du poumon, les artères bronchiques se divisent et se subdivisent en suivant les diverses ramifications du canal aérien, et se répandent particulièrement dans la membrane muqueuse de ce conduit. Les autres élémens du poumon en reçoivent cependant aussi des ramifications moins importantes. A leurs extrémités capillaires, les artères bronchiques se continuent avec les veines correspondantes. Elles s'anastomosent aussi dans leur trajet, suivant Haller, Reisseisen, Meckel, Sœmmering, avec l'artère pulmonaire.

Artères œsophagiennes.

Le nombre et le volume de ces artères varient beaucoup; elles naissent de la partie antérieure de l'aorte, et se divisent en un grand nombre de rameaux dont les principaux appartiennent à l'œsophage. Les plus inférieurs se portent jusqu'au cardia en traversant l'hiatus œsophagien du diaphragme, et s'anastomosent avec des rameaux de l'artère coronaire stomachique.

Artères médiastines postérieures.

Non moins variables que les précédentes sous le rapport du nombre, ces artères procèdent de la partie antérieure de l'aorte thoracique, des œsophagiennes, des bronchiques et même des intercostales. Elles se divisent promptement dans la partie postérieure du médiastin et s'y perdent complètement.

Un grand nombre de leurs rameaux se portent sur l'aorte, y forment un plexus très beau qui se perd dans les parois mêmes de ce vaisseau, et constituent de nombreux *vasa vasorum*.

§ 2. *Branches latérales de l'aorte descendante thoracique.*

Les branches latérales de l'aorte descendante thoracique portent le nom d'*artères intercostales inférieures* ou *aortiques*.

Artères intercostales inférieures ou aortiques.

Le nombre de ces artères varie : ordinairement il n'y en a que huit ou neuf, parce que l'intercostale supérieure, branche de la sous-clavière, fournit aux deux ou trois premiers espaces intercostaux. D'autres fois, au contraire, on en compte dix ou onze. Quelquefois même l'intercostale supérieure naît directement de l'aorte.

Les artères intercostales inférieures naissent de la partie postérieure de l'aorte et se portent ensuite, les supérieures en haut et en dehors, les moyennes directement en dehors, et les inférieures un peu en bas ; d'où il résulte que l'angle qu'elles forment avec l'aorte est obtus en haut, droit au milieu, et aigu en bas.

Les intercostales droites sont plus longues que les gauches. Leur calibre est à peu près le même à droite et à gauche, en haut et en bas.

Les intercostales droites passent derrière le canal thoracique et la veine azygos; les gauches, au contraire, ne sont recouvertes que par la plèvre et les ganglions lymphatiques correspondans. Les droites contournent le corps de chaque vertèbre ; les gauches parviennent tout de suite à l'espace intercostal. Les deux dernières de chaque côté sont recouvertes dans la première partie de leur trajet, par les piliers du diaphragme. Celles du côté droit sont en rapport, en outre, en avant, avec la petite veine azygos.

Parvenues au commencement des espaces intercostaux, et au niveau des articulations costo-vertébrales, les artères intercostales passent derrière le grand sympathique, et chacune d'elles se divise ensuite en deux branches, une *dorsale*, l'autre *intercostale* proprement dite; mais avant cette division elles fournissent quelques rameaux aux corps des vertèbres.

Branche dorsale. La branche dorsale ou postérieure se dirige en arrière, entre les apophyses transverses des vertèbres, en dedans du ligament costo-transversaire inférieur, et se divise bientôt en deux rameaux. L'un, *dorsal*, traverse les muscles transversaires épineux, descend un peu obliquement en dehors, entre ces muscles et le long dorsal, et s'y ramifie ainsi que dans le sacro-lombaire et dans la peau voisine. L'autre, *spinal*, pénètre aussitôt dans le trou de conjugaison correspondant et se divise en deux ramuscules, l'un qui pénètre dans le corps des vertèbres, et l'autre qui se perd sur la dure-mère rachidienne et la moelle, en s'anastomosant avec les artères spinales.

Branche intercostale proprement dite. La branche intercostale proprement dite ou *antérieure*, est la continuation du tronc même de l'artère. Son volume est assez considérable. Placée d'abord au milieu d'un tissu cellulaire abondant, entre le muscle intercostal externe et la plèvre, elle fournit, au niveau de l'angle des côtes un rameaux important, et pénètre aussitôt entre les deux muscles intercostaux. Ce rameau descend obliquement vers le bord supérieur de la côte qui est au-dessous, le côtoie quelque temps, puis se porte sur

la face interne de cette côte, et se perd dans son périoste. Ensuite la branche antérieure des artères intercostales gagne le
bord inférieur de la côte qui est au-dessus, s'engage dans la
gouttière qu'on y remarque, et parvenue à peu près au niveau
du tiers antérieur de cette côte, elle abandonne sa gouttière, se
porte de nouveau au milieu de l'espace intercostal jusque près
du sternum, et se termine en s'anastomosant avec les branches
intercostales de la mammaire interne. Les artères intercostales
inférieures s'unissent, en outre, en avant avec l'épigastrique,
les diaphragmatiques, la circonflexe iliaque et les lombaires.

Outre le rameau qui a été indiqué, la branche intercostale
proprement dite des artères intercostales en envoie d'autres
dans tout son trajet aux muscles intercostaux, au périoste des
côtes et au tissu cellulaire sous-pleural ; quelques autres traversent les muscles intercostaux externes, et vont aux muscles
pectoraux, grand dentelé et grand oblique de l'abdomen. Cette
branche, du reste, est accompagnée par les veines et par le
nerf intercostal correspondans.

ARTICLE SECOND.

Branches de l'aorte descendante abdominale.

Les artères qui naissent de l'aorte abdominale sont divisées
en *antérieures, latérales, postérieures* et *inférieures* ou *terminales.*

§ 1er. Branches antérieures.

Les branches antérieures de l'aorte abdominale sont les *diaphragmatiques inférieures,* le *tronc cœliaque* et les deux *mésentériques.*

Artères diaphragmatiques inférieures.

Les artères diaphragmatiques inférieures sont ordinairement
au nombre de deux, une *droite,* l'autre *gauche;* quelquefois
cependant on en compte trois ou quatre. Elles naissent tantôt
séparément, tantôt par un tronc commun de la partie antérieure de l'aorte, tout près des piliers du diaphragme, assez
souvent aussi du tronc cœliaque. Il n'est pas très rare non plus
de les voir fournies par les rénales, ou par la coronaire stoma-

II   29

chique, quelquefois même, quoique plus rarement, par la première lombaire.

L'artère diaphragmatique remonte au-devant du pilier correspondant du diaphragme, entre ce muscle et le péritoine, et
au bout d'un trajet variable elle se divise en deux branches,
l'une *interne*, l'autre *externe*. Mais auparavant, près de son origine, elle envoie à la capsule surrénale quelques rameaux connus sous le nom d'*artères capsulaires supérieures*.

La *branche interne*, plus volumineuse, continue en haut la direction de l'artère, envoie en avant de l'ouverture œsophagienne
du diaphragme un rameau qui s'anastomose avec un autre semblable fourni par la diaphragmatique opposée, et, continuant
sa marche ascendante, se recourbe en dedans et s'anastomose
par arcade avec la précédente, en avant de l'aponévrose phrénique. La *branche externe* se porte transversalement en dehors,
se termine vers les attaches correspondantes du diaphragme et
s'anastomose avec les intercostales inférieures, la mammaire
interne et les lombaires.

Les deux branches de l'artère diaphragmatique fournissent
dans leur trajet un très grand nombre de rameaux qui se distribuent au diaphragme ; quelques-uns d'entre eux traversent
ce muscle, et s'anastomosent avec les diaphragmatiques supérieures de la mammaire interne, ou se perdent sur le péricarde.

Quoique très analogues, les artères diaphragmatiques inférieures se distinguent cependant par les caractères suivans :
La droite envoie, au niveau de la veine cave ascendante,
plusieurs rameaux qui se portent dans l'épaisseur du ligament coronaire du foie et se prolongent jusque sur la surface
de cet organe. La gauche fournit, près de l'orifice œsophagien
du diaphragme, un ou plusieurs rameaux qui se perdent sur
l'extrémité inférieure de l'œsophage, et s'anastomosent avec
les rameaux œsophagiens de la coronaire stomachique et de
l'aorte. Assez souvent aussi cette artère envoie quelques branches à la rate et au lobe gauche du foie.

Artère cœliaque.

L'artère cœliaque, (*tronc cœliaque, opisto-gastrique,* Chauss.),
naît à angle droite de l'aorte, au-dessous des précédentes, entre

les piliers du diaphragme et au niveau du corps de la première vertèbre lombaire ; c'est la plus volumineuse des branches fournies par l'aorte abdominale. Dirigée en avant et un peu à droite et située derrière l'épiploon gastro-hépatique, cette artère répond, *en haut,* à la partie latérale gauche du lobe de Spigel, *en bas,* au bord supérieur du pancréas, *à gauche,* au cardia, et *à droite,* à un espace assez considérable qui la sépare du pylore. Elle est du reste entourée de tous côtés par un plexus nerveux considérable, et par beaucoup de ganglions lymphatiques.

Après un demi-pouce environ de trajet, le tronc cœliaque se divise en trois grosses branches : la *coronaire stomachique, l'hépatique* et la *splénique.*

Artère coronaire stomachique.

Moins volumineuse que les deux autres branches du tronc cœliaque, l'artère coronaire stomachique se porte obliquement en avant, en haut et à gauche jusqu'au côté droit du cardia, sur lequel elle se recourbe brusquement, pour descendre le long de la petite courbure de l'estomac ; et parvenue au pylore, elle se termine en s'anastomosant avec la pylorique, branche de l'hépatique.

Dans ce trajet, elle est reçue entre les deux feuillets de l'épiploon gastro–hépatique, et envoie quelquefois dans leur épaisseur une branche volumineuse, qui va se perdre dans le lobe gauche du foie.

De la convexité de la courbure de cette artère partent des *rameaux œsophagiens* qui entourent le cardia, remontent sur l'extrémité inférieure de l'œsophage, et se ramifient dans ses membranes en s'anastomosant avec les artères œsophagiennes fournies par l'aorte thoracique et les diaphragmatiques inférieures.

Enfin, le long de la petite courbure de l'estomac, l'artère coronaire stomachique fournit un grand nombre de rameaux qui se portent, les uns sur la face antérieure, les autres sur la face postérieure de cet organe, et se perdent dans ses diverses membranes, en s'anastomosant avec les artères *gastro-épiploïques* et les *vaisseaux courts* dont je parlerai tout-à-l'heure.

Artère hépatique.

D'un volume bien supérieur à celui de la précédente, l'artère hépatique se dirige obliquement à droite et en avant jusque près du pylore , se dévie ensuite en décrivant une courbe à concavité supérieure, remonte dans l'épaisseur de l'épiploon gastro-hépatique, au-devant de l'hiatus de Winslow, du canal cholédoque et de la veine porte, se divise en deux branches et se termine dans le sillon transverse du foie , après avoir fourni l'*artère pylorique* et la *gastro-épiploïque droite.*

Artère pylorique. Née de l'hépatique près du pylore, l'artère pylorique se dirige un peu obliquement en haut et à gauche, le long de la petite courbure de l'estomac et s'y termine à une hauteur variable, en s'anastomosant avec la terminaison de la coronaire stomachique. Dans ce trajet, elle fournit des rameaux antérieurs et postérieurs qui se portent sur les deux faces de l'estomac, et quelques autres qui se prolongent sur le pylore , même sur la première portion du duodénum.

Artère gastro-épiploïque droite. D'un volume assez considérable, cette artère naît de l'hépatique à droite et un peu au-dessous du pylore. Elle descend ensuite verticalement, derrière la première portion du duodénum, et , au bout d'un court trajet, elle se recourbe de droite à gauche, le long de la grande courbure de l'estomac , vers le milieu de laquelle elle s'anastomose avec la gastro-épiploïque gauche. Dans cette dernière partie de son trajet, elle est reçue entre les deux feuillets de la lame antérieure du grand épiploon.

Avant de se recourber, l'artère gastro-épiploïque droite fournit plusieurs rameaux qui vont se distribuer au pylore et à la première portion du duodénum. Un peu plus bas, une autre branche s'en sépare, suit transversalement à gauche la partie postérieure de la tête du pancréas, et se ramifie dans cette glande en s'anastomosant avec les rameaux pancréatiques fournis par la mésentérique supérieure et la splénique.

Le long de la grande courbure de l'estomac, l'artère gastro-épiploïque donne des rameaux *ascendans* et des rameaux *descendans* : les premiers se portent sur la face antérieure et sur la face postérieure de l'estomac. Les seconds , plus grêles et en

nombre variable, descendent parallèlement les uns aux autres
entre les deux feuillets du grand épiploon, et arrivent jusqu'au colon transverse sur lequel ils se perdent en s'anastomosant avec les artères coliques.

Après avoir fourni les deux artères précédentes, l'hépatique, près du sillon transverse du foie, se divise en deux
branches l'une *droite*, l'autre *gauche*. La première pénètre dans
le foie par l'extrémité droite, la dernière par l'extrémité gauche
de ce sillon ; puis elles accompagnent en se divisant les branches correspondantes du canal hépatique et de la veine porte,
et sont comme elles entourées par la capsule de Glisson. Avant
de plonger dans le sillon transverse, la branche droite donne
ordinairement l'*artère cystique*, qui cependant vient quelquefois
du tronc même de l'artère hépatique.

Artère cystique. L'artère cystique se porte obliquement en
bas et en avant, derrière le canal hépatique, jusque près du
col de la vesicule biliaire. Là elle se divise en deux rameaux,
l'un *supérieur* et l'autre *inférieur*. Le premier s'engage entre le
foie et la face supérieure de la vésicule, et se distribue à l'un
et à l'autre. Le second se porte, en décrivant des flexuosités,
à la face inférieure du réservoir de la bile dans les parois duquel il se ramifie.

Quelquefois on trouve trois artères hépatiques fournies, la
première par le tronc cœliaque, la seconde par la coronaire
stomachique et la troisième par la mésentérique supérieure.
D'autres fois, au contraire, c'est l'artère hépatique qui se divise
en trois branches dans le sillon transverse du foie.

Artère splénique.

L'artère splénique, née comme les précédentes du tronc cœliaque, se dirige aussitôt de droite à gauche le long du bord supérieur du pancréas qui la reçoit dans un sillon, et parvient en
serpentant au niveau de la scissure de la rate, où elle se termine. Elle est recouverte en avant par la face postérieure de
l'estomac et se trouve reçue, près de la rate, dans l'intervalle des
deux feuillets de la lame postérieure de l'épiploon gastro-splénique. Dans son trajet, elle fournit les branches suivantes :

Branches pancréatiques. Elles se séparent en nombre variable

de la splénique , et descendent verticalement dans l'épaisseur du pancréas où elles s'anastomosent avec les rameaux fournis par la gastro-épiploïque droite et la mésentérique supérieure.

Branche gastro-épiploïque gauche. Tantôt grêle , tantôt volumineuse , cette artère naît ordinairement de la splénique près
de la scissure de la rate , quelquefois de l'une de ses branches
terminales, Elle se porte d'abord sous le grand cul-de-sac de
l'estomac, puis elle descend de gauche à droite le long de la
grande courbure vers le milieu de laquelle elle s'anastomose
avec la gastro-épiploïque droite. Elle se divise dans ce trajet en
rameaux *supérieurs* qui se portent sur les deux faces de l'estomac,
et en rameaux *inférieurs* qui se perdent dans le grand épiploon,
et dont quelques-uns peuvent être suivis jusqu'au pancréas.

Près de la scissure de la rate , l'artère splénique se divise en
deux ou trois branches qui se subdivisent elles-mêmes en un
plus grand nombre. Celles-ci divergent entre elles et se ramifient dans l'intérieur de la rate, comme on l'a vu un peu plus
haut. (1). Mais avant de pénétrer dans cet organe , elles fournissent des branchés assez volumineuses, qu'en raison de leur
peu de longueur on a nommées *vaisseaux courts*.

Les *vaisseaux courts* suivent une marche rétrograde, s'engagent entre les deux feuillets de la lame antérieure de l'épiploon
gastro-splénique, gagnent aussitôt le grand cul-de-sac de l'estomac, s'y divisent, et se prolongent, en se ramifiant, jusque sur
le cardia où ils s'anastomosent avec les rameaux œsophagiens de
la coronaire stomachique.

Artère mésentérique supérieure.

L'artère mésentérique supérieure est une des plus grosses
branches fournies par la partie antérieure de l'aorte abdominale.
Elle naît au-dessous du tronc cœliaque, quelquefois même de
celui-ci , descend aussitôt derrière le pancréas, passe entre lui
et la troisième portion du duodénum , se porte un peu à gauche
dans la base du mésocolon transverse et s'engage de haut en bas
entre les deux feuillets du mésentère. Elle continue ensuite à
descendre dans l'épaisseur de ce repli, en se dirigeant com-

-(1) Voyez tom. 2, pag. 219.

me lui obliquement à droite, et décrivant une légère courbure à convexité gauche et inférieure et à concavité droite et supérieure. Dans tout son trajet elle fournit de nombreux rameaux et se termine près de la valvule iléo-cœcale en s'anastomosant avec la colique droite inférieure.

Derrière le pancréas, l'artère mésentérique supérieure fournit à cette glande et à la troisième portion du duodénum.

Dans l'épaisseur du mésentère, elle donne des branches nombreuses qu'on divise en celles qui partent de sa concavité et celles qui viennent de sa convexité. Les premières, destinées au gros intestin, sont les artères *coliques droites*. Les dernières, destinées à l'intestin grêle, pourraient être nommées *jejuno-iléales*.

Artères coliques droites. Ces artères sont ordinairement au nombre de trois et divisées en *supérieure*, *moyenne* et *inférieure*.

L'artère colique droite supérieure, née de la mésentérique supérieure, près du mésocolon transverse, pénètre d'arrière en avant entre les deux lames de ce repli péritonéal et le parcourt plus ou moins horizontalement jusqu'à sa partie moyenne, où elle se divise en deux branches, l'une *droite*, l'autre *gauche*. La première se recourbe transversalement à droite, suit dans ce sens l'arc du colon, et se termine bientôt en s'anastomosant avec un rameau ascendant de la colique droite moyenne. La seconde se comporte de la même manière dans la moitié gauche du méso-colon transverse, et s'anastomose avec le rameau ascendant de la colique gauche supérieure.

L'Artère colique droite moyenne naît quelquefois de la précédente, mais le plus souvent de la mésentérique supérieure au-dessous d'elle. Elle se porte aussitôt obliquement à droite et en avant, entre les deux feuillets du mésocolon lombaire droit, et, près de l'extrémité supérieure du colon, elle se divise en deux rameaux, comme la précédente : l'un d'eux se recourbe en haut et à gauche pour s'anastomoser avec le rameau droit de la colique droite supérieure; l'autre, au contraire, se porte en bas et à droite, et s'abouche avec le rameau ascendant de la colique droite inférieure.

L'artère colique droite inférieure, iléo-colique, cœcale (Chauss.), naît très près et au-dessous de la précédente qu'elle surpasse ordinairement en volume. Elle descend ensuite obliquement à droite dans le mésocolon lombaire droit, et, parvenue près du cœcum, elle se divise le plus souvent en trois rameaux, l'un *supérieur*, l'autre *moyen*, le troisième *inférieur*. Le supérieur se recourbe en haut dans la partie correspondante du mésocolon, et s'abouche bientôt avec le rameau inférieur de la colique droite moyenne. L'inférieur descend vers la fin du mésentère et s'y anastomose avec la terminaison de la mésentérique supérieure elle-même. Le moyen enfin naît dans l'intervalle des deux précédents, se porte transversalement dans la partie inférieure du mésocolon lombaire droit, et, parvenu à la partie postérieure de la réunion du colon et du cœcum, il se subdivise ordinairement en trois rameaux secondaires : un d'eux se recourbe en haut sur le commencement du colon et sur la valvule iléo-cœcale; un autre se porte en arrière sur la paroi postérieure du cœcum; le troisième suit le repli péritonéal de l'appendice cœcal, et décrit une petite courbure de la convexité de laquelle partent des ramuscules qui se distribuent dans cet appendice.

Artères jéjuno-iléales. Ces artères naissent, comme je l'ai dit, de la convexité de la mésentérique supérieure. Leur nombre, d'ailleurs très variable, s'élève au moins à quinze ou vingt principales. Elles sont d'autant plus volumineuses et plus longues qu'on les examine plus supérieurement.

Toutes se dirigent obliquement en bas et à gauche entre les deux lames du mésentère, et, après un court trajet, chacune d'elles se divise en deux rameaux qui se recourbent en sens inverse et s'anastomosent avec les voisins, de manière à constituer des arcades de la convexité desquelles partent d'autres rameaux qui se divisent à leur tour, s'anastomosent de la même manière, et constituent des arcades secondaires qui se comportent comme les premières. Il existe encore un troisième, un quatrième, quelquefois même un cinquième ordre d'arcades plus petites près de l'intestin.

Le réseau qui résulte de ces divisions et de ces anastomoses successives offre une multitude d'aréoles de forme et de grandeur variables, desquelles partent encore de petits rameaux, les uns pour le mésentère et ses ganglions, les autres destinés à l'anastomose des diverses anses vasculaires entre elles.

Enfin, les dernières arcades envoient sur les parois de l'intestin des rameaux parallèles qui l'embrassent en serpentant au-dessous du péritoine, et qui s'anastomosant entre eux, forment autour de lui une longue série d'anneaux. De la concavité de ces anneaux partent ensuite des ramifications plus ténues qui pénètrent la membrane musculeuse, forment au-dessous d'elle un réseau très fin, et se terminent enfin, sous forme capillaire, dans l'épaisseur de la membrane muqueuse, et particulièrement dans ses valvules et ses villosités.

Dans les premiers temps de la vie embryonnaire, l'artère mésentérique supérieure donne l'*artère omphalo-mésentérique* qui se porte à la vésicule ombilicale, après avoir parcouru toute la longueur du cordon. Ordinairement cette artère disparaît avec la vésicule, vers la fin du deuxième mois de la vie intra-utérine ; quelquefois cependant on la rencontre encore plus tard, même àl'époque de la naissance.

Artère mésentérique inférieure.

L'artère mésentérique inférieure, moins volumineuse que la supérieure, naît de la partie antérieure et gauche de l'aorte, à un pouce et demi environ au-dessus de sa terminaison. Elle se dirige obliquement en bas et à gauche, au-dessous du péritoine, et s'engage entre les deux feuillets du mésocolon iliaque, où elle décrit une courbure à convexité gauche. Parvenue au détroit supérieur du bassin, elle pénètre dans le méso-rectum, se prolonge plus ou moins bas et se divise en deux branches.

Par la concavité de sa courbure la mésentérique inférieure ne fournit aucune, ou presque aucune branche. De sa convexité, au contraire, elle en donne un assez grand nombre parmi lesquelles on distingue particulièrement les *artères coliques gauches*, divisées en *supérieure, moyenne* et *inférieure.*

L'*artère colique gauche supérieure* est la plus volumineuse des branches de la mésentérique inférieure. Elle naît de cette artère, à un pouce de son origine ; puis se porte transversalement à gauche jusque près du colon descendant, où elle se divise en deux rameaux, l'un *supérieur*, l'autre *inférieur*. Le supérieur remonte le long du bord concave du colon descendant jusqu'à l'extrémité gauche du colon transverse, et s'anastomose avec le rameau gauche de la colique droite supérieure. L'inférieur descend vers l'S iliaque du colon et s'anastomose avec la branche supérieure de la colique gauche moyenne.

L'*artère colique gauche moyenne* manque quelquefois; dans d'autres cas, au contraire, elle est multiple. Elle se porte vers l'extrémité supérieure du mésocolon iliaque, et se divise en deux rameaux : l'un remonte vers l'extrémité inférieure du colon lombaire gauche , et s'unit bientôt avec le rameau inférieur de l'artère précédente ; l'autre côtoye la concavité de l'S iliaque du colon, et s'abouche avec le rameau supérieur de la colique gauche inférieure.

L'*artère colique gauche inférieure* se porte vers le milieu de la concavité de l'S iliaque du colon, et comme les précédentes , elle se partage en deux rameaux : le supérieur s'anastomose avec le rameau inférieur de la colique gauche moyenne; l'inférieur s'unit avec un autre rameau fourni par la mésentérique inférieure elle-même.

Avant d'arriver à l'intestin , toutes ces artères se comportent comme les coliques droites, seulement elles ne forment pas des arcades tout-à-fait aussi multipliées.

Dans l'épaisseur du mésorectum, l'artère mésentérique inférieure se divise en deux, quelquefois en trois branches qui embrassent en bas les parties postérieure et latérales du rectum, sous le nom d'*hémorrhoïdales supérieures.* Ces branches se ramifient dans l'épaisseur du rectum , et s'anastomosent près du sphincter avec les artères hémorrhoïdales moyenne et inférieures.

§ 2e. *Branches latérales de l'aorte abdominale.*

Les branches latérales fournies par l'aorte abdominale sont les *capsulaires moyennes* , les *rénales,* et les *spermatiques.*

Artères capsulaires moyennes.

Ainsi nommées pour les distinguer des *capsulaires supérieures* fournies par les diaphragmatiques inférieures et des *capsulaires inférieures* fournies par les rénales , les artères capsulaires moyennes naissent des parties latérales de l'aorte, un peu au-dessus de ces dernières et quelquefois du tronc cœliaque. Elles sont au nombre de deux, une droite, l'autre gauche ; quelquefois cependant on en trouve deux ou trois de chaque côté. Aussitôt après leur origine, elles se portent transversalement en dehors de la colonne vertébrale, fournissent quelques ramuscules aux piliers du diaphragme, au tissu cellulo-graisseux voisin, et parviennent aux capsules surrénales dans l'intérieur et à la surface externe desquelles elles se ramifient.

Artères rénales ou émulgentes.

Ordinairement il n'y a qu'une artère rénale de chaque côté, quelquefois cependant on en trouve deux et même trois. Elles sont très volumineuses et peu longues. Elles naissent des parties latérales de l'aorte au-dessous de la mésentérique supérieure ; ordinairement l'origine de la gauche se trouve sur un plan un peu supérieur et antérieur à celle de droite. L'une et l'autre se portent ensuite transversalement en faisant un angle droit avec l'aorte, et arrivent bientôt à la scissure du rein.

Dans ce trajet, les artères rénales sont entourées par un tissu cellulo-graisseux abondant, et se trouvent recouvertes par la veine rénale et le péritoine ; la droite, en outre, est croisée en avant par la veine cave inférieure qui, dans des cas très rares, passe, au contraire, derrière elle.

Avant de pénétrer dans le rein, les artères rénales fournissent seulement : 1° quelques petits rameaux ascendants qui, sous le nom d'*artères capsulaires inférieures*, remontent dans les capsules surrénales ; 2° quelques autres rameaux qu'on a décrits sous le nom d'*artères adipeuses*, et qui vont, en effet, au tissu cellulo-graisseux qui entoure le rein.

Peu après, elles se divisent en trois ou quatre branches qui s'écartent les unes des autres, et pénètrent dans le rein entre la veine rénale et le bassinet. Des branches secondaires naissent des précédentes, se portent entre le bassinet et le tissu du rein, puis dans l'intervalle des calices jusqu'à la substance mamelonnée, se subdivisent encore, s'engagent entre chaque faisceau de la substance tubuleuse, arrivent à la substance corticale, et s'y terminent en se ramifiant de plus en plus, et surtout sans former les arcades dont parlent les auteurs.

Leur origine et leur direction varient suivant les variétés de situation que peuvent affecter les reins : ainsi on les a vues naître de la partie inférieure de l'aorte , ou de l'hypogastrique, ou de l'iliaque primitive. Quelquefois elles viennent par un tronc commun de la partie antérieure de l'aorte , etc.

Artères spermatiques.

Les artères spermatiques *ovariennes* chez la femme, *testiculaires* chez l'homme, sont remarquables par leur gracilité et l'étendue de leur trajet. On en compte ordinairement deux , une à droite, l'autre à gauche. Ordinairement la spermatique gauche vient de l'aorte et la droite de la rénale correspondante. Cependant on les a vues naître toutes deux des rénales ou de l'aorte, tantôt au même niveau, tantôt à des hauteurs différentes. Elles descendent flexueuses, un peu obliquement en dehors, sur les côtés de la colonne vertébrale, derrière le péritoine et au-devant des muscles psoas et des uretères, dont elles croisent la direction sous un angle très aigu. La droite passe, en outre, tantôt devant, tantôt derrière la veine cave ascendante; la gauche s'insinue sous l'S iliaque du colon. Dans ce trajet elles envoient quelques rameaux aux ganglions lymphatiques lombaires, au tissu cellulo-graisseux voisin et aux parois de l'uretère.

Parvenues au détroit supérieur du bassin , elles passent au-devant de l'artère iliaque externe, en dedans du psoas et se comportent ensuite d'une manière différente chez l'homme et chez la femme.

Chez l'homme , elles continuent à descendre jusqu'à l'orifice abdominal du canal inguinal dans lequel elles s'engagent avec les veines de même nom et le canal déférent, sortent de ce canal par son orifice inférieur, et parviennent près du bord supérieur du testicule , où elles se divisent en deux ou plusieurs branches ; les unes pénètrent par la tête de l'épididyme, se ramifient dans le corps de cette partie et se prolongent dans l'intérieur du testicule ; les autres pénètrent directement dans celui-ci par son bord supérieur et s'y distribuent.

Chez la femme, l'artère spermatique se prolonge dans le bassin entre les deux feuillets des ligamens larges, se contourne en dedans, gagne le bord supérieur de l'ovaire, et se divise en plusieurs rameaux, qui pénètrent, les uns dans cette glande et dans son ligament, les autres dans la trompe de Fallope et dans le ligament rond; les plus volumineux se prolongent jusque sur les côtés de l'utérus et s'y perdent, en s'anastomosant avec les artères utérines.

§ 5ᵉ. *Branches postérieures de l'aorte abdominale.*

En arrière, l'aorte abdominale ne fournit que les *artères lombaires*.

Artères lombaires.

Les artères lombaires ne sont pas toujours également nombreuses; ordinairement, néanmoins, on en trouve quatre, quelquefois moins, d'autres fois plus. Elles naissent de la partie postérieure de l'aorte, et se portent ensuite transversalement en dehors, dans la gouttière du corps des vertèbres lombaires, puis s'engagent, les supérieures sous les piliers du diaphragme, les inférieures sous le muscle psoas. Dans cette première partie de leur trajet, elles envoient des rameaux nombreux au corps des vertèbres, aux ganglions lymphatiques voisins, aux piliers du diaphragme et au psoas.

Parvenues à la base des apophyses transverses, elles se divisent chacune en deux branches, l'une *postérieure* ou *dorsale*, l'autre *antérieure* ou *abdominale*.

La branche *dorsale* se comporte absolument comme celle des artères intercostales, c'est-à-dire qu'elle se divise elle-même en deux rameaux : l'un d'eux pénètre dans le canal rachidien par le trou de conjugaison, et se perd dans la moelle rachidienne, la dure-mère et le corps des vertèbres ; tandis que l'autre se porte en arrière, dans le muscle sacro-spinal et s'y distribue ainsi qu'aux inter-transversaires, aux transversaires épineux et à la peau voisine.

La branche *antérieure* ou *abdominale* présente quelques différences d'une lombaire à l'autre.

Celle de la première suit de dedans en dehors, le bord inférieur de la dernière côte, et parvenue à son extrémité libre, se divise en deux rameaux, dont l'un continue la direction de l'artère, tandis que l'autre se recourbe en bas et se prolonge dans le muscle transverse, jusque près de la crête iliaque.

Celle de la deuxième artère lombaire, généralement très petite, se porte inférieurement dans l'épaisseur du muscle carré des lombes.

La branche antérieure de la troisième s'engage entre les muscles carré et transverse, descend obliquement vers la crête iliaque, et, parvenue au niveau du tiers postérieur de celle-ci, traverse les muscles abdominaux et va se perdre inférieurement dans les muscles fessiers, en s'anastomosant avec des rameaux de l'artère fessière de l'hypogastrique.

La branche antérieure de la quatrième est la plus volumineuse de toutes. Elle longe, en dehors, la crête iliaque, envoie des rameaux aux muscles iliaque et abdominaux antérieurs, traverse ces derniers et se ramifie dans les fessiers.

Lorsqu'il existe une cinquième lombaire, elle naît de l'artère sacrée moyenne, plus rarement de l'iliaque primitive. Du reste, elle se divise comme les autres en deux branches, dont la *postérieure* pénètre dans le canal vertébral par le cinquième trou de conjugaison, tandis que l'*antérieure* se recourbe en dehors, se perd dans le muscle iliaque et s'y anastomose avec l'artère iléo-lombaire.

§ 4. *Branches terminales de l'aorte.*

Les branches terminales de l'aorte sont au nombre de trois : la *sacrée-moyenne* et les *deux iliaques primitives*.

Artère sacrée moyenne.

L'artère sacrée moyenne est d'un volume médiocre. Elle naît de la partie postérieure et inférieure de l'aorte, au niveau de la dernière vertèbre lombaire et un peu au-dessus de l'origine des iliaques primitives. Elle descend verticalement derrière la veine iliaque primitive gauche, sur le milieu de la face antérieure du sacrum et du coccyx, et se termine sur ce dernier, tantôt en se perdant dans le muscle ischio-coccygien et le tissu cellulo-graisseux qui entoure le rectum, tantôt en se divisant en deux rameaux qui se recourbent de chaque côté, s'unissent avec la terminaison des sacrées latérales, et forment deux arcades anastomotiques qui envoient inférieurement des rameaux dans les parties précédentes. Elle est recouverte en avant par les vaisseaux hémorrhoïdaux supérieurs, les nerfs du plexus hypogastrique et le rectum.

Dans son trajet, l'artère sacrée moyenne fournit un assez grand nombre de branches latérales : les supérieures, très petites, remplacent presque toujours la dernière lombaire, se portent transversalement en dehors et s'anastomosent avec les iléo-lombaires; les autres, plus volumineuses, répondent au milieu de chaque fausse vertèbre du sacrum, fournissent des rameaux périostiques à cet os, et vont s'anastomoser avec les branches internes des sacrées latérales.

Chez les animaux pourvus d'une queue, l'artère sacrée moyenne est très volumineuse et continue réellement l'aorte vers cette partie. Elle devient surtout très développée chez ceux qui manquent de membres abdominaux, comme les serpens.

Artères iliaques primitives.

Les artères iliaques primitives (*pelvi-crurales*, Chauss.) résultent de la bifurcation de l'aorte au niveau de la quatrième vertèbre lombaire environ. Elles sont à peu près de même volume, s'écartent l'une de l'autre sous un angle aigu, plus ouvert chez la femme que chez l'homme, descendent ensuite obliquement en dehors et en avant sur les parties latérales de la base du sacrum, et, parvenues près de la symphyse sacro-iliaque, se divisent en deux grosses branches qui constituent les *artères hypogastrique* et *iliaque externe.*

Dans ce court trajet, les iliaques primitives sont recouvertes, *en avant* par le péritoine, et croisées obliquement par les uretères et les vaisseaux spermatiques. *En arrière* la gauche est appliquée sur la dernière vertèbre des lombes, tandis que la droite s'en trouve séparée par l'origine des deux veines iliaques primitives. *En dehors* elles répondent au psoas, et la droite, en particulier, à la fin de la veine cave inférieure. *En dedans* elles sont séparées l'une de l'autre par un espace triangulaire occupé par du tissu cellulaire, par une portion de la veine iliaque primitive gauche et par l'artère sacrée moyenne.

Ce n'est que par rare exception qu'on a vu l'artère iliaque

primitive fournir la rénale, la spermatique et l'iléo-lombaire ; le plus souvent, en effet, elle ne donne que quelques ramuscules très-grêles aux uretères , aux ganglions lymphatiques voisins , aux parois des veines iliaques primitives et au péritoine.

Les artères iliaques primitives peuvent être plus courtes ou plus longues que de coutume, suivant que l'aorte elle-même se bifurque plus ou moins promptement que dans l'état ordinaire. On les a vues manquer quelquefois tout-à-fait, parce que leurs branches de division naissaient directement de l'aorte.

Artre hypogastrique (1).

L'artère hypogastrique, *iliaque interne* , (*pelvienne* CHAUSS.), descend un peu obliquement en avant dans l'excavation du bassin, au-devant de la symphyse sacro-iliaque, et décrit une légère courbure à convexité postérieure et externe. Elle est un peu moins volumineuse que l'iliaque externe, et, au bout d'un trajet d'un pouce à un pouce et demi, elle se divise en un grand nombre de branches qu'on distingue en *antérieures, postérieures, internes* et *inférieures*.

1° *Branches antérieures de l'artère hypogastrique.*

Les branches antérieures de l'hypogastrique sont les *artères ombilicale, vésicale* et *obturatrice*.

Artère ombilicale.

L'artère ombilicale est une des premières branches fournies par l'hypogastrique. Aussitôt après sa naissance, elle descend un peu obliquement en avant et en dedans, se recourbe ensuite de bas en haut sur la partie latérale de la vessie, remonte derrière la paroi antérieure de l'abdomen, soulève le péritoine au niveau

(1) Pour préparer l'artère hypogastrique, sciez le pubis du côté opposé, à un demi pouce en dehors de la symphyse; désarticulez du même côté le sacrum et l'os coxal ; emportez celui-ci , renversez du côté de l'échancrure ainsi faite, les organes pelviens, et enlevez le tissu cellulo-graisseux sous-péritonéal.

Du reste, procédez à l'étude des branches de ce vaisseau dans l'ordre suivant : l'*ombilicale*, les *vésicales*, l'*obturatrice* , l'*hémorrhoïdale moyenne* , l'*utérine* et la *vaginale* chez la femme, l'*iléo-lombaire*, la *fessière*, l'*ischiatique* et la *honteuse interne*.

de la région inguinale pour former les *deux fossettes inguinales externe et interne,* et après s'être rapprochée graduellement de l'ouraque, elle se termine avec lui à l'anneau ombilical.

Chez l'adulte l'artère ombilicale est oblitérée et réduite en un cordon ligamenteux, excepté près de son origine où elle envoie quelques rameaux à la vessie et à l'utérus chez la femme. Chez le fœtus, au contraire, perméable au sang dans toute son étendue, elle semble par son volume être la continuation de l'hypogastrique et même de l'iliaque primitive ; elle sort de l'abdomen par l'ombilic, parcourt toute l'étendue du cordon ombilical en s'y contournant maintes fois, et arrive au placenta dans l'intérieur duquel elle se termine. (1)

Dans quelques cas très rares on ne trouve qu'une artère ombilicale : j'ai déposé deux exemples de cette anomalie dans les collections de la faculté.

Artères vésicales.

Les artères vésicales varient beaucoup sous le rapport du nombre et du volume et viennent de sources différentes : l'artère ombilicale en fournit ordinairement trois ou quatre ; les artères obturatrice, honteuse interne et l'hémorroïdale moyenne, en donnent quelques autres ; mais la plus volumineuse de toutes est fournie de chaque côté chez l'homme par l'hypogastrique, et a été désignée par Chaussier sous le nom d'*artère vésico-prostatique.* (2) Elle descend obliquement en dedans et en avant, gagne le bas-fond de la vessie et s'y ramifie, en envoyant des rameaux à la prostate, aux vésicules séminales et aux canaux déférens.

Artère obturatrice.

L'artère obturatrice (*sous-pubienne,* Chauss.) naît ordinairement de l'hypogastrique ou de l'une de ses branches, de l'ombilicale, ou de la fessière, quelquefois aussi de l'iliaque externe près de l'épigastrique ou de celle-ci ; on l'a vue même se détacher de l'extrémité supérieure de la crurale.

(1) Voyez *Embryologie*

(2) Cette artère est représentée, chez la femme, par les artères utérine et vaginale.

Dans l'état normal l'artère obturatrice se porte horizontalement d'arrière en avant, à côté du nerf obturateur, sur les côtés et au-dessous du détroit supérieur du bassin. Elle sort ensuite de cette cavité par le trou sous-pubien , et parvient ainsi à la partie supérieure et interne de la cuisse.

Peu après son origine, l'obturatrice donne une branche assez volumineuse qui remonte en dehors entre la fosse iliaque et le muscle de même nom, dans l'intérieur duquel elle se perd. Plus antérieurement , elle donne encore au muscle obturateur interne et aux ganglions lymphatiques du bassin. Avant de s'engager dans le canal sous - pubien, elle envoie en dedans et en bas plusieurs rameaux à la face antérieure de la vessie. Un autre gagne la partie postérieure de la symphyse pubienne, s'y ramifie et s'anastomose avec celle du côté opposé (1).

En traversant le trou sous-pubien, l'artère obturatrice se divise en deux branches, l'une *interne*, l'autre *externe*.

La *branche interne ou antérieure* descend entre les deux premiers adducteurs, et se termine ordinairement plus ou moins bas, en s'anastomosant avec l'artère circonflexe interne. Près de son origine, elle donne un rameau qui descend le long du bord interne du trou sous-pubien, puis se recourbe en dehors pour s'anastomoser avec un autre semblable provenant de la branche externe.Elle fournit successivement dans tout son trajet aux muscles obturateur externe , adducteurs, droit interne et pectiné ; quelques-uns de ses rameaux se prolongent jusqu'à la peau de la partie interne et supérieure de la cuisse , à celle des bourses chez l'homme et des grandes lèvres chez la femme.

La *branche externe ou postérieure* située entre les deux muscles obturateurs, descend le long de la moitié externe du contour du trou ovalaire et parvient jusqu'au niveau de la tubérosité sciatique. Là elle se recourbe en dehors, passe sous le muscle carré, et se termine à la partie postérieure de la cuisse en s'anastomosant avec la branche descendante de l'artère sciatique. Quelquefois elle ne va pas si loin, et s'épuise tout de suite dans les deux muscles obturateurs. Dans le premier cas, elle

____

(1) N'étudiez la portion intra-pelvienne de l'obturatrice que plus tard, quand vous disséquerez les artères de la cuisse, la *circonflexe interne* en particulier.

donne toujours plusieurs rameaux à ces deux muscles, au carré, à ceux de la cavité trochantérienne et au tissu cellulaire graisseux voisin. D'autres vont également à la capsule fibreuse iléo-fémorale. Un dernier pénètre dans l'articulation du même nom par l'échancrure inférieure de la cavité cotyloïde, et se termine dans le tissu cellulaire rougeâtre qui en remplit le fond.

Quand l'obturatrice naît de l'iliaque externe, ou de l'épigastrique, avant de s'engager dans le canal sous-pubien, elle descend obliquement en dedans, derrière la branche horizontale du pubis. Quand elle naît de l'artère crurale, elle remonte en dedans de la veine crurale, sur la face antérieure du pubis, se contourne sur lui, puis descend derrière le pubis pour reprendre sa direction ordinaire. Quelquefois l'artère obturatrice n'est qu'en partie produite par l'iliaque externe ou l'épigastrique : elle vient par deux racines de l'un de ces troncs et de l'hypogastrique ; de sorte que l'on rencontre à la fois, sur le même sujet, l'origine *normale* et une origine *anormale* de cette artère.

2°. *Branches postérieures de l'artère hypogastrique.*

Les branches postérieures de l'hypogastrique sont les artères *iléo-lombaire*, *sacrée latérale* et *fessière*.

Artère iléo-lombaire.

Née ordinairement au niveau de la base du sacrum, de la partie postérieure de l'hypogastrique, quelquefois de la fessière, l'artère iléo-lombaire se porte obliquement en haut, en arrière et en dehors, au-devant du nerf lombo-sacré. Parvenue derrière le psoas, elle se divise en deux branches, l'une *ascendante*, l'autre *transverse*.

La *branche ascendante* se dirige verticalement en haut, sous le psoas, entre l'os iliaque et la dernière vertèbre lombaire, et se divise en rameaux nombreux qui se perdent dans les muscles psoas et carré des lombes, dans le sacrum et l'os des îles; l'un d'eux plus volumineux, pénètre dans le canal vertébral par le dernier trou de conjugaison de la région lombaire, et se distribue à la dure-mère rachidienne.

La *branche transverse ou iliaque* se dirige horizontalement en dehors, sous le psoas et se divise bientôt en plusieurs rameaux, les uns, superficiels, qui rampent sous l'aponévrose iliaque, se distribuent au muscle de même nom et s'anastomosent avec la circonflexe iliaque; les autres plus profonds, qui se portent entre la fosse et le muscle iliaques et se ramifient dans ce dernier. L'un de ceux-ci pénètre dans l'os ileum par le trou nourricier principal qu'on remarque dans la fosse iliaque.

Artère sacrée latérale.

L'artère sacrée latérale naît de l'hypogastrique, souvent de la fessière, quelquefois de l'iléo-lombaire ou de l'ischiatique. Assez souvent il y en a deux de chaque côté.

Placée au-devant du muscle pyramidal et des nerfs sacrés, elle descend obliquement en dedans, au devant des trous sacrés antérieurs, et se termine sur le coccyx, en s'anastomosant avec la sacrée moyenne. Quelquefois, au contraire, elle s'arrête en route, pénètre dans le canal sacré par le troisième ou le quatrième trou sacré, s'y comporte comme les rameaux spinaux des lombaires ou des intercostales dans les parties correspondantes du canal vertébral; après quoi elle quitte le canal sacré par un trou sacré postérieur, et se perd dans les muscles des gouttières sacrées.

Quoi qu'il en soit, l'artère sacrée latérale fournit, en descendant au-devant du sacrum, des rameaux *internes* et des rameaux *externes ou postérieurs.* Les premiers se portent transversalement en dedans sur le sacrum, se ramifient dans le périoste de cet os, dans les ganglions lymphatiques voisins et s'anastomosent avec la sacrée moyenne. Les seconds fournissent des ramifications au muscle pyramidal, aux nerfs sacrés, et pénètrent par les trous sacrés, dans le canal du même nom où ils se divisent chacun en deux autres rameaux secondaires, dont l'un se distribue à la moelle et à ses enveloppes, tandis que l'autre sort par le trou sacré postérieur correspondant, et se termine dans l'extrémité inférieure des muscles postérieurs du tronc.

Artère fessière (1).

L'artère fessière, nommée aussi *iliaque postérieure*, est la branche la plus volumineuse fournie par l'hypogastrique. Elle descend un peu obliquement en arrière et en dehors, cachée par le bord supérieur du muscle pyramidal auquel elle envoie quelques rameaux, et sort du bassin par la partie supérieure de la grande échancrure sciatique, entre le nerf lombo-sacré et le premier nerf sacré. Arrivée à la partie postérieure du bassin, au-dessous du grand muscle grand fessier et sous le bord postérieur du moyen, elle se divise en deux branches, l'une *superficielle*, l'autre *profonde*.

La *branche superficielle* remonte obliquement en avant entre les muscles grand et moyen fessiers, dans chacun desquels elle se perd en se divisant en beaucoup de rameaux. Quelques uns de ceux-ci se prolongent jusqu'aux muscles des gouttières sacrées et aux tégumens ; d'autres s'anastomosent avec la sciatique.

La *branche profonde* se porte entre le moyen et le petit fessiers, envoie un rameau nourricier à l'os iliaque et se divise en trois rameaux secondaires, l'un *supérieur*, l'autre *moyen* le troisième *inférieur*. Le premier remonte en avant, en décrivant une arcade à convexité supérieure autour de l'insertion iliaque du muscle petit fessier, et se termine près de l'épine iliaque antérieure et supérieure ; la convexité de son arcade envoie des rameaux au muscle moyen fessier et sa concavité au petit. Le second, plus gros que le précédent, se porte transversalement en dehors sur le muscle petit fessier dont le sépare ordinairement beaucoup de graisse, et auquel il fournit beaucoup de ramifications; puis il se termine dans le moyen fessier jusque près de son attache inférieure. Le troisième, enfin, le plus petit de tous, envoie d'abord quelques ramuscules aux muscles pyramidal et petit fessier, descend ensuite sur ce dernier, le traverse, passe entre lui et l'os des îles, et va se ramifier en avant dans les muscles moyen fessier, crural antérieur et dans la capsule de l'articulation iléo-fémorale.

(1) Pour bien voir l'artère fessière et la sciatique, qu'il convient d'étudier en même temps, préparez les muscles fessiers, puis séparez l'un de l'autre avec soin le grand et le moyen, le moyen et le petit fessiers.

5° *Branches internes de l'artère hypogastrique.*

Les branches internes de l'artère hypogastrique sont, l'*hémor-rhoïdale moyenne*, et chez la femme l'*utérine* et la *vaginale*.

Artère hémorrhoïdale moyenne.

L'artère hémorrhoïdale moyenne varie beaucoup sous le rapport du volume et de l'origine. Elle est ordinairement très grêle ; quelquefois même elle manque entièrement. Quand elle existe, elle naît tantôt de l'hypogastrique, tantôt de l'ischiati-que, quelquefois de la honteuse interne. Elle descend ensuite obliquement en dedans sur la face antérieure du rectum, et s'y divise en s'anastomosant, en haut, avec les artères hémorrhoï-dales supérieures, en bas, avec les inférieures. Plusieurs de ces rameaux se portent, chez l'homme, au bas-fond de la vessie, aux vésicules séminales, aux canaux déférens et à la prostate, chez la femme, à la paroi postérieure du vagin.

Artère utérine.

L'artère utérine, très petite pendant l'état de vacuité de l'utérus, est au contraire très volumineuse pendant la grossesse. Née de l'hypogastrique ou de l'ombilicale, elle se porte trans-versalement en dedans, gagne la partie supérieure et latérale du vagin, lui envoie quelques rameaux, ainsi qu'à la vessie, puis elle se recourbe en haut, le long du bord correspondant de l'utérus.

Dans cette dernière partie de son trajet, elle fournit en avant et en arrière des rameaux transversaux qui se perdent dans l'épaisseur de l'utérus, et s'anastomosent sur la ligne mé-diane avec ceux du côté opposé. Vers l'insertion de la trompe, elle se divise en plusieurs branches qui se portent les unes à ce conduit, les autres au ligament rond, le plus grand nom-bre à l'ovaire, et qui s'anastomosent avec les spermatiques ou ovariennes.

Artère vaginale.

L'artère vaginale manque fréquemment. Quand elle existe, elle vient presque aussi souvent de la honteuse interne, de l'hé-morrhoïdale moyenne ou de l'ombilicale que de l'hypogastri-

que. Elle descend obliquement en dedans sur la partie latérale
du vagin, envoie à la vessie un rameau assez volumineux, se
subdivise après dans les parois vaginales, et se prolonge en arrière entre elles et le rectum, pour s'anastomoser par arcade
avec celle du côté opposé.

Chez les jeunes sujets, l'artère vaginale est proportionnellement plus développée que chez la femme adulte.

4° Branches inférieures ou terminales de l'artère hypogastrique.

Les branches inférieures de l'artère hypogastrique, sont au
nombre de deux : la *sciatique* et la *honteuse interne.*

Artère sciatique.

L'artère sciatique, *femoro-poplitée.* Chauss., naît de l'hypogastrique ou de la honteuse interne, ou encore de la fessière.
Elle descend ensuite presque verticalement au-devant du plexus
sacré et du muscle pyramidal, et sort du bassin par la partie
inférieure de la grande échancrure sciatique, au-dessous du
bord inférieur du muscle précédent, cachée par le grand fessier,
en arrière du grand nerf sciatique et de l'artère honteuse
interne.

Dans le bassin, cette artère envoie quelques ramuscules peu
constants et peu importants au rectum, à la vessie et aux muscles pyramidal et releveur de l'anus.

Hors du bassin, elle se divise en plusieurs branches : une d'elles
très grosse, descend sur la face interne du muscle grand fessier,
s'y divise en un grand nombre de rameaux, se prolonge en
arrière jusque sur les parties latérales du sacrum et du coccyx,
et se termine dans les muscles ischio-coccygien et releveur
de l'anus. Une autre branche, moins volumineuse, se distribue
dans la moitié inférieure du muscle grand fessier, et dans le tissu
cellulo-graisseux du voisinage. Une troisième enfin suit le trajet
du grand nerf sciatique dont elle peut être considérée comme la
satellite, fournit en haut des rameaux aux muscles grand fessier, obturateur interne, carré et jumeaux, envoie derrière le
col du fémur une branche remarquable qui s'anastomose largement avec la circonflexe interne, et plus bas encore, d'au-
res r ameaux qui se portent aux muscles biceps, demi-tendi-

neux, demi-membraneux et troisième adducteur, puis elle se termine à une hauteur variable à la partie postérieure de la cuisse, après avoir fourni dans tout son trajet des ramuscules au grand nerf sciatique, et s'être anastomosée avec les artères circonflèxes et perforantes.

Artère honteuse interne (1).

L'artère honteuse interne (*sous-pubienne*, Chauss.) d'un volume variable, l'emporte rarement sous ce rapport sur la sciatique dont elle naît quelquefois. Elle descend verticalement, en décrivant des flexuosités, au-devant du plexus sacré et du muscle pyramidal, et sort du bassin par la partie inférieure de la grande échancrure sciatique, en avant de l'artère sciatique, dont la sépare seulement du tissu cellulo-graisseux. Bientôt elle se réfléchit sur l'épine sciatique, contourne successivement son bord postérieur et sa face extérieure, puis rentre dans le bassin, entre les deux ligamens sacro-sciatiques (2). Elle monte ensuite le long de la face interne du muscle obturateur interne, en dedans de la tubérosité sciatique et de la branche ascendante de l'ischion, et se trouve logée pendant tout ce trajet dans une petite gaîne formée par un dédoublement de l'aponévrose moyenne du périnée. Enfin, parvenue au niveau du bord postérieur du muscle transverse, elle se divise en deux branches, l'une *superficielle*, l'autre *profonde.*

Dans le bassin, le tronc de l'artère honteuse interne fournit quelques rameaux peu importants à la vessie, aux vésicules séminales, à la prostate, au rectum, et, chez la femme, à la partie supérieure du vagin.

En dehors de l'épine sciatique, elle envoie quelques rameaux aux muscles fessiers.

(1) Pour préparer l'artère honteuse interne, mettez le bassin sur le bord d'une table; fléchissez les membres pelviens, fixez-les dans cette position de manière à faire saillir le périnée ; isolez avec soin l'aponévrose périnéale inférieure et renversez-la d'avant en arrière, pour voir la branche superficielle de l'artère ; alors la branche profonde ne sera plus cachée sur les côtes de l'arcade pubienne que par une lame de l'aponévrose moyenne du périnée qu'on devra inciser.

(2) Ainsi l'artère honteuse interne sort du bassin par le grand trou sciatique, et y rentre par le petit.

En dedans de la tubérosité de l'ischion, il en part plusieurs rameaux qui se portent au périoste de cette tubérosité et aux muscles qui s'y insèrent : un d'entre eux descend obliquement en dehors, derrière le grand trochanter, et s'anastomose avec l'artère circonflexe interne et la sciatique ; d'autres vont au rectum et portent le nom d'artères *hémorrhoïdales inférieures*.

Les *artères hémorrhoïdales inférieures*, au nombre de deux de chaque côté, procèdent de la honteuse interne au niveau de la tubérosité sciatique. Elles percent aussitôt la gaîne fibreuse dont j'ai parlé, traversent la dépression angulaire que forme l'aponévrose périnéale moyenne sur les côtés de l'anus, se portent transversalement vers celui-ci, et se perdent dans les muscles sphincter, releveur de l'anus, et dans la membrane muqueuse voisine, en s'y anastomosant avec les hémorrhoïdales moyenne et supérieure.

Branche superficielle. La branche superficielle ou inférieure de l'artère honteuse interne, (*artère superficielle du périnée, périnéale* Chauss.) dirigée obliquement d'arrière en avant et de dehors en dedans, au dessous du muscle transverse et dans l'épaisseur de l'aponévrose superficielle du périnée, s'approche successivement de la partie médiane des bourses, et va, sous le nom d'*artère de la cloison*, se terminer dans la cloison du dartos, dans la peau du scrotum et de la partie inférieure de la verge.

Dans le trajet qu'elle parcourt, l'artère superficielle du périnée envoie quelques rameaux aux muscles transverse, ischio- et bulbo-caverneux, à la peau, au tissu cellulo-graisseux voisin, à la moitié antérieure du sphincter de l'anus et à la partie inférieure du rectum.

Branche profonde. La branche profonde ou supérieure de l'artère honteuse interne, (*artère ischio-pénienne* ou *clitoridienne,* Chauss.), est volumineuse, et peut être considérée comme la continuation du tronc de la honteuse interne. Renfermée dans une gaîne fibreuse qui fait suite à la gaîne qui renferme celle-ci, elle monte au dessus du muscle transverse du périnée, le long de la partie interne de la branche ascendante de l'ischion et au-dessus de la racine correspondante du corps caverneux. Elle envoie quelques rameaux aux muscles obturateur interne, ischio-caverneux, aux glandes de Cowper, et se divise bientôt en deux branches, l'*artère dorsale de l'organe excitateur* et celle *du corps caverneux*; mais avant cette division elle fournit la *transverse du périnée*.

L'artère transverse du périnée, quelquefois double, se dirige transversalement en dedans, dans l'épaisseur de l'aponévrose moyenne du périnée, et se termine dans la bulbe de l'urètre chez l'homme, dans le vestibule chez la femme.

L'artère du corps caverneux se porte, peu après son origine, dans la racine correspondante du corps caverneux, parcourt ce corps dans toute son étendue, se rapproche de plus en plus de sa cloison médiane, et se distribue successivement dans son tissu. Quelques-uns de ses rameaux se prolongent jusque dans les parois de l'urètre.

L'artère dorsale de l'organe excitateur remonte obliquement en dedans vers le ligament suspenseur de celui-ci, le traverse bientôt; puis elle suit en serpentant et parallèlement à celle du côté opposé la face dorsale de la verge chez l'homme, du clitoris chez la femme, et se termine à leur extrémité. Dans son trajet, elle donne de nombreux ramuscules à la peau et à la membrane fibreuse du corps caverneux, dans l'épaisseur duquel elle s'anastomose avec l'artère précédente.

Variétés. Chez la femme, l'artère honteuse interne est disposée comme chez l'homme : seulement ses branches *scrotales* et *péniennes* chez celui-ci, sont *vulvaires* et *clitoridiennes* chez celle-là; seulement encore, en raison des différences de développement de l'organe excitateur suivant les sexes, la branche supérieure ou profonde, est plus développée que l'inférieure ou superficielle, chez l'homme, tandisque c'est l'inverse chez la femme.

La honteuse interne est sujette à de nombreuses variétés individuelles qu'il importe de faire connaître; voici les principales : Quelquefois le tronc de cette artère plus petit qu'à l'état normal, se termine en produisant *l'artère superficielle du périnée* et reste tout-à-fait étranger à l'organe excitateur. D'autres fois sa branche profonde ou supérieure existe, mais elle s'épuise en formant *l'artère transverse* du périnée. D'autres fois encore sa branche profonde, plus importante, fournit à la fois *l'artère transverse* et la *caverneuse*, mais sans se prolonger sur le dos de l'organe excitateur. Dans ces trois variétés, qui ne sont que des degrés plus ou moins avancés d'une même transposition organique, les branches absentes de la honteuse interne sont remplacées, tantôt par *l'obturatrice*, tantôt par *l'épigastrique* ou l'une des *vésicales*, vaisseaux qui passent sous la symphyse pubienne , et fournissent , suivant les cas , *l'artère dorsale* de l'organe excitateur , *l'artère caverneuse* et la *transverse* , ou *l'artère dorsale* et *l'artère caverneuse* , ou *l'artère dorsale toute seule.*

Tronc crural.

Le tronc crural, seconde branche de l'artère iliaque primitive, est spécialement destiné au membre pelvien. Il s'étend depuis l'artère précédente jusqu'à la partie inférieure du creux du jarret où il se divise en deux branches, qui constituent les artères de la jambe. Il a reçu des noms divers, suivant les régions qu'il occupe : c'est *l'artère iliaque externe* dans la fosse iliaque interne , *l'artère fémorale* à la cuisse , et *l'artère poplitée* dans le creux poplité ou du jarret.

1° Artère iliaque externe.

L'artère iliaque externe fait immédiatement suite à l'iliaque primitive, et s'étend jusqu'à l'arcade crurale.

Dirigée obliquement de bas en haut et de dedans en dehors, elle est recouverte *en avant*, par le nerf génito-crural , par le péritoine, par la veine circonflexe iliaque, à droite par la fin de l'iléon, à gauche par l'S iliaque du colon, et se trouve croisée obliquement par l'uretère, par le ligament rond chez la femme et par le canal déférent chez l'homme. *En arrière* et en *dedans*, elle est en rapport avec le péritoine et la veine iliaque externe qui lui devient interne inférieurement. *En dehors*, elle répond au muscle iliaque et au fascia iliaca.

Dans la plus grande partie de son trajet, l'artère iliaque externe ne fournit que quelques ramuscules peu importans au muscle psoas; mais près de l'arcade crurale, elle donne *l'épigastrique* et *la circonflexe iliaque.*

Artère épigastrique.

L'artère épigastrique née en dedans de l'iliaque externe , au niveau de l'orifice supérieur du canal inguinal et à deux ou trois lignes au-dessus de l'arcade crurale , se porte aussitôt obliquement en dedans , passe au-dessous du ligament rond chez la femme, et du canal déférent chez l'homme, glisse derrière le canal inguinal le long du côté interne de son ouverture abdominale, et décrit en ce point une légère courbure à concavité supérieure et externe. Elle monte ensuite obliquement en dedans, parvient au bord externe du muscle droit , puis sur sa face postérieure et s'étend jusqu'à l'ombilic, où elle se termine en s'anastomosant avec la mammaire interne.

Au niveau de l'arcade crurale, l'artère épigastrique est comprise entre le péritoine et le fascia transversalis. Plus haut, elle se trouve dans la gaîne même du muscle droit.

Peu après sa naissance, cette artère envoie plusieurs petits rameaux dans le péritoine , le tissu cellulaire voisin et le canal inguinal : l'un d'eux parcourt tout ce canal et va se distribuer, chez l'homme au crémaster, à la tunique vaginale et au scrotum, chez la femme au ligament rond , au tissu cellulaire et à la peau du Mont-de-Vénus. Assez ordinairement un autre rameau se dirige horizontalement derrière le pubis, et s'anastomose, sur la ligne médiane avec un semblable fourni par l'artère opposée, et avec quelques ramuscules qui émanent de l'artère obturatrice.

Variétés. L'artère épigastrique ne naît pas toujours du même point. Assez souvent on la voit partir de l'iliaque externe , à deux ou trois pouces au-dessus de l'arcade crurale; d'autres fois, au contraire, elle vient de l'extrémité supérieure de l'artère fémorale. Quelques anatomistes , entre autres Heisselbach , l'ont vu naître de l'obturatrice ; mais ce cas est très rare, je n'ai jamais eu occasion de l'observer. Il est très commun, au contraire, de voir celle-ci venir de l'épigastrique, ou tout au moins en recevoir une branche de renforcement , ce qui lui constitue alors une double origine. M. Jules Cloquet, sur 250 sujets qu'il a eu l'occasion d'examiner , a vu l'obturatrice être fournie 150 fois par l'épigastrique des deux côtés et 20 fois d'un seul côté. L'importance chirurgicale de cette variété est un fait bien connu.

Le tronc commun duquel émanent, dans ces circonstances, les artères épigastrique et obturatrice peut varier en longueur, depuis quelques lignes jusqu'à deux pouces environ ; mais il doit être considéré comme représentant l'épigastrique, car il en offre et la position et les rapports ordinaires. L'obturatrice offre seule, à cet égard, des différences plus ou moins importantes, suivant la hauteur à laquelle elle se détache de l'épigastrique.

Artère circonflexe iliaque.

L'artère circonflexe iliaque ou *iliaque antérieure*, égale à peu près en volume la précédente et naît à son niveau, en dehors de l'iliaque externe ; quelquefois cependant elle s'isole plus bas, voir même, comme l'épigastrique, de la partie supérieure de la fémorale.

Renfermée avec sa veine satellite dans une gaîne du facia-iliaca, elle monte ensuite un peu obliquement en dehors, derrière l'arcade crurale, jusqu'au dessus de l'épine iliaque antérieure et supérieure, se recourbe en arrière sur la crête iliaque, envoie, en dedans, quelques rameaux au muscle de même nom, et en dehors, quelques autres qui se perdent dans le muscle transverse ; puis elle se divise en deux branches, l'une qui perfore le muscle transverse près de son attache, à la crête de l'os des îles, monte entre lui et le petit oblique, et se distribue à l'un et à l'autre, après un trajet variable ; l'autre qui côtoye quelque temps la crête iliaque, passe à son tour entre les deux muscles précédens, et se perd dans leur épaisseur et dans le muscle grand oblique. Ces deux branches s'anastomosent avec les lombaires et les intercostales inférieures.

En outre, au niveau de l'épine iliaque antérieure et supérieure, la circonflexe donne ordinairement une branche assez volumineuse qui monte perpendiculairement, d'abord entre le transverse et le petit oblique, puis entre celui-ci et le grand, et se ramifie dans l'un et l'autre, en s'anastomosant, en dedans avec l'épigastrique et en dehors avec les lombaires

2° Artère fémorale.

L'artère fémorale ou *crurale*, suite de l'iliaque externe, s'étend depuis le milieu de l'arcade crurale environ, jusqu'à l'anneau du troisième adducteur. Sa direction est un peu oblique de haut en bas, de dehors en dedans et d'avant en arrière; de sorte que d'abord antérieure, elle devient latérale interne inférieurement. A son origine, elle est logée dans le canal crural; dans le reste de son étendue, elle occupe une gaîne fibreuse particulière du fascia-lata.

Son *côté antérieur* est en rapport avec les ganglions lymphatiques de l'aine, le feuillet superficiel du facia-lata et la peau, dans un intervalle triangulaire circonscrit par l'arcade crurale en haut, par le couturier en dehors, et par le premier abducteur en dedans. Plus bas, le couturier recouvre cette artère en croisant obliquement sa direction.

Son *côté postérieur* repose, en haut, sur le muscle pectiné sur la branche horizontale du pubis, et plus inférieurement sur les muscles adducteurs de la cuisse. Dans ses trois quarts inférieurs il répond, en outre, directement à la veine fémorale.

Son *côté externe* est en rapport, supérieurement, avec le nerf crural dont il est seulement séparé par une lame aponévrotique fournie par la gaîne des muscles psoas et iliaque, et plus bas, avec le vaste interne qui l'isole de la face interne du fémur. Le nerf saphène interne côtoye aussi son côté externe inférieurement

Son *côté interne* répond supérieurement à la veine fémorale, qui lui devient très promptement postérieure en descendant, puis au bord interne du premier adducteur, et tout-à-fait en bas, au muscle couturier.

Dans le canal du troisième adducteur, l'artère fémorale est appuyée sur la partie interne du fémur et s'en trouve seulement séparée par l'aponévrose du muscle vaste interne (1). En outre, elle est côtoyée en dehors par le nerf saphène interne, en arrière, par sa veine satellite, et en dedans, par le tendon du muscle troisième adducteur.

Variétés. Les variétés du tronc de l'artère fémorale sont moins nombreuses que celles de ses branches. *Gooch* cependant cite trois exemples de division de la fémorale en deux troncs secondaires. Ch. Bell, d'autre part, a vu sur un sujet, ces deux troncs se réunir inférieurement pour former la poplitée. Une anomalie plus curieuse encore existe sur une pièce

(1) C'est le point au niveau duquel on la comprime avec le tourniquet, dans les opérations qu'on fait sur la partie inférieure du membre abdominal.

déposée dans le musée des hôpitaux : la fémorale occupe la partie postérieure de la cuisse dans la direction du grand nerf sciatique , se continue supérieurement avec l'artère hypogastrique , sort du bassin , comme l'artère sciatique , par l'échancrure de ce nom, et se place en bas dans le creux poplité, dans lequel seulement recommence la disposition normale; dans le lieu ordinairement occupé par l'artère fémorale, on ne trouve, pour la représenter sur ce sujet, qu'un petit rameau sans importance.

Les branches que fournit l'artère fémorale sont divisées en *internes*, *externes*, *antérieures* et *postérieures*.

Branches internes de la fémorale.

Les principales branches internes de la fémorale sont les artères *honteuses externes*, divisées en *superficielle* et en *profonde*.

Artère honteuse externe superficielle. Née de la fémorale un peu au-dessous de l'arcade crurale, elle monte ensuite obliquement en dedans, entre la peau et l'aponévrose crurale, et se divise en deux rameaux avant d'arriver aux parties génitales externes : l'un d'eux, *supérieur*, remonte vers le pubis, se distribue à la peau de la paroi antérieure de l'abdomen, et s'anastomose avec la sous-cutanée abdominale et l'épigastrique ; l'autre, *inférieur*, suit la direction primitive de l'artère et se ramifie, chez l'homme, dans la peau du scrotum et de la verge, chez la femme, dans l'épaisseur de la grande lèvre.

Artère honteuse externe profonde. Elle naît de la fémorale, un peu au-dessous de la précédente, quelquefois même de la musculaire profonde. Elle se porte ensuite à peu près transversalement en dedans, au-dessous de l'aponévrose crurale, en passant tantôt en avant, tantôt en arrière de la veine fémorale, au dessous du point où celle-ci reçoit la veine saphène interne , distribue des rameaux nombreux au muscle moyen adducteur, traverse ce muscle ainsi que l'aponévrose fémorale , et va , comme la précédente, se perdre dans le scrotum chez l'homme, et dans la grande lèvre chez la femme. Cette artère s'anastomose largement avec la précédente et avec celles du côté opposé.

Les autres *branches internes* de la fémorale, très variables sous le rapport du nombre et du volume, se portent dans

les muscles moyen adducteur , droit interne et dans la peau
voisine.

Branches externes de la fémorale.

Les branches externes de la fémorale sont peu volumineuses
et peu constantes. Les unes, supérieures, vont se distribuer
aux muscles psoas et iliaque. Les autres, plus inférieures, se
portent au couturier et au triceps crural ; l'une d'elles, assez
constante et plus volumineuse, est connue sous le nom de *musculaire superficielle*.

Artère musculaire superficielle. Cette artère naît de la fémorale , au niveau de la musculaire profonde qui la fournit quelquefois. Elle se porte obliquement en bas et en dehors , entre
le muscle couturier et le droit antérieur de la cuisse, donne des
rameaux supérieurs qui remontent obliquement en dehors pour
se ramifier dans les muscles iliaque , couturier et tenseur de
l'aponévrose fémorale, et des rameaux inférieurs, plus volumineux, qui se portent de haut en bas , dans les muscles couturier et crural antérieur. Le tronc de cette branche accompagne
ensuite ce dernier muscle jusque près du genou, et s'anastomose avec les artères articulaires supérieures.

Branches antérieures de la fémorale.

Les branches antérieures de l'artère fémorale sont ordinairement très grèles et sans importance ; la plupart se portent au
muscle couturier et à la peau de la partie antérieure de la
cuisse ; l'une d'elles, pourtant, la *sous-cutanée abdominale*, mérite par sa constance une description particulière.

Artère sous-cutanée abdominale. Elle naît de la fémorale,
immédiatement au-dessous de l'arcade crurale. Remarquable
par sa gracilité et sa longueur , elle se dirige de bas en haut et
un peu de dehors en dedans, entre la peau et le fascia superficialis , jusque près de l'ombilic où elle se termine en s'anastomosant avec celle du côté opposé et avec la mammaire interne. Comme on le voit, l'artère sous-cutanée abdominale suit
exactement le trajet de l'épigastrique, et pourrait à bon droit,
sous ce rapport , être nommée *épigastrique externe*. Inférieurement , elle envoie quelques ramuscules aux ganglions inguinaux, et plus haut elle en fournit d'autres à la peau , et aux
muscles grand oblique et droit de l'abdomen.

4° *Branches postérieures de l'artère fémorale.*

Les branches postérieures de la fémorale sont généralement peu nombreuses et destinées aux muscles de la partie postérieure de la cuisse : une seule, la *musculaire profonde*, mérite une description spéciale.

Artère musculaire profonde.

L'artère musculaire profonde, *grande musculaire de la cuisse* (CHAUSS.), généralement très volumineuse, égale presque, sous ce rapport, le tronc même de la fémorale. Elle se sépare de ce tronc à un pouce et demi environ au-dessous de l'arcade crurale, se dirige ensuite en arrière, puis directement en bas, en décrivant quelquefois une légère courbure à convexité supérieure et externe, et passe au-devant des muscles pectiné, petit et moyen adducteurs. Parvenue au niveau du bord inférieur de l'adducteur moyen, elle s'engage entre lui et le grand, traverse ce dernier vers le milieu de la longueur de la cuisse pour devenir postérieure, et se termine aussitôt en se divisant en deux branches, une pour la courte portion du biceps, l'autre pour le demi-membraneux.

Variétés. L'artère musculaire profonde peut offrir quelques variétés d'origine qu'il est important de noter : quelquefois elle naît plus bas que d'habitude; d'autres fois, plus souvent même, au contraire, elle vient d'un lieu plus élevé; chez certains sujets immédiatement au-dessous de l'arcade crurale, quelquefois même de la fin de l'iliaque externe.

Dans son trajet, l'artère musculaire profonde fournit un grand nombre de branches, parmi lesquelles ou distingue particulièrement les *circonflexes externe, interne* et les *perforantes.*

Artère circonflexe externe.

La circonflexe externe ou *antérieure* naît du côté externe de la musculaire profonde, quelquefois de la fémorale elle-même, ou de la musculaire superficielle. Elle se porte ensuite en dehors, en croisant en avant le tendon des muscles psoas et iliaque, et parvient derrière le droit antérieur de la cuisse où elle se divise en deux branches, l'une *transversale,* l'autre *descendante.*

La *branche transversale* continue le trajet de l'artère, contourne la base du grand trochanter et se divise en un grand nombre de rameaux, parmi lesquels les uns remontent sur le col du fémur pour se distribuer à la capsule iléo-fémorale et s'anastomoser avec la circonflexe interne, tandis que les autres se ramifient successivement dans le muscle droit antérieur et dans le triceps, ou se prolongent jusque dans les muscles moyen et petit fessier.

La *branche descendante*, d'un volume souvent supérieur à celui de la précédente, descend entre les muscles droit antérieur et vaste externe, dans l'épaisseur desquels elle se ramifie. Quelquefois plusieurs de ses rameaux arrivent jusqu'au genou, sur lequel ils s'anastomosent avec les artères articulaires supérieures.

Artère circonflexe interne.

L'artère circonflexe interne ou *postérieure*, plus volumineuse que la précédente, naît au-dessus d'elle, très près de l'origine de la musculaire profonde. Elle se porte aussitôt en arrière et un peu en dedans, entre le pectiné et le tendon des muscles psoas et iliaque, en dehors du petit et en avant du grand adducteurs, suit l'obturateur externe, fournit des rameaux à tous ces muscles, contourne le col du fémur, et se divise à sa partie postérieure en deux branches, l'une *ascendante*, l'autre *descendante*.

La *branche ascendante* passe au-devant du muscle carré, parvient dans la cavité digitale du grand trochanter et s'y subdivise en plusieurs rameaux qui se portent successivement dans les muscles grand fessier, jumeaux, obturateur interne et pyramidal; plusieurs d'entre eux s'anastomosent avec les artères sciatique, obturatrice, fessière et honteuse interne.

La *branche descendante* se ramifie sur la face antérieure des muscles biceps, demi-tendineux et demi-membraneux, sur le carré et sur l'attache supérieure du grand adducteur. Quelques-uns de ses rameaux s'anastomosent avec ceux de la perforante supérieure; d'autres vont au grand nerf sciatique.

Artères perforantes.

Les artères perforantes sont ordinairement au nombre de rois, une *supérieure*, une autre *moyenne*, et la troisième *inférieure*. Quelquefois on en trouve moins, d'autres fois plus.

La *perforante supérieure*, ordinairement plus volumineuse que les autres, naît de la musculaire profonde,à un pouce environ au-dessous du petit trochanter. Elle traverse aussitôt le troisième adducteur auquel elle donne quelques ramifications,et parvient à la partie postérieure du fémur où elle se divise en deux rameaux, l'un *ascendant*, qui remonte dans le muscle grand fessier, l'autre *descendant*, qui se subdivise aussitôt et se ramifie dans le muscle vaste externe, la longue portion du biceps, le demi-membraneux, le demi-tendineux et le grand nerf sciatique.

La *perforante moyenne*, née plus bas que la précédente, traverse l'aponévrose d'insertion des muscles deuxième et troisième adducteurs, et se divise en rameaux *supérieurs* qui ont la même destination que le rameau ascendant de la précédente, et en rameaux *inférieurs* qui descendent vers les muscles fléchisseurs de la cuisse, s'y terminent et s'anastomosent avec la perforante inférieure.

La *perforante inférieure* manque assez souvent. Quand elle existe, elle traverse le troisième adducteur presque en même temps que la terminaison de la musculaire profonde elle-même, et se comporte à peu près comme elle.

Artère poplitée.

L'artère poplitée, continuation de la fémorale, commence au point où celle-ci quitte l'anneau fibreux du troisième adducteur. Elle descend d'abord obliquement en dehors dans le creux du jarret, le parcourt ensuite dans sa partie moyenne, et se termine vers le quart supérieur de la jambe en se divisant en deux branches, l'*artère tibiale antérieure* et le *tronc tibio-péronier*. Elle est flexueuse quand la jambe est fléchie sur la cuisse, et presque rectiligne dans le cas d'extension.

Son côté postérieur est recouvert immédiatement par la veine poplitée, et médiatement par le grand nerf sciatique en haut, en bas par le sciatique poplité interne. Les muscles biceps, demi-tendineux et demi-membraneux *en haut*, *au milieu* l'aponévrose et la peau, *en bas* les muscles jumeaux, plantaire grêle et soléaire sont encore plus médiatement en rapport avec cette face de l'artère poplitée.

Son côté antérieur est en contact de haut en bas avec la partie inférieure du fémur, l'articulation du genou et le muscle poplité.

Son côté interne répond en haut au demi-membraneux, et plus bas au condyle interne du fémur et au muscle jumeau interne.

Son côté externe avoisine d'abord le biceps, puis s'en éloigne. Plus inférieurement il est en rapport avec le condyle externe du fémur, le jumeau du même côté, le plantaire grêle et le soléaire.

Les anomalies du tronc de l'artère poplitée sont rares, et se réduisent presque à des divisions plus ou moins prématurées ou retardées de sa partie inférieure.

Quoi qu'il en soit, dans son trajet, l'artère poplitée fournit des rameaux nombreux aux diverses parties qui l'entourent, particulièrement à la graisse, aux muscles et au nerf sciatique ; mais presque tous, excepté les *artères articulaires* et *jumelles*, sont grêles, peu constans et ne méritent pas une description spéciale.

Artères articulaires.

Les artères articulaires, au nombre de cinq, et destinées, comme leur nom l'indique, à l'articulation du genou et aux parties qui l'entourent, sont divisées en *supérieures, moyenne* et *inférieures*.

Artères articulaires supérieures. Il y en a deux distinguées en *interne* et *externe*.

L'artère articulaire supérieure interne, née de la partie supérieure et interne de la poplitée, quelquefois même de l'extrémité inférieure de la fémorale, offre un volume assez considérable. Elle descend obliquement en dedans sous le tendon du troisième adducteur, puis se porte d'arrière en avant et se divise en plusieurs rameaux. Un de ces rameaux, qui souvent se sépare de l'artère avant qu'elle ait traversé le troisième adducteur, descend le long de ce muscle, en dedans du genou, jusqu'au condyle interne du fémur, et se divise en rameaux secondaires qui se portent, à la partie interne et inférieure du muscle triceps, dans l'articulation du genou et sur la rotule à la base de laquelle ils s'anastomosent par arcade avec l'articulaire externe supérieure. Les autres se comportent de diverses manières: ceux-ci se dirigent transversalement en dehors, entre le fémur et le tendon du triceps, envoient quelques ramuscules à l'articulation et s'anastomosent avec des rameaux analogues de l'articulaire supérieure externe ; ceux-là accompagnent le nerf saphène interne sous le muscle couturier, et se prolongent avec lui jusqu'à la partie supérieure et interne de la jambe.

Assez souvent on rencontre une deuxième artère articulaire supérieure interne. Quand elle existe, elle naît au-dessous de la précédente, contourne le condyle interne du fémur et se divise sur lui en rameaux plus ou moins nombreux, parmi lesquels les uns se portent dans l'articulation et s'anastomosent avec les articulaires supérieure externe et supérieure interne ; tandis que les autres gagnent le côté correspondant de la rotule, se distribuent à la synoviale du genou et s'unissent avec l'articulaire inférieure interne.

L'artère articulaire supérieure externe, naît de la poplitée, un peu au-dessous du condyle externe du fémur, contourne ce dernier, en passant sous le biceps auquel elle fournit quelques ramifications, et parvient en dehors de l'articulation où elle se divise en plusieurs rameaux : les uns remontent dans l'extrémité inférieure du vaste externe ; d'autres se portent transversalement au-devant du fémur, et s'anastomosent avec ceux de l'articulaire supérieure interne ; quelques autres encore descendent sur le condyle externe, gagnent la partie antérieure du genou, et, après s'être subdivisés, se perdent dans les parties voisines, en s'anastomosant avec l'articulaire supérieure interne et l'articulaire inférieure externe.

Artère articulaire moyenne. Ordinairement simple et très petite, l'artère articulaire moyenne manque même souvent et se trouve alors remplacée par des rameaux venant des autres articulaires. Quand elle existe, elle naît de la partie antérieure de la poplitée, au-dessus de l'articulation fémoro-tibiale. Bientôt elle traverse d'arrière en avant le ligament postérieur de cette articulation, et se divise en plusieurs rameaux, les uns qui descendent derrière les ligaments croisés dans le tissu cellulaire voisin, les autres qui pénètrent dans l'intervalle de ces ligamens pour aller se perdre dans le tissu cellulaire rougeâtre qu'on remarque entre les deux condyles du fémur.

Artères articulaires inférieures. Elles sont au nombre de deux, comme les supérieures, une *interne*, l'autre *externe*.

L'artère articulaire inférieure interne, née de la partie antérieure de la poplitée, au niveau même de l'articulation, se dirige obliquement en bas et en dedans, contourne la tubérosité interne du tibia, en passant entre cet os et le ligament latéral interne de l'articulation du genou, puis se réfléchit de bas en haut, en dedans du ligament rotulien, et se termine vers l'angle inférieur de la rotule en s'anastomosant avec l'articulaire inférieure externe et avec la supérieure interne.

Dans son trajet, elle fournit quelques rameaux aux muscles poplité, jumeau interne et au périoste du tibia.

L'artère articulaire inférieure externe naît de la poplitée à côté de la précédente. Cachée d'abord par le muscle plantaire grêle, elle se porte ensuite obliquement en dehors, entre le jumeau externe et le poplité, passe en dedans du biceps et du ligament latéral externe de l'articulation, se contourne d'arrière en avant sur le bord convexe du cartilage semi-lunaire correspondant, et se divise en plusieurs branches : les unes remontent au-devant de la rotule et s'anastomosent avec l'articulaire supérieure externe ; les autres se portent dans le tissu cellulaire placé derrière le ligament rotulien, et s'anastomosent avec l'articulaire inférieure interne ; d'autres enfin descendent le long du ligament rotulien, et s'anastomosent avec la *recurrente tibiale antérieure*.

Artères jumelles.

Les artères jumelles sont au nombre de deux, l'une *externe* l'autre *interne*. Nées de la partie postérieure de la poplitée, entre les articulaires supérieures et les inférieures, elles sont séparées l'une de l'autre à leur origine, par le nerf sciatique poplité interne. L'externe naît souvent un peu plus bas que l'interne ; quelquefois elles viennent, au contraire, d'un tronc commun. Toutes les deux descendent obliquement en arrière, gagnent la face antérieure et interne du muscle jumeau correspondant, s'y ramifient, s'anastomosent entre elles et descendent jusqu'à la réunion des jumeaux avec le soléaire.

Supérieurement, les artères jumelles envoient quelques rameaux au muscle plantaire grêle et poplité, ainsi qu'au nerf sciatique poplité interne.

Branches terminales de l'artère poplitée.

Comme on l'a vu précédemment, ces branches sont au nombre de deux , l'artère *tibiale antérieure* et le tronc *tibio-péronier*.

Artère tibiale antérieure.

L'artère tibiale antérieure , branche de terminaison de la poplitée, se porte horizontalement en avant, traverse le trou de la partie supérieure du ligament interosseux, se réfléchit sur ce ligament, descend le long de sa face antérieure , se rapproche successivement du tibia, passe au-devant de cet os tout-à-fait en bas, s'engage sous le ligament annulaire antérieur du tarse, et parvient sur la face dorsale du pied où elle prend le nom de *pédieuse.*

L'artère tibiale antérieure, côtoyée en dehors et en avant par le nerf tibial antérieur, est placée dans un interstice celluleux limité, *en arrière* par le ligament interosseux, *en dehors* par l'extenseur commun des orteils en haut et l'extenseur propre du gros orteil en bas , et *en dedans* par le jambier antérieur. Dans cet interstice elle est très profonde supérieurement, et plus superficielle inférieurement.

Avant de traverser le ligament interosseux , cette artère fournit quelques rameaux aux muscles jambier postérieur et fléchisseur commun des orteils, et aussitôt après l'avoir traversé, elle donne la *récurrente tibiale antérieure.*

La *récurrente tibiale antérieure*, d'un volume médiocre , remonte au-dessous de l'extrémité supérieure du jambier antérieur auquel elle distribue plusieurs branches, puis traverse ce muscle et se divise en *rameaux ascendants* et en *rameaux transverses.* Les premiers se portent en haut sur la partie latérale et antérieure de l'articulation du genou, et s'anastomosent avec l'articulaire inférieure externe. Les seconds, dirigés transversalement sur le côté externe de la rotule et du ligament rotulien , s'anastomosent avec l'articulaire inférieure interne.

Dans le reste de son trajet, la tibiale antérieure fournit des rameaux nombreux aux muscles jambier antérieur, extenseur commun des orteils, extenseur propre du gros orteil, péroniers et à la peau correspondante. Quelques-uns , en nombre variable , *artères perforantes de la jambe* , traversent d'avant en arrière le ligament inter-osseux , se distribuent aux muscles profonds de la partie postérieure de la jambe, et s'anastomosent avec des rameaux de la tibiale postérieure et de la péronière.

Vers l'extrémité inférieure de la jambe, l'artère tibiale antérieure donne encore deux branches nommées *malléolaires,* et distinguées en *interne* et *externe.*

L'*artère malléolaire interne,* née de la tibiale antérieure au niveau du ligament dorsal du tarse, se dirige transversalement en dedans, passe sous le tendon du jambier antérieur, et parvenue au niveau de la malléole interne, se divise en deux branches, l'une *superficielle,* l'autre *profonde.* La première se ramifie sur la malléole et se prolonge sur le côté interne de la région pédieuse où elle s'anastomose avec la plantaire interne. La seconde pénètre dans l'articulation tibio-tarsienne et s'y distribue.

L'*artère malléolaire externe,* plus volumineuse que la précédente, naît tantôt de la tibiale antérieure au même niveau qu'elle ou beaucoup plus haut, tantôt de la péronière antérieure. Quoi qu'il en soit, elle se porte en dehors derrière les tendons des muscles extenseur commun des orteils et péronier antérieur, passe obliquement au-devant de la malléole externe, envoie des rameaux aux articulations péronéo-tibiale inférieure et tibio-tarsienne, et se ramifie sur le côté externe du pied où elle s'anastomose avec la péronière, la plantaire externe et l'artère dorsale du tarse.

Artère pédieuse.

L'*artère pédieuse,* suite de la tibiale antérieure, commence sous le ligament annulaire antérieur du tarse , se dirige d'arrière en avant et un peu de dehors en dedans, sur la face dorsale du pied, parvient à l'extrémité postérieure du premier espace interosseux , le traverse directement de haut en bas, et parvient à la plante du pied, où elle se termine en concourant à former l'arcade plantaire.

Située sous le ligament dorsal du tarse, dans la même gaîne que le tendon extenseur du gros orteil, l'artère pédieuse longe le côté externe de ce tendon , croisée en haut par le premier faisceau du muscle pédieux et appuyée inférieurement sur les os du tarse.

Les branches fournies par la pédieuse sont divisées en *internes* et en *externes*.

Branches internes. Généralement nombreuses mais petites, elles se portent successivement sur le côté interne du tarse et s'y anastomosent avec la malléolaire du même côté et la plantaire interne. Quelquefois l'une d'elles se prolonge sur le côté interne du gros orteil, et forme sa collatérale interne.

Branches externes. Plus nombreuses que les précédentes et aussi plus volumineuses, elles se dirigent en dehors sur le dos du pied et se distribuent particulièrement au muscle pédieux. On distingne parmi elles la *dorsale du tarse* et la *dorsale du métatarse*.

L'*artère dorsale du tarse*, née de la pédieuse peu après son origine, se porte aussitôt obliquement en dehors et en avant, au-dessous du muscle pédieux, et se termine sur le côté externe du tarse en se divisant en plusieurs rameaux. Plusieurs de ceux-ci se recourbent en arrière sur le cuboïde et le calcanéum, et s'anastomosent avec la péronière et la malléolaire externe. D'autres passent sous le tendon du long péronier latéral, parviennent au côté externe de la plante du pied et communiquent avec la plantaire externe. Quelques autres enfin se dirigent obliquement en dehors et en avant, et s'anastomosent avec la dorsale du métatarse. Tous envoient des ramuscules aux ligamens du tarse et à la peau correspondante.

L'*artère dorsale du métatarse* vient quelquefois de la précédente, mais le plus souvent de la pédieuse, près de l'extrémité postérieure du premier espace inter-osseux. Très variable pour la disposition, elle se dirige en dehors au-dessous des tendons du muscle pédieux, se recourbe bientôt en arrière, et se termine sur le bord externe du pied en s'anastomosant avec la dorsale du tarse et la plantaire externe. Elle forme souvent une arcade dont la concavité dirigée en arrière ne fournit que quelques ramuscules très petits aux ligamens supérieurs du tarse, tandis que sa convexité tournée en avant donne les *artères interosseuses* au nombre de trois.

Ces artères se portent en avant sur la face dorsale des trois derniers espaces inter-osseux et parviennent au niveau des articulations métatarso-phalangiennes où elles se comportent diffé-remment suivant les sujets : le plus souvent, elles se terminent en s'anastomosant avec le tronc commun des artères collatérales des orteils ; quelquefois cependant elles se divisent en deux branches, une qui sert à l'anastomose dont il s'agit , l'autre qui se subdivise en deux rameaux qui se portent le long des orteils correspondans jusqu'à leur extrémité libre. Dans leur trajet, les artères interosseuses fournissent des rameaux qui traversent les espaces inter-métatarsiens et se distribuent aux muscles inter-osseux dorsaux et aux parties voisines.

Enfin avant de plonger dans le premier espace inter-osseux , l'artère pédieuse fournit encore une branche assez volumineuse qui se dirige en avant jusqu'au niveau des articulations méta-tarso-phalagiennes, et qui du reste se comporte ultérieurement dans le premier espace inter-osseux comme les artères inter-os-seuses fournies par la dorsale du métatarse.

Tronc tibio-péronier.

Le tronc tibio-péronier, branche de terminaison de l'artère po-plitée, descend verticalement entre le muscle soléaire et les muscles profonds de la partie postérieure de la jambe , et, au bout d'un pouce de trajet environ , se divise en deux branches inégales, qui constituent les artères *péronière , et tibiale posté-rieure.* Le nerf tibial postérieur le côtoye en arrière.

Dans ce court trajet, le tronc tibio-péronier envoie plusieurs rameaux dans le muscle soléaire, et dans l'extrémité supérieure des muscles profonds de la partie postérieure de la jambe. Un autre qu'on pourrait appeler artère *récurrente tibiale postérieure,* remonte obliquement en dedans sur la face antérieure du mus-cle soléaire , traverse son insertion tibiale , puis se contour-nant sur le bord interne du tibia, va se ramifier sur la tubéro-sité interne de cet os et s'anastomoser avec l'articulaire infé-rieure interne.

Le tronc tibio-péronier fournit aussi ordinairement l'artère nourricière du tibia.

Artère péronière.

L'artère péronière, plus petite que la tibiale postérieure, descend obliquement en dehors, derrière l'extrémité supérieure du muscle jambier postérieur, entre lui et le soléaire ; puis elle pénètre entre le premier et le fléchisseur propre du gros orteil, et se place sur le ligament inter-osseux le long du bord interne du péroné. Recouverte en arrière par les muscles soléaire et long fléchisseur propre du gros orteil, elle arrive un peu au-dessus de la malléole externe et s'y divise en deux branches nommées *péronière antérieure* et *péronière postérieure.*

Dans son trajet, l'artère péronière fournit de gros et nombreux rameaux au muscle soléaire, et d'autres plus petits qui se distribuent successivement au jambier postérieur, au long fléchisseur commun des orteils et au long fléchisseur propre du gros orteil. Inférieurement un de ces rameaux se porte transversalement en dedans sur le ligament inter-osseux, et s'anastomose avec l'artère tibiale postérieure.

Artère péronière antérieure. Cette branche n'est pas constante. Quand elle existe, elle traverse d'arrière en avant le ligament inter-osseux, arrive sous le muscle péronier antérieur auquel elle envoie quelques rameaux, puis descend au-devant de l'articulation péronéo - tibiale inférieure et parvient sur le côté externe du dos du pied sur lequel elle se recourbe en dedans et en avant, pour s'anastomoser avec quelques rameaux de la tibiale antérieure, de la pédieuse, de la malléolaire et de la plantaire externes. Les rameaux qui naissent de ces arcades anastomotiques se perdent dans le muscle pédieux, dans les articulations tarsiennes et dans la peau voisine.

Quelquefois la péronière antérieure est très volumineuse et fournit la pédieuse. D'autres fois elle lui envoie seulement une branche de renforcement.

Artère péronière postérieure. Continuant le trajet de l'artère péronière, celle-ci descend obliquement en dehors, derrière l'articulation péronéo-tibiale inférieure, et parvient sur le côté externe du calcanéum où elle se termine en se ramifiant.

Dans la première partie de son trajet, l'artère péronière postérieure envoie transversalement en dedans, derrière l'extrémité inférieure du tibia, un rameau qui s'anastomose avec un autre semblable, fourni par la tibiale postérieure ; d'autres se portent aux muscles jambier postérieur, fléchisseur commun des orteils, grand et moyen péroniers, aux articulations tibio-tarsienne et péronéo-tibiale inférieure, au calcanéum, à la partie externe du dos du pied, et s'anastomosent avec la pédieuse, la malléolaire externe, la plantaire externe et la péronière antérieure.

L'artère péronière est quelquefois beaucoup plus développée que de coutume, et remplace plus ou moins complètement la pédieuse ou la tibiale postérieure : ainsi la péronière antérieure fournit quelquefois la pédieuse ou la malléolaire externe ; ainsi la péronière postérieure envoie souvent une grosse branche de renforcement à la tibiale postérieure, et quelquefois même elle remplace tout-à-fait cette artère à la plante du pied.

Artère tibiale postérieure.

L'artère tibiale postérieure, seconde branche du tronc tibio-péronier, moins profonde mais plus volumineuse que la péronière, descend un peu obliquement en dedans, entre les deux plans des muscles postérieurs de la jambe, jusqu'à la voûte du calcanéum où elle se divise en deux branches, *la plantaire interne* et *la plantaire externe.*

En arrière, elle est recouverte, dans ses deux tiers supérieurs, par le muscle soléaire, tandis que le long du bord interne du tendon d'Achille et tout-à-fait en bas, elle est cachée par un double feuillet aponévrotique et par la peau (1). *En avant,* elle répond supérieurement au jambier postérieur, plus bas au fléchisseur commun des orteils, plus bas encore à l'extrémité inférieure du tibia, et sous la voûte du calcanéum au tendon du long fléchisseur propre du gros orteil. Elle est côtoyée *en dehors,* dans toute son étendue, par le nerf tibial postérieur.

Dans ce trajet, la tibiale postérieure fournit des rameaux postérieurs aux muscles soléaire et jumeaux, et des rameaux antérieurs plus nombreux aux muscles de la couche profonde de la partie postérieure de la jambe. Elle donne quelquefois l'artère nourricière du tibia, la plus volumineuse des artères de cette

---

(1) Placée dans la gaîne profonde de la partie postérieure de la jambe, la tibiale postérieure est couverte immédiatement en arrière par une lame fibreuse qui passe au-devant des muscles du mollet, de sorte qu'inférieurement, pour arriver sur elle, il faut couper à la fois la lame superficielle et la lame profonde de l'aponévrose jambière.

espèce; en dehors, un ou plusieurs de ses rameaux vont s'anastomoser avec l'artère péronière.

Sous la voûte du tarse, la tibiale postérieure produit encore plusieurs rameaux qui se ramifient sur la face interne du calcanéum, ou qui remontent sur le bord interne du pied, se distribuent aux articulations astragalo-calcanienne et tibio-tarsienne et s'anastomosent avec la malléolaire interne et la pédieuse. Quelques autres enfin se portent en avant aux muscles adducteur du gros orteil et petit fléchisseur commun, ou traversent l'aponévrose, deviennent superficiels et se prolongent le long du côté interne du gros orteil, jusqu'à son extrémité libre.

Les deux branches terminales de l'artère tibiale postérieure sont au nombre de deux, comme je l'ai déjà dit, et distinguées en *plantaires interne* et *externe*.

Artère plantaire interne. Moins volumineuse que l'externe et recouverte d'abord par le ligament annulaire interne du tarse, cette artère se porte horizontalement en avant, au-dessus du muscle adducteur du gros orteil ; puis elle se recourbe un peu en dedans, au-dessous du muscle petit fléchisseur du gros orteil, et s'étend jusqu'au niveau de la première articulation tarsométatarsienne où elle se termine.

Près de son origine, l'artère plantaire interne envoie des rameaux ascendants nombreux aux articulations tibio-tarsienne et tarsiennes proprement dites, et s'anastomose avec la malléolaire interne et la pédieuse. Elle donne également aux muscles adducteur du gros orteil et court fléchisseur commun des orteils, au tissu cellulo-graisseux voisin et à la peau du côté interne du tarse.

Enfin au niveau de l'extrémité postérieure du premier métatarsien, l'artère plantaire interne se divise ordinairement en deux branches principales qui vont concourir à la formation des collatérales des deux premiers orteils, une qui suit le côté correspondant du muscle adducteur du gros orteil, l'autre qui se porte en avant dans le premier espace inter-osseux.

Artère plantaire externe. L'artère plantaire externe, dirigée en bas et en dehors, sous la voûte du calcanéum, s'engage entre les muscles court fléchisseur commun et accessoire du long fléchisseur des orteils, puis se porte en avant, entre le premier de ces muscles et l'abducteur du petit orteil, jusqu'au niveau de l'extrémité postérieure du cinquième métatarsien. En ce point elle change de direction, remonte un peu, se recourbe en dedans, passe entre le muscle abducteur oblique du gros orteil et les extrémités postérieures des os du métatarse, parvient jusqu'au premier espace inter-osseux, s'anastomose avec la fin de la pédieuse et forme avec elle *l'arcade plantaire.*

Près de sa naissance l'artère plantaire externe fournit des rameaux nombreux, les uns superficiels qui se portent en bas à la peau, au tissu cellulo-graisseux sous-cutané et aux muscles superficiels de la plante du pied, d'autres plus profonds qui vont se distribuer aux attaches postérieures des muscles court fléchisseur commun des orteils et adducteur du gros orteil, et quelques autres encore, qui se perdent dans l'accessoire du long fléchisseur commun et dans l'abducteur du petit orteil.

Arcade plantaire. L'arcade plantaire est placée profondément entre le muscle abducteur oblique du gros orteil et les inter-osseux. Elle donne un grand nombre de branches, distinguées en *supérieures, inférieures, postérieures* et *antérieures.*

Les *branches supérieures* ou *perforantes plantaires,* au nombre de trois, montent verticalement à travers l'extrémité postérieure des trois derniers espaces inter-osseux, envoient des rameaux aux muscles de même nom, et parviennent au dos du pied où elles s'anastomosent avec les rameaux inter-osseux de l'artère dorsale du métatarse.

Les *branches inférieures,* peu remarquables, se perdent dans les muscles lombricaux, abducteur oblique du gros orteil, dans les muscles superficiels et dans la peau.

Les *branches postérieures,* également peu volumineuses, se portent en arrière dans les mêmes parties que les précédentes, dans les articulations tarso-métatarsiennes et dans les ligamens inférieurs du tarse.

Les *branches antérieures* enfin, les plus volumineuses de toutes, sont au nombre de cinq, et constituent les troncs des *artères collatérales des orteils.*

La première se porte obliquement en dehors et en avant, passe au-dessus du muscle abducteur du petit orteil et va former la collatérale externe de cet orteil.

Les trois suivantes se dirigent dans les trois derniers espaces inter-osseux, fournissent quelques *rameaux perforans*, et parvenues au niveau des articulations métatarso-phalangiennes se divisent en deux branches qui vont former les *collatérales* des orteils correspondans.

La cinquième, la plus interne, se dégage en avant, le long du côté externe du muscle abducteur oblique du gros orteil et se divise promptement en deux branches, l'une *externe*, l'autre *interne*. La première, plus grosse, parcourt en avant le premier espace inter-osseux, s'anastomose avec une branche de l'artère plantaire interne, et se subdivise ensuite en deux rameaux qui forment, l'un la *collatérale externe* du gros orteil, l'autre la *collatérale interne* du deuxième. La seconde, plus petite, s'unit avec un rameau de l'artère plantaire interne, se porte obliquement en dedans du gros orteil et constitue sa *collatérale interne*.

Du reste, les artères collatérales des orteils se comportent sur ces appendices, exactement comme les collatérales des doigts sur ceux-ci.

SECOND GENRE.

Vaisseaux centripètes.

Les vaisseaux centripètes sont ceux qui rapportent le fluide nutritif de la circonférence vers le centre du corps, ou de tous les organes vers le cœur.

Physiologiquement parlant, ces vaisseaux ont la disposition d'arbres réduits à leurs racines et à leurs troncs : en effet, leur disposition est inverse de celle des vaisseaux centrifuges ou artères ; ils naissent dans les organes par des radicules très fines qui concourent à former le système capillaire, et se terminent vers le cœur par leurs troncs. Néanmoins, comme, après tout, leurs racines sont rameuses comme les divisions artérielles, pour l'anatomiste, les différences de forme qui séparent les unes et les autres ne sont pas aussi grandes qu'on pourrait le croire au premier abord ; de sorte qu'il peut indifféremment étudier les vaisseaux centripètes, des rameaux vers les troncs, ou des derniers vers les premiers.

Les vaisseaux centripètes accompagnent souvent, mais non

toujours, les artères dans leur trajet; ils forment même sous
ce rapport, deux ordres distincts : les uns qui sont véritablement satellites des artères, les autres qui constituent un système
à part; les premiers, profonds, les seconds, remarquables, au
contraire, par leur position superficielle. Les vaisseaux centripètes sont coupés çà et là à l'intérieur par des valvules dont le
bord libre est tourné vers le cœur (1). Solitaires dans lés plus petits vaisseaux de ce genre, ces valvules sont disposées *trois-à-
trois* dans quelques lieux, mais plus souvent *deux-à-deux*, et sont
analogues à celles des ouvertures ventriculo-artérielles du cœur.

Les vaisseaux centripètes sont de deux sortes : les uns qui
charrient un fluide rouge, le *sang*, les autres qui transportent
un fluide blanc, la *lymphe*; les premiers appelés *veines*, les
seconds nommés *lymphatiques*.

PREMIÈRE SECTION.

Veines (2).

Les veines, φλὲψ des Grecs, *vena* des Latins, sont les vaisseaux
centripètes rouges. Leurs troncs s'abouchent directement avec
le cœur et spécialement avec les oreillettes, qui sont appelées ca-

---

(1) Il résulte de cette disposition que les vaisseaux centirpètes ne peuvent, le plus souvent, être injectés que des rameaux vers les troncs, et que
leur étude est plus laborieuse et plus difficile que celle des artères.

(2) L'injection des veines est beaucoup plus difficile que celle des artères;
la disposition particulière des valvules empêche d'y procéder comme dans
celles-ci, des troncs vers les rameaux ; il faut absolument agir en sens inverse, ce qui oblige à un très grand nombre d'opérations sur le sujet qu'on
a choisi, et ce qui explique malheureusement trop bien la négligence
qu'on apporte presque toujours à l'étude de ces vaisseaux.

Les matières que j'ai indiquées pour l'injection des artères, matières
colorées en noir ou en bleu, sont très convenables ici.

Pour injecter les veines, il faut avoir à sa disposition une seringue munie de
tubes de diverses dimensions, quelques-uns moins gros qu'un stilet ordinaire.

On choisira de préférence pour l'injection des veines un sujet âgé et
maigre ; on fera chauffer la matière à injection au degré ordinaire, un peu
plus cependant quand on poussera par les tubes les plus fins, que lorsqu'on
se servira des plus gros; autrement cette matière se refroidirait dans leur
intérieur, et n'irait pas plus loin. Pour éviter cet inconvénient, je fais saisir
les petits tubes avec une pince fortement chauffée qui leur communique
son calorique, et les empêche de s'engorger. Il importe encore de pousser

vités veineuses pour cette raison. Il y a deux espèces de veines : les unes rapportent du poumon vers le cœur le sang qui a subi dans les premiers l'influence oxigénante de l'air ; les autres

l'injection d'abord rapidement, et de presser seulement d'une manière soutenue, quand on commence à éprouver une certaine résistance.

Quoi qu'il en soit, voici comment on se conduira dans les amphithéâtres pour injecter le plus de veines possibles sur le même cadavre, sans cependant multiplier par trop les opérations.

1. On découvrira la veine fémorale au-dessous de l'arcade crurale, et l'on y placera un gros tube ; puis on y poussera rapidement une quantité de matière égale à celle qu'on emploie pour injecter tout le système artériel. Cette première opération suffit ordinairement pour distendre la *veine cave inférieure*, les *iliaques primitives*, les *iliaques externes* et *internes*, les *lombaires*, les *rénales*, les *capsulaires*, les *diaphragmatiques inférieures*, l'origine *des spermatiques*, les *veines sus-hépatiques*, les *cavités droites du cœur*, souvent les *veines cardiaques*, l'*artère pulmonaire*, souvent par continuité les *veines de ce nom*, la *veine cave supérieure*, l'*origine des intercostales*, les *sinus rachidiens*, les *sous-clavières*, l'*origine des axillaires*, les *jugulaires*, les *thyroïdiennes* et la *faciale*. De sorte que, dût-on en rester là, ce serait déjà beaucoup pour l'étude des veines.

2. On fera une incision de deux pouces sur le trajet de la ligne blanche ; on pénétrera dans l'abdomen ; on attirera au-dehors une anse d'intestin grêle ; on cherchera dans le mésentère une des divisions de la veine mésentérique supérieure ; on isolera et on passera au-dessous d'elle un fil double ; on ouvrira longitudinalement cette veine ; on serrera le fil placé entre l'incision et l'intestin, et l'on réservera l'autre pour fixer le tube dans le bout supérieur de ce vaisseau ; après quoi on poussera l'injection sans trop de force et d'une manière soutenue vers le tronc de la veine porte ; de la sorte, le système de cette veine et toutes ses divisions se trouveront distendus.

3. On placera un tube de bas en haut dans la portion sus-plantaire des veines saphènes interne et externe, et l'on y poussera rapidement l'injection ; de cette manière on remplira non seulement les *veines superficielles*, mais encore les *veines profondes* du membre pelvien, veines qui ont entre elles de fréquentes anastomoses au pied et autour de l'articulation tibio-tarsienne.

4. On placera successivement un tube moyen, de bas en haut, dans les veines externe et interne du dos de la main ; on poussera l'injection comme au pied ; et comme dans le membre pelvien, on remplira ainsi à la fois les veines superficielles et profondes.

5. Pour obtenir les veines du périnée et du bassin, il est nécessaire, chez l'homme, de pousser une injection dans le tissu érectile du gland et du corps caverneux du pénis, en enfonçant au hasard d'avant en arrière le tube dans ces parties ; chez la femme, il faut agir de la même manière sur le corps caverneux du clitoris, et pousser ensuite dans une des veines dorsales de cet organe.

II   3₂

charrient vers le même point le sang résidu de la nutrition de tous les organes.

Les veines, comme les autres vaisseaux centripètes, ont la forme d'arbres pourvus de *racines* mais privés de leurs *branches* et de leurs *rameaux* ; une seule , la *veine-porte* , fait exception à cette règle, et présente un *tronc* , des *racines* et des *branches*.

Physiologiquement considérées, les veines doivent être suivies de leurs extrémités capillaires vers leurs troncs ; mais l'anatomiste qui les étudie, surtout sous le rapport de la forme et de la disposition , peut très bien procéder en sens inverse. Cette méthode adoptée par la plupart des auteurs, offre l'incontestable avantage de permettre un mode descriptif analogue à celui des artères , et d'autant plus avantageux ici pour la mémoire des choses, que la plupart des veines sont satellites de ces vaisseaux.

Quoi qu'il en soit, les troncs des veines sont beaucoup plus nombreux que ceux des artères ; presque partout, en effet, non seulement on en rencontre qui suivent ceux-ci et qui souvent même sont doubles pour chacun d'eux ; mais encore il en existe un bon nombre d'autres, surnuméraires en quelque sorte, qui sont exempts de tout rapport avec eux.

Les veines sont généralement plus superficielles que les artères quels que soient leurs rapports avec elles, qu'elles soient éloignées de ces vaisseaux, ou qu'elles leur soient accolées.

A leur extrémité périphérique, les veines se continuent avec les artères , avec les conduits excréteurs dans certains organes , t aussi dans des points déterminés avec les vaisseaux lymphatiques. Dans les tissus érectiles comme ceux de la rate, des corps

6. Enfin, pour bien distendre les veines de la langue, de la face et de la région parotidienne, il faut pousser une injection de haut en bas dans les veines *ranine frontale* et *temporale*.

Que si on désire étudier d'une manière plus complète le système veineux, il convient d'employer des tubes beaucoup plus fins que ceux dont j'ai parlé jusqu'ici, et de pousser une injection au vernis dans les petites veines dans lesquelles on réussit à les engager. On peut encore souvent avec avantage se servir de mercure , et procéder à l'opération , comme je le dirai à l'occasion des vaisseaux lymphatiques.

J'ai souvent réussi à injecter les veines remarquables des doigts, en y poussant les substances précédentes des branches vers les rameaux.

caverneux etc., cette extrémité est marquée par une disposition aréolaire particulière que j'ai précédemment décrite.

A leur extrémité centrale elles sont abouchées avec les oreillettes du cœur.

Dans leur trajet, les veines offrent çà et là des dilatations et
des rétrécissements qui leur donnent une apparence noueuse
que n'ont point les artères : leurs renflemens répondent en
général à la face concave et leurs rétrécissemens à la face
convexe des valvules intérieures. Les veines ont entre elles
plus d'anastomoses que les artères ; elles sont même si multipliées dans certains points, qu'elles donnent naissance à des
plexus dont la disposition, sans être essentiellement érectile, a
pendant beaucoup d'analogie avec cette organisation.

La plupart des veines sont pourvues de valvules analogues
pour la forme aux valvules sigmoïdes de l'aorte et de l'artère
pulmonaire. Ces valvules sont très fines, demi-transparentes ;
réunies deux à deux, rarement isolées, plus rarement encore au
nombre de trois dans le même point. Une de leurs faces, concave, regarde le cœur ; tandis que l'autre, convexe, est tournée
vers le système capillaire. Un de leurs bords est convexe et adhérent; l'autre, est concave, libre et dirigé vers le cœur. Ces replis, véritables soupapes destinées à favoriser la circulation en
brisant la colonne du sang, sont plus nombreux dans les veines des membres pelviens que dans celles des membres abdominaux ; et, en outre, comme je l'ai démontré, contrairement aux assertions des auteurs, ils sont plus multipliés dans
les veines profondes que dans les veines superficielles.

Structure. Les parois des veines sont moins épaisses, plus
souples et plus molles que celles des artères. Elles sont plus développées dans les veines superficielles que dans les profondes,
dans celles des membres que dans celles du tronc, dans les veines des parties inférieures que dans celles des parties supérieures.

Trois membranes superposées constituent les parois veineuses, indépendamment de la gaîne lâche dont les entoure encore
le tissu cellulaire voisin.

Leur membrane externe est fibro-cellulaire comme celle des
artères, mais beaucoup plus mince et beaucoup moins résistante qu'elle.

Léur membrane moyenne, la plus importante des trois, est formée de fibres longitudinales et circulaires, celles-ci infiniment plus rares que celles-là, et seulement apparentes dans les gros troncs veineux. Elle est très extensible et formée de tissu fibreux jaune élastique.

Leur membrane interne, mince et transparente comme celle des artères, est moins fragile qu'elle ; elle ne se rompt pas comme elle sous l'action d'une ligature appliquée sur le tube auquel elle appartient ; c'est cette membrane qui forme les valvules.

Toutes les veines, du reste, n'ont pas la même structure : quelques-unes, celles du foie, de l'utérus, sont réduites à leur membrane interne fortifiée en dehors par le tissu propre de ces organes ; d'autres, les sinus de la dure-mère, n'ont comme celles-ci que la membrane interne du système veineux, et sont fortifiées en dehors par une membrane fibreuse.

Les parois des veines reçoivent beaucoup de *vasa vasorum* ; des nerfs s'y rendent également, mais ils y sont infiniment moins nombreux que dans les parois artérielles.

Développement. On a dit que la formation des veines est postérieure à celle des artères ; mais cette assertion n'est fondée que pour la veine ombilicale ; partout ailleurs on voit ces vaisseaux se développer comme les artères et en même temps qu'elles. Petites chez l'enfant, elles sont relativement aux autres organes très grandes et très développées, au contraire, chez le vieillard.

Variétés. Sans doute la coupable habitude qui porte généralement à négliger l'étude des veines, a souvent fait considérer comme anormales des dispositions veineuses qui n'ont rien moins que ce caractère ; mais il est cependant très exact de dire, que les variétés individuelles des veines sont beaucoup plus nombreuses que celles des artères. Ces variétés établissent très souvent plus d'analogie qu'il en existe dans l'état normal entre le système veineux et le système artériel.

Quoi qu'il en soit, il existe deux classes de veines, comme je l'ai dit : les *veines pulmonaires* et les *veines générales*.

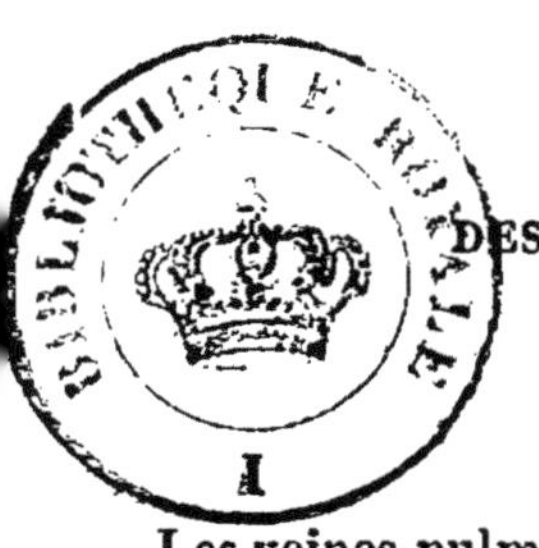

CHAPITRE PREMIER.

Veines pulmonaires.

Les veines pulmonaires rapportent des poumons vers l'oreillette gauche du cœur le sang qui a été artérialisé sous l'influence de l'air dans les premiers ; d'où le nom d'*arteriæ venosæ* que quelques auteurs anciens leur ont donné. Elles sont au nombre de quatre deux *droites* et deux *gauches*, et sont divisées de chaque côté en *supérieure* et *inférieure*. Elles naissent de l'oreillette gauche, les droites en arrière de cette cavité, les gauches en arrière et à gauche. Leurs embouchures sont peu éloignées les unes des autres, et se trouvent placées sur le même plan de chaque côté.

Presque aussitôt après leur origine, les veines pulmonaires traversent le péricarde, se portent vers les poumons, concourent à former leur racine et se ramifient dans l'épaisseur de ces organes.

Les veines pulmonaires supérieures se portent un peu obliquement de bas en haut ; les inférieures, au contraire, sont presque horizontales. Les premières sont situées sur un plan un peu plus antérieur que les dernières ; en outre, celles qui appartiennent au poumon gauche sont plus rapprochées l'une de l'autre que celles du poumon droit.

Leurs rapports varient suivant les points où on les considère : dans l'intérieur du péricarde où elles décrivent, du reste, un trajet fort court, elles sont enveloppées par le feuillet séreux du cœur, mais seulement dans la moitié antérieure de leur circonférence. Immédiatement après leur sortie de ce sac membraneux, les droites sont en rapport, en avant, avec la veine cave supérieure, et les gauches avec l'artère pulmonaire. Dans la racine des poumons, elles se trouvent en avant des autres élémens de cette partie, et immédiatement appliquées sur l'artère pulmonaire. Enfin, dans l'intérieur de l'organe respiratoire, leurs rapports avec les bronches et les divisions de l'artère pulmonaire sont moins immédiats et moins constans ; elles s'en isolent même quelquefois, suivant la remarque de M. Cruveilhier.

Parvenues à la face interne des poumons, les veines pulmonaires se comportent un peu différemment à droite et à gauche : à droite, en effet, la supérieure se divise promptement en deux branches, l'une pour le lobe supérieur, l'autre pour le lobe moyen ; à gauche, au contraire, la supérieure va directement au lobe supérieur et l'inférieure au lobe correspondant. Bientôt chacune d'elles se divise en branches, les branches en rameaux, les rameaux en ramuscules, et ceux-ci, après s'être plusieurs fois subdivisés à leur tour, font suite aux dernières ramifications de l'artère pulmonaire.

Les veines pulmonaires ne renferment pas de valvules. Elles peuvent présenter quelques variétés importantes : quelquefois, en effet, on en trouve cinq, deux à gauche et trois à droite, d'autres fois six, trois de chaque côté. Dans quelques circonstances, au contraire, leur nombre est diminué ; on n'en trouve qu'une de chaque côté. On les a vues aussi naître de la veine cave supérieure ou de l'oreillette droite, mais ces cas sont extrêmement rares.

CHAPITRE SECOND.

Veines générales.

Les veines générales rapportent de tous les points du corps vers l'oreillette droite du cœur le sang résidu de la nutrition et des diverses sécrétions.

Elles forment trois systèmes, celui des *veines cardiaques*, celui de la *veine cave supérieure* et celui de la *veine cave inférieure*.

ARTICLE PREMIER.

Système des veines cardiaques.

Les veines cardiaques ou *coronaires*, ne diffèrent pas autant des artères, par leur trajet, qu'on le croit généralement. Elles sont dépourvues de valvules. Il y en a deux *principales*, et d'autres *accessoires*, plus petites.

Veines cardiaques principales.

Les veines cardiaques principales sont au nombre de deux, comme je l'ai dit. Elles accompagnent les troncs des artères cardiaques dans leur trajet, et sont distinguées, comme celles-ci, en *antérieure* et en *postérieure*.

Veine cardiaque antérieure. La veine cardiaque antérieure , la plus volumineuse de toutes les veines du cœur , satellite de de l'artère de ce nom jusqu'à un certain point, naît de la partie postérieure et inférieure de l'oreillette droite par une ouverture qui lui est commune avec la suivante , et que garnit une valvule souvent incomplète.

De là, elle se porte de droite à gauche dans la partie postérieure du sillon circulaire du cœur, entre l'oreillette et le ventricule gauche, rencontre bientôt l'artère cardiaque antérieure, s'accole à elle, s'engage dans le sillon longitudinal antérieur et va se terminer à la pointe du cœur, en s'unissant à la veine cardiaque postérieure.

La veine cardiaque antérieure fournit dans son trajet une foule de rameaux à l'oreillette gauche et aux deux ventricules, surtout au droit. Un des derniers, plus considérable que les autres , *veine du bord gauche du cœur*, se répand sur le côté gauche du ventricule gauche avec une branche analogue de l'artère cardiaque antérieure.

Veine cardiaque postérieure. La veine cardiaque postérieure, plus courte et plus volumineuse que la précédente , naît de la partie postérieure de l'oreillette droite par une ouverture qui lui est commune avec elle. Immédiatement après, elle gagne le sillon longitudinal postérieur du cœur, le parcourt avec l'artère cardiaque postérieure dans toute son étendue, et se termine à la pointe de l'organe en s'anastomosant avec la veine cardiaque antérieure.

Dans son trajet la veine cardiaque postérieure fournit une foule de rameaux qui se distribuent dans les ventricules, surtout dans le gauche.

Veines cardiaques accessoires.

Plusieurs veines cardiaques commencent dans l'oreillette droite par des ouvertures particulières qui n'ont rien de commun avec celle des veines cardiaques antérieure et postérieure. Les unes , nombreuses et très petites , naissent par les trous de thébésius et se répandent dans les parois de l'oreillette droite. Une autre, plus remarquable et plus développée, porte le nom de *veine de Galien.*

La veine de Galien, *petite coronaire*, commence en avant de l'oreillette droite, entre son appendice et le ventricule correspondant. De là, elle se porte d'abord à droite, dans le sillon circulaire, gagne le bord droit du cœur et se divise sur lui en s'anastomosant en avant et en arrière, avec les veines cardiaques antérieure et postérieure. Près de son origine, elle fournit quelques ramuscules à l'oreillette droite.

ARTICLE SECOND.

Système de la veine cave supérieure.

La veine cave supérieure, *veine cave descendante*, ou *thoracique*, est l'aboutissant commun de toutes les veines de la moitié supérieure du corps. Elle s'étend depuis l'oreillette droite du cœur, jusqu'au niveau du cartilage de la première côte du côté droit, et un peu au-dessus de la crosse de l'aorte, où elle se divise en deux troncs volumineux qui constituent les deux *veines sous-clavières.* Sa longueur totale est de deux à trois pouces, et sa largeur un peu moins considérable que celle de la veine cave inférieure.

Née de la partie supérieure et postérieure de l'oreillette droite, derrière son appendice, la veine cave supérieure monte un peu obliquement à droite dans l'intérieur du péricarde, puis traverse ce sac, et se dirige ensuite verticalement jusqu'à sa terminaison : de là deux portions, une *intra*, l'autre *extra-péricardine.*

Dans sa portion *intra-péricardine*, la veine cave supérieure est entourée par le feuillet séreux du péricarde, et se trouve en rapport, *en arrière* avec l'artère et la veine pulmonaires supérieures droites, tandis qu'à *gauche* elle répond à l'aorte.

Dans sa portion *extra-péricardine*, elle est en rapport, en *avant* avec le tissu cellulaire du médiastin, *en arrière* avec la veine pulmonaire supérieure droite et les ganglions lymphatiques nombreux qui la séparent de la trachée, *à droite* avec le poumon droit, le feuillet correspondant du médiastin et le nerf diaphragmatique de ce côté, *à gauche* avec la crosse de l'aorte.

La veine cave supérieure ne présente aucun vestige de valvules. Ses variétés sont rares : quelquefois cependant elle manque entièrement, et les deux veines sous-clavières s'ouvrent directement dans l'oreillette droite, disposition qui est normale chez quelques animaux.

Dans l'intérieur du péricarde, la veine cave supérieure ne fournit aucune branche; mais peu après en être sortie, elle donne la *grande veine azygos* et à son extrémité supérieure la *mammaire interne droite*, les *thymiques*, les *médiastines*, les *péricardines* et la *diaphragmatique supérieure droite*.

Grande veine azygos.

La grande veine azygos (1) (*grande veine prélombo-thoracique*, Chauss. ,) naît de la partie postérieure de la veine cave supérieure, presque immédiatement après sa sortie du péricarde. Elle se recourbe aussitôt d'avant en arrière et un peu de droite à gauche, au-dessus de la racine du poumon droit, et décrit une arcade assez analogue à celle qui constitue la crosse aortique. Ensuite elle vient se placer sur la partie antérieure et droite des vertèbres du dos, descend dans la partie postérieure du médiastin, à droite de l'aorte et du canal thoracique, au-devant des artères intercostales droites, et pénètre dans l'abdomen à travers l'ouverture aortique du diaphragme. Parvenue au niveau des premières vertèbres lombaires, elle se continue ordinairement avec les veines lombaires, au-devant des apophyses transverses des vertèbres de cette région; quelquefois elle s'abouche dans la dernière veine intercostale droite; d'autres fois elle se rend dans la veine cave inférieure elle-même, avec laquelle elle communique du reste dans tous les cas, par une ou plusieurs branches.

Dans le thorax, la grande veine azygos fournit d'abord en avant la *veine bronchique droite*, qui se comporte comme l'artère du même nom, et qui offre dans l'intérieur du poumon la disposition déjà indiquée à l'occasion de cet organe ; elle donne, en outre, dans le même sens, quelques veines *aortiques*, *œsophagiennes* et *médiastines*. puis à droite, les huit ou neuf dernières veines *intercostales* de ce côté, et à gauche, la *petite azygos* et les *veines intercostales supérieures gauches*.

____

(1) De *a* privatif et de ζύγος joug, mariage , c'est-à-dire qui est seule et sans alliance avec une veine semblable.

Dans l'abdomen, elle envoie quelquefois une branche anastomotique à la veine rénale droite.

Petite veine azygos.

La veine petite azygos, *demi-azygos* des auteurs (*petite prélombo-thoracique*, Chauss.) comme on vient de le voir, naît du côté gauche de la précédente, mais à une hauteur variable, le plus souvent cependant au niveau de la septième ou huitième vertèbre du dos. De là, elle se recourbe à gauche derrière l'aorte, l'œsophage et le canal thoracique ; puis elle descend le long de la partie latérale gauche de la colonne vertébrale, pénètre dans la cavité abdominale, en passant, soit par une ouverture particulière du diaphragme, soit par l'ouverture aortique, et se termine sur le côté gauche de la colonne vertébrale lombaire, comme la grande azygos sur le côté droit, avec cette différence seulement qu'elle communique plus constamment qu'elle avec la veine rénale de son côté.

La petite azygos fournit les cinq ou six veines intercostales inférieures gauches. Quelquefoiss cependant elle donne toutes les intercostales de ce côté, comme on le verra plus bas.

En résumé, les deux veines azygos forment le tronc commun de presque toutes les intercostales, et mettent les veines caves en communication plus ou moins directe l'une avec l'autre, au niveau de l'espace occupé par le cœur. Elles manquent de valvules, ou tout au moins on n'y en observe que fort peu.

Les veines azygos offrent beaucoup de variétés dans leur disposition : quelquefois la grande reçoit à elle seule presque toutes les veines intercostales gauches, et la petite se trouve réduite à un calibre fort minime. D'autres fois, au contraire, celle-ci, beaucoup plus grosse et plus importante que de coutume, au lieu de naître de la grande, procède de la veine sous-clavière gauche, descend au-devant de la colonne vertébrale, communique seulement par une branche transversale avec la grande, et fournit toutes les veines intercostales gauches.

Veines intercostales.

Les veines intercostales sont ordinairement en nombre égal aux artères de même nom, auxquelles elles ressemblent du reste

parfaitement sous le rapport de leur distribution ; comme elles,
en effet, elles ont une *branche antérieure* ou intercostale proprement dite, et une *branche postérieure* qui se divise elle-même
en un *rameau vertébral* qui va s'aboucher avec les *sinus vertébraux*, et un *rameau dorsal* qui se perd dans les muscles et dans
la peau de la partie postérieure du tronc.

Veine mammaire interne.

La veine mammaire interne naît à droite de l'extrémité supérieure de la veine cave supérieure, à gauche de la sous-clavière
correspondante. Ordinairement elle se divise ensuite en deux
branches, qui accompagnent l'artère de même nom et la suivent
dans tout son trajet, sans fournir la veine diaphragmatique
supérieure. En se terminant la veine mammaire interne se réunit avec l'épigastrique.

Veines thymiques.

Les veines thymiques, toujours beaucoup plus volumineuses
chez le fœtus et chez l'enfant que chez l'adulte et le vieillard,
diffèrent entre elles sous le rapport de l'origine. Ordinairement,
en effet, celles du côté droit naissent par un tronc commun ou
par plusieurs branches de l'angle de réunion des sous-clavières
avec la veine cave supérieure, tandis que celles du côté gauche émanent de la veine sous-clavière de ce côté. Toutes se
portent ensuite dans le médiastin antérieur, se ramifient dans
le thymus et s'anastomosent avec les péricardines et les médiastines.

Veines péricardines et médiastines.

Les veines péricardines et médiastines sont généralement
peu volumineuses et très variables sous le rapport du nombre.
Les droites naissent, tantôt du tronc commun des thymiques
du même côté, tantôt de l'angle de réunion des veines sous-
clavières avec la veine cave supérieure ; les gauches viennent
de la veine sous-clavière correspondante. Toutes descendent
ensuite dans le médiastin dans lequel se perdent les médiastines proprement dites, tandis que les péricardines, plus longues, se ramifient sur le péricarde.

Les veines péricardines et médiastines s'anastomosent fréquemment entre elles, et forment une sorte de plexus.

Veine diaphragmatique supérieure.

Les veines diaphragmatiques sont au nombre de deux, une
droite, l'autre *gauche*. La première naît de l'extrémité supérieure de la veine cave supérieure, la seconde de la veine
sous-clavière gauche ou de la mammaire interne, ou bien encore de l'intercostale supérieure du même côté. Elles s'accolent ensuite à l'artère du même nom, et en suivent exactement la distribution. L'une et, l'autre sont remarquables par
leur long trajet et leur petit calibre. Assez souvent il y en a
deux pour chaque artère.

Branches terminales de la veine cave supérieure.

Veines sous-clavières.

Les veines sous-clavières, *troncs brachio-céphaliques veineux*,
au nombre de deux, l'une droite, l'autre gauche, s'étendent
depuis la veine cave jusqu'à l'extrémité inférieure du muscle
scalène antérieur où elles se divisent en trois branches, qui
constituent les veines *jugulaires externe, interne*, et *axillaire*.

En raison de la situation à droite de la veine cave supérieure
dont elles émanent, les veines sous-clavières diffèrent entre
elles pour la *longueur*, la *direction*, le *volume* et les *rapports*. La
droite est plus courte et moins oblique que la gauche ; celle-ci
est également plus volumineuse que l'autre.

La veine sous-clavière droite répond, *en avant* à l'extrémité
supérieure du sternum, à l'articulation sterno-claviculaire, à
l'attache inférieure du muscle sterno-mastoïdien et au cartilage de la première côte, *en arrière* aux nerfs pneumo-gastrique et diaphragmatique droits, à l'artère sous-clavière du même
côté, et au muscle scalène antérieur, et *en dehors* au feuillet droit
du médiastin. *En dedans*, elle forme avec celle du côté opposé
un espace triangulaire dans lequel on rencontre les veines thyroïdiennes inférieures, la fin du tronc brachio-céphalique artériel et la trachée-artère.

La veine sous-clavière gauche, au contraire, est en rapport,
d'abord avec toute la largeur de l'extrémité supérieure du ster-

num et les muscles sous-hyoïdiens qui s'y implantent, et ensuite avec les mêmes parties que la sous-clavière droite. *En
arrière*, elle répond à la crosse aortique, aux branches qui en
partent et aux nerfs pneumo-gastrique et diaphragmatique
gauches. *En bas et à gauche*, elle est contiguë à la plèvre. *En
haut et à droite*, elle est dirigée vers le col, et forme avec celle
du côté opposé l'espace triangulaire déjà indiqué.

Les sous-clavières fournissent les veines *vertébrale* et *intercostale supérieure* qui viennent aussi quelquefois directement
de la grande azygos.

La veine sous-clavière gauche donne, en outre, les *thyroïdiennes
inférieures* et la *mammaire interne gauche*, les *thymiques*, les *médiastines* et la *diaphragmatique supérieure* du même côté, comme
on l'a déjà vu.

Veine intercostale supérieure.

Les veines intercostales supérieures sont au nombre de deux,
une *droite*, l'autre *gauche*. Elles naissent, chacune de leur côté,
de la partie postérieure et inférieure de la sous-clavière, tout
près des vertébrales, et se comportent ensuite d'une manière
différente.

La *veine intercostale supérieure droite*, qui manque quelquefois,
se dirige aussitôt en bas, sur le côté de la colonne vertébrale, et
se divise en deux branches qui se portent en dehors dans les
deux espaces intercostaux supérieurs, et s'y comportent absolument comme les intercostales inférieures.

La *veine intercostale supérieure gauche*, plus constante et
toujours plus volumineuse que la précédente, descend dans le
thorax derrière le poumon gauche, et un peu obliquement de
dehors en dedans. Parvenue à la colonne vertébrale, elle devient verticale et continue à se porter au-dessous de la plèvre,
le long du côté gauche du corps des vertèbres dorsales, jusqu'au
niveau du cinquième ou du sixième espace intercostal, et s'y
termine après s'être anastomosée avec la veine petite azygos.
Dans son trajet, elle envoie successivement à chaque espace intercostal une branche volumineuse qui se comporte comme les
autres intercostales, et quelques autres plus petites au péricarde, à l'aorte, à l'œsophage, aux ganglions lymphatiques

voisins et quelquefois au thymus. Elle donne ordinairement aussi, comme on l'a vu, la *veine bronchique gauche.*

La veine intercostale supérieure gauche remplace réellement la petite azygos, et semble la continuer supérieurement; de sorte que c'est avec raison que quelques auteurs l'ont appelée *petite veine azygos supérieure.* Quelquefois même, comme je l'ai dit précédemment, elle se continue en bas avec celle-ci, et lui donne une longueur et une importance que n'a pas la grande azygos elle-même.

Veine vertébrale.

Les veines vertébrales naissent des sous-clavières derrière la veine jugulaire interne, quelquefois même de celle-ci. Elles montent ensuite un peu obliquement en arrière, mais bientôt elles se comportent d'une manière différente de l'un et de l'autre côté: la droite, en effet, monte derrière l'artère sous-clavière et le nerf recurrent du côté droit; la gauche, au contraire, passe au-devant de l'artère sous-clavière correspondante. Continuant ensuite l'une et l'autre leur marche ascendante, entre les muscles grand droit antérieur de la tête et scalène antérieur, elles s'engagent avec l'artère du même nom dans le canal des apophyses transverses du col, et le quittent entre l'occipital et l'atlas, pour se ramifier en arrière dans les muscles profonds des régions cervicale et occipitale.

Près de son origine, la veine vertébrale fournit une branche qui passe entre les apophyses transverses de la septième et de la huitième vertèbres en accompagnant l'artère cervicale profonde, et qui se comporte comme elle entre les muscles grand complexus et transversaire épineux. Elle donne également au même point une autre branche volumineuse, qui manque quelquefois, et qui répond à l'artère cervicale ascendante; cette branche remonte au devant des apophyses transverses du col, fournit des rameaux anastomotiques qui traversent les espaces inter-transversaires et vont à la vertébrale proprement dite, et se termine elle-même plus ou moins haut, quelquefois même sur les parties latérale et postérieure de la tête. Il n'est pas très rare de voir l'une ou l'autre de ces deux branches de la vertébrale offrir un volume très considérable, et remplacer celle-ci, qui dans ce cas se trouve réduite à un rameau très grêle.

Dans l'état normal, la veine vertébrale envoie dans tout son trajet à l'intérieur de son canal, des rameaux *antérieurs* aux muscles prévertébraux, des rameaux *postérieurs* aux muscles des gouttières vertébrales, et d'autres *internes*, qui pénètrent par les trous de conjugaison dans le canal rachidien et s'anastomosent avec les sinus vertébraux.

Enfin, avant de se terminer, la veine vertébrale fournit assez ordinairement une branche qui traverse le trou condylien postérieur, et va s'ouvrir dans le sinus latéral; tandis que d'autre part elle s'anastomose par une ou plusieurs branches avec la veine occipitale.

Veines thyroïdiennes inférieures.

Les veines thyroïdiennes inférieures, au nombre de deux, quelquefois de trois ou de quatre, naissent de la partie supérieure de la veine sous-clavière gauche, la droite à l'origine de cette veine, la gauche près de sa terminaison. Elles montent ensuite en convergeant les unes vers les autres au devant de la trachée-artère, et se terminent dans le corps thyroïde en suivant le trajet des artères thyroïdiennes inférieures.

Dans leur trajet, ces veines se divisent, s'anastomosent fréquemment entre elles, et constituent au devant de la trachée artère un plexus qui est en rapport, *en avant*, avec les muscles sterno-hyoïdien, sterno-thyroïdien et le feuillet profond de l'aponévrose cervicale, *en arrière*, avec la face antérieure de la trachée, le tronc brachio-céphalique, les deux artères carotides primitives et *à gauche* avec l'œsophage (1).

Branches terminales de la veine sous-clavière.

Ces branches sont au nombre de trois, comme je l'ai dit, les deux *jugulaires* et l'*axillaire*.

1° *Veine jugulaire externe.*

La veine jugulaire externe naît de la fin de la sous-clavière en dehors de la jugulaire interne, quelquefois par un tronc

____

(1) La connaissance de ce plexus veineux est fort importante pour l'opération de la *trachéotomie.*

commun avec elle, d'autres fois par deux branches isolées. Elle se dirige aussitôt un peu en dehors et en arrière, perce le feuillet moyen de l'aponévrose cervicale derrière le muscle sterno-mastoïdien, puis remonte à peu près perpendiculairement dans l'espace triangulaire circonscrit en avant par ce muscle, en arrière par le trapèze et en bas par la clavicule. Ensuite elle croise en avant la direction des muscles scapulo-hyoïdien et sterno-mastoïdien, et parvenue en avant de celui-ci, elle s'enfonce dans la glande parotide et arrive à la partie postérieure et externe du col du condyle de la mâchoire inférieure, où elle se divise en deux branches, la *maxillaire interne* et la *temporale.*

Les rapports de la jugulaire externe varient suivant les points dans lesquels on la considère.

En bas, elle est couverte par le muscle sterno-mastoïdien, par le feuillet moyen de l'aponévrose cervicale, et répond profondément à la veine axillaire, au muscle scalène antérieur, aux nerfs du plexus brachial, et un peu plus haut au muscle scapulo-hyoïdien.

Au milieu du col, elle est seulement recouverte en dehors par la peau, le peaucier, le feuillet superficiel de l'aponévrose et les branches cutanées superficielles du plexus nerveux superficiel du col, et repose en dedans sur la face externe du muscle sterno-mastoïdien.

Supérieurement, elle est entourée de toutes parts par la grande parotide, dont une portion la sépare en dedans de l'artère carotide externe, et est croisée obliquement en dehors par le nerf facial.

Comme on le voit, la direction de la jugulaire externe est parallèle aux fibres du muscle peaucier et oblique à celles du sterno-mastoïdien.

Son calibre varie beaucoup suivant les individus, quelquefois même elle est différente sous ce rapport sur le même sujet à droite et à gauche; près de son origine, elle présente ordinairement une dilatation notable. Elle renferme peu de valvules; le plus souvent même depuis la parotide jusqu'à sa naissance, on n'en trouve que deux, l'une vers le milieu du col, l'autre à son embouchure.

Peu après son origine, la veine jugulaire externe donne une grosse branche nommée *jugulaire antérieure*, qui sera bientôt décrite; souvent aussi elle envoie sur la clavicule une branche qui communique en dehors avec l'une des veines du bras. Un peu plus haut elle fournit les veines *scapulaire supérieure* et *scapulaire postérieure* qui sont logées dans l'épaisseur de l'aponévrose cervicale, et qui suivent exactement la distribution des artères de même nom. En dedans, il en sort également une ou plusieurs branches qui se portent le long de la partie postérieure et interne de la clavicule sur les muscles sterno-hyoïdiens, et qui s'anastomosaut sur la ligne médiane avec celles du côté opposé et avec quelques rameaux venus des muscles de la région sous-hyoïdienne, constituent souvent une sorte de plexus superficiel.

Dans le reste de son étendue, jusqu'au niveau de la glande parotide, la jugulaire externe envoie en *avant et en dedans* des rameaux plus ou moins nombreux qui se portent au muscle sterno-mastoïdien et à la peau de la partie antérieure du col, on s'anastomosent avec la veine jugulaire antérieure. *En arrière* elle donne des branches variables pour le nombre et le volume au muscle peaucier, à la peau et aux muscles superficiels de la partie latérale et postérieure du col. Près de la glande parotide, elle fournit en arrière la *veine auriculaire postérieure* qui accompagne l'artère du même nom et se comporte comme elle. Un peu plus profondément, elle donne naissance à la *veine stylo-mastoïdienne* qui vient quelquefois de la précédente et qui, dans tous les cas, parcourt l'aqueduc de Fallope et communique avec un rameau de l'une des veines méningées moyennes qui pénètre dans ce canal par l'hiatus Fallopii.

Dans l'épaisseur de la parotide, la veine jugulaire externe envoie plusieurs rameaux à cette glande, au conduit auditif, à l'articulation temporo-maxillaire, rameaux qui vont autour de l'articulation précédente s'anastomoser avec le *plexus zygomatique* de la veine maxillaire interne. Dans le même point elle produit encore une branche volumineuse qui monte obliquement en dedans, au-dessous du muscle digastrique, s'abouche avec la veine jugulaire interne, et qui offre beaucoup de variétés : quelquefois elle est très volumineuse et termine la jugulaire externe ; d'autres fois, au contraire, elle est très petite ou manque même tout-à-fait, etc.

Il n'est pas très rare de voir la jugulaire externe divisée

II.   33

inférieurement en deux branches qui s'ouvrent dans la sous-clavière séparément, ou peu de temps après s'être réunies en un seul tronc.

Veine jugulaire antérieure.

La veine jugulaire antérieure vient ordinairement, comme on l'a déjà vu, de l'origine de la jugulaire externe, quelquefois cependant de la sous-clavière ou bien de la jugulaire interne. Elle se dirige transversalement en dedans, derrière l'attache inférieure du muscle sterno-mastoïdien, et parvenue au niveau du bord antérieur de ce muscle, elle se recourbe en haut, suit ce bord quelque temps, puis s'élève perpendiculairement vers la région sus-hyoïdienne où elle se termine en se divisant en plusieurs rameaux.

Dans la première partie de son trajet, cette veine est profonde et se trouve cachée en avant par l'attache inférieure du muscle sterno-mastoïdien; dans le reste de son étendue elle est, au contraire, superficielle et recouverte seulement par la peau et le peaucier.

Le volume de la jugulaire antérieure est très variable et presque toujours en raison inverse de celui de la jugulaire externe. Quelquefois cette veine ne constitue point un tronc véritable, mais elle se trouve représentée par plusieurs rameaux.

Au point où elle se recourbe, elle offre ordinairement un renflement plus ou moins prononcé, et donne un rameau qui descend entre les attaches inférieures des deux muscles sterno-mastoïdiens, sur la fourchette sternale, et qui se ramifie au-devant du thorax. Au même niveau, les deux veines jugulaires antérieures communiquent ordinairement entre elles par un ou plusieurs rameaux transversaux.

A des points divers de son trajet, la veine jugulaire antérieure envoie en arrière plusieurs branches d'anastomose aux jugulaires externe et interne; elle donne aussi quelques rameaux variables au larynx et au corps thyroïde.

Les branches de terminaison de la jugulaire antérieure dans la région sus-hyoïdienne se ramifient dans les muscles superficiels de cette région, dans la peau et le peaucier, et s'anastomosent avec les branches de la sous-mentale. Quelquefois cependant cette veine ne se divise pas et s'abouche en totalité, soit avec la faciale, soit avec la linguale.

Branches terminales de la veine jugulaire externe.

Ces branches sont, comme je l'ai dit, la *temporale* et la *maxillaire interne*.

Veine temporale.

La veine temporale, l'une des branches de terminaison de la jugulaire externe, est satellite de l'artère de même nom, et se comporte comme elle. Elle fournit, en avant, la *transverse de la face* et quelques rameaux *malaires*, *palpébraux* et *surciliers*, en arrière les veines *auriculaires antérieures*, et en dedans la *temporale moyenne* et quelques rameaux *parotidiens*. Plus haut enfin, elle se divise, comme l'artère, en deux branches principales, une antérieure, l'autre postérieure. La première s'anastomose en avant avec la frontale. La seconde se ramifie en arrière sur les parties latérales et postérieure de la tête, en s'anastomosant avec la veine occipitale.

Veine maxillaire interne.

La veine maxillaire interne, seconde branche de terminaison de la jugulaire externe, accompagne l'artère du même nom derrière le col du condyle de la mâchoire inférieure, parvient dans la fosse zygomatique, et s'y divise aussitôt en un grand nombre de branches qui forment un plexus serré appelé *plexus zygomatique*.

Ce plexus communique antérieurement avec la veine faciale en différens points; au-dessous de l'os malaire en particulier, il en reçoit une branche qui suit le trajet de l'artère alvéolaire, branche que quelques personnes ont appelée *veine maxillaire interne antérieure* ou *faciale profonde*. Il a des relations également étroites en arrière, avec les veines *parotidiennes* ou *auriculaires antérieures*.

Le plexus zygomatique fournit des branches qui suivent exactement celles de l'artère maxillaire interne, même l'artère méningée, quoi qu'en disent la plupart des auteurs; il existe, en effet, deux veines méningées moyennes, une en avant, et l'autre en arrière de l'artère.

La veine maxillaire interne communique avec les sinus caverneux et longitudinal supérieur, par l'intermédiaire de quelques *veines émissaires* qui traversent la voûte des fosses nasales.
Elle s'abouche également avec le plexus pharyngien.

2° Veine jugulaire interne.

La veine jugulaire interne, deuxième branche de terminaison
de la sous-clavière, s'en sépare en dedans et en arrière de la
jugulaire externe. Elle remonte ensuite presque verticalement
le long de la partie antérieure et latérale du col, jusqu'au niveau
de la partie supérieure du larynx. Dans ce point quelquefois
elle se divise en deux branches, qui accompagnent les artères
carotides externe et interne; le plus souvent cependant elle
fournit seulement aux parties voisines, monte, sans se diviser
autrement, vers la base du crâne, s'engage dans le trou
déchiré postérieur, et s'y termine en se continuant avec le sinus
latéral de la dure-mère.

La veine jugulaire interne est placée, avec l'artère carotide
primitive d'abord et la carotide interne ensuite, dans un interstice triangulaire appelé *espace carotidien*, espace limité, *en dehors* et *en avant* par les muscles sterno-mastoïdien, scapulo-hyoïdien, peaucier, par l'aponévrose cervicale, par la glande parotide et par l'apophyse styloïde et les muscles styliens, *en dedans*
par le pharynx, l'œsophage, le larynx, la trachée et le corps thyroïde, *en arrière* par la colonne vertébrale et les muscles long
du col et grand droit antérieur de la tête. Dans cet interstice, elle
est située en dehors de l'artère carotide primitive, de la carotide interne, des nerfs pneumo-gastrique et grand sympathique,
et leur est unie par un tissu cellulaire très lâche. Elle recouvre
un peu l'artère carotide quand elle est distendue par le sang ou
par une injection. L'anse nerveuse du grand hypoglosse croise
sa direction en avant au-dessous du larynx. Supérieurement, au
contraire, elle est croisée de dedans en dehors par le nerf spinal
et de dehors en dedans par le grand hypoglosse. Quoi qu'il en
soit, la veine jugulaire interne est formée de deux portions,
l'une *cervicale*, l'autre *crânienne*, portions dont la distribution
est fort différente.

1° *Portion cervicale de la veine jugulaire interne.*

Dans sa portion cervicale la veine jugulaire interne ne fournit d'abord que quelques rameaux aux muscles sterno-mastoïdien et peaucier ; mais près du corps thyroïde elle donne la *thyroïdienne latérale*, un peu plus haut la *thyroïdienne supérieure*, plus haut encore la *faciale*, la *linguale*, la *pharyngienne inférieure*, l'*occipitale profonde*, et dans certaines variétés, le tronc commun de la *temporale* et de la *maxillaire interne*.

Veine thyroïdienne latérale.

La veine thyroïdienne latérale, ou *moyenne*, ordinairement unique, quelquefois multiple, naît de la jugulaire interne vers la réunion de son tiers inférieur avec son tiers moyen. Elle monte ensuite un peu obliquement en avant et en dedans, et se divise en un nombre plus ou moins considérable de rameaux qui se perdent dans la partie inférieure du lobe latéral du corps thyroïde, dans le larynx et dans l'extrémité supérieure de la trachée. Ces rameaux s'anastomosent en bas avec les thyroïdiennes inférieures, et concourent au plexus thyroïdien ; en haut ils s'unissent aux thyroïdiennes supérieures.

Le volume de la thyroïdienne moyenne est du reste très variable suivant les sujets : quelquefois elle est très petite ; dans d'autres cas elle manque même tout-à-fait.

Veine thyroïdienne supérieure.

La veine thyroïdienne supérieure est ordinairement fournie par la jugulaire interne, quelquefois par la linguale, d'autres fois par la faciale. Elle se porte ensuite obliquement en bas et en dedans vers le bord supérieur du corps thyroïde, entre les muscles sterno-hyoïdien et sterno-thyroïdien, et se divise en plusieurs branches qui accompagnent les divisions de l'artère de même nom dans l'épaisseur du corps thyroïde. L'une de ces branches suit l'artère laryngée, et se distribue, comme elle, dans l'intérieur du larynx, etc. Ses branches thyroïdiennes proprement dites s'anastomosent dans l'épaisseur du corps thyroïde, avec les thyroïdiennes moyennes du même côté et avec celles du côté opposé.

Veine faciale.

La veine-faciale ou maxillaire externe, née de la jugulaire interne, un peu au-dessus de la précédente, quelquefois aussi de la jugulaire externe, se dirige obliquement en avant et un peu en dehors, entre la glande sous-maxillaire, le muscle peaucier et la base de l'os maxillaire inférieur, se réfléchit en haut sur cette base, placée en arrière de l'artère du même nom, entre les muscles masseter et triangulaire des lèvres. Ensuite elle s'éloigne en arrière de l'artère, passe sous le muscle grand zygomatique, arrive vers l'angle interne de l'œil, se rapproche de nouveau de l'artère, passe sur le côté de la racine du nez, monte sur la partie moyenne du front, puis se termine en se divisant dans la partie supérieure et antérieure de la tête, s'anastomosant avec les ramifications de la veine opposée et des veines temporales du même côté.

Dans ce long trajet, la veine faciale est partout superficielle, excepté près de son origine et vers le point où elle s'engage sous le muscle grand zygomatique. Pour faciliter sa description, on peut la diviser, comme l'artère de même nom, en deux grandes *portions*, l'une *sous-maxillaire*, l'autre *sus-maxillaire.*

Portion sous-maxillaire de la veine faciale.

Cette portion comprend toute la partie de la veine faciale placée entre son origine et le point où elle se recourbe sur la base de l'os maxillaire inférieur. Elle fournit la *sous-mentale*, la *ranine* et la *palatine inférieure.*

Veine sous-mentale. La veine sous-mentale, qui quelquefois naît de la thyroïdienne supérieure, monte obliquement en avant, entre le ventre antérieur du muscle digastrique et le corps de la mâchoire inférieure, et se divise bientôt en plusieurs rameaux qui se distribuent dans la glande sous-maxillaire, et dans les muscles mylo-hyoïdien et peaucier. Près de son origine, elle donne une branche plus ou moins volumineuse qui passe au-dessus du muscle mylo-hyoïdien, accompagne le canal de Warthon et se termine dans la face inférieure de la langue.

Veine ranine. La veine ranine, née de la faciale, près de la base de la mâchoire, se porte obliquement en haut, en avant et en dedans , passe entre les muscles mylo-hyoïdien et hyo-glosse , en compagnie du nerf grand hypoglosse , donne quelques ramuscules aux parties voisines, particulièrement à la glande sublinguale , suit d'arrière en avant la face inférieure et latérale de la langue, sur laquelle elle fait une saillie remarquable, et se termine à la pointe de cet organe en s'anastomosant avec celle du côté opposé.

Veine palatine inférieure. Cette veine suit exactement le trajet de l'artère de même nom , envoie quelques rameaux au muscle stylo-glosse, et se termine dans le plexus veineux tonsillaire dont elle forme la majeure partie.

Portion sus-maxillaire de la veine faciale.

Cette portion, comme on l'a vu, s'étend depuis la base de la mâchoire inférieure jusqu'au sommet de la tête ; mais la veine faciale y prend des noms différens suivant les divers points de son étendue : elle conserve la dénomination de *faciale* jusqu'à l'orbite ; vers le grand angle de l'œil , elle est généralement désignée sous le nom de *veine angulaire* ; au front elle porte le nom de *frontale* ou *préparate*.

Veine faciale proprement dite. Cette veine s'étend depuis la base de l'os maxillaire inférieur jusqu'au grand angle de l'œil. Elle fournit successivement des branches postérieures au muscle masseter et à la parotide , des branches antérieures au muscle triangulaire , à la peau, au tissu cellulo-graisseux et plus profondément à la muqueuse buccale. Elle donne, en outre, un peu plus haut, les *veines labiales supérieure et inférieure*.

Au-dessous de l'os malaire, la veine faciale produit encore la *veine alvéolaire,* qui s'en sépare à angle aigu, se dirige en dehors, se divise et forme un plexus qui va se confondre avec celui de la fosse zygomatique duquel procèdent les branches de la veine maxillaire interne. Toutefois la veine alvéolaire, *maxillaire interne antérieure* de quelques auteurs, se continue plus spécialement avec les veines *sous-orbitaire, palatine supérieure, vidienne* et *sphéno-palatine,* qui se comportent du reste comme les artères de même nom.

Veine angulaire. Portion de la faciale qui répond à l'angle interne de l'œil; la veine angulaire s'unit ordinairement avec celle du côté opposé par une branche transversale, de laquelle partent les *veines dorsales du nez* qui descendent en se divisant et en s'anastomosant sur le dos de cet organe. Elle fournit, en outre, la *veine sus-orbitaire*, les *palpébrales supérieure et inférieure*, et communique par une branche anastomotique assez grosse avec la *veine ophtalmique*.

La veine angulaire donne encore plusieurs rameaux qui vont au sac lacrymal, au canal nasal et à la partie latérale et inférieure du nez. Un de ceux-ci connu sous le nom de *veine de l'aile du nez*, se porte obliquement en bas et en avant et se divise en deux branches, une *supérieure* qui suit le bord convexe de ce cartilage, l'autre *inférieure* qui appartient à son bord concave, branches qui forment en s'anastomosant entre elles un lacis veineux remarquable.

Veine frontale ou préparate. Cette veine est très superficielle et se trouve seulement recouverte par la peau. Elle offre beaucoup de variétés : quelquefois elle est simple, d'autres fois elle est double; tantôt elle communique seulement, comme je l'ai dit, par une ou plusieurs branches avec celle du côté opposé, tantôt l'une et l'autre se réunissent un peu au-dessus de la racine du nez pour former un tronc commun, etc. Du reste elle suit exactement le trajet des branches frontale et sus-orbitaire de l'artère ophtalmique.

Veine linguale.

La veine linguale est ordinairement fournie par la jugulaire interne, quelquefois par la faciale. Elle longe d'arrière en avant et un peu de dedans en dehors le bord supérieur de l'os hyoïde, passe accompagnée par l'artère de même nom entre les muscles hyo-glosse et constricteur moyen du pharynx, et, parvenue à la partie latérale de la base de la langue, elle se termine sur la face dorsale de cet organe, en se divisant entre la membrane muqueuse et la couche musculaire superficielle. Ses rameaux, réunis avec ceux des parties voisines, constituent un plexus remarquable qui s'anastomose en avant avec la veine ranine.

Dans son trajet, la veine linguale donne successivement aux parties qui l'avoisinent, et particulièrement aux muscles

mylo-hyoïdien, hyo-glosse, génio-glosse et à la glande sub-
linguale.

Ainsi, comme on le voit, les veines de la langue ne représentent qu'imparfaitement l'artère du même nom. L'une
d'entre elles, en effet, la *ranine*, ne répond qu'à la terminaison
de l'artère, suit un trajet particulier et ne rapporte que le
sang de la partie antérieure de la langue. L'autre, au contraire,
la *linguale proprement dite*, marche profondément près de
l'hyoïde, sur le trajet de l'artère de la langue, et rapporte le sang
de la base de cet organe.

Veine pharyngienne.

La veine pharyngienne naît tantôt de la précédente et tantôt
de la faciale. Elle remonte ensuite le long du pharynx et se divise
sur ses parties latérales et postérieure en un grand nombre de
rameaux, qui, réunis à quelques *veines émissaires de Santorini*,
et anastomosés avec les veines *vidienne* et *ptérygo-palatine*, constituent le plexus pharyngien. Ce plexus placé à la partie postérieure du pharynx est un réseau compliqué, dans lequel viennent se confondre les veines droites et gauches de cette partie
du canal digestif.

Veine occipitale.

Née de la jugulaire interne, un peu au-dessus de la précédente, la veine occipitale suit exactement le trajet de l'artère
homonyme, et parvient avec elle à la partie postérieure et supérieure de la tête. Elle s'anastomose sur la ligne médiane avec
celle du côté opposé, avec la vertébrale et la cervicale profonde, tandis qu'elle communique supérieurement avec la
frontale, et sur les côtés avec l'auriculaire postérieure et la temporale.

Au niveau de l'apophyse mastoïde elle donne une ou plusieurs *veines mastoïdiennes*, qui pénètrent dans le crâne par le
trou de même nom, et qui la font communiquer avec le sinus
latéral.

2° *Portion crânienne de la veine jugulaire interne.*

La portion crânienne de la veine jugulaire interne commence
dans le trou déchiré postérieur par un renflement plus consi-

dérable à droite qu'à gauche, connu sous le nom de *golfe de la veine jugulaire interne*. Ensuite elle se continue avec les sinus de la dure-mère, et immédiatement avec le sinus latéral.

Tous les sinus ont été décrits précédemment, je ne reviendrai pas sur eux ici; il ne sera question que des veines qui s'y rendent.

Veines qui se rendent dans les sinus de la dure-mère.

Les sinus de la dure-mère constituent de grands réservoirs qui reçoivent des veines de diverses sources, de l'encéphale, de la dure-mère, du diploé des os du crâne et de l'extérieur de cette cavité, par les *veines encéphaliques, méningées, diploïques et émissaires.*

Veines encéphaliques.

Les veines de l'encéphale sont nombreuses et proportionnées, sous ce rapport, à ses artères ; elles n'ont que très peu de valvules. On les divise, suivant les parties desquelles elles émanent, en *cérébrales* et *cérébelleuses.*

Veines cérébrales. Les veines cérébrales rapportent le sang de l'extérieur du cerveau ou de ses ventricules, et doivent ainsi être distinguées en *extérieures* et en *intérieures.*

Les *veines cérébrales extérieures* se rendent dans les sinus longitudinaux supérieur et inférieur, dans les sinus caverneux, latéraux, pétreux supérieurs et droit, suivant qu'elles appartiennent à la face supérieure ou aux faces inférieure et latérales du cerveau.

Les veines de la face supérieure du cerveau, *veines cérébrales supérieures*, sont très nombreuses et très développées. Elles naissent de la face convexe des hémisphères et des parties latérales de la grande scissure interlobaire par des rameaux qui se dégagent du fond des anfractuosités, et constituent un certain nombre de troncs, sept ou huit de chaque côté. Ensuite elles abandonnent la surface du cerveau, entourées par l'arachnoïde, et se portent de dehors en dedans vers le sinus longitudinal supérieur, dans lequel elles se terminent obliquement. Toutes, excepté les plus antérieures, sont dirigées d'arrière en ayant, en sens inverse du cours du sang dans le sinus. Leur embouchure dans ce conduit n'est pas munie de valvules.

Les veines des faces inférieure et latérales du cerveau ont une direction plus variée que celle des précédentes. Elles naissent des parties latérales, inférieure, antérieure et postérieure des hémisphères, et se rendent, les plus antérieures, dans les sinus caverneux, les postérieures, dans les sinus pétreux, les supérieures, dans la partie supérieure des sinus latéraux et dans le sinus droit.

Les veines cérébrales intérieures ou ventriculaires naissent sur la surface des ventricules latéraux et moyen. Elles forment d'abord de chaque côté deux branches connues sous les noms de *veine du corps strié* et de *veine choroïdienne*, branches qui se réunissent ensuite pour constituer la *veine de Galien*.

La veine du corps strié commence à la partie antérieure de cette éminence, sur le plancher du ventricule latéral, se place entre le corps strié et la couche optique, au-dessous de la bandelette demi-circulaire, et se termine en arrière en se réunissant à la suivante.

La veine choroïdienne commence à l'intérieur du plexus choroïde, dans l'étage inférieur du ventricule latéral, parcourt cette frange d'avant en arrière d'abord, puis d'arrière en avant, se recourbe dans la toile choroïdienne, et s'unit en arrière de celle-ci avec la veine du corps strié pour former la suivante.

La veine de Galien, tronc commun des veines du corps strié et du plexus choroïde, se porte d'avant en arrière au-dessous de la toile choroïdienne, s'accole bientôt à celle du côté opposé, passe par la partie transversale de la fente cérébrale, entre la glande pinéale et l'extrémité postérieure du corps calleux, se dégage bientôt de la toile choroïdienne au fond d'une dépression en cul de sac de l'arachnoïde, reste du canal arachnoïdien oblitéré, et se termine à l'extrémité antérieure du sinus droit.

Veines cérébelleuses. Les veines du cervelet se rendent dans le sinus droit, dans les sinus latéraux et pétreux supérieurs. Elles reçoivent les veines de la protubérance annulaire et du bulbe supérieur de la moelle : on les distingue en *supérieures, inférieures* et *latérales*.

Les *veines cérébelleuses supérieures* naissent de la face supérieure du cervelet, et forment deux ou trois troncs qui se portent obliquement en haut, en dedans et en avant, vers la partie moyenne du sinus droit dans lequel elles se terminent.

Les *veines cérébelleuses inférieures*, nées de la face inférieure de la protubérance, du cervelet et du bulbe supérieur de la moelle, se portent obliquement en dehors et en arrière, vers les sinus latéraux.

Les *veines cérébelleuses latérales* naissent de la partie correspondante du cervelet et de la protubérance, et vont se terminer en avant, en haut et en dehors dans les sinus pétreux supérieurs.

Veines méningées.

On donne ce nom aux veines de la dure-mère. Elles sont très nombreuses et d'un calibre généralement peu considérable. Elles communiquent fréquemment, dans leur trajet avec les veines *émissaires*, avec quelques veines *diploïques*, et se terminent pour la plupart dans les sinus voisins. Deux seulement font exception à cette dernière règle, et méritent d'ailleurs par leur volume une description spéciale, je veux parler des *veines méningées moyennes*.

Veines méningées moyennes. C'est bien à tort qu'on a nié l'existence de ces veines : il y en a deux pour chaque artère, une en avant et l'autre en arrière de celle-ci. Elles suivent très exactement le trajet des ramuscules, des rameaux, des branches et du tronc de l'artère méningée moyenne, traversent le trou sphéno-épineux et vont se jeter, comme je l'ai déjà dit, dans le plexus d'origine de la veine maxillaire interne, dans la fosse zygomatique. Assez ordinairement elles communiquent avec le sinus caverneux, quelquefois même avec la veine ophtalmique près du trou sphéno-épineux, dans la fosse temporale interne.

Veines diploïques.

Les veines diploïques sont celles qui naissent dans les os et qui en rapportent le sang. Découvertes par Dupuytren, M. Fleury et Chaussier. Elles ont été surtout bien décrites par M. Breschet.

Attribuées d'abord exclusivement aux os du crâne et aux vertèbres, dans lesquels elles sont très développées, ces veines ont été suivies plus tard dans les autres parties du squelette. Elles sont logées dans des canaux particuliers, d'abord bien distincts les cavités de la substance aréolaire et tapissés par une lame mince de substance compacte ; bientôt criblés d'une foule d'ouvertures, ces canaux sont décomposés, en quelque sorte, comme les veines le sont elles-mêmes dans les tissus érectiles et, dès ce moment, difficiles à distinguer des cavités médullaires.

Les veines diploïques sont très minces, réduites à la membrane interne du système veineux et offrent une sorte de disposition érectile à leur origine. Elles sortent des os par des ouvertures spéciales. Les veines diploïques du crâne, en particulier, se terminent tantôt dans les veines placées en dehors de cette cavité, tantôt dans les veines méningiennes et dans les sinus et tantôt à la fois dans les unes et dans les autres. On peut les considérer comme formant un intermédiaire anastomotique entre les veines intra et extra-crâniennes.

Les veines diploïques crâniennes sont très nombreuses, surtout dans un âge avancé. Distinctes les unes des autres chez les jeunes sujets, elles communiquent entre elles dans toute l'étendue des parois du crâne et ne forment plus qu'un vaste réseau, lorsque les os sont soudés ensemble.

Chez les enfans, les veines diploïques sont très déliées et très nombreuses ; elles paraissent remplir de leurs réseaux tout l'intérieur des os du crâne.

On distingue les veines diploïques crâniennes en *frontales, pariétales, temporales, sphénoïdales* et *occipitales.*

Les *veines diploïques frontales,* au nombre de deux, une pour chaque pièce de l'os, commencent dans la partie supérieure du frontal, se grossissent de plus en plus en descendant, et se terminent dans la veine préparate.

Les *veines diploïques pariétales ;* en nombre considérable, viennent toutes se terminer dans les veines méningées moyennes, en traversant une multitude de pertuis dont sont criblées les divisions de la nervure de la feuille de figuier.

Les *veines diploïques temporales* se rendent, comme les précédentes , dans les veines méningées moyennes ou dans les temporales profondes.

Les *veines diploïques sphénoïdales* se rendent dans divers points : celles du corps du sphénoïde gagnent le sinus coronaire ; celles des grandes ailes convergent vers les veines méningées moyennes.

Les *veines diploïques occipitales* sont très développées. Elles se réunissent tantôt en deux troncs latéraux, et tantôt en un seul qui occupe la ligne médiane (1), et viennent se terminer dans les veines occipitales extérieures par un ou par deux pertuis placés près de la crête occipitale externe.

Veines émissaires.

On désigne ainsi des veines qui naissent à l'extérieur du crâne, et viennent déboucher dans les veines intérieures de cette cavité, établissant ainsi une anastomose directe et fort importante entre le système vasculaire de ces deux points opposés. Leurs ramifications sont *extra* et leurs troncs *intra-crâniens*. Elles manquent de valvules, ou n'en ont que très peu, de sorte que, bien disposées pour porter le sang de l'extérieur à l'intérieur du crâne, elles peuvent, sous l'influence d'une aspiration exercée sur leurs racines, se prêter presque à une circulation en sens inverse. Ces veines sont très nombreuses; mais la plus grande de toutes est la *veine ophtalmique.*

Veine ophtalmique. La veine ophtalmique est la plus remarquable et la plus importante des veines émissaires. Elle commence au grand angle de l'œil en s'anastomosant largement avec la veine angulaire, accompagne l'artère ophtalmique, reçoit des branches qui correspondent exactement à celles que fournit cette artère, traverse la fente sphénoïdale, et va se terminer dans la partie antérieure du sinus caverneux, en s'anastomosant souvent en dehors avec les veines méningées moyennes.

La veine ophtalmique ne rapporte pas du nez, du front et des paupières le sang qu'y a distribué l'artère ophtalmique; les veines de ces régions se rendent dans la préparate et dans l'an-

---

(1) J'ai déposé dans la collection de la Faculté deux têtes sur lesquelles les veines diploïques occipitales offrent cette disposition.

gulaire. Ses branches oculaires naissent plus particulièrement de l'iris et de la choroïde ; dans cette dernière elles forment des réseaux tourbillonnés que j'ai précédemment indiqués.

Les *autres veines émissaires* sont très nombreuses. La plupart traversent les sutures et se rendent dans les veines méningiennes, dans les sinus ou dans les veines diploïques. Quatre d'entre elles, plus développées que les autres, traversent des ouvertures spéciales, la *veine fronto-ethmoïdale*, la *veine pariétale*, la *veine mastoïdienne* et la *veine condylienne postérieure*.

La *veine fronto-ethmoïdale*, décrite par Sabatier, naît dans la partie la plus élevée de la membrane pituitaire, traverse le trou fronto-ethmoïdal ou trou borgne, et se rend à l'origine du sinus longitudinal supérieur.

La *veine pariétale* commence dans les parties molles de la région sincipitale, s'engage par le trou pariétal ou traverse simplement la suture sagittale, et gagne le sinus longitudinal supérieur.

La *veine mastoïdienne* naît dans les parties molles de la région dont elle porte le nom, s'anastomose avec la veine occipitale, traverse le trou mastoïdien et se rend dans le sinus latéral.

La *veine condylienne* commence derrière l'occipital en s'unissant avec les veines vertébrale et occipitale, et va se terminer dans le sinus latéral, après avoir traversé le trou condylien postérieur.

3º *Veine axillaire.*

La veine axillaire est la troisième et dernière branche de terminaison de la sous-clavière. Elle continue plus particulièrement cette veine, commence au niveau de l'extrémité inférieure du muscle scalène antérieur, se porte ensuite obliquement en dehors et en bas en passant au-dessous de la clavicule, traverse le creux de l'aisselle, et se termine au niveau du bord inférieur du tendon du muscle grand pectoral où elle se continue avec les *veines brachiales*.

Dans ce trajet, la veine axillaire répond, *en arrière et en dehors* à l'artère de même nom et aux nerfs du plexus brachial, *en avant* à l'aponévrose cervicale, à la clavicule, au muscle sous-clavier, à l'aponévrose sous-claviculaire et aux muscles pectoraux, *en bas* et *en dedans* aux deux premières côtes, à la première digitation du muscle grand dentelé et au tissu cellulo-graisseux du creux axillaire.

La veine axillaire fournit d'abord les *veines thoraciques, acromiale, circonflexes antérieure* et *postérieure,* et *scapulaire commune, veines* qui se comportent exactement comme les branches de l'artère axillaire qu'elles accompagnent; ensuite elles donnent encore les troncs des *veines superficielles* du membre thoracique, et se termine en se continuant avec les *profondes.*

Veines superficielles du membre thoracique.

Ces veines naissent par deux troncs qui constituent les veines *céphalique* et *basilique.*

Veine céphalique.

La veine céphalique naît de l'axillaire, immédiatement au-dessous de la clavicule, ordinairement par un seul tronc, quelquefois cependant par deux ou trois, qui ne tardent pas à se réunir. Assez souvent même elle communique à son origine avec la jugulaire externe, au moyen d'une branche qui passe au-dessus de la clavicule.

Bientôt après, la veine céphalique se recourbe au-dessus de l'apophyse coracoïde, traverse l'aponévrose sous-claviculaire à laquelle elle adhère assez fortement, puis descend dans l'espace graisseux qui sépare les muscles grand pectoral et deltoïde, se détourne un peu en dehors, traverse l'aponévrose brachiale au niveau de l'attache inférieure du dernier de ces muscles pour devenir sous-cutanée, côtoie en descendant le bord externe du biceps, et fournit successivement des rameaux à la peau voisine, au tissu cellulaire et à la surface des muscles sous-jacens.

Enfin, parvenue au côté externe du pli du coude, elle se termine en se divisant en deux branches, la *médiane céphalique* et la *radiale superficielle.*

Médiane céphalique. La médiane céphalique, plus ou moins volumineuse suivant les sujets, se porte obliquement en bas et en dedans, en avant du nerf musculo-cutané qui croise un peu sa direction, et se réunit, vers l'angle inférieur du pli du coude, avec une branche analogue fournie par la veine basilique, la *médiane basilique.*

Veine radiale superficielle. La veine radiale superficielle, moins volumineuse que la précédente, descend obliquement en dehors vers le bord externe de l'avant-bras, s'anastomose en arrière avec les cubitales superficielles, en avant et en dedans avec le réseau des veines superficielles antérieures, et fournit dans ces deux sens un grand nombre de rameaux aux parties voisines. Parvenue au niveau de la partie externe du poignet, elle prend le nom de céphalique du pouce, et se termine sur le côté radial de ce doigt et sur l'éminence thénar, après avoir envoyé sur le dos du métacarpe une branche volumineuse qui concourt à former une arcade de laquelle émanent les veines des doigts.

La veine céphalique manque quelquefois; dans d'autres cas elle offre seulement un volume très peu considérable.

Veine basilique.

La veine basilique, ordinairement plus volumineuse que la précédente, naît de l'axillaire au niveau du tendon du muscle grand pectoral, et quelquefois aussi d'une des veines brachiales. D'abord assez profonde, elle descend sur la partie interne du bras, au-devant du nerf cubital et en compagnie du nerf cutané interne, au-dessous de l'aponévrose, ou plutôt renfermée dans une petite gaîne qui lui est fournie par celle-ci. Dans cette première partie de son trajet, elle ne fournit guère que quelques rameaux d'anastomose avec les veines brachiales ; tandis que près de l'épitrochlée , elle perce l'aponévrose , devient sous-cutanée et se divise en deux branches, la *médiane basilique* et la *cubitale superficielle postérieure.*

Médiane basilique. La veine médiane basilique descend obliquement en dehors le long du bord interne du tendon du muscle biceps, couverte par les premiers rameaux du nerf cutané interne, et s'anastomose au niveau de l'angle inférieur du pli du coude avec la médiane céphalique, comme je l'ai déjà dit. C'est ordinairement de cette veine, et particulièrement de sa partie inférieure, que naissent les *veines cubitales superficielles antérieures.*

Les *veines cubitales superficielles antérieures* offrent un volume

II.   34

très variable. Elles se répandent sur la partie antérieure et interne de l'avant-bras et se divisent, chemin faisant, en un grand nombre de rameaux qui forment un réseau compliqué. Ce réseau s'anastomose, en dedans, avec les cubitales superficielles postérieures, en dehors, avec la médiane commune quand elle existe, et la radiale superficielle, puis se prolonge par quelques rameaux jusqu'à la paume de la main, particulièrement jusqu'à l'éminence hypo-thénar.

De la terminaison de la veine médiane basilique et de l'angle de réunion de cette veine avec la médiane céphalique naissent deux branches, l'une *profonde*, l'autre *superficielle*.

La branche profonde descend entre les muscles rond pronateur et radiaux externes et, au bout d'un court trajet, se termine en se divisant en rameaux externes et internes, qui s'anastomosent, les premiers avec les *radiales profondes*, les derniers avec les *cubitales profondes*.

La branche superficielle prend le nom de *médiane commune*. Elle descend obliquement en dehors sur la face antérieure de l'avant-bras, fournit latéralement des rameaux qui s'anastomosent, en dehors, avec la radiale superficielle, en dedans, avec le réseau des veines cubitales antérieures, puis elle se termine plus ou moins bas, souvent à la paume de la main, mais le plus ordinairement en s'unissant en dehors avec la veine radiale superficielle.

Veine cubitale superficielle postérieure. La veine cubitale superficielle postérieure descend en avant et en dedans de l'épitrochlée, suit la partie interne et postérieure de l'avant-bras, envoie ou reçoit latéralement des rameaux qui la réunissent avec les veines cubitales antérieures et radiale superficielle, puis, parvenue au côté interne du dos de la main, elle prend le nom de *salvatelle*, et se termine en concourant à former sur le dos du métacarpe l'arcade qui fournit les *veines digitales*.

Veines digitales. Les veines des doigts ne sont pas disposées comme les artères; on ne trouve, en effet, sur le trajet des artères collatérales que des ramuscules veineux d'une excessive ténuité et sans presque aucune importance. Les veines des doigts procèdent par quatre grosses branches de l'arcade formée sur le dos du métacarpe par la terminaison des veines radiale et cubitale postérieure superficielles. Ces branches descendent entre les os métacarpiens sur les muscles inter-osseux dorsaux, et près des articulations métacarpo-phalangiennes, elles se divisent en deux rameaux qui se portent latéralement sur les deux doigts voisins.

Chaque doigt reçoit ainsi, près de sa racine, en dedans et en dehors, deux divisions veineuses qui s'abouchent ensemble, s'avancent sur le dos de ces appendices, se partagent latéralement en plusieurs rameaux qui passent obliquement sur les côtés des articulations digitales, et vont se jeter dans un plexus à mailles très fines et très serrées qui règne sur la face antérieure des doigts, particulièrement au niveau de leur pulpe (1).

En résumé, la disposition des veines superficielles du membre thoracique qui vient d'être indiquée est la plus commune, mais elle peut offrir beaucoup de variétés. Il n'est pas très rare, par exemple, de voir manquer la veine céphalique ou de la trouver réduite à un très petit volume ; dans le premier cas, la veine médiane céphalique n'existe pas et la médiane basilique se continue avec la veine radiale superficielle ; dans le deuxième cas, la médiane céphalique manque aussi, ou n'offre que de tres petites dimensions, etc.

Veines profondes du membre thoracique.

Les veines profondes du membre thoracique sont satellites des artères, et constituent les veines *brachiales*, *radiales* et *cubitales profondes*.

Les *veines brachiales*, au nombre de deux, sont les deux branches de terminaison de l'axillaire. Elles descendent au côté interne du bras, l'une en dedans, l'autre en dehors de l'artère brachiale et s'envoient mutuellement des rameaux d'anastomose qui passent, soit en avant, soit en arrière de celle-ci. Au pli du coude, elles se réunissent quelquefois en un tronc, plus souvent elles restent séparées et se divisent en radiales et cubitales profondes.

Les *veines radiales* et *cubitales profondes* sont quelquefois simples à leur origine, mais constamment elles sont doubles à

____

(1) Voyez la description que j'ai donnée de ce réseau dans mon *Anat. top.* 2ᵉ édit., page 564.

peu de distance au-dessous de ce point. Elles communiquent bientôt par un rameau volumineux avec l'angle de réunion des veines médianes céphalique et basilique, accompagnent les artères radiale et cubitale dans tout leur trajet, placées en dedans et en dehors d'elles, communiquent avec les veines superficielles en dehors et en dedans du poignet, et se terminent à la paume de la main en formant des arcades veineuses doubles et satellites des arcades artérielles superficielle et profonde.

Mais il existe ici cette importante différence entre le système artériel et le système veineux, que tandis que l'arcade palmaire superficielle du premier est plus développée que la profonde, c'est l'inverse pour le second ; l'*arcade veineuse superficielle* ou *cubitale*, tout-à-fait rudimentaire, fournit aux doigts des veines collatérales presque imperceptibles et plus rudimentaires encore. En effet, comme je l'ai dit précédemment, les veines des doigts appartiennent presque exclusivement à l'arcade superficielle et dorsale du métacarpe.

ARTICLE TROISIÈME.

Système de la veine cave inférieure.

La veine cave inférieure, *ascendante* (1), ou *abdominale*, commence à la partie postérieure et inférieure de l'oreillette droite du cœur. Elle se dévie ensuite un peu à droite, descend obliquement en avant, sort du péricarde en traversant l'aponévrose phrénique, et arrive dans la cavité abdominale sur le bord postérieur et sur la face inférieure du foie, entre le lobule de Spigel et le lobe droit, logée dans une échancrure profonde de cet organe qui quelquefois même est transformée en un véritable canal. Ensuite elle se porte un peu à gauche, décrit une légère courbure, se porte sur la partie latérale droite du corps des vertèbres lombaires jusqu'à la quatrième, et se termine en se divisant en deux branches qui constituent les *veines iliaques primitives.*

(1) C'est physiologiquement parlant que cette veine est *ascendante* ; elle est descendante pour l'anatomiste qui l'étudie de son tronc vers ses branches.

Le calibre de la veine cave inférieure n'est pas le même sur tous les points de son étendue. Elle présente un renflement notable au niveau du bord postérieur du foie, au moment où elle reçoit les veines sus-hépatiques, et un second moins prononcé au point d'abouchement des rénales.

Dans le court trajet qu'elle parcourt dans le péricarde, la veine cave inférieure est recouverte par le feuillet séreux de cette membrane. Plus bas elle adhère intimement au cintre de l'ouverture aponévrotique du diaphragme. Dans l'abdomen, elle est en rapport, *en avant* avec le foie, la deuxième portion du duodénum, le pancréas, la veine porte dont elle est séparée par l'hiatus de Winslow, avec le péritoine, et tout-à-fait inférieurement avec l'artère iliaque primitive droite ; elle répond *en arrière* à la colonne vertébrale et aux artères lombaires droites; à *droite*, elle est contiguë au feuillet du péritoine qui va concourir à la formation du mésentère; à *gauche*, elle touche l'artère aorte.

Le tronc de la veine cave inférieure ne renferme aucune valvule ; seulement son embouchure dans l'oreillette droite présente celle *d'Eustachi*.

§ 1er *Branches de la veine cave inférieure dans son trajet.*

La veine cave inférieure fournit dans son trajet les *veines hépatiques, diaphragmatiques inférieures, capsulaires, renales, spermatiques, lombaires*, et tout-à-fait en bas la *sacrée moyenne*. En outre elle communique indirectement, par les veines hépatiques, avec la veine porte.

Veines diaphragmatiques inférieures.

Les veines diaphragmatiques inférieures sont ordinairement au nombre de deux de chaque côté. Nées de la veine cave inférieure au moment où elle quitte le diaphragme pour s'engager dans la scissure du bord postérieur du foie, ou de l'une des veines hépatiques, elles n'offrent rien autre chose de particulier, et se comportent comme les artères de même nom.

Veines hépatiques.

Les veines hépatiques, *sus-hépatiques*, CHAUSS., en nombre

très variable, naissent de la veine cave inférieure, les unes en avant, les autres sur les côtés de cette veine. Les premières descendent directement dans la partie moyenne du bord postérieur du foie. Les secondes, ordinairement très variables, se portent en divergeant, les *droites* dans l'épaisseur du bord postérieur du lobe droit, les *gauches* dans le lobe correspondant du foie.

Un cordon fibreux, qui vient du sillon antéro-postérieur du foie, réunit une des veines sus-hépatiques gauches ou la **veine cave inférieure** elle-même près de son embouchure, avec la branche gauche de la veine porte. Ce cordon est le reste du *canal veineux* qui mettait, chez le fœtus, la veine ombilicale en communication directe avec la veine cave inférieure (1).

Dans l'intérieur du foie, les veines hépatiques ont une direction verticale qui les fait distinguer des autres vaisseaux. Elles divergent un peu du bord postérieur de l'organe à son bord antérieur. Elles ne sont pas recouvertes par la capsule de **Glisson** et adhèrent au tissu hépatique, de sorte qu'elles restent béantes quand on coupe le foie perpendiculairement à leur trajet. Leur surface intérieure est criblée de petits pertuis qui répondent aux embouchures des veines capillaires des grains glanduleux voisins.

Veines capsulaires.

Les veines capsulaires sont ordinairement au nombre de deux, une *droite*, l'autre *gauche*. La droite naît le plus souvent de la veine cave inférieure et la gauche de la rénale correspondante. Elles arrivent ensuite, chacune de leur côté, à la capsule surrénale et se ramifient dans son épaisseur par les divers points de sa surface.

Veines rénales ou émulgentes.

Les veines rénales ou émulgentes sont très volumineuses et diffèrent un peu l'une de l'autre à droite et à gauche. La gauche, en effet, est plus longue et plus grosse que la droite.

(1) Voyez *Embryologie*.

Les veines rénales naissent à angle droit de la veine cave inférieure, la gauche un peu au-dessus de la droite. La première
offre une direction un peu oblique de bas en haut, de dedans en
dehors, et croise en avant l'aorte et la colonne vertébrale, ce
qui explique son excès de longueur. La dernière, au contraire,
se porte directement en dehors.

Parvenues à la scissure du rein, les veines rénales se divisent
en plusieurs branches qui se distribuent dans le tissu de cet organe, en suivant les ramifications des artères de même nom, et
après avoir formé, comme je l'ai dit, des arcades fort élégantes
qui embrassent les cônes. Sous la membrane du rein et tout-à-
fait à sa surface, les dernières divisions des veines émulgentes
ont une disposition stellaire (1).

Dans leur trajet, ces veines envoient quelques ramuscules
aux capsules surrénales et au tissu cellulaire voisin. La gauche
fournit ordinairement de plus que la droite la veine spermatique gauche et la diaphragmatique inférieure du même
côté; de là son plus grand volume.

Quelquefois la veine mésentérique supérieure qui appartient
à la veine porte, envoie à la veine rénale gauche une branche
anastomotique. Il n'est pas rare non plus de trouver de chaque
côté plusieurs veines rénales qui s'ouvrent séparément dans la
veine cave inférieure.

Veines spermatiques.

Les veines spermatiques, *testiculaires* chez l'homme, *ovariques*
chez la femme, naissent par une ou deux branches, la gauche
de la veine rénale correspondante, la droite de la veine cave
inférieure elle-même, au-dessous de la rénale de ce côté, et
descendent ensuite obliquement en dehors entre le péritoine et
le muscle psoas. Parvenues à un ou deux pouces au-dessous
des reins, elles se divisent en un certain nombre de rameaux
qui s'anastomosent entre eux et avec d'autres veinules qui vont
au tissu cellulo-graisseux abondant du voisinage, au mésocolon et au mésentère, et constituent ensemble un plexus remarquable connu sous le nom de *corps pampiniforme.*

Quelquefois ce plexus se continue long-temps au-devant du

(1) Voyez tom. 2, page 224.

psoas, mais le plus souvent il cesse promptement par la réunion de ses rameaux en une seule branche qui passe à gauche sous l'S iliaque du colon, accompagne l'artère spermatique, et comme celle-ci, se comporte différemment chez l'homme et chez la femme. Du reste, le plexus pampiniforme n'est pas constant et on l'observe plus souvent à gauche qu'à droite.

Chez l'homme, les veines spermatiques ou *testiculaires* descendent le long du psoas et, arrivées au niveau de l'orifice supérieur du canal inguinal, elles s'y engagent avec l'artère homonyme et le conduit déférent. Bientôt elles se divisent de nouveau en trois ou quatre branches qui entourent le canal déférent et qui, après avoir donné quelques ramuscules à la tunique vaginale et aux autres parties du cordon, se divisent encore près du bord supérieur du testicule, pour former le *plexus veineux spermatique*. Une grosse branche se détache de ce plexus, descend vers la queue de l'épididyme à laquelle elle fournit un ou plusieurs rameaux, et pénètre en se ramifiant dans l'intérieur du testicule. Les autres, en nombre variable, se portent, au contraire, vers la tête de l'épididyme, pénètrent dans la tunique albuginée, la traversent obliquement dans de petits canaux particuliers, rampent tout près de sa surface interne, et envoient des rameaux nombreux dans le tissu propre de l'organe.

Chez la femme, les veines spermatiques ou *ovariques*, parvenues au détroit supérieur du bassin, se dirigent obliquement en bas et en dedans, croisent en avant la direction des artères iliaques externes, plongent dans le bassin, s'engagent entre les deux feuillets des ligamens larges, envoient plusieurs branches à la trompe, au ligament rond et parviennent à l'ovaire. Près de cet organe elles se divisent en branches nombreuses qui l'entourent de leurs ramifications, pénètrent dans son épaisseur ou suivent son ligament, se portent de chaque côté sur la matrice et s'anastomosent avec les veines utérines.

Quelquefois les veines ovariques, par leurs divisions et leurs nombreuses anastomoses, forment un plexus remarquable dans l'épaisseur des ligamens larges.

Veines lombaires.

Les veines lombaires sont au nombre de trois ou quatre de chaque côté. Elles naissent de la partie postérieure de la veine cave inférieure, et se portent ensuite transversalement avec les artères de même nom, entre le corps des vertèbres et le muscle psoas. Celles du côté gauche, plus longues que celles du côté droit, passent derrière l'aorte. Parvenues au niveau des trous de conjugaison, les unes et les autres se divisent ordinairement en quatre branches, une *antérieure*, l'autre *postérieure* et deux *latérales*, une *ascendante*, l'autre *descendante*.

La *branche antérieure* ou *abdominale* se porte en dehors, avec la branche correspondante de l'artère, se divise dans l'épaisseur des parois abdominales et s'anastomose avec les veines épigastrique, circonflexe iliaque et intercostale inférieure.

La *branche postérieure* se divise elle-même en deux, une *spinale* proprement dite, qui va par le trou de conjugaison correspondant communiquer avec les sinus vertébraux; l'autre *dorsale*, qui se perd dans les muscles postérieurs de la région lombaire et dans la peau voisine.

Les *branches ascendante* et *descendante* se portent verticalement au-devant des apophyses transverses et s'anastomosent, la première avec la branche descendante, la seconde avec la branche ascendante des veines voisines ; de sorte que toutes les veines lombaires forment ainsi un tronc commun placé au-devant des apophyses transverses des vertèbres de cette région et dans l'épaisseur du muscle psoas, tronc anastomosé, en haut avec les veines azygos, en bas avec la terminaison de la veine iléolombaire, et qui pourrait être justement appelé *veine azygos lombaire.*

Veine sacrée moyenne.

La veine sacrée moyenne, d'un volume médiocre, naît ordinairement de l'angle de réunion de la veine cave inférieure avec les iliaques primitives, quelquefois de la veine iliaque primitive gauche, d'autres fois de celle-ci et de la droite en même temps par deux racines. Elle descend ensuite sur la face antérieure du sacrum et du coccyx, et se termine vers la pointe de ce dernier, en s'anastomosant avec les sacrées latérales.

Assez souvent, la veine sacrée moyenne est double dans toute l'étendue de son trajet.

Veine porte.

La veine porte, *vena porta*, *porta malorum*, forme dans le ventre, un système particulier séparé de celui des autres veines de cette partie du corps, et qui, pour cette raison, mérite une description toute spéciale. Elle commence, il est vrai, comme elles par des radicules qui font suite aux artères, se réunissent en branches et celles-ci en un tronc: mais ce tronc, au lieu d'aller, comme les autres, se jeter dans un plus gros, se porte, supérieurement dans le foie et s'y divise en branches, rameaux et ramuscules capillaires qui se continuent avec ceux des veines hépatiques; en un mot cette veine, comme je l'ai dit précédemment, a des *racines*, un *tronc* et des *rameaux*, tandis que les autres n'ont que des *racines* et un *tronc* sans *ramifications*. Elle se compose donc de deux portions distinctes, une *veineuse*, qui commence à la manière des veines dans les organes de la digestion, et une autre *artérieuse* ou *hépatique* qui se comporte dans le foie comme les artères. Elle est dépourvue de valvules.

Il suit de ce qui précède que l'on peut indifféremment décrire ce système veineux de ses racines vers son tronc et ses rameaux, ou de ceux-ci vers celles-là. Je suivrai la première méthode, parce qu'elle est plus physiologique.

Tous les organes du ventre, excepté ceux des appareils urinaires et génitaux, donnent naissance aux radicules de la veine porte; celles-ci se réunissent ensuite successivement en rameaux et en branches, et forment en définitive trois troncs principaux qui sont: les *veines mésentériques* ou *mésaraïques grande* et *petite* ou *supérieure* et *inférieure* et la *veine splénique*.

Grande veine mésentérique.

La grande veine mésentérique ou *mésaraïque supérieure* prend naissance dans toute l'étendue de l'intestin grêle et dans la moitié droite du gros intestin. Les branches qui la constituent répondent exactement à celles de l'artère de même nom : elles

forment même dans l'épaisseur du mésentère des arcades analogues à celles de cette artère, et vers le bord adhérent du
mésocolon transverse se réunissent en un seul tronc, qui se
porte obliquement de bas en haut et de droite à gauche, sous
le bord inférieur du pancréas où il se termine en se réunissant
avec la veine splénique.

Au-dessous du pancréas, la veine mésentérique supérieure
reçoit quelques veines *pancréatiques, duodénales* et la *gastro-
épiploïque droite*. Celle-ci est disposée comme l'artère de même
nom, et s'anastomose sur la grande courbure de l'estomac
avec la gastro-épiploïque droite.

Chez le fœtus, la veine mésentérique supérieure reçoit la
veine omphalo-mésentérique qui rapporte le sang de la vésicule
ombilicale, et qui disparaît après le troisième mois de la vie
intra-utérine (1).

Petite veine mésentérique.

La petite veine mésentérique ou *mésaraïque inférieure*, moins
volumineuse que la précédente, commence sur la marge de l'anus,
dans le rectum, le colon lombaire gauche et la moitié gauche du
colon transverse. Ses branches suivent les trois divisions de l'artère mésentérique inférieure, et leur tronc accompagne celui
de cette artère jusqu'à son origine à l'aorte. Au-delà de ce point
elle remonte verticalement au-dessous du péritoine, sur le côté
gauche de la région lombaire, se rapproche successivement
de la partie antérieure de la colonne vertébrale, et parvenue
au-dessous du pancréas elle se termine, soit dans la veine splénique, soit dans l'angle de réunion de celle-ci avec la grande
mésentérique. Dans le dernier cas elle s'infléchit directement
à droite, au-devant de la colonne vertébrale. Dans le rectum,
la petite veine mésaraïque s'unit aux veines hémorrhoïdales inférieures et moyennes.

Veine splénique.

La Veine splénique prend naissance dans les cellules de la
rate, comme je l'ai dit à l'occasion de cet organe (2), par des

(1) Voyez *Embryologie*.
(2) Voyez tom. 2, pag. 219.

rameaux nombreux. Ces rameaux se réunissent bientôt, forment trois ou quatre branches principales qui sortent par la scissure de l'organe, et se dirigent obliquement en bas et en dedans vers le pancréas, près duquel elles se réunissent en un seul tronc. Celui-ci se porte, avec l'artère splénique, un peu obliquement à droite et en bas, le long du bord supérieur de l'organe précédent et s'unit derrière son extrémité droite avec la grande mésentérique, pour former le *tronc de la veine porte*.

Au niveau de la scissure de la rate, la veine splénique ou plutôt ses branches d'origine, reçoivent la veine *gastro-épiploïque gauche* et celles qui répondent aux *vaisseaux courts*, veines qui se comportent exactement comme les branches artérielles de même nom. Au niveau du pancréas elle reçoit, en outre, quelques rameaux *pancréatiques*, *duodenaux* et le plus ordinairement, comme on vient de le voir, la petite mésentérique.

Tronc de la veine porte.

Formé par la réunion des veines splénique et mésentérique supérieure, le tronc de la veine porte monte obliquement à droite et un peu en arrière vers la face inférieure du foie, et se termine dans le sillon transverse de cet organe en se bifurquant. Son étendue varie, chez l'adulte, entre trois et quatre pouces. Il est successivement en rapport, *en avant* avec la tête du pancréas, la seconde portion du duodénum, l'artère hépatique, les conduits biliaires, les vaisseaux lymphatiques du foie et beaucoup de filets nerveux. *En arrière*, il est tapissé par la portion du péritoine qui pénètre dans l'hiatus de Winslow pour former l'arrière-cavité des épiploons, de sorte que cet hiatus le sépare de la veine cave inférieure.

Dans ce trajet le tronc de la veine porte reçoit à gauche, la veine *coronaire stomachique*, et en avant la *pylorique* et quelques *branches duodénales*, *pancréatiques* et *cystiques*, qui toutes se comportent d'ailleurs comme les artères de même nom.

Les deux branches, *veines sous-hépatiques*, CHAUSS., qui résultent de la bifurcation de la veine porte dans le sillon transverse du foie, se dirigent aussitôt dans ce sillon presque perpendiculairement au tronc qui les fournit, et constituent ainsi ce que les auteurs ont improprement nommé le *sinus de la veine porte*. Ces deux branches accompagnent les deux divisions de l'artère hépatique : la *droite* plus courte, mais plus volumineuse que la gauche, pénétre dans le lobe droit du foie et s'y ramifie ; la *gauche* envoie assez souvent une branche particulière au lobule de Spigel, et se termine dans le lobe gauche du foie. Suivant *Mappus*, les branches de la veine porte se divisent *dichotomiquement* dans l'intérieur du foie, et de manière qu'une de leurs ramifications est toujours plus grosse que l'autre.

Au niveau du sillon antéro-postérieur du foie, la branche gauche de la veine porte s'unit, en avant au ligament de la veine ombilicale, en arrière à celui du canal veineux.

Les branches de la veine porte se dirigent transversalement dans le foie, et sont entourées par un prolongement de la capsule de cet organe qui les empêche d'adhérer à son tissu. Elles sont accompagnées dans leur trajet par l'artère hépatique, par le canal hépatique, par les vaisseaux lymphatiques profonds, et se terminent dans les granulations du foie, comme je l'ai dit, en se continuant principalement avec les veines sus-hépatiques.

Variétés. La veine porte n'est pas entièrement isolée de la circulation veineuse générale, puisque dans les parois du rectum, les racines de la mésentérique inférieure s'anastomosent avec celles des hémorrhoïdales moyennes et inférieures, branches de l'hypogastrique ; mais en outre elle présente quelquefois des communications bien plus importantes encore. Ainsi Bauhin et Abernethy ont vu une ou plusieurs de ses branches directement ouvertes dans les rénales. MM. Manec et Ménière ont eu l'occasion d'observer un sujet sur lequel une branche de la veine iliaque externe droite remontait le long de la paroi antérieure de l'abdomen, s'ouvrait dans la veine ombilicale et transmettait le sang de celle-ci dans le tronc de la veine porte. M. le Dr Pegot ancien interne distingué des hôpitaux, a rapporté dans le 45e bulletin de la société anatomique un fait plus curieux encore : sur le sujet dont il cite l'observation, les veines sous cutanées abdominales dilatées outre-mesure, venaient aboutir à une tumeur volumineuse située au niveau de l'ombilic, et communiquaient ensuite, comme dans le cas précédent, avec la veine ombilicale qui était restée perméable, etc.

§ 2. *Branches terminales de la veine cave inférieure.*

Veines iliaques primitives.

Les veines iliaques primitives font suite inférieurement à la veine cave inférieure. Elles s'en séparent au niveau de l'intervalle de la quatrième et de la cinquième vertèbres lombaires, à droite et un peu au-dessous de l'angle de bifurcation de l'aorte.

Elles se portent ensuite obliquement en bas et en dehors, accolées aux artères de même nom, un peu différentes à droite et à gauche. La *gauche* passe d'abord derrière l'artère iliaque primitive droite, puis devant la dernière vertèbre lombaire, et vient se placer en dedans de l'artère iliaque primitive de son côté. La *droite*, au contraire, située d'abord un peu en dehors de l'artère iliaque primitive de son côté, lui devient tout-à-fait postérieure à sa terminaison. La gauche est plus longue, plus oblique, et en rapport avec le corps de la cinquième vertèbre lombaire dans une plus grande étendue que la droite. L'une et l'autre sont croisées en avant par l'uretère.

Les veines iliaques primitives se terminent au niveau de l'articulation sacro-vertébrale en se divisant chacune en deux troncs, la *veine hypogastrique* et la *veine iliaque externe*. Elles ne fournissent elles-mêmes ordinairement aucune branche ; quelquefois cependant la gauche donne la *veine sacrée moyenne*.

1° *Veine hypogastrique.*

La veine hypogastrique, ou *iliaque interne,* descend dans le bassin en dedans de l'artère de même nom, au-devant de la symphyse sacro-iliaque. Un certain nombre de ses branches suivent assez exactement le trajet de celles de l'artère et ne méritent pas de description particulière. Les autres, au contraire, en diffèrent à beaucoup d'égards, et doivent être minutieusement étudiées.

1° La *veine ombilicale* qui répond, chez le fœtus, aux deux artères ombilicales, et le ligament qui résulte de l'oblitération de ce vaisseau chez l'adulte, n'ont aucun rapport avec la veine hypogastrique (1).

(1) Voyez *embryologie.*

2° La *veine obturatrice* diffère de l'artère en ce qu'elle ne vient pas complètement de l'hypogastrique. Elle a, en effet, deux racines qui procèdent, l'une de celle-ci, l'autre de la veine iliaque externe (1).

3° La *veine honteuse interne*, au lieu de fournir, comme l'artère de ce nom, la branche dorsale de la verge ou du clitoris, se termine dans le corps caverneux. Les veines dorsales de l'organe excitateur naissent, en effet, comme on le verra tout-à-l'heure, au-dessous du pubis, du plexus qui entoure le col de la vessie.

4° Les *veines vésicales* et *hémorrhoïdales*, chez l'homme, et de plus les *utérines* et les *vaginales* chez la femme, naissent, comme les artères auxquelles elles correspondent, de la partie interne de l'hypogastrique, se dirigent vers les parties latérales du rectum, de la vessie, du vagin et de l'utérus chez la femme, se résolvent en une foule de branches très flexueuses, fréquemment anastomosées ensemble, renflées dans certains points, rétrécies dans d'autres, et constituent un vaste plexus veineux qu'on pourrait appeler *pelvi-périnéal*. Ce plexus, logé en avant, dans l'épaisseur de l'aponévrose périnéale supérieure, fournit une foule de branches qui vont se perdre dans la vessie, le rectum et la prostate chez l'homme, dans l'utérus et le vagin chez la femme. Il envoie en outre sur le dos de l'organe excitateur deux branches qui, comme on l'a vu, constituent les veines dorsales de celui-ci, se terminent dans ses parties superficielles, spécialement dans le tissu de l'urètre chez l'homme, et s'anastomosent fréquemment entre elles dans leur trajet, mais sans communiquer ordinairement avec la veine caverneuse.

Le plexus veineux pelvi-périnéal est très compliqué et peut-être subdivisé en plusieurs plexus secondaires, qu'on pourrait appeler *vésical*, *hémorrhoïdal* et *utéro-vaginal*.

Le plexus vésical entoure le col de la vessie d'une manière immédiate chez la femme et médiate chez l'homme. Chez le dernier, en effet, il est placé en dehors de la prostate et dans la gaîne fibreuse qui entoure ce corps. C'est lui qui fournit plus

____

(1) Cette disposition de la veine obturatrice est analogue à celle de l'artè e de ce nom, dans certaine variété que j'ai précédemment décrite.

particulièrement les veines dorsales de l'organe excitateur. Il a une très grande importance chirurgicale pour la lithotomie.

Le plexus hémorrhoïdal embrasse la partie inférieure du rectum et s'anastomose avec l'origine de la veine mésentérique inférieure.

Le plexus utéro-vaginal n'appartient qu'à la femme. Il occupe les ligamens larges et est formé par l'ensemble des veines de l'utérus et du vagin. Il communique en avant avec le plexus vésical, en arrière avec l'hémorrhoïdal et en haut avec les veines ovariques. Il n'est bien développé que pendant la grossesse. Sa portion vaginale entoure surtout la partie inférieure du vagin, et forme par ses ramifications secondaires le tissu érectile qui entoure ce conduit. Sa portion utérine occupe les parties latérales de l'utérus, et envoie des branches vers l'ovaire, la trompe et le ligament rond ; mais ses divisions les plus remarquables forment les veines utérines proprement dites , veines appelées encore *sinus utérins*, d'une part, à cause des dilatations qu'elles subissent pendant la grossesse vers l'insertion du placenta surtout, et d'autre part, en raison de l'analogie qu'elles ont, sous certains rapports, avec les sinus dés os, de la dure-mère, etc.

Les veines utérines sont réduites à la membrane interne du système veineux, comme les sinus indiqués et comme les veines sus-hépatiques; en outre, semblables à celles-ci , elles adhèrent intimement au tissu de l'organe auquel elles appartiennent. Placées, comme je l'ai dit (1) au centre des parois utérines et fréquemment anastomosées ensemble, elles y forment une sorte de tissu érectile; et , ce qui est plus remarquable encore , elles ont des ouvertures vers la face interne de la matrice, ouvertures très larges pendant la grossesse et abouchées avec les sinus du placenta, mais rétrécies, à parois contiguës, et difficiles à apercevoir dans l'état ordinaire.

2° *Veine iliaque externe.*

La veine iliaque externe s'étend depuis la fin de l'iliaque primitive jusqu'au-dessous de l'arcade crurale, où elle prend le

(1) Voyez, tome II, page 289.

nom de *veine fémorale*. Elle est d'abord située en dedans et en arrière de l'artère de même nom, puis lui devient tout-à-fait interne sur le pubis. Dans les premières parties de son trajet elle ne fournit que quelques veinules peu importantes au muscle psoas; mais près de l'arcade crurale elle donne les veines *épigastrique* et *circonflexe iliaque*, qui sont quelquefois doubles, et qui se comportent exactement comme les artères de même nom. Dans le même lieu, elle produit encore la racine supérieure de la veine obturatrice, qui descend derrière la branche horizontale du pubis et va se réunir à la racine inférieure au niveau du trou sous-pubien. Enfin, une autre petite branche s'en sépare également, pénètre par l'orifice supérieur du canal inguinal, et va se perdre dans les bourses ou dans les lèvres de la valvule.

Veine fémorale.

La veine fémorale commence à l'arcade crurale et se termine à l'anneau du troisième adducteur, où elle prend le nom de *poplitée*. Satellite de l'artère homonyme, cette veine, située en dedans d'elle tout-à-fait en haut, dans le canal crural, lui devient bientôt postérieure et interne, puis entièrement postérieure. Elle est déjà postérieure à quatre travers de doigt au-dessous de l'arcade crurale, et conserve cette position jusqu'à sa terminaison.

La veine fémorale fournit des branches qui correspondent exactement pour le nombre et la disposition à celles de l'artère de même nom. Il n'y a guère d'exception que pour la *saphène interne* et pour les *honteuse interne* et *sous-cutanée abdominale*; encore les deux dernières n'ont de particulier que leur origine de la première. Celle-ci seule n'est satellite d'aucune artère, et mérite une description toute spéciale.

Veine saphène interne.

La veine saphène interne, née de la fémorale à dix lignes environ au-dessous de l'arcade crurale, traverse aussitôt l'ouverture inférieure du canal crural, se porte en bas, en dedans et un peu en arrière, entre la peau et l'aponévrose, parvient à la partie postérieure et interne du condyle interne du fémur, se dirige ensuite de plus en plus en avant, passe derrière la tubérosité interne du tibia, puis sur le bord interne de cet os, côtoie sa face interne, se place au-devant de la malléole interne, longe la partie supérieure et interne du tarse et du premier os métatarsien, et parvenue à la base du gros orteil, se divise en deux branches, une *interne* et l'autre *externe*. La première suit le bord interne du gros orteil. La seconde se recourbe en dehors et va s'anastomoser avec la terminaison de la saphène externe, pour former l'*arcade veineuse dorsale du pied*.

Dans ce long trajet, la veine saphène interne décrit une grande courbure à convexité postérieure et à concavité antérieure. Depuis l'articulation du genou jusqu'à la malléole interne, elle est accompagnée par le nerf du même nom.

Au-dessous de l'arcade crurale, la veine saphène interne fournit les *veines sous-cutanées abdominales*, les *honteuses externes* et quelques branches superficielles externes qui se portent à la fesse.

Les *veines sous-cutanées abdominales* remontent avec l'artère de même nom dans l'épaisseur des parois abdominales. Elles sont au nombre de trois ou quatre, et se terminent plus ou moins haut en s'anastomosant avec l'épigastrique, les mammaires et les intercostales inférieures. Quelquefois elles sont très volumineuses, se prolongent jusque sur le thorax et dans le creux axillaire, et s'unissent avec les intercostales et les thoraciques ; c'est surtout dans les cas d'oblitération de la veine cave inférieure qu'on observe cette particularité.

Les *veines honteuses externes* suivent exactement les artères de ce nom. Elles se portent obliquement en haut et en dedans, et se terminent dans les bourses chez l'homme, et dans les lèvres de la vulve chez la femme.

Au-dessous des veines précédentes la saphène interne fournit une branche très volumineuse et très remarquable par son trajet, qui constitue une des origines de la *saphène externe*. Cette branche se porte, en effet, en bas, en dedans et en arrière, croise obliquement la direction des muscles adducteurs et droit interne, se place bientôt à la partie postérieure de la cuisse, descend ensuite suivant l'axe du membre jusqu'au creux du jarret, perce l'aponévrose et s'abouche avec la veine saphène externe. Chemin faisant, elle fournit une infinité de petits rameaux sous-cutanés qui se portent à la peau, au tissu cellulo-graisseux de la partie postérieure de la cuisse et de la fesse, et qui s'anastomosent supérieurement avec la fin de la veine sciatique.

Après avoir donné ces diverses branches, la veine saphène interne en produit une autre assez volumineuse, qui descend avec elle le long de la partie interne de la cuisse, se termine au niveau du condyle interne du fémur en se ramifiant dans les environs, et dont quelques divisions se prolongent quelquefois sur la partie antérieure et interne de la jambe, où elles s'anastomosent avec des rameaux fournis par le tronc même de la saphène interne.

A la jambe la saphène interne, quelquefois double, donne des rameaux qui descendent obliquement sur les faces antérieure et postérieure de cette région, et qui s'anastomosent avec la saphène externe. Au niveau de l'articulation tibio-tarsienne il s'en détache un qui traverse l'aponévrose, se porte obliquement en dehors au-dessous du tendon du jambier antérieur, et va se jeter dans l'une des veines tibiales antérieures.

Sur le tarse et le métatarse la saphène interne, a des rameaux externes qui s'anastomosent avec la saphène externe et des rameaux internes qui se contournent sur le côté correspondant du pied et parviennent jusqu'à sa face plantaire; l'un d'eux se dirige sous la voûte du calcanéum, tandis qu'un autre, plus antérieur, communique avec une branche qui l'a fournie.

La veine saphène interne communique, en divers points, avec les veines profondes : à la cuisse, deux ou trois branches venant de ces dernières, traversent l'aponévrose crurale et vont s'aboucher avec le tronc même de la saphène interne ou l'une de ses branches ; au genou, elle communique avec une articulaire interne ; à la jambe, plusieurs rameaux de la tibiale postérieure traversent les insertions tibiales du soléaire et s'unissent à elle. Enfin, j'ai signalé précédemment deux autres communications, une au niveau de l'articulation tibio-tarsienne, avec les veines tibiales antérieures ; l'autre, sur le bord interne du pied, avec la plantaire interne.

Veine poplitée.

La veine poplitée s'étend depuis l'anneau du troisième adducteur jusqu'à la partie inférieure du creux poplité, où elle
se divise en deux branches, la *tibiale antérieure*, et le tronc
commun des *tibiale postérieure* et *péronière*. Dans la partie
supérieure de son trajet, elle est située derrière l'artère du
même nom, tandis qu'elle lui devient postérieure et externe inférieurement.

La veine poplitée fournit les veines *jumelles*, *articulaires*,
et donne quelques rameaux au muscle poplité et au tissu cellulaire voisin ; surtout elle produit la *veine saphène externe*, la
seule qui offre une disposition spéciale et qui, pour cette raison, doive être décrite ici.

Veine saphène externe.

La veine saphène externe, *saphène postérieure*, née principalement de la poplitée, à un pouce au-dessus de sa division,
reçoit cependant, de la saphène interne, comme on l'a vu
plus haut, une branche assez volumineuse qui lui forme réellement une seconde racine, et qui établit ainsi une large communication entre les deux grandes veines superficielles du membre
pelvien. Ensuite elle croise en dehors le nerf sciatique poplité interne, descend le long de la partie moyenne de la face
postérieure de la jambe, entre la peau et le point de réunion
des muscles jumeaux, s'infléchit en dehors inférieurement, suit
le côté externe du tendon d'Achille, passe en arrière de l'articulation péronéo-tibiale inférieure, arrive sur la partie externe
du calcanéum et du dos du pied, et se recourbe enfin en dedans
derrière la tête des os métatarsiens, pour s'anastomoser avec
la saphène interne et former l'arcade *veineuse dorsale du pied.*

Dans son trajet à la jambe, la veine saphène externe est sous-
cutanée inférieurement, tandis que dans ses trois-quarts supérieurs elle se trouve logée dans une petite gaîne fibreuse produite par un dédoublement de l'aponévrose jambière. Dans
cette gaîne elle contracte avec la racine interne du nerf saphène
externe, des rapports qui varient suivant les points où on les
considère : supérieurement, elle est placée en dedans du nerf ;

mais, peu après, elle le croise en arrière, lui devient externe, puis le croise une seconde fois, et se place définitivement en dedans de lui dans le reste de son étendue.

A la jambe, la veine saphène externe envoie des rameaux à la peau, au tissu cellulaire sous-cutané et aux muscles superficiels avec lesquels elle se trouve en rapport. Près de la malléole externe, elle donne plusieurs branches, les unes *postérieures*, qui descendent sur la partie externe du calcanéum, et d'autres, *antérieures*, plus nombreuses, qui se répandent sur le côté externe du dos du pied où elles s'anastomosent avec la saphène interne. Enfin avant de se recourber pour former l'arcade veineuse dorsale du pied, elle fournit un rameau au petit orteil.

Arcade dorsale du pied. Constituée par la réunion des deux veines saphènes, cette arcade est placée sur le dos du pied, en arrière des têtes des os du métatarse, immédiatement au-dessous de la peau. Sa concavité regarde en arrière, et sa convexité est tournée en avant. Celle-ci fournit les troncs communs des veines des orteils qui, dans leur trajet et dans leur terminaison sur ces appendices, se comportent comme les veines digitales à la main.

Branches terminales de la veine poplitée.

Les branches de terminaison de la veine poplitée, les *tibiales antérieures* et *tibio-péronières*, veines profondes de la jambe et du pied, ne méritent pas de description particulière, parce qu'elles se comportent exactement comme les branches artérielles dont elles sont les satellites ; seulement il y a généralement, pour chaque artère, deux veines qui communiquent fréquemment entre elles par des anastomoses transversales ; seulement encore l'arcade plantaire, formée par la réunion des veines pédieuses et plantaires externes, ne fournit que quelques petites veines collatérales rudimentaires aux orteils, attendu que, par une disposition analogue à celle que j'ai déjà indiquée pour les doigts de la main, les veines des orteils viennent de *l'arcade veineuse dorsale* qui résulte de la réunion des deux saphènes.

APPENDICE.

Veines rachidiennes.

Les veines rachidiennes appartiennent à la fois au système de la veine cave supérieure et à celui de la veine cave inférieure, entre lesquels elles établissent de larges et faciles communications. Aussi, dans un ouvrage méthodique, doivent-elles seulement trouver leur description après celle de ces deux grands arbres veineux.

Les veines rachidiennes naissent des grosses veines voisines des trous de conjugaison vertébro-sacrés, des *vertébrales* au col, des *intercostales* au dos, du tronc commun des veines *lombaires* et *iléo-lombaires* aux lombes et des *sacrées latérales* dans la région du sacrum. Elles ont autant de racines qu'il existe de trous vertébro-sacrés. Ces racines pénètrent par les trous correspondans, parviennent dans le canal vertébral, se divisent aussitôt en deux branches, une *ascendante*, l'autre *descendante*, s'anastomosent avec celles qui sont au-dessus et au-dessous, et concourent ainsi à former les *veines vertébrales profondes*; mais auparavant elles envoient en arrière, dans les gouttières vertébrales, des rameaux qui ont été décrits par Dupuytren et par **M.** Breschet sous le nom de *veines dorsi-spinales*.

Veines dorsi-spinales ou *rachidiennes superficielles*. Ces veines forment un plexus très-serré sur les lames des vertèbres et sur les ligaments jaunes. Elles communiquent ensemble, d'un côté à l'autre, vers le sommet des apophyses épineuses ou dans leurs intervalles, de manière à constituer une série de demi-anneaux postérieurs, dont la concavité embrasse la masse annulaire des vertèbres. En outre elles s'anastomosent, au col avec la grosse veine cervicale profonde, et dans les autres régions avec les branches postérieures des veines dorsales, lombaires et sacrées.

Veines rachidiennes profondes, ou *intra-rachidiennes*. Ces veines ont été improprement appelées *sinus rachidiens*, car elles n'ont aucune analogie de disposition et de structure avec les cavités veineuses auxquelles cette dénomination a été imposée :

d'un côté, étrangères à la dure-mère vertébrale, elles ne sauraient être comparées aux sinus crâniens ; d'autre part, pourvues de toutes les tuniques des veines, elles diffèrent, sous ce
rapport, des sinus utérins ou sus-hépatiques qui sont réduits à
la membrane interne de ce système.

Les veines rachidiennes profondes ont une disposition plexiforme très-prononcée, qui rappelle la manière d'être des veines
profondes du périnée, et qui leur donne quelque chose de la
structure érectile. Renflées et simples dans certains points,
elles sont rétrécies et divisées en d'autres. Elles résultent,
comme je l'ai dit, de la bifurcation et de l'anostomose réciproques des branches volumineuses qui pénètrent dans le canal
vertébral par chaque trou de conjugaison, et représentent *deux
longues veines longitudinales*, étendues de la partie supérieure
à la partie inférieure du canal rachidien, veines réunies ensemble
antérieurement et postérieurement, au niveau de chaque vertèbre, par des *branches transversales*.

Les *veines, rachidiennes longitudinales* sont placées en dedans
et un peu en avant des pédicules des vertèbres. Elles s'étendent
de l'atlas à la partie inférieure du canal sacré, entre la dure-
mère et les vertèbres, en dehors du ligament vertébral commun postérieur, et en dedans des trous de conjugaison. Elles
sont moins développées au col et plus grosses aux lombes que
partout ailleurs.

Les *veines rachidiennes transverses* sont distinguées en antérieures et en postérieures. Les premières, placées en arrière du
corps de chaque vertèbre, entre celui-ci et le ligament vertébral
commun postérieur, réunissent en avant les deux grandes veines
rachidiennes longitudinales. Les secondes, placées entre la
dure-mère d'une part, les lames et les substances inter-laminaires des vertèbres de l'autre, forment un plexus à mailles
larges qui réunit, en arrière, les deux grandes veines précédentes.

Les veines intra-rachidiennes reçoivent les veines de la moelle,
de la dure-mère vertébrale, du tissu cellulo-graisseux extérieur à cette membrane, et les veines diploïques des vertèbres.

Les *veines de la moelle* sortent de ce centre nerveux par son
sillon postérieur, et forment dans la pie-mère un réseau très-
compliqué, duquel partent des rameaux qui suivent à droite

à gauche les nerfs rachidiens, gagnent les trous de conjugaison, et vont se jeter, soit dans les veines rachidiennes longitudinales elles-mêmes, soit dans les grosses veines qui leur servent d'origine sur les côtés du rachis.

Les *veines méningées* du canal vertébral sont très-petites et se jettent au fur et à mesure dans les veines vertébrales transverses et longitudinales.

Les *veines diploïques* des vertèbres, bien décrites par M. Breschet, appartiennent au corps ou aux lames de ces os. Celles des lames, beaucoup moins considérables que les autres, se rendent à la fois dans les veines qui recouvrent les faces antérieure et postérieure de ces parties, en dedans ou en dehors du canal rachidien. Celles des corps vertébraux, très-grosses, naissent de ces corps, s'anastomosent en avant et sur les côtés avec les veines voisines, marchent horizontalement en arrière, logées dans un conduit osseux qui a été décrit dans l'ostéologie (1), se réunissent en un ou deux troncs qui traversent le trou ou les deux trous de la partie postérieure du corps des vertèbres, et se terminent dans la veine rachidienne transverse antérieure. Du reste, les veines diploïques des vertèbres ont la même disposition générale que celles des os du crâne.

SECTION DEUXIÈME.

Vaisseaux lymphatiques. (2).

Les vaisseaux lymphatiques, *vaisseaux centripètes blancs*, *vaisseaux absorbans*, naissent dans le système capillaire et vont se terminer dans les veines plus ou moins loin du cœur.

(1) Tome 1, page 34.

(2). Plus que tous les autres vaisseaux, les lymphatiques ont besoin d'être distendus par une injection pour être étudiés : l'exiguité de la plupart d'entre eux et la transparence de leurs parois ne permettraient pas, sans cela, de les distinguer des filamens du tissu cellulaire.

Matières à injection. Le mercure bien pur de tout alliage est la matière qu'on employe ordinairement, et pour ainsi dire la seule qu'on puisse employer dans ce but. Tous les vaisseaux lymphatiques, excepté celui qui constitue le canal thoracique, sont, en effet, beaucoup trop petits, pour qu'il soit facile de les injecter autrement qu'à l'aide d'une matière liquide à la

Érophile et Érasistrate paraissent avoir aperçu les lymphatiques ; mais ces vaisseaux n'ont été réellement découverts et
décrits que par Eustachi, Aselli, Veslingius, Rudbeck, Th. Bar-

température ordinaire, et dont le poids considérable exempte du soin de
la pousser avec le piston d'une seringue ; or le mercure seul réunit ces
conditions. Par malheur les circonstances qui font de ce métal la matière
la plus pénétrante dans les injections, le disposent beaucoup trop à s'é-
chapper des vaisseaux un peu plus tard ; ce qui fait que les préparations
des lymphatiques se conservent avec grande difficulté, et qu'elles doivent
être promptement utilisées pour l'étude.

Toutefois, à l'aide de l'appareil de M. Straus, que je décrirai dans
quelques instans, on peut remplacer le mercure, dans l'injection des vaisseaux lymphatiques, par quelques autres substances, par les huiles fixes et
essentielles, l'eau, l'alcool chargés d'une matière colorante particulière. Le
lait proposé par M. Duméril, est encore plus avantageux : en effet, il se coa-
gule dans les vaisseaux, quand on plonge la pièce dans un acide étendu
d'eau, et tient mieux que les liquides précédens.

Le canal thoracique peut être distendu avec des matières à injection
ordinaires, poussées avec une seringue ; de l'eau chargée de plâtre est peut-
être la plus convenable de toutes ; j'ai souvent employé un mélange de suif
et de thérébenthine coloré avec du blanc de plomb.

Appareils. On emploie deux espèces d'appareils pour l'injection des
vaisseaux lymphatiques : 1o de petites seringues en acier ou en verre, des
bouteilles de caoutchouc à l'aide desquelles on exerce une pression sur la
matière à injection ; 2o des tubes plus ou moins longs, dans lesquels on
abandonne le liquide destiné à l'injection à son propre poids. Les derniers
sont les plus convenables, et les plus usités.

Quoiqu'il en soit, de petits tubes d'une finesse proportionnée à la ténuité
des vaisseaux que l'on veut injecter, doivent être adaptés aux précédens
appareils. On les fait en verre, en acier ou en platine. Les tubes en verre
ont l'avantage d'être plus piquants que les autres ; et s'ils se cassent avec
facilité, ils peuvent aussi être très promptement réparés, car on les file
très aisément soi-même à la flamme d'une simple bougie. Toutefois, les
tubes en acier ou en platine bien confectionnés et bien fins, ceux en particulier de M. Gœrck d'Heidelberg, peuvent être d'une grande utilité.
Mascagni se servait de tubes métalliques qu'il fabriquait lui-même. Les
tubes métalliques, en raison de leur ténuité, doivent être fixés avec de la
cire dans de petites montures en ivoire, en buis ou en ébène, qui servent
à les adapter au reste de l'appareil.

L'appareil le plus simple et le moins coûteux que l'on puisse employer
pour l'injection des vaisseaux lymphatiques, consiste en un tube de
quarante pouces de longueur, recourbé à angle droit à trois pouces de
l'une de ses extrémités, et effilé de ce côté à la lampe à émailleur. Mais pour
deux raisons cet appareil est très incommode : la première, parce que son

tholin et Jolyf. Ils naissent dans le système capillaire comme
les autres vaisseaux centripètes, marchent delà vers le centre

extrémité effilée faisant corps avec le tube, on est obligé de mouvoir celui-
ci tout entier, chaque fois que pour les besoins de l'opération on change la
position de la main qui le dirige ; la seconde, parce que le défaut de robinet laisse écouler continuellement le mercure.

Un appareil aussi peu dispendieux que le précédent, très commode et que
'ai souvent mis en usage, est le suivant : 1° un tube en verre, de six lignes
de diamètre, long de trente ou quarante pouces, courbé à angle droit à
trois pouces de l'une de ses extrémités, un peu effilé et dépoli de ce côté ;
2° un petit tube en verre dépoli à une de ses extrémités et filé à la lampe vers
l'autre, ou un tube en acier fixé sur un montant muni d'une rainure circulaire ; 3° enfin, un morceau de la veine saphène interne, long de plusieurs
pouces, et pris dans un point où cette veine ne fournit que peu de rameaux,
afin de n'avoir que peu de ligatures à y appliquer On fixe le morceau de veine
avec un fil ciré à la fois, sur l'extrémité dépolie du grand et du petit tubes
de verre, ou sur l'arrêt circulaire du montant du tube d'acier, si l'on en emploie un de cette espèce. On verse le mercure dans le grand tube, et un aide
l'y retient ou le laisse à volonté filer par le petit, suivant qu'il exerce ou
non une pression sur la portion veineuse de l'appareil.

Les appareils qu'on emploie ordinairement, ne diffèrent pas essentiellement de celui-ci ; ils sont seulement plus solides et plus commodes ;
ils se composent : 1° d'un tube en acier, long de trente pouces environ, de
huit lignes de diamètre, brisé à sa partie moyenne pour le rendre plus por-
tatif, et articulé en ce point au moyen d'un double ajutage en acier muni
d'une vis d'un côté et d'un écrou de l'autre, tube portant une cuvette à
une extrémité, et un ajutage d'acier à vis vers l'autre ; 2° d'une canule
élastique semblable aux sondes ordinaires, présentant d'un côté un ajutage
à écrou en rapport avec la vis précédente et fixée de l'autre sur un tube
d'acier à robinet pourvu d'une vis ; 3° d'un tube d'acier fort court, légèrement conique, susceptible d'admettre intérieurement les petits tubes de
verre ordinaires, et pourvu, à son extrémité évasée, d'un écrou destiné
à recevoir la vis du tube à robinet ; 4° enfin, d'un petit tube fin qui doit
être reçu dans le précédent, et de façon à s'y adapter exactement, soit que
son volume égale celui de cette partie de l'appareil, soit qu'il ait été préalablement entouré d'un fil ciré.

M. Straus est l'inventeur d'un appareil qui peut servir parfaitement à
l'injection de liquides autres que le mercure ; on l'organise de la manière
suivante : on se procure un flacon à quatre tubulures, une inférieure qui
reçoit un tube en acier muni d'un robinet pour l'évacuation de la liqueur
contenue dans le flacon, et trois autres supérieures ; à l'une des dernières,
on lute un tube en verre de vingt-quatre pouces de longueur, que l'on
enfonce dans le flacon de manière qu'il en touche le fond, sans empêcher
cependant complètement le passage de sa cavité dans celle du flacon ;
dans une autre, on lute un tube en acier muni d'un entonnoir et

du corps, et se terminent plus ou moins promptement dans le système veineux.

d'un robinet; enfin, on adapte à la troisième un tube en acier coudé, auquel se réunit une canule élastique qui reçoit à son extrémité opposée le conduit à robinet, le petit tube conique et le tube effilé qui terminent l'appareil ordinaire que j'ai décrit. Quand on veut se servir de cet appareil, on remplit le flacon du liquide qu'on doit injecter en le versant par le tube à entonnoir; on ferme tous les robinets, et on verse dans le long tube une quantité plus ou moins grande de mercure, suivant la pression que l'on veut exercer. Si la colonne était trop élevée on la ferait baisser aisément en ouvrant le robinet de la tubulure inférieure.

Choix du sujet. Les cadavres maigres et très légèrement infiltrés sont les plus propres à l'injection des vaisseaux lymphatiques. Les sujets gras sont les moins convenables de tous; aussi, aux cadavres de femmes et d'enfans doit-on généralement préférer ceux d'hommes adultes ou même d'un âge avancé.

On rend les vaisseaux lymphatiques plus apparens et plus faciles à injecter, en appliquant peu de temps après la mort du sujet une ligature à la partie supérieure des membres que l'on veut injecter. La macération de la partie dans l'eau les grossit également, comme Cruikhank, Werner et Feller l'on remarqué; mais ce procédé altère leurs parois et les dispose à la rupture.

Mode opératoire. Pour procéder à l'injection des vaisseaux lymphatiques, il faut placer son sujet sur une table dont le plateau, formé d'une seule pièce, est relevé par des bords saillans, de manière à pouvoir recueillir le mercure que l'on répand pendant l'opération. Cette table doit, en outre, être un peu inclinée et présenter un trou vers sa partie la plus déclive, pour faire tomber le mercure qui a été répandu.

Le poids et la hauteur de l'appareil que l'on emploie ordinairement exigent, pour la sureté et la commodité de l'opération, qu'il reste suspendu au-dessus du sujet, à une hauteur convenable pour que le tube effilé puisse sans effort être porté dans la direction des vaisseaux que l'on veut injecter. Le moyen de suspension le plus simple, le moins embarrassant et le meilleur, à mon avis, c'est un fil de fer tendu horizontalement au-dessus de la table et fixé aux deux côtés opposés du laboratoire; un second fil de fer qui embrasse lâchement le premier et qui joue à volonté sur lui, sert ensuite à retenir la partie supérieure du tube.

Tout étant disposé, on remplit son tube de mercure à une hauteur convenable, *quinze à vingt pouces* ordinairement; on se place soi-même le plus commodément possible, et de façon à ce que toute la longueur de l'avant-bras droit soit appuyée sur la table, afin d'avoir plus de fixité dans la main chargée de diriger le tube; on met l'appareil en position; on tient avec les dents l'ajutage à robinet qui termine celui-ci, pendant qu'on procède à la recherche des vaisseaux que l'on veut injecter; si l'on a intention de prendre ceux du tissu cellulaire sous-cutané, on enlève la

. On les distingue souvent en *vaisseaux lymphatiques proprement dits* et en *chylifères*. Mais cette division n'a aucune importance

peau avec précaution ; on reconnaît ces vaisseaux aux lignes demi-transparentes, noueuses et légèrement bleuâtres qu'ils forment ; les petits nerfs, s'en distinguent par leur direction plus droite et leur couleur plus blanche ; les petites veines sont moins demi-transparentes, moins noueuses, et quand elles ont reçu un peu de mercure, leur surface ronde et lisse, les fait aisément reconnaître ; les petites artères sont plus opaques et plus jaunes ; les filamens cellulaires ou même les intervalles qui les séparent, abusent souvent aussi, et ce n'est qu'avec une grande habitude, souvent même seulement après avoir vainement essayé de les piquer avec le tube, qu'on reconnaît leur véritable nature.

Quand on a découvert un des vaisseaux qu'on veut injecter, on le saisit du côté du système capillaire avec une pince à mors fins tenue de la main gauche ; on exerce sur lui une légère traction dans le sens de son trajet, de manière à le tendre un peu ; on ne le perd pas de vue un seul instant ; on prend de la main droite le tube qui avait été placé entre les dents, comme je l'avais dit ; on pique doucement le vaisseau au-dessus de la pince, du côté du cœur, en enfonçant et relevant à la fois la pointe du tube par un mouvement de bascule, pour l'empêcher de traverser celui-ci de part en part ; puis tenant le tube entièrement immobile, on fait ouvrir par un aide le robinet de l'appareil, ou bien, si l'on est seul, on lâche la pince pour la reprendre un instant après, on ouvre le tube de la main gauche, et le mercure descend avec rapidité dans le vaisseau si le tube y est bien placé.

Si le mercure s'infiltre dans le tissu cellulaire voisin, il faut fermer son robinet, retirer le tube et recommencer l'opération, car c'est la preuve qu'elle n'a pas été bien faite.

Lorsque le tube est réellement dans un vaisseau, une fois le robinet ouvert, le mercure s'y porte presque toujours aussitôt ; de sorte que l'immobilité de ce métal est une grande probabilité contre sa position régulière. Cependant, comme il en est quelquefois autrement, quand le mercure ne coule pas, on doit doucement attirer le tube à soi, puis l'enfoncer de nouveau ; cette manœuvre réussit quelquefois.

On a conseillé de faire une petite incision au vaisseau, avant d'y placer le tube ; cette précaution est nécessaire quand on emploie des tubes métalliques qui ne sont jamais aussi acérés et aussi piquans que les tubes de verre ; mais elle est inutile quand on se sert de ceux-ci.

Shaw veut, quand on éprouve de la difficulté dans le placement du tube, que l'on mette un petit mandrin dans l'ouverture du vaisseau et que l'on glisse le tube de côté. Cette manœuvre n'est réellement admissible que lorsqu'il s'agit d'injecter un gros vaisseau.

Pendant l'opération, il faut de temps en temps avoir les yeux sur la colonne de mercure du tube, d'une part, pour constater si elle descend, ce qui est indiqué par la forme concave de sa partie supérieure, d'autre part, en anatomie. Les chylifères , en effet, lymphatiques internes de l'intestin grêle, ne sont ainsi nommés que parce qu'ils charrient le chyle produit par la digestion.

L'origine des vaisseaux lymphatiques est un point sur lequel il règne encore une grande obscurité : commencent-ils par des orifices béans sur la surface libre des organes, comme l'a fait croire surtout leur qualification de vaisseaux absorbans ? se continuent-ils directement avec les artères ? On ne le sait pas bien. Toutes les parties du corps ne paraissent pas en fournir ; en effet, c'est encore une question aujourd'hui, malgré les travaux de Fohmann, de savoir si le cerveau, la moelle épinière, l'œil et le placenta en sont pourvus.

Dans leur trajet les vaisseaux lymphatiques présentent beaucoup d'analogies avec les veines : ainsi, ils ont ensemble de très nombreuses anastomoses ; ils se divisent et se recomposent un grand nombre de fois avant de se terminer ; ils forment deux plans dans chaque partie, un superficiel et un profond, le premier, toujours plus abondant en vaisseaux que le second, tous les deux plus spécialement en rapport avec les veines qu'avec les artères et les nerfs.

Les lymphatiques sont interrompus dans leur trajet par des renflemens, qui portent les noms de *ganglions*, *glandes conglobées* ou *conglomérées*, renflemens dont le nombre va croissant à mesure qu'on se rapproche du point vers lequel les deux gros troncs lymphatiques principaux débouchent dans les veines. Leur volume offre une foule de variétés, depuis celui d'une

afin de verser de nouveau métal, quand il y en a eu une certaine quantité d'absorbée.

On peut d'ailleurs maintenir soi-même l'appareil pendant toute l'opération, ou bien remplacer sa main par un fixateur particulier, plus ou moins semblable à celui qui a été imaginé par M. Erhmann de Strasbourg.

Sans contredit, le meilleur et le plus sûr moyen pour injecter les vaisseaux lymphatiques, consiste à en découvrir, à en isoler quelques uns dans lesquels on place ses tubes ; mais on peut aussi réussir en piquant au hasard ceux-ci dans des parties dont le système lymphatique est très développé, comme la peau, les membranes muqueuses, etc., surtout en choisissant des fœtus ou de jeunes enfans pour ces expériences. MM. Fohmann-Panizza, Cruveilhier et son habile préparateur M. Bonamy, ont quelquefois réussi de la sorte.

lentille jusqu'à celui d'une amande. Ils sont oblongs et un peu
aplatis. Ce sont de petits centres vers lesquels convergent et
desquels sortent un certain nombre de vaisseaux lymphatiques
qui s'y divisent à l'infini ; aucun ou presque aucun vaisseau
lymphatique ne fait exception à cette règle posée par l'illustre
Mascagni. Les vaisseaux lymphatiques qui arrivent du système
capillaire dans les ganglions sont appelés *afférens* ; ceux qui en
sortent sont nommés *efférens*. Les premiers sont plus nombreux
et plus petits que les seconds.

Les vaisseaux lymphatiques sont flexueux et renflés de distance en distance, au niveau de leurs valvules intérieures. Leurs
renflemens ont la forme d'un cœur dont la base est tournée
vers le système capillaire, et une disposition bilobée très remarquable.

Enfin, après un trajet plus ou moins long, les vaisseaux
lymphatiques se terminent dans le système veineux. Mais
comment cette terminaison a-t-elle lieu ? Ce problème est de la
plus haute importance, et sa solution me paraît très avancée
dans l'état actuel de la science. Les vaisseaux lymphatiques
se terminent de deux manières dans le système veineux, par
de gros troncs et à l'état capillaire ; et surtout, ce qu'il importe
de bien retenir, cette communication a toujours lieu dans des
points déterminés.

La terminaison des vaisseaux lymphatiques dans les veines
par de gros troncs est la moins contestée, et la seule qui soit
admise par la plupart des anatomistes. Elle n'a lieu qu'au voisinage du cœur, vers le confluent des veines sous-clavières et
jugulaires, au moyen du *canal thoracique* à gauche et de la
grande veine lymphatique à droite. A la vérité, le docteur Lippi de
Florence, a cherché à établir, en 1825, que ces larges communications ne sont pas les seules, et qu'on en observe d'analogues au
niveau de la *veine porte*, de la *veine cave inférieure*, des *rénales*, de
l'*azygos*, etc. Mais sur le cadavre il n'a jamais pu fournir la preuve
de ces assertions, aux commissaires de l'Institut qui furent
chargés d'examiner son travail. Il est d'ailleurs démontré que
cet anatomiste a pris pour des vaisseaux lymphatiques de petites veines qui sortent des ganglions lombaires ou mésentériques, et qui se rendent directement dans les gros troncs veineux
du voisinage. Cette erreur, du reste, est d'autant plus facile à

concevoir, que ces veines s'injectent habituellement quand on pousse du mercure vers les ganglions auxquels elles appartiennent, et que leur exiguité leur donne quelque peu l'apparence de vaisseaux lymphatiques ; il ne faut rien moins qu'une grande habitude des travaux anatomiques et beaucoup de circonspection, pour reconnaître le véritable état des choses.

La terminaison des vaisseaux lymphatiques à l'état capillaire dans les veines a lieu, dans toutes les parties du corps suivant M. Lauth et Fohmann, et dans les ganglions lymphatiques seulement suivant Bogros ancien prosecteur à la Faculté de médecine de Paris. Qu'à leur origine les vaisseaux lymphatiques communiquent avec les veines dans le système capillaire, c'est un fait généralement admis, et qu'il ne faut pas confondre avec le précédent ; mais ce n'est pas là une terminaison, c'est une origine, au contraire, de ces vaisseaux. Il n'en est pas de même de leur communication avec les veines dans les ganglions. Ce véritable mode de terminaison me paraît aujourd'hui incontestable ; il a été vérifié depuis Bogros, par Béclard, Fohmann, Lauth et tous les anatomistes qui se sont occupés de l'injection des lymphatiques. M. Cruveilhier seul en conteste la réalité : il croit que le passage du mercure des ganglions dans les veines qui en sortent, est le fait d'une extravasation opérée dans le tissu des premiers. Mais il me paraît impossible d'admettre l'opinion de ce savant professeur, si l'on réfléchit que ce passage est une chose constante (1), et qu'il a lieu sous l'influence de la pression la plus faible.

Quoiqu'il en soit, les vaisseaux lymphatiques sont plongés dans le tissu cellulaire commun, et logés dans de petites gaînes très fines que leur forme ce tissu. Intérieurement ils sont interrompus par de très nombreuses valvules, disposées deux à deux, et au-dessus desquelles ils présentent cette dilatation cordiforme que j'ai précédemment signalée.

Structure. C'est surtout sous le rapport de la structure qu'on doit distinguer deux choses distinctes dans le système lymphatique, les vaisseaux et les ganglions placés sur le trajet de ceux-ci.

—————

(1) Je n'ai pas une seule fois injecté les ganglions lombaires sans obtenir ce résultat. C'est là surtout qu'est facile la communication ganglionnaire des lymphatiques et des veines.

Les vaisseaux lymphatiques ont leurs parois demi-transparentes, très légèrement grisâtres et formées par la superposition de trois membranes, distinctes surtout dans les gros troncs. La membrane extérieure est cellulaire, très mince et très peu importante. La membrane moyenne est formée de fibres élastiques, longitudinales et très analogues à celles des veines. La membrane interne est lisse et séreuse, en quelque sorte, comme celle des autres vaisseaux.

Les ganglions ont une couleur rosée et une consistance assez grande, qu'on ne peut comparer qu'à celle de certaines glandes véritables, du pancréas en particulier. Ils sont entourés d'une membrane cellulaire très fine qui leur est fournie par le tissu cellulaire général. Leur tissu propre présente un grand nombre de cellules communiquant entre elles, et qui ont la plus grande analogie, suivant Béclard, avec celles des tissus érectiles. Ces cavités contiennent une humeur lactescente, et paraissent être les points de terminaison et d'origine des vaisseaux afférens et efférens.

Les vaisseaux et les ganglions lymphatiques reçoivent des vaisseaux et des nerfs pour leur nutrition. Les vaisseaux des ganglions présentent surtout un développement remarquable; leurs veines communiquent à leur origine avec les cavités cellulaires qui servent d'intermédiaire aux lymphatiques afférens et efférens, et en reçoivent sans doute de la lymphe pendant la vie, comme ils admettent après la mort une partie du mercure qui traverse les ganglions.

Action. Les vaisseaux lymphatiques concourent avec les veines, à rapporter vers le cœur le fluide nutritif qui n'a pas été dépensé dans les organes pour la nutrition et les sécrétions. Ils ne sont pas les agens exclusifs de l'absorption, comme on le croyait avant les expériences de M. Magendie; mais ils concourent à cette importante fonction avec les veines et même les artères. Quelques uns d'entre eux, ceux de la muqueuse de l'intestin grêle, absorbent particulièrement le chyle et le transportent vers le système veineux.

Quoiqu'il en soit, le système lymphatique appartient au tronc et aux membres, étudions le d'abord dans ceux-ci ; mais auparavant portons notre attention sur les troncs principaux par lesquels il débouche dans les veines.

Troncs principaux des vaisseaux lymphatiques.

Les vaisseaux lymphatiques se terminent ostensiblement par deux gros troncs dans les veines sous-clavières, le *canal thoracique* et la *grande veine lymphatique droite*.

1° *Canal thoracique* (1).

Le canal thoracique ainsi nommé de sa position dans le thorax, est le tronc commun des vaisseaux lymphatiques de toutes les parties sous-diaphragmatiques et de la moitié gauche des parties sus-diaphragmatiques du corps.

Il commence entre les piliers du diaphragme, au niveau de la deuxième vertèbre lombaire, par la réunion de cinq ou six gros troncs qui convergent les uns vers les autres, et forment, en se rencontrant, une ampoule qui constitue le *réservoir de Pecquet*, *cisterna chyli*, sur l'existence duquel on a bien gratuitement élevé des doutes. Ce réservoir ne manque jamais, au moins je l'ai toujours rencontré. Très variable sous le rapport du volume et quelquefois double, il est placé entre les piliers du diaphragme, en arrière de l'aorte.

A partir de ce point, le canal thoracique pénètre dans la poitrine par l'hiatus aortique du diaphragme et se porte en haut, à peu près verticalement, au-devant de la colonne vertébrale, entre l'aorte et la veine azygos, au milieu du tissu cellulo-graisseux lâche du médiastin. Arrivé à la hauteur de la quatrième vertèbre du dos, il passe en arrière de la crosse de l'aorte, de la bronche gauche et de l'œsophage, en s'inclinant un peu à gauche, s'accole à la partie postérieure et interne de l'artère sous-clavière gauche, remonte avec elle vers le col, se

(1) Sur un animal qu'on sacrifie pendant le travail de la digestion, le canal thoracique est rempli de chyle et peut facilement être aperçu ; mais si l'on veut profiter de ce moment pour l'étudier, il faut le faire de suite parce qu'il se vide promptement. On peut injecter ce canal, en piquant avec un tube à mercure un des vaisseaux abdominaux qui s'y rendent, ou bien en le prenant lui-même entre les piliers du diaphragme. Il faut auparavant injecter la veine sous-clavière gauche, pour empêcher le mercure de filer de ce côté ; l'eau chargée de plâtre ou la matière à injection ordinaire sont plus convenables ici que le mercure.

II.   36

glisse entre la dernière vertèbre cervicale et la veine jugulaire interne gauche, s'élève encore, puis se recourbe en dehors et un peu en bas, en formant une sorte de crosse à convexité supérieure et externe, et se termine au confluent des veines sous-clavière et jugulaire interne gauches, tantôt par une seule, tantôt par deux, quelquefois par trois branches distinctes (1).

Le canal thoracique offre beaucoup de variétés dans son trajet. Il est rare de le trouver simple dans toute son étendue; presque toujours, au contraire, il se divise un certain nombre de fois et se recompose ensuite, pour se diviser souvent encore près de sa terminaison dans la veine sous-clavière; il circonscrit ainsi de petites îles, dans lesquelles sont engagés des pelotons cellulo-graisseux ou des ganglions lymphatiques. J'ai vu quelques unes des branches de ce canal se résoudre en un réseau de rameaux très fins, et se recomposer ensuite pour retourner dans le tronc principal, de manière à donner l'image de la décomposition et de la recomposition des vaisseaux lymphatiques dans les ganglions (2). Presque toujours il décrit des flexuosités plus ou moins nombreuses; quelques unes, semblables à celles des vaisseaux ombilicaux dans le cordon, forment des espèces de nœuds et résultent d'une double et brusque réflexion du canal sur lui-même, réflexion par suite de laquelle il se porte d'abord en bas, et reprend ensuite sa direction primitive.

La capacité du canal thoracique ne va pas en augmentant à mesure qu'il s'élève et qu'il reçoit de nouvelles branches latérales; loin delà, il se rétrécit constamment vers les parties moyenne et supérieure de la poitrine, pour se renfler un peu vers le col avant de se terminer. Cette circonstance porte d'autant plus à penser que l'embouchure de ce canal dans la sous-clavière n'est pas son seul point de terminaison dans le système veineux, qu'il est impossible de l'injecter au mercure, sans faire passer une grande quantité de ce métal dans les veines voisines, et particulièrement dans les deux azygos et dans les intercostales.

(1) J'ai donné à la Faculté une pièce qui présente un exemple de cette dernière disposition.

(2) Cette curieuse disposition que je n'ai vu signalée par aucun auteur, forme réellement le passage des réseaux lymphatiques ordinaires aux ganglions. Une pièce que j'ai donnée à la Faculté en fournit un exemple.

Flandin et M. Hyppolite Cloquet, ont vu le canal thoracique
divisé à sa partie supérieure en deux grosses branches, une
qui se rendait à la veine sous-clavière gauche dans le lieu ordinaire, l'autre destinée à la veine sous-clavière droite. Chez
les sujets qui présentent une inversion des organes, le canal thoracique se rend dans la veine sous-clavière droite.

2° *Grande veine lymphatique droite.*

La grande veine lymphatique droite (*tronc brachio-céphalique*, Chauss.), est le tronc commun des vaisseaux lymphatiques de la moitié droite des parties sus-diaphragmatiques du
corps. Il est très court et représente assez bien la partie recourbée du canal thoracique. Il commence par la réunion de
six ou sept gros troncs qui descendent du col ou qui remontent
de l'aisselle correspondante, et va s'ouvrir au bout d'un trajet
très court au confluent des veines sous-clavière et jugulaire
interne droites.

La grande veine lymphatique manque quelquefois, les troncs
qui doivent la former, se jetant isolément dans les veines sous-
clavière et jugulaire interne; d'autres fois, elle prend une importance insolite par son union avec une branche considérable
du canal thoracique.

CHAPITRE PREMIER.

Système lymphatique des membres

Les membres sont peu remarquables par leurs ganglions,
ils n'en présentent que très peu en comparaison du tronc,
et ils y sont d'autant plus nombreux et plus gros qu'on se rapproche davantage de leur partie supérieure.

ARTICLE PREMIER.

Système lymphatique des membres thoraciques.

§ 1er *Ganglions.*

Ordinairement on ne rencontre de ganglions lymphatiques
ni à la main, ni à l'avant-bras. Meckel, cependant, en a observé quelquefois de très petits sur le trajet des vaisseaux

radiaux et cubitaux superficiels. Sur plusieurs sujets, j'en ai trouvé un placé au-dessus du poignet, près du bord externe du radius.

Au coude, il existe superficiellement et profondément plusieurs ganglions très petits. Les premiers sont les plus importans; deux d'entre eux, assez constans, (*ganglions sus-épitrochléens,* CHAUSS.), sont placés un peu au-dessus de l'épitrochlée, vers l'extrémité inférieure de la veine basilique. Les seconds occupent le creux du coude sur le trajet des vaisseaux profonds (1).

Plusieurs ganglions existent au bras sur le trajet de l'artère brachiale.

Enfin, l'aisselle est surtout le siége des ganglions lymphatiques du membre thoracique; ils y sont, en effet, très nombreux. Presque tous occupent le creux de l'aisselle; quelques uns seulement sont engagés dans l'épaisseur de ses parois. Un de ces derniers appelé sous-claviculaire, est placé dans l'intervalle triangulaire formé par les muscles deltoïde grand pectoral et par la clavicule, en avant et au-dessus de l'aponévrose sous-claviculaire. Un autre occupe la paroi postérieure de l'aisselle, près du bord antérieur du scapulum, au-dessous du deltoïde et en arrière du muscle grand rond.

Les ganglions axillaires proprement dits sont situés plus ou moins profondément, autour et plus spécialement en dedans et en arrière des vaisseaux et des nerfs de l'aisselle. Ils sont entourés d'un tissu cellulo-graisseux fort lâche, et forment une chaîne jusqu'au col, où ils se réunissent avec les ganglions nombreux de la région sus-claviculaire. Ils sont eux-mêmes rangés en trois séries qu'il importe de bien distinguer : les uns accolés aux vaisseaux axillaires, font suite à ceux du bras ; les autres placés au-dessous du bord inférieur du grand pectoral, sont en rapport avec la mamelle ; d'autres longent le bord axillaire du scapulum, entourés par les rameaux de la branche descendante de l'artère scapulaire comm une.

---

(1) J'ai trouvé ces ganglions engorgés sur de jeunes enfans scrofuleux. Pour le dire en passant, les sujets scrofuleux sont très propres à la recherche des ganglions lymphatiques les plus petits.

§ 2ᵉ *Vaisseaux lymphatiques des membres thoraciques.*

Dans le membre thoracique, comme presque partout ailleurs, les vaisseaux lymphatiques forment deux plans distincts, l'un *superficiel* et l'autre *profond*, et se réunissent dans l'aisselle en un ou *plusieurs troncs*.

Vaisseaux lymphatiques superficiels (1). Les vaisseaux lymphatiques superficiels sont plus nombreux que les profonds. Ils sont placés sous la peau, dans le voisinage des veines superficielles. Les premiers d'entre eux naissent dans la pulpe des doigts, sur la face antérieure de ces appendices et à la paume de la main; mais à peine réunis en rameaux ils se portent obliquement sur la face dorsale de ces parties, en croisant leurs bords externe et interne. Près de la racine des doigts, ils forment de petits rameaux collatéraux qui viennent se réunir sur les muscles interosseux dorsaux en quatre branches déjà volumineuses; deux autres branches suivent les bords externe du pouce et interne du petit doigt, et passent avec les premières sur le dos du carpe et de l'articulation radio-carpienne, pour gagner la face postérieure de l'avant-bras.

Parvenus à l'avant-bras, ces vaisseaux communiquent fréquemment ensemble, et forment un plexus postérieur qui s'étend jusque près du coude, mais dont les branches commencent de bonne heure à s'incliner obliquement en avant, les unes vers le bord externe, les autres vers le bord interne de la région. Cette séparation a lieu à peu près par parties égales, et de façon que les lymphatiques externes de la main et des doigts, se portent vers le bord radial, les lymphatiques internes vers le bord interne de l'avant-bras.

Les premiers, *radiaux superficiels*, croisent la direction des muscles radiaux et supinateurs, passent au-devant de l'épicondyle et se réunissent au pli du coude avec les suivans. Les seconds, *vaisseaux cubitaux superficiels*, contournent obliquement

____

(1) Pour les injecter il suffit de piquer avec le tube trois des vaisseaux dorsaux du métacarpe, un à la racine du pouce, un autre dans le second, le dernier dans le quatrième espace interosseux.

en haut et en avant le bord interne de l'avant-bras, se placent supérieurement à la partie antérieure de cette région, reçoivent, en montant, un certain nombre de vaisseaux peu développés qui viennent de la face antérieure de la main, du poignet et de l'avant-bras, croisent le pli du coude en avant de l'épitrochlée, et se réunissent avec les précédens.

Un peu au-dessus du pli du coude, les vaisseaux lymphatiques superficiels du membre thoracique se partagent en deux faisceaux, l'un interne, l'autre externe et antérieur ; le premier beaucoup plus fourni que le second ; tous les deux réunis en arrière du bras, au moyen de branches qui montent obliquement de dehors en dedans.

Le faisceau externe, formé de vaisseaux très gros, monte en dehors du biceps, jusqu'au tendon du muscle deltoïde et se partage en trois faisceaux secondaires qui affectent trois directions différentes : certains vaisseaux, en effet, au nombre de trois ou quatre, croisent obliquement en dedans la face antérieure du biceps, pour aller se jeter dans les premiers ganglions axillaires; d'autres, plus rares, remontent dans la gaîne de la veine céphalique, entre les muscles deltoïde et grand pectoral, parviennent sous la clavicule, traversent le petit ganglion sous-claviculaire et sortent delà pour aller concourir à former le tronc commun des vaisseaux lymphatiques du membre thoracique ; d'autres enfin, se glissent le long du bord postérieur du deltoïde, en arrière des muscles grand dorsal et grand rond, parviennent au bord axillaire du scapulum, s'insinuent d'arrière en avant entre les muscles petit et grand ronds, puis entre celui-ci et le sous-scapulaire, et se terminent dans la série des ganglions axillaires postérieurs.

Le faisceau interne, beaucoup plus fourni de vaisseaux que l'externe remonte à la partie interne du bras recevant, chemin faisant, quelques uns des vaisseaux externes qui croisent obliquement en arrière la direction du triceps, arrive à l'aisselle et se jette dans les ganglions les plus inférieurs de cette région. Quelques-uns des vaisseaux de ce faisceau traversent les petits ganglions sus-épitrochléens et en sortent plus gros et moins nombreux ; deux ordinairement s'engagent dans la gaîne de la veine basilique, puis parvenus à sa partie supérieure, se dirigent en arrière et gagnent les ganglions axillaires postérieurs.

Vaisseaux lymphatiques profonds. (1). Les vaisseaux lymphatiques profonds suivent le trajet des artères, depuis la paume de la main jusqu'aux ganglions axillaires. Ils sont très petits à la main et à l'avant-bras, traversent les petits ganglions qui occupent ordinairement le creux du coude, s'accolent à l'artère brachiale, communiquent avec les vaisseaux superficiels, traversent les ganglions brachiaux et se rendent ensuite vers ceux de l'aisselle. Quelques-uns viennent directement des parties profondes des fosses sous-scapulaire et sous-épineuse, et se rendent dans les ganglions axillaires postérieurs, les derniers en suivant le trajet de l'artère scapulaire commune.

Tronc commun des vaisseaux lymphatiques des membres thoraciques. Après avoir traversé la série des divers ganglions de l'aisselle, les vaisseaux lymphatiques du membre thoracique diminuent beaucoup en nombre, mais augmentent graduellement de volume, et ne tardent pas à se réunir en un ou deux gros troncs qui remontent au-devant de la veine axillaire, passent sous la clavicule et se terminent dans la veine précédente, tantôt directement, tantôt après s'être réunis à la fin du canal thoracique à gauche, de la grande veine lymphatique à droite, et tantôt à la fois de l'une et de l'autre façon.

ARTICLE SECOND.

Système lymphatique des membres pelviens.

§ 1er *Ganglions lymphatiques.*

On trouve des ganglions lymphatiques dans le membre pelvien, à la jambe, dans le jarret et dans l'aine.

A la jambe, un petit ganglion, quelquefois double, comme Meckel l'a vu, est placé en avant, sur la partie inférieure du ligament interosseux, et a reçu le nom de *tibial antérieur ;* mais il manque quelquefois.

Les ganglions poplités varient de trois à cinq. Ils sont peu

(1) Pour les injecter, cherchez les petits vaisseaux qui accompagnent les artères radiale et cubitale au poignet.

volumineux , et placés sur le trajet des vaisseaux et nerfs de cette région. Un d'eux, plus superficiel que les autres, n'est séparé de la peau que par une lame aponévrotique mince, et reçoit plusieurs des vaisseaux lymphatiques qui accompagnent la veine saphène externe. Les autres sont accolés aux vaisseaux poplités.

Les ganglions inguinaux sont plus gros, plus nombreux et plus importans que tous les autres. Ils occupent l'espace inguinal et se continuent supérieurement avec la chaîne des ganglions iliaques. On les distingue en *superficiels* et en *profonds*. Les uns, effectivement, sont placés en dehors du canal crural, au-devant de sa paroi antérieure ; tandis que les autres occupent ce canal lui-même. Un de ces derniers, placé en dedans de la veine fémorale, se trouve à l'orifice supérieur du canal crural, près du bord concave du ligament de Gimbernat.

§ 2. *Vaisseaux lymphatiques des membres pelviens.*

Les vaisseaux lymphatiques des membres pelviens sont disposés à peu près comme ceux des membres thoraciques. On les distingue en *superficiels* et en *profonds*, tous réunis ensemble, au-dessus de l'aine, en un ou deux *gros troncs*.

Vaisseaux lymphatiques superficiels (1). Les vaisseaux lymphatiques superficiels sont disposés comme les veines saphènes, et suivent à peu près le même trajet.

Ils commencent sur la face inférieure des orteils et à la plante du pied par des radicules très fines, et se dirigent vers la face dorsale de ces parties en passant obliquement sur leurs bords externe et interne. Au niveau du métatarse ils forment quatre ou cinq troncs placés au-dessus des tendons extenseurs, se divisent, se réunissent ensuite, et forment sur le tarse un plexus qui se sépare au niveau de l'articulation tibio-tarsienne en deux faisceaux qui accompagnent les deux veines saphènes.

Le faisceau interne le plus fourni en vaisseaux, passe en avant et en dedans de la malléole interne, et recouvre la partie

---

(1) Pour les injecter il faut piquer avec le tube les troncs qui recouvrent le dos du métatarse, ou aller les chercher en avant de la malléole intern et en arrière de l'externe.

interne et antérieure de la jambe. Parvenu au-dessous du genou, il devient tout-à-fait interne et même un peu postérieur;
ceux de ses rameaux qui étaient primitivement antérieurs se dirigent obliquement en dehors, et se serrent contre les autres et
contre la veine saphène interne. Au-dessus du genou, ils se réfléchissent comme la saphène, d'arrière en avant, glissent au-
devant du muscle couturier, gagnent ainsi le pli de l'aine, et
se jettent dans les ganglions les plus superficiels et les plus inférieurs de cette région.

Le faisceau externe, formé de vaisseaux peu nombreux et
assez gros, passe derrière la malléole externe avec la veine saphène correspondante, communique en dedans et en dehors
avec le faisceau précédent, et se place dans la gaîne de la veine
saphène externe à la partie postérieure de la jambe. Parvenus
au creux du jarret, les vaisseaux qui forment ce faisceau se jettent dans les ganglions superficiels de cette région, et envoient
seulement quelques rameaux en haut et en dedans vers le faisceau précédent.

Vaisseaux lymphatiques profonds (1). Les vaisseaux lymphatiques profonds du membre pelvien suivent tout-à-fait le trajet
des artères. Ils naissent à la plante du pied, s'accolent en petit
nombre aux artères plantaire et pédieuse et gagnent les deux
faces de la jambe. Un ou deux accompagnent l'artère tibiale
antérieure, traversent le ganglion tibial antérieur, passent à travers le trou supérieur du ligament interosseux et se jettent
dans les ganglions poplités profonds. Un ou deux accompagnent
les artères tibiale postérieure et péronière, gagnent directement
le creux poplité et parviennent à ses ganglions.

Au-delà du creux poplité, les vaisseaux lymphatiques profonds des membres pelviens, devenus plus gros et réduits ordinairement à deux troncs, entourent de leurs flexuosités la veine
fémorale, se portent avec elle vers le canal crural et se rendent
dans les ganglions inguinaux profonds. Ils ne communiquent
guère qu'au coude-pied, dans le jarret et à la partie supérieure
de la cuisse avec les vaisseaux superficiels.

Les ganglions inguinaux ne sont pas seulement traversés par

---

1) Pour les injecter il faut les chercher sur le trajet des artères pédieu-
et tibiale postérieure.

les vaisseaux lymphatiques des membres pelviens, ils reçoivent encore, comme on le verra plus loin, tous ceux qui viennent des parties superficielles de la fesse, de la portion sous-ombilicale des lombes et des parois antérieure et latérale de l'abdomen, des régions sacrée, fessière, périnéale et des organes génitaux.

Tronc commun des vaisseaux lymphatiques du membre pelvien. En traversant les ganglions inguinaux, les vaisseaux lymphatiques du membre pelvien diminuent en nombre, augmentent de volume, et se réunissent en un ou deux gros troncs qui suivent les vaisseaux iliaques externes, envoient latéralement des rameaux qui traversent les ganglions voisins, en reçoivent d'autres plus volumineux, et se jettent dans les ganglions lombaires.

CHAPITRE SECOND.

Système lymphatique du tronc.

Le système lymphatique du tronc doit être étudié séparément dans *l'abdomen*, dans *la poitrine* et dans *la tête* et *le col*.

ARTICLE PREMIER.

Système lymphatique de l'abdomen.

§ 1. *Ganglions lymphatiques.*

Aucune partie du corps ne peut être comparée à l'abdomen sous le rapport du nombre et du volume de ses ganglions. On les distingue en *pelviens* et en *sus-pelviens* ou *abdominaux* proprement dits.

Ganglions pelviens. Ces ganglions occupent le petit et le grand bassin, et sont désignés par les noms plus spéciaux d'*hypogastriques* et *iliaques externes.*

Les *ganglions hypogastriques* sont placés dans le petit bassin, les uns dans le mésorectum, les autres sur le trajet de l'artère hypogastrique, et chez la femme dans les ligamens larges. Ils sont continus les uns aux autres, et supérieurement ils se réunissent à la chaîne des ganglions iliaques externes.

Les *ganglions iliaques externes*, au nombre de six à dix environ, sont situés sur le trajet des vaisseaux iliaques externes et primitifs et forment une chaîne continue, d'une part, avec celle des ganglions inguinaux, et d'autre part, avec les ganglions hypogastriques et lombaires.

Ganglions sus-pelviens ou *abdominaux* proprement dits. Ces ganglions sont beaucoup plus nombreux et beaucoup plus développés que les précédens. Ils forment au-devant de la colonne vertébrale une masse considérable de laquelle ils irradient dans toutes les directions, vers le mésentère, les mésocolons et les épiploons. On les distingue en *lombaires, mésentériques, mésocoliques, gastro-épiploïques, hépatiques* et *spléniques.*

Les *ganglions lombaires* sont très nombreux et très gros. Ils reposent au-devant de la région lombaire de l'épine, sur l'aorte, la veine cave inférieure, les piliers du diaphragme, autour du pancréas, et répondent à la racine du mésentère. Ils sont liés inférieurement à la chaîne des ganglions iliaques externes; tandis que supérieurement ils ont des relations directes avec l'origine du canal thoracique.

Les *ganglions mésentériques* occupent le mésentère, comme leur nom l'indique. Leur nombre est presque incalculable. Leur volume va croissant vers la racine du mésentère. Un d'eux, placé au centre de ce repli, présente un développement plus considérable que les autres, et a reçu le nom de *pancréas d'Aselli.*

Les *ganglions mésocoliques*, beaucoup moins nombreux et moins gros que les précédens, sont placés dans les mésocolons, et plus ou moins rapprochés du bord concave du gros intestin.

Les *ganglions gastro-épiploïques* sont rangés dans les épiploons gastro-hépatique et colique, le long des deux courbures de l'estomac, et sont particulièrement destinés aux vaisseaux lymphatiques de ce viscère.

Les *ganglions hépatiques* sont placés autour des vaisseaux sous-hépatiques, dans le bord droit de l'épiploon gastro-hépatique.

Les *ganglions spléniques* occupent l'épiploon gastro-splénique, et font suite à ceux des ganglions lombaires qui entourent le pancréas.

§ 2. *Vaisseaux lymphatiques de l'abdomen.*

Les vaisseaux lymphatiques de l'abdomen se divisent naturellement en ceux des parois et en ceux des organes de cette cavité.

Vaisseaux lymphatiques des parois abdominales.

Ces vaisseaux sont distingués en superficiels et en profonds. Parmi les premiers, ceux qui sont *sous-ombilicaux* se rendent dans les ganglions inguinaux ; tandis que ceux qui sont *sus-ombilicaux* convergent vers les ganglions axillaires.

Les vaisseaux lymphatiques profonds des parois abdominales suivent exactement le trajet des artères, et se rendent dans les ganglions hypogastriques, iliaques externes ou lombaires. Ceux des parois pelviennes suivent les artères fessières, sciatiques, honteuses internes, obturatrices, iléo-lombaires, sacrées latérales et se rendent dans les ganglions hypogastriques. Ceux des parois antérieure, latérales et postérieure de l'abdomen, accompagnent les artères épigastriques, circonflexes iliaques, lombaires, et se rendent dans les ganglions iliaques externes et lombaires.

Les organes génitaux extérieurs, engagés dans la paroi inférieure ou périnéale de l'abdomen, ont des vaisseaux lymphatiques qui se confondent avec ceux de cette paroi. Viennent-ils de la partie superficielle des bourses et de la verge, de la membrane muqueuse du gland et de la partie antérieure de l'urètre chez l'homme, de la partie superficielle des lèvres de la vulve, des nymphes, du vestibule et du clitoris chez la femme, ils se rendent dans les ganglions inguinaux les plus internes ; mais au contraire, naissent-ils dans la profondeur de ces parties (1), ils suivent leurs artères et se rendent dans les ganglions hypogastriques.

Vaisseaux lymphatiques des organes contenus dans l'abdomen.

Les vaisseaux lymphatiques de la cavité abdominale sont distingués en *pelviens* et *abdominaux* proprement dits.

(1) Le corps caverneux de la verge ou du clitoris n'a pas de vaisseaux lymphatiques profonds; son tissu est entièrement veineux comme on l'a vu.

1° Les vaisseaux lymphatiques pelviens sont *vésicaux* , *vaginaux* , *utérins* et *hémorrhoïdaux.*

Les *vaisseaux lymphatiques vésicaux* naissent de tous les
points de la vessie, se réunissent à ceux de la prostate et des vésicules séminales chez l'homme , et se rendent dans les ganglions hypogastriques.

Les *vaisseaux lymphatiques vaginaux* se réunissent en partie
aux précédens, en partie à ceux qui naissent du col de l'utérus,
et gagnent les ganglions pelviens.

Les *vaisseaux lymphatiques utérins* sont très développés dans
l'état ordinaire , et le deviennent surtout pendant la grossesse.
Ils forment deux couches, une superficielle, sous-péritonéale, et
une profonde, qui occupe l'épaisseur des parois de l'utérus. Les
vaisseaux lymphatiques du col de l'utérus vont se réunir avec
ceux du vagin, comme je l'ai déjà dit ; ceux du corps de cet organe remontent dans les ligamens larges, s'associent aux vaisseaux lymphatiques du ligament rond, de la trompe et de l'o-
vaire , et se rendent dans les ganglions lombaires, en formant
dans leur trajet un plexus très serré.

Les *vaisseaux lymphatiques hémorrhoïdaux* sont très nombreux. Les plus inférieurs se rendent vers les ganglions hypogastriques ; les plus élevés s'associent à ceux de l'utérus, des
ovaires, et se jettent dans les ganglions lombaires.

2° Les vaisseaux lymphatiques sus-pelviens ou abdominaux
proprement dits sont distingués en *testiculaires, rénaux, intestinaux, gastro-épiploïques, spléniques, pancréatiques* et *hépatiques.*

Les *vaisseaux lymphatiques testiculaires* n'appartiennent à
la cavité abdominale que par leur partie supérieure chez l'a-
dulte. Mais chez le fœtus il en est autrement ; car le testicule
est alors placé tout entier dans l'abdomen, comme on l'a vu.

Ces vaisseaux forment deux plans, un superficiel et un autre
profond. Le premier, placé en dehors de l'albuginée, y représente
une sorte de tunique particulière que Panizza a surtout dé-
montrée par ses belles injections. Le second est constitué par les
vaisseaux qui sortent de l'intérieur même de l'organe. Tous remontent dans le centre du cordon en formant un plexus, traversent le canal inguinal, suivent les vaisseaux sanguins du testicule, et se jettent dans les ganglions lombaires à la hauteur
des reins.

Les *vaisseaux lymphatiques rénaux* forment deux plans, un superficiel et l'autre profond. Ils s'associent à ceux des capsules surrénales et à quelques autres qui naissent du tissu adipeux voisin, et se rendent dans les ganglions lombaires.

Les *vaisseaux lymphatiques intestinaux* forment deux classes distinctes, suivant qu'ils appartiennent au gros intestin ou à l'intestin grêle.

Les vaisseaux lymphatiques du gros intestin sont beaucoup moins nombreux que ceux de l'intestin grêle. Ils se rendent dans les ganglions qui occupent les replis péritonéaux particuliers à chacune des portions de cet intestin.

Les vaisseaux lymphatiques de l'intestin grêle sont très nombreux. Mascagni en distingue de deux espèces, les uns véritables lymphatiques ordinaires, les autres destinés à charrier le chyle et appelés *chylifères* ou *lactés*, pour cette raison. Les premiers naissent à la fois de la surface extérieure et de la surface interne de l'intestin, et marchent d'abord parallèlement à celui-ci. Les seconds commencent sur les villosités de la membrane muqueuse par des ouvertures que j'ai précédemment signalées (1), et se dirigent aussitôt perpendiculairement à l'axe de l'intestin.

Quoi qu'il en soit, les uns et les autres se rendent vers les ganglions mésentériques, et vont ensuite concourir à former le canal thoracique (2).

Les *vaisseaux lymphatiques gastro-épiploïques* viennent, comme leur nom l'indique, des épiploons à la fois et de l'estomac, et se rendent dans les ganglions de même nom. Ceux du second organe, plus importans que les autres, forment un réseau superficiel et un autre profond, se dirigent en divergeant d'une manière radiée vers les ganglions des épiploons gastro-colique, gastro-hépatique et gastro-splénique, et les traversent avant d'arriver au canal thoracique.

(1) Voyez tome 2 page 182.

(2) On ne saurait mieux faire, pour voir les vaisseaux chylifères, que de sacrifier un chien pendant la digestion. Il est d'ailleurs facile, dans cette expérience, de constater que ces vaisseaux communiquent avec les veines dans les ganglions mésentériques; en effet la ligature du canal thoracique ne les empêche pas de se vider du chyle qu'ils contiennent; ce phénomène n'est que ralenti dans sa marche par la ligature en question.

Les *vaisseaux lymphatiques spléniques* sont tous superfi ciels ; le tissu intérieur de la rate est presque exclusivement formé par des veines. Ils se rendent dans les ganglions voisins de la scissure de cet organe.

Les *vaisseaux lymphatiques pancréatiques* sont très nombreux, et se rendent dans les ganglions qui entourent de toutes parts le pancréas.

Les *vaisseaux lymphatiques hépatiques* sont également très nombreux ; on les distingue en superficiels et en profonds.

Les vaisseaux lymphatiques superficiels du foie appartiennent à sa face convexe ou à sa face concave.

Les vaisseaux lymphatiques de la face convexe du foie sont les plus nombreux et les plus gros ; le ligament suspenseur sépare nettement les uns des autres ceux des lobes droit et gauche. Presque tous, les plus gros surtout, se dirigent plus ou moins obliquement d'avant en arrière, vers le bord postérieur de l'organe ; quelques-uns cependant se portent d'arrière en avant, vers son bord tranchant. La plupart de ceux qui gagnent le bord postérieur du foie traversent les piliers du diaphragme et se jettent dans les ganglions intercostaux, dans ceux du médiastin ou même directement dans le canal thoracique ; quelques-uns seulement, appartiennent aux ganglions voisins de la veine cave et du pilier droit du diaphragme. Ceux qui se dirigent vers le bord antérieur du foie, se comportent de deux manières différentes : les uns s'accolent au ligament suspenseur, traversent le diaphragme près de son bord antérieur, et se rendent derrière l'appendice xiphoïde dans les ganglions les plus antérieurs du médiastin ; les autres se recourbent sur le bord tranchant du foie, glissent sur la face concave de cet organe jusqu'au sillon transverse, et se jettent dans les ganglions sous-hépatiques.

Les vaisseaux lymphatiques de la face concave du foie, distingués en hépatiques et en vésiculaires, se dirigent tous d'avant en arrière. Les premiers se rendent dans les ganglions lombaires supérieurs. Les seconds forment un réseau très beau autour de la vésicule biliaire, et se rendent dans les ganglions qui entourent la deuxième portion du duodénum.

Les vaisseaux lymphatiques profonds du foie naissent dans le tissu même de cet organe, accompagnent les vaisseaux sous-hépatiques, enveloppés comme eux par la capsule de Glisson, se dégagent par la scissure transverse et se rendent dans les ganglions hépatiques proprement dits.

ARTICLE SECOND.

Système lymphatique de la poitrine.

§ 1er *Ganglions.*

Les ganglions de la poitrine sont très nombreux et appartiennent aux parois ou à l'intérieur de cette cavité.

Ganglions des parois thoraciques. Ces ganglions sont très petits et forment plusieurs séries; les uns occupent les espaces intercostaux au niveau des vaisseaux de ce nom, les autres suivent le trajet des artères mammaires internes.

Ganglions de l'intérieur de la poitrine. Tous ces ganglions, beaucoup plus gros et plus nombreux que les précédens, occupent le médiastin ; mais on les distingue en *médiastins* proprement dits et en *bronchiques* ou *pulmonaires*.

Les ganglions médiastins sont *antérieurs* ou *postérieurs*. Les premiers, peu nombreux, se trouvent au-devant du péricarde, sur le trajet des vaisseaux diaphragmatiques supérieurs, autour de la veine cave supérieure et de la partie ascendante de l'aorte. Les seconds, beaucoup plus abondans, entourent l'œsophage, l'aorte, la veine azygos, le canal thoracique, et font suite latéralement aux ganglions intercostaux.

Les ganglions bronchiques ou pulmonaires sont placés autour de la trachée et des bronches, et jusque dans l'épaisseur même du poumon. Leur nombre est presque incalculable. Leur volume va en diminuant à mesure qu'ils pénètrent dans les poumons ; les plus gros occupent l'espace lozangique circonscrit par les deux premières bronches, et par les deux branches de l'artère pulmonaire. Blancs chez l'enfant, ils acquièrent, chez l'adulte et surtout chez le vieillard, une couleur noire de bistre très prononcée.

§ 2e *Vaisseaux lymphatiques de la poitrine.*

Comme les ganglions de la poitrine, les vaisseaux lymphatiques de cette importante partie du tronc appartiennent à ses parois ou à sa cavité.

Vaisseaux lymphatiques des parois thoraciques.

Les vaisseaux lymphatiques des parois de la poitrine sont *superficiels* et *profonds.*

Les vaisseaux lymphatiques superficiels , parmi lesquels on doit compter ceux des *mamelles*, vont se rendre dans les ganglions axillaires. Ceux de la partie antérieure de la poitrine glissent en avant du muscle grand pectoral ou le long de son bord externe, et gagnent les ganglions axillaires antérieurs; quelques-uns seulement se recourbent sur les clavicules et se jettent dans les ganglions cervicaux. Ceux de la région dorsale glissent sur le trapèze et sur le grand dorsal, s'associent aux vaisseaux lymphatiques superficiels de l'épaule, contournent le bord postérieur de l'aisselle , et atteignent les ganglions postérieurs de cette cavité.

Les *vaisseaux lymphatiques de la mamelle*, en particulier , sont distingués en superficiels et en profonds. Ils vont presque tous se terminer dans les ganglions axillaires antérieurs. Quelques-uns cependant des plus profonds communiquent avec les ganglions intercostaux voisins, et avec ceux qui suivent l'artère mammaire interne (1).

Les vaisseaux lymphatiques profonds des parois de la poitrine suivent le trajet des vaisseaux intercostaux et mammaires internes , et se rendent dans les ganglions qui les accompagnent. Quelques-uns viennent de la partie profonde de la paroi abdominale , en suivant la branche verticale de l'artère mammaire interne. Ceux du diaphragme se rendent, partie dans les ganglions intercostaux, et partie dans les ganglions sous-sternaux ou médiastins antérieurs.

Vaisseaux lymphatiques intérieurs de la poitrine.

Les vaisseaux lymphatiques intérieurs de la poitrine appartiennent aux poumons et aux organes renfermés dans le mé-

(1) Plus d'une fois les engorgemens de ces ganglions, ignorés des chirurgiens, ont été la cause de la repullulation de cancers du sein, dont l'ablation avait paru bien complète.

diastin. Le canal thoracique traverse, en outre, cette cavité de haut en bas, comme on l'a déjà vu.

Vaisseaux lymphatiques pulmonaires. Les vaisseaux lymphatiques des poumons sont fort nombreux et divisés en superficiels et en profonds.

Les superficiels (1) forment sous la plèvre un réseau compliqué, dont les rameaux suivent les interstices lobulaires du poumon, et circonscrivent des aréoles polygonales. Ils offrent des dilatations remarquables dans leur trajet, communiquent souvent avec les profonds et se terminent, partie en se continuant avec ceux-ci, partie en se rendant vers la face interne du poumon, dans les ganglions bronchiques.

Les profonds naissent des cellules pulmonaires, s'accolent aux bronches, et gagnent les ganglions placés à la racine des poumons.

Au delà des ganglions bronchiques, les vaisseaux lymphatiques pulmonaires se glissent sur les côtés de la trachée, traversent encore quelques ganglions voisins, et se terminent, à gauche dans le canal thoracique près de sa terminaison, à droite dans la grande veine lymphatique. Peu d'entre eux se rendent dans le canal thoracique à l'intérieur de la poitrine.

Vaisseaux lymphatiques du médiastin. Ces vaisseaux appartiennent au cœur, au thymus, à l'œsophage et à l'aorte.

Les vaisseaux lymphatiques du cœur sont distingués en superficiels et en profonds; les premiers sont séreux, les seconds naissent dans la substance même de l'organe et à la surface de ses cavités intérieures. Tous s'accolent aux vaisseaux sanguins, se rendent aux ganglions bronchiques et de là, pour la plupart, dans le canal thoracique. Quelques-uns seulement traversent les ganglions placés au-devant de la crosse de l'aorte.

Les vaisseaux lymphatiques du thymus et du péricarde se rendent aux ganglions mammaires internes; tandis que ceux de l'œsophage et de l'aorte gagnent le canal thoracique, après avoir traversé les ganglions qui l'entourent.

---

(1) On les trouve quelquefois injectés par du pus ou par d'autres produits anormaux.

ARTICLE TROISIÈME.

Système lymphatique de la tête et du col.

§ 1ᵉʳ *Ganglions.*

Le col est très abondamment pourvu de ganglions lymphatiques placés sur les parties latérales de cette grande et importante région, suivant le trajet des vaisseaux carotidiens et jugulaires. Ces ganglions forment une série non interrompue, depuis
le thorax jusqu'à l'oreille, et font suite inférieurement aux ganglions du médiastin et de l'aisselle. Ils sont distingués en superficiels et en profonds; les premiers, peu nombreux, placés entre
les muscles peaucier et sterno-mastoïdien, sur le trajet de la
veine jugulaire externe ; les seconds, très abondans, au contraire, et sous-jacens au sterno-mastoïdien.

Inférieurement, les ganglions cervicaux se partagent entre les
régions sous-hyoïdienne, carotidienne et sus-claviculaire. Les
ganglions sous--hyoïdiens ou *trachéaux*, sont placés autour de la
trachée, au-dessous des trois lames de l'aponévrose cervicale; un
ou deux très petits occupent seulement l'intervalle des feuillets
superficiel et moyen de cette lame fibreuse. Les *ganglions sus-
claviculaires* appartiennent à l'espace triangulaire circonscrit
par la clavicule et par les muscles trapèze et sterno-mastoïdien;
presque tous sont sous-jacens à l'aponévrose cervicale et placés
autour des veines de cette région.

Supérieurement, les ganglions cervicaux se partagent en
quatre séries secondaires : les uns, *ganglions sous-maxillaires*,
s'étendent dans la région sus-hyoïdienne, le long de la base
de la mâchoire, autour de la glande salivaire sous-maxillaire ;
les autres, *ganglions parotidiens*, se placent plus ou moins superficiellement, au devant de l'oreille, dans la région parotidienne ; ceux-ci, *ganglions mastoïdiens*, gagnent la partie
postérieure de l'oreille et la région mastoïdienne ; ceux-là, *carotidiens*, peu nombreux, s'engagent entre le pharynx, la glande
parotide et la colonne vertébrale, et suivent l'artère carotide
interne jusqu'à la base du crâne.

La tête, à proprement parler, n'a de ganglions lymphatiques

que ceux qui occupent la région mastoïdienne ; comme on vient de le voir, l'intérieur du crâne en est absolument dépourvu.

§ 2.º *Vaisseaux lymphatiques de la tête et du col.*

1.º *Vaisseaux lymphatiques de la tête.*

Les vaisseaux lymphatiques de la tête appartiennent au crâne et à la face.

Vaisseaux lymphatiques crâniens. Le crâne abonde en vaisseaux lymphatiques à l'extérieur, tandis qu'il en présente très peu à l'intérieur.

Les vaisseaux lymphatiques superficiels ou extérieurs du crâne, naissent vers le sommet de cette partie, l'embrassent d'un vaste réseau sous-cutané, et se partagent en trois faisceaux distincts : un *frontal*, un autre *temporal* et un dernier *occipital*. Le *faisceau frontal* suit la veine préparate, descend à la face, accompagne la veine faciale et gagne les ganglions sous-maxillaires. Le *faisceau temporal* accompagne l'artère de ce nom et se rend dans les ganglions parotidiens. Le *faisceau occipital* suit le trajet de l'artère auriculaire postérieure et se jette dans les ganglions mastoïdiens. Quelques rameaux de ce dernier suivent aussi l'artère occipitale, et gagnent les ganglions cervicaux profonds.

La petitesse et le nombre peu considérable des ganglions lymphatiques voisins de la base du crâne, sont la preuve théorique la meilleure qu'on puisse fournir du peu de développement du système lymphatique intérieur du crâne. En effet, malgré les travaux de Ruisch, de Mascagni et de M. Fohmann sur ce sujet, il paraît aujourd'hui démontré que l'encéphale est dépourvu de vaisseaux lymphatiques. Les méningés seules en ont quelques-uns, qui se rassemblent en un petit faisceau qui traverse le trou sphéno-épineux, et qui va se terminer dans les ganglions cervicaux les plus élevés et les plus profonds.

Vaisseaux lymphatiques faciaux. On les distingue en superficiels et en profonds ; les premiers, très nombreux, forment plusieurs troncs qui suivent le trajet de la veine faciale et se

rendent dans les ganglions sous-maxillaires , ou se portent en
arrière et. gagnent les ganglions parotidiens. Les seconds,
beaucoup moins bien connus et distingués en zygomatiques,
buccaux et linguaux, se rendent dans les ganglions parotidiens
et sous-maxillaires. Les vaisseaux lymphatiques de la pituitaire
et de l'œil sont encore ignorés.

2.⁰ Vaisseaux lymphatiques du col.

Les vaisseaux lymphatiques du col doivent être distingués
en *postérieurs* et en *antérieurs*.

Les vaisseaux lymphatiques postérieurs ou de *la nuque*, sont
beaucoup moins nombreux que les autres. Les superficiels
descendent vers le dos et se rendent dans les ganglions axillaires. Les profonds accompagnent les artères cervicales profondes et transverses , et gagnent les ganglions sus-claviculaires.

Les vaisseaux lymphatiques antérieurs sont remarquables
par leur nombre et leur développement. Ils émanent principalement du pharynx , de l'œsophage, du larynx , du corps
thyroïde et des organes voisins , se rendent dans les ganglions
latéraux du col, et en sortent ensuite pour se jeter, à gauche
dans le canal thoracique au niveau de sa courbure , à droite
dans la grande veine lymphatique de ce côté.

APPENDICE.

Nerfs ou cordons nerveux.

Les nerfs ou cordons nerveux, sont les prolongemens à l'aide desquels le système nerveux central, l'axe cérébro-spinal, établit ses relations avec le reste de l'organisme.

Il existe deux classes de nerfs, comme je l'ai déjà dit (1) : les uns qui émanent directement de l'axe cérébro-spinal; les autres, qui n'ont avec lui que des relations éloignées, et par l'intermédiaire des premiers ; ceux-ci, appelés par Bichat *nerfs de la vie animale*; ceux-là, nommés *nerfs de la vie organique*.

PREMIÈRE CLASSE.

NERFS DE LA VIE ANIMALE.

Les nerfs de la vie animale, ou *cérébro-spinaux*, sont ceux qui émanent de l'axe cérébro-spinal. Ce sont des cordons arrondis et d'une couleur blanche nacrée, assez analogue à celle des tendons avec lesquels on les a long-temps confondus. Leur surface présente des rides ou stries transversales très apparentes, et qui forment un des plus importans caractères de leur forme.

Les nerfs de la vie animale sont disposés par paire et observent la plus parfaite symétrie dans tous les points, à leur *origine*, *pendant leur trajet* et à leur *terminaison*.

L'origine ou *l'extrémité centrale* des nerfs de la vie animale a besoin d'être soigneusement étudiée. Du reste, il importe de rappeler que l'expression d'origine est de pure convention, et qu'anatomiquement parlant, les nerfs ne naissent pas plutôt de l'axe cérébro-spinal qu'ils s'y terminent.

L'origine des nerfs comprend deux choses essentiellement distinctes, le point où ils s'isolent de la substance des centres nerveux, et celui où ils commencent à l'intérieur de ceux-ci.

(1) Tome 2 page 1.

Le premier est l'origine apparente, et le second l'origine réelle et cachée de ces cordons.

L'origine apparente est plus ou moins rapprochée de l'origine réelle, suivant les nerfs et suivant les animaux que l'on examine (1). La dernière seule offre une position constante dans la série des animaux, ce qui lui donne une importance que n'a pas la première.

L'unité du principe régulateur des fonctions nerveuses, a fait croire pendant long-temps que tous les nerfs cérébro-spinaux ont une origine commune en un point déterminé de l'encéphale ; mais, outre que cette convergence de tous les nerfs en un seul point à leur extrémité centrale, n'est pas nécessaire pour l'intelligence des phénomènes nerveux, l'anatomie établit directement que cette opinion n'a aucune espèce de fondement dans l'organisation.

Tous les nerfs de la vie animale émanent de la moelle épinière ou de ses prolongemens dans le crâne. Les hémisphères cérébraux proprement dits et le cervelet n'ont aucun rapport direct avec eux. Les nerfs olfactifs ne font même pas exception à cette règle : ils sont tout-à-fait séparés du cerveau ; ce sont eux qui terminent en avant la moelle alongée, ou la moelle prolongée dans le crâne.

Les phénomènes croisés des paralysies, ont fait croire à beaucoup d'anatomistes que les nerfs s'entrecroisent à leur origine ; mais, c'est encore là une erreur qui prouve qu'il ne faut conclure qu'avec une grande réserve de la physiologie à l'anatomie. Il y a dans le système nerveux, à la partie supérieure et antérieure de la moelle, une disposition croisée qui suffit à l'explication des phénomènes indiqués, sans qu'il soit nécessaire d'admettre dans les nerfs un arrangement que d'ailleurs l'inspection directe ne confirme pas. Quelques nerfs sont réunis à leur origine par de petites commissures ; mais delà à l'entre-croisement admis par les anciens, il y a une distance très grande.

l'origine réelle des nerfs a souvent lieu par plusieurs racines ou filets plus ou moins nombreux, plus ou moins écartés les uns

____

(1) Chez les oiseaux qui n'ont pas de pont de varole, l'origine apparente et l'origine réelle du nerf de la cinquième paire sont plus rapprochées que chez les mammifères, que chez nous en particulier. ;

autres. A leur naissance, ces filets ou racines sont toujours en rapport avec la substance grise, substance que Malpighi et Gall considéraient, pour cette raison, comme leur matrice.

Dans *leur trajet*, ou dans leur partie moyenne, les nerfs cérébro-spinaux parcourent des espaces plus ou moins considérables, suivant la distance qui sépare les parties où ils se rendent de la cavité céphalo-rachidienne.

D'abord ils occupent la cavité dans laquelle il ont pris naissance, mais bientôt ils l'abandonnent en passant à travers des trous qui leur sont plus ou moins spécialement destinés. Le séjour des nerfs dans la cavité céphalo-rachidienne varie cependant suivant les lieux : on peut dire, en général, qu'il va en se prolongeant de haut en bas, du crâne vers le sacrum.

Les membranes de l'axe cérébro-spinal servent aussi, jusqu'à un certain point, à protéger dans la première partie de leur trajet les nerfs qui lui appartiennent. La pie-mère les enveloppe dès leur isolement complet de la surface du centre nerveux, et les accompagne sous le nom de nevrilemme (1), jusqu'à leur terminaison. L'arachnoïde les recouvre peu après, les accompagne jusque dans le trou qui les transmet à l'extérieure, se réfléchit alors vers la dure-mère, rentre dans le crâne, et se continue avec le feuillet pariétal de cette membrane séreuse. Enfin la dure-mère les entoure d'un petit canal fibreux dans le trou précédent, et les abandonne seulement au dehors de lui pour se continuer avec le périoste voisin.

A peine sortis de la cavité céphalo-rachidienne, les nerfs de la vie animale se dirigent vers le lieu de leur destination, en suivant un trajet variable sur lequel je ne puis rien dire de général. Ils se placent dans les interstices cellulaires des organes, en compagnie des troncs vasculaires principaux, puis se divisent en *branches*, en *rameaux*, en *ramuscules* et en *filets* plus ou moins nombreux, plus ou moins ténus, et se réunissent ensemble par des *anastomoses*.

Les divisions des nerfs cérébro-spinaux ne sauraient être comparées à celles des vaisseaux; elles ne consistent pas, comme dans ceux-ci, en une scission véritable des troncs générateurs, mais bien en séparation de faisceaux, de filets, qui n'étaient

(1) νεῦρον nerf, λῆμμα tunique, λαμβάνω je reçois.

auparavant qu'accolés. Aussi, comprend-on que les variétés qui consistent en des divisions prématurées ou retardées des premiers, n'ont pas l'importance qu'elles offrent dans les seconds.

Les anastomoses ou les réunions des nerfs ont de tout temps beaucoup occupé les anatomistes. Tout-à-fait opposées aux divisions nerveuses, elles consistent en de simples accolemens de filets ou de tronc nerveux primitivement séparés ; les anastomoses à anse ne font même pas exception à cette règle comme Bichat et Béclard l'avaient cru. Les anastomoses s'observent entre les filets d'un même nerf, entre des nerfs différents du même système, ou entre les nerfs de la vie animale et ceux de la vie organique. Tantôt elles ont lieu seulement entre des rameaux, des filets, tantôt, au contraire, elles réunissent les troncs les plus volumineux, et forment ce qu'on appelle des *plexus.*

Les plexus nerveux consistent uniquement en un mélange intime des nerfs qui y concourent; de façon, comme l'observe Bichat, qu'il est impossible de dire positivement la part qu'ont les nerfs qui s'y rendent, à la formation des cordons qui en sortent. C'est tout-à-fait à tort que Monro a soutenu qu'on y trouve de la substance grise.

Certains nerfs cérébro-spinaux présentent dans leur trajet des renflemens grisâtres plus ou moins prononcés, qui constituent des *ganglions* quelque peu analogues, sous le rapport de la forme et de la couleur, avec ceux du système lymphatique.

La *terminaison* des nerfs dans les organes est le point le plus obscur de leur histoire. On admet généralement qu'ils se renflent et se dépouillent de leur névrilemme avant de se fondre en quelque sorte avec leur tissu. Dans certains points où ils se terminent par des épanouissemens membraniformes, dans l'œil, dans le labyrinthe, par exemple, leur renflement est très manifeste.

Mais dans les organes ordinaires, les nerfs sont-ils subdivisés de manière à ce que chaque fibre, chaque granulation en reçoive quelqu'émanation? ou bien, leurs filamens terminaux n'appartiennent-ils qu'à quelques points des organes, et leur influence se propage-t-elle à distance vers les autres parties, comme Reil l'avait admis ? on ne le sait pas positivement. Tout ce que l'on peut dire à cet égard, c'est que la ténuité relative des nerfs donne un grand poids à la seconde opinion.

D'après MM. Prévost et Dumas, dans l'intérieur des muscles, les nerfs se termineraient par des anses, et de manière à croiser transversalement la direction des fibres de ces organes.

Toutes les parties ne sont pas également disposées sous le rapport des nerfs de la vie animale : quelques unes en reçoivent un grand nombre ou en ont de très développés; d'autres n'en ont que fort peu; quelques unes en manquent tout-à-fait, soit qu'elles possèdent seulement des nerfs de la vie organique, comme l'intestin grèle, soit que le système nerveux leur devienne tout-à-fait étranger, comme aux cartilages.

Structure. Les nerfs cérébro-spinaux sont formés , comme Prochaska et Reil l'ont démontré, de cordons, et ceux-ci de filamens dont la ténuité est extrême. Chacun de ces filamens est enveloppé d'une *membrane propre* et pourvu intérieurement de *substance médullaire.*

La membrane propre des filamens nerveux, le *nevrilemme*, est une émanation bien évidente de la pie-mère. Elle est nacrée et de nature fibro-cellulaire; elle ne se borne pas à entourer les filets élémentaires , elle enveloppe encore les cordons et les nerfs eux-mêmes de gaînes moins particulières, plus denses et plus résistantes. Comme le tissu cellulaire qui la forme, elle se fond en gelée par la coction, et se dissout dans l'acide nitrique affaibli.

La substance médullaire des nerfs cérébro-spinaux est tout-à-fait semblable à celle des centres d'où ils émanent, ainsi que Della-Torre l'a démontré. Elle est disposée sous forme de fibres longitudinales, protégée par le nevrilemme, et soumise habituellement de sa part à une compression très forte (1). Les acides nitrique et sulfurique la durcissent, tandis que les solutions alcalines en opèrent la dissolution (2).

Les filets des nerfs de la vie animale sont réunis ensemble

____

(1) Aussi cette substance fait-elle un peu hernie à la surface de la coupe transversale d'un filet de nerf.

(2) Comme on le voit , l'action de ces réactifs sur le névrilemme et sur la substance intérieure des nerfs est inverse. Aussi la met-on à profit pour les obtenir l'un et l'autre séparément : en faisant macérer un cordon nerveux dans l'acide nitrique, on en dissout le névrilemme, et sa substance intérieure reste seule ; tandis qu'au contraire, en employant une solution alcaline, on enlève la substance nerveuse sans altérer le névrilemme.

par un tissu cellulaire lâche, parcouru par un grand nombre de vaisseaux. En outre, ils s'accolent dans chaque nerf, puis se séparent plusieurs fois, de manière à former un plexus intérieur très compliqué, et de même nature que les plexus plus considérables que j'ai décrits.

Les ganglions qui se rencontrent sur le trajet de quelques uns des nerfs qui nous occupent, ne sont autre chose eux-mêmes que des plexus, dont les filets plus fins et plus entrelacés que ceux des autres, sont aussi réunis ensemble par un tissu cellulaire plus dense que partout ailleurs.

Tous les nerfs cérébro-spinaux n'ont pas exactement la même structure : le nerf optique en particulier est remarquable par la grande densité de son nevrilemme, et par les connexions intimes qui réunissent son enveloppe générale et les enveloppes particulières de ses différens filets élémentaires.

Des spéculations théoriques plutôt que des recherches positives, ont fait long-temps admettre l'existence d'un canal central dans chaque filet nerveux, canal dans lequel circulerait un fluide particulier ; mais cette opinion avait été presque complètement abandonnée, lorsqu'en 1825, Bogros, prosecteur à la Faculté de médecine, crut avoir démontré par ses injections, la réalité de cette canalisation. La vérité est, qu'il est facile d'injecter les nerfs avec du mercure, que même cette injection beaucoup trop négligée, peut être favorable pour l'étude des nerfs, dans les ganglions en particulier; mais elle dépose seulement en faveur de la continuité des tubes névrilemmatiques des filets nerveux, et de la facilité avec laquelle on sépare ceux-ci de la substance médullaire qui les remplit intérieurement.

Action. Les nerfs de la vie animale sont les moyens de communication entre l'axe cérébro-spinal et les organes auxquels ils appartiennent : ils transmettent à ceux-ci les déterminations du moi, et lui rapportent en retour les impressions qu'ils reçoivent à leur extrémité périphérique.

Mais les mêmes nerfs ou tous les filets d'un même nerf sont-ils destinés à ces deux actions opposées? Cette question a dû venir à l'esprit des premiers anatomistes ; elle avait certainement occupé Erasistrate, puisqu'il divisait déjà les nerfs en *sensitifs* et en *moteurs*. Mais, de ces spéculations purement théoriques aux idées positives que nous possédons aujourd'hui sous ce rapport, la distance est immense ; de sorte que c'est réellement à Ch. Bell, à Shaw et à **M.** Magendie, que revient l'honneur de cette détermination générale de l'action des nerfs de la vie animale.

De même que dans l'axe cérébro-spinal, des parties sont spécialement destinées à la motilité et d'autres réservées à la sensibilité ; de même aussi les nerfs sont plus ou moins exclusivement moteurs ou sensitifs, suivant qu'ils naissent des premières ou des secondes parties, ou des unes et des autres à la fois. Les exceptions sont tellement rares, que cette manière de considérer les choses peut être considérée comme définitivement établie ; l'anatomie et la physiologie sont d'accord à cet égard, comme on le verra dans les détails.

Ainsi les nerfs cérébro-spinaux sont ou *sensitifs* ou *moteurs*, ou bien à la fois *sensitifs* et *moteurs*. Les premiers n'ont qu'une seule racine qui est implantée, celle des nerfs sensitifs dans la colonne postérieure, celle des nerfs moteurs dans la colonne antérieure de la moelle épinière ou de la moelle alongée. Les seconds sont pourvus de deux racines, une antérieure et l'autre postérieure.

Ch. Bell a subdivisé, en outre, la classe des nerfs moteurs en deux ordres : l'un auquel il rapporte les nerfs *respiratoires*, *vocaux* et *expressifs*, l'autre dans lequel il range les nerfs moteurs ordinaires. Mais cette distinction n'est pas généralement admise ; les idées anatomiques sur lesquels s'appuie le célèbre physiologiste anglais pour soutenir cette doctrine, savoir l'origine de tous les nerfs respiratoires en un point particulier de la partie latérale de la moelle, laissent, en effet, plus d'une chose à désirer.

Développement. On n'a pas beaucoup de données positives sur la formation première des nerfs cérébro-spinaux. Les observations d'Akermann nous ont seulement appris que ces cordons paraissent avant les centres d'où ils émanent, et qu'ils se développent eux-mêmes de leur extrémité périphérique vers leur extrémité centrale.

Tels sont les caractères communs à tous les nerfs de la vie animale. Occupons-nous maintenant de leurs caractères propres ; et pour cela, passons en revue successivement les nerfs qui sortent par les trous de la base du crâne, et ceux qui traversent les trous rachidiens ou *vertébro-sacrés* (1).

ORDRE PREMIER.

Nerfs crâniens.

Les nerfs crâniens sont tous ceux qui sortent par les trous de la base du crâne. Cette qualification n'est pas tout-à-fait synonime de celle de nerfs *cérébraux* ou *encéphaliques*; car d'un côté, les nerfs crâniens sont loin de venir tous du cerveau, et de l'autre, un d'eux, le *spinal,* ne naît pas de la masse nerveuse encéphalique.

Douze nerfs bien distincts sortent par les trous de la base du crâne ; ce sont, en procédant d'avant en arrière, l'*olfactif*, l'*optique*, le *moteur oculaire commun,* le *pathétique,* le *trifacial,* le *moteur oculaire externe, le facial,* l'*auditif,* le *glosso-pharyngien,* le *pneumo-gastrique,* le *spinal* et le *grand hypoglosse.*

Willis a formé de ces douze nerfs neuf paires, en prenant surtout en considération la manière dont plusieurs d'entre eux sont réunis dans les trous qui leur livrent passage. Le nerf *olfactif* forme la 1ʳᵉ paire, l'*optique*, le *moteur oculaire commun,* le *pathétique,* le *trifacial* et le *moteur oculaire externe* représentent la 2ᵉ, la 3ᵉ, la 4ᵉ, la 5ᵉ et la 6ᵉ paires de cet anatomiste. Il réunit, au contraire, le *facial* et l'*acoustique* dans sa 7ᵉ paire; il forme la 8ᵉ paire du *glosso-pharyngien,* du *pneumo-gastrique* et du *spinal* ; tandis qu'avec le *grand hypoglosse* il constitue la 9ᵉ.

Sœmmering et Chaussier après lui, ont établi autant de paires que de nerfs crâniens, et en ont ainsi admis douze, constituées de la manière suivante : *olfactif,* 1ʳᵉ *paire; optique,* 2ᵉ *paire; moteur oculaire commun,* 3ᵉ *paire; pathétique,* 4ᵉ *paire; trifacial,* 5ᵉ *paire; moteur oculaire externe,* 6ᵉ *paire; facial,* 7ᵉ *paire; acoustique,* 8ᵉ *paire; glosso-pharyngien,* 9ᵉ *paire; pneumo-gastrique,* 10ᵉ *paire; spinal,* 11ᵉ *paire; et grand hypoglosse* 12ᵉ *paire.*

(1) Pour étudier les nerfs, choisissez un jeune sujet, ou un adulte peu chargé de graisse.

Nerf olfactif. (*ethmoïdal*, CHAUSS.)

Le nerf olfactif le plus antérieur des nerfs crâniens est entièrement destiné à la membrane pituitaire.

A vrai dire, il n'existe pas seulement un nerf olfactif de
chaque côté ; on en trouve, au contraire, un grand nombre qui
naissent d'une masse nerveuse appelée bulbe olfactif, masse
placée au-dessus de la lame criblée de l'ethmoïde. Le prétendu tronc de ce nerf est une véritable portion de l'encéphale, c'est l'extrémité antérieure de la moelle alongée,
suivant quelques anatomistes. Bien différente, en effet, des nerfs
par sa structure, cette partie est composée de substance blanche
et de substance grise, comme les centres nerveux ; en outre, chez
les animaux, chez lesquels elle est très développée, elle renferme
une cavité qui se continue avec le ventricule latéral du cerveau.
Les anciens, au reste, n'étaient pas tombés, sous ce rapport,
dans l'erreur grossière des modernes, ils appelaient cette partie
processus mamillaire du cerveau ; mais en revanche, aussi,
ils ne connaissaient pas les véritables nerfs olfactifs; Massa est
le premier qui les ait decrits.

Quoi qu'il en soit, le *processus olfactif* commence dans la scissure de Sylvius, sur la face inférieure du corps strié et appartient par conséquent au cerveau proprement dit : cependant il
ne procède pas de l'hémisphère lui-même, mais de l'un des
renflemens de la moelle prolongée dans le crâne, comme je l'ai
dit plus haut. Trois faisceaux médullaires ou trois racines distinctes lui donnent naissance, une *grise* et deux *blanches* parfaitement décrites par Vicq-d'Azir. La première, *pyramide grise*,
se continue avec l'écorce grise de la dernière circonvolution
du lobule frontal. Les secondes sont distinguées en *externe* et
interne ; la racine blanche externe, la plus longue, se dirige
en dehors dans la scissure de Sylvius, et s'enfonce dans la partie externe du corps strié; la racine blanche interne, la plus
courte, commence à la partie antérieure interne de la scissure
de Sylvius, en avant et en dedans de l'espace blanc perforé ;
toutes deux convergent l'une vers l'autre, et se réunissent bientôt sur les côtés et au-dessous de la racine grise.

Il ne peut pas y avoir de doute aujourd'hui relativement à la continuité des processus olfactifs avec les corps striés; Vieussens, Winslow, Monro, Chaussier, Scarpa, H. Mayo s'accordent parfaitement à cet égard. Leurs racines blanches sont en relation avec le faisceau des fibres des pédoncules qui s'étale dans les corps striés ; ce qui explique très bien comment Willis a pu les suivre jusqu'à la moelle alongée, et M. Cruveilhier jusqu'à la commissure antérieure qui est elle-même une émanation des fibres pédonculaires. L'opinion de Ridley touchant l'origine de ces nerfs à la partie antérieure du corps calleux ne peut pas soutenir l'épreuve de la dissection.

Une fois constitué par la réunion des trois cordons précédens, le processus olfactif représente un faisceau prismoïde et triangulaire libre seulement par sa face inférieure. Il s'avance d'abord d'arrière en avant et un peu de dehors en dedans, placé dans une anfractuosité rectiligne de la partie interne de la face inférieure du lobule frontal, et recouvert seulement par l'arachnoïde ; ensuite, parvenu dans la gouttière ethmoïdale, il se détache tout-à-fait du cerveau, offre un renflement très prononcé qui constitue le *bulbe* ou le *lobe olfactif*, et donne aussitôt naissance à une multitude de filets qui traversent l'ethmoïde.

Le bulbe olfactif est remarquable par sa mollesse et par sa couleur grisâtre. Il est formé extérieurement d'une substance grise semblable à celle du cerveau, en dedans de laquelle s'étalent les fibres de sa substance blanche. Malacarne et Scarpa l'ont considéré comme un ganglion. C'est à son niveau , et seulement à son niveau , que commencent les nerfs olfactifs, comme je l'ai dit précédemment.

Les nombreux filets des bulbes olfactifs se dirigent immédiatement vers les trous de la lame criblée de l'ethmoïde, les traversent et parviennent à la partie supérieure des fosses nasales enveloppés, chacun de leur côté , par un petit prolongement de la dure-mère.

Ces filets se placent en dehors de la membrane pituitaire, les plus gros du côté de la cloison et de la paroi externe des fosses nasales, les plus petits au niveau de la lame criblée. Tous se divisent aussitôt en filamens très déliés , disposés d'une manière pénicillée , et se terminent dans la partie supérieure de la membrane olfactive, en s'épanouissant dans son corps papillaire.

Suivant Tiedemann, chez l'embryon les processus olfactifs sont creux chez l'homme, comme chez les grands mammifères adultes, et, comme chez ceux-ci, leur cavité se continue avec celle des ventricules cérébraux rudimentaires; mais bientôt cette disposition s'efface, les processus olfactifs diminuent de volume et prennent les caractères que je leur ai assignés.

Action. Les nerfs olfactifs sont essentiellement réservés à l'olfaction; mais, comme l'a établi M. Magendie, leur action est liée jusqu'à un certain point à celle du nerf de la cinquième paire. Leur distribution spéciale dans la partie supérieure de la membrane pituitaire, rend cette région plus sensible que les autres aux émanations olfactives des corps; aussi le nez a-t-il été disposé de manière à diriger ces émanations surtout vers ce point.

DEUXIÈME PAIRE.

Nerf optique (oculaire CHAUSS. *).*

Les nerfs optiques, exclusivement destinés au globe de l'œil, comme leur nom l'indique, se détachent nettement des corps genouillés externe et interne à l'aide de deux bandelettes aplaties, qui se réunissent promptement ensemble. Mais ces deux points de l'encéphale ne sont pas les seuls qui leur fournissent des filets : 1° ils se prolongent jusqu'aux tubercules quadrijumeaux par deux faisceaux bien apparens, celui de l'éminence nates plus prononcé et surtout plus évidemment continu avec ces nerfs que celui de l'éminence testes; 2° le tuber cinereum leur fournit aussi quelques racines, au niveau de leur commissure.

Tout le monde, cependant n'admet pas cette triple origine des nerfs optiques dans les nates et les testes, dans les corpora geniculata et dans le tuber cinereum. La plupart des auteurs, au contraire, les font naître seulement de l'éminence nates, du corpus geniculatum externum et du tuber cinereum; mais leurs relations sont aussi évidentes avec le corpus geniculatum internum qu'avec l'externum. M. Cruveilhier, d'autre part, croit pouvoir assurer que les nerfs optiques ne vont pas au delà du corpus geniculatum externum; il se fonde surtout sur ce que dans un grand nombre de cas d'atrophie de ces nerfs qu'il a

eus occasion d'observer, jamais il n'a vu l'altération aller au
delà de ce point. Toutefois ce fait pathologique ne me paraît
pas de nature à prévaloir contre les résultats fournis par l'observation sur des sujets sains ; on sait d'ailleurs très bien,
que dans une autre série assez nombreuse de cas d'atrophie
des nerfs optiques, on n'a pas vu l'altération aller au delà de
leur commissure, circonstance qui n'implique assurément rien
contre leur origine plus reculée en arrière.

Quoi qu'il en soit, au delà des couches optiques, les nerfs
oculaires encore mous et aplatis, contournent les parties
externe et inférieure des pédoncules cérébraux, et leur adhèrent intimement en dehors ; puis ils convergent l'un vers l'autre, deviennent plus denses, s'accolent au tuber cinereum,
comme je l'ai dit, se réunissent pour former le *chiasma* ou
commissure, s'écartent ensuite de plus en plus, traversent de
chaque côté le trou optique, gagnent la partie postérieure du
globe de l'œil, traversent la sclérotique et la choroïde par des
ouvertures particulières de ces membranes placées un peu
en dedans de l'extrémité postérieure de l'axe de l'œil, et se terminent dans la rétine.

Le chiasma, ou *la commissure* des nerfs optiques, (*espace
carré* de Zinn), est placé sur la ligne médiane, à la face inférieure du cerveau, en arrière de la scissure de séparation des
deux lobules frontaux, et en avant du tuber cinereum et de la
tige pituitaire. Il adhère intimement au tuber cinereum, en
reçoit quelques filets, et se trouve lié à l'extrémité antérieure
du corps calleux au moyen d'une lamelle d'un blanc grisâtre,
qui ferme obliquement l'extrémité antérieure du troisième
ventricule. Mais quelle est la nature de cette partie ? Est-elle
formée par un entrecroisement complet des deux nerfs ? Ou
bien y a-t-il entre eux entrecroisement partiel, simple accolement, ou seulement commissure transverse ?

Si l'on s'en rapportait à l'anatomie comparée des poissons et
à quelques faits d'anatomie pathologique, on n'hésiterait pas à
adopter la première opinion ; mais, d'un côté, l'inspection directe, et d'autre part des faits d'anatomie pathologique contraires
aux précédens, faits qui témoignent que l'atrophie peut aussi se
continuer du même côté, au delà du chiasma, jettent beaucoup d'incertitude sur ce point. Aussi comprend-on que *Mi-*

chaelis ait admis l'entrecroisement partiel, et que *Caldani* ait soutenu la doctrine de la simple commissure transverse. Toutefois, l'opinion mixte de M. le professeur Cruveilhier, qui représente les fibres internes des nerfs optiques, comme entrecroisées en avant et réunies par une simple commissure en arrière, tandis que leurs fibres externes seraient continues d'une extrémité à l'autre du même nerf, est celle qui me paraît le mieux représenter l'état des choses.

A leur origine aux tubercules quadrijumeaux, les deux nerfs optiques sont peu éloignés l'un de l'autre ; ils divergent ensuite jusqu'aux pédoncules cérébraux, puis convergent vers le chiasma, et divergent de nouveau au-delà de ce point jusqu'à leur terminaison. Mous, aplatis et dépourvus de névrilemme en arrière du chiasma, ils sont résistans, arrondis et revêtus de névrilemme, au devant de cette ouverture, et deviennent de nouveau mous et réduits à leur pulpe dans l'intérieur de l'œil. Jusqu'au trou optique, leur névrilemme est simple et fourni par la pie-mère. Au-delà de cette ouverture, au contraire, il est double et formé, en dehors, par un prolongement de la dure-mère, en dedans par la pie-mère. Enfin à la partie postérieure de l'œil cette double enveloppe les abandonne, la plus extérieure en dehors, la plus intérieure en dedans de l'ouverture de la sclérotique qui leur livre passage.

Dans l'orbite, les nerfs optiques, entourés par beaucoup de graisse et par les muscles de l'œil, concourent à former le pédicule de cet organe ; ils reçoivent du plexus caverneux un filet qui s'etait d'abord accolé au nerf de la sixième paire, comme on le verra, et qui abandonne ce nerf pour eux; l'artère ophtalmique passe au-dessus d'eux ; ils sont accolés aux vaisseaux, aux nerfs et au ganglion ciliaires ; enfin l'artère centrale de la rétine les pénètre en traversant leur double névrilemme, et les accompagne intérieurement jusqu'à la rétine.

Au moment où ils traversent la sclérotique, ces nerfs deviennent beaucoup plus petits, parce qu'ils se sont dépouillés en dehors de leur enveloppe méningienne. Au niveau de la choroïde, privés de leur enveloppe méningienne, ils sont plus grêles encore, et paraissent comme étranglés par cette membrane.

Enfin, arrivés à la rétine, leur pulpe s'étale, s'épanouit réellement pour former cette membrane , et l'artère centrale s'en échappe pour se terminer comme on l'a vu.

Action. Le nerf optique est certainement destiné à transmettre au cerveau les impressions produites sur la rétine par les corps lumineux ; mais les observations pathologiques et les expériences de M. Magendie ont établi qu'il est soumis jusqu'à un certain point, sous ce rapport, au nerf de la cinquième paire, comme le précédent.

TROISIÈME PAIRE.

Nerf moteur oculaire commun.
(Oculo-musculaire commun. Chauss.)

Le nerf moteur oculaire commun , destiné aux muscles de l'œil, comme son nom l'indique, s'isole de la substance de l'encéphale à la partie interne du pédoncule cérébral correspondant, et au niveau de la lame blanche qui le sépare de celui du côté opposé ; mais on peut le suivre beaucoup plus loin à l'intérieur de cette substance. Ses filets, en effet, s'enfoncent dans la protubérance annulaire , croisent la direction des fibres transversales profondes du centre nerveux, et vont se continuer avec les faisceaux émanés des pyramides antérieures.

Au moment où ce nerf se dégage de la surface du pédoncule, il est formé de plusieurs filets très ténus et bien distincts, et est embrassé par les artères cérébrale postérieure et cérébelleuse supérieure (1). Quelquefois ses filets les plus internes semblent confondus sur la ligne médiane avec ceux du côté opposé , circonstance par laquelle Varole et Vieussens expliquaient la simultanéité d'action des deux yeux.

Le nerf moteur oculaire commun ne reste enfermé que peu de temps dans le crâne; après quoi il sort de cette cavité par la fente sphénoïdale, et se termine dans l'orbite.

Dans le crâne il est d'abord libre, puis s'engage ensuite dans la paroi externe du sinus caverneux, logé dans un canal particulier de la dure-mère, et accompagné quelque temps par l'arachnoïde. D'abord placé, dans cette dernière partie de son tra-

______

(1) Ce nerf est le seul auquel s'applique justement cette vague assertion des pathologistes savoir, *que, dans les congestions cérébrales, les nerfs peuvent être comprimés à leur origine par l'abord plus grand du sang à l'intérieur des vaisseaux.*

jet, au-dessus du nerf pathétique et de la branche ophtalmique de la cinquième paire, il leur devient inférieur en avant, au-dessous de l'apophyse clinoïde antérieure. Dans la fente sphénoïdale et en entrant dans l'orbite, le nerf moteur oculaire commun reçoit quelques filets du plexus caverneux du grand sympathique, traverse l'intervalle des deux faisceaux postérieurs du muscle droit externe de l'œil, et se divise aussitôt en deux branches, l'une *supérieure*, plus petite, l'autre *inférieure*, plus grosse.

La *branche supérieure* remonte en dehors du nerf optique, se place entre ce nerf et le muscle droit supérieur de l'œil, et se divise en un grand nombre de filets ténus qui se prolongent plus ou moins loin, et se répandent dans les muscles droit supérieur et releveur de la paupière supérieure.

La *branche inférieure* se dirige un peu obliquement en bas et en dedans, au-dessous du nerf optique et se divise promptement en trois rameaux. Le *rameau externe*, le plus long, suit le bord externe du muscle droit inférieur, va se terminer dans l'extrémité oculaire du petit oblique et, près de son origine, fournit la courte racine du ganglion ophtalmique. Le *rameau moyen*, le plus court des trois, s'enfonce et se perd aussitôt dans le muscle droit inférieur. Enfin le *rameau interne* gagne le muscle droit interne, et s'y perd après un trajet très court.

Action. le nerf moteur oculaire commun est moteur par excellence. Il se distribue à tous les muscles intra-orbitaires, à l'exception du droit externe et du grand oblique; de sorte qu'il justifie assez bien sa dénomination d'*oculo-musculaire commun.* La cessation de son action est suivie de l'abaissement de la paupière supérieure et de la rotation de l'œil en dehors, parce que, d'une part, il anime le muscle élévateur de la paupière supérieure qui est alors paralysé et que, d'autre part, le muscle droit externe qui n'a aucune relation avec ce nerf, conservant toute son activité, entraîne l'œil d'autant plus facilement de son côté, que ses antagonistes animés par ce nerf, sont devenus inactifs.

QUATRIÈME PAIRE.

Nerf pathétique.

(Oculo-musculaire interne. CHAUSS.)

Le nerf pathétique, *moteur oculaire supérieur* ou *interne*, le

plus petit des nerfs encéphaliques est, comme le précédent, entièrement destiné à l'orbite.

Il naît de la partie postérieure des tubercules quadrijumeaux,
des éminences testes suivant quelques-uns, de la valvule de
Vieussens ou même du cervelet suivant les autres. Souvent il
est uni à celui du côté opposé par une sorte de commissure médiane. Toujours il est mou à son origine, et se rompt en ce point
avec la plus grande facilité.

Au-delà de son origine le nerf pathétique se dirige d'abord
transversalement en dehors, ensuite il contourne le pédoncule
du cerveau, en compagnie de l'artère cérébelleuse supérieure,
se porte en avant vers l'apophyse clinoïde postérieure et s'engage
dans la paroi externe du sinus caverneux, logé dans un petit
canal particulier de la dure-mère. Placé d'abord au-dessous du
nerf moteur oculaire commun et au-dessus de l'ophtalmique de
Willis, il devient bientôt supérieur au premier, sort du crâne
par la partie interne de la fente sphénoïdale, arrive dans l'orbite,
se porte obliquement en haut et en dedans, au-dessus des muscles droit supérieur de l'œil et releveur de la paupière supérieure, et gagne le muscle grand oblique dans lequel il se termine entièrement.

Dans la paroi externe du sinus caverneux, le nerf pathétique
fournit un *rameau méningien* qui a été décrit par M. Cruveilhier,
et qui se porte d'avant en arrière dans l'épaisseur de la tente
du cervelet, jusqu'au sinus latéral, où il se divise en deux ou
trois filets. Il se réunit souvent, en avant de la tente avec un
filet du plexus caverneux (1).

Dans la fente sphénoïdale, le nerf pathétique accolé à l'ophtalmique de Willis en reçoit manifestement plusieurs filets qui
s'en détachent ensuite pour se porter au nerf lacrymal qui paraît
ainsi, chez certains sujets, en tirer son origine. M. Magendie l'a vu
fournir un nerf lacrymal distinct de celui de la cinquième paire.

Action. Le nerf pathétique est essentiellement moteur; il se

____

(1) Pour le voir distinctement, il faut laisser macérer quelque temps la
tête dans l'acide nitrique étendu d'eau, de manière à ramollir le tissu de
la dure-mère et à raffermir celui de ce nerf. Du reste c'est ainsi qu'on doit
procéder à l'étude de la plupart des nerfs méningiens, comme l'a très bien
montré **M. Cruveilhier.**

perd dans le seul muscle grand oblique de l'œil. Ch. Bell le
range dans sa classe des nerfs respirateurs et expressifs.

CINQUIÈME PAIRE.

Nerf trifacial.

Le nerf trifacial , (*trijumeau*, BOYER, BICHAT), est le plus important et le plus compliqué de tous les nerfs encéphaliques. Il
tire sa dénomination de sa distribution à la face par trois branches principales.

Ce nerf s'isole de la substance de l'encéphale à la partie externe
et inférieure du pédoncule du cervelet, près de la protubérance
annulaire. Il a deux racines distinctes, l'une interne, antérieure
et inférieure, plus petite; l'autre externe , postérieure et supérieure, beaucoup plus grosse que l'autre; toutes deux formées
d'un grand nombre de filets, 80 ou 100 environ.

Ces filets reçoivent leur névrilemme au niveau du point où
ils émergent de l'intérieur du pédoncule, les externes cependant un peu plus tôt que les internes; et comme, dans l'ar-
rachement, ils se rompent tous en ce point, les premiers cèdent
d'abord, les seconds ensuite, et le nerf laisse sur le lieu de son
implantation une sorte de mamelon ou d'apophyse, qu'on a
long-temps considéré comme sa véritable origine , mais qui
appartient, au contraire, à sa continuité.

Bien distinctes à l'extérieur du pédoncule du cervelet, les
deux racines du nerf trifacial le sont plus encore dans l'épaisseur de la protubérance : la grosse se dirige en arrière, tandis
que la petite reste antérieure. Vicq-d'Azir croyait que ces racines se portaient vers le cervelet ; mais les travaux de Gall,
Rolando et des anatomistes de nos jours ont appris qu'elles appartiennent, au contraire, au bulbe supérieur de la moelle. Gall
cependant ne les avait pas suivies au-delà de la substance grise
de la protubérance. La grosse racine, en particulier, se porte
vers le plancher du quatrième ventricule , jusqu'au bec du calamus Scriptorius; tandis que la petite m'a paru se continuer
avec les fibres ascendantes des éminences pyramidales.

Une fois libre de toute connexion avec l'encéphale, le nerf
de la cinquième paire se dirige en avant et en dehors, s'engage,
accompagné par l'arachnoïde, dans une gouttière creusée sur

la face supérieure et près de la pointe du rocher, au-dessous
d'un petit pont spécial de la dure-mère, s'élargit beaucoup et
parvient sur la grande aile du sphénoïde. Là, ses deux racines
sont encore bien distinctes l'une de l'autre, la petite est inférieure (1) et la grosse supérieure. La première n'offre rien de
particulier; mais la seconde, la grosse, s'étale beaucoup, forme
un petit plexus aux dépens de ses propres filets, en envoye à la
dure-mère un grand nombre qui suivent une marche retrograde, et qui presque tous se portent dans la tente du cervelet (2); enfin elle se termine elle-même à un ganglion appelé *ganglion de Gasser.*

Placé dans la fosse temporale interne, près de la pointe du
rocher et de la gouttière caverneuse, le *ganglion de Gasser* est
semi-lunaire, et forme un relief très marqué au-dessus du niveau du nerf auquel il appartient. Sa convexité est tournée en
avant et sa concavité en arrière. Sa couleur est grisâtre ou jaunâtre. En haut, il adhère intimement à la dure-mère et lui envoie plusieurs filets qu'Arnold a bien décrits, et qui se portent
spécialement dans la tente du cervelet. En bas, il est appliqué
sur les os du crâne et sur la racine grêle du nerf trifacial. En arrière, il reçoit les filets nombreux de la grosse racine ou racine
postérieure du même nerf (3). En dedans, il communique avec
plusieurs filets du plexus caverneux du grand sympathique.
En avant et en dehors il donne naissance à trois grosses branches qui constituent les nerfs *ophtalmique de Willis*, *maxillaire-
supérieur* et *maxillaire-inférieur.* Sa structure est très facile à
reconnaître: les filets de la racine postérieure du nerf trifacial
s'y divisent, s'y entrelacent ensemble, puis se recomposent et
sont enveloppés par une substance grise très dense.

Quoi qu'il en soit les deux racines du nerf trifacial ne se réu-

(1) Pour bien la voir, il faut renverser le tronc du nerf d'arrière en avant

(2) Les auteurs ne font pas mention de ces filets méningiens fournis par
la grosse racine du trifacial, avant sa fusion dans le ganglion de Gasser;
cependant ils sont plus nombreux, plus gros et plus importans que ceux
qui viennent de ce ganglion; je puis assurer d'ailleurs qu'ils en sont bien
distincts.

(3) L'existence de ce ganglion sur le trajet de la racine postérieure du
nerf trifacial lui donne la plus grande analogie avec les nerfs rachidiens,
qui ont aussi une racine ganglionnaire, la *postérieure.*

nissent l'une à l'autre qu'au devant du ganglion de Gasser; mais elles ne se confondent pas complètement ensemble : la petite va seulement se continuer avec le tronc du nerf maxillaire-inférieur, comme je le montrerai plus loin.

1° *Branche ophtalmique de la cinquième paire.* (1)

La branche ophtalmique du nerf trifacial, (*nerf ophtalmique* de Willis, *orbitaire* Winslow, *orbito - frontal* Chaussier), est la division la plus élevée et la plus petite du nerf de la cinquième paire.

Cette branche se détache de la partie interne et antérieure du ganglion de Gasser. Exclusivement formée par ce ganglion et par la racine du nerf trifacial à laquelle il appartient, elle se dirige aussitôt obliquement en haut, en avant et un peu en dedans, logée dans la paroi externe du sinus caverneux, au-dessous des nerfs moteur oculaire commun et pathétique, et envoie plusieurs filets à celui-ci ; puis parvenue au niveau de l'apophyse clinoïde antérieure, elle se divise en trois rameaux, le *lacrymal*, le *frontal* et le *nasal*. Toutefois ce nerf fournit auparavant un filet très ténu, (*Arnold*), qui se porte en arrière par une marche rétrograde, se réunit à un filet du plexus caverneux, et gagne la tente du cervelet. Enfin le *ganglion ophtalmique* a d'importantes relations avec elle, et paraît en être une dépendance.

Rameau lacrymal. Le nerf lacrymal, (*lacrymo-palpébral* Chauss.), est la plus petite des trois divisions de l'ophtalmique. Il s'en détache dans la paroi externe du sinus caverneux, se dirige aussitôt en dehors dans l'épaisseur de la portion de dure-mère qui ferme la fente sphénoïdale, et reste quelque tems logé dans son épaisseur (2). Il pénètre dans l'orbite par la partie la plus étroite de la fente sphénoïdale, longe le bord supérieur du muscle droit externe de l'œil accolé à la paroi externe de l'orbite, se place en dedans de la glande lacrymale, lui envoie de

(1) Pour en faire la préparation il suffit d'enlever avec soin la paroi supérieure de l'orbite, sans le périoste qui lui appartient, et de chercher successivement ses rameaux *lacrymal, frontal* et *nasal.*

(2) Cette circonstance du trajet du nerf lacrymal l'expose beaucoup à être lésé, quand on n'enleve pas avec grand soin la paroi supérieure de l'orbite pour sa préparation.

nombreux filets, et va se terminer dans la paupière supérieure.

Il n'est pas rare de voir le rameau lacrymal formé originairement non seulement par l'ophtalmique, mais encore par le pathétique. M. Swan considère même cette disposition comme normale.

Quoi qu'il en soit, dans son trajet le nerf lacrymal donne un rameau malaire qui se sépare lui-même, en filets *externes* qui traversent la paroi externe de l'orbite et s'anastomosent avec le nerf temporal profond, et en filets *antérieurs* qui traversent les trous malaires, et vont à la face s'anastomoser avec le nerf facial.

Les filets lacrymaux du nerf de ce nom sont grêles, très nombreux, et n'ont rien autre chose de particulier. Les filets palpébraux qui le terminent réellement, se répandent dans la région externe de la paupière supérieure, ou gagnent la partie antérieure et superficielle de la tempe, en s'y anastomosant avec les filets correspondans du nerf facial.

Rameau frontal. Le nerf frontal, (*fronto-palpébral*, Chauss.), est plus spécialement que les deux autres, la continuation du tronc de l'ophtalmique de Willis. Il pénètre dans l'orbite par la partie interne de la fente sphénoïdale, après s'être élevé à la même hauteur que le pathétique, en dehors de ce nerf et au-dessus du moteur oculaire commun. Il se place ensuite entre la paroi supérieure de l'orbite et le muscle releveur de la paupière supérieure, se dirige d'arrière en avant, et se divise plus ou moins promptement en deux branches qui constituent les nerfs *frontal externe* et *frontal interne.*

Le *nerf frontal externe* ou *sus-orbitaire*, plus volumineux que l'interne, se dirige vers le trou sus-orbitaire, s'y engage avec l'artère du même nom, et se divise au devant de lui en rameaux *palpébraux* et *frontaux.* Les premiers descendent en rayonnant dans la paupière supérieure, et se répandent profondément et superficiellement dans cette partie, en s'anastomosant avec les autres rameaux palpébraux supérieurs de l'ophtalmique, et avec ceux du facial. Les seconds, plus considérables et moins nombreux, remontent d'abord entre l'arcade surcilière et le muscle du même nom, gagnent la face interne du muscle frontal, et se divisent bientôt en filets de volume successivement décroissant, qui se placent au-dessous ou en dehors du muscle frontal, s'avancent jusqu'à la partie supérieure de la tête, et se perdent dans le périoste et surtout dans la peau de ces régions, sans fournir, au muscle occipito-frontal. Chez quelques sujets, un filet ténu du nerf sus-orbitaire s'engage dans un pertuis du frontal au niveau de l'échancrure surcilière, parcourt un certain trajet à l'intérieur de l'os, fournit plusieurs ramifications au périoste, devient libre lui-même au niveau de la bosse frontale, traverse le muscle de ce nom et se perd, comme les autres, dans la peau du front.

Le *nerf frontal interne* est généralement un peu plus petit que l'externe. Il se dirige en avant et en dedans vers la poulie du muscle grand oblique de l'œil, sort de l'orbite, souvent divisé en deux rameaux, entre cette poulie et le trou sus-orbitaire, et se divise, comme le précédent, en filets *inférieurs* et *supérieurs*. Les premiers descendent dans la paupière supérieure et sur le dos du nez, puis se réunissent aux filets du frontal externe dans le premier point, et à ceux du nasal dans le second. Les seconds remontent à travers le muscle surcilier, souvent même en avant de lui, et se répandent dans la peau du front et de la partie supérieure de la tête, en s'anastomosant avec les radiations du nerf frontal externe.

Quand le nerf frontal interne se partage de bonne heure en deux rameaux, l'interne traverse souvent la poulie cartilagineuse du muscle grand oblique, et fournit au nez et à la paupière ; tandis que l'externe est uniquement destiné aux régions surcilière et frontale.

Rameau nasal. Le nerf nasal se sépare de l'ophtalmique de Willis au-dessous de l'apophyse clinoïde antérieure, pénètre dans l'orbite par la partie externe de la fente sphénoïdale, passe entre les deux faisceaux postérieurs du muscle droit externe de l'œil, avec le moteur oculaire commun et le moteur oculaire externe, se dirige obliquement en dedans et en avant d'abord entre le muscle droit supérieur et le nerf optique, puis entre le droit interne et le grand oblique, longe ensuite la paroi interne de l'orbite, et près du trou orbitaire interne antérieur se divise en deux rameaux secondaires, l'un *externe*, l'autre *interne*.

Avant de se diviser, le nerf nasal s'anastomose dans la fente sphénoïdale avec le nerf de la sixième paire. Peu après, entre les deux faisceaux de l'extrémité postérieure du muscle droit externe, il donne naissance à un rameau long et grêle qui va se rendre au *ganglion ophtalmique.* Un peu plus loin il donne quelques *filets ciliaires* qui s'accolent à la partie interne du nerf optique, s'associent à ceux du précédent ganglion et se comportent de la même manière. (1)

Le *rameau nasal externe,* (*nerf nasal externe* de quelques-uns), continue la direction primitive du nerf nasal, le long de la paroi interne de l'orbite, sort de cette cavité au-dessous de la poulie du muscle grand oblique, s'anastomose par fois avec le nerf frontal interne et se divise en filets *palpébraux, nasaux* et *frontaux* qui s'écartent en divergeant, et qui s'anastomosent dans les paupières, sur le nez et au front, avec les filets du facial et du frontal qui appartiennent aux mêmes régions.

Le *rameau nasal interne,* (*ethmoïdal* des auteurs), se dirige en dedans dès son origine, traverse le trou orbitaire interne antérieur, pénètre dans le crâne au niveau de la gouttière ethmoïdale supérieure, se porte d'arrière en avant, entre la dure-mère et la lame criblée, fournit un filet ténu à la dure-mère voisine et un autre au sinus frontal, s'engage dans la fente placée en dehors de l'apophyse crista-galli, arrive dans la fosse nasale, et se divise en deux filets, un *interne,* l'autre *externe.* Le premier descend sur la partie antérieure de la cloison du nez, se divise et se perd dans la membrane muqueuse qui revêt cette partie. Le second se porte obliquement derrière l'os propre du nez, dans un petit sillon particulier qu'il présente, et se subdivise en plusieurs filets : les uns se répandent dans la membrane muqueuse qui revêt la partie antérieure des cornets ; d'autres traversent des pertuis de l'os propre du nez, et vont se répandre dans les parties molles extérieures de cette région ; un dernier, plus long que les autres, *naso-lobaire* CHAUSS., s'engage entre le bord inférieur de l'os propre et le cartilage de l'aile du nez, se dirige en bas et en dedans et va se perdre dans le lobe en s'anastomosant avec le facial.

Ganglion ophtalmique. Le ganglion ophtalmique, *ciliaire* ou *lenticulaire,* est placé dans la partie la plus reculée de l'orbite, au devant du trou optique et à la partie externe du nerf de ce nom, plongé dans le tissu cellulo-graisseux qui abonde dans

(1) Voyez un peu plus loin.

cette région. Il a le volume d'une petite lentille. Il est placé de champ et de manière qu'une de ses faces soit accolée au nerf optique. Sa couleur est grisâtre. Le plus souvent il est quadrilatère et reçoit ou donne au niveau de ses angles des filets nerveux importans. Son angle supérieur et postérieur reçoit du nerf nasal un filet long et grêle, *racine longue*, qui s'en détache dans la fente sphénoïdale, ou même un peu en arrière. Son angle inférieur et postérieur reçoit de la branche inférieure du nerf moteur oculaire commun, et spécialement de son rameau externe, un filet gros et court, *racine courte*, qui remonte obliquement vers lui. Il est uni, en outre, avec un filet du ganglion cervical supérieur et plus immédiatement du plexus caverneux, *racine végétative*, qui, après s'être d'abord accolé au nerf moteur oculaire externe, l'abandonne au niveau de l'extrémité postérieure du muscle droit externe, et croise la direction de la branche inférieure du moteur oculaire commun. Ses angles antérieurs donnent naissance à deux faisceaux de filets qui constituent les nerfs ciliaires ou iriens, s'accolent à la partie externe du nerf optique, l'accompagnent jusqu'à l'œil, s'anastomosent rarement entre eux, traversent la sclérotique, avec les artères ciliaires, à quelque distance autour du nerf optique, parviennent entre cette membrane et la choroïde, envoient quelques filets dans la seconde, puis parviennent au cercle ciliaire, s'y divisent, s'y anastomosent en plexus et le traversent, pour aller se répandre dans l'iris et dans les procès ciliaires, ou percent la sclérotique près de la cornée, pour aller se distribuer à la conjonctive, comme l'a parfaitement montré M. Giraldés.

Tiedemann dit avoir vu une fois un filet qui du ganglion sphéno-palatin, allait se réunir à la racine courte du ganglion ophtalmique.

2° *Branche maxillaire supérieure de la cinquième paire* (1)

(Nerf maxillaire supérieur.)

Le nerf maxillaire supérieur est la branche moyenne de la cinquième paire. Dirigé horizontalement d'arrière en

(1) Ne vous occupez du nerf maxillaire supérieur qu'après avoir étudi tous les nerfs de l'orbite, et terminez par sa dissection celle du trifacial

avant, il traverse presque aussitôt le trou grand rond ou maxillaire supérieur du sphénoïde, parvient dans la fosse sphénomaxillaire, la traverse horizontalement d'arrière en avant, gagne le conduit sous-orbitaire, le parcourt et s'y divise en deux branches, une *sous-orbitaire*, l'autre *dentaire antérieure*.

Le tronc du nerf maxillaire supérieur est très court et peu compliqué dans sa disposition. Il fournit successivement, avant de se terminer comme je l'ai dit, les rameaux *orbitaire*, *dentaires postérieures* et celui ou ceux à l'aide desquels il communique avec le *ganglion sphéno-palatin*.

Rameau orbitaire. Ce rameau se détache du nerf maxillaire supérieur à sa sortie du trou grand rond. Il se dirige aussitôt à travers la fosse sphéno-maxillaire, pénètre dans l'orbite par sa fente inférieure, la suit dans toute son étendue, et se divise antérieurement en rameaux secondaires qui se portent *en haut*, *en dehors* et *en avant*. Les premiers gagnent la glande lacrymale, la paupière supérieure et s'y anastomosent avec le nerf lacrymal proprement dit. Les seconds traversent la paroi externe de l'orbite, pénètrent dans la fosse temporale, et s'y réunissent à la branche temporale profonde antérieure du nerf maxillaire inférieur, souvent même, comme je l'ai vu, à des filets du nerf facial qui traversent l'aponévrose temporale. Les troisièmes s'engagent dans les trous malaires, parviennent à la face et se distribuent à la région de la pommette.

Rameaux dentaires postérieurs. Les nerfs dentaires postérieurs, *alvéolo-dentaires*, sont ordinairement au nombre de deux ou trois ; rarement ils ont un tronc commun. Ils viennent du maxillaire supérieur près de la gouttière sous-orbitaire, s'appliquent contre la tubérosité molaire, fournissent quelques filets à la partie postérieure de la gencive supérieure, s'engagent ensuite dans les conduits dentaires postérieurs, les parcourent et se terminent antérieurement en s'anastomosant, dans l'épaisseur de l'os maxillaire, avec des ramifications du

---

Du reste, pour le préparer, débarrassez l'orbite de l'œil et des parties molles qui entourent cet organe ; emportez, à l'aide de deux traits de scie convergens vers la fosse sphéno-maxillaire, toute la partie osseuse de la fosse temporale ; et faites sauter avec la gouge et le maillet tout le sommet de la fosse zygomatique, depuis le trou maxillaire supérieur jusqu'à la fente sphénoïdale.

nerf *dentaire antérieur*. Chemin faisant, ils envoient quelques filets ténus dans la membrane muqueuse du sinus maxillaire, et en fournissent d'autres plus nombreux inférieurement, qui pénètrent dans les alvéoles des dents molaires correspondantes, et se distribuent à la pulpe de ces dents.

Rameaux de communication avec le ganglion sphéno-palatin. Ces rameaux sont très variables sous le rapport du nombre : tantôt on n'en trouve qu'un seul, tantôt il en existe deux ou trois. Ils constituent la courte racine du ganglion sphénopalatin. Ils sont gros et toujours remarquables par leur brièveté. Nés du nerf maxillaire supérieur, au milieu de la fosse sphéno-maxillaire, entre les filets orbitaire et alvéolaires, ils se dirigent aussitôt, en bas, en dedans et un peu en arrière, et se terminent dans la partie supérieure du ganglion sphénopalatin.

Branche dentaire antérieure. Le nerf dentaire antérieur est une des branches qui terminent le maxillaire supérieur à la partie antérieure du conduit sous-orbitaire. Il s'engage aussitôt obliquement en bas et en avant dans le conduit qui porte son nom, s'anastomose avec les nerfs dentaires postérieurs, fournit plusieurs filets à la membrane muqueuse du sinus maxillaire, et se termine dans la papille des dents incisives et canine correspondantes.

Branche sous-orbitaire. Le nerf sous-orbitaire est réellement la continuation du tronc du maxillaire supérieur. Il parcourt la partie la plus antérieure du conduit sous-orbitaire, sort par le trou du même nom, et se divise aussitôt dans la fosse canine, entre les muscles canin et élévateur propre de la lèvre supérieure, en une multitude de filets qui s'écartent les uns des autres en divergeant, et se portent dans des régions différentes. Les uns, *ascendans*, se recourbent en haut, traversent le muscle élévateur de la lèvre supérieure, gagnent la paupière inférieure et se répandent dans la conjonctive et dans la peau qui appartiennent à cette paupière. Les autres, *internes*, se portent obliquement vers le nez et se distribuent à la peau de cette région. Les derniers, *descendans*, plus nombreux que les autres, se portent dans la joue et surtout dans la lèvre supérieure, et se distribuent à la peau, à la membrane muqueuse et aux glandules de ces parties. Tous s'anastomosent avec les nombreux filets du nerf facial qui arrivent dans les différens points de la face auxquels ils se rendent.

M. Cruveilhier a vu les rameaux nasaux et palpébraux du nerf sous-orbitaire fournis, dans le conduit sous-orbitaire, par le tronc même du nerf maxillaire supérieur avant sa bifurcation. Dans ce cas, ces nerfs s'engageaient aussitôt dans un canal osseux spécial placé en dedans du conduit sous-orbitaire.

Ganglion sphéno-palatin. Le ganglion sphéno-palatin,(*ganglion de Meckel, ganglion nasal*, ARNOLD), est réellement une dépendance du nerf maxillaire supérieur, et doit être décrit et étudié en même temps que lui. C'est un renflement grisâtre, de forme le plus souvent triangulaire, placé dans la fosse sphéno-maxillaire, en dehors du trou sphéno-palatin, au-dessous du nerf maxillaire supérieur, au-dessus du conduit palatin postérieur, en avant du trou vidien, entouré de graisse et embrassé par les quatre branches de terminaison de l'artère maxillaire interne.

Le ganglion sphéno-palatin est souvent très petit ; quelquefois même, il semble n'être représenté que par le point de convergence des branches qu'il fournit et qu'il reçoit. Il communique en haut et en dehors avec le nerf maxillaire supérieur, qui lui fournit une ou plusieurs courtes racines, comme on l'a vu. Il donne, en outre, les filets *palatins*, *sphéno-palatins* et *vidien.*

Les *filets palatins* émanent de la partie inférieure du ganglion sphéno-palatin. Il en existe ordinairement trois, distingués en *grand*, *moyen* et *petit.*

Le *grand nerf palatin*, le plus considérable des trois, s'engage dans le canal palatin postérieur, le parcourt dans toute son étendue, parvient à la voûte du palais et s'y sépare presque aussitôt en deux rameaux : un *interne,* s'étend jusqu'à la partie antérieure du palais, fournit à sa membrane, à ses glandules, et se termine vers l'ouverture inférieure du canal palatin antérieur, en s'anastomosant avec la fin du nerf *naso-palatin*; l'autre, *externe*, longe la partie interne du bord alvéolaire supérieur et se distribue au tissu gengival correspondant. Dans son trajet le grand nerf palatin envoie plusieurs filets à la membrane muqueuse des fosses nasales, du sinus maxillaire et au voile du palais. Les premiers traversent des pertuis de la paroi interne du conduit palatin postérieur. Les derniers viennent de l'extrémité inférieure du nerf palatin après sa sortie de son canal. Les filets qui se rendent dans les fosses nasales (*nerfs nasaux inférieurs* Arnold) appartiennent au cornet inférieur de ces fosses.

Les nerfs moyen et petit palatins s'engagent d'abord avec le précédent, dans le conduit palatin postérieur, puis ils le quittent bientôt pour traverser les conduits palatins accessoires, arrivent ainsi au voile du palais, et se répandent dans sa membrane muqueuse et ses glandules.

Les filets sphéno-palatins (1) naissent de la partie interne du ganglion du même nom. Très petits, au nombre de deux ou trois, ils pénètrent aussitôt par le trou sphéno-palatin, se placent en dehors de la membrane pituitaire, entre elle et le périoste des fosses nasales (2) et se répandent dans les parois externe et interne de ces fosses.

Ceux de la paroi externe, (*nerfs nasaux supérieurs* Arnold), les plus nombreux et les plus grêles, sont bornés à sa partie supérieure; quelques-uns d'entre eux se distribuent dans le méat supérieur jusqu'à l'entrée des cellules ethmoïdales postérieures ; d'autres descendent sur le cornet moyen, se ramifient dans la muqueuse de sa face externe, ou le traversent à la faveur de quelques uns de ses pertuis pour atteindre le méat moyen ; d'autres se portent vers la paroi supérieure de la fosse nasale, et se perdent autour de l'ouverture du sinus sphénoïdal.

Un seul filet du ganglion sphéno-palatin, le *naso-palatin* de Scarpa, appartient à la cloison des fosses nasales. Il passe transversalement sur la paroi supérieure de la cavité olfac-

____

(1) Pour étudier ces nerfs il est nécessaire de pratiquer une coupe verticale et antéro-postérieure sur la fosse nasale correspondante. De la sorte quelques-uns de ces petits nerfs sont bien divisés supérieurement, mais il est aisé de suppléer à cette section en rapprochant les parties séparées.

(2) Aussi doit-on les examiner de l'extérieur à l'intérieur, en enlevant les os ou les cartilages des parois de la cavité olfactive auxquelles ils appartiennent. Rien n'est facile comme cette préparation pour la cloison : il suffit de faire une coupe antéro-postérieure sur la fosse nasale opposée à celle dont on veut rechercher les nerfs, d'enlever la pituitaire de ce côté, et de détruire les os et le cartilage en ménageant la pituitaire qui les revêt sur l'autre face. On réussit mieux encore en faisant préalablement macérer la tête dans l'acide nitrique, comme le conseille M. Cruveilhier.

tive, au devant de l'entrée du sinus sphénoïdal, gagne la cloison, se dirige obliquement en bas et en avant jusqu'à l'ouverture supérieure du canal palatin antérieur (1), s'y engage, s'accole en bas à celui du côté opposé, dans la portion unifide de ce canal, et se termine dans la partie antérieure de la membrane muqueuse du palais, spécialement dans les rides qu'elle présente derrière les dents incisives supérieures.

M. H. Cloquet fait terminer les deux nerfs naso-palatins à la partie supérieure d'un petit ganglion qu'il a nommé naso-palatin, et qui serait placé suivant lui à la partie inférieure du conduit palatin antérieur. Mais ce renflement nerveux n'existe réellement point, ainsi qu'Arnold l'a démontré.

Dans son long trajet, le nerf naso-palatin ne fournit que quelques filets ténus en haut et en arrière ; il est indivis dans sa partie moyenne, et conserve exactement le même volume jusqu'au palais, où il se rend, comme je l'ai dit.

Filet pharyngien ou *ptérygo-palatin*. Ce filet a été parfaitement décrit par Arnold et par Swan. Il naît de la partie postérieure du ganglion sphéno-palatin, se dirige en arrière, s'engage entre le sphénoïde et la trompe d'Eustachi, quelquefois même dans le conduit ptérygo-palatin, parvient à la partie supérieure du pharynx, et se perd dans la membrane muqueuse.

Filet vidien ou *ptérygoïdien*. Beaucoup plus considérable que le précédent, ce filet émane de la partie postérieure du ganglion sphéno-palatin, se porte horizontalement en arrière, parcourt le conduit vidien, traverse la lame fibreuse du trou déchiré antérieur et s'y divise en deux filets, l'un *supérieur*, l'autre *inférieur*.

Le filet supérieur ou *crânien* du nerf vidien (*grand nerf pétreux superficiel*, Arnold), pénètre dans le crâne vers le bord antérieur du rocher, se place dans la petite rainure qui précède l'hiatus Fallopii avec un petit rameau de l'artère méningée moyenne, s'engage dans cet hiatus, et parvenu dans l'aquéduc de Fallope s'unit à la partie voisine du nerf facial, qui offre en ce point un petit renflement ganglionnaire, comme on le verra plus loin. MM. Ribes, H. Cloquet et Hirzel considèrent cette union comme consistant en un simple accolement qui ne va pas au-

______

(1) Tous les auteurs répètent à tort que le nerf naso-palatin s'engage dans un petit conduit spécial.

delà de l'origine de la corde du tympan, et regardent celle-ci comme ce même filet détaché du nerf facial. Il est d'autant plus difficile d'adopter cette manière de voir, que le filet supérieur du nerf vidien est beaucoup plus ténu que la corde du tympan ; d'ailleurs quelque soin que j'aie mis à cette recherche, jamais je n'ai pu suivre le nerf vidien au-delà de son accolement au facial. MM. Arnold, Cruveilhier et la plupart des anatomistes ont obtenu les mêmes résultats.

Le filet inférieur, ou *carotidien* du nerf vidien, descend dans le canal carotidien, s'applique sur l'artère carotide interne, et se réunit en dehors de ce vaisseau avec un des filets ascendans du ganglion cervical supérieur. Ce filet est plus petit, plus mou et plus gris que le précédent, ce qui a fait dire à Arnold qu'il est d'une nature différente de la sienne, qu'il lui est seulement accolé dans le canal vidien, et qu'il appartient au système du grand sympathique.

Du reste, c'est bien gratuitement que l'on considère le nerf vidien comme procédant du ganglion sphéno-palatin ; on commence à admettre qu'il s'y termine, au contraire, et qu'il naît par deux racines du nerf facial d'une part, du ganglion cervical supérieur de l'autre.

Branche maxillaire inférieure.

(Nerf maxillaire inférieur (1).)

Le nerf maxillaire inférieur est la dernière et la plus grosse des branches du trifacial. Il est formé de deux portions distinctes : l'une plus volumineuse, émane de la partie externe et antérieure du ganglion de Gasser; l'autre plus petite est constituée par toute la racine non ganglionnaire de la cinquième paire.

(1) Pour ménager autant que possible le sujet, il faut préparer le nerf maxillaire inférieur avant le supérieur. Pour cela : 1° cherchez d'abord le rameau temporal superficiel entre le condyle de la mâchoire et le conduit auditif externe ; 2° préparez le muscle masseter comme si vous vouliez l'étudier lui-même ; 3° sciez l'arcade zygomatique en avant et en arrière des attaches du muscle précédent, et déjetez celui-ci en dehors en prenant garde de couper son nerf, qui passe entre le condyle et l'apophyse coronoïde ; 4° détachez le muscle temporal de la fosse de même nom en râclant le périoste, et renversez-le en dehors vers son insertion inférieure, après avoir constaté que quelques-uns des filets du nerf temporal profond antérieur traversent la cloison orbito-temporale ; 5° enfin emportez, avec la

Ces deux portions ne se réunissent ensemble que d'une manière incomplète ; d'abord inférieure, la petite ou la racine non ganglionnaire du nerf trifacial, croise bientôt la grosse à l'intérieur même du trou ovale, lui devient interne et supérieure, et va former plus particulièrement les filets supérieurs et un des filets inférieurs de ce nerf : le *massétérin*, les *temporaux profonds*, le *buccal* et le *ptérygoïdien interne*. Un petit nombre de ses filets se jette aussi dans le *nerf dentaire inférieur*(1).

Au bout d'un trajet de quelques lignes, le nerf maxillaire inférieur sort par le trou ovale du sphénoïde, parvient dans la fosse zygomatique, et se divise aussitôt en sept ou huit rameaux qui s'écartent en divergeant, et qui passent au-dessus et au-dessous du muscle ptérygoïdien externe, ce qui permet de les distinguer en *supérieurs* et en *inférieurs*.

Rameaux supérieurs. Ces rameaux, au nombre de trois ou quatre, sont de dehors en dedans : le *massétérin*, le *temporal profond postérieur*, le *temporal profond antérieur* qui manque quelquefois, et le *buccal*. Rarement ils sont réunis en un tronc commun. Presque uniquement formés par la racine non ganglionnaire du nerf trifacial, ils se glissent entre les attaches du muscle ptérygoïdien externe et la paroi supérieure de la fosse zygomatique, ou à travers la partie supérieure de ce muscle. Un ou deux petits filets particuliers se portent en dehors et se distribuent à l'articulation temporo-maxillaire.

scie, la gouge et le maillet toute la partie osseuse de la fosse temporale jusqu'au trou ovale. De la sorte, l'origine des trois ou quatre rameaux supérieurs, le *massétérin*, les *temporaux profonds* et le *buccal* sera mise à nu aussi exactement que possible. Lorsque vous aurez achevé l'étude de ces rameaux, coupez-les, emportez également le muscle ptérygoïdien externe, et vous découvrirez bientôt les quatre rameaux inférieurs du nerf à leur origine, le *temporal superficiel*, le *dentaire*, le *lingual*, le *ptérygoïdien interne* et, en outre, le *ganglion otique* placé au-dessous et en dedans de celui-ci.

Toutefois pour achever l'examen du nerf dentaire inférieur et du lingual, allez les chercher de bas en haut et d'avant en arrière dans les régions mentale et sus-hyoïdienne.

(1) La racine non ganglionaire du nerf trifacial ne va pas seulement, comme on le voit, au nerf crotaphyto-buccal, ainsi qu'on le croit généralement, son importance est beaucoup plus grande. Toutefois elle n'a rien de commun avec le nerf lingual, comme M. Swan l'a avancé sans fondement.

Le *rameau massétérin*, le plus externe de tous, se dirige aussitôt horizontalement en dehors, passe sur l'échancrure sigmoïde de l'os maxillaire inférieur, se réfléchit en bas entre la branche de cet os et le masséter, se divise en un certain nombre de filets, et se perd en totalité dans ce muscle. Avant de passer sur l'échancrure sigmoïde, il donne ordinairement un rameau temporal profond qui suit le trajet de l'artère temporale profonde postérieure, se perd dans la tempe, se réunit au suivant, et envoie quelquefois un filet à l'articulation temporo-maxillaire.

Le *rameau temporal profond postérieur* se réfléchit de bas en haut sur la crête qui sépare la fosse zygomatique de la fosse temporale, pénètre dans celle-ci, se place entre les os et le muscle temporal sur le trajet de l'artère temporale profonde postérieure, et se perd presque entièrement dans cette région. Quelques-unes de ses ramifications seulement traversent l'aponévrose temporale, deviennent sous-cutanées et se réunissent avec des filets du nerf temporal superficiel et du facial.

Le *rameau temporal profond antérieur* est plus petit et moins constant que le précédent par les filets antérieurs duquel il peut être remplacé. Il vient quelquefois immédiatement du tronc du nerf maxillaire inférieur, mais le plus souvent il procède du buccal. Il se place dans la partie antérieure de la tempe, entre le muscle et les os de cette région, accompagnant l'artère temporale profonde antérieure, et s'y perd presque entièrement. En avant, il s'anastomose avec quelques filets du nerf lacrymal et du rameau orbitaire inférieur du nerf maxillaire supérieur, qui traversent de dedans en dehors la paroi externe de l'orbite.

Le *rameau buccal*, (*bucco-labial* Chauss.) est le plus interne des rameaux supérieurs du nerf maxillaire inférieur. Il procède de ce nerf par une, deux ou même trois racines qui traversent ordinairement le muscle ptérygoïdien externe, dans l'intervalle de ses deux faisceaux principaux ; quelquefois cependant, quand il a plusieurs racines, une d'elles seulement occupe cette position profonde, tandis qu'une autre passe au-dessus du muscle ptérygoïdien, et se réunit avec la première en dehors de lui.

Quoi qu'il en soit, ce nerf se dirige en bas et en dedans, croise

la direction du muscle ptérygoïdien externe, passe entre lui et
l'apophyse coronoïde, puis entre la branche de la mâchoire et
le muscle buccinateur, se recourbe un peu en avant, s'applique
sur la face externe du muscle précédent, et se divise en une
foule de filets qui s'écartent en divergeant : les uns, *ascendans*
se dirigent vers la pommette, se ramifient dans la peau de cette
région et s'y anastomosent avec le nerf facial; d'autres, *moyens*, se
portent vers la commissure des lèvres, et se terminent à la peau
et à la membrane muqueuse qui lui appartiennent; les derniers,
descendans, rampent quelque tems en dehors du buccinateur,
puis pénètrent ses fibres inférieurement, et se répandent dans
la membrane muqueuse buccale, sans que l'on puisse savoir positivement si le muscle lui-même en reçoit quelques-uns.

Avant de se terminer, le rameau buccal fournit quelques
filets aux muscles ptérygoïdiens externe et interne, aux glandes
molaires et au tissu cellulo-graisseux de la joue.

Rameaux inférieurs. Ces rameaux, au nombre de quatre,
le *temporal superficiel*, le *dentaire inférieur*, le *lingual* et le *ptérygoïdien interne*, sont toujours réunis en un tronc commun qui
se glisse au-dessous du muscle ptérygoïdien externe, vers la
partie inférieure de la fosse zygomatique.

Le *rameau temporal superficiel*, *auriculo-temporal* de quelques auteurs, se détache de la partie externe du maxillaire inférieur par deux racines qui offrent une disposition plexiforme,
et entre lesquelles s'engage l'artère méningée moyenne. Il se
dirige aussitôt en arrière, en dehors et en bas, se relève ensuite,
passe entre le col du condyle de la mâchoire et le conduit auditif externe, et se divise en plusieurs rameaux secondaires,
les uns *auriculaires*, un autre *temporal*.

Les rameaux auriculaires se portent vers le conduit auditif externe, fournissent des filets très-fins qui se répandent en dehors
de ce conduit, et vont se terminer jusque sur le tragus ; après
quoi un d'eux s'insinue tantôt entre la partie osseuse et la partie
cartilagineuse du conduit auditif, tantôt dans un pertuis de la
première, pénètre dans la cavité de celui-ci, et s'épuise en ramifications qui se distribuent dans la peau, et qui parviennent jusqu'à la conque et au pavillon.

Le rameau temporal continue le trajet primitif du tronc du
nerf, s'accole aux vaisseaux temporaux, croise la direction de

l'arcade zygomatique, et se divise en deux rameaux secondaires qui suivent les deux branches de l'artère temporale, et se ramifient dans les tégumens de la tempe et du sommet de la tête, en s'anastomosant avec le nerf facial.

Avant de se diviser, le nerf temporal superficiel donne des ramifications grêles à l'articulation temporo-maxillaire, à la glande parotide, et envoie au nerf facial deux, quelquefois même trois filets très remarquables. Ces filets contournent en arrière et en dehors le col du condyle de la mâchoire inférieure, se dirigent horizontalement ou un peu obliquement en haut et en avant, entre la veine temporale qui est en dehors et l'artère qui est en dedans, puis s'accolent bientôt à la branche temporo-faciale du nerf facial. Ces filets peuvent être considérés comme destinés au renforcement du facial, qui devient, en effet, sensiblement plus volumineux après les avoir reçus.

Le *rameau dentaire* ou *maxillaire inférieur* (*maxillo - dentaire*, CHAUSS.), beaucoup plus volumineux que les précédens, se porte obliquement en bas et en dehors, à côté du lingual auquel il envoie un rameau. Il passe successivement entre les deux muscles ptérygoïdiens, entre l'interne et la branche de la mâchoire, entre celle-ci et le ligament latéral interne de l'articulation temporo-maxillaire, puis pénètre dans le canal dentaire inférieur, le parcourt, et se sépare à la hauteur du trou mentonnier, en deux rameaux : un *interne*, qui continue le trajet du tronc dans l'os maxillaire et va se terminer, près de la symphyse du menton, dans la papille de la dent incisive centrale correspondante ; l'autre, *nerf mentonnier*, qui sort par le trou de ce nom, et se divise entre le muscle triangulaire et la membrane muqueuse buccale en une foule de filets, qui divergent aussitôt, et vont se distribuer dans la peau de la joue, du menton, de la lèvre inférieure, dans la membrane muqueuse et dans les glandules labiales, en s'anastomosant avec des rameaux du nerf facial. Les petits muscles voisins n'en reçoivent réellement aucun filet.

Au-dessus du canal dentaire, le nerf dentaire inférieur fournit un filet à l'articulation temporo-maxillaire, et envoie obliquement un rameau au lingual, comme il a été dit. En outre, près de l'ouverture de son canal, il fournit le rameau *mylo-hyoïdien*, CHAUSS. Ce rameau descend en bas et en avant, dans

la rainure qui fait suite à l'ouverture du canal maxillaire,
retenu dans cette dépression par une lamelle fibreuse, et passe
ainsi entre l'os et le muscle ptérygoïdien interne. Parvenu au
niveau du bord antérieur de ce muscle, il abandonne un peu
l'os maxillaire, se porte sur la face inférieure et antérieure
du muscle mylo-hyoïdien, caché par la glande sous-maxillaire
et par les ganglions lymphatiques qui l'entourent, et se divise
en filets divergens qui se répandent dans le muscle mylo-hyoïdien et dans le ventre antérieur du digastrique.

Dans le canal dentaire, le tronc du nerf dentaire et son
rameau interne, qui en est la véritable continuation, fournissent
de leur partie supérieure des filets qui pénètrent dans le fond
des alvéoles, s'insinuent dans les racines de toutes les dents par
les ouvertures de leur sommet, et se terminent dans la papille
de leurs follicules. Les dents molaires en reçoivent autant de
de filets que leurs racines présentent de subdivisions et leur
papille de pédicules particuliers, la canine et les incisives n'en
ont qu'un seul.

Le *rameau lingual*, un peu moins gros que le précédent,
lui est d'abord contigu ; puis il en est séparé par le passage de
l'artère maxillaire interne et par le ligament latéral interne de
l'articulation temporo-maxillaire. Ensuite il se glisse seul entre
le muscle ptérygoïdien interne et la branche de la mâchoire,
se dirige en dedans, en avant et en bas, passe entre la glande
sous-maxillaire et la membrane muqueuse buccale, s'accole au
canal de Warthon, entre le muscle mylo-hyoïdien et l'extrémité linguale de l'hyo-glosse, au-dessus de la glande sublinguale, s'engage dans la langue, entre les muscles hyo-glosse
et lingual et s'y divise en un grand nombre de filets.

Dans la fosse zygomatique, comme on l'a vu. le rameau lingual
de la cinquième paire reçoit du dentaire ou lui envoie un filet
assez volumineux d'anastomose. Un peu plus loin il reçoit
en dehors, par la scissure de Glazer, la *corde du tympan* qui
s'accole à lui très obliquement, augmente notablement sa grosseur, et s'identifie avec lui de telle sorte, que sa séparation parfaite devient bientôt très difficile. Plus loin encore le nerf
lingual fournit plusieurs filets au muscle ptérygoïdien interne
et à la membrane muqueuse buccale.

Dans la région sus-hyoïdienne, le nerf lingual, très profondément placé, envoie encore plusieurs filets à la membrane muqueuse du pharynx, de la bouche, à l'amygdale, et communique en dedans et en dehors avec les ganglions *sous-maxillaire* et *sublingual.*

Sur la face inférieure du muscle hyoglosse, le nerf lingual envoie inférieurement plusieurs ramifications qui s'anastomosent avec d'autres filets émanés du grand hypoglosse, et qui forment une sorte de plexus en ce point.

Dans la langue enfin, le nerf lingual se divise, comme je l'ai dit, en une foule de filets qui se portent obliquement en haut et en avant, traversent le corps charnu de cet organe sans y laisser de ramifications, parviennent à la membrane muqueuse qui tapisse les trois quarts antérieurs de la face supérieure de la langue, et se termine particulièrement dans ses papilles par de petits pinceaux que j'y ai souvent poursuivis. Il est un seul point du corps de la langue dans lequel s'arrêtent des ramifications du nerf lingual, comme je l'ai montré (1), c'est celui qui est occupé par la glande linguale ; cette glande en reçoit, en effet, un très grand nombre, comme tous les autres organes formateurs du fluide buccal.

Ganglion sous-maxillaire. Le ganglion sous-maxillaire (*lingual, glottique,* Arnold), est accolé à la partie interne et inférieure du nerf lingual, au niveau de la glande sous-maxillaire. Il a une forme triangulaire, et est souvent uni au nerf lingual par une de ses faces. Son angle postérieur et externe reçoit un filet qui vient de la corde du tympan, et en envoie quelques autres à la muqueuse buccale et et à l'amygdale. Son angle antérieur et interne reçoit un filet rétrograde du nerf lingual, et en envoie d'autres au conduit de Warthon. Son angle inférieur reçoit un rameau du plexus du grand sympathique qui entoure l'artère faciale, et fournit, en outre, un pinceau de filets qui se perdent dans la glande sous-maxillaire.

Ganglion sublingual. Ce ganglion, triangulaire, comme le précédent, moins constant et un peu plus éloigné que lui du nerf lingual, est placé en bas et en dehors de la glande sublinguale, entre elle et l'os maxillaire inférieur. Son angle antérieur et interne communique avec le nerf lingual par un filet court qui m'a paru avoir des rapports avec la corde du tympan. Son an-

____

(1) Voyez mon Mémoire sur la langue.

gle postérieur et externe reçoit un filet qui se détache souvent du nerf lingual très haut, près du muscle ptérygoïdien interne. Enfin son angle antérieur produit un pinceau de filets qui vont à la glande sublinguale, et s'unit au grand sympathique au moyen d'un filet plus grèle qui se détache du plexus de l'artère sublinguale.

Le *rameau ptérygoïdien interne*, le plus petit et le plus interne des quatre rameaux inférieurs du nerf maxillaire inférieur, se porte en bas et en dehors, au-dessous du muscle ptérygoïdien externe auquel il donne quelques filets, gagne le muscle ptérygoïdien interne et se consume dans son épaisseur. A son origine, il est accolé à un renflement grisâtre qui constitue le *ganglion otique* ou *auriculaire*.

Ganglion otique. Ce ganglion a été décrit il y a quelques années par M. F. Arnold. Il est très petit; mais c'est tout-à-fait à tort que quelques personnes ont mis en doute son existence; il est aussi constant que la plupart des autres ganglions.

Le ganglion otique est placé dans la fosse zygomatique, près de l'origine du rameau ptérygoïdien interne du nerf maxillaire inférieur, au-dessous du trou ovale, en dehors de la trompe d'Eustachi et de l'extrémité supérieure du muscle péristaphylin interne, en dedans de la branche inférieure du nerf maxillaire inférieur, au-devant de l'artère méningée moyenne. Il a une couleur grisâtre et la forme et le volume d'un grain d'orge. Il est horizontalement dirigé de dehors en dedans et d'arrière en avant.

En dehors, il est uni au rameau ptérygoïdien interne par un filet très court, quelquefois même il est immédiatement appuyé sur ce nerf ; en outre, il envoie du même côté quelques filets grêles aux nerfs temporal superficiel, dentaire et lingual.

En dedans, il envoie plusieurs filets, souvent disposés en plexus, vers la trompe d'Eustachi et les muscles péristaphylin et ptérygoïdien internes.

Son extrémité postérieure produit trois filets : un d'eux gagne l'artère méningée moyenne et s'anastomose avec un des rameaux du ganglion cervical supérieur qui montent sur ce vaisseau ; le second se perd dans le muscle interne du marteau ; le dernier, *petit nerf pétreux superficiel* d'Arnold, pénètre dans le crâne à travers le cartilage du trou déchiré antérieur, se place sur la face supérieure du rocher, à côté du filet crânien du nerf vidien, pénètre dans le temporal par un pertuis placé en avant et en dehors de l'hiatus Fallopii, se termine au renflement ganglionnaire du nerf facial, et envoie auparavant dans la caisse du tympan un filet qui va s'anastomoser avec le rameau auriculaire du nerf glosso-pharyngien (1).

Ainsi, comme on le voit, des ganglions particuliers appartiennent à chacune des trois branches du nerf trifacial : l'*ophtalmique* pour la supérieure, le *sphéno-palatin* pour la moyenne, l'*auriculaire ou otique*, le *sous-maxillaire* et le *sublingual* pour l'inférieure. Spécialement destinés aux appareils de la vision, de l'olfaction, de l'audition et de la gustation, ces ganglions sont communs aux deux systèmes des nerfs de la vie animale et de la vie organique. Leur disposition offre d'ailleurs de frappantes analogies, que M. Arnold s'est attaché surtout à faire ressortir. Chacun d'eux, en effet, présente trois sortes d'anastomoses desquelles résultent ce que cet habile anatomiste appelle leurs *racines* : deux de ces anastomoses ont lieu au moyen de filets d'inégale longueur, *radix brevis*, *radix longa*, et appartiennent au système cérébro-spinal, l'une à un nerf moteur, l'autre à un nerf sensitif, comme M. Longet s'est appliqué à le démontrer; la dernière est propre au grand sympathique, *radix mollis*. En outre, ces trois ganglions émettent un certain nombre de filets destinés à l'appareil sensorial correspondant.

Ainsi, la *racine courte* est représentée, dans le ganglion ophtalmique, par le *filet du nerf moteur oculaire commun*, dans le ganglion sphéno-palatin, par les *filets du nerf maxillaire supérieur*, dans le ganglion otique, par les *filets d'adhérence à la branche inférieure du nerf maxillaire inférieur*, dans les ganglions sous-maxillaire et sublingual par les *filets d'adhérence au nerf lingual*.

Ainsi, la *racine longue* est constituée pour le ganglion ophtalmique, par le *filet du nerf nasal*, pour le ganglion sphéno-palatin, par le *filet supérieur du nerf vidien*, pour le ganglion otique par le *petit nerf pétreux superficiel* d'Arnold, pour les ganglions sous-maxillaire et sublingual par les *filets de la corde du tympan*.

Ainsi, la *racine molle ou végétative* est fournie, au ganglion

____

(1) Voyez plus loin.

ophtalmique par le *plexus caverneux*, au ganglion sphéno-palatin par le *plexus carotidien*, au moyen du filet inférieur du nerf
vidien qu'Arnold considère comme différent du supérieur quoiqu'accolé à lui, et comme remontant vers le ganglion, au lieu
d'en procéder. Enfin, cette racine est représentée, dans le ganglion otique, *par le filet qui lui vient du plexus de l'artère méningée*, dans le ganglion sous-maxillaire, par un *filet du plexus de
l'artère faciale*, et dans le ganglion sublingual, par un *filet du
plexus de l'artère sublinguale*.

Ainsi, en dernier lieu, les deux faisceaux des nerfs ciliaires
fournis à l'œil par le ganglion ophtalmique, sont assez bien
reproduits, dans le ganglion sphéno-palatin par les *deux faisceaux des nerfs sphéno-palatins et palatins*, dans le ganglion
otique par les *filets de la trompe d'Eustachi, des muscles péristaphylin interne et externe du marteau*, dans le ganglion sous-
maxillaire, par les *filets qu'il envoie à la glande de ce nom* et
à *son conduit*, et dans le ganglion sublingual par ceux *qu'il
donne à la glande et à la membrane muqueuse voisine* (1).

(1) Un jeune anatomiste fort distingué, M. le Dr Longet, s'est particulièrement occupé de l'anatomie des ganglions placés sur le trajet de la cinquième paire, et doit prochainement publier un travail à ce sujet. Il a bien
voulu me comuniquer quelques-unes de ses idées ; elles me paraissent très
ingénieuses et rationnellement déduites des faits. En voici un exposé très
succinct :

Tout ganglion sensorial est un centre vers lequel se rendent trois ordres
de *racines*, d'où émanent trois ordres de *rameaux* correspondants.

1° *Racines sensitives*. Elles naissent presque toujours par des radicules à
la surface muqueuse de l'organe du sens, et convergent vers le ganglion,
duquel sortent un ou plusieurs *rameaux sensitifs* allant toujours à l'une des
branches de la cinquième paire.

2° *Racines motrices*. Le plus souvent on n'en trouve qu'une seule, provenant de la troisième paire pour le G. ophtalmique, et de la septième paire
(*facial*) pour les autres : ainsi, rameau crânien du nerf vidien (G. sphéno-
palatin) ; petit nerf pétreux superficiel (G. otique) ; corde du tympan (G.
sous-max. et S. ling.). Des *rameaux moteurs* correspondent à ces racines.

3° *Racines végétatives*. Il y en a une ou plusieurs, émanant toujours du
ganglion cervical supérieur. Les *rameaux végétatifs*, sortis du ganglion
sensorial, enlacent les artérioles qui fournissent à l'organe de sens les
matériaux de sa nutrition et de sa sécrétion.

Dans l'œil, qu'il prend pour exemple, M. Longet regarde comme isolés
les deux modes de sensibilité, et considérant seulement la partie muqueuse de cet appareil, il fait remarquer l'analogie de distribution nerveuse et aussi de certaines fonctions qui la rapproche des muqueuses auricu-

Action. Le nerf de la cinquième paire est beaucoup plus sensitif que moteur; mais il serait inexact de le représenter comme entièrement sensitif. Il a la plus grande analogie sous tous les rapports avec les nerfs rachidiens, comme on le verra par la suite ; on peut même dire que son action particulière dépose hautement en faveur de la doctrine de M. Magendie, touchant la nature fonctionnelle différente des racines antérieure et postérieure de ces nerfs : en effet, sa petite racine ou racine inférieure est exclusivement destinée à la motilité comme la première, et la grosse ou supérieure est sensitive comme la seconde. Les branches ophtalmique et maxillaire supérieure de la cinquième paire sont seulement sensitives ; la branche maxillaire inférieure , au contraire, est à la fois sensitive et motrice.

Le nerf de la cinquième paire a ceci de particulier qu'il communique au [facial, auquel il est souvent associé, un certain nombre de ses filets, et qu'ainsi il partage avec lui, mais

laire, olfactive et gustative, puis ensuite il ajoute : 1° Si la *sensibilité sensoriale* de l'œil est mise en jeu d'une manière douloureuse, deux sortes de mouvements pourront se produire : l'un de protection intrinsèque, contraction de l'iris ; l'autre de protection extrinsèque, mouvement d'occlusion palpébrale sous l'influence du nerf facial. Pour la contraction pupillaire , l'ordre émané du cerveau est transmis, par le moteur commun au ganglion, où probablement il éprouve de notables modifications, et suit les *rameaux ciliaires moteurs* jusqu'à l'iris qui se resserre; on sait, en effet, qu'après la section de la troisieme paire , comme l'a prouvé M. Herbert-Mayo , il y a immobilité de l'iris. 2° Si la *sensibilité tactile* ou muqueuse de l'œil est exercée douloureusement , deux moyens de réaction et de protection sont encore mis en usage : une contraction palpébrale , et une secrétion abondante. Les *racines ciliaires sensitives* qui partent de la conjonctive pour percer la sclérotique à son union avec la cornée , arrivent au ganglion qu'elles impressionnent, cette vive impression surexcite le ganglion, qui réagit par ses *rameaux ciliaires végétatifs* sur les artères ciliaires conjonctivales et oculaires , et activent la circulation, puis la nutrition intérieure et la sécrétion de la conjonctive. Il croit que des filets végétatifs émanés du ganglion ophtalmique accompagnent l'artère lacrymale pour influencer la sécrétion lacrymale, dont le produit concourt avec le clignement à expulser le corps étranger. La section de l'ophtalmique de Willis, faite par M. Magendie , entraîne l'inflammation, l'ulcération et la perte de l'œil , parce qu'ainsi, dit M. Longet, on soustrait à l'œil les sources de sa sensibilité, sources auxquelles il puise l'influence nécessaire à tout travail de nutrition ou de sécrétion.

seulement en apparence, le privilége de communiquer la sensibilité à la face.

Sans être le nerf spécial d'aucun des organes des sens, si ce n'est de la langue, ce que contestent cependant MM. Vernière, Panizza et quelques autres, il les tient tous sous sa dépendance, leur communique la sensibilité générale, préside, par ses ganglions, aux actions organiques qui ont pour but leur nutrition et la partie physico-chimique de leurs fonctions, et par là exerce sur celles-ci une telle influence, que souvent elles sont abolies ou tout au moins singulièrement modifiées, lorsqu'il a été lui-même altéré dans son tissu ou interrompu dans sa continuité. Ses ganglions paraissent destinés à centraliser les actions de nutrition et de protection immédiate des organes des sens auxquels ils appartiennent.

Enfin le nerf de la cinquième concourt à l'expression jusqu'à un certain point, mais autrement que le nerf facial : en effet, celui-ci, comme on le verra, dirige les petits muscles faciaux dans leurs mouvements, tandis que celui-là n'a d'influence que sur le coloris varié de la peau des joues.

SIXIÈME PAIRE.

Nerf moteur oculaire externe.

(Oculo-musculaire externe, CHAUSS.).

Le nerf moteur oculaire externe se détache de la substance de l'encéphale dans le sillon qui sépare la protubérance annulaire et la moelle épinière, embrassé quelquefois par les fibres transversales les plus inférieures de la première. Mais il s'étend beaucoup plus loin entre la pyramide antérieure et l'olive ; je l'y ai suivi jusqu'à la partie inférieure du bulbe rachidien.

Vieussens faisait venir le nerf moteur oculaire externe de la protubérance ; Morgagni et Lieutaud plaçaient son origine dans la pyramide ; Winslow avait reconnu qu'il procède à la fois de la pyramide et de l'olive ; H. Mayo seul, dans ces derniers temps, a prétendu avoir poursuivi ses filets jusque dans la colonne postérieure de la moelle.

Quoi qu'il en soit, moins gros que le nerf moteur oculaire commun et plus volumineux que le pathétique, le moteur oculaire externe se dirige en avant et un peu en haut, traverse promptement la dure-mère sur les côtés de la lame carrée du sphénoïde, pénètre dans le sinus caverneux, se place en dehors de l'artère carotide interne entouré, comme elle, par la membrane interne du sinus, pénètre dans l'orbite par la partie interne de la fente sphénoïdale, traverse l'intervalle des deux faisceaux postérieurs du muscle droit externe de l'œil, accolé aux nerfs moteur oculaire commun et nasal, reste en dedans du muscle droit externe, et se perd bientôt dans son épaisseur, après s'être divisé en plusieurs filets divergents.

Sur les côtés de la lame carrée du sphénoïde et dans son petit canal méningien, le nerf moteur oculaire externe fournit à la dure-mère plusieurs filets très beaux (1), qui se recourbent aussitôt en arrière vers la fosse occipitale inférieure et vers la gouttière basilaire. Deux d'entre eux, plus gros que les autres, peuvent être facilement suivis sur la face postérieure du rocher.

Dans le sinus caverneux le nerf moteur oculaire externe reçoit plusieurs filets ascendans carotidiens du ganglion cervical supérieur, qui viennent s'accoler à lui; quelques-uns remontent vers son origine et l'abandonnent bientôt, pour se jeter dans la dure-mère avec les filets méningiens qui lui appartiennent, ou pour s'anastomoser avec celui du pathétique; mais la plupart le suivent du côté de l'orbite, et l'abandonnent en entrant dans cette cavité. Deux de ces derniers s'accolent au nerf nasal et à la branche inférieure du moteur oculaire commun; un troisième croise en dehors celle-ci sans s'y réunir, pour aller communiquer avec l'angle inférieur et postérieur du ganglion ophtalmique; un autre s'anastomose avec le nerf optique.

Action. Le nerf moteur oculaire externe anime le muscle droit externe de l'œil et la dure-mère des fosses occipitales inférieures. Long-tems on l'a considéré comme le point d'origine du grand sympathique; la vérité est, qu'il a de nombreuses relations avec la portion crânienne de ce nerf.

(1) Swan a signalé ces filets, sans en donner la description; ils sont cependant au moins aussi développés que ceux du nerf pathétique et du trifacial.

SEPTIÈME PAIRE.

Nerf facial.

(Facial Chauss.).

Le nerf facial, *portion dure de la septième paire*, de Willis, se détache de la substance de l'encéphale dans un angle rentrant formé par la réunion du pédoncule du cervelet et de la moelle alongée. Son origine profonde n'est pas encore bien connue: il paraît s'enfoncer dans le corps restiforme; quelques personnes ont cru le suivre dans la partie postérieure de la moelle jusqu'au bec du calamus Scriptorius ; Ch. Bell croit qu'il émane de la colonne latérale du bulbe.

Quoi qu'il en soit, il s'accole aussitôt à la partie supérieure du nerf acoustique, placé dans une sorte de gouttière que lui fournit celui-ci. Il pénètre avec lui dans le conduit auditif interne, le parcourt dans toute son étendue, abandonne le nerf acoustique pour pénétrer dans l'aqueduc de Fallope, subit toutes les inflexions de ce canal, présente un renflement grisâtre au niveau de l'hiatus Fallopii (1), renflement quelquefois à peine sensible, mais très manifeste dans d'autres cas, sort par le trou stylo-mastoïdien, s'engage dans l'épaisseur de la glande parotide, se dirige obliquement en bas, en avant et en dehors en croisant superficiellement la veine temporo-parotidienne, et après un court trajet, se sépare en deux branches, l'une *temporo-faciale*, l'autre *cervico-faciale*.

Dans le conduit auditif interne, le nerf facial est uni au nerf acoustique par quelques filets très grêles qui se déchirent, quand on sépare ces deux troncs l'un de l'autre.

Dans l'aquéduc de Fallope, il reçoit ou envoie plusieurs autres rameaux dont la disposition est plus compliquée.

1° Au niveau de l'hiatus Fallopii dans le point de son intumescence ganglionnaire, il reçoit ou produit deux filets d'inégal volume, le filet *superieur* ou *crânien* du nerf vidien, (*grand nerf pétreux superficiel* Arnold) qui l'unit au ganglion sphéno-pala-

---

(1) Ce renflement qu'a surtout décrit M. Arnold est constant, mais sa teinte grise n'est parfaitement prononcée que chez quelques sujets.

tin, et un filet plus grêle qui le met en communication avec le ganglion otique, (*petit nerf pétreux superficiel* ARNOLD); en outre, il envoie deux filets recurrens vers le nerf acoustique dans le conduit auditif interne.

2° Vers la base de la pyramide, il donne un filet très ténu au muscle de l'étrier, mais il n'en fournit pas au muscle interne du marteau comme on l'a dit; ce muscle effectivement tire ses nerfs du ganglion otique.

3° Au-dessus du trou stylo-mastoïdien il donne naissance à la *corde du tympan*. Ce rameau remonte un peu dans l'aquéduc de Fallope(1), pénètre dans la caisse par une ouverture spéciale, se dirige d'arrière en avant et un peu de haut en bas, s'applique à la face interne de la membrane du tympan, passe entre le manche du marteau et la longue branche de l'enclume, s'engage dans la fêlure de Glazer placé dans une rigole spéciale (2), se dirige obliquement en bas et en avant vers le nerf lingual de la cinquième paire, et au-bout d'un court trajet se réunit à lui sous un angle très aigu, et lui reste accolé jusqu'aux ganglions sous-maxillaire et sublingual, comme on l'a vu. L'origine de ce cordon nerveux a beaucoup occupé les anatomistes: suivant MM. Ribes, Hipp. Cloquet et Hirzel, il ne serait autre chose que le filet supérieur du nerf vidien qui se séparerait du nerf facial après s'y être simplement accolé; mais, comme je l'ai précédemment indiqué, rien n'établit cette manière de voir; d'ailleurs le filet du nerf vidien vient plutôt du nerf facial qu'il s'y termine, et constitue une des racines du ganglion sphéno-palatin.

4° Enfin près du trou stylo-mastoïdien, il communique avec le filet auriculaire du nerf pneumo-gastrique.

A sa sortie de l'aquéduc de Fallope et avant sa division en

---

(1) Le trajet retrograde de la corde du tympan à son point de départ du nerf facial, a beaucoup occupé les anatomistes; cette directió ne lui est point particulière : elle est celle de tous les rameaux fournis par le facial dans l'aquéduc de Fallope: *du grand et du petit nerfs pétreux superficiels, des filets d'anastomose avec le nerf acoustique et de celui qui est destiné au muscle de l'étrier.*

(2) MM. Huguier et Filippo Civinini ont représenté cette rigole comme un canal tout-à-fait distinct de la fêlure de Glazer; ils se sont trompés sous ce rapport. Ce n'est d'ailleurs que chez les sujets adultes qu'elle existe réellement; elle se confond avec le reste de la fêlure chez les enfans.

deux branches; le nerf facial fournit encore les rameaux *auriculaire postérieur, stylien et digastrique.*

Le *rameau auriculaire postérieur,* dirigé d'abord en bas, se réfléchit presque aussitôt en dehors, en haut et en arrière, sur l'apophyse mastoïde, sans y être logé dans un canal particulier, comme le croient quelques personnes, passe au-dessous du muscle et du ligament auriculaires postérieurs et se divise promptement en deux filets : l'un *auriculaire,* se ramifie sur la face interne du pavillon de l'oreille, et fournit aux muscles transversal de l'auricule et auriculaire postérieur ; l'autre *mastoïdien,* s'anastomose avec le filet mastoïdien du plexus cervical superficiel, se répand dans la région mastoïdo-occipitale, et se distribue particulièrement au muscle occipital.

Le *rameau stylien* est quelquefois une division du suivant. Il se porte obliquement en dedans, en bas et en avant, s'applique sur la face externe du muscle stylo-hyoïdien, et se perd dans son épaisseur.

Le *rameau digastrique,* né souvent du même point que le précédent, traverse obliquement le ventre postérieur du muscle digastrique, et s'y termine en s'unissant à un filet du nerf glosso-pharyngien qui se rend dans le même organe. Quelquefois deux de ses filets sortent du muscle digastrique, pour aller s'anastomoser avec des filets du ganglion cervical supérieur et avec le rameau laryngé supérieur du pneumo-gastrique.

Branche temporo-faciale. C'est la plus importante des deux branches de terminaison du nerf facial. Dès son origine, elle se porte en haut et en avant, dans l'épaisseur de la glande parotide, forme avec le tronc du nerf une arcade à concavité supérieure, et devient de plus en plus superficielle. Peu après, elle reçoit du nerf temporal superficiel de la cinquième paire, un ou deux cordons qui se portent horizontalement vers elle, en contournant le col du condyle de la mâchoire, comme je l'ai dit plus haut (1), et qui vont plus particulièrement concourir à former ses rameaux malaires. Ensuite, sensiblement accrue par l'addition de ces cordons, la branche temporo-faciale du nerf

____

(1) Cette anastomose du temporal superficiel et du facial est fort importante ; elle donne au nerf facial une influence sur la sensibilité de la joue qu'il n'aurait pas sans elle.

II.   40

facial, se résout en une foule de rameaux qui s'écartent en rayonnant, et se portent dans la parotide (Goëdechens), vers la tempe, le front, l'orbite, le nez, et la paroi correspondante de la bouche, ce qui permet de les distinguer en *temporaux*, *orbito-frontaux*, *nasaux* et *buccaux*.

Les *rameaux temporaux* se dégagent de la parotide vers sa partie supérieure, passent perpendiculairement sur la face externe de l'arcade zygomatique, en avant de la branche temporale de la cinquième paire, s'écartent beaucoup les uns des autres en montant, se divisent presque à l'infini, et se perdent dans les muscles auriculaires antérieur et supérieur, dans le muscle occipito-frontal, quelque peu dans la peau, et s'anastomosent avec les divisions des nerfs temporal superficiel et frontal du trifacial. Un des plus antérieurs traverse l'aponévrose temporale, et va s'anastomoser avec le nerf temporal profond antérieur, ou avec des rameaux malaires de la branche orbitaire inférieure du maxillaire supérieur.

Les *rameaux orbito-frontaux* ou *malaires* se dégagent de la partie supérieure et antérieure de la parotide, passent obliquement dans la région malaire, jettent quelques ramifications dans le muscle grand zygomatique, s'anastomosent avec les filets malaires du trifacial, se placent au-dessous du muscle orbiculaire des paupières, puis, après s'être divisés en deux faisceaux secondaires pour l'une et l'autre paupières, se répandent dans le muscle précédent, et s'y anastomosent avec les nerfs sous-orbitaire, frontal et lacrymal de la cinquième paire. Quelques-uns de ces rameaux, plus longs que les autres, se portent au sourcil, dans la région frontale et se distribuent aux muscles surcilier et frontal.

Les *filets naso-buccaux* se dégagent de la partie antérieure de la glande parotide, autour du conduit de stenon qu'ils accompagnent quelque temps, et duquel ils s'éloignent ensuite pour se porter dans trois directions principales. Les uns s'engagent dans la fosse canine, entre les muscles orbiculaire, zygomatiques, élévateur propre de la lèvre supérieure et canin, se distribuent à tous ces muscles, et s'anastomosent avec les filets divergents du nerf sous-orbitaire. D'autres se portent transversalement vers l'aile du nez, soit superficiellement, soit profondément, et se terminent dans les muscles élévateurs de la lèvre supérieure , triangulaire du nez , myrtiforme, et dans la peau voisine. Les derniers se glissent au-dessous du conduit de stenon , traversent horizontalement la joue en donnant au muscle buccinateur , et vont se terminer vers la commissure des lèvres dans les muscles grand zygomatique , canin, triangulaire et orbiculaire labial.

Branche cervico-faciale. Un peu moins volumineuse que la précédente, la branche cervico-faciale du nerf facial se porte obliquement en bas et en avant, dans l'épaisseur de la parotide; et avant de quitter cette glande , elle se divise en un certain nombre de rameaux distingués en *faciaux* et en *cervicaux*, ou en *sus et sous-maxillaires*.

Les *rameaux sus-maxillaires* se dirigent horizontalement en avant, en croisant la direction du masséter, gagnent la lèvre inférieure et le menton, et répandent leurs filets dans les muscles buccinateur, triangulaire , carré , orbiculaire, de la houppe, et s'anastomosent avec les rameaux buccal et mentonnier du nerf maxillaire inférieur, en dehors du muscle buccinateur et au-dessous du triangulaire des lèvres. Un d'eux pénètre dans le muscle masseter.

Les *rameaux sous-maxillaires* se portent horizontalement ou un peu obliquement au-dessous de l'os maxillaire , dans la région sus-hyoïdienne, en dedans du muscle peaucier , s'anastomosent dans plusieurs points avec les branches *antérieures* ou *cutanées* du plexus cervical superficiel, et se répandent dans le peaucier et quelque peu dans la peau voisine. Quelques-uns de leurs filets se recourbent sur la base de la mâchoire, et vont se terminer dans la région du menton avec les précédents.

En résumé, Les ramifications du nerf facial , dirigées transversalement ou obliquement de dehors en dedans , croisent celles du nerf de la cinquième paire qui se portent à peu près de haut en bas. Partout les unes et les autres établissent de fréquentes anastomoses entre les deux nerfs d'où elles émanent. Les ramifications du facial se distribuent spécialement aux muscles de l'oreille, du front, de la face , au peaucier et à quelques petits muscles sus-hyoïdiens. Les filets cutanés de ce nerf, filets peu nombreux, mais réels , ne lui appartiennent que passagèrement; ce sont les divisions des cordons du nerf trifacial qui sont venus s'accoler à lui , dans les points de ses diverses anastomoses avec ce nerf.

Action. Le nerf facial est essentiellement moteur; sans-doute, comme M. Magendie , Bischoff et plusieurs autres l'ont fait remarquer, il paraît avoir quelqu'action sur la sensibilité de la face, car il a des filets cutanés que j'ai décrits; mais cette influence ne lui appartient pas à proprement parler, elle dérive des filets du nerf trifacial qui viennent s'accoler à lui·en différents points ; la section de ce nerf, au-dessus de l'accolement en question faite, à plusieurs reprises, par MM. Magendie, Eschricht et Backer, ne laisse aucun doute à cet égard.

Le facial est le nerf de l'expression (1). Il sert aussi à la respiration suivant Ch. Bell, en ce sens que fournissant des ramifications aux muscles des narines, il les dilate dans certains cas pour faciliter l'introduction de l'air (2). Il concourt à la protection et à l'action des organes de la vûe, de l'ouïe, de l'odorat et du goût, en animant les muscles de la partie extérieure de ces appareils. A-t-il une action différente de la précédente sur l'oreille, et sur la langue en particulier, à l'aide de la corde du tympan, comme le croient quelques personnes? On ne peut rien assurer de bien positif à cet égard , quoique Bellingheri considère la corde du tympan comme essentiellement destinée à la gustation.

HUITIÈME PAIRE.

Nerf acoustique.

(Nerf labyrinthique. CHAUSS.)

Le nerf acoustique ou auditif, *portion molle de la septième paire* de Willis , se sépare de la substance encéphalique un peu en arrière du nerf·facial , dans l'angle de séparation du pédoncule du cervelet et du bulbe supérieur de la moelle. Une par-

---

(1) Toutefois il est étranger à la coloration des joues ; cette coloration est sous l'influence de la cinquième paire.

(2) Shaw l'a suivi, chez les poissons, dans les muscles moteurs de l'opercule, et M. Duméril l'a vu, chez le marsouin , se répandre presque tout entier dans les muscles dilatateurs des évents.

tie de sa substance s'enfonce dans le tissu médullaire voisin , tandis que l'autre , sous forme de filaments blanchâtres séparés les uns des autres , s'applique à la surface de la paroi antérieure du quatrième ventricule , et va se terminer sur les côtés du calamus scriptorius , en s'unissant quelquefois sur la ligne médiane par une sorte de commissure à celle du côté opposé.

Au-delà de son origine , le nerf acoustique se porte presque horizontalement en dehors , accompagné par le nerf facial , s'engage avec lui dans le conduit auditif interne , et s'y sépare de bonne heure en deux branches , l'une *limacienne*, l'autre *vestibulaire*.

Le tronc du nerf acoustique est remarquable par sa mollesse et par sa blancheur ; il est aplati et a la forme d'un ruban relevé sur ses bords, et disposé en une gouttière à concavité supérieure qui reçoit le nerf facial. Il reste contigu au précédent dans tout son trajet, et ne l'abandonne qu'au fond du conduit auditif , au moment où celui-ci s'engage dans le labyrinthe ; mais auparavant il en reçoit quelques filets anastomostiques très ténus, les uns bornés au conduit auditif, deux autres qui viennent , suivant Arnold, par une marche récurrente , du renflement ganglionaire que présente le nerf facial dans l'aquéduc de Fallope (1).

La *branche limacienne* du nerf acoustique, séparée de bonne heure de la suivante et placée en dehors et en avant d'elle , marche d'abord horizontalement ; mais parvenue à la partie du fond du conduit auditif qui répond à la base du limaçon, elle suit la cannelure spirale qu'a si bien décrite M. Ribes, fournit, chemin faisant, une foule de filets qui pénètrent dans les rampes cochléennes par les petits canaux obliques de l'axe, et se termine en s'engageant dans celui-ci pour gagner l'infundibulum.

Dans les rampes du limaçon , les filets de la branche limacienne du nerf acoustique se divisent encore, et paraissent particulièrement s'épanouir sur la portion membraneuse de la cloison.

La *branche vestibulaire*, plus grosse que la précédente et placée

---

(1) M. Cruveilhier compare ingénieusement la disposition du nerf acoustique au fond du conduit auditif interne , à celle de l'olfactif sur la lame criblée : le premier, en effet, est mou comme le second ; et comme lui il se divise en une foule de filets , qui traversent immédiatement les pertuis d'une sorte de crible.

en arrière d'elle, traverse la paroi interne du vestibule pour entrer dans cette cavité; mais auparavant elle se divise en trois rameaux distingués en *grand*, *moyen* et *petit*.

Le *grand rameau* se rend dans le sac commun, s'y épanouit en partie, y forme une membrane flottante qui a été surtout bien représentée par Sœmmering, et envoie, d'autre part, quelques filets dans les ampoules placées aux extrémités évasées des conduits demi-circulaires vertical supérieur et horizontal. Le *moyen rameau* se termine dans le sac sphérique du vestibule. Enfin le *petit rameau* gagne l'ampoule placée à l'extrémité isolée du canal demi-circulaire vertical postérieur.

Action. C'est le nerf auditif qui reçoit les impressions des corps sonores, et qui les transmet au cerveau.

NEUVIÈME PAIRE.

Nerf glosso-pharyngien.

(Pharyngo-glossien, Chauss.)

Le nerf glosso-pharyngien, *portion antérieure de la huitième paire* Willis, s'isole des parties latérales du corps restiforme, s'enfonce dans son intérieur, et se continue avec la partie postérieure du bulbe. Sœmmering a suivi ses racines jusqu'à la paroi antérieure du quatrième ventricule.

Formé d'abord de plusieurs filets distincts, divergents vers la moelle, convergents en dehors et disposés en une série verticale, le nerf glosso-pharyngien se porte en dehors et un peu en avant, s'arrondit, s'isole du pneumo-gastrique avec lequel ses filets d'origine étaient primitivement confondus, gagne le trou déchiré postérieur, et s'engage dans la partie antérieure de ce trou, au devant du pneumo-gastrique et dans un canal particulier de la dure-mère. Ensuite il se place en dedans et en avant de la veine jugulaire interne, en arrière de l'artère carotide interne, croise bientôt en avant la direction de cette dernière, se porte en dedans et en bas sur les côtés du pharynx; s'applique sur les parties postérieure et externe du muscle stylo-pharyngien, s'insinue au-dessous du stylo-glosse, et gagne la face supérieure de la base de la langue dans laquelle il se termine.

1° *Dans le crâne* et avant de pénétrer dans le trou déchiré postérieur , le nerf glosso-pharyngien communique avec le pneumo-gastrique à l'aide d'un ou de deux filets grêles.

2° *Dans le trou déchiré postérieur*, il devient grisâtre et présente un renflement ovoïde, qu'Andersh a décrit sous le nom de *ganglion pétreux*, et que l'on appelle aussi *ganglion d'Andersh*.

Ce ganglion est placé dans une petite dépression spéciale du rocher , *receptaculum ganglii petrosi.*, dépression située au-dessous de l'ouverture évasée de l'aquéduc du limaçon , en avant de la fosse jugulaire , en arrière et en dedans de l'orifice inférieur du canal carotidien. Il fournit plusieurs filets : un d'eux se porte en bas et en avant , vers le ganglion cervical supérieur ; un autre s'unit, dans la fosse jugulaire , au filet auriculaire du nerf pneumo-gastrique ; un troisième se porte en arrière vers le nerf facial , et s'unit à lui très peu au-dessous du trou stylo-mastoïdien ; enfin, un dernier , plus célèbre et plus compliqué que les autres , constitue le *rameau de Jacobson*.

Le rameau de Jacobson, *rameau auriculaire du ganglion d'Andersh*, s'engage dès son origine dans un pertuis du rocher qui commence au réceptacle du ganglion pétreux, parcourt un petit canal que j'ai décrit à l'occasion de la paroi interne du tympan (1), parvient sur le promontoire , logé dans une cannelure particulière , et se divise au-dessous de la membrane muqueuse tympanique en six filets : deux d'entre eux se portent en arrière , et se répandent en ramifications ténues autour de la fenêtre ronde et de la fenêtre ovale; le troisième, souvent double, marche en avant , traverse un ou deux pertuis du canal carotidien, et s'anastomose avec les filets carotidiens du ganglion cervical supérieur ; le quatrième gagne l'orifice interne de la trompe d'Eustachi et se perd dans la membrane qui tapisse ce conduit; le cinquième se dirige en haut, traverse la paroi supérieure de la caisse et se réunit au filet supérieur du nerf vidien; le dernier se porte en haut et en avant et va se terminer au petit nerf pétreux superficiel du ganglion otique, ou, comme quelques personnes le représentent, forme ce filet lui-même, et va se terminer au ganglion otique.

3° *Au-dessous du trou déchiré postérieur*, le nerf glosso-pha-

____

(1) Voyez tome I, page 711.

ryngien est placé en arrière de l'artère carotide interne et du grand sympathique, en avant et en dedans des nerfs pneumogastrique, spinal, grand hypoglosse et de la veine jugulaire interne. Dans ce point, il est spécialement accolé au nerf pneumogastrique, et communique avec lui et avec les filets que celui-ci reçoit du spinal.

A la même hauteur, le nerf glosso-pharyngien envoie dans le ventre postérieur du muscle digastrique un filet grêle qui s'y réunit avec celui du facial, comme il a été dit précédemment. Il fournit, en outre, plusieurs filets carotidiens qui s'accolent à l'artère carotide interne, descendent vers la carotide primitive, fournissent, chemin faisant, une foule de ramifications qui s'associent à des filets du grand sympathique pour former le *plexus carotidien*, et s'anastomosent avec le nerf *cardiaque supérieur*.

4° *Sur les côtés du pharynx*, le nerf glosso-pharyngien fournit un très grand nombre de rameaux et diminue beaucoup de volume. Ces rameaux s'écartent en divergeant, se réunissent à ceux de la branche pharyngienne du nerf pneumo-gastrique et du grand sympathique, et concourent à former le *plexus pharyngien*; mais bien différens des premiers, comme on le verra, ils traversent les muscles du pharynx, leur donnent à peine quelques ramifications et se répandent surtout dans la membrane muqueuse (1). Quelques-uns traversent spécialement le muscle stylo-pharyngien.

5° *Entre les muscles stylo-pharyngien et stylo-glosse*, et en dehors de l'amygdale, le nerf glosso-pharyngien envoie de nombreux filets dans cette glande, dans la muqueuse voisine et dans les piliers du voile du palais.

6° *Dans la langue* enfin, le nerf glosso-pharyngien se divise en trois ou quatre rameaux qui s'écartent en divergeant, et se portent au-dessous de la membrane muqueuse de la face supérieure de cet organe, ceux-ci transversalement en dedans, ceux-là obliquement en avant, quelques autres d'arrière en avant. Tous se divisent promptement, et se perdent dans la

_____

(1) Les résultats de mes recherches, sous ce rapport, sont entièrement conformes à ceux qu'ont obtenus de leur côté, MM. Andral, Denonvilliers et Maisoneuve, prosecteurs à la Faculté et à l'École anatomique des hôpitaux.

membrane muqueuse et dans les glandules de cet organe, en arrière du foramen cœcum et du V.

Action. Le nerf glosso-pharyngien est essentiellement sensitif. Les filets qu'il fournit au pharynx sont bien plutôt réservés à la membrane muqueuse qu'aux muscles de cette partie (1); Ceux qu'il donne à l'isthme du gosier et à la langue ont bien plus clairement encore cette destination. Suivant MM. Vernière et Panizza, le glosso-pharyngien est le nerf spécial de la gustation; tandis que le lingual présiderait seulement à la sensibilité tactile de la langue.

DIXIÈME PAIRE.

Nerf vague,

(Pneumo-gastrique. CHAUSS.)

Le nerf pneumo-gastrique, *seconde branche de la huitième paire,* Willis, naît des parties latérales du corps restiforme par une série de filets divergens vers la moelle, et confondus, de ce côté, avec ceux du nerf glosso-pharyngien. On ne peut pas le suivre bien loin dans l'épaisseur du bulbe; cependant il paraît se diriger en arrière, vers le calamus scriptorius. Sœmmering assure qu'il va jusqu'à la paroi antérieure du quatrième ventricule.

Le nerf pneumo-gastrique présente un trajet très long et très compliqué; il étend, en effet, ses ramifications au col, à la poitrine et à l'abdomen.

Dans le crâne, il se dirige en dehors et un peu en avant, rassemble ses filets, s'isole du nerf glosso-pharyngien, se met en rapport avec un lobule du cervelet qu'on a appelé, pour cette raison, *lobule du nerf vague,* se rapproche du nerf spinal, s'engage au-devant de lui dans le trou déchiré postérieur, et traverse le même conduit de la dure-mère, en arrière du nerf glosso-pharyngien, en avant du golfe de la veine jugulaire interne.

Au-dessous du trou déchiré postérieur, il repose sur la colonne vertébrale, sur le muscle grand droit antérieur de la tête,

(1) C'est le filet pharyngien du pneumo-gastrique qui est musculaire pour cette partie, comme on le verra plus loin.

placé entre l'artère carotide interne, les nerfs grands sympathique et glosso-pharyngien qui sont en avant, la veine jugulaire interne, les nerfs spinal et grand hypoglosse, qui sont en arrière. . . .

Au col, il occupe l'espace carotidien, entouré d'un tissu cellulaire lamelleux très lâche, et est en rapport, *en arrière*, avec la colonne vertébrale et les muscles grand droit antérieur de la tête et long du col, *en dehors*, avec la veine jugulaire interne et le grand sympathique, *en dedans*, avec les artères carotides interne et primitive; tandis qu'il est caché, *en avant*, par le rapprochement des vaisseaux carotidiens et jugulaire.

Le nerf pneumo-gastrique pénètre dans la poitrine par l'ouverture de cette cavité, et offre en ce point des rapports différens à droite et à gauche : *à droite*, il repose entre la veine et l'artère sous-clavières ; *à gauche*, il reste appliqué contre la carotide primitive, placé entre elle et la sous-clavière, en arrière de la veine du même nom.

Dans la poitrine, il occupe le médiastin et glisse, à droite, derrière la veine cave supérieure et sur la veine azygos, *à gauche*, sur la crosse de l'aorte. Ensuite, il vient se placer au-dessous de la plèvre à la partie postérieure de la racine du poumon, se divise en trois ou quatre branches, se recompose plus bas, s'accole à l'œsophage, le gauche en avant, le droit en arrière de ce conduit, traverse ainsi placé l'hiatus œsophagien du diaphragme, et se termine sur l'estomac.

Dans son trajet, le nerf pneumo-gastrique fournit une foule de branches qui varient beaucoup sous le rapport du volume. Leur nombre est surtout très considérable ; de sorte qu'il est nécessaire, pour être méthodique, de les décrire très rigoureusement dans l'ordre de leur origine, en les rapportant aux diverses portions de ce nerf.

1° *Dans le crâne*, avant de pénétrer dans le trou déchiré postérieur, le nerf pneumo-gastrique communique par quelques filets ténus avec les nerfs glosso-pharyngien et spinal.

Dans le trou déchiré postérieur, il prend une teinte grisâtre ganglionaire très prononcée, souvent même il se renfle en un véritable ganglion, comme Arnold l'a représenté, disposition dont il conserve encore quelque chose à la partie supérieure du col. Quoi qu'il en soit, dans le même point, il s'anastomose avec le spinal et donne naissance au *rameau auriculaire d'Arnold.*

Anastomose avec le spinal. Cette anastomose a lieu de deux manières : d'abord , dans le trou déchiré postérieur , le pneumo-gastrique envoie un filet grêle vers le spinal qui lui est accolé; ensuite il en reçoit un peu plus bas deux filets volumi-neux , qui forment un cordon long-temps distinct du reste du nerf, et que l'on reconnaît à sa teinte blanche différente de la couleur grisâtre et ganglionaire de celui-ci. Ce cordon , au-reste , est seulement accolé au nerf pneumo-gastrique,. comme Bischoff l'a fort bien montré; il s'en sépare plus tard pour former surtout les rameaux *pharyngien* et *récurrent* attribués à ce nerf (1). Du reste, c'est lui seul, comme l'a vu M. Cruveilhier, qui s'a-nastomose au-dessous du crâne avec le nerf grand hypoglosse.

Rameau auriculaire d'Arnold. Ce rameau se glisse en arrière, entre le golfe de la veine jugulaire interne. et la fosse de ce nom, reçoit un filet du ganglion d'Andersh, en envoie un ou deux au-tres vers le facial, dans la partie inférieure de l'aquéduc de Fal-lope , s'unit près du trou stylo-mastoïdien avec le rameau auri-culaire postérieur de ce nerf, traverse le cartilage de l'auricule, et va se terminer dans la peau qui tapisse la conque et l'orifice externe du conduit auriculaire.

3° *Dans la région cervicale,* le nerf pneumo-gastrique conserve long-temps l'apparence ganglionaire qu'il a prise, dans le trou déchiré postérieur; ou plutôt, comme on l'a vu , supérieure-ment il est formé de deux cordons bien distincts, quoique réu-nis ensemble par quelques filets , l'un ganglionaire plus gros, l'autre non ganglionaire plus petit, celui-ci évidemment formé par les filets de l'anastomose du nerf spinal. Cette disposition ne s'efface guère qu'à un pouce ou dix-huit lignes au-dessous du trou déchiré postérieur. Quoi qu'il en soit, au col , le pneumo-gastrique s'anastomose avec les nerfs *grand sympathique* et *grand hypoglosse,* et fournit les rameaux *pharyngien, laryngé supérieur* et *cardiaques.*

Anastomose avec les nerfs grand sympathique et grand hypo-

---

(1) Bischôff s'est trompé en attribuant cette origine aux deux nerfs la-ryngés ; elle n'appartient qu'au rameau pharyngien et au récurrent. Le la-ryngé supérieur procède du cordon ganglionaire du nerf pneumo-gastrique; ce qui est d'ailleurs parfaitement en rapport avec ce que j'ai publié depuis long-tems sur sa distribution.

glosse. Ces anastomoses ont lieu à la partie supérieure du col et à la même hauteur à peu-près. La première appartient au cordon ganglionaire et la seconde, comme je l'ai déjà dit, au cordon non ganglionaire du nerf pneumo-gastrique (1). Toutes les deux ont lieu à l'aide de plusieurs filets. Celle du grand sympathique offre de nombreuses variétés : quelquefois elle résulte d'un accolement et d'une sorte de fusion des deux nerfs dans une grande étendue.

Rameau pharyngien. Ce rameau se sépare très haut, à neuf lignes environ au-dessous du crâne, du cordon non ganglionaire fourni au pneumo-gastrique par le nerf spinal (2). Arnold croit qu'il est double et en distingue un *supérieur* et un *inférieur ;* cette disposition est rare, et constitue une véritable anomalie.

Quoi qu'il en soit, ce rameau se dirige en bas, en dedans et un peu en avant, passe derrière la carotide interne, envoie quelques filets dans le plexus carotidien, atteint les parties latérales du pharynx et se résout en un grand nombre de filets qui s'écartent en divergeant, et se perdent dans la couche charnue de cette partie, en s'anastomosant dans le plexus pharyngien avec les nombreuses ramifications des nerfs grand sympathique et glosso-pharyngien qui y concourent.

Nerf laryngé supérieur. Le nerf laryngé supérieur s'isole manifestement du cordon ganglionaire du pneumo-gastrique, et nullement du cordon anastomotique du spinal, comme Bischoff l'avait cru. Il se porte aussitôt en bas, en dedans et un peu en avant, parallèlement au précédent dont l'origine est supérieure à la sienne, passe derrière la carotide interne, et se divise promptement en deux rameaux, l'un *externe* l'autre *interne.*

Le *rameau laryngé externe* se porte un peu moins en dedans que l'interne. Il s'anastomose à l'aide de plusieurs filets, avec le ganglion cervical supérieur ou le nerf cardiaque qui en émane, et avec le plexus carotidien; puis, continuant son trajet, il fournit au muscle constricteur inférieur du pharynx, au corps thy-

______

(1) Cette union du nerf moteur de la langue avec le cordon du pneumogastrique qui fournit les nerfs moteurs de l'organe de la voix, est un fait qu'on n'a pas assez remarqué, et dont l'importance est très grande.

(2) Jamais je n'ai trouvé de variétés à cet égard.

roïde, passe au-dessous du muscle sterno-thyroïdien, et va se terminer dans le petit muscle crico-thyroïdien.

Le *rameau laryngé interne* s'engage entre le muscle thyro-hyodien et la membrane du même nom, traverse une ouverture de cette dernière, parvient au repli muqueux aryténo-épiglottique, sur les côtés de l'ouverture supérieure du larynx, et se divise en une foule de filets divergens : les uns, *ascendans*, se portent en haut et en avant vers les bords de l'épiglotte, passent au-devant de cette partie, traversent les trous dont elle est percée, et se répandent dans la membrane muqueuse, dans ses follicules et dans la prétendue glande épiglottique, ou bien se relèvent vers la base de la langue et s'y distribuent ; d'autres, *horizontaux*, très nombreux et très beaux, se terminent dans la muqueuse et les glandules du repli aryténo-épiglottique ; les derniers, *descendans*, gagnent la face postérieure du muscle aryténoïdien, se distribuent à la membrane muqueuse qui le recouvre, à celle du pharynx, à la glande aryténoïdienne, ou traversent le muscle sans y laisser de filets, pour aller se terminer en avant de lui, dans la membrane muqueuse laryngée. Un d'eux, plus long que les autres, se glisse en dehors, entre le cartilage thyroïde et le muscle thyro-aryténoïdien, et s'anastomose avec le nerf *récurrent* ou *laryngé inférieur*.

En définitive, comme je l'ai montré depuis long-temps (1), le nerf laryngé supérieur ne se distribue qu'à la membrane muqueuse et aux glandules du larynx (2) ; son rameau externe envoie seul au muscle constricteur inférieur et au crico-thyroïdien.

Le nerf laryngé supérieur est essentiellement sensitif, contrairement à l'opinion de Bischoff, comme on pourrait l'induire, au reste, de son origine au cordon ganglionaire du pneumogastrique. Son filet musculaire lui vient de l'anastomose des deux cordons de ce nerf l'un avec l'autre.

(1) Voyez ma thèse inaugurale 1823, voyez aussi les deux éditions de mon *Anatomie top.*

(2) Avant mon travail on croyait que ce nerf appertenait à peu près également aux muscles et à la membrane muqueuse de la glotte. M. Magendie en particulier avait avancé qu'il se distribue à tous les muscles constricteurs de cette ouverture.

Rameaux cardiaques. Ces rameaux sont plus ou moins nombreux. Souvent on n'en rencontre qu'un seul qui se détache du pneumo-gastrique près de la poitrine, se place en avant de la carotide primitive, se glisse, à droite au-devant du tronc brachio-céphalique, à gauche en avant de la crosse aortique, et se réunit au grand nerf cardiaque. Quand il en existe plusieurs, ceux qui naissent au-dessus du précédent se réunissent avec les nerfs cardiaques.

4° Dans la poitrine, le pneumo-gastrique fournit le *nerf récurrent* ou *laryngé inférieur* et les *rameaux pulmonaires* et *œsophdgiens.*

Nerf récurrent ou *laryngé inférieur.* Ce nerf, remarquable par son trajet rétrograde, qui lui a mérité le nom particulier par lequel on le désigne, s'isole du pneumo-gastrique à une hauteur différente à droite et à gauche, *à droite*, au-devant de de l'artère sous-clavière, *à gauche*, au devant et en bas de la crosse de l'aorte. Son volume est considérable. Aussitôt après son origine il se réfléchit en haut, en embrassant dans son anse ou dans sa courbure les parties inférieure et postérieure de l'artère sous-clavière à droite, de la crosse aortique à gauche. Ensuite il remonte vers le col, le long de l'œsophage, entre la trachée et le muscle long du col à droite, en avant de l'œsophage (1), et dans le sillon qui sépare ce conduit de la trachée à gauche, s'engage sous le bord inférieur du muscle constricteur inférieur du pharynx, se place en arrière du larynx dans le sillon qui sépare les cartilages thyroïde et cricoïde, passe derrière l'articulation crico-thyroïdienne entre les muscles crico-aryténoïdien postérieur et crico - aryténoïdien latéral, et se termine comme je le dirai plus loin.

A son origine et de la convexité de son anse de réflexion, le nerf récurrent donne plusieurs rameaux cardiaques qui se réunissent avec ceux du grand sympathique, et qui vont se jeter dans les plexus du cœur. Plus loin, il fournit de nombreux rameaux à l'œsophage, à la trachée et au muscle constricteur inférieur du pharynx.

Derrière le larynx, il produit d'abord un ou plusieurs filets,

____

(1) Quand on fait l'œsophagotomie, on doit se rappeler ce rapport important.

qui se perdent dans le muscle crico-aryténoïdien postérieur.
Ensuite il donne à l'aryténoïdien un filet important, que
j'ai décrit le premier. Ce filet, que l'on attribuait autrefois au
muscle crico-aryténoïdien postérieur, se porte obliquement
en haut et en arrière, entre ce muscle et le cartilage cricoïde,
passe derrière l'articulation crico-aryténoïdienne, et se distribue dans le muscle aryténoïdien.

Plus loin enfin, le nerf récurrent donne quelques filets au
muscle crico-aryténoïdien latéral, et va se terminer dans le
thyro-aryténoïdien, après s'être anastomosé sur sa face externe
avec le nerf laryngé supérieur.

Rameaux pulmonaires. Derrière la racine du poumon, le nerf
pneumo-gastrique se décompose, comme je l'ai dit, en plusieurs
branches qui offrent une disposition plexiforme, et dont les
nombreux rameaux, réunis avec d'autres venus des ganglions
thoraciques, forment le *plexus pulmonaire.*

Placé à la partie postérieure de la bronche correspondante,
entre elle et la plèvre, le plexus pulmonaire est très serré; les
divisions du nerf pneumo-gastrique semblent s'y renfler, et prendre la couleur grisâtre des nerfs ganglionaires. En avant, les
deux plexus pulmonaires communiquent avec les nerfs cardiaques et récurrens, tandis qu'en dedans ils se réunissent de droite
à gauche. Chacun d'eux embrasse non seulement la partie postérieure, mais encore la partie antérieure des bronches, de manière à former deux plexus secondaires, que Scarpa distingue
en *plexus pulmonaire antérieur* et en *plexus pulmonaire postérieur,*
celui-ci beaucoup plus considérable que celui-là. Leurs rameaux
s'étendent principalement aux bronches et aux poumons ; mais
quelques-uns appartiennent aussi au tissu cellulo-graisseux du
médiastin, à l'œsophage, aux ganglions lymphatiques voisins,
à l'artère pulmonaire et même à l'aorte.

Rameaux œsophagiens. Au delà de la racine du poumon,
comme on l'a vu plus haut, le nerf pneumo-gastrique considérablement diminué de volume, se reforme en un seul
tronc, s'accole à l'œsophage, le droit en arrière, le gauche en
avant de ce conduit, et prend le nom de *cordon œsophagien.*
Chemin faisant, les deux nerfs fournissent de fréquentes ramifications à l'œsophage, et communiquent ensemble à droite et

à gauche, à l'aide de rameaux obliques qui entourent ce conduit (1).

Dans l'abdomen, le nerf pneumo-gastrique se termine d'une manière un peu différente à droite et à gauche.

Le nerf pneumo-gastrique droit, placé d'abord derrière le cardia, se glisse le long de la petite courbure de l'estomac, entre les deux feuillets de l'épiploon gastro-hépatique, se dirige à droite et un peu en arrière, et se jette dans le plexus solaire, en décrivant une courbure à concavité postérieure, qui constitue l'*anse anastomotique mémorable* de Wrisberg. Mais auparavant il donne un certain nombre de filets au cardia, à la face postérieure et à la petite courbure de l'estomac.

Le nerf pneumo-gastrique gauche passe au-devant du cardia, et se résout aussitôt en un très grand nombre de filets, qui se portent en divergeant sur le grand cul-de-sac, sur la face antérieure et sur la petite courbure de l'estomac. Quelques-uns de ces derniers gagnent le sillon de la veine porte, entre les deux lames de l'épiploon gastro-hépatique, et se réunissent au plexus nerveux du foie.

Dans le trou déchiré postérieur et à la partie supérieure du col, le nerf pneumo-gastrique a quelqu'analogie de structure avec le grand sympathique: il communique largement avec lui, et lui est quelquefois intimement accolé. Il concourt avec ce nerf compliqué à la formation de quatre plexus importans : le *pharyngien*, le *cardiaque*, le *pulmonaire* et le *solaire*, et par ses relations avec une foule d'organes, il justifie parfaitement la dénomination de moyen sympathique qui lui a été donnée. Au reste, ce nerf est développé chez les animaux en raison inverse du grand sympathique : il est très gros chez ceux qui ont le grand sympathique peu considérable; et réciproquement, il est petit chez ceux dont le grand sympathique est remarquable par son importance.

Action. Rigoureusement parlant le nerf pneumo-gastrique est à la fois sensitif et moteur, car il fournit aux muscles du pharynx, du larynx, comme à la membrane muqueuse des voies

(1) On a justement invoqué ces rameaux obliques et les anastomoses qu'ils établissent entre les deux nerfs pneumo-gastriques autour de l'œsophage, pour expliquer la sensation douloureuse qu'on éprouve spécialement à la partie inférieure de ce conduit, dans la déglutition d'un bol alimentaire trop volumineux.

aériennes, etc. Mais cette double fonction lui appartient-elle originellement? je ne le crois pas; je pense, en effet, avec Bischoff, qu'il est essentiellement sensitif, et qu'il emprunte au spinal les filamens moteurs qu'il fournit dans son trajet. Mes recherches particulières sont conformes, sous ce rapport, à celles de cet habile anatomiste, qui ne s'est trompé, comme on l'a vu, qu'à l'égard de l'origine qu'il assigne au nerf laryngé supérieur. Réunis, en effet, dans un même canal de la dure-mère, les nerfs pneumo-gastrique et spinal s'envoient réciproquement des filets, ainsi que je l'ai montré, ils se confondent jusqu'à un certain point, et représentent assez bien ensemble un des nerfs rachidiens : le nerf pneumo-gastrique en est la racine sensitive, et le spinal la racine motrice.

Le nerf pneumo-gastrique anime les muscles du pharynx, du larynx et de l'œsophage, par ses rameaux *pharyngien, récurrent,* par quelques filets du *laryngé supérieur* et par son *cordon œsophagien,* qui ont tous des relations avec les rameaux qu'il reçoit du spinal. Tandis que d'autre part, il préside à la sensibilité et à la sécrétion de la membrane muqueuse des voies aériennes, de l'œsophage et de l'estomac par ses autres rameaux.

Dans le larynx, le nerf laryngé supérieur, comme je l'ai établi depuis long-temps contrairement aux idées reçues, est uniquement destiné à la muqueuse; tandis que le récurrent n'appartient qu'aux muscles de la glotte. Les filets du laryngé supérieur qui paraissent se perdre dans le muscle aryténoïdien, ne font que le traverser pour aller à la membrane muqueuse qui revêt sa face antérieure. On comprend, du reste, combien cette distribution du laryngé supérieur à la seule membrane muqueuse laryngée, est peu en harmonie avec l'origine que Bischoff lui a faussement attribuée au cordon du nerf spinal, et combien, au contraire, elle est conforme à son origine réelle au cordon ganglionaire du pneumo-gastrique.

ONZIÈME PAIRE.

Nerf spinal.

(Trachélo-dorsal. Chauss.)

Le nerf spinal (*accessoire de* Willis, *troisième branche de la huitième paire* de la plupart des anatomistes), procède de la portion cervicale de la moelle, et n'est compté parmi les nerfs

II.   41

crâniens, que parce qu'il sort de la cavité céphalo-rachidienne par un des trous de la base du crâne.

Il naît des parties latérales de la moelle, par une série de filets placés derrière le ligament dentelé, un peu plus près des racines postérieures que des racines antérieures des nerfs cervicaux, sur une ligne qui fait suite à celle des origines du pneumo-gastrique et du glosso-pharyngien supérieurement, et qui devient oblique en arrière inférieurement. Ses filets les plus inférieurs ne dépassent pas ordinairement le cinquième nerf cervical, quoique par fois on les ait vus descendre jusqu'au sixième ou septième.

Le nerf spinal reçoit un filet du deuxième nerf cervical; ensuite il passe en avant, rarement en arrière de la racine postérieure du premier (*sous-occipital*), s'accole à cette racine, en fournit une partie, quelquefois même la donne toute entière, et en reçoit à son tour quelques filets. Un renflement ganglionaire décrit par Huber, se rencontre parfois au niveau de ces curieuses connexions, ganglion duquel émanent les filets que le spinal envoie au premier nerf cervical.

Le nerf spinal remonte d'abord entre les racines antérieures et postérieures des nerfs cervicaux, va grossissant à mesure qu'il s'élève, traverse le trou occipital, s'incline ensuite en dehors et un peu en avant, converge vers le pneumo-gastrique, puis sort par le trou déchiré postérieur, logé dans la même gaîne que ce nerf, et placé entre lui et la veine jugulaire interne.

A partir de ce point, le nerf spinal descend d'abord entre l'artère carotide et la veine jugulaire internes, en arrière des nerfs pneumo-gastrique, glosso-pharyngien et grand sympathique, sur le même plan que le grand hypoglosse. Ensuite il se dirige obliquement en dehors et en arrière, passe en avant de la veine jugulaire interne, en arrière de l'apophyse styloïde, de l'artère occipitale et des muscles stylo-hyoïdien et digastrique, gagne le sterno-mastoïdien, s'engage dans la partie interne de ce muscle, entre ses faisceaux sternal et claviculaire, traverse obliquement la partie supérieure de la région sus-claviculaire, s'enfonce sous le trapèze et se perd en entier dans son épaisseur.

Dans le crâne, avant d'entrer dans le trou déchiré postérieur,

le nerf spinal reçoit un ou deux filets très grêles du pneumo-
gastrique.

Dans le trou déchiré postérieur ou immédiatement au-dessous
de lui, il se bifurque en quelque sorte, et envoie vers le nerf
pneumo-gastrique, un cordon anastomotique très remarquable,
qui en reste quelque temps distinct. Ce cordon entre plus spécialement dans la composition des rameaux *pharyngien* et *récurrent* de ce nerf, comme je l'ai dit plus haut ; et, contrairement
à l'opinion de Bischoff, il est presque entièrement étranger à
l'origine du nerf laryngé supérieur.

En traversant le muscle sterno-mastoïdien, le spinal lui
envoie de nombreux rameaux ascendans et descendans, qui s'y
réunissent avec quelques autres émanés de la seconde et
de la troisième paires cervicales.

Au delà du sterno-mastoïdien, il communique avec les branches descendantes du plexus cervical, en reçoit quelques rameaux, s'anastomose souvent avec l'origine du nerf phrénique,
et va se consumer ensuite entièrement dans le trapèze.

Action. Le spinal est un nerf moteur : non seulement, en effet,
il ne se rend qu'à des muscles, mais encore, par son anastomose avec le pneumo-gastrique, il fournit à celui-ci les élémens
des rameaux qu'il distribue, à son tour, dans les muscles avec
lesquels il a des rapports. Cette dernière opinion a surtout été
développée par Bischoff, qui a insisté avec raison sur ce point,
que les nerfs spinal et pneumo-gastrique constituent par leur
réunion, un tronc analogue à celui de la cinquième paire et
à ceux des nerfs qui sortent par les trous vertébro-sacrés ; le
pneumo-gastrique constitue la racine ganglionaire et sensitive,
tandis que le spinal représente la racine non ganglionaire (1), et
motrice de ce tronc.

Ch. Bell range le nerf spinal parmi les nerfs respiratoires.

DOUZIÈME PAIRE.

Nerf grand hypoglosse.
(Hyo-glossien. CHAUSS.)

Le nerf grand hypoglosse, *nerf de la neuvième paire* de
Willis, est le plus postérieur de tous ceux qui sortent par les
trous de la base du crâne.

(1) Le ganglion que présente quelquefois le spinal à son origine, appar-

Il naît de la partie antérieure du bulbe, et spécialement du sillon qui sépare les éminences pyramidale et olivaire, par un grand nombre de filets qui paraissent faire suite à la colonne antérieure de la moelle, et qui sont disposés en une série verticalement dirigée. Ces filets divergens du côté du bulbe, convergens en dehors de lui, se réunissent en trois ou quatre faisceaux qui traversent isolément le trou condylien antérieur, renfermés dans de petits canaux particuliers de la dure-mère; puis ils s'associent les uns aux autres en dehors du crâne, pour former le tronc du nerf.

Dans le crâne, le nerf grand hypoglosse est dirigé en avant et en dehors. A l'extérieur de cette cavité il se porte obliquement en bas, en avant et en dedans, se place entre la veine jugulaire et l'artère carotide internes, en arrière du nerf pneumo-gastrique, à côté du spinal et croise le premier en dehors. Ensuite il marche presque perpendiculairement dans la partie supérieure de l'espace carotidien, devient de plus en plus súperficiel, passe audessous des muscles styliens, du digastrique et de l'artère occipitale. Parvenu au niveau de l'angle de la mâchoire, il se réfléchit d'arrière en avant, au-dessous du muscle stylo-hyoïdien et du tendon du digastrique, croise en dehors les artères carotides externe et interne près de leur origine, séparé de la peau seulement par le muscle peaucier, et placé audessus de l'artère linguale. Ensuite, il longe pendant quelquetemps la grande corne de l'os hyoïde, entre les muscles mylohyoïdien et hyo-glosse, et séparé par le dernier de l'artère de la langue. Enfin il se recourbe un peu en haut et en avant, passe sur le bord antérieur de l'hyo-glosse, gagne la face externe du génio-glosse, et s'enfonce dans ce muscle puis dans le tissu de la langue.

Dans son trajet, le nerf grand hypoglosse décrit une grande courbure à concavité supérieure et antérieure, et à convexité inférieure et postérieure. D'abord il est contigu à l'artère linguale, près de l'origine de ce vaisseau ; ensuite il en est séparé par le muscle hyo-glosse, au-devant duquel il la rencontre de nouveau.

Au-dessous du trou condylien antérieur, le nerf grand hypoglosse communique par un ou plusieurs filets, avec le ganglion

tient, comme on l'a vu, à la portion de ce nerf qui constitue en quelque sorte, la racine postérieure du premier nerf cervical.

cervical supérieur et avec le pneumo-gastrique, surtout avec le cordon que celui-ci reçoit du spinal. Il envoie, en outre, un filet à la première paire cervicale.

Plus bas, il reçoit de l'anse formée au-devant de l'apophyse transverse de l'atlas par les deux premiers nerfs cervicaux, un ou deux filets, qui restent quelque temps accolés à son côté externe, comme l'a établi M. Cruveilhier, et qui s'en séparent au niveau de l'angle de la mâchoire, pour former sa *branche descendante*.

La branche descendante du nerf hypoglosse, *ramus descendens noni*, se détache de ce nerf au niveau de sa courbure sur l'artère carotide interne, quelquefois cependant beaucoup plus haut. Elle est principalement formée par les filets des deux premiers nerfs cervicaux ; le grand hypoglosse n'y concourt que par quelques autres plus grêles (1). Elle descend perpendiculairement sur l'artère carotide primitive, et au bout de quelque temps se recourbe en dehors, et s'anastomose par arcade renversée, au-devant de la jugulaire interne, avec la branche descendante interne du plexus cervical.

Dans la première partie de son trajet, la branche descendante du grand hypoglosse ne fournit aucun rameau ; elle ne commence à se diviser qu'au niveau de son anse anastomotique. De la convexité de celle-ci partent, effectivement, plusieurs filets destinés aux muscles de la région sous-hyoïdienne : le premier se perd promptement dans le ventre supérieur du muscle scapulo-hyoïdien ; le second se porte plus obliquement au-dessous du scapulo-hyoïdien, s'engage entre les muscles sterno-hyoïdien et sterno-thyroïdien, et se distribue à l'un et à l'autre ; d'autres enfin, se perdent dans l'extrémité scapulaire du muscle scapulo-hyoïdien ou vont communiquer avec les troisième et quatrième nerfs cervicaux, souvent même avec le nerf phrénique.

Comme on le voit, cette branche a pour double usage de distribuer des filets aux muscles sous-hyoïdiens, et d'établir des relations anastomotiques entre les nerfs cervicaux supérieurs.

Au niveau du bord postérieur du muscle hyoglosse, le nerf

(1) La plus simple dissection suffit pour constater l'exactitude de cette disposition.

grand hypoglosse fournit un petit rameau qui se porte obliquement au-dessous du muscle scapulo-hyoïdien, et se perd dans le thyro-hyoïdien.

Sur la face externe du muscle hyoglosse, il envoie des rameaux à ce muscle, au stylo-glosse, au génio-hyoïdien, et se réunit en plexus avec des filets du nerf lingual qui se portent plus spécialement vers lui.

Enfin, dans la langue, le nerf grand hypoglosse, placé au centre de cet organe ainsi que le muscle génio-glosse dans lequel il s'est enfoncé, distribue ses nombreuses ramifications aux fibres musculaires, sans jamais atteindre la membrane muqueuse, comme on l'a reconnu depuis long-temps.

Action. Le grand hypoglosse est un nerf essentiellement moteur. Ses anastomoses avec le cordon non ganglionaire du pneumo-gastrique et avec le nerf phrénique, établissent une remarquable communauté d'action entre les muscles du larynx, le diaphragme et ceux de la langue auxquels il se distribue, communauté d'action qui se reproduit à chaque instant dans l'exercice de la parole.

ORDRE SECOND.

Nerfs rachidiens (1).

Les nerfs rachidiens, *spinaux* ou *vertébro-sacrés*, sont ceux qui sortent par les trous de conjugaison de l'épine et du sacrum. Ils forment trente-et-une paires, huit pour la région cervicale, douze pour la région dorsale, cinq pour les lombes et six pour la région sacrée.

A leur origine et dans la première partie de leur trajet, ces nerfs ont entre eux la plus grande analogie ; il importe, par conséquent, de les étudier d'une manière générale sous ce double rapport.

Les nerfs rachidiens naissent de la moelle par deux racines (2),

(1) Pour étudier tous les nerfs rachidiens sur le même cadavre, ne vous occupez d'abord que de leur branche antérieure ; vous disséquerez ensuite leur branche postérieure, et vous terminerez en ouvrant le canal vertébral pour y voir leurs racines.

(2) Seuls, parmi les animaux vertébrés, les serpens font exception à cette

l'une *antérieure*, l'autre *postérieure*, racines séparées par le ligament dentelé, et formées de plusieurs filets divergens vers la moelle, et disposés de chaque côté en série longitudinale. Une de ces racines est implantée dans la colonne antérieure de la moelle, à plusieurs lignes en dehors du sillon médian antérieur; l'autre s'enfonce dans la colonne postérieure, à quelques lignes en dehors du sillon médian postérieur. Toutefois, l'implantation des racines antérieures est plus voisine de la ligne médiane que celle des racines postérieures ; en outre, elle se rapproche d'autant plus de cette ligne qu'on l'étudie plus inférieurement.

Les racines des nerfs rachidiens se dirigent dans la moelle, vers les angles correspondans des prismes de la substance grise intérieure et s'y implantent ; aussi chez l'enfant et le fœtus, quand on les arrache violemment, en enlevant la pie-mère, ainsi que Chaussier l'a fait remarquer ; on emporte avec elles une touffe de cette substance plus grosse au niveau de la racine postérieure qu'au niveau de la racine antérieure, et l'endroit de leur implantation reste marqué par une ligne ou sillon rougeâtre superficiel, formé par une série de petits trous arrondis, disposés les uns au-dessus des autres. Toutefois, suivant M. Cruveilhier, les racines des nerfs rachidiens pourraient encore être suivies plus profondément, à travers la substance grise centrale dans laquelle elles s'étaleraient, se rendant ainsi à la commissure transverse de la moelle qui paraîtrait leur appartenir. Bellingheri suppose que les nerfs rachidiens procèdent à la fois de la surface de la moelle et des substances blanche et grise de cet organe. D'autres enfin, regardent la moelle comme un gros nerf, dont les nerfs rachidiens seraient des branches ; mais il est inutile de s'attacher à réfuter cette opinion ; il suffit pour en montrer la futilité, de rappeler que, bien différente des simples cordons nerveux, la moelle est formée de substances blanche et grise.

Les racines antérieure et postérieure des nerfs rachidiens ne sont pas toujours pourvues d'un égal nombre de filets, et

loi : leurs nerfs rachidiens n'ont qu'une seule racine latérale ; mais cette racine est composée de deux ordres de filets qui se séparent dans la moelle, et qui vont s'insérer dans les colonnes antérieure et postérieure de ce centre nerveux, ainsi que je m'en suis récemment assuré.

n'ont pas partout le même volume. Cette disposition est fort importante et mérite plus que jamais de fixer l'attention des anatomistes, depuis les travaux de M. Magendie sur les fonctions différentes des ces racines. Il régnait d'ailleurs d'autant plus d'incertitude dans la science sur ce point, au moment où je m'en suis occupé, que Sœmmering, Chaussier et Gall affirmaient que la racine postérieure de ces nerfs l'emporte toujours sur l'antérieure, tandis que Béclard soutenait (*Anat. générale*), que les nerfs brachiaux offrent seuls cette disposition, et que l'inverse a lieu pour les nerfs cruraux. Or voici les résultats auxquels je suis arrivé, résultats que j'ai consignés dans ma *thèse inaugurale* (1), et dans quelques autres publications postérieures.

Au dos et surtout vers la partie moyenne de cette région, les deux racines des nerfs rachidiens offrent sensiblement le même volume.

Au col, les racines postérieures ont un volume double de celui des racines antérieures.

Aux lombes et dans la région sacrée, les racines postérieures sont plus grosses que les antérieures, comme au col ; mais elles ne l'emportent sur elles que d'un tiers seulement.

Quoi qu'il en soit, à partir de la moelle les deux racines des nerfs rachidiens et les nombreux filets qui les forment, convergent vers les trous de conjugaison, et se dirigent d'autant plus obliquement en bas et en dehors vers ceux-ci (2), qu'on les considère plus inférieurement ; de sorte que la longueur du trajet qu'elles parcourent dans le canal vertébral, va croissant dans le même sens (3).

Les racines antérieure et postérieure des nerfs rachidiens ne communiquent point entre elles dans le canal vertébral ; il est, en effet, curieux, comme l'observe M. Cruveilhier, de voir les longs filets des nerfs sacrés rester étrangers les uns

(1) Paris, 1823.

(2) Un élève m'a remis récemment une colonne vertébrale sur laquelle les nerfs rachidiens supérieurs suivaient, dans le canal vertébral, un trajet oblique en haut et en dehors avant de gagner leurs trous de conjugaison.

(3) La brièveté de la moelle, sa cessation au niveau de la partie supérieure des lombes, expliquent ce mode particulier de direction. Chez les animaux qui ont la moelle plus longue que nous relativement au rachis, les nerfs en procèdent moins obliquement.

aux autres dans la *queue de cheval*, tandis qu'ils se réunissent en plexus dès leur sortie du rachis.

Les nerfs rachidiens s'engagent dans les trous de conjugaison, entourés par l'arachnoïde qui les abandonne bientôt, et logés dans un petit canal de la dure-mère qui ne cesse qu'en dehors, après la fusion de leurs deux racines en un seul tronc. Mais avant cette fusion, la racine postérieure de chacun d'eux se renfle en un ganglion olivaire grisâtre ; ce qui lui a fait donner le nom de *racine ganglionaire*.

Ces ganglions occupent toujours les trous de conjugaison; ceux des nerfs sacrés paraissent placés dans le canal de ce nom, mais en réalité, tous, excepté les deux ou trois derniers, sont renfermés dans les trous de conjugaison des pièces de cet os, avant leur subdivision en trous sacrés antérieurs et postérieurs. Ils n'appartiennent qu'aux seules racines postérieures, comme Haase et Scarpa l'ont démontré (1). Ils adhèrent en avant, aux racines antérieures, mais ne leur sont pas autrement unis. Développés en raison directe du volume des racines postérieures, ils sont plus gros au col qu'aux lombes et dans la région sacrée, plus dans les derniers points qu'au dos.

Au-delà de son ganglion, la racine postérieure des nerfs rachidiens se réunit avec l'antérieure, et forme un cordon arrondi dans lequel les filets des deux racines se mêlent intimement, et qui se divise peu après en deux *branches*, une *postérieure*, l'autre *antérieure* ; la première, plus petite, destinée à la face postérieure du tronc; la seconde, plus grosse réservée aux parties latérale et antérieure de celui-ci (2).

(1) Jamais je n'ai trouvé la disposition indiquée par M. Cruveilhier, en vertu de laquelle les *racines antérieure et postérieure des nerfs lombaires et sacrés seraient l'une et l'autre pourvues d'un demi-ganglion*.

(2) La branche postérieure des nerfs rachidiens s'isole de la partie postérieure du tronc très court de ces nerfs ; de sorte qu'au premier abord elle semble procéder exclusivement du cordon de leur racine postérieure. Si cette origine était exacte, elle impliquerait la plus formelle contradiction à la doctrine qui attribue des fonctions sensitives à cette racine; car la branche postérieure de ces nerfs est presque exclusivement musculaire. Mais, à l'aide d'une dissection attentive, il est facile de reconnaître, comme M. Bouvier l'a établi dans sa thèse inaugurale, que dans le tronc du nerf les filets des deux ordres sont promptement mélangés ensemble, et qu'en réalité la branche postérieure de celui-ci en reçoit de l'une et de l'autre racine.

PREMIER GENRE.

Nerfs cervicaux.

Les nerfs cervicaux, comme je l'ai déjà dit, sont au nombre de huit : le premier est intermédiaire à l'occipital et à l'atlas ; le dernier sort du canal vertébral, entre la dernière vertèbre du col et la première du dos. On les désigne par les dénominations de premier, second, etc. Le premier seul a reçu la qualification spéciale de *sous-occipital*, et a été regardé, par Willis comme représentant la dernière paire des nerfs crâniens

Les modernes, avec raison, n'ont pas adopté les idées de Willis pour le classement du nerf sous-occipital ; mais presque tous lui ont conservé sa dénomination spécifique ; et s'ils ne l'ont pas considéré comme nerf du crâne, ils ne l'ont pas non plus rangé tout-à-fait parmi ceux du col ; ils en ont fait un cordon à part, intermédiaire aux uns et aux autres ; de sorte que dans la nomenclature des nerfs cervicaux, ils n'en comptent que sept. Cette manière de représenter les choses est, à mon avis, une transaction assez peu philosophique ; elle est surtout dépourvue d'exactitude ; car quelques différences qui caractérisent le nerf sous-occipital, il occupe bien réellement le col, il traverse le trou de conjugaison *occipito-altoïdien*, en un mot, il constitue bien le premier nerf cervical.

La racine postérieure des nerfs cervicaux est généralement double en volume de la racine antérieure ; celle des quatre ou cinq supérieurs fournit quelques filets au nerf spinal.

Les nerfs cervicaux parcourent un trajet peu long et peu oblique dans le canal vertébral. Leur volume va croissant du premier au cinquième, et demeure le même de celui-ci au dernier. A leur sortie du canal vertébral, ils sont placés en arrière de l'artère vertébrale et communiquent tous avec les filets du grand sympathique qui entourent celle-ci.

Le premier nerf cervical, le *sous-occipital* des auteurs, offre seul des différences individuelles tranchées : 1° sa racine postérieure est beaucoup plus petite que l'antérieure, elle manque même quelquefois, ou plutôt elle lui est alors entièrement fournie par le spinal ; 2° il envoie quelques filets au nerf spinal, et en

revanche , il en reçoit de lui un certain nombre d'autres ; de
sorte qu'il y a véritable échange entre eux ; 3° il est horizontalement dirigé ou même très légèrement ascendant à l'intérieur
du canal vertébral ; 4° sa racine postérieure manque souvent
le ganglion , mais alors à son niveau, le nerf spinal en présente un , duquel émanent les filets qu'il lui envoie. Au reste,
j'ai constaté que les filets que le nerf spinal envoie au sous-
occipital, sont principalement ceux qu'il a reçus lui-même auparavant des racines postérieures du deuxième et de quelques
autres nerfs cervicaux (1), filets qui sont en réalité la *racine
postérieure* de celui-ci? Quoi qu'il en soit, le premier nerf cervical sort du canal vertébral sur un plan postérieur à celui des
autres , derrière les apophyses articulaires de l'atlas, s'engage,
avec l'artère vertébrale , dans une ouverture osséo-fibreuse
formée par le ligament occipito-atloïdien postérieur et par
une échancrure de l'arc postérieur de l'atlas, paraît en arrière
du col, dans l'intervalle triangulaire des muscles grand droit
et obliques , et s'y divise aussitôt en branches *postérieure* et
antérieure.

Tels sont les caractères communs à tous les nerfs cervicaux.
Étudions maintenant en particulier leurs *branches postérieures*
et leurs *branches antérieures.*

SECTION PREMIÈRE.

Branches postérieures des nerfs cervicaux.

Ces branches se détachent du tronc des nerfs du col, à la
sortie des trous de conjugaison, entre les apophyses transverses
des vertèbres de cette région. Elles se dirigent aussitôt en arrière, placées en dedans des muscles inter-transversaires postérieurs, donnent des rameaux à ces muscles, au petit complexus et au splénius, se glissent entre les saillies des apophyses
articulaires, parviennent sur la face antérieure du grand complexus, se dirigent obliquement en dedans et en arrière, les
supérieures en haut, les inférieures en bas, entre le muscle

(1) Cette circonstance permet de comprendre l'intumescence ganglionnaire du nerf spinal, intumescence que sa qualité de nerf moteur lui
rendrait, sans cela, étrangère, et qui ne lui appartient qu'accessoirement.

précédent et les droits et obliques supérieurement, le transversaire épineux inférieurement, envoient de nombreux filets au muscle grand complexus et au transversaire épineux, traversent le premier près de son bord interne, et vont se terminer dans le trapèze, dans le tissu cellulaire et dans la peau de la partie postérieure du col et de la tête.

Quoi qu'il en soit, ces diverses branches offrent, sous le rapport du volume et de la distribution, des différences qu'il importe de signaler.

1° *Branche postérieure du premier nerf cervical ou du sous-occipital.* Cette branche se porte directement en arrière, dans l'intervalle des muscles grand droit et obliques postérieurs de la tête, et s'y divise presque aussitôt en plusieurs filets qui s'écartent en divergeant, et qui se rendent aux muscles grand complexus, droits et obliques. Celui ou ceux de l'oblique inférieur s'anastomosent ordinairement avec la branche postérieure du second nerf cervical.

2° *Branche postérieure du second nerf cervical.* Cette branche, la plus grosse de toutes, se dégage au-dessous du muscle grand oblique, fournit un rameau qui se porte vers le splénius en arrière du grand complexus, et un autre plus long et plus volumineux qui se dirige en bas et en dedans, communique avec la branche postérieure du troisième nerf cervical, gagne le bord interne du grand complexus, et se termine dans son faisceau digastrique. Cette branche elle-même, continuant son trajet oblique en haut et en dedans, traverse le grand complexus près de l'occipital, s'incline un peu en dehors, paraît sur le bord externe du muscle trapèze ; puis, sous le nom de *grand nerf occipital* (1), elle remonte, en compagnie de l'artère occipitale, vers les parties postérieure et supérieure de la tête, se rapproche de la branche mastoïdienne du plexus cervical avec laquelle elle s'anastomose, passe sur la face superficielle du muscle occipital, sans lui envoyer de filets, se divise, et se termine dans la peau de la partie postérieure et supérieure de la tête.

3° *Branche postérieure du troisième nerf cervical.* Presque aussi grosse que la précédente, cette branche donne, comme elle,

____

(1) Le petit nerf occipital est le rameau mastoïdien du plexus cervical.

un rameau au muscle splénius, s'engage au-dessous du grand complexus, le traverse, continue à se porter en dedans, cachée par le trapèze, et se termine presque entièrement dans ce muscle ; quelques-uns de ses filets seulement le perforent, pour se porter à la peau de la nuque et de l'occiput.

4° *Branche postérieure du quatrième nerf cervical.* Cette branche, moins grosse que les précédentes, fournit encore un rameau au muscle splénius, en pénétrant dans la gouttière cervicale ; ensuite elle passe au-devant du grand complexus, s'y consume presque entièrement ainsi que dans le transversaire épineux, et n'envoie que quelques filets très petits à travers le splénius et le trapèze vers la peau de la partie moyenne de la nuque.

5° *Branches postérieures des quatre derniers nerfs cervicaux.* Ces branches, beaucoup moins développées que les premières, vont encore en diminuant de grosseur de haut en bas. Bien différentes de celles-ci, sous ce rapport, elles se portent un peu obliquement en bas, en croisant la direction des vaisseaux cervicaux profonds, puis, après avoir fourni des filets aux muscles transversaire épineux et grand complexus, elle traversent les aponévroses des muscles plus superficiellement placés, et se terminent dans la peau de la partie inférieure de la nuque et supérieure du dos.

SECTION DEUXIÈME.

Branches antérieures des nerfs cervicaux.

Beaucoup plus volumineuses et beaucoup plus importantes que les précédentes, les branches antérieures des nerfs cervicaux se dirigent obliquement en dehors et en bas, en arrière de l'artère vertébrale, entre les deux plans des muscles inter-transversaires, s'anastomosent par plusieurs filets avec le grand sympathique, et s'unissent toutes entre elles, de manière à former un grand plexus duquel émanent la plupart des nerfs du col et du membre thoracique, et que l'on divise ordinairement en deux plexus secondaires, l'un supérieur, *cervical* proprement dit, l'autre inférieur, *brachial.*

La branche antérieure du premier nerf cervical mérite seule une attention particulière : elle passe horizontalement en avant du muscle oblique supérieur de la tête, au-dessus de l'apophyse en un grand nombre de filets qui se distribuent au lobule, à la peau qui recouvre l'antitragus et à celle de la région mastoïdienne; un d'eux traverse le cartilage de l'antitragus ou l'incisure qui sépare celui-ci de l'hélix, gagne la face externe du pavillon, suit la saillie de l'anthélix jusqu'à la fosse naviculaire, et se distribue à la peau qui revêt ces diverses parties.

Jusqu'au niveau de l'angle de la mâchoire, le rameau auriculaire ne fournit aucune ramification, quelquefois seulement il se bifurque, et ses deux divisions remontent accolées l'une à l'autre vers la région parotidienne. Mais à la hauteur de l'angle, de la mâchoire, il fournit un grand nombre de filets qui s'écartent en divergeant, se portent vers la partie antérieure du pavillon de l'oreille, sur la parotide, vers la joue, et se terminent dans la peau de ces régions, en s'anastomosant avec les radiations du facial et du maxillaire inférieur qui s'y rendent. Quelques-uns des derniers peuvent être suivis en dehors du masséter et jusque dans la lèvre inférieure. D'autres, plus profonds, se glissent entre la parotide et le muscle sterno-mastoïdien, et vont se réunir, au-dessus du ventre postérieur du muscle digastrique, avec le nerf facial ou avec son rameau mastoïdien.

Branche mastoïdienne.

Un peu moins grosse que la précédente, quelquefois double, et placée en arrière de celle-ci, cette branche (*petit nerf occipital*, Arnold, *occipito-auriculaire* Chauss.), procède du deuxième nerf cervical, se dirige d'abord obliquement en haut et en arrière, au-dessous du muscle sterno-mastoïdien; puis elle se dégage bientôt de sa position profonde en arrière de ce muscle, longe son bord postérieur appliquée sur le splénius, et se divise plus ou moins promptement en deux rameaux secondaires, qui sont aussi quelquefois produits isolément par le plexus, comme je l'ai dit; l'un s'épuise en fines ramifications dans la région mastoïdienne, et s'y anastomose avec les divisions du filet auriculaire du facial et de la branche postérieure du second nerf cervical; l'autre gagne le pavillon de l'oreille, envoie quelques filets à la région mastoïdienne, mais se perd plus spécialement dans la peau de la partie postérieure du pavillon, en s'y anastomosant avec la branche auriculaire du nerf cervical.

Branches descendantes du plexus cervical.

Les branches descendantes du plexus cervical sont beaucoup plus nombreuses et plus importantes que toutes celles qui précèdent. On les distingue d'après leur direction et leur destination, en *descendantes externes, descendantes postérieures, descendante interne* et *phrénique* ou *diaphragmatique*.

Branches descendantes externes ou superficielles.

Ces branches procèdent de la partie la plus inférieure du plexus cervical, le long du bord postérieur du muscle sterno-mastoïdien. Ordinairement réunies en un seul tronc supérieurement, nombreuses au contraire et divergentes inférieurement, elles se portent en bas et en dehors, quelques-unes obliquement en avant, celles-ci verticalement, celles-là obliquement en arrière ; toutes sont placées au-dessous du peaucier et en dehors de l'extrémité supérieure des scalènes. Ensuite elles croisent la direction du muscle scapulo-hyoïdien et de la clavicule, parviennent à la partie supérieure de la poitrine, sur le moignon de l'épaule, et s'y divisent en nombreux filets qui se répandent dans le peaucier, dans le tissu cellulaire, dans la peau de ces régions, et peuvent être suivis jusqu'à la mamelle et à la partie externe et supérieure du bras.

Au col, quelques-unes des divisions de ces branches, très grêles et très peu nombreuses (*rameaux sous-claviculaires* des auteurs), se glissent au-dessous du muscle scapulo-hyoïdien, du feuillet moyen de l'aponévrose cervicale, et vont se répandre dans le muscle sous-clavier et dans le tissu cellulo-graisseux de la partie supérieure du creux de l'aisselle. D'autres traversent le bord externe du trapèze, y laissent quelques ramifications, et se perdent dans la peau qui le recouvre. M. Cruveilhier a vu un des rameaux descendans externes du plexus cervical traverser la clavicule, à l'union de son tiers externe avec ses deux tiers internes.

Branches descendantes postérieures.

Au nombre de deux ou de trois, souvent réunies supérieurement avec les précédentes, mais beaucoup plus profondes qu'elles inférieurement, ces branches se dirigent obliquement en bas, en dehors et en arrière, parallèlement au nerf spinal qui leur est un peu supérieur, et avec lequel elles communiquent. Elles croisent la direction de l'extrémité supérieure du muscle scalène postérieur, s'enfoncent, les plus élevées dans l'angulaire de l'omoplate, les autres dans le trapèze, dans le rhomboïde, et s'y terminent entièrement. Une d'elles marche long-temps entre le trapèze et le rhomboïde, le long du bord postérieur du scapulum, sans fournir aucun filet à celui-ci, et gagne la partie inférieure du trapèze.

Branche descendante interne.

Placée profondément au-dessous du muscle sterno-mastoïdien, cette branche naît par deux racines du second et du troisième des nerfs cervicaux, se dirige obliquement en bas, en dedans et en avant, en dehors de la veine jugulaire interne et de l'artère carotide primitive, se réunit par arcade renversée, sur cette dernière, avec la branche descendante du nerf grand hypoglosse, et concourt avec elle à la production des filets qui se distribuent aux muscles sous-hyoïdiens, comme on l'a vu précédemment.

Il n'est pas rare de trouver séparées les deux racines de cette branche; alors elles descendent isolément vers la carotide, et s'anastomosent par arcade renversée, chacune de leur côté et à des hauteurs différentes, avec la branche du nerf grand hypoglosse. Tantôt aussi la branche descendante interne et tantôt l'un de ses rameaux seulement, passent en arrière de la jugulaire interne.

Nerf phrénique.

Le nerf phrénique ou diaphragmatique procède de la partie inférieure du plexus cervical, et spécialement du quatrième nerf de ce plexus. Il reçoit ordinairement en descendant un ou deux filets de la partie supérieure du plexus brachial et du grand sympathique, filets qui se dirigent obliquement vers lui, audevant du muscle scalène antérieur. Souvent aussi il communique à son origine avec les nerfs spinal et grand hypoglosse.

Quoi qu'il en soit, le nerf phrénique s'accole immédiatement

au bord externe du muscle scalène antérieur, passe obliquement
sur sa face antérieure et sur son bord interne, s'en éloigne un peu
inférieurement, pénètre dans la poitrine entre la veine et l'artère
sous-clavières, à quelque distance en dehors du nerf pneumo-
gastrique et du grand sympathique, plus rapproché cependant
du dernier que du premier. Ensuite il descend dans le médiastin, couvert seulement par la plèvre et placé, à gauche entre
les artères carotide primitive et sous-clavière et en dehors de
la crosse de l'aorte, à droite sur la veine cave inférieure, le
tronc brachio-céphalique et la courbure de la veine azygos. Un
peu plus bas, il croise en avant et en dedans le pneumo-gastrique,
s'en éloigne de plus en plus, passe à quelque distance en avant
de la racine du poumon, s'applique sur les côtés du péricarde,
contourne la pointe du cœur à gauche, en décrivant une courbure analogue à la saillie qu'elle forme, descend à droite, au
contraire, le long de la base du cœur, arrive au diaphragme
et s'y termine d'une manière qui n'a pas été généralement bien
appréciée par les anatomistes.

Dans le diaphragme le nerf phrénique se divise ordinairement en quatre rameaux, un antérieur, deux latéraux et un
postérieur, rameaux qui s'écartent en divergeant, et se rendent vers les différens points de la circonférence du muscle.
Le *rameau antérieur* se porte transversalement au-devant de
l'aponévrose phrénique, se place de bonne heure entre le
muscle et le péritoine, et se divise en ramuscules qui se
répandent dans la partie antérieure du premier et dans le
péritoine qui le revêt. Les *deux rameaux latéraux*, les plus
petits, se dirigent vers les côtés du diaphragme, et répandent leurs ramifications dans les fibres charnues correspondantes; un d'eux, plus postérieur, traverse le lobe correspondant de l'aponévrose phrénique. Le *rameau postérieur*, le plus
gros de tous, se dirige en arrière, envoie des filets au pilier
de son côté, à la partie la plus postérieure du muscle, traverse son aponévrose en arrière, s'accole à l'artère diaphragmatique inférieure, et se divise en plusieurs filets qui se jettent
presque tous dans les plexus *diaphragmatique inférieur* et *surrénal* du grand sympathique. A droite, quelques-uns des filets
de ce rameau croisent la direction de la veine cave inférieure, et
gagnent le bord postérieur du foie.

Dans le médiastin, le nerf phrénique est accompagné par les vaisseaux diaphragmatiques supérieurs. Il est plus long à gauche qu'à droite, à cause de sa réflexion sur la saillie du cœur vers ce côté. Il ne fournit aucun filet dans le thorax.

CHAPITRE SECOND.

Plexus brachial.

Le plexus brachial est formé par la réunion et les anastomoses des branches antérieures des quatre derniers nerfs cervicaux et du premier dorsal, branches beaucoup plus grosses que celles des autres nerfs de la même région (1).

Placé dès son origine à la partie inférieure et latérale du col, dans l'intervalle triangulaire des muscles scalènes, le plexus brachial s'étend jusqu'au bas de l'aisselle et s'épuise dans ce point, en produisant tous les nerfs du membre thoracique. Il est réuni supérieurement au plexus cervical par une petite branche de laquelle procède souvent le nerf phrénique. Large et aplati vers ses extrémités, il est étroit et fasciculé dans sa partie moyenne.

Pour le constituer, les nerfs indiqués se comportent de la manière suivante : la cinquième et la sixième paires cervicales s'anastomosent angulairement à peu de distance du rachis, et ne forment plus qu'un tronc qui continue à se porter en bas et en dehors ; la huitième paire cervicale et la première dorsale se réunissent plus promptement encore, au-dessus de la première côte, et donnent naissance à un cordon qui marche à peu près horizontalement en dehors ; enfin, la septième paire cervicale, reste long-temps entre les deux précédens cordons, sans communiquer avec eux. A la hauteur de la clavicule, ces trois cordons se divisent, s'envoient réciproquement et à plusieurs fois des branches qui forment ainsi de nouvelles combinaisons, desquelles résultent réellement le plexus. Du reste, ces divisions et ces combinaisons sont telles, que suivant l'expression de Bichat, il est difficile et souvent impossible de dire, quelle part les nerfs qui entrent dans la composition du plexus, ont à

(1) En revanche leur branche postérieure est très petite ; ils se reservent tout entiers, en quelque sorte, pour leur branche antérieure.

la formation de ceux qui en partent. Heureusement, cette recherche n'est d'aucune utilité, puisque tous les nerfs du plexus
brachial sont de la même nature, et ont des origines identiques
sur les parties antérieure et postérieure de la moelle.

Le plexus brachial est formé de deux portions, une *cervicale*
et l'autre *axillaire*.

Dans sa portion cervicale, il est couvert en dehors et en haut,
par la peau, le peaucier, les branches descendantes externes du
plexus cervical superficiel, et est croisé dans sa direction par les
muscles scapulo-hyoïdien, sterno-mastoïdien et par les artères
cervicale transverse et sus-scapulaire, qui passent pourtant aussi
quelquefois entre ses cordons. En bas et en dedans, il est en
rapport avec la première côte et avec l'artère axillaire. En
avant, il est caché par le muscle scalène antérieur. En arrière,
il appuie sur le scalène postérieur.

Dans sa portion axillaire, il est en contact en avant, avec le
muscle sous-clavier, la clavicule, l'aponévrose sous-clavière et
les muscles pectoraux. En arrière, il répond à l'angle de séparation du muscle grand dentelé et de la région latérale de la
poitrine. En dedans, il avoisine l'artère et la veine axillaires supérieurement, tandis qu'en bas, il conserve cette position par
rapport à la veine seulement, et embrasse l'artère de toutes
parts. En dehors, il répond à la partie interne de l'articulation scapulo-humérale, au tendon du muscle sous-scapulaire
et au coraco-brachial.

Les branches qu'il fournit doivent être distinguées en *antérieures*, *postérieures* et *inférieures*.

ARTICLE PREMIER.

Branches antérieures du plexus brachial.

Les branches antérieures du plexus brachial sont peu nombreuses ; quelques-unes très petites, émanent de sa partie supérieure, se portent vers le nerf phrénique, comme on l'a vu,
et en constituent les racines les plus inférieures ; mais la plus
grosse de toutes est la *thoracique antérieure*.

Branche thoracique antérieure.

Cette branche naît du plexus brachial, un peu au-dessus de la
clavicule ou vers la face inférieure de cet os, et plus spéciale-

ment de la branche antérieure du septième nerf cervical. Elle se porte obliquement en bas et en avant, au-dessous de la clavicule et du muscle sous-clavier, traverse le *fascia sub-clavicularis* avec l'artère acromiale, se place entre le grand et le petit pectoral, et se divise en rameaux qui se perdent promptement et complétement dans ces deux muscles, en accompagnant les divisions de l'artère thoracique antérieure qui leur arrivent.

Un de ses rameaux se porte ordinairement vers le moignon de l'épaule, au-dessous du deltoïde, parallèlement à la partie externe de la clavicule. Un autre remonte quelquefois vers le plexus brachial, embrassant dans une anse l'artère axillaire.

ARTICLE SECOND.

Branches postérieures du plexus brachial.

Ces branches sont beaucoup plus nombreuses que les précédentes, ce sont : la *sus-scapulaire*, la *thoracique postérieure* et les *sous-scapulaires*.

Branche sus-scapulaire.

Cette branche naît de la partie supérieure et externe du plexus brachial, et spécialement du cordon formé par l'accolement du cinquième et du sixième nerfs du col. Elle se dirige en bas, en dehors et en arrière, vers le bord supérieur du scapulum, s'engage au-dessous du ligament qui convertit en trou l'échancrure coracoïdienne, traverse dans le sens de sa largeur la fosse sus-épineuse, placée entre l'os et le muscle sus-épineux, passe en avant de l'épine de l'omoplate et au-dessus de la cavité glénoïde, parvient à la partie supérieure de la fosse sous-épineuse, et s'y divise aussitôt en un grand nombre de rameaux qui se perdent dans le muscle de ce nom.

En entrant dans la fosse sus-épineuse, la branche sus-scapulaire fournit un ou deux rameaux au muscle qui la remplit.

Branche thoracique postérieure.

La branche thoracique postérieure, ou *mammaire externe*, (*grand nerf respirateur externe* Ch. Bell), s'isole par deux ou trois racines de la partie supérieure des cinquième, sixième et septième nerfs cervicaux, en arrière du plexus brachial. Ces

racines croisent aussitôt obliquement le muscle scalène postérieur en arrière et en bas, lé traversent souvent, et se réunissent
en un seul tronc en dehors de lui.

Ainsi constituée, la branche thoracique postérieure se porte
en bas et un peu en dehors, traversé l'ouverture supérieure de
l'aisselle, en arrière du plexus brachial, s'applique sur la face
externe du grand dentelé, à une distance sensiblement égale
des bords antérieur et postérieur de ce muscle, et va se terminer dans ses digitations les plus inférieures.

Ce nerf offre réellement trois portions distinctes : une *cervicale*, une autre *axillaire*, la dernière *sous-axillaire* ou *thoracique*.
Dans la première, le nerf est accolé au muscle scalène postérieur, comme le nerf phrénique est accolé au muscle scalène
antérieur. Dans la seconde, il est inhérent à la paroi interne
du creux de l'aisselle. Dans la troisième, il est placé entre la
peau et le muscle grand dentelé.

Le nerf thoracique postérieur ne fournit aucun rameau dans
sa première portion; mais une fois accolé au muscle grand dentelé, il en produit un grand nombre, qui se terminent dans ses
différens faisceaux.

Branches sous-scapulaires.

Au nombre de trois ou quatre, les branches sous-scapulaires
naissent de la partie postérieure du plexus brachial, dans l'aisselle et au niveau du muscle sous-scapulaire. Elles se portent
obliquement en bas et en avant, sur la face interne du muscle
précédent, et lui envoient beaucoup de rameaux. Deux d'entre
elles se perdent entièrement dans son épaisseur. Une autre,
la plus longue et la plus inférieure de toutes, glisse obliquement sur le bord antérieur du muscle sous-scapulaire, gagne
la face antérieure du grand dorsal, suit la branche descendante
de l'artère scapulaire commune jusque vers l'angle inférieur du
scapulum, et se perd en totalité dans le grand dorsal. Une dernière, moins longue que la précédente, se porte vers le grand
rond et s'y termine.

Branches inférieures du plexus brachial.

Les branches inférieures du plexus brachial sont au nombre de six, qui constituent les nerfs *circonflexe*, *cutané externe*, *cutané interne*, *radial*, *cubital* et *médian*.

Nerf circonflexe.

(Scapulo-huméral. Chauss.)

Le nerf circonflexe *axillaire* ou *deltoïdien*, est la plus courte des branches terminales du plexus axillaire. Il se détache de la partie externe et inférieure de celui-ci, se dirige d'abord en bas et en arrière, accompagné par les vaisseaux circonflexes postérieurs, et appliqué sur la face interne du tendon du muscle sous-scapulaire ; puis parvenu à la hauteur du bord antérieur de ce muscle, il se porte directement en arrière , embrasse dans une anse à concavité supérieure les parties interne, postérieure et externe de l'humérus, passe au-dessous de la tête et des tubérosités de cet os, et va se terminer dans la partie antérieure du deltoïde , après avoir fourni, chemin faisant, de nombreux rameaux aux parties postérieure et moyenne de ce muscle.

Dans ce trajet, le nerf circonflexe s'engage d'abord entre le muscle sous-scapulaire et le tendon des muscles grand dorsal et grand rond. Ensuite il passe entre la longue portion du triceps brachial et l'humérus , pour se placer un peu plus loin immédiatement au-dessous du deltoïde.

Près de son origine le nerf circonflexe fournit souvent un rameau sous-scapulaire.

Entre le sous-scapulaire et les muscles grand dorsal et grand rond, il donne une branche très volumineuse , quelquefois même aussi grosse que le reste de son tronc, branche qui passe avec lui entre l'humérus et la longue portion du triceps, envoie un rameau au muscle petit rond , se dirige obliquement en bas et un peu en arrière, donne des rameaux au bord postérieur du deltoïde, passe au-dessous de lui, devient sous-cutanée un peu après, et se résout en un grand nombre de filets qui s'écartent en divergeant : les uns, ascendans, remontent sur

la face externe du deltoïde, se distribuent à la peau, et s'anastomosent avec les rameaux sus-acromiens du plexus cervical :
d'autres, dirigés horizontalement ou un peu obliquement en
avant, gagnent l'extrémité inférieure du deltoïde et se perdent dans la peau qui la recouvre ; les derniers descendent à
peu près verticalement en dehors du bras, et se répandent dans
la peau comme les précédens.

Nerf cutané externe.

(Radio-cutané. Chauss.)

Le nerf cutané externe, *musculo-cutané* des auteurs, se détache de la partie externe et inférieure du plexus brachial,
par un tronc commun avec la racine externe du nerf médian. Il se dirige aussitôt obliquement en bas et en dehors,
traverse le muscle coraco-brachial, se place entre le biceps
et le brachial antérieur, continue à s'incliner un peu en dehors
à mesure qu'il descend, se dégage de sa position profonde entre
le tendon du biceps et le long supinateur, passe au-devant du
coude séparé de la veine médiane céphalique par l'aponévrose
du bras, traverse bientôt cette lame fibreuse, s'accole à la veine
radiale superficielle, croise avec elle la partie inférieure du bord
externe du radius, et s'y divise en une foule de filets qui se portent vers la partie externe de la main, les uns en avant de
l'éminence thénar, les autres sur le bord externe du pouce,
ceux-ci sur le dos de la main, ceux-là à l'articulation du poignet.
Plusieurs d'entre eux s'anastomosent, chemin faisant, avec le
nerf radial dont les diverses ramifications sont placées plus profondément que les siennes.

Ainsi le nerf cutané externe est sous-aponévrotique au bras,
et sous-cutané à l'avant-bras et à la main. On verra, en effet,
qu'il est musculaire dans la première région, et cutané dans les
dernières.

Avant de traverser le coraco-brachial, ce nerf envoie plusieurs rameaux à ce muscle, et lui en donne encore quand il
est placé dans son épaisseur. Plus loin, il en envoie d'autres
dans le biceps et dans le brachial antérieur.

Au-dessous du biceps il fournit une branche qui se porte
obliquement en dedans vers le nerf médian, et qui s'accole à

lui vers la partie interne et inférieure du bras. Quelquefois, il reçoit aussi en retour un filet de celui-ci (1).

Au pli du coude, le nerf cutané externe, placé en arrière de la veine médiane céphalique et séparé d'elle par l'aponévrose, ne donne aucun rameau ; mais à l'avant-bras, il envoie de nombreux filets à la peau de la partie antérieure de la région, et n'en fournit presque aucun en arrière (2). Enfin il se termine au poignet et à la main, comme je l'ai dit plus haut.

Nerf cutané interne.

(Cubito-cutané. CHAUSS.)

Le nerf cutané interne se détache de la partie interne et inférieure du plexus brachial, s'accole aussitôt à la veine basilique, descend au-devant d'elle, jusqu'au dessus du pli du coude, renfermé dans sa petite gaîne fibreuse ; puis il sort de cette gaîne par l'ouverture qui transmet la veine dans le tissu cellulaire sous-cutané.

Mais auparavant ce nerf se divise en deux ou trois branches qui se portent en divergeant vers la partie interne du coude. Une d'elles, la plus postérieure et la moins considérable, se dirige obliquement en arrière vers l'épitrochlée, passe un peu en avant de cette éminence, gagne la face postérieure de l'avant-bras, et se répand dans la peau qui appartient à sa partie supérieure.

Avant d'atteindre le pli du coude, les branches ou la branche antérieure du nerf cutané interne se subdivisent en un certain nombre de rameaux, qui croisent la direction de la veine médiane basilique et de la partie supérieure des veines cubitales superficielles. Placés la plupart en avant, quelques-uns en arrière de ces vaisseaux, ces rameaux gagnent la partie interne et antérieure de l'avant-bras, fournissent, chemin faisant, un grand nombre de rameaux secondaires qui croisent obliquement

(1) Un de mes élèves, M. Aran, m'a montré, une variété de cette espèce, dans laquelle les nerfs cutané externe et médian échangeaient plusieurs fois des filets qui offraient une disposition plexiforme.

(2) On verra plus tard que c'est le nerf radial qui fournit les filets cutanés à la partie supérieure et postérieure de la région radiale.

en bas le bord interne de cette région, se portent vers sa face
postérieure, et se terminent dans la peau de ses parties
moyenne et inférieure. Du reste, les filets les plus inférieurs
du nerf cutané interne se terminent dans la peau de l'éminence
hypothénar, du bord interne et du dos de la main, et s'a-
nastomosent en dedans du poignet avec la branche dorsale du
nerf cubital.

Nerf radial.

(Radio-digital. Chauss.)

Le nerf radial s'échappe de la partie inférieure et externe
du plexus brachial et d'un tronc commun avec le circonflexe. Il se dirige aussitôt en bas, en arrière et en dehors, passe
au-devant du tendon des muscles grand dorsal et grand rond,
en arrière de l'artère axillaire, se glisse entre la portion interne
et la longue portion du triceps brachial, gagne la coulisse radiale de l'humérus avec les vaisseaux collatéraux externes, décrit une demie spire qui embrasse les faces interne et postérieure de l'humérus, placé entre cet os et le triceps, paraît
bientôt en dehors du bras entre le triceps et le brachial antérieur et à la réunion du tiers inférieur avec les deux tiers supérieurs de la région, descend entre le brachial antérieur et les
muscles long supinateur et premier radial externe, puis se termine à la hauteur de l'articulation du coude, en se séparant en
deux branches, l'une *antérieure*, l'autre *postérieure*.

Le nerf radial fournit un grand nombre de rameaux avant
de se diviser comme on vient de le voir.

Au-dessus de la coulisse radiale et à la partie supérieure et
interne du bras, il en donne quatre ou cinq fort gros qui se
jettent immédiatement, les premiers dans la longue portion,
les seconds dans la portion interne du triceps, et s'y perdent
complètement.

Dans la coulisse radiale, il en fournit encore quelques-uns
aux mêmes portions du triceps, en envoie un très remarquable
à la portion externe de ce muscle, et donne naissance, en outre,
à un *filet cutané* très considérable. Ce filet reste d'abord accolé
au nerf radial, puis se dégage avec lui vers la partie externe et
inférieure du bras, au-dessus de l'insertion du muscle long supi-

l'artère humérale, il passe inférieurement dans la gaîne trici-pitale, accompagné par une branche de l'artère brachiale qui parvient avec lui entre l'olécrâne et l'épitrochlée.

A l'avant-bras, il est logé dans la gaîne des muscles fléchis-seur commun des doigts et long fléchisseur propre du pouce, protégé en avant par la cloison fibreuse transversale de l'apo-névrose de cette région, appuyé en arrière sur le muscle fléchis-seur commun profond, en rapport, en dedans et en avant, avec le muscle cubital antérieur, et en dehors, avec l'artère et les veines cubitales. Accolé aux vaisseaux cubitaux dans les trois quarts inférieurs de l'avant-bras, le nerf cubital en est séparé près du coude par un intervalle triangulaire à base supérieure.

La destination toute spéciale du nerf cubital est la partie interne de la main, à laquelle appartiennent ses deux bran-ches terminales : mais avant sa division il donne naissance à un certain nombre de rameaux.

Dans l'aisselle, il fournit un rameau cutané dont la dispo-sition est sujette à de nombreuses variétés : quelquefois il est très développé, s'étend à la partie interne du bras et jusqu'à la partie postérieure de l'avant-bras, remplaçant ainsi les rameaux postérieurs du nerf cutané interne ; d'autrefois il est réduit à un rameau grêle qui se termine bientôt en s'accolant au nerf cutané interne, de manière à le renforcer de tout son volume ; chez quelques sujets il se réunit promptement, au contraire, avec la branche brachiale du deuxième nerf intercostal ; chez d'autres, il communique à la fois avec le cutané interne et avec la branche précédente ; enfin, parfois il manque tout-à-fait.

Le long du bras, le nerf cubital fournit ordinairement quel-ques rameaux à la portion interne du triceps ; quelquefois ce-pendant il reste indivis jusqu'à l'avant-bras.

A l'avant-bras, il envoie supérieurement au muscle cubital antérieur et au fléchisseur profond commun, et s'unit avec des filets du nerf médian qui descendent obliquement vers lui.

Branche dorsale. La branche dorsale du nerf cubital se dirige obliquement en bas, en dedans et en arrière dès son origine, passe entre le bord interne du cubitus et le tendon du muscle cubital antérieur, gagne le dos de la main, s'ana-stomose avec le nerf cutané interne et se divise promptement en deux rameaux : le plus interne longe le bord interne du cinquième os du métacarpe, communique parfois, en dedans du petit os pisiforme, avec la branche palmaire du même nerf, envoie des filets au muscle adducteur du petit doigt, se porte sur le côté interne de ce doigt, et constitue son rameau *collatéral interne dorsal*; le second, le plus externe, s'anastomose avec la branche dorsale du nerf radial, se divise bientôt en deux rameaux secondaires qui gagnent les deux derniers espaces inter-digitaux, s'y subdivisent chacun de leur côté, constituent les rameaux *collatéraux dorsaux*, *externe* du petit doigt, *interne* et *externe* de l'auriculaire et *interne* du médius, et se répandent en fines ramifications dans la peau de la moitié interne du dos de la main et de ces doigts.

Branche palmaire. Cette branche est la véritable continuation du tronc du nerf cubital. Elle descend perpendiculairement vers la paume de la main, placée en dedans de l'artère cubitale, en dehors de l'os pisiforme, en arrière du muscle palmaire cutané, et se subdivise à la partie supérieure de l'éminence hypothénar en deux rameaux, l'un *superficiel*, l'autre *profond*.

Le *rameau superficiel* continue le trajet de la branche de laquelle il émane. Il se porte au-devant du muscle court fléchisseur du petit doigt, lui fournit des filets ainsi qu'à l'adducteur, reçoit souvent un filet d'anastomose de la branche dorsale du même nerf, et se subdivise en trois rameaux secondaires : le plus interne se porte obliquement au-devant des muscles de l'hypothénar vers le côté interne du petit doigt, et constitue son nerf *collatéral interne palmaire*. Le second, plus gros que le précédent, se place au-devant du dernier espace interosseux, et près des têtes métacarpiennes correspondantes, se subdivise en deux rameaux secondaires qui constituent les nerfs *collatéraux palmaires externe du petit doigt* et *interne de l'annulaire*, rameaux qui se comportent comme on le verra plus loin (1). Enfin, le plus externe, le plus petit de tous, se dirige obliquement vers le nerf médian, et s'accole à son rameau palmaire le plus interne (2).

(1) Voyez *Nerf médian.*

(2) Le nerf cubital et le médian se partagent fort inégalement la face antérieure de la main et des doigts : le premier, en effet, est borné à l'éminence hypothénar, au petit doigt et au côté interne de l'annulaire.

Le *rameau profond* s'enfonce, dès son origine, dans le trou qui résulte de la bifurcation de l'extrémité supérieure du muscle opposant du petit doigt, accompagné par une branche de l'artère cubitale. Il se dirige en dehors et en arrière, passe au-dessous du faisceau des tendons fléchisseurs des doigts et des muscles lombricaux, décrit sur le trajet de l'arcade vasculaire profonde de la main une arcade semblable, et va se terminer dans le premier espace interosseux, en se séparant en deux filets, l'un pour le muscle adducteur du pouce, l'autre pour l'abducteur de l'index. Auparavant, ce rameau fournit par la convexité de sa courbure un certain nombre de ramifications, qui se répandent dans les muscles opposant du petit doigt, lombricaux internes et interosseux palmaires et dorsaux. Les rameaux des muscles interosseux ont un trajet analogue à celui des rameaux artériels perforans du métacarpe.

Nerf médian.

(Médio-digital. Chauss.)

Le nerf médian se détache de la partie inférieure et externe du plexus brachial, entre le nerf cutané externe qui est en dehors, et le cubital qui est en dedans. Son origine a lieu par deux racines entre lesquelles passe l'artère axillaire. Il se dirige aussitôt perpendiculairement à la partie interne du bras, passe au-devant de l'articulation du coude, sur le milieu de la face antérieure de l'avant-bras, se dévie en dehors, un peu au-dessus du poignet, s'engage sous le ligament annulaire antérieur du carpe avec les tendons des muscles fléchisseurs des doigts, et enveloppé dans la même membrane synoviale; puis, à peine arrivé sous l'aponévrose palmaire, il se termine en se divisant en cinq rameaux.

Au bras, le nerf médian devient de plus en plus antérieur en descendant. Il est placé dans la gaîne de l'artère humérale, en dedans du biceps et du coraco-brachial, en avant du triceps et surtout du brachial antérieur; le nerf cutané interne et la veine basilique répondent à son côté interne; le nerf cubital placé d'abord en dedans de lui, s'en écarte ensuite inférieurement; le nerf radial est en arrière de sa partie supérieure; le nerf cutané externe côtoie son côté externe avant de traverser le muscle coraco-brachial ; enfin , d'abord placé lui-même en dehors et en avant de l'artère brachiale , il croise sa direction au milieu du bras, tantôt en avant, tantôt en arrière d'elle , et lui devient interne inférieurement.

Au pli du coude, il est recouvert par l'aponévrose brachiale, par l'expansion fibreuse du tendon du biceps, par la veine médiane basilique et par les divisions du nerf cutané interne . Il appuye en arrière sur le muscle brachial antérieur ; tandisque l'artère brachiale est à son côté externe. Enfin il plonge en bas et en arrière dans le creux de cette région , et traverse bientôt l'extrémité supérieure du muscle rond pronateur.

A l'avant-bras , il se glisse entre les muscles fléchisseurs communs superficiel et profond, accompagné par une artère d'un calibre quelquefois considérable.

Au-dessus du poignet , il se dévie un peu en dehors, se place au côté externe du tendon du muscle fléchisseur superficiel, et devient presque immédiatement sous-jacent à l'aponévrose, dans l'intervalle des tendons des muscles grand et petit palmaires.

A la main enfin , il se place tout-à-fait en avant des tendons fléchisseurs, au-dessous de l'aponévrose palmaire , se renfle et s'aplatit un peu avant de se diviser.

Le nerf médian ne fournit aucune branche au-dessus de l'articulation du coude, avant d'être arrivé à l'avant-bras ; il reçoit seulement, à une hauteur qui varie, un rameau plus ou moins considérable du nerf cutané externe, et quelquefois lui en renvoie un autre à son tour , comme je l'ai dit précédemment.

Dans le creux du coude et à la partie supérieure de l'avant-bras, le nerf médian fournit des rameaux à tous les muscles antérieurs de cette région, à l'exception du cubital antérieur ; en avant, au rond pronateur, au grand palmaire, au petit palmaire et au fléchisseur sublime ; en arrière, au fléchisseur profond commun et au long fléchisseur propre du pouce. En outre , il donne naissance au *nerf interosseux*.

Le *nerf interosseux* se porte en bas et en arrière, vers la face antérieure du ligament interosseux ; puis il descend verticalement entre les muscles fléchisseur profond commun et long fléchisseur propre du pouce, en compagnie des vaisseaux interosseux antérieurs, fournit des rameaux aux muscles voisins, s'engage derrière le muscle carré pronateur, se divise et se perd dans ce muscle, en envoyant un filet très grêle dans l'articulation radio-cubitale inférieure.

A la partie inférieure de l'avant-bras, le nerf médian fournit un rameau *cutané palmaire* qui lui reste quelque temps accolé. Ce rameau perce l'aponévrose au-dessus du ligament interosseux, passe au-devant de lui, et se divise au milieu de la paume de la main en trois ou quatre filets, qui se répandent dans la peau de cette région.

Enfin à la main, le nerf médian se divise en cinq ou six branches: La première, en procédant de dehors en dedans, se porte transversalement vers les muscles de l'éminence thénar, et se distribue particulièrement aux muscles court fléchisseur, opposant et abducteur du pouce. La seconde, souvent divisée en deux dès son origine, passe obliquement sur l'éminence thénar, envoie des filets à la peau qui lui appartient, se rend vers le côté externe du pouce, et constitue son *nerf collatéral externe palmaire*. La troisième, la quatrième et la cinquième, plus grosses que les précédentes, marchent au-devant des premier, second et troisième espaces inter-osseux, fournissent un peu au-dessus des articulations métacarpo-phalangiennes correspondantes un rameau à la peau de la partie antérieure de la paume de la main et de la racine des doigts, et se divisent chacune en deux rameaux, qui constituent les nerfs collatéraux palmaires, *interne du pouce*, *externe et interne de l'index et du medius*, *externe de l'annulaire*. Enfin la dernière branche communique, en outre, avec un filet qui lui vient du nerf cubital.

En résumé, comme on l'a vu, les doigts reçoivent chacun quatre nerfs appelés *collatéraux*, les uns *dorsaux*, les autres *palmaires*, ceux-ci beaucoup plus gros et beaucoup plus importans que ceux-là. Ces nerfs émanent des troncs du *radial*, du *cubital* et du *median*.

Le nerf radial et le cubital fournissent un égal nombre de rameaux collatéraux dorsaux, le premier, aux deux côtés du pouce et au côté externe du médius, le second, au petit doigt, à l'annulaire et au côté interne du médius.

Le nerf médian et le cubital donnent les nerfs collatéraux palmaires, le médian au pouce, à l'index, au médius et à la partie externe de l'annulaire, le cubital au côté interne de l'annulaire et au petit doigt.

Les nerfs collatéraux dorsaux se distribuent seulement au dos des doigts, et se terminent à l'extrémité de celui-ci dans la peau de la matrice de l'ongle. Les nerfs collatéraux palmaires sont plus spécialement réservés aux parties antérieure et latérale des doigts ; cependant, à l'extrémité de ces appendices, ils envoient un rameau dans la matrice de l'ongle comme les collatéraux dorsaux. Les uns et les autres, du reste, fournissent des filets qui se terminent dans la peau ; à la pulpe des doigts en particulier, ils peuvent être suivis jusque dans les papilles, où ils offrent une disposition penicillée analogue à celle du nerf lingual dans la muqueuse de la langue, et ils ne s'anastomosent point entre eux.

MM. Andral, Lacroix et Camus ont signalé des corpuscules grisâtres placés, tantôt isolément, tantôt par groupes, sur le trajet des nerfs collatéraux palmaires. Ces renflemens n'appartiennent pas aux nerfs, ils leur sont seulement inhérens et dépendent, suivant M. Cruveilhier, d'espèces de callosités du tissu cellulo-graisseux qui les entoure. Cette manière de voir me paraît d'autant mieux établie, que la disposition indiquée manque souvent, et qu'on ne l'observe pas chez les jeunes sujets.

SECOND GENRE.

Nerfs dorsaux.

Les nerfs dorsaux sont au nombre de douze ; le premier sort de l'épine entre la première et la seconde vertèbres dorsales, le dernier entre la dernière dorsale et la première lombaire.

Les nerfs dorsaux sont remarquables par le peu de volume de leur racine postérieure ; cette racine est seulement égale à l'antérieure, comme je l'ai établi ; circonstance qui est parfaitement en rapport avec la destination de ces nerfs au *centre du tronc*, c'est-à-dire à des parties d'une sensibilité médiocrement developpée.

Les racines de ces nerfs, implantées sur une portion beaucoup plus considérable de la moelle que celles des nerfs cervicaux, lombaires et sacrés, sont séparées les unes des autres par de plus larges intervalles.

Du reste, comme les autres nerfs spinaux, ceux de la région dorsale se divisent promptement en deux branches en dehors des trous de conjugaison, une postérieure, *dorsale* proprement dite, l'autre antérieure, *intercostale*.

SECTION PREMIÈRE.

Branches postérieures des nerfs dorsaux.

Ces branches se portent en arrière dès leur origine, passent entre le ligament costo-transversaire inférieur et les parties latérales des ligamens inter-corporels correspondans, accompagnées par les branches postérieures des artères et des veines intercostales. Elles parviennent dans les gouttières vertébro-dorsales, et s'y divisent aussitôt en deux rameaux ; un *externe*, l'autre *interne*.

Les *rameaux externes*, d'autant plus développés qu'on les examine plus inférieurement, se portent en dehors et un peu en bas, entre les muscles long dorsal et sacro-lombaire, ou dans l'épaisseur du premier, et donnent des filets à l'un et à l'autre. Ceux des nerfs dorsaux supérieurs se terminent en totalité dans le muscle sacro-lombaire ; ceux des inférieurs traversent, au contraire, l'aponévrose vertébrale, les muscles grand dorsal et petit dentelé postérieur-inférieur, leur laissent des filets, et se terminent dans la peau du dos, de la partie supérieure des lombes, et jusque sur les parties latérales de la poitrine et de l'abdomen. Les rameaux externes des deux derniers, en particulier, croisent la crête iliaque un peu en arrière de l'épine iliaque antérieure et supérieure, et se perdent dans la peau de la partie antérieure de la fesse.

Les *rameaux internes* d'autant plus gros qu'on les considère plus supérieurement, et inverses des précédens sous ce rapport, se portent en bas, en dedans et en arrière, entre les muscles long dorsal et transversaire épineux, leur donnent des filets, se réfléchissent sur le bord interne du muscle long dorsal qu'ils embrassent dans une sorte d'anse, marchent ensuite transversalement en dehors, parallèlément entre eux, traversent les muscles petit dentelé supérieur , rhomboïde et trapèze supérieurement, sans presque leur fournir de ramifications, et vont se terminer à la peau du dos et des lombes. Les supérieurs s'étendent même jusqu'à la région scapulaire.

Dans les premières paires dorsales, le rameau interne de la branche postérieure se renfle quelquefois en un ganglion grisâtre fort beau , que l'on trouve entre les muscles long dorsal et transversaire épineux.

SECTION DEUXIÈME

Branches antérieures des nerfs dorsaux.

Les branches antérieures des nerfs dorsaux constituent les nerfs intercostaux, qui sont aux nombre de douze de chaque côté. Ces nerfs ont entre eux beaucoup d'analogie , de sorte que, pour être méthodique , on doit d'abord les étudier d'une manière générale , puis ensuite porter son attention sur les différences qui les distinguent.

1°. Description générale des nerfs intercostaux.

Les nerfs intercostaux occupent les espaces de ce nom; le dernier seul fait exception et se trouve dans les parois abdominales. Ils passent avec les vaisseaux du même nom , en avant du ligament costo-transversaire inférieur , entre la plèvre et le muscle intercostal externe , d'abord à égale distance de la côte supérieure et de l'inférieure. Ensuite, ils marchent suivant la direction des espaces intercostaux dans l'intervalle des deux plans des muscles intercostaux , se rapprochent de la côte supérieure et se logent dans sa gouttière , moins complétement cependant que les vaisseaux, au-dessous desquels ils sont placés. Enfin , tout-à-fait en avant, ils descendent de nouveau au milieu de l'espace intercostal, et ne sont plus recouverts en dehors que par le plan fibreux qui remplace en ce point le muscle intercostal externe.

A leur origine, les nerfs intercostaux communiquent par deux ou trois rameaux avec les ganglions correspondans du grand sympathique. Ensuite ils émettent un grand nombre de branches qui se distribuent, en dedans au muscle intercostal interne et à la plèvre, en dehors au muscle intercostal externe, à ceux de la région extra-costale et à la peau; une seule, la branche *extra-costale* mérite une description plus étendue.

La *branche extra-costale* des nerfs intercostaux s'isole de ces nerfs vers leur milieu en longueur, et à une distance du rachis sensiblement égale pour tous. D'abord elle traverse le muscle intercostal externe correspondant ou le petit oblique; ensuite elle perce le muscle grand dentelé supérieurement, le grand oblique inférieurement et se sépare en deux rameaux, l'un *antérieur*, l'autre *postérieur*, rameaux qui sont presque exclusivement destinés à la peau des parties latérale et antérieure du tronc. Les premiers seuls étendent leurs ramifications vers le membre thoracique, et ont reçu le nom de *brachiaux* pour cette raison.

En avant, le tronc des nerfs intercostaux arrive presque jusqu'à la ligne médiane, celui des supérieurs, sans quitter les espaces intercostaux, celui des inférieurs, en passant au-dessous de l'extrémité des cartilages des côtes asternales, pour gagner la paroi abdominale antérieure et se placer entre les muscles petit oblique et transverse (1). Tous, à cette hauteur, traversent les muscles qui les recouvrent, deviennent sous-cutanés, se réfléchissent un peu en dehors et se distribuent à la peau voisine.

2° *Description particulière des nerfs intercostaux.*

Les six nerfs intercostaux supérieurs sont seuls intercostaux dans toute leur longueur; les autres dépassent en avant les espaces intercostaux, comme je l'ai dit, et se répandent dans la paroi abdominale antérieure; rigoureusement parlant même le dernier n'est pas *intercostal*, puisqu'il est inférieur à la dernière côte. Les premiers, près du sternum, traversent le muscle grand pectoral et l'extrémité supérieure du muscle droit, leur laissent des rameaux, et vont se terminer à la peau. Les derniers se glissent au-dessous du muscle droit, cachés dans sa gaîne fibreuse, le traversent lui-même d'arrière en avant et de dehors en dedans, lui fournissent de nombreux rameaux, et

(1) Quelques personnes ont à tort représenté l'extrémité antérieure des derniers nerfs intercostaux comme intermédiaire aux muscles grand et petit obliques.

vont se perdre dans la peau qui le recouvre. Les nerfs intercostaux supérieurs, obliquement dirigés en bas et en avant dans leur partie postérieure, deviennent un peu ascendans en avant; les inférieurs, au contraire, restent descendans jusqu'à leur terminaison. Les six derniers nerfs intercostaux traversent les attaches du diaphragme sur les côtes, et chose remarquable, ils ne donnent point ou presque point de filets à ce muscle.

Le *premier nerf intercostal* n'a pas de branche extra-costale ; mais, en revanche, il envoie au plexus brachial un cordon beaucoup plus important que celui qui reste entre les deux premières côtes, et que l'on considère comme la continuation du tronc du nerf. Ce cordon remonte en dehors, au-devant du col de la première côte, pour s'unir au huitième nerf cervical.

Le second nerf intercostal, bien différent du premier, fournit la plus grosse de toutes les branches extra-costales. Cette branche se porte en haut, en dehors et en arrière, dans le creux de l'aisselle, et s'y divise promptement en deux rameaux principaux, l'un *antérieur*, l'autre *externe* on *brachial*, le premier plus petit que le second. Le *rameau antérieur* se porte en avant, gagne le bord inférieur du grand pectoral, se divise en filets qui se réfléchissent en haut sur le muscle précédent, pour aller se terminer dans la peau qui le recouvre et dans la partie inférieure du sein. Le *rameau externe* ou *brachial* se dirige vers le bras et, avant d'y arriver, se partage en une foule de filets divergens, qui forment un réseau vers la partie externe de la dépression axillaire : quelques uns d'entre eux se rendent comme les précédens à la peau du bord antérieur de l'aisselle ; d'autres s'étendent vers le bord postérieur de cette partie, et s'anastomosent avec les filets de la branche extra-costale suivante ; les plus nombreux, les plus gros et les plus importans, se portent vers le bras, s'anastomosent une fois au moins avec le tronc du nerf cutané interne, se terminent dans la peau des faces interne et postérieure du bras, et s'étendent jusqu'à la partie supérieure de l'avant-bras.

Le *troisième nerf intercostal* fournit une branche extra-costale un peu moins grosse que la précédente, qui s'échappe de l'espace auquel elle appartient au niveau de la partie inférieure de l'aisselle. Cette branche se porte aussitôt en haut, en dehors et en arrière, et se divise promptement en deux rameaux, l'un *antérieur*, l'autre *externe* ou *brachial*, le premier plus petit que le second. Le *rameau antérieur* se retourne en haut et en avant, vers le bord inférieur du muscle grand pectoral, se réfléchit sur lui, et se perd dans la peau qui le recouvre et dans la mamelle. Le *rameau externe* continue le trajet primitif du tronc, et se subdivise promptement en plusieurs filets divergens, qui se portent vers le bord postérieur de l'aisselle et vers le bras, se réunissent à ceux de la branche précédente, et se répandent dans la peau du bord postérieur de l'aisselle et de la partie postérieure de l'épaule et du bras.

Les *quatrième*, *cinquième et sixième nerfs intercostaux* ont des branches extra-costales beaucoup moins développées que celles des précédens. Ces branches se divisent à leur point d'émergence en deux rameaux ascendans, l'un *antérieur*, l'autre *postérieur*, et sensiblement égaux en volume. Leur *rameau antérieur* se porte obliquement vers la partie antérieure de la région costale, se divise chemin faisant et se perd dans la peau. Leur *rameau postérieur* se dirige en arrière, et se répand dans les tégumens de la partie latérale de la poitrine.

Les *six derniers nerfs intercostaux* ont leurs branches extra-costales divisées à leur point d'émergence, comme les précédentes, en deux rameaux, l'un *antérieur*, l'autre *postérieur*; mais différentes des dernières, sous ce rapport, celles que je décris ont leur rameau antérieur beaucoup plus gros que le postérieur, et cela, dans une proportion qui va croissant à mesure qu'on les étudie plus inférieurement. Leurs *rameaux antérieurs*, de plus en plus descendans à mesure qu'ils sont plus inférieurs, fournissent des filets au muscle grand oblique, et se répandent dans la peau de la base de la poitrine et de la paroi antérieure de l'abdomen. Leurs *rameaux postérieurs*, toujours un peu ascendans, se terminent dans la peau de la partie latérale de la poitrine et de l'abdomen.

Le onzième nerf intercostal, en particulier, fournit sa branche extra-costale au-delà des limites antérieures du petit espace auquel il appartient.

Le douzième, qui n'est plus intercostal à proprement parler, comme on l'a vu, communique par un filet avec le plexus lombaire; puis il glisse obliquement en avant de la partie supérieure du muscle carré des lombes, en arrière du rein et du feuillet antérieur de l'aponévrose postérieure du muscle transverse, et se place ensuite entre celui-ci et le petit oblique, comme les autres. Il envoie le long de la partie antérieure de la crête iliaque un petit rameau, qui se perd dans les muscles petit oblique et transverse à la hauteur de l'épine iliaque antérieure et supérieure.

TROISIÈME GENRE.

Nerfs lombaires.

Les nerfs lombaires sont au nombre de cinq : le premier sort par le trou de conjugaison qui sépare la première et la seconde vertèbres lombaires ; le dernier est intermédiaire à la cinquième vertèbre des lombes et à la base du sacrum. Ces nerfs ne méritent guère le nom qu'ils portent, qu'en raison de leur position à la sortie du rachis; c'est à peine, en effet, s'ils donnent quelques rameaux à la région lombaire, ils sont spécialement destinés aux membres pelviens. Ils tirent leur origine de la partie supérieure du bulbe inférieur de la moelle, dans des points très rapprochés les uns des autres. Leur racine postérieure est positivement plus volumineuse que l'antérieure, mais dans une proportion qui n'est pas la même que dans les nerfs du col : elle l'emporte seulement d'un tiers sur elle. M. Cruveilhier assure que leur racine antérieure est pourvue d'un demi-ganglion, comme la postérieure ; mes observations ne sont pas d'accord avec les siennes sous ce rapport. Enfin les nerfs lombaires marchent très obliquement dans le canal vertébral, et concourent à former le faisceau qu'on appelle la *queue de cheval.*

Quoi qu'il en soit, les nerfs lombaires se divisent promptement en deux branches, comme les autres nerfs rachidiens, une *postérieure*, l'autre *antérieure.*

SECTION PREMIÈRE.

Branches postérieures des nerfs lombaires.

Ces branches se portent en arrière dès leur origine, passent entre la colonne vertébrale et les muscles inter-transversaires lombaires, et se divisent dans les gouttières vertébro-lombaires en deux rameaux, l'un *interne* l'autre *externe.*

Le *rameau externe* des deux premiers nerfs lombaires est très considérable; ceux des trois derniers sont très petits. Tous se dirigent en bas et en dehors, à travers la masse commune des muscles sacro-lombaire et long dorsal, et lui fournissent des filets. Les trois derniers s'épuisent dans la masse précédente ; les deux premiers, au contraire, la traversent au niveau de la partie moyenne de la crête iliaque, passent sur la fesse, se repandent dans la peau de cette région, en arrière des rameaux de la branche postérieure des deux derniers nerfs intercostaux, et parviennent jusque sur le grand trochanter, et jusqu'à la partie externe de la cuisse.

Le *rameau interne*, très grêle, s'insinue entre la masse commune du sacro-lombaire et du long dorsal et le transversaire épineux, et se perd presque en entier dans ces muscles. Il n'envoie à la peau que quelques filets très ténus qui percent l'aponévrose commune aux muscles transverse de l'abdomen, grand dorsal et petit dentelé postérieur inférieur.

SECTION DEUXIÈME.

Branches antérieures des nerfs lombaires.

Les branches antérieures des nerfs lombaires vont en augmentant graduellement de volume de la première à la dernière. Elles sont placées dans l'épaisseur même du grand psoas, entre ceux des faisceaux de ce muscle qui sont insérés sur les corps et ceux qui viennent des apophyses transverses des vertèbres des lombes. Ces branches s'anastomosent obliquement entre elles en descendant, se portent en dehors, et forment ainsi le plexus lombaire.

Plexus lombaire.

(Portion lombaire du plexus crural. CHAUSS.)

Le plexus lombaire est placé dans l'intérieur du psoas, entre les faisceaux antérieurs et postérieurs de ce muscle. Il est très simple : pour le constituer, les branches antérieures des nerfs lombaires se portent obliquement en dehors, et s'accolent les unes

aux autres plus ou moins complétement. Il est plus considérable et plus large nférièurement que supérieurement. En haut,
il communique le plus souvent par un filet avec le dernier nerf
intercostal. En bas, il est uni avec le plexus sacré, à l'aide d'un
très gros cordon. En avant, il envoie au grand sympathique des
filets dont le nombre varie, et qui se glissent entre le psoas et
la colonne vertébrale.

Les branches fournies par ce plexus sont distinguées en *externes* et en *inférieures*.

CHAPITRE PREMIER.

Branches externes du plexus lombaire.

Au nombre de trois ordinairement, ces branches sont appelées *iléo-scrotale*, *inguino-cutané* et *génito-crurale*.

Branche iléo-scrotale ou vulvaire.

Cette branche, la plus petite de toutes, procède de la partie
supérieure du plexus lombaire et spécialement du premier nerf
lombaire. Elle traverse l'extrémité supérieure du psoas, se dirige obliquement en dehors vers l'épine iliaque antérieure et
supérieure, passe au-devant du muscle carré des lombes, au-
dessous du rein et du feuillet antérieur de l'aponévrose postérieure du muscle transverse, parallèlement au dernier nerf intercostal. A la hauteur de l'épine iliaque, elle perce le muscle
transverse, se place entre lui et le petit oblique et se sépare en
deux rameaux, l'un supérieur, l'autre inférieur, rameaux qui
traversent bientôt le petit oblique, après lui avoir fourni des filets ainsi qu'au transverse.

Le rameau supérieur, *abdominal*, se porte obliquement en dedans et en bas, entre le muscle petit oblique et l'aponévrose du
grand, croise la direction du cordon testiculaire ou du ligament rond, envoie des filets dans le muscle petit oblique, et se
comporte ultérieurement d'une manière différente suivant les
sujets : tantôt il se perd dans la peau de la région pubienne après
avoir traversé l'aponévrose du grand oblique, tantôt il se jette
sur le cordon testiculaire ou sur le ligament rond, et se perd
dans leurs enveloppes.

Le rameau inférieur, *génital*, s'applique promptement sur le cordon, s'anastomose avec le rameau génital de la branche génito-crurale, traverse l'anneau inguinal, se divise en deux ou trois rameaux secondaires, et s'épuise dans les enveloppes du testicule et du cordon chez l'homme, dans la lèvre de la vulve chez la femme.

Entre la branche iléo-scrotale et la suivante on en trouve quelquefois une, qui n'a pas reçu de nom particulier, qui vient se placer dans le canal inguinal comme l'iléo-scrotale, et qui se perd surtout dans les bourses ou la lèvre de la vulve. Cette branche n'est autre chose que le rameau inférieur du nerf iléo-scrotal ou vulvaire, rameau qui est séparé de l'autre dès le plexus lombaire.

Branche inguino-cutanée.

Plus volumineuse et plus inférieurement placée que la précédente, la branche inguino-cutanée naît du second nerf lombaire par une ou deux, quelquefois même par trois racines. Elle traverse aussitôt la partie supérieure du muscle grand psoas, se dirige en bas et en dehors, croise la direction de la partie inférieure du muscle carré des lombes, passe au-devant du muscle iliaque, en arrière du fascia iliaca, s'engage au-dessous de l'arcade crurale entre l'épine iliaque antérieure supérieure et l'inférieure, descend perpendiculairement à la réunion des faces externe et interne de la cuisse, placée dans une petite gaîne spéciale du fascia-lata, et se divise en trois rameaux, qui percent isolement cette aponévrose à peu de distance au-dessous de l'aîne. Le rameau interne se porte en bas et un peu en dedans, et répand ses ramifications dans la peau de la partie antérieure de la cuisse et du genou. Le moyen se porte un peu obliquement en bas et en dehors, se distribue à la peau de la partie antérieure et externe de la cuisse, et se termine en dehors du genou. L'externe s'incline de bonne heure en bas et en dehors, contourne la face externe de la cuisse vers le milieu de sa hauteur, et se perd dans la peau des faces externe et postérieure de cette région.

Long-temps avant de se diviser, dans la fosse iliaque interne, cette branche envoie ordinairement en dedans un gros rameau, qui s'unit au nerf crural et qui en constitue une origine particulière ; mais il n'en fournit aucun autre aux parties avec lesquelles il est en rapport.

Branche génito-crurale.

La branche génito-crurale se détache du plexus lombaire en
un point supérieur à l'origine de la branche inguino-cutanée,
et spécialement du cordon de communication du premier et
du second nerfs lombaires. Elle se dirige en bas et en dehors,
mais beaucoup moins obliquement que les précédentes, renfermée pendant long-temps dans l'épaisseur du psoas; puis elle
émerge de l'intérieur de ce muscle, au niveau de son bord antérieur, et à la hauteur de la troisième vertèbre des lombes.
Bien différente des autres branches du plexus lombaire, celle-ci
est placée hors de la gaîne du fascia-iliaca, entre ce fascia et le
péritoine. Elle descend le long du muscle psoas, en dehors des
vaisseaux iliaques, passe sous l'arcade crurale par l'ouverture
supérieure du canal crural, et à cette hauteur ou un peu auparavant, elle se divise en deux rameaux, l'un *génital*, l'autre
crural.

Le *rameau génital*, se dirige en avant et en dedans, traverse
le fascia transversalis, parvient ainsi dans le canal inguinal,
s'anastomose avec la branche iléo-scrotale, passe par l'anneau
inguinal, et va se distribuer dans les enveloppes des bourses
chez l'homme, et dans la lèvre de la vulve chez la femme.

Le *rameau crural*, plus gros que le précédent, continue le
trajet du nerf et se divise dans le pli de l'aine en deux rameaux secondaires, l'un externe l'autre interne. Le rameau
externe se porte très obliquement en bas et en dehors, croise
superficiellement la direction de la branche inguino-cutanée,
et se divise en rameaux très fins qui se repandent dans la peau
de la partie externe de la cuisse, au-dessous du grand trochanter. Le rameau interne se divise promptement en filets divergens qui traversent les trous du fascia crebriformis, et se distribue à la peau de la partie supérieure et antérieure de la
cuisse et aux ganglions lymphatiques de l'aine.

CHAPITRE SECOND.

Branches inférieures du plexus lombaire.

Au nombre de trois, ces branches constituent les nerfs *crural, obturateur* et *lombo-sacré.*

Nerf crural.

Le nerf crural, la plus considérable et la plus importante des branches du plexus lombaire, est formé à la fois par les quatre premiers nerfs lombaires, mais surtout par le second, le troisième et le quatrième. Il reste long-temps renfermé dans l'épaisseur du psoas, se porte obliquement en bas et en dehors, suivant la direction de ce muscle, placé sous le fascia iliaca, entre le psoas et l'iliaque. Ensuite il passe sous l'arcade crurale en dehors de l'éminence iléo-pectinée, renfermé dans la gaîne des muscles précédens, et placé en dehors de la paroi externe du canal crural; puis, parvenu à la partie supérieure de la cuisse, il se divise en une foule de branches qui s'écartent en divergeant, et que l'on distingue en *antérieures, externes* et *internes.*

Avant sa division, le nerf crural fournit un grand nombre de rameaux aux muscles psoas et iliaque, au dernier surtout, le premier en recevant non seulement de ce nerf, mais encore de toutes les autres branches du plexus lombaire.

Branches antérieures. Ces branches, plus superficielles que les autres, traversent l'aponévrose fémorale à des hauteurs variables, mais en général à peu de distance du pli de l'aine; quelques unes des plus externes laissent des filets dans le muscle couturier; mais toutes, une fois devenues sous-cutanées, se divisent et se subdivisent, se portent en divergeant vers les parties antérieure et interne de la cuisse, et se terminent dans la peau. Les plus longues atteignent la partie interne du genou et l'extrémité supérieure de la jambe. Les plus internes entourent la saphène, et l'accompagnent dans sa portion crurale.

Branches externes. Ces branches, toutes musculaires et placées au-dessous de l'aponévrose fascia-lata, sont très nombreuses et très grosses. Le couturier en reçoit deux ou trois; le droit antérieur en a autant; une petite pénètre dans l'extrémité inférieure du muscle iliaque ; une autre accompagne les vaisseaux circonflexes externes et parvient au tenseur du fascia-lata ; le triceps en reçoit cinq ou six très grosses, qui se rendent vers ses parties externe, antérieure et interne ; une de celles qui appartiennent au vaste interne, descend pendant long-temps sur lui, en dehors des vaisseaux fémoraux, et ne pénètre le muscle que près de sa partie inférieure (1).

Branches internes. Profondément placées sous l'aponévrose fémorale, dans la première partie de leur trajet au moins, ces branches sont beaucoup moins nombreuses que les précédentes ; une d'elles se dirige obliquement en bas et en dedans, derrière les vaisseaux fémoraux, et se termine dans le muscle pectiné ; deux autres beaucoup plus longues et beaucoup plus compliquées dans leur distribution, s'accolent à l'artère fémorale, l'une en dedans, *branche cutanée interne du genou*, l'autre en avant de ce vaisseau, *nerf saphène interne.*

La *branche cutanée interne du genou* est sujette à quelques variétés ; placée en dedans de l'artère fémorale, elle l'accompagne jusqu'au milieu de la cuisse, puis l'abandonne, se place sur la face externe du muscle couturier, l'accompagne jusqu'au genou, en suivant la veine saphène interne, et se partage en deux rameaux à cette hauteur : l'un continue sur le couturier le trajet de la branche de laquelle il émane, distribue des filets à la peau, et se termine en s'anastomosant au dessous du genou avec le nerf saphène ; l'autre se dirige en avant vers le condyle interne du fémur, et se divise en un grand nombre de filets qui s'écartent en divergeant, et se portent transversalement ou plus ou moins obliquement vers la peau de la partie antérieure du genou et du tiers supérieur de la jambe.

La branche cutanée interne du genou est quelquefois beaucoup plus petite que de coutume, et réduite à son rameau *descendant ;* tandis que son rameau *cutané du genou*, procède du nerf saphène au niveau du canal du troisième adducteur, et traverse le muscle couturier pour se rendre à sa destination.

Le *nerf saphène interne*, satellite de l'artère fémorale à la

(1) C'est-là une exception à la règle posée par les anatomistes, relativement à l'immersion des nerfs dans les muscles plus près de l'extrémité supérieure que de l'extrémité inférieure de ceux-ci.

cuisse , devient superficiel et satellite de la veine saphène interne à la jambe et au pied. D'abord placé en dehors de l'artère fémorale , il longe ensuite sa partie antérieure et s'engage
avec elle dans le canal du troisième adducteur ; mais au lieu de
gagner , comme elle , le creux du jarret, il reste à la partie
interne de la cuisse , traverse la paroi antérieure du canal précédent, et se divise aussitôt en deux rameaux , quelquefois en
trois, lorsqu'il est chargé de donner au genou le rameau cutané de la branche précédente.

Avant sa division , le nerf saphène interne reçoit dans le canal
du troisième adducteur un rameau remarquable de la branche
antérieure du nerf obturateur, rameau qui sera décrit plus loin.

Les deux rameaux de terminaison du nerf saphène interne,
égaux quelquefois en volume , d'autres fois fort différens sous
ce rapport , se glissent au-dessous du couturier , traversent la
gaîne de ce muscle inférieurement, croisent son tendon, s'accolent à la veine saphène interne , l'un en avant , l'autre en arrière d'elle, et ne la quittent plus dès ce moment. Ces rameaux
communiquent souvent ensemble tout le long de la jambe, soit
en dedans , soit en dehors de la veine saphène. Ils fournissent,
chemin faisant, des filets nombreux à la peau des parties interne , antérieure et postérieure de la jambe ; le plus petit se
termine plus ou moins haut, suivant le degré de son développement. Le plus considérable, que l'on considère comme la continuation du tronc du nerf , passe avec la veine saphène en avant
de la malléole interne, fournit des filets cutanés en dedans de
cette malléole , et va se terminer dans la peau du bord interne
du dos du pied, en s'anastomosant avec les ramifications du
nerf musculo-cutané ; quelquefois même il se prolonge jusqu'à
la partie interne du gros orteil , et fournit son *rameau collatéral interne dorsal.*

Nerf obturateur.

(Sous-pubien. CHAUSS.)

Le nerf obturateur est beaucoup moins gros et beaucoup
moins important que le crural. Il naît du milieu du plexus lombaire et spécialement du second , du troisième et du quatrième
nerfs lombaires. Caché d'abord dans l'épaisseur du psoas, il s'en

isole en dedans, passe entre lui et la dernière vertèbre, entre les vaisseaux iliaques externes et internes, s'accole à la partie latérale de l'excavation du bassin, se dirige d'arrière en avant vers le trou sous-pubien, s'y engage avec les vaisseaux du même nom, parvient à la partie interne et supérieure de la cuisse, et, au niveau du bord supérieur du muscle petit adducteur, se divise en deux branches, l'une antérieure, l'autre postérieure (1).

Avant de s'engager dans le trou sous-pubien et près de ce trou, le nerf obturateur fournit un rameau qui se porte vers le muscle obturateur interne et s'y distribue. Plus loin, il en fournit un autre à l'obturateur externe.

Branche antérieure. Cette branche descend entre les muscles pectiné et petit adducteur, et se sépare en trois rameaux. Le premier, plus court que les autres, se perd presque immédiatement dans le muscle petit adducteur. Le second, moyen pour la longueur, s'applique sur la face postérieure du premier adducteur, lui fournit un grand nombre de rameaux secondaires, et considérablement diminué de volume, il dépasse ce muscle inférieurement, gagne la face externe du muscle couturier, va s'anastomoser avec le nerf saphène interne en avant du tendon du troisième adducteur, et donne quelques filets cutanés à la partie interne et postérieure de la cuisse. Enfin, le troisième rameau passe obliquement entre les deux premiers adducteurs, gagne la face externe du muscle droit interne, se consume dans ce muscle, et envoie seulement quelques filets dans la peau qui le recouvre.

Branche postérieure. Cette branche passe entre le petit et le grand adducteur, et se perd entièrement dans le second. Quelquefois elle fournit auparavant un rameau au muscle obturateur externe.

Nerf lombo-sacré.

Spécialement formé par le quatrième et le cinquième nerfs lombaires, le nerf lombo-sacré est la continuation du plexus lombaire, et le moyen de communication de celui-ci avec le

______

(1) J'ai vu le nerf obturateur séparé en deux branches dans le bassin; dans un autre cas, cette division avait lieu dans le trou sous-pubien, et la branche postérieure traversait le muscle obturateur externe.

plexus sacré. Il est court et très gros. Il descend un peu obliquement en avant et en dedans, au-devant de la symphyse sacro-iliaque, en arrière des vaisseaux hypogastriques, entre la cinquième vertèbre des lombes et le psoas, et se termine bientôt en se jetant dans la partie supérieure du plexus sacré.

Le nerf lombo-sacré ne fournit qu'une seule branche, qui constitue le *nerf fessier supérieur*.

Le *nerf fessier supérieur* naît à la fois de la partie postérieure du cordon lombo-sacré et du plexus sacré. Il sort aussitôt du bassin par la partie la plus élevée du grand trou sciatique, au-dessus du muscle pyramidal, et en compagnie de l'artère fessière. Parvenu à la fesse, il se dirige en avant et en dehors, entre les muscles moyen et petit fessiers, décrit une courbure qui embrasse l'insertion supérieure du dernier, et va se terminer antérieurement dans le muscle tenseur de l'aponévrose fascia-lata. Dans son trajet il fournit des rameaux aux muscles pyramidal, moyen et petit fessiers.

QUATRIÈME GENRE.

Nerfs sacrés.

Les nerfs sacrés, au nombre de six, vont en diminuant rapidement de volume de haut en bas : les premiers sont très gros ; les derniers sont filiformes. Ils naissent de la partie inférieure de la moelle en des points extrêmement rapprochés les uns des autres, et parcourent un trajet très long dans le canal vertébro-sacré. Il sont verticalement dirigés au centre de la *queue de cheval* qu'ils concourent à former, et ne commencent à se porter obliquement vers le trou qui doit les transmettre au dehors, qu'à une petite distance de celui-ci. Les quatre premiers traversent les trous du sacrum ; le cinquième sort entre cet os et le coccyx ; le dernier se glisse au-dessous de la petite corne de la première pièce coccygienne.

Les nerfs sacrés n'ont de ganglionaire que leur racine postérieure, ainsi que tous les autres nerfs rachidiens. Les deux premiers ont leur ganglion à moitié engagé dans les trous sacrés correspondans, à moitié placé dans le canal sacré ; le troisième et le quatrième ont le leur entièrement renfermé dans ce canal ;

tandis que les deux derniers y ont non seulement leur ganglion, mais encore le tronc formé par la réunion de leurs deux racines, et l'origine des deux branches terminales de celui-ci (1).

Quoi qu'il en soit, ces nerfs se divisent en deux branches dans les trous sacrés eux-mêmes, ou dans le canal sacré, comme on vient de le voir, une *postérieure*, l'autre *antérieure*.

SECTION PREMIÈRE.

Branches postérieures des nerfs sacrés.

Ces branches sont très petites ; elles s'engagent dans les trous sacrés postérieurs immédiatement ou après un certain trajet à l'intérieur du canal sacré, et parviennent dans les gouttières sacrées. Là, elles se divisent en plusieurs filets, qui se répandent dans les ligamens sacro-iliaques et sacro-sciatiques, dans l'origine du muscle sacro-spinal, dans le grand fessier, et dans la peau des régions sacrée et fessière.

SECTION DEUXIÈME.

Branches antérieures des nerfs sacrés.

Les branches antérieures des nerfs sacrés vont en diminuant graduellement de volume de la première à la dernière. La première est fort grosse, la sixième est filiforme. Les deux premières sont dirigées obliquement en bas et en dehors. La troisième et la quatrième se portent horizontalement en dehors. Les deux dernières sont ascendantes. Toutes se réunissent pour former le plexus sacré ; mais il y a cette différence entre les trois premières et les trois dernières, que celles-là s'épuisent entièrement dans la formation de ce plexus; tandis que celles-ci n'y concourent que par une partie d'elles-mêmes ; chacune d'elles se bifurque, en effet, en sortant du trou sacré auquel elle appartient, et envoie vers le plexus sa

(1) La cessation de la gaîne de la dure-mère un peu au-dessus du coccyx, implique la dernière disposition. En outre, les ganglions des derniers nerfs sacrés, sont reportés au-dessus des trous de conjugaison du sacrum, parce que la dure-mère elle-même qui doit conserver les mêmes rapports avec ces ganglions, reste à une certaine hauteur au-dessus de ces trous.

branche ascendante, pendant que sa branche descendante, étrangère à celui-ci, se porte vers la partie inférieure du rectum, vers les muscles releveur de l'anus, ischio-coccygien et vers la peau de la partie postérieure du périnée.

Plexus sacré.

Formé, comme on vient de le voir, par la réunion de la branche antérieure des six nerfs sacrés, le plexus de ce nom occupe le fond et la partie postérieure et latérale du bassin. Pour le constituer, les trois premiers nerfs sacrés convergent les uns vers les autres et vers le nerf lombo-sacré, et se réunissent ensemble angulairement; tandis que les trois derniers nerfs sacrés y envoyent seulement une branche ou un rameau plus ou moins considérable. Aplati de haut en bas et d'avant en arrière, ce plexus est large en dedans, rétréci en dehors et de forme à peu près triangulaire. En haut, il est uni au plexus lombaire par le nerf lombo-sacré. En bas, il est contigu au muscle releveur de l'anus. En dedans, il reçoit les nerfs qui le constituent. En dehors, il donne naissance au *nerf sciatique*. En avant, il est recouvert par une lame mince de l'aponévrose pelvienne, par les vaisseaux hypogastriques, par le rectum, et donne naissance aux nerfs destinés aux organes pelviens. En arrière, il appuye sur le muscle pyramidal, et produit les nerfs *petit sciatique* et *honteux interne*.

Quoi qu'il en soit, on distingue les branches du plexus sacré en *antérieures*, *postérieures* et *inférieures*.

CHAPITRE PREMIER.

Branches antérieures du plexus sacré.

Les branches antérieures du plexus sacré, très nombreuses et très grêles, se dirigent en avant et en haut, s'entrelacent avec des filets du grand sympathique, et forment en arrière et sur les parties latérales des organes pelviens un plexus serré appelé *hypogastrique*, plexus dont les divisions se portent au rectum, à la vessie, à la prostate et aux vésicules spermatiques chez l'homme, au vagin et même à l'utérus chez la femme, comme on le verra plus loin.

Ces branches sont plus spécialement formées par la seconde,

la troisième et la quatrième paires sacrées ; mais les deux dernières paires en produisent souvent quelques-unes au moyen
du cordon qu'elles envoyent vers la quatrième. Le rectum en
reçoit beaucoup plus que les autres organes pelviens. Le muscle releveur de l'anus, en obtient une particulière qui vient du
troisième nerf sacré. Une autre, encore destinée au précédent
muscle et au sphincter anal, émane du quatrième nerf sacré.

CHAPITRE SECOND.

Branches postérieures du plexus sacré.

Deux branches émanent de la partie postérieure du plexus
sacré, le *petit sciatique* et le nerf *génital* ou *honteux interne.*

Nerf petit sciatique.

(Petit-fémoro-poplité. CHAUSS.)

Plus gros que le suivant, le nerf petit sciatique est spécialement fourni par les deuxième et troisième nerfs sacrés. Il
sort du bassin dans le même point que le grand nerf sciatique
et derrière lui, au-dessous du muscle pyramidal et en avant du
grand fessier. Il se divise promptement, et fournit les rameaux
fessiers inférieurs, sciatique et *cutané postérieur de la cuisse.*

Les *nerfs fessiers inférieurs* (1), au nombre de trois ou quatre,
se portent obliquement vers la face interne du muscle grand
fessier, les uns en haut et en avant, les autres en bas et en
arrière vers le grand ligament sacro-sciatique, d'autres en bas
et en dehors vers le grand trochanter ; tous se perdent dans
l'épaisseur de ce muscle.

Le *rameau sciatique* (*cutané sous-pelvien*, CHAUSS.) se dirige
obliquement en bas et en avant, au-dessous du muscle grand
fessier, contourne les parties externe, inférieure et antérieure de la tubérosité sciatique, croise la direction des
attaches des muscles biceps et demi tendineux, remonte vers
le pubis en suivant la branche ascendante de l'ischion, placé
entre la peau et l'aponévrose inférieure du périnée, gagne les

____

(1) Les nerfs fessiers supérieurs émanent du cordon lombo-sacré, comme
on l'a vu.

bourses chez l'homme , la lèvre de la vulve chez la femme, et se termine dans ces parties. Auparavant il donne des rameaux nombreux à la peau qui recouvre la tubérosité sciatique , la portion anale du périnée et à celle du pli qui sépare la partie supérieure et interne de la cuisse de la région génitale.

Le *rameau cutané postérieur de la cuisse* (CHAUSS.), descend perpendiculairement vers le creux du jarret, en compagnie de l'artère sciatique , placé d'abord en avant du muscle grand fessier, et simplement sous-aponévrotique ensuite. Parvenu au creux du jarret, il se divise en deux rameaux : l'un perce l'aponévrose et se répand dans la peau ; l'autre s'engage dans la gaîne de la veine saphène externe, et se termine en s'anastomosant avec cette veine, et après avoir donné des filets aux ganglions poplités superficiels. Le nerf cutané postérieur de la cuisse fournit, en haut, quelques branches au muscle grand fessier; mais dans le reste de son trajet, il donne une foule de rameaux cutanés, qui presque tous se dirigent en dehors et se perdent dans la peau des parties postérieure et externe de la cuisse (1) ; les plus élevés se réfléchissent sur le bord intérieur du muscle grand fessier, remontent vers la fesse, et se distribuent à la peau de la partie antérieure de cette région.

Nerf périnéal ou honteux interne.

Le nerf périnéal émane spécialement de la partie postérieure des troisième, quatrième et quelquefois cinquième nerfs sacrés. Il sort du bassin par la partie inférieure du grand trou sciatique, avec le nerf précédent ; mais il abandonne ce nerf presque aussitôt pour se porter en dedans et en avant, à travers le petit trou sciatique. Il parvient ainsi à la face interne de la tubérosité sciatique avec les vaisseaux du même nom, enveloppé dans une gaîne de l'aponévrose moyenne du périnée placée sur les limites de cette importante région, et se divise en deux branches, l'une *superficielle* l'autre *profonde.*

La *branche inférieure ou superficielle*, plus grosse que l'autre, se porte en avant et en haut , en compagnie de la branche

---

(1) La partie postérieure interne de la cuisse reçoit de nombreux filets cutanés de l'obturateur interne , de l'inguino-cutané et du crural lui-même.

inférieure de l'artère honteuse interne, cachée par l'aponévrose superficielle du périnée, et séparée par elle du rameau
sciatique du nerf précédent. Elle se porte ainsi vers les
bourses et la face inférieure de la verge chez l'homme, vers
la lèvre de la vulve et le clitoris chez la femme; mais auparavant elle fournit des rameaux à la partie inférieure de
l'anus, aux muscles sphincter, ischio-caverneux, transverse
du périnée, ano-caverneux et à l'urètre. Cette branche occupe
la région *périnéo-génitale*, comme le rameau sciatique du nerf
petit sciatique; mais elle est plus profondément placée que celui-ci, et étend plus antérieurement ses ramifications terminales.

La *branche supérieure* ou *profonde*, est la véritable continuation du tronc du nerf périnéal. Elle reste accolée à la face
interne de la branche ascendante de l'ischion, remonte entre
elle et la racine correspondante du corps caverneux, gagne la
face supérieure du pénis chez l'homme, du clitoris chez la
femme, s'accole à l'artère dorsale de cet organe, renfermée
avec elle dans une petite gaîne spéciale du corps caverneux, se
divise, et parvient jusqu'au gland et au prépuce dans lesquels
elle se termine par de très fines ramifications. Cette branche
ne fournit guère qu'à l'organe excitateur; le muscle obturateur interne et la membrane du corps caverneux n'en reçoivent que de très petits filets.

CHAPITRE TROISIÈME.

BRANCHE TERMINALE DU PLEXUS SACRÉ.

Nerf sciatique.

(Grand fémoro-poplité Chauss.)

Le nerf sciatique, le plus considérable de tous les nerfs du
corps, est la véritable continuation du plexus sacré. Aplati
comme ce plexus, il se rétrécit et s'arrondit de plus en plus
en descendant. Il sort du bassin par la partie la plus inférieure
du grand trou sciatique, au-dessous du muscle pyramidal,
passe entre le grand trochanter et la tubérosité sciatique, descend perpendiculairement à la partie postérieure de la cuisse,
et se termine en haut du creux poplité en se divisant en deux
branches, qui constituent les nerfs *sciatique poplité externe* et
sciatique poplité interne.

Cette division a quelquefois lieu beaucoup plus tôt, au milieu de la cuisse ou même dans le bassin. Dans le dernier cas , un des cordons du nerf sciatique traverse ordinairement le muscle pyramidal.

Dans son trajet le nerf sciatique est en rapport en arrière, avec le petit nerf sciatique , avec l'artère de même nom , avec le muscle grand fessier , avec la longue portion du biceps qui le croise de haut en bas et de dedans en dehors , avec le demi-tendineux , le demi-membraneux , l'aponévrose et la peau. En avant, il est contigu aux muscles jumeaux , obturateur interne, carré et grand adducteur. En dedans , il avoisine la tubérosité sciatique , les muscles qui s'y insèrent , le demi-tendineux et le demi-membraneux qui s'avancent aussi sur lui en arrière. En dehors , il répond au grand trochanter supérieurement, et au biceps crural inférieurement.

En sortant du bassin le grand nerf sciatique fournit un rameau qui se distribue aux muscles jumeaux et carré. Plus loin il en donne de plus importans au biceps , au demi-tendineux , au demi-membraneux et même au grand adducteur. Un rameau particulier appartient à la longue et un autre à la courte portions du biceps. Un dernier se rend à l'articulation du genou.

ARTICLE PREMIER.

Nerf sciatique poplité externe.

Le nerf sciatique poplité externe (*branche péronière*. CHAUSS.) est la plus petite des deux branches de terminaison du grand nerf sciatique. Il se dirige obliquement en bas et en dehors , parallèlement au muscle biceps, croise l'extrémité supérieure du jumeau externe , gagne le col du péroné , le contourne en dehors , placé au-dessous du muscle long péronier latéral, et se termine en se séparant en deux branches, qui constituent les nerfs *musculo-cutané* et *tibial antérieur*.

Dans son trajet, le nerf sciatique poplité externe fournit plusieurs branches. La première est généralement considérée comme la racine externe du nerf saphène externe. La seconde est destinée à la peau de la région péronière. Les dernières sont *articulaires* ou *musculaires*.

Racine externe du nerf saphène. Cette branche se sépare

de la partie supérieure du nerf sciatique poplité externe, reste quelque temps accolée à ce nerf, s'en écarte ensuite de plus en plus en descendant, s'incline en dedans vers la veine saphène externe et vers la racine opposée du nerf de même nom, reste sous-aponévrotique jusqu'à la partie moyenne de la jambe, puis, à cette hauteur, perce l'aponévrose et se divise en plusieurs rameaux grêles : les uns s'accolent au nerf saphène proprement dit, et s'anastomosent plus ou moins promptement avec lui, les autres croisent la direction de ce nerf, passent en dedans de lui, se subdivisent, et se répandent dans la peau de la partie interne et inférieure de la jambe.

Dans sa portion sous-aponévrotique cette branche fournit quelques rameaux qui percent l'aponévrose de la jambe, et se perdent dans la peau, comme les derniers.

Rameau cutané péronier. Ce rameau se détache du nerf sciatique poplité externe, un peu au-dessous du précédent. Il se porte aussitôt presque perpendiculairement en bas, entre celui-ci et le tronc du nerf qui le fournit, il suit le bord externe du muscle jumeau externe, perce promptement l'aponévrose, descend jusqu'à la malléole externe, et se résout, chemin faisant, en une foule de filets qui se consument dans la peau des parties externe et postérieure de la jambe.

Rameaux articulaires. Ces rameaux sont plus ou moins nombreux. Ils se portent en avant et en dehors, et se terminent dans les articulations fémoro-tibiale et péronéo-tibiale supérieure.

Rameaux musculaires. Ces rameaux appartiennent aux muscles long péronier latéral, extenseur commun de orteils et jambier antérieur. Ceux de ce dernier muscle, plus nombreux et plus gros que les autres, se dirigent vers lui en passant horizontalement sur la partie antérieure du col du péroné, entre cet os et le muscle extenseur commun des orteils.

Nerf musculo-cutané.

(Prétibio-digital. Chauss.)

Le nerf musculo-cutané est la plus externe des deux branches qui terminent le nerf sciatique poplité externe sur le col du péroné. Placé d'abord dans la gaîne externe de la jambe, il se porte obliquement en bas et en avant, entre le péroné et le muscle long péronier latéral , puis entre celui-ci et le petit, perce l'aponévrose en avant d'eux, à la réunion du tiers inférieur avec les deux tiers supérieurs de la jambe, et se divise aussitôt, souvent même auparavant, en deux branches appelées *branches dorsales superficielles du pied*, et distinguées en *externe* et en *interne*. Avant cette divison , le nerf musculo-cutané ne fournit que quelques ramifications insignifiantes au muscle long péronier latéral, tandis qu'il envoie, au contraire, un très gros rameau dans l'extrémité inférieure du court péronier.

Branche externe et superficielle du dos du pied. Cette branche se porte en bas et un peu en dedans , entre la peau et l'aponévrose jambière , passe au-devant de l'articulation péronéotibiale inférieure et du coude-pied, reçoit au-dessous de la malléole externe un rameau qui se détache du nerf saphène externe, fournit, chemin faisant, un bon nombre de filets cutanés, et se divise sur le métatarse en deux rameaux qui gagnent les deux derniers espaces inter-digitaux. Ces deux rameaux se divisent encore, et forment les nerfs collatéraux dorsaux du côté interne du petit orteil, des deux côtés du quatrième et du côté externe du troisième.

Branche interne et superficielle du dos du pied. Elle se dirige obliquement en dedans sur le dos du pied, et se divise bientôt en deux rameaux. Le plus externe gagne le second espace interdigital, s'y bifurque, et donne les nerfs *collatéraux dorsaux externe* de l'orteil moyen, et *interne* du deuxième. Le plus interne se subdivise, au contraire, en trois rameaux : les deux premiers gagnent le premier espace inter-digital, et constituent les deux nerfs *collatéraux dorsaux interne* du second orteil et *externe* du gros; l'autre forme le nerf *collatéral interne dorsal* du gros orteil, en se réunissant avec la fin de la branche suivante.

Dans un cas où le nerf saphène interne peu développé, ne s'étendait pas jusqu'au pied, j'ai vu le musculo-cutané fournir, avant sa division terminale, un rameau volumineux qui passait en diagonale sur le dos du pied, et allait se terminer en dedans de cette partie, en s'unissant avec un rameau de la branche précédente, et concourant à former le nerf *collatéral interne dorsal* du gros orteil. Dans son trajet le long du bord interne du pied et au-devant de l'articulation tibio-tarsienne, ce rameau fournissait un grand nombre de filets cutanés, qui avaient plusieurs anastomoses avec les filets de terminaison du nerf saphène interne.

Ainsi, comme on le voit, les deux branches terminales du nerf musculo-cutané sont chargées de fournir des ramifications à la peau du dos du pied et des orteils. Les deux nerfs saphènes, l'externe surtout, viennent bien s'adjoindre à elles pour cette fin, mais ils n'y concourent qu'en peu de choses. Au reste, la distribution de ces deux branches aux orteils offre de nombreuses variétés individuelles. Quelquefois elles appartiennent à tous les orteils, et le saphène externe n'est pour rien dans la formation des rameaux collatéraux dorsaux du petit. D'autres fois, au contraire, le saphène externe se distribue aux deux côtés du cinquième et au côté externe du quatrième orteils; parfois même il étend ses ramifications jusqu'au côté externe de l'orteil moyen, représentant ainsi la branche externe du musculo-cutané.

Quoi qu'il en soit, il est impossible de méconnaître l'analogie qui rapproche, sous le rapport de la distribution, les deux branches du nerf musculo-cutané d'une part, la fin du nerf radial et la branche dorsale du cubital de l'autre.

Nerf tibial antérieur.

(Prétibio-sus-plantaire. Chauss.)

Le nerf tibial antérieur, placé d'abord comme le précédent dans la gaîne externe de la jambe, couvert par le muscle long péronier latéral, traverse bientôt obliquement la cloison fibreuse qui sépare cette gaîne de celle de la partie antérieure de la région, parvient dans celle-ci, traverse encore l'extrémité supérieure du muscle extenseur commun des orteils, en lui laissant des rameaux, descend au-devant du ligament inter-osseux, entre lui et le muscle jambier antérieur d'abord, puis entre ce dernier et l'extenseur propre du gros orteil, et successivement en dehors, en avant et en dedans des vaisseaux tibiaux antérieurs. Au niveau du coude-pied, il passe au-dessous du ligament annulaire dorsal du tarse, croise en arrière le tendon du muscle long fléchisseur propre du gros orteil, renfermé dans la même gaîne que lui, et se divise immédiatement après en deux branches appelées *profondes du dos du pied*, et distinguées en *externe* et en *interne*.

Branche externe et profonde du dos du pied. Cette branche se porte obliquement en dehors et en avant, s'enfonce au-dessous des tendons du muscle extenseur commun des orteils et du pédieux, et se divise promptement en rameaux divergens, qui se répandent dans le muscle pédieux et dans les articulations voisines du tarse et du métatarse.

Branche interne et profonde du dos du pied. Cette branche se dirige d'arrière en avant, placée en dehors de l'artère pédieuse, entre les tendons du muscle extenseur propre du gros orteil et de l'extenseur commun des orteils. Ensuite elle passe au-dessous de la portion interne du muscle pédieux, gagne le premier espace inter-osseux, se réunit avec le rameau du nerf musculo-cutané qui appartient au premier espace inter-digital, et concourt avec lui à former les nerfs collatéraux dorsaux des côtés externe du premier et interne du second orteil. Auparavant, cette branche fournit quelques rameaux à la portion interne du muscle pédieux, et aux articulations internes du tarse et du métatarse.

ARTICLE SECOND.

Nerf sciatique poplité interne.

(Branche tibiale. Chauss.)

Notablement plus gros que le précédent, le nerf sciatique poplité interne est la véritable continuation du tronc du grand nerf sciatique. Il descend perpendiculairement dans le creux du jarret, derrière les troncs vasculaires de cette région, parvient à la partie supérieure de la jambe, s'insinue au-dessous de l'arcade tendineuse du muscle soléaire, et se termine aussitôt en prenant le nom de *tibial postérieur*.

Dans son trajet, le nerf sciatique poplité interne est en rapport, en arrière, avec la peau, l'aponévrose, quelques ganglions lymphatiques poplités, les muscles jumeaux et plantaire grêle, en avant, avec la veine poplitée, et médiatement avec l'artère du même nom, en dehors, avec le nerf sciatique poplité externe, en dedans, avec les muscles demi-tendineux, demi-membraneux et jumeau interne. Il fournit la principale racine du nerf saphène externe, et plusieurs branches destinées aux muscles de la partie supérieure de la jambe.

Nerf saphène externe. Ce nerf, qui serait mieux nommé *saphène postérieur*, se sépare principalement mais non uniquement du nerf sciatique poplité interne. Il a réellement deux racines, une qui se détache du sciatique poplité externe, l'autre, celle que je décris, qui procède du poplité interne. La première nous a précédemment occupé ; la seconde se dirige verticalement en bas, au-dessous de l'aponévrose, derrière le nerf sciatique poplité interne, de la partie supérieure duquel elle émane. Elle se place derrière la commissure médiane des deux jumeaux, dans la gaîne de la veine saphène externe, et reçoit sa racine externe vers le tiers inférieur de la jambe.

Jusqu'à ce point, la racine interne du nerf saphène externe ne fournit que quelques filets ténus à la peau de la partie postérieure de la jambe, et à la veine qu'elle accompagne.

Une fois constitué par la réunion de ces deux racines, et surtout par l'interne qui est la plus grosse, comme je l'ai dit, le nerf saphène externe traverse l'aponévrose jambière, s'incline vers le bord externe du tendon d'Achille, passe superficiellement derrière la malléole externe, entre cette malléole et la partie correspondante du talon, se réfléchit vers le bord externe du pied, suit ce bord dans toute sa longueur, et vient ordinairement se terminer en dehors du petit orteil, en formant le nerf *collatéral dorsal* correspondant de cet appendice. Sous ce rapport néanmoins, le nerf saphène externe est sujet à plus d'une variété : quelquefois il ne produit qu'une partie du nerf collatéral externe du petit orteil, et se réunit pour cela avec un filet du musculo-cutané ; d'autres fois il fournit non seulement le nerf collatéral externe du petit orteil, mais encore ceux des côtés interne de cet orteil et externe du quatrième. Je l'ai même vu se porter à la fois vers les deux côtés du cinquième, du quatrième orteils et vers le côté externe du troisième, se partageant ainsi le dos du pied avec le musculo-cutané.

Derrière la malléole externe, le nerf saphène externe donne un grand nombre de filets qui se portent en divergeant vers la peau des parties postérieure et externe du talon, et vers celle qui recouvre la malléole externe et le dos du pied.

Au dessus de la malléole externe et sur le dos du pied, il envoie obliquement plusieurs rameaux d'anastomose à la branche externe du nerf musculo-cutané, et fournit des filets à la peau du bord externe du pied.

Rameaux musculaires. Les rameaux musculaires du nerf sciatique poplité interne sont très gros : deux d'entre eux se portent vers les muscles jumeaux ; un troisième, très petit est destiné au plantaire grêle ; un quatrième appartient au soléaire; un cinquième se rend dans le poplité.

Nerf tibial postérieur.

Le nerf tibial postérieur est la suite du nerf sciatique poplité interne, ou plutôt c'est ce nerf lui-même auquel on est convenu de donner un nom nouveau, à partir de son passage au-dessous de l'arcade aponévrotique du muscle soléaire.

Il se porte un peu obliquement en bas et en dedans, entre le soléaire et les muscles profonds de la partie postérieure de la jambe, paraît sur le bord interne du tendon d'Achille, à la réunion des trois quarts supérieurs avec le quart inférieur de la région, passe derrière la malléole interne, protégé par le ligament annulaire interne du tarse; et à cette hauteur, un peu plus tôt, un peu plus tard, suivant les sujets, il se divise en deux branches qui constituent les nerfs *plantaires externe* et *interne.*

Le nerf tibial postérieur occupe d'abord la gaîne des muscles du mollet; mais bientôt il descend dans celle des muscles les plus profonds de la partie postérieure de la jambe. Partout il accompagne les vaisseaux tibiaux postérieurs, placé à leur côté externe, et immédiatement recouvert par le feuillet profond de l'aponévrose tibiale.

Dans son trajet, le nerf tibial postérieur ne fournit que peu de rameaux. Le premier qui s'en échappe est destiné au muscle jambier postérieur (1); d'autres se portent dans les muscles longs fléchisseurs propre et commun. Un autre, assez gros, procède de sa partie inférieure et externe, se rend obliquement dans le tissu cellulo-graisseux placé au devant du tendon d'Achille, se distribue à ce tissu, à la bourse muqueuse qui lubrifie ce tendon derrière le calcanéum, à l'articulation tibio-tarsienne, et s'anastomose en dehors du talon avec le nerf saphène externe.

____

(1) Ce rameau vient même parfois du nerf sciatique poplité interne lui-même.

Enfin, un dernier rameau, le *nerf cutané de la plante du pied*, se détache de la fin du nerf tibial postérieur, au dessus du ligament annulaire interne du tarse (1), quelquefois même du nerf plantaire externe ou du plantaire interne. Quoi qu'il en soit, il descend en dedans du ligament annulaire interne du tarse, entre lui et la peau ; et parvenu à la plante du pied, il se divise en une foule de filets divergens, qui se portent obliquement en dehors vers les parties postérieure et moyenne de la plante du pied, en fournissant, chemin faisant, de nombreux filets à la peau et au tissu cellulo-graisseux de cette région. Un d'entre eux se distribue à l'extrémité postérieure du muscle adducteur du gros orteil.

Nerf plantaire externe. Ce nerf, moins gros que le plantaire interne, s'engage au-dessous du ligament annulaire interne du tarse, se dirige obliquement en dehors et en avant, accompagné par les vaisseaux de même nom, entre les muscles adducteur du gros orteil et court fléchisseur commun d'une part, et l'accessoire du long fléchisseur commun de l'autre, en dehors du tendon du long fléchisseur commun et parallèlement à lui ; puis il se termine en avant et en dehors du muscle accessoire du long fléchisseur, en se divisant en deux branches, l'une *superficielle*, l'autre *profonde*.

Dans son trajet, le nerf plantaire externe fournit plusieurs rameaux : le premier, le plus gros de tous, se porte presque transversalement entre le calcanéum et le muscle court fléchisseur commun, décrivant une petite arcade à concavité antérieure et interne, et va se terminer dans le muscle abducteur du petit orteil, après avoir fourni dans son trajet des filets très gros aux muscles court fléchisseur et accessoire du long fléchisseur commun. Un autre externe, le plus antérieur, passe entre les muscles court fléchisseur et abducteur du petit orteil, se dirige en dehors et en avant et se répand dans la peau de la partie externe de la plante du pied.

Branche superficielle. Cette branche se porte obliquement en avant et en dehors, entre les muscles court fléchisseur commun et abducteur du petit orteil, et se divise bientôt en deux rameaux.

____

(1) Ce nerf est la représentation du nerf cutané de la main, fourni par le médian.

Un, externe, suit la direction du muscle court fléchisseur du petit orteil, fournit, chemin faisant, plusieurs filets cutanés au bord externe du pied, se prolonge vers le côté externe du petit orteil, et forme son *nerf collatéral plantaire* correspondant. L'autre, interne, se porte moins obliquement que le précédent au-dessus de la portion du court fléchisseur commun qui est destinée au petit orteil, longe le dernier espace interosseux, donne un rameau aux derniers muscles lombricaux, et, près de la base des deux derniers orteils, après avoir donné des filets cutanés à la partie antérieure de la plante du pied, il se divise en trois rameaux : un, petit, se répand dans la peau du fond de l'espace inter-digital, et dans celle qui recouvre la base des deux derniers doigts ; deux autres, beaucoup plus gros, forment les *nerfs collatéraux interne* du petit orteil et *externe* du quatrième.

Branche profonde. Cette branche se dirige aussitôt en avant et en dedans, accompagnée par l'arcade artérielle plantaire, et décrivant une courbe analogue à la sienne. Elle passe entre les tendons du muscle fléchisseur profond et les muscles lombricaux d'une part, et les muscles inter-osseux de l'autre, se glisse au-dessus du muscle abducteur oblique du gros orteil, et va se terminer entre les deux premiers os métatarsiens, dans le premier muscle inter-osseux dorsal, en envoyant un filet à l'articulation métatarso-phalangienne du gros orteil. Chemin faisant, cette branche fournit des rameaux au muscle court fléchisseur du petit orteil, aux inter-osseux, à l'abducteur oblique et à l'abducteur transverse du gros orteil. Le rameau de ce dernier est le plus long de tous. Ceux des interosseux, au nombre de trois, se glissent au-dessous de ces muscles, et se divisent, chacun de leur côté, en trois rameaux : deux ascendans pour les inter-osseux plantaire et dorsal correspondans ; le troisième, plus long et plus gros, destiné au ligament métatarsien transverse et à l'articulation métatarso-phalangienne.

Nerf plantaire interne. Plus gros et moins obliquement dirigé que le précédent, le nerf plantaire interne s'engage en dedans de lui, sous le ligament annulaire interne du tarse. Il se porte le long du bord interne du pied, au-dessus du muscle adducteur du gros orteil, au-dessous du tendon du long fléchisseur commun, et accompagné par les vaisseaux plantaires internes. Bientôt il paraît sous l'aponévrose plantaire, entre les muscles adducteur du gros orteil et court fléchisseur commun, et se termine en se divisant plus ou moins promptement, plus ou moins complètement en quatre branches, et après avoir fourni plusieurs rameaux à la peau de la partie antérieure et interne de la plante du pied.

Avant de se diviser, le nerf plantaire interne donne plusieurs filets au muscle adducteur du gros orteil et à la peau du bord interne du pied ; ceux qui ont la dernière destination , passent entre le muscle adducteur du gros orteil et le court fléchisseur commun. Un filet particulier se porte plus antérieurement dans le court fléchisseur du gros orteil, et vient quelquefois de l'une des branches qui terminent le nerf lui-même.

Parmi les quatre branches finales du nerf plantaire interne, la plus interne passe obliquement au-dessous du muscle court fléchisseur du gros orteil, lui fournit quelques filets ainsi qu'à la peau voisine, gagne le côté interne de cet appendice, et constitue son *nerf collatéral interne*. Les trois autres , plus grosses, suivent le niveau des deux premiers espaces interosseux , fournissent, chemin faisant, des filets à la peau et aux muscles lombricaux, et parvenues à la hauteur des articulations méta-tarso-phalangiennes, se divisent chacun de leur côté, en trois rameaux , un petit pour la peau du fond de l'angle interdigital, et deux gros qui forment le *nerf collatéral externe* du gros orteil, les deux *nerfs collatéraux* du deuxième et du troisième, et le *nerf collatéral* interne du quatrième.

En résumé , les deux nerfs plantaires se partagent les orteils, comme le nerf médian et le cubital se partagent les doigts. Le plantaire externe fournit au petit orteil et à la partie externe du quatrième, comme le cubital fournit au petit doigt et à la partie interne de l'annulaire. Le nerf plantaire interne fournit au trois premiers orteils et à la partie interne du quatrième, comme le médian donne au pouce, à l'annulaire, au médius et à la partie externe de l'annulaire. Du reste, les nerfs collatéraux des orteils sont disposés très exactement comme ceux des doigts.

Il est peu nécessaire de rien ajouter à ce qui vient d'être dit, pour montrer l'analogie du plantaire interne et du médian, du plantaire externe et du cubital. Je ferai remarquer cependant que, semblable au cubital, le plantaire externe se divise en deux branches en se terminant , l'une superficielle et l'autre profonde, tandis que le plantaire interne, comme le médian, est presque exclusivement réservé à la formation des nerfs collatétéraux.

Parallèle entre les nerfs rachidiens et les nerfs sacrés et crâniens.

Si, comme j'ai cherché à l'établir dans d'autres parties de cet ouvrage, le rachis, le sacrum et le crâne sont également formés de pièces vertébrales plus ou moins modifiées; s'il existe de frappantes analogies, non-seulement entre les muscles qui sont appliqués sur ces parties du squelette, mais encore entre les différentes sections des centres nerveux qu'elles recèlent intérieurement, il est impossible qu'on ne rencontre pas des rapports de même nature entre les nerfs qui s'échappent à toutes les hauteurs de la grande cavité céphalo-rachidienne; or c'est précisément ce que démontre l'observation. Ces rapports sont même justement proportionnels aux analogies qui rassemblent la colonne vertébrale, le sacrum et le crâne : très saillans, en effet, et reconnus dès long-temps par les anatomistes, entre les *nerfs rachidiens et sacrés*, ils sont plus obscurs et, pour cela, plus susceptibles de contestation entre les nerfs *rachidiens et crâniens.*

Quoi qu'il en soit, afin de mettre convenablement en lumière les faits pour la démonstration desquels j'ai entrepris ce parallèle, il importe de rappeler les principaux traits distinctifs des nerfs rachidiens. Or, ce qui caractérise ces nerfs, quels qu'ils soient, à quelque région qu'ils appartiennent, c'est leur constitution à la fois par des filets sensitifs et par des filets moteurs, filets d'abord bien séparés les uns des autres, puis ensuite entièrement mélangés ensemble; c'est l'existence d'un *ganglion simple* sur le trajet de leurs filets sensitifs et près de leur origine ; c'est leur issue de la cavité rachidienne entre deux vertèbres ou par un trou de conjugaison; c'est enfin leur division hors du rachis en rameaux de deux ordres, les uns destinés aux différents organes de la vie animale qui concourent à former les parties voisines du tronc et des membres, les autres affectés, au contraire, aux organes nutritifs renfermés dans les cavités du premier ; ceux-ci bientôt interrompus par un ganglion désigné sous le nom de *sympathique*, mais que je préfère appeler *sensitivo-moteur* avec M. Longet, pour exprimer la double nature des rameaux des nerfs rachidiens qui s'y rendent, et aussi pour le distinguer du ganglion simplement *sensitif* de la racine postérieure de ces nerfs.

Ces divers caractères fondamentaux des nerfs rachidiens se retrouvent exactement dans les nerfs sacrés et crâniens; ils sont même tellement apparens dans les premiers, qu'il ne viendrait, je suppose, à l'esprit de personne d'élever la plus petite contestation à cet égard, et que ce serait perdre inutilement son temps, que de s'arrêter à les y démontrer. D'ailleurs, en réunissant dans la même description générale, sous le nom de *vertébro-sacrés*, les nerfs qui traversent les trous de conjugaison de l'épine et du sacrum, j'ai suffisamment montré toute l'étendue de ces analogies.

Mais, comme je l'ai fait également remarquer, les analogies des nerfs crâniens et des nerfs rachidiens ne sont pas aussi tranchées que les précédentes, elles ne frappent plus dès l'abord; de sorte que leur démonstration devient chose, sinon difficile, au moins nécessaire pour celui qui n'a pas encore longuement médité sur les mystères de l'organisation. Au reste, pour peu qu'on réfléchisse au nombre et à la variété des cavités viscérales distinctes qui représentent, au dessous du crâne, la cavité simple du thorax au devant de la partie dorsale de l'épine, pour peu qu'on se représente à l'esprit la spécialité fonctionnelle des différens organes renfermés dans chacune des cavités faciales, on comprendra aisément pourquoi les paires des nerfs *vertébro-craniens* sont décomposées dès leur origine en un certain nombre de cordons ou nerfs secondaires; pourquoi leurs filets sensitifs et leurs filets moteurs forment souvent des cordons distincts dans tout leur trajet; pourquoi enfin elles ne traversent pas toujours exactement les espaces inter-vertébraux du crâne (1).

D'ailleurs, qu'on ne s'y trompe pas, tous les nerfs crâniens ne sont pas analogues aux nerfs rachidiens; trois d'entre eux,

(1) Les vertèbres crâniennes, comme on l'a vu, sont représentées par *l'ethmoïde*, les *deux sphénoïdes* et *l'occipital*. Leur anneau est fermé du côté de la voûte du crâne par des pièces osseuses qui leur ont été surajoutées, dans le but de donner à la cavité qu'elles forment une capacité proportionnée au développement de l'important organe qu'elles renferment.

l'olfactif, *l'optique* et *l'acoustique* doivent être placés hors de rang ; leur formation, surnuméraire en quelque sorte, a été nécessitée par la spécialité toute exceptionnelle des organes des sens auxquels ils appartiennent.

Quoi qu'il en soit, il existe manifestement *trois paires de nerfs vertébro-crâniens*, comme il y a quatre vertèbres dans le crâne.

Chacune d'elles se compose d'un certain nombre de cordons distincts; de sorte qu'elles sont moins simples que les paires crâniennes proprement dites (1) ; la première comprend l'ensemble des nerfs qui traversent la fente sphénoïdale, *le moteur oculaire commun*, *le pathétique*, *l'ophtalmique* de Willis et *le moteur oculaire externe*. La seconde est formée par les nerfs *maxillaire supérieur*, *maxillaire inférieur* et *facial*. La troisième enfin est constituée par le *glosso - pharyngien*, *le pneumo - gastrique*, *le spinal* et le *grand hypoglosse*. Dans toutes, comme on peut le voir, les filets sensitifs l'emportent de beaucoup en nombre et en volume sur les filets moteurs (2).

Première paire vertébro-crânienne. Ce qui frappe au premier abord, dans la considération de cette paire formée de tous les nerfs qui traversent la fente sphénoïdale, c'est qu'elle ne passe pas, comme on avait droit de s'y attendre, entre la première et la seconde vertèbres crâniennes, mais bien entre la seconde et la troisième anomalie bien réelle, et qui impliquera un dérangement correspondant des paires crâniennes plus postérieurement placées. Quoi qu'il en soit, cette paire est formée de filets sensitifs et de filets moteurs représentés, les premiers par le nerf *opthalmique de Willis*, les seconds par les nerfs *moteur oculaire commun*, *pathétique et moteur oculaire externe*. Ses filets sensitifs se rendent, près de leur origine, dans un ganglion, le *ganglion de Gasser* qui lui appartient en partie. Cette paire tra-

(1) Dans la constitution des *paires crâniennes* qui ont fait le sujet des descriptions que j'ai précédemment données, je n'ai tenu compte que de l'isolement des cordons qui les forment ; dans celle des paires *vertebro-crâniennes*, on ne doit avoir égard qu'aux analogies des nerfs qui en font partie avec les nerfs rachidiens.

(2) On comprend cette disposition en réfléchissant à l'exquise sensibilité des organes de la face, et au peu de développement du système musculaire de cette région.

verse un véritable trou de conjugaison , *la fente sphénoïdale.*
Enfin, parmi ses rameaux , les uns se distribuent dans toutes les
parties qui entourent le viscère voisin ; *l'œil* , tandis que les
autres se rendent à cet organe par l'intermédiaire d'un ganglion
sensitivo-moteur spécial , le ganglion ophtalmique. Or cette
disposition rappelle tout-à-fait , comme on le voit , celle des
nerfs rachidiens.

Seconde paire vertébro-crânienne. Formée , comme on l'a vu ,
par la réunion des *nerfs maxillaire supérieur*, *maxillaire inférieur
et facial,* cette paire est pourvue , comme la précédente , de filets sensitifs et de filets moteurs représentés, les premiers par
ceux du *nerf maxillaire supérieur* et *de la grosse racine du maxillaire inférieur*, les seconds par le *facial* et par la petite racine du
trifacial. Ses filets sensitifs sont interrompus près de leur origine
par un ganglion, le *ganglion de Gasser* qui est commun , comme
on le voit, aux deux premières paires vertébro-crâniennes. Cette
paire sort du crâne, en partie par des trous appartenant à la troisième vertèbre crânienne, en partie derrière cette vertèbre. Enfin elle distribue surtout ses rameaux aux parties molles qui concourent à former les parois du crâne, des cavités nasale et buccale, et envoie à la membrane muqueuse et aux organes sécréteurs
des appareils olfactif et gustatif des rameaux qui traversent
auparavant plusieurs ganglions sensitivo-moteurs distincts, le
sphéno-palatin, *l'otique*, le *sous-maxillaire* et le *sublingual* (1).

Troisième paire vertébro-crânienne. Constituée comme je l'ai
dit plus haut par les nerfs *glosso-pharyngien* , *pneumo-gastrique* ,
spinal et *grand hypoglosse*, cette paire tire ses filets sensitifs des
nerfs *glosso-pharyngien* et *pneumo-gastrique*, et ses filets moteurs
du *spinal* et du *grand hypoglosse*. Les premiers sont interrompus
par un ganglion scindé en deux parties, pour chacun des cordons
desquels ils émanent eux-mêmes, le *ganglion d'Andersh* et celui
du *pneumo-gastrique*. Cette paire sort du crâne, en partie par le
troisième espace inter-vertébral , en partie par un trou creusé

---

(1) Cette scission du ganglion sensitivo-moteur de la seconde paire
des nerfs vertébro-crâniens en plusieurs ganglions secondaires, ne doit
pas plus étonner que l'union des ganglions *cervical inférieur* et *premier
thoracique.* Elle était rendue nécessaire par la distribution des filets sympathiques de cette paire à des organes sensoriaux nombreux et logés dans des
cavités entièrement séparées.

dans la vertèbre occipitale. Enfin, un certain nombre de ses branches vont directement à l'oreille, à la langue, au pharynx et au larynx, et président aux actions de la vie animale qui s'y accomplissent; tandis que d'autres ne s'y rendent qu'après avoir traversé un ganglion sensitivo-moteur, *le ganglion cervical supérieur*, et se distribuent exclusivement à la membrane muqueuse et aux organes nutritifs de ces appareils.

DEUXIÈME CLASSE.

NERFS DE LA VIE ORGANIQUE.

(Grand sympathique DES AUTEURS; trisplanchnique. CHAUSS.)

Le grand sympathique, (*système des nerfs végétatifs ou ganglionaires, nerf intercostal, etc.*) est particulièrement destiné à la membrane muqueuse, au cœur et aux principaux organes splanchniques; de manière à tenir sous sa dépendance les sécrétions, la circulation et les actions organiques les plus importantes de l'économie.

Cette partie du système nerveux est représentée par un long cordon renflé de distance en distance, et accolé aux parties latérales du rachis depuis la tête jusqu'au coccyx.

On a long-temps discuté sur la véritable origine de ce nerf : *Galien*, *Ch. Étienne*, *Raw*, *Valsalva* le font venir de la cinquième paire; *Vésale* le considère comme une dépendance du pneumo-gastrique; *Riolan* et *Rergen* le font dériver de la moelle épinière; *Eustachi*, *Willis*, *Morgagni* et *Huber* placent son origine dans la sixième paire; d'autres l'attribuent à la fois à plusieurs nerfs, *Bidloo* à la cinquième, à la sixième, à la septième et à la huitième paires, *Heïster*, *Santorini*, *Schmiedel*, *Meckel l'ancien*, *Ridley*, *Cowper*, *Walther*, *Ivanoff*, *Neubauer* et *Sœmmering* à la cinquième et à la sixième paires seulement, *Wrisberg* et *Scarpa* à la cinquième, à la sixième paires crâniennes et à toutes celles du rachis, *Lieutaud* et *Autenrieth* à tous les nerfs cérébro-spinaux; *Burdach* suppose, au contraire, qu'il procède des organes intérieurs, et qu'il se termine dans tous les points du système cérébro-spinal ; *Bichat* enfin, l'a représenté comme lié seulement par des anastomoses avec le système cérébro-spinal, et comme jouissant d'une existence indépendante de la sienne. Aujourd'hui on s'accorde généralement à lui attribuer autant de *racines* dans le système cérébro-spinal, qu'il a de cordons de communication avec les nerfs qui appartiennent à ce système, au niveau des trous qui les transmettent hors de la cavité céphalo-rachidienne.

De la sorte, comme l'observe *Béclard*, semblable à ces tiges souterraines ou rhizômes articulés qui à chaque nœud présentent d'un côté des racines et de l'autre des rameaux qui s'en écartent à angle droit, le grand sympathique a ses racines en dehors dans les nerfs céphalo-rachidiens, et fournit en dedans ses branches et ses rameaux organiques. En réalité, le grand sympathique, comme je l'ai déjà fait entrevoir, est formé par des branches émanées des nerfs cérébro-spinaux, et modifiées ensuite par leur mélange avec la substance ganglionaire, qui rend leur action indépendante, jusqu'à un certain point, de l'influence cérébrale. Chacun de ces nerfs, en effet, se divise en sortant de la cavité céphalo-rachidienne en deux ordres de rameaux, les uns, *cérébro-spinaux* proprement dits, pour les organes de la vie animale, les autres, *sympathiques*, pour les viscères voisins.

Chaque renflement ganglionaire du grand sympathique possède au moins deux racines dans le système cérébro-spinal, l'une venant, comme Muller et Wutzer l'ont établi, *d'un nerf sensitif, ou des filets sensitifs d'un nerf à la fois sensitif et moteur, l'autre en relation avec un nerf moteur, ou avec les filets moteurs d'un nerf à la fois moteur et sensitif.* En un mot, ce que j'ai dit plus haut, sous ce rapport, avec M. Longet, pour les ganglions placés sur le trajet de la cinquième paire, ne s'applique pas seulement à ceux-ci, on le retrouve dans tous les autres ganglions sympathiques.

Rigoureusement parlant, puisque le nerf grand sympathique puise à chaque instant de nouvelles origines dans les nerfs cérébro-spinaux, on conçoit qu'il puisse présenter des interruptions, sans qu'il en résulte de graves inconvéniens. Toutefois la nature ne l'a pas voulu ainsi, sans doute, pour maintenir entière cette solidarité qui réunit les organes les plus éloignés et les plus dis-

semblables , et qui fait le caractère le plus frappant de l'organisme. Aussi les scissions du grand sympathique ne sont-elles
presque jamais réelles qu'en apparence. Long-temps on a cru,
par exemple, que ce nerf en présentait une dans la région cervicale , chez les oiseaux; mais des observations ultérieures de
M. Blainville sont venues détruire cette croyance, en montrant
que si le grand sympathique de ces animaux n'a pas ce long
cordon qui réunit chez nous le ganglion cervical supérieur avec
l'inférieur, au devant des apophyses transverses des vertèbres;
en revanche, il est bien mieux partagé que le nôtre, sous le rapport des filets qui sont renfermés dans le canal des apophyses
précédentes, filets qui établissent une très évidente communication entre les ganglions en apparence séparés.

Dans les différentes parties de son trajet, surtout au niveau
de ses renflements ganglionaires, le grand sympathique fournit
de nombreux rameaux, qui se multiplient en raison directe de la variété et du développement des organes végétatifs
qui occupent la région dans laquelle on les observe. Mais il
existe cette différence entre eux, que les uns se rendent directement à leur destination , tandis que d'autres traversent auparavant plusieurs ganglions , s'y fondent, s'y décomposent et s'y
recomposent, de manière à se soustraire davantage à l'action
cérébrale, et à rendre plus indépendantes de la volonté les fonctions des organes auxquels ils vont en définitive se distribuer.

De cette dernière circonstance sont nés des ganglions placés
hors de rang, dans le thorax et surtout dans l'abdomen, entre les
deux grands sympathiques, et vers la ligne médiane. Cependant
ces ganglions plus ou moins exactement impairs, ne sont pas tous
aussi éloignés du système cérébro-spinal par leurs racines qu'il
semble au premier abord : en effet, indépendamment des relations qu'ils ont avec ce système par le moyen des cordons latéraux du grand sympathique, plusieurs d'entre eux , comme
M. Longet le fait remarquer, y puisent encore d'autres origines
plus immédiates ; ainsi , le ganglion cardiaque trouve de nouvelles racines sensitives dans les filets que lui donne le nerf
pneumo-gastrique au col, et des racines motrices dans ceux du
recurrent ; ainsi, le ganglion semi-lunaire possède une nouvelle racine sensitive dans le nerf pneumo-gastrique droit, et
une racine motrice dans le nerf phrénique.

Les rameaux du grand sympathique sont remarquables par leurs fréquentes anastomoses, par les plexus serrés qu'ils forment autour des artères, par leur couleur grisâtre, par leur résistance (1) et par leur apparence ganglionaire, caractères qui y sont même d'autant plus prononcés, qu'ils s'écartent davantage du cordon latéral du nerf. Ces rameaux se dirigent presque toujours vers les organes, en suivant les artères qui s'y rendent et jamais les veines, si ce n'est dans le foie où ils accompagnent la portion artérieuse de la veine porte, ce qui a fait supposer qu'ils sont plutôt destinés à ces vaisseaux qu'au tissu même des organes. Toutefois les recherches de Scarpa, et cette circonstance que certaines parties, les reins, les intestins grêles, par exemple, n'ont pas d'autres nerfs que ceux-là, suffisent pour établir combien cette doctrine est erronée; on peut même assurer, au contraire, que les artères sont presque entièrement étrangères à leur distribution, et qu'elles ne sont guère que les moyens à l'aide desquels ces nerfs parviennent dans les organes pour s'y terminer. L'opinion inverse impliquerait au moins la croyance, que les artères du tronc sont privilégiées sous le rapport des nerfs qu'elles reçoivent; car on est bien forcé de reconnaître que celles des membres sont étrangères au grand sympathique.

Placés sur la ligne médiane, les plexus les plus remarquables des nerfs sympathiques établissent une véritable fusion entre les deux systèmes auxquels ils appartiennent, quelquefois même entre ces deux systèmes et certains nerfs cérébro-spinaux, dans lesquels ils puisent ainsi de nouvelles racines, comme je l'ai dit; le pneumo-gastrique peut surtout être cité en exemple de ces communications; il a d'ailleurs une grande analogie de forme et d'action avec le grand sympathique, il tend à s'identifier avec lui, et présente un développement inverse du sien dans les animaux.

D'ailleurs, ce n'est pas seulement dans leur trajet que les deux nerfs grands sympathiques sont réunis ensemble au moyen de leurs rameaux internes, ils se confondent encore à leurs extrémités opposés : au-devant du coccyx, sur la *branche d'anas-*

(1) Nulle part ils n'offrent cette mollesse qui leur a fait très improprement appliquer la qualification de *nervi molles.*

tomose des deux artères sacrées latérales, et dans le crâne, sur *l'artère communicante antérieure*, ainsi que je m'en suis plusieurs fois assuré.

Structure. Il y a deux choses à étudier dans le grand sympathique envisagé sous le point de vue de la structure : le tissu qui le forme intérieurement, et la membrane qui protège celui-ci à l'extérieur.

1° *Tissu intérieur du grand sympathique.* Ce tissu est identiquement le même dans toutes les parties de ce remarquable système, dans les ganglions comme dans les rameaux qui s'y rendent ou qui en partent ; seulement dans certains points tel élément y est prédominant, tandis qu'ailleurs tel autre l'emporte au contraire. Or, ce tissu résulte de la réunion de deux éléments distincts, de *substance nerveuse proprement dite et de substance ganglionaire.*

La *substance nerveuse* du grand sympathique est la même que celle qui entre dans la composition des autres nerfs : elle est blanche, elle se comporte avec les acides et les alcalis comme la substance blanche du cerveau, et est disposée sous forme de filaments plus ou moins séparés les uns des autres, plus ou moins pressés par la substance ganglionaire interposée. Cette substance est généralement très apparente dans les racines et dans les premières divisions du grand sympathique ; mais il est beaucoup plus difficile de la suivre dans les rameaux les plus éloignés, dans ceux qui ont traversé successivement plusieurs ganglions. On la reconnaît moins facilement dans les ganglions que dans leurs cordons, quoiqu'elle existe dans les uns et dans les autres, et que sa continuité ne soit jamais interrompue, suivant la plupart des anatomistes.

La *substance ganglionaire* combinée dans le grand sympathique avec la substance nerveuse, forme la différence qui sépare si complètement ce nerf de tous les autres. Cette substance est grisâtre ou rougeâtre, et remarquable par sa densité. Elle est très abondante, bien plus surtout que la matière nerveuse. Elle existe partout ; plus abondante dans les ganglions, elle y pénètre les filets nerveux, et empêche souvent de les bien distinguer ; plus rare, au contraire, dans les cordons, elle y voile moins la substance blanche. L'abondance de la substance ganglionaire va croissant relativement à la substance nerveuse, à mesure que les rameaux du grand sympathique sont plus éloignés du tronc de celui-ci, et qu'ils ont fourni à un plus grand nombre d'organes ; en effet, les filets de la substance nerveuse de ces rameaux se perdent seuls dans les trames organiques, tandis que la matière ganglionaire reste étrangère à cette terminaison. Aussi comprend-on facilement d'après cela, pourquoi la diminution de ces cordons n'est pas clairement proportionnelle à la distribution successive de leurs divisions ; pourquoi, près de leur terminaison, ils offrent encore un volume qui surprend, et que n'offriraient certes plus depuis long-temps des nerfs du système de la vie animale ; pourquoi enfin, ils prennent de plus en plus la teinte grise et l'apparence ganglionaire que tout le monde leur connaît.

Mais quelle est la véritable nature de la substance grise du grand sympathique et des autres ganglions nerveux ? On ne le sait pas bien positivement. C'est un tissu cellulaire infiltré d'une matière gélatino-graisseuse, suivant Scarpa ; elle ressemble beaucoup à du tissu cellulaire induré, suivant Béclard ; on ne peut rien en dire de plus positif dans l'état actuel de la science.

2° *Membrane extérieure du grand sympathique.* Cette membrane paraît être de la même nature que le névrilemme des nerfs cérébro-spinaux ; elle se continue sans aucune interruption des racines vers les ganglions et vers les rameaux de ce système. Rendez-vous de tous les vaisseaux qui doivent pénétrer la substance intérieure de ces nerfs, elle sert de soutien à leur réseaux et ne les laisse pénétrer plus profondément, que lorsqu'ils ont acquis un certain degré de ténuité.

Développement. Les nerfs sympathiques se développent de très bonne heure, avant même les autres parties du système nerveux ; ce qui est conforme à la précocité de la formation des organes splanchniques auxquels ils appartiennent. Suivant Akermann, c'est d'abord le ganglion cardiaque et le plexus solaire qui apparaissent ; les cordons latéraux du grand sympathique ne se developpent que plus tard.

A trois mois de la vie intra-utérine, on distingue très bien les diverses parties de ce système ; elles ont une teinte rougeâtre très prononcée. Chez le vieillard, au contraire, les ganglions et les rameaux du grand sympathique deviennent pâles, et beaucoup plus durs que chez l'adulte.

On rencontre ce nerf bien développé chez les acéphales, et chez les monstres qui sont privés à la fois du cerveau et de la moelle épinière.

Action. Bien des hypothèses ont été émises, bien des doctrines ont été professées touchant les fonctions du grand sympathique. Les uns, *Vieussens*, *Lancisi*, *Winslow*, *Jonhstone*, *Lecat*, *Petit*, *Bichat*, *Reil*, *Wutzer*, *Broussais*, etc., ont fait de ses ganglions autant de centres d'action ou d'impulsion indépendants ; les autres, *Willis*, *Meckel*, *Zinn*, *Haase*, *Scarpa*, etc., l'ont considéré comme puisant son action dans l'axe cérébro-spinal, mais aussi comme destiné à modifier l'influence de ce centre nerveux sur les organes, par ses divisions, ses recompositions successives et par les combinaisons nouvelles qui en résultent.

Cette dernière opinion est la plus généralement admise aujourd'hui ; la matière ganglionaire qui pénètre de toutes parts le grand sympathique et qui entoure ses filets, paraît, en effet, avoir pour usage de séparer du moi, jusqu'à un certain point, les organes auxquels il se distribue, d'empêcher que nous ayons la conscience de toutes les modifications intérieures qui résultent de l'accomplissement des plus importantes fonctions, et de soustraire à l'empire de notre volonté l'action des organes qui sont les instrumens de ces fonctions. On conçoit au reste facilement, combien de telles dispositions sont favorables à la conservation de l'individu : la circulation, la nutrition, les sécrétions, etc., eussent été continuellement troublées, si elles avaient dû subir les influences variées et contraires qui agitent à chaque instant le système cérébro-spinal.

Les nerfs sympathiques président à la fois à la sensibilité et aux mouvemens des organes intérieurs ; aussi sont-ils également pourvus de filets sensitifs et de filets moteurs, comme je l'ai fait remarquer en parlant de leurs origines dans le système cérébro-spinal.

Quoi qu'il en soit des idées que l'on se forme du grand sympathique, la meilleure manière de le décrire, celle qui est le plus généralement adoptée, consiste à le considérer successivement dans les régions *céphalique*, *cervicale*, *thoracique* et *abdominale*, de manière à bien faire apprécier ses relations d'origine avec les nerfs qui sortent de la cavité céphalo-rachidienne dans chacune de ces régions.

ORDRE PREMIER.

Portion céphalique du grand symphatique.

L'existence de la portion céphalique du grand sympathique
est encore un grave sujet de contestations parmi les anatomistes. Ce n'est pas qu'au fond ils diffèrent beaucoup d'opinion touchant les faits qui forment aujourd'hui le domaine de la science
sous ce rapport; seulement ils ne s'entendent pas sur la manière de
les présenter, sur la méthode qui doit présider à leur ordination.
Comme je l'ai dit précédemment, les premiers qui aperçurent
le grand sympathique, le faisaient dériver de la tête ; mais ils
n'accordaient pas à ce système de portion propre à cette partie. Plus
tard, la découverte du ganglion ophtalmique, les travaux de
Meckel sur le ganglion sphéno-palatin, ceux de M. Ribes sur la
corde du tympan, etc., changèrent les idées à cet égard: on admit
généralement que le grand sympathique s'étend à la tête, comme
au thorax et à l'abdomen, et on lui imposa la dénomination
de *trisplanchnique* pour cette raison.

Cependant les derniers travaux d'Arnold sur les ganglions de
la tête ont un peu ramené les esprits à la première doctrine ; car
les ganglions *ophtalmique*, *sphéno-palatin*, *otique*, etc, y sont considérés comme constituant un petit système à part, différent de
celui du grand sympathique, et propre aux organes des sens. Mais
je me hâte de le dire, je ne partage pas, à cet égard, la manière
de voir de ce savant distingué. Les raisons sur lesquelles il
s'appuie pour fonder sa théorie, ne sont rien moins que con-
cluantes. La destination spéciale aux organes des sens des ganglions indiqués, ne les empêche pas plus de faire partie du grand
sympathique, que la distribution des ganglions semi-lunaires
aux organes de la digestion et de la sécrétion urinaire ne sépare
ceux-ci du même nerf; les uns et les autres exercent la même
influence sur les parties auxquelles ils sont liés. Que si l'on objec-
tait que les ganglions des organes des sens sont plus pauvres de
substance grise que les autres, je dirais que la nature en a disposé ainsi, pour laisser au centre cérébro-spinal une part plus
grande d'influence sur les actions de ces organes, que sur la digestion, la circulation , etc.

Sans parler des liens qui rattachent les ganglions sensoriaux à la série des autres ganglions du grand sympathique, aujourd'hui que tout le monde est d'accord pour reconnaître que la base du crâne est formée par la réunion d'un certain nombre de pièces vertébrales, surtout après ce que j'ai dit de l'analogie des nerfs crâniens et des nerfs rachidiens, n'y aurait-il pas inconséquence à refuser d'admettre qu'au niveau des différentes vertèbres du crâne, il existe une portion du grand sympathique qui a les relations ordinaires avec les nerfs qui sortent de cette cavité?

Quoi qu'il en soit, la portion céphalique du grand sympathique se compose surtout des ganglions *ophtalmique, sphéno-palatin, otique, sous-maxillaire et sublingual*. En outre, le ganglion cervical supérieur lui appartient aussi pour quelque chose; elle l'a en commun avec la portion cervicale; comme celle-ci partage, d'autre part, le ganglion cervical inférieur avec la portion thoracique du même nerf.

Ganglion ophtalmique. Ce renflement forme le premier anneau de la chaîne des ganglions céphaliques. Placé sous la base du crâne, près de la fente sphénoïdale, véritable trou de conjugaison constitué par les vertèbres *sphénoïde antérieur* et *sphénoïde postérieur*, il est bien analogue, sous ce rapport, aux ganglions de la portion thoracique du grand sympathique. En outre, lié par deux racines, l'une sensitive, l'autre motrice, avec deux des nerfs qui traversent la fente sphénoïdale et qui représentent la première paire des nerfs vertebro-crâniens, il est disposé à l'égard de cette paire, comme le sont les ganglions thoraciques à l'égard des nerfs dorsaux. Il communique directement avec le ganglion cervical supérieur par l'intermédiaire du plexus caverneux, et avec le ganglion sphéno-palatin par un filet qui a été décrit par Tiedemann.

Ganglions sphéno-palatin, otique, sous-maxillaire et sublingual. Ceux-ci sont, en quelque sorte, le produit de la scission du second ganglion céphalique du grand sympathique. Ils représentent ensemble le second anneau de la chaîne des ganglions céphaliques. Ils sont placés au-dessous du crâne, plus ou moins près de la vertèbre *sphénoïde postérieure*, et sur le trajet des nerfs qui traversent cette vertèbre ou qui passent en arrière d'elle, (le *maxillaire supérieur*, le *maxillaire inférieur* et le *facial*), nerfs qui constituent la deuxième paire des nerfs vertébro-crâniens.

Chacun d'eux communique, de son côté, par déux racines, une sensitive et l'autre motrice, avec les cordons de même nature de cette paire. D'autre part, ils émettent des filets organiques pour les parties renfermées dans les cavités viscérales voisines, et communiquent par des filets spéciaux avec le ganglion cervical supérieur. Du reste, la scission de laquelle résultent ces quatre petits ganglions séparés, n'a pas droit de surprendre ; elle a été rendue nécessaire par la dispersion remarquable des cordons nerveux dont l'ensemble constitue la paire vertébro-crânienne à laquelle ils appartiennent, et surtout par l'état de séparation complète des organes qui devaient recevoir leurs filets.

Le *ganglion cervical supérieur* que j'appellerai *céphalo-cervical*, pour exprimer la part égale qu'il prend à la formation des portions céphalique et cervicale du grand sympathique, est le dernier anneau de la chaîne que je décris. Son extrémité supérieure est voisine de la dernière vertèbre crânienne, l'*occipital*, comme celle du ganglion cervical inférieur est voisine de la dernière vertèbre du col. Il est uni par trois racines que j'ai décrites, et sur lesquelles je reviendrai plus tard, deux sensitives et une motrice, avec le *glosso-pharyngien*, le *pneumo-gastrique* et le *grand hypoglosse*, trois des quatre nerfs qui sortent du crâne près de la vertèbre indiquée, et qui forment la troisième et dernière paires des nerfs vertébro-crâniens. En outre, il communique avec tous les autres ganglions céphaliques, comme on l'a vu, et comme je le dirai plus plus loin, à l'occasion de sa description spéciale.

ORDRE SECOND.

Portion cervicale du grand sympathique.

Au premier abord la portion cervicale du grand sympathique paraît présenter ce remarquable caractère, que le nombre de ses ganglions n'est pas en rapport, comme on l'observe ailleurs, avec celui des nerfs rachidiens de la région. Il y a plus même, c'est à peine si cette portion, comme on a l'habitude de la considérer, est pourvue d'un seul ganglion qui lui soit réellement propre ; car, d'un côté, le ganglion cervical supérieur a des relations tellement nombreuses avec les nerfs crâniens, qu'on pourrait à bon droit l'attribuer à la portion céphalique du grand sympathique, tandis que d'autre part, non seulement le ganglion cervical moyen manque souvent, mais encore le ganglion cervical inférieur, confondu, comme on le verra, avec le premier ganglion du thorax, appartient bien plus à cette région qu'au col.

Mais en examinant un peu plus profondément les choses, on ne tarde pas à s'apercevoir que ce défaut d'harmonie n'est qu'apparent. Effectivement le grand sympathique est scindé au col en deux parties bien distinctes : l'une placée dans l'espace carotidien, sur le trajet des vaisseaux de ce nom, l'autre reléguée sur l'artère vertébrale, dans le canal des apophyses transverses des vertèbres. Ces deux parties développées en raison inverse l'une de l'autre, se suppléent souvent d'une manière plus ou moins complète : chez les oiseaux, par exemple, la partie extérieure, que nous sommes habitués à considérer comme formant le véritable cordon cervical du grand sympathique, manque entièrement, l'autre existe seule ; chez nous, au contraire, la partie du grand sympathique qui occupe le canal des apophyses transverses cervicales est beaucoup moins apparente, mais son existence ne saurait être contestée; et, comme l'a montré M. Blainville, pourvue d'autant de petits ganglions à peu près qu'il y a de nerfs cervicaux, elle envoie à chacun de ceux-ci deux filets de communication très remarquables ; du reste, elle est unie en haut avec le ganglion cervical supérieur, et en bas avec l'inférieur.

Sur un sujet que j'ai récemment examiné, l'importance de cette portion vertébrale du grand sympathique était telle, qu'elle paraissait être la véritable continuation de ce nerf, et que son cordon extra-vertébral représentait seulement le tronc commun des nerfs cardiaques. Celle-ci, en effet, dépourvue de ganglion cervical moyen, ne communiquait avec le premier ganglion thoracique que par un filet très grêle ; puis, en descendant, elle recevait, de l'autre, deux gros rameaux et s'épuisait presque entièrement dans la production des nerfs du cœur. Quoi qu'il en soit, comme on le fait ordinairement, je n'attribuerai à la portion cervicale du grand sympathique que trois ganglions, un *supérieur*, un *moyen*, un autre *inférieur*, et je décrirai comme en dérivant les deux portions superficielle et profonde de ce nerf.

Ganglion cervical supérieur.

Le ganglion cervical supérieur, *olivaire* ou *fusiforme* des auteurs, placé au-dessous de la base du crâne, au-devant des premières vertèbres cervicales, appartient beaucoup plus par ses relations anastomotiques aux nerfs crâniens qu'à ceux du col ; peut-être même, comme je le ferai mieux sentir plus bas, fait-il plutôt partie de la portion céphalique que de la portion cervicale du grand sympathique.

Quoi qu'il en soit, ce remarquable ganglion est olivaire ou plutôt fusiforme, et sensiblement aplati d'avant en arrière. Il est verticalement dirigé. Sa longueur varie de dix à quinze lignes environ ; son extrémité supérieure est éloignée de dix à douze lignes de la base du crâne. Son volume est supérieur à celui des autres ganglions cervicaux. Il est quelquefois double, (LOBSTEIN) ; d'autres fois il est seulement bifurqué inférieurement. En arrière, il est appuyé sur les muscles grand droit antérieur de la tête et long du col. En avant, il est recouvert par l'artère carotide interne, et croisé dans sa direction par le nerf glosso-pharyngien et par le laryngé supérieur qui lui adhère immédiatement. En dedans, il répond au pharynx et à l'artère pharyngienne inférieure. En dehors, il avoisine le nerf pneumo-gastrique et la veine jugulaire interne. De toutes parts, il est entouré d'un tissu cellulaire lamelleux fort lâche et presque entièrement privé de vésicules adipeuses.

Ce ganglion, un des plus importans de l'économie par ses nombreuses relations avec une foule d'organes, fournit ou reçoit des rameaux par ses parties antérieure, externe, interne, supérieure et inférieure.

Rameaux antérieurs. Ces rameaux sont très nombreux ; un ou deux offrent souvent un volume considérable. Ils se dirigent en bas et en avant, gagnent la face interne de l'artère carotide externe, se réunissent à deux longs filets du nerf glosso-pharyngien qui descendent sur la face antérieure de l'artère carotide interne, et à quelques autres plus petits qui émanent du nerf laryngé supérieur, parviennent à l'angle de bifurcation de la carotide primitive, et donnent naissance au *plexus carotidien.*

Le plexus carotidien est particulièrement destiné au tronc de

II.   46

l'artère carotide externe. Il est placé à l'extrémité supérieure de la carotide primitive, et entoure de ses nombreux rameaux l'origine de l'externe. Son centre est souvent occupé par un ganglion qui repose sur l'angle de bifurcation de la carotide primitive, et qu'Arnold appelle *inter-carotidien*. Chaque branche de l'artère carotide externe en reçoit des rameaux ; de sorte qu'il se subdivise en autant de plexus secondaires. Un d'eux accompagne l'artère *thyroïdienne supérieure* jusqu'au corps thyroïde ; un second suit l'*artère linguale* dans la langue, se prolonge aussi sur l'artère sublinguale, et envoie de ce point un filet vers le ganglion sublingual ; un troisième entoure l'*artère faciale*, et fournit la racine végétative du ganglion sous-maxillaire dans la glande de ce nom ; un quatrième appartient à l'*artère occipitale* ; un cinquième est placé sur l'*artère auriculaire postérieure* et, suivant Meckel, donne au nerf facial un filet qu'Arnold fait émaner directement, au contraire, du plexus de l'artère *carotide externe* dans la glande parotide ; un sixième est propre à l'artère *pharyngienne inférieure* ; un septième, satellite de l'artère *maxillaire interne*, communique avec le ganglion otique, par l'intermédiaire des filets qu'il envoie sur l'artère *méningée moyenne* ; enfin, un dernier entoure de ses ramifications l'artère temporale.

Rameaux externes. Ces rameaux sont fort nombreux et constituent les véritables racines de ce ganglion ; de sorte qu'ils se rendent plutôt qu'ils se terminent vers lui.

Les uns, collés sur la face antérieure du muscle grand droit antérieur de la tête, se portent vers les trois premiers nerfs cervicaux ou vers les cordons qui les réunissent ensemble. Trois ou quatre, écartés les uns des autres, appartiennent à l'anse formée par le premier et le second de ces nerfs au-devant de l'apophyse transverse de l'atlas. Deux ou trois, très rapprochés les uns des autres et réunis en plexus, se rendent vers le second nerf cervical et vers l'origine des rameaux qu'il fournit. Un ou deux se portent vers le troisième nerf cervical et vers les rameaux auxquels celui-ci donne naissance.

Les autres se rendent vers le nerf pneumo-gastrique et surtout vers son gros cordon ganglionaire. Très variables sous le rapport du nombre, ces rameaux sont toujours très courts ; quelquefois même, à proprement parler, ils n'existent pas, le

nerf pneumo-gastrique et le ganglion sont accolés l'un à l'autre et comme confondus ensemble.

Rameaux internes. Ces rameaux, *viscéraux* proprement dits,
appartiennent au pharynx, au larynx et au cœur.

Les *rameaux pharyngiens*, nombreux et souvent très gros,
émanent de la partie supérieure et interne du ganglion cervical
supérieur, gagnent le pharynx, concourent à former le *plexus
nerveux* de cette partie, et se perdent exclusivement dans sa
membrane muqueuse.

Les *rameaux laryngés* s'accolent à la branche externe du
nerf laryngé supérieur, et vont particulièrement se répandre
dans le corps thyroïde.

Les *rameaux cardiaques*, au nombre de deux ou trois, se séparent de la partie inférieure du ganglion, souvent même du
cordon qui le fait communiquer avec le ganglion cervical moyen
ou avec l'inférieur. Ils se portent en bas et en dedans, se réunissent en un seul, et forment le nerf cardiaque supérieur que
je décrirai plus loin.

Rameau supérieur. En haut, le ganglion cervical supérieur
s'effile de plus en plus, et se transforme en un cordon qu'Arnold
appelle *nerf carotidien*, et qu'on a long-temps considéré comme
l'origine du grand sympathique.

Ce cordon remonte à peu près verticalement en dedans et en
arrière de l'artère carotide interne, et en dedans du nerf pneumo-gastrique. Arrivé au canal carotidien, il s'y engage, après
s'être divisé en deux rameaux, l'un *externe*, l'autre *interne*. Ces
deux rameaux s'accolent à l'artère carotide interne, le premier en
dehors, le second en dedans; ils communiquent ensemble par des
filets qui embrassent obliquement cette artère, comme les rameaux anastomotiques des cordons œsophagiens du nerf pneumo-gastrique embrassent l'œsophage ; puis ils parviennent dans
le sinus caverneux, et s'y divisent en un grand nombre de filets
qui constituent le *plexus caverneux*.

La disposition plexiforme des rameaux ascendans du ganglion cervical supérieur est évidente ; ils forment effectivement
pour l'artère carotide interne un lacis analogue à celui que
j'ai décrit comme appartenant à la carotide externe. Le plexus
caverneux est simplement la portion de ce lacis qui entoure
l'artère carotide dans le sinus de ce nom.

Quoi qu'il en soit, les filets et les rameaux de ce plexus ne sont pas toujours accolés aux parois de l'artère carotide interne, un certain nombre d'entre eux s'écartent de ce vaisseau, et vont constituer d'importantes anastomoses avec les nerfs voisins; ainsi :

Au-dessous du canal carotidien, des filets se rendent du rameau ascendant du ganglion cervical supérieur , ou de ce ganglion lui même, vers les nerfs glosso-pharyngien, pneumogastrique, spinal et grand hypoglosse.

Dans le canal carotidien, 1° un ou deux filets traversent des pertuis de la paroi antérieure de la caisse du tympan, et vont s'unir sur le promontoire avec le rameau de Jacobson du ganglion d'Andersh, après avoir fourni des ramifications à la membrane muqueuse de la caisse du tympan. 2° Un filet plus gros que les précédens, *filet inférieur du nerf vidien*, sort par l'ouverture supérieure du canal carotidien, traverse de bas en haut le cartilage du trou déchiré antérieur, s'accole au grand nerf pétreux superficiel, forme avec lui le nerf vidien, et va se terminer à la partie postérieure du ganglion sphéno-palatin.

Dans le sinus caverneux deux filets bien distincts vont au nerf de la sixième paire, et remontent vers ce nerf obliquement en avant ; tandis que d'autres, plus fins, partis du même point, vont encore se porter à la dure-mère, au ganglion de Gasser, aux nerfs maxillaire supérieur, ophthalmique, moteur oculaire commun , optique , et au ganglion ophthalmique, comme Lecat l'avait indiqué.

Quoi qu'il en soit de ces anastomoses, quelques rameaux ascendans du ganglion cervical supérieur se partagent ultérieurement entre les diverses branches de l'artère carotide interne, comme cela a lieu pour d'autres plexus artériels : les uns s'accolent à l'artère ophthalmique, et parviennent jusqu'à la glande lacrymale et à la rétine, comme M. Ribes l'a démontré ; les autres restent accolés à l'artère carotide interne jusqu'à sa bifurcation dans la scissure de Sylvius, et se partagent là en deux faisceaux pour les deux branches de ce vaisseau. Quelques filets se portent, dit-on, au corps pituitaire, tandis que quelques autres, qu'on distingue fort bien sur certains sujets, vont s'anastomoser sur l'artère communicante antérieure avec des rameaux de l'artère carotide opposée, de manière à réunir en ce point les deux nerfs grands sympathiques. Béclard assurait même avoir observé quelquefois un petit ganglion au niveau de cette remarquable anastomose médiane.

Rameau inférieur. Ce rameau, le plus gros et le plus long de tous, est intermédiaire entre le ganglion cervical supérieur et le moyen, ou même l'inférieur, lorsque le moyen n'existe pas. Il est blanc et assez analogue aux rameaux des nerfs cérébro-spinaux.

De la partie inférieure du ganglion cervical supérieur qu'il prolonge en quelque sorte, ce rameau descend perpendiculairement au-devant de la colonne vertébrale, et s'unit au ganglion cervical moyen ; ou bien, quand celui-ci n'existe pas, il croise la direction de l'artère thyroïdienne inférieure, et se sépare en deux rameaux secondaires : l'un passe entre l'artère et la veine sous-clavières, en dehors du nerf pneumo-gastrique, en dedans du nerf phrénique, embrasse dans une sorte d'anse la partie inférieure de l'artère précédente, et se rend à la partie antérieure et interne du ganglion cervical inférieur ; l'autre se porte au-dessous de l'artère thyroïdienne inférieure, et va communiquer avec la partie supérieure et interne du ganglion cervical inférieur. Dans son trajet, ce rameau croise en arrière la direction du nerf pneumo-gastrique, et lui devient externe au milieu et à la partie inférieure du col, d'interne qu'il était d'abord supérieurement. En arrière, il repose sur les muscles grand droit antérieur de la tête et long du col. En avant, il est caché par le pneumo-gastrique et surtout par le rapprochement de l'artère carotide primitive et de la veine jugulaire interne.

Le rameau inférieur du ganglion cervical supérieur ne fournit, du reste, que peu de filets. Lorsque le ganglion cervical supérieur est plus court que de coutume, il donne supérieurement, en dehors, un ou deux filets d'anastomose au troisième et au quatrième nerfs cervicaux, et en dedans le nerf cardiaque supérieur. Dans l'état ordinaire, il envoie quelques filets ténus, en dedans, vers les nerfs laryngé externe et cardiaque supérieur, vers le pharynx, l'œsophage et le corps thyroïde. En dehors il communique par un ou deux filets grêles avec le pneumo-gastrique. Enfin, lorsque le ganglion cervical moyen manque, il

produit, au niveau de l'artère thyroïdienne inférieure, les rameaux qui viennent ordinairement de ce ganglion.

Ganglion cervical moyen.

Le ganglion cervical moyen, (*thyroïdien*, HALLER), manque
souvent. Quand il existe, il est très petit (1), hordéiforme et
placé sur l'artère thyroïdienne inférieure, à l'endroit où elle
change de direction.

En haut, il reçoit le rameau inférieur du ganglion cervical
supérieur.

En bas, il produit deux rameaux : un *antérieur*, se glisse
entre la veine et l'artère sous-clavières, entre les nerfs pneumo-
gastrique et phrénique, embrasse dans une anse la partie inférieure de l'artère, et se termine en avant du ganglion cervical
inférieur; l'autre, *postérieur*, passe en dedans et en arrière de
l'artère thyroïdienne inférieure, et se rend à la partie supérieure
et interne du ganglion cervical inférieur.

En dedans, le ganglion cervical moyen donne naissance au
nerf cardiaque moyen, que je décrirai plus loin, et à quelques
filets grêles qui se rendent au corps thyroïde, à l'œsophage, à la
trachée, et s'anastomosent avec le nerf récurrent.

En dehors, il produit trois ou quatre filets : un se porte vers
le quatrième et le cinquième nerf cervical; un autre remonte
entre les attaches des muscles grand droit antérieur de la tête,
et scalène antérieur, passe entre deux apophyses transverses,
et va se jeter dans le plexus de l'artère vertébrale; quelques
autres forment un petit réseau sur l'artère cervicale ascendante.

Ganglion cervical inférieur.

Le ganglion cervical inférieur, (*premier ganglion thoracique*
NEUBAUER) est le plus souvent confondu par sa partie inférieure, avec le premier ganglion thoracique; de sorte qu'il est

---

(1) M. Cruveilhier assure que le développement de ce ganglion est en
raison directe du nombre de ses relations avec les nerfs cervicaux. Mes
observations sont tout-à-fait d'accord avec les siennes sous ce rapport. Il
manque même tout-à-fait, quand les nerfs cervicaux s'anastomosent uniquement avec les ganglions cervicaux supérieur et inférieur.

facile de comprendre que quelques auteurs l'aient décrit sous
un nom différent de celui que je lui donne ici.

Quoi qu'il en soit, le ganglion qui résulte de cette réunion est
placé en avant de la tête de la première côte, se prolongeant un
peu au-dessus et au-dessous d'elle. Il a la forme semi-lunaire,
et embrasse la première côte par sa concavité, tandis que sa
convexité est tournée en avant et en dedans. En avant et en
dehors, il est en rapport avec les artères sous-clavière et vertébrale. En arrière et en dedans, il repose sur la première articulation costo-vertébrale et sur le muscle long du col.

Supérieurement, le ganglion cervical supérieur communique
avec le moyen ou avec le supérieur, lorsque celui-ci manque, à
l'aide de deux rameaux qui embrassent l'artère sous-clavière
en avant et en arrière.

En bas, il se continue, le plus souvent par une partie de sa
substance, avec le premier ganglion thoracique.

En dehors, il communique avec les sixième, septième et
huitième nerfs cervicaux par autant de filets, quelquefois doublés, qui traversent les faisceaux du muscle scalène antérieur
pour atteindre ces nerfs.

En avant, il donne plusieurs rameaux qui entourent l'artère
sous-clavière, au niveau de l'origine de ses branches, et desquels résulte le plexus qui lui appartient, plexus qui se continue sur les artères *intercostale supérieure, mammaire interne,
cervicale transverse, scapulaire supérieure, cervicale profonde,
thyroïdienne supérieure* et *vertébrale*, mais qui reste presque entièrement étranger au tronc de l'artère axillaire.

Le *plexus de l'artère vertébrale* accompagne cette artère jusque dans le crâne, et se subdivise en autant de plexus secondaires que celle-ci offre de subdivisions; j'en ai suivi des filets
jusque sur l'artère basilaire, sur la cérébrale postérieure et sur
les cérébelleuses.

Mais, parmi les rameaux de ce plexus, un ou deux plus gros
que les autres et placés en arrière de ce vaisseau, au-devant
du tronc des nerfs cervicaux, méritent une attention toute spéciale. Ils communiquent par un, deux ou même trois filets avec
les nerfs précédens(1) et présentent un petit renflement grisâtre

(1) Les nerfs cervicaux communiquent en deux points distincts avec la
portion correspondante du grand sympathique : dans le canal de l'artère

au niveau de chacune de ces communications. Ces renflemens, sortes de petits ganglions très justement signalés par M. Blainville, sont à peu près aussi nombreux que les nerfs cervicaux. Plus développés chez les oiseaux, ils représentent chez ces animaux la portion cervicale du grand sympathique tout entière; Beaucoup plus petits, chez l'homme, ils ne semblent conservés que pour donner une confirmation à cette loi de laquelle la nature paraît au premier abord se soustraire ici, mais à laquelle elle se soumet en réalité, savoir, que *les ganglions du grand sympathique sont égaux en nombre aux nerfs rachidiens* (1).

En dedans, le ganglion cervical inférieur donne naissance à plusieurs filets qui se portent vers la trachée, s'anastomosent avec le nerf récurrent, ou constituent les nerfs *cardiaques inférieurs*.

Nerfs cardiaques.

Complètement ignorés des anciens, qui les croyaient cependant fort abondans, et qui les considéraient comme le point de départ des autres nerfs de l'économie, les nerfs du cœur n'ont été bien étudiés et bien connus que dans ces derniers temps, depuis les belles recherches de Scarpa.

Sans doute, Galien pourrait bien avoir aperçu le nerf cardiaque supérieur et le premier ganglion cervical, car il assure que *le cœur possède un nerf qui émane du cerveau*; sans doute Vesale avait reconnu les filets cardiaques du nerf récurrent; sans doute même Fallope possédait des idées bien plus complètes sur cette importante partie de la névrologie, puisqu'il déclare que le cœur est *pourvu d'une grande quantité de nerfs qui embrassent toute sa base, et qui répandent leurs nombreuses ramifications sur tous les points de cet organe*; mais, à la fin du dernier siècle, l'anatomie était si loin d'être fixée sous ce rapport, que Behrends

vertébrale et hors de ce canal. Dans le premier point, c'est leur tronc lui-même qui reçoit l'anastomose; dans le second, c'est leur branche antérieure seulement.

(1) Si l'on réfléchit que le ganglion cervical supérieur est bien plutôt en rapport, comme je l'ai dit, avec les nerfs crâniens qu'avec ceux du col, on verra que, malgré leur état rudimentaire chez l'homme, les rameaux nerveux et les petits ganglions satellites de l'artère vertébrale sont bien la représentation, au col, de la série des ganglions thoraciques, lombaires et sacrés du grand sympathique.

osa soutenir une thèse, dans laquelle il prétendit démontrer que
le cœur manque tout-à-fait de nerfs.

Assurément, l'incroyable absurdité d'une telle proposition
devait en être le plus sûr correctif; mais elle n'était pas moins
une tendance rétrograde, qui ne pouvait être victorieusement
combattue qu'à l'aide de nouvelles recherches. Du reste, ces
recherches ne se firent pas attendre; de toutes parts on se mit
à l'œuvre, et certainement c'est à Behrends que nous devons
la publication des planches admirables du célèbre professeur
de Pavie.

Les nerfs cardiaques émanent de sources variées, du nerf pneumo-gastrique lui-même, de sa branche laryngée inférieure et des
ganglions cervicaux du grand sympathique. Les derniers doivent
seuls nous occuper ici; les autres ont été décrits en leur lieu.

De quelque source qu'ils émanent, tous les nerfs cardiaques
droits et gauches convergent vers la base du cœur et s'y réunissent en un plexus, au milieu duquel on trouve souvent un ganglion, et qui donne naissance aux filets qui vont définitivement
se porter au centre circulatoire.

Il existe ordinairement des nerfs cardiaques sympathiques de
trois ordres, produits par les ganglions supérieur, moyen et
inférieur du col. Ces nerfs ont ensemble de fréquentes anastomoses du même côté. Rarement ils sont isolés les uns des autres; plus rarement encore sont-ils tous confondus en un seul
tronc avant d'arriver au cœur.

Nerf cardiaque supérieur.

Le nerf cardiaque supérieur (*nerf cardiaque superficiel,* SCARPA),
procède de la partie interne et inférieure du ganglion cervical
supérieur, ou de son cordon de communication avec le moyen,
souvent même de l'un et l'autre à la fois, par deux ou trois filets qui convergent entre eux et se réunissent en descendant.
Ce nerf se porte obliquement en bas et en dedans, reçoit un ou
deux filets du pneumo-gastrique, s'applique contre le corps thyroïde et la trachée-artère, derrière l'artère carotide primitive, et
pénètre dans la poitrine en traversant l'ouverture supérieure de
cette cavité.

Le nerf cardiaque supérieur du côté droit se glisse en arrière de l'artère sous-clavière, et suit la face postérieure du

tronc brachio-céphalique et de la crosse de l'aorte. Celui du côté gauche se place entre l'artère sous-clavière et la carotide primitive, et croise la face antérieure de la crosse de l'aorte. Tous les deux vont se réunir au ganglion ou au plexus cardiaques.

Chemin faisant, le nerf cardiaque supérieur fournit quelques rameaux au nerf laryngé supérieur, au larynx, au corps thyroïde et à la trachée. A la partie inférieure du col, il s'anastomose en plusieurs points avec le nerf cardiaque moyen ; quelquefois même il se confond avec lui, comme Scarpa l'a montré ; parfois même un petit ganglion existe au point de leur jonction.

Du côté droit, en particulier, le nerf cardiaque supérieur se réunit angulairement, derrière le tronc brachio-céphalique, avec un ou plusieurs filets cardiaques fournis par le nerf pneumogastrique lui-même ou par le récurrent.

Nerf cardiaque moyen.

Le nerf cardiaque moyen (*grand nerf cardiaque*, SCARPA) naît du ganglion cervical moyen ou du cordon de communication des ganglions cervicaux supérieur et inférieur, lorsque le ganglion cervical moyen n'existe pas. Quoi qu'il en soit, son origine a toujours lieu au niveau de la courbure de l'artère thyroïdienne inférieure. Il a quelquefois deux racines qui passent, l'une en avant, l'autre en arrière de l'artère. Son volume est inverse de celui du nerf cardiaque supérieur : il est gros lorsque celui-ci est peu développé , et réciproquement il est très petit dans le cas contraire.

Quoi qu'il en soit , il se dirige en bas et en dedans, derrière l'artère carotide primitive, et pénètre dans la poitrine. A droite, il se glisse derrière l'artère sous-clavière, le tronc brachio-céphalique et la crosse de l'aorte ; à gauche, il marche d'abord entre l'artère carotide et la sous-clavière correspondantes, puis il croise en arrière la direction de la crosse de l'aorte ; après quoi ils se terminent l'un et l'autre au niveau de la concavité de la crosse aortique, en se jetant dans le ganglion cardiaque.

Peu après son origine, le nerf cardiaque moyen communique avec le supérieur, et se confond quelquefois entièrement avec lui ; mais alors, à gauche, il se subdivise ultérieurement en deux

branches, qui embrassent la crosse de l'aorte en avant et en
arrière, comme le font ordinairement les nerfs cardiaques supérieur et moyen que ces deux branches représentent réellement,
tandis qu'à droite, il reste indivis jusqu'au ganglion cardiaque.

Dans la poitrine, le nerf cardiaque moyen communique avec
les rameaux cardiaques fournis par le nerf récurrent, et avec
ceux qui viennent du ganglion cervical inférieur.

Nerfs cardiaques inférieurs.

Il existe toujours plusieurs nerfs cardiaques inférieurs, qui
naissent en dedans du dernier ganglion cervical, et qui s'accolent aussitôt à la partie postérieure de l'artère sous-clavière.

A droite, les nerfs cardiaques inférieurs descendent en arrière
de l'artère sous-clavière, du tronc brachio-céphalique et de
la crosse de l'aorte, se réunissent en réseau avec les filets cardiaques du nerf récurrent, et se partagent bientôt en deux
ordres de rameaux : les uns antérieurs, qui vont se jeter dans le
ganglion et dans le plexus cardiaques ; les autres qui concourent au plexus pulmonaire antérieur.

A gauche, après avoir d'abord suivi la partie postérieure de
l'artère sous-clavière, ils se portent en avant d'elle, pour la plupart, en croisant son côté supérieur, passent au-devant de la
crosse de l'aorte, et vont se jeter dans la partie antérieure et
gauche du ganglion ou plexus cardiaque.

Ganglion et plexus cardiaques.

Le ganglion et le plexus cardiaques résultent de la réunion
des différens nerfs cardiaques vers la concavité de la crosse de
l'aorte. Le ganglion n'existe pas toujours ; mais toujours, et
c'est le point important, les rameaux cardiaques des nerfs pneumo-gastriques, des récurrens et des ganglions cervicaux se rencontrent dans le même point ; après cela, qu'en ce lieu il y ait
ou il n'y ait pas de là substance grise, voilà la seule chose qui
soit variable, suivant les sujets.

Le ganglion et le plexus cardiaques sont placés à droite du ligament artériel, entre la crosse de l'aorte et l'angle de bifurcation de l'artère pulmonaire.

En avant, il sont cachés par la partie ascendante de l'aorte.
En arrière, ils répondent à la trachée-artère. En haut, ils sont

embrassés par la crosse de l'aorte, et en bas par la bifurcation de l'artère pulmonaire.

Les nerfs cardiaques des ganglions cervicaux viennent se terminer supérieurement dans le plexus cardiaque, dont ils constituent les racines végétatives, racines très nombreuses comme on le voit. Les filets cardiaques du pneumo-gastrique qui s'y rendent, représentent leurs racines cérébro-spinales sensitives; tandis que les filets cardiaques des nerfs récurrens qui leur appartiennent aussi, forment leurs racines cérébro-spinales motrices (1).

Quoi qu'il en soit, le plexus cardiaque émet un grand nombre de rameaux : les uns antérieurs, *aortiques* et *péricardiques* ; d'autres postérieurs, *pulmonaires* ; les derniers inférieurs, plus nombreux, destinés au cœur et appelés *cardiaques*.

Les rameaux *aortiques* et *péricardiques* sont fort grêles. Ils descendent au-devant de l'aorte et de l'artère pulmonaire, se perdent dans leurs parois, et gagnent la partie supérieure du péricarde.

Les *rameaux pulmonaires* du côté droit se portent entre la bronche et la division correspondante de l'artère pulmonaire et se jettent dans le plexus de ce nom. Ceux du côté gauche se glissent en arrière et à gauche du ligament artériel, passent à la fois en avant et en arrière de la branche gauche de l'artère pulmonaire, et se terminent dans le plexus de ce nom, comme les premières.

Les *rameaux cardiaques* se séparent presque aussitôt en deux faisceaux, l'un droit et l'autre gauche, faisceaux qui constituent le plexus *coronaire droit ou cardiaque postérieur*, et le plexus *coronaire gauche ou cardiaque antérieur*.

Le *plexus coronaire droit ou cardiaque postérieur* se glisse entre l'aorte et l'artère pulmonaire, sur le côté droit de celle-ci. Il reçoit, chemin faisant, quelques rameaux des nerfs cardiaques droits qui passent obliquement en avant de la crosse aortique. Ensuite il gagne le sillon circulaire du cœur, passe entre l'oreillette et le ventricule droits, s'accole à l'artère du même nom, l'accompagne dans tout son trajet et se subdivise, comme elle, en autant de plexus secondaires qu'elle présente

____

(1) On n'a pas oublié que nous avons établi que le récurrent est un nerf moteur.

de branches et de rameaux. Un faisceau considérable de ce plexus se porte sur le bord droit du cœur, tandis que lui-même se continue dans le sillon antéro-postérieur de la face plane de cet organe, après avoir envoyé des filets à l'oreillette droite.

Le *plexus coronaire gauche ou cardiaque antérieur* passe entre la trachée et l'artère pulmonaire, s'accole au côté gauche de celle-ci, parvient à l'origine du sillon antéro-postérieur de la face antérieure du cœur, s'accole à l'artère dont il porte le nom, se subdivise comme elle, fournit un faisceau particulier qui se jette sur le bord gauche du cœur et fournit à l'oreillette gauche, tandis que lui-même s'étend vers le sillon antérieur du centre de la circulation.

Les rameaux des deux plexus cardiaques, ainsi que Scarpa l'a montré, ne restent satellites des artères que pendant un certain temps; bientôt ils les abandonnent, marchent isolément, et se perdent dans les fibres charnues et dans la membrane interne du cœur. Ils s'anastomosent fréquemment entre eux sur les bords et à la pointe du cœur, de sorte qu'à leur terminaison, aussi bien qu'à leur origine, ils ne forment qu'un seul et même système, dont les diverses parties sont réunies entre elles par les liens de la plus étroite solidarité.

ORDRE TROISIÈME.

Portion thoracique du grand sympathique.

La portion thoracique ou *pectorale* du grand sympathique se compose de deux ordres de nerfs et de ganglions, les uns médians, les autres latéraux; ceux-là, placés hors de rang et destinés au cœur et aux poumons, ceux-ci faisant suite à la série latérale du grand sympathique. Les premiers, plus spécialement continus que les seconds avec les ganglions cervicaux, ont été déjà décrits; les autres, par conséquent, doivent seuls nous occuper.

Les *deux cordons latéraux* de la portion pectorale du grand sympathique sont placés sur les côtés de la colonne vertébrale, au-devant de la tête des côtes et des articulations costo-vertébrales. En haut, comme on l'a vu, ils se continuent derrière l'artère sous-clavière, avec le ganglion cervical inférieur. En bas, ils sont unis avec le premier ganglion lombaire par un filet très grêle, oblique d'arrière en avant, et qui pénètre dans l'abdomen en passant entre le pilier correspondant du diaphragme et l'extrémité supérieure du muscle psoas.

Leur direction est la même que celle de l'épine dorsale sur les côtés de laquelle ils sont placés; en bas seulement, au moment de leur terminaison, ils s'inclinent un peu en avant, sur les parties latérales du corps de la dernière vertèbre dorsale. Ils sont renflés au niveau de chaque côte, et présentent autant de ganglions qu'il y a de vertèbres dorsales.

. Les ganglions thoraciques du grand sympathique sont placés au-devant de la tête des côtes; le dernier seul fait exception, et répond à la partie latérale du corps de la dernière vertèbre du dos. Ils sont alongés et hordéïformes. Les deux premiers sont ordinairement confondus entre eux et avec le dernier ganglion cervical; ce qui explique les variétés de nombre que les auteurs ont cru rencontrer dans ces ganglions. Tous les autres sont simplement réunis ensemble à l'aide de gros rameaux, tantôt blanchâtres et tantôt d'apparence ganglionaire. Ils sont recouverts par la plèvre en dehors, et appliqués en dedans sur les têtes des côtes, sur les articulations costo-vertébrales et sur les vaisseaux intercostaux.

Les ganglions thoraciques du grand sympathique émettent de leurs parties supérieure, inférieure, externe et interne, des rameaux dont le trajet est peu compliqué.

Rameaux supérieurs et *inférieurs.* Ces rameaux servent à réunir les ganglions thoraciques entre eux, et ont été déjà indiqués.

Rameaux externes. Ces rameaux, ordinairement au nombre de deux, procèdent de la partie externe et postérieure des ganglions thoraciques, mettent ceux-ci en communication avec les nerfs dorsaux correspondants, et constituent leurs racines (1). Ces deux rameaux sont divergens vers le nerf dorsal; ils convergent, et quelquefois même sont réunis du côté du ganglion.

____

(1) On en voit quelquefois trois ou quatre.

Ils ne se portent que rarement au nerf dorsal supérieur ou inférieur, en croisant la côte correspondante. L'un d'eux, externe, plus long et plus blanc que l'autre, se rend vers la branche antérieure ou intercostale du nerf dorsal; l'autre, plus court, plus gris, est un peu oblique en dedans vers le trou de conjugaison , et appartient au tronc même du nerf.

Rameaux internes. En dedans, les ganglions thoraciques produisent des rameaux qui glissent sur les parties latérale et antérieure des corps vertébraux, dans le tissu cellulaire du médiastin. Les supérieurs , très petits , croisent la direction de la veine azygos à droite, de l'aorte à gauche, laissent quelques ramifications sur ces vaisseaux, sur le dernier surtout, et vont se perdre dans les plexus pulmonaire et cardiaque. Quelques-uns s'accolent aux artères intercostales, les suivent vers l'aorte, et se répandent sur celle-ci. Les inférieurs, beaucoup plus gros, donnent naissance aux nerfs *grand* et *petit splanchniques.* Tous envoient quelques filets dans les corps vertébraux, à travers le ligament vertébral commun antérieur (Lobstein, Cruveilhier).

Le *nerf grand splanchnique (grand surrénal,* Chauss.) naît par trois ou quatre racines des septième, huitième, neuvième et dixième ganglions ; ce qui, du reste, est sujet à de fréquentes variétés. Ses racines se dirigent obliquement en bas, en avant et en dedans, et se réunissent angulairement pour former le tronc du nerf. Celui-ci, blanc comme un nerf cérébro-spinal et d'un volume considérable, descend verticalement au-devant des vertèbres, traverse un peu en dehors le pilier correspondant du diaphragme, et se termine à la partie externe du ganglion semi-lunaire.

Malgré son apparence blanche, qu'il doit surtout à l'épaisseur de son névrilemme, le nerf grand splanchnique est souvent formé intérieurement par une série de petits ganglions que la macération met en lumière, ainsi que je l'ai observé. Lobstein cite un cas dans lequel un de ces ganglions, beaucoup plus développé que de coutume, et placé un peu au-dessus du diaphragme, avait une forme semi-lunaire, et fournissait des filets au muscle précédent et à l'aorte ; il a vu aussi, sur un autre sujet, trois filets procéder du même point et se rendant, deux dans le *plexus solaire,* un dans le *plexus mésentérique supérieur.*

Le *nerf petit splanchnique (petit surrénal,* Chauss.) , placé au-dessous du précédent, naît des deux derniers ganglions thoraciques par deux ou trois racines qui se portent obliquement en bas et en dedans, et se réunissent pour former le tronc du nerf. Celui-ci glisse sur le corps de la dernière vertèbre dorsale, en dehors du pilier correspondant du diaphragme, en dedans du psoas, au-dessous du grand splanchnique, au-dessus du cordon de communication du dernier ganglion thoracique et du premier ganglion lombaire, se bifurque, et va se terminer, en partie dans le ganglion semi-lunaire, ou le plexus solaire, en partie dans le plexus rénal. Souvent le nerf petit splanchnique est double ou triple. Ses rameaux accessoires constituent les *nerfs rénaux* de Walther.

On voit quelquefois les deux nerfs grand et petit splanchniques confondus en un seul (1).

ORDRE QUATRIÈME.

Portion abdominale du grand sympathique.

Dans l'abdomen, comme dans le thorax, le grand sympathique est composé de ganglions et de plexus médians, destinés aux grands viscères de la cavité, et de parties latérales qui sont en rapport immédiat avec les nerfs vertébro-sacrés.

PREMIER GENRE.

Ganglions et plexus médians de la portion abdominale du grand sympathique.

Les ganglions et les plexus médians de la portion abdominale du grand sympathique offrent ce remarquable caractère, qu'ils n'ont avec les parties latérales du même système nerveux que des connexions secondaires, et qu'ils puisent leur véritable origine dans les ganglions thoraciques, au moyen des nerfs splanchniques. Ces ganglions et ces plexus sont destinés

(1) Ces deux nerfs splanchniques sont aux viscères de l'abdomen, ce que sont les nerfs cardiaques aux viscères de la poitrine. C'est une chose digne de remarque que de voir les nerfs de ces viscères procéder d'une région du grand sympathique, supérieure à celle qu'ils occupent eux-mêmes. Par là, sans doute, comme je l'ai fait remarquer plus haut, la nature a voulu isoler davantage ces organes du système cérébro-spinal, en saturant leurs nerfs de substance grise dans le long trajet qu'ils parcourent.

aux principaux viscères de l'abdomen, à l'estomac, aux intestins, au foie, à la rate, au pancréas, aux reins et aux capsules surrénales.

Du reste, cette importante partie du grand sympathique se compose de deux gros ganglions appelés *semi-lunaires*, ganglions desquels procèdent, comme d'un centre, une innombrable quantité de nerfs qui forment le *plexus solaire*.

Ganglion semi-lunaire.

(Grand surrénal CHAUSS.)

Les ganglions semi-lunaires, au nombre de deux, l'un à droite, l'autre à gauche, sont placés à la partie supérieure de l'abdomen, au-devant des piliers du diaphragme et de l'artère diaphragmatique inférieure, sur le cintre de l'ouverture aortique du muscle précédent, au niveau du tronc cœliaque, et au-dessu des capsules surrénales. Ils ont la forme semi-lunaire que leur nom indique, et sont un peu aplatis d'avant en arrière. Leur volume est variable, et supérieur à celui des autres ganglions. Leur concavité regarde en haut et en dehors, leur convexité en bas et en dedans. Une de leurs extrémités est interne et supérieure, l'autre est externe et inférieure.

Par leur concavité, les ganglions semi-lunaires sont tournés vers le diaphragme.

Leur convexité donne naissance à une foule de rameaux de toutes les grosseurs, qui s'écartent en rayonnant et constituent le *plexus solaire*.

Par leur extrémité supérieure et interne, les deux ganglions semi-lunaires sont réunis, tantôt à l'aide d'un prolongement de leur substance, et tantôt au moyen de deux ou trois gros filets qui embrassent la partie supérieure du tronc cœliaque.

Leur extrémité inférieure et externe reçoit le nerf grand splanchnique et quelques rameaux du petit.

Le ganglion semi-lunaire droit est placé derrière le foie et la veine cave inférieure, et reçoit par son extrémité interne et supérieure la fin du nerf pneumo-gastrique droit, qui s'y rend en décrivant une courbe, de laquelle résulte l'*anse mémorable* de Wrisberg. Celui du côté gauche est recouvert par la queue

II. 47

du pancréas. Tous les deux sont entourés de vaisseaux et de ganglions lymphatiques fort nombreux.

Les ganglions semi-lunaires varient beaucoup sous le rapport de la forme et du volume. Souvent ils sont décomposés en un grand nombre de ganglions plus petits, réunis ensemble par des rameaux fort courts, qui forment ainsi des aréoles remplies par du tissu cellulaire et par des vaisseaux.

Plexus solaire.

(Plexus médian de l'abdomen. Ghauss.)

Le plexus solaire est formé par l'ensemble des rameaux qui procèdent de la circonférence, et surtout des parties interne et inférieure des ganglions semi-lunaires. Tous ses rameaux sont divergens depuis leur origine jusqu'à leur extrémité terminale ; de sorte que le plexus solaire a bien réellement la forme rayonnante qui lui a mérité son nom.

Ce plexus occupe la ligne médiane et la partie supérieure de l'abdomen, et se prolonge particulièrement sur l'aorte descendante, au-devant des piliers du diaphragme, en arrière du pancréas, de l'arrière cavité des épiploons et de l'estomac, entre les capsules surrénales et les reins. Il entoure de toutes parts l'origine du tronc cœliaque et de l'artère mésentérique supérieure. En haut, il envoie à travers l'hiatus aortique du diaprhagme quelques rameaux, qui vont se réunir dans le thorax avec des filets des ganglions de cette région.

Le plexus solaire se subdivise promptement en un grand nombre de plexus secondaires, dont les rameaux, exactement satellites des artères de la cavité abdominale , se portent avec elles vers les organes de cette cavité dans lesquels ils se terminent. De la sorte , il donne naissance aux plexus *diaphragmatiques inférieurs , cœliaque , mésentérique supérieur , capsulaires, rénaux , spermatiques et mésentérique inférieur.*

Le plexus solaire présente une importance fonctionnelle très remarquable : il tient sous sa dépendance la plus immédiate les organes digestifs et urinaires. Sous le nom de *centre épigastrique*, les physiologistes lui ont fait jouer un très grand rôle dans la production des actions instinctives. C'est à lui que doivent être rapportés ces tiraillemens , cette gêne , cette cons-

triction que l'on éprouve à l'épigastre dans les affections profondes des viscères abdominaux.

Plexus diaphragmatique inférieur. Ce plexus est formé par deux
ou trois gros rameaux qui émanent directement de la partie supérieure du ganglion semi-lunaire. Ces rameaux se renflent quelquefois en ganglions, se subdivisent promptement, entourent
l'artère diaphragmatique inférieure, et l'accompagnent dans tout
son trajet, en s'anastomosant avec les divisions du nerf phrénique. Quelques-uns de ses filets se portent vers la capsule
surrénale, en suivant les petites artères capsulaires supérieures.

Plexus cœliaque (opisto-gastrique CHAUSS.). Ce plexus est la
division la plus élevée et la plus importante du plexus solaire.
Il entoure de toutes parts l'artère cœliaque. Il est formé, supérieurement, par les rameaux de communication des ganglions
semi-lunaires, et inférieurement par ceux qui émanent de ces
ganglions eux-mêmes. Les rameaux qui entrent dans sa composition sont si gros et si serrés, qu'ils forment une gaîne complète à l'artère cœliaque. Il est fort court, et se divise promptement en trois plexus plus petits, les *plexus hépatique, coronaire stomachique* et *splénique.*

Plexus hépatique. Ce plexus est le plus remarquable et le plus
considérable de tous ceux qui résultent de la division du plexus
solaire. Il est formé par de très-gros rameaux qui émanent
spécialement de l'extrémité interne et supérieure du ganglion
semi-lunaire droit, rameaux auxquels se joint un filet assez
important de l'anse du pneumo-gastrique du même côté. Les
rameaux de ce plexus se divisent et s'anastomosent un grand
nombre de fois ensemble, embrassent à peu près également
l'artère hépatique et la veine porte, parviennent à la scissure
transverse du foie, y pénètrent, et se séparent en deux parties qui suivent les branches de ces vaisseaux jusqu'aux lobes
droit et gauche de l'organe, et les accompagnent dans tout leur
trajet, enveloppés par la capsule de Glisson.

Des divisions secondaires de ce plexus suivent les artères
pylorique, gastro-épiploïque droite et cystique, et constituent
les petits plexus du même nom, dont les rameaux appartiennent
aux deux courbures, à l'extrémité droite de l'estomac et à la
vésicule du fiel.

Plexus coronaire stomachique. Ce plexus placé, comme son nom l'indique, autour de l'artère coronaire stomachique, est une émanation de la partie moyenne du plexus cœliaque. Ses rameaux beaucoup moins gros, mais aussi fréquemment entrelacés que ceux du plexus hépatique, émanent de l'extrémité interne des ganglions semi-lunaires, et particulièrement de celui du côté droit. Il est croisé dans son trajet par l'anse du nerf pneumogastrique droit et en reçoit quelques filets. Il suit l'artère coronaire stomachique dans tout son trajet, et va se terminer sur l'estomac et sur l'extrémité inférieure de l'œsophage.

Plexus splénique. Ce plexus est la division la plus postérieure du plexus cœliaque. Ses rameaux, plus gros que ceux du précédent, mais beaucoup moins développés que ceux du plexus hépatique, procèdent spécialement de l'extrémité supérieure et interne du ganglion semi-lunaire gauche, et se distribuent au pancréas et à la rate.

Le plexus *gastro-épiploïque gauche* et ceux *des vaisseaux courts* qui se répandent sur l'extrémité gauche de l'estomac, sont des divisions de celui-ci.

Plexus mésentérique supérieur. Ce plexus se détache de la partie moyenne du plexus solaire. Il est formé par une innombrable quantité de rameaux, en général assez petits, fournis à peu près également par la partie inférieure des deux ganglions semi-lunaires, et pressés les uns contre les autres, de manière à constituer une gaîne très serrée à l'artère qu'ils accompagnent. Il suit cette artère à travers le mésentère, et se sépare, comme elle, en autant de plexus secondaires qu'elle offre de branches; ainsi un certain nombre de rameaux s'étendent à la moitié latérale droite du gros intestin, en formant les *plexus coliques droits,* tandis que d'autres se portent vers l'intestin grêle en suivant les artères *iléo-jéjunales.*

Le plexus mésentérique supérieur ne laisse que fort peu de filets dans le mésentère et dans les mésocolons; il est presque entièrement destiné à l'intestin.

Plexus capsulaire ou *surrénal.* Très petit et peu important, ce plexus accompagne l'artère capsulaire moyenne, communique en haut avec le plexus diaphragmatique inférieur, en bas avec le rénal, et va se terminer dans la capsule surrénale et dans le tissu cellulo-graisseux qui l'entoure.

Plexus rénal. Ce plexus est une division de la partie inférieure et latérale du plexus solaire. Ses rameaux émanent surtout de l'extrémité inférieure et externe du ganglion semi-lunaire ; le petit sympathique vient en partie s'y rendre. Deux autres rameaux satellites du nerf précédent, et que j'ai confondus avec lui dans la même description (*nerfs rénaux postérieurs* de WALTHER), s'y jettent également. Enfin on y rencontre encore quelques filets des premiers ganglions lombaires.

Quoi qu'il en soit, le plexus rénal communique supérieurement avec le plexus capsulaire, suit l'artère rénale, et se distribue au bassinet et à la substance du rein.

Le plexus rénal droit donne naissance au plexus spermatique du même côté.

Plexus spermatique. Le plexus spermatique, *testiculaire* chez l'homme, *ovarien* chez la femme, procède de la partie inférieure du plexus solaire à gauche, du plexus rénal à droite. Il accompagne l'artère spermatique dans tout son trajet, et se distribue au testicule ou à l'ovaire.

Plexus mésentérique inférieur. Beaucoup moins serré que le plexus mésentérique supérieur, celui-ci est formé à la fois par la fin du plexus solaire et par des filets émanés des ganglions lombaires. Ses rameaux, séparés en plusieurs faisceaux satellites des artères coliques gauches et hémorrhoïdales supérieures, étendent leurs ramifications à toute la moitié gauche du gros intestin, et se terminent dans le rectum, en se réunissant avec les branches du plexus hypogastrique qui s'y rendent d'autre part.

SECOND GENRE.

Cordons latéraux de la portion abdominale du grand sympathique.

Latéralement, la portion abdominale du grand sympathique se compose de deux cordons symétriquement placés sur les côtés de la colonne vertébrale lombaire et en avant du sacrum ; de sorte qu'on le subdivise en deux cordons secondaires, le premier *lombaire*, le second *sacré.*

SECTION PREMIÈRE.

Cordon lombaire du grand sympathique.

Le cordon lombaire du grand sympathique ressemble beaucoup à celui du thorax. Il est placé plus antérieurement que ce dernier, sur les parties latérales et un peu antérieure des vertèbres lombaires, au-devant des attaches du psoas, en dehors du pilier du diaphragme, de l'aorte à gauche, de la veine cave à droite, et à la racine du mésentère. Il se réunit au dernier ganglion dorsal par un cordon grêle, qui passe obliquement d'arrière en avant entre le diaphragme et le corps de la douzième vertèbre du dos, et se continue au-devant de la base du sacrum avec le cordon sacré du même nerf.

Il n'existe pas toujours cinq ganglions lombaires; le plus ordinairement on n'en rencontre que quatre ou même trois ; mais dans ce dernier cas, le douzième ganglion dorsal et le premier sacré, placés au niveau des fibro-cartilages inter-vertébraux qui séparent le dos et les lombes d'une part, les lombes et le sacrum de l'autre, peuvent, avec quelque apparence de raison, être considérés comme communs à ces trois régions, ainsi qu'on a vu le dernier ganglion cervical et le premier thoracique réunis en un seul, appartenir à la fois au col et à la poitrine.

Les ganglions lombaires sont alongés, fusiformes et de volume très analogue à celui des ganglions thoraciques. Souvent ils sont réunis par des cordons gris volumineux, qui peuvent être considérés comme le ganglion lui-même prolongé vers les voisins. D'autres fois leurs rameaux de communication sont longs et fort grêles.

Leurs rameaux externes, ou plutôt leurs racines, ne vont pas aussi exactement et aussi simplement que dans la région dorsale vers le nerf rachidien correspondant ; ils s'étendent parfois à deux ou trois de ces nerfs. Du reste, ces rameaux se dirigent plus ou moins obliquement vers les branches antérieures des nerfs lombaires, et s'y réunissent en se bifurquant ordinairement, de manière à communiquer avec elles en deux points différens. Certains nerfs lombaires ne reçoivent du grand sympathique que ces deux filets réunis auparavant en un tronc unique. D'autres ont deux rameaux isolés dans toute leur étendue.

Ceux-ci en ont trois. Ceux-là en présentent quatre, quelquefois même cinq plus ou moins isolés les uns des antres.

Les rameaux de communication des ganglions du grand sympathique et des nerfs lombaires se glissent entre les vertèbres et les attaches du psoas ; mais les uns passent avec les vaisseaux lombaires dans de petits canaux osséo-fibreux formés, comme il a été dit précédemment, par les vertèbres et le psoas tandis que les autres s'insinuent simplement entre les fibres du muscle. Souvent on rencontre des ganglions sur leur trajet.

En dedans et en avant, les ganglions lombaires et leurs cordons de communication fournissent des rameaux plus longs et plus nombreux que les précédens. Ces rameaux se portent obliquement en bas et en avant, gagnent la partie antérieure de l'aorte, ceux du côté gauche directement, ceux du côté droit en passant en arrière de la veine cave inférieure, et après avoir laissé quelques filets dans les parois de ce vaisseau. Tous se ramifient et s'anastomosent sur l'aorte, de manière à y continuer le *plexus solaire,* et à former plus particulièrement le plexus appelé *lombo-aortique.* Quelques-uns, des plus élevés, se jettent directement dans le plexus solaire ou dans celui de l'artère rénale ; tandis que quelques autres, moyens, concourent à la formation du plexus mésentérique inférieur.

Le *plexus lombo-aortique*, constitué par les rameaux précédens, est très serré. Il s'étend jusqu'à la partie inférieure de l'aorte abdominale, et envoie quelques rameaux sur les artères iliaques primitives ; puis il abandonne l'aorte au niveau de sa bifurcation, descend au-devant de la base du sacrum , et se bifurque pour s'étendre à droite et à gauche vers les plexus hypogastriques, à la formation desquels ses rameaux ont la plus grande part (1).

SECTION DEUXIÈME.

Cordon sacré ou pelvien du grand sympathique.

Cette partie du grand sympathique diminue de plus en plus d'importance et de développement à mesure qu'elle descend. Le cordon qu'elle forme est placé sur la face antérieure du sacrum, en dedans et un peu au-devant des trous sacrés anté

(1) Voyez plus loin.

rieurs; Il se compose de cinq ou six ganglions alongés, fusiformes, réunis ensemble par des rameaux fort grêles, quelquefois doubles. Il est en rapport, en avant, avec le péritoine, le rectum, les vaisseaux sacrés latéraux et hypogastriques. En arrière il est couché sur les branches antérieures des nerfs sacrés, à leur sortie des trous du même nom.

Les ganglions sacrés, assez développés supérieurement, deviennent extrêmement grêles et presque imperceptibles inférieurement. En dehors, ils communiquent avec les branches antérieures des nerfs sacrés par deux racines, une externe, plus longue, l'autre interne, plus petite. En dedans, ils donnent naissance à des rameaux très grêles, qui glissent au-devant du corps des vertèbres sacrées, tantôt transversalement, tantôt obliquement, suivent les branches de l'artère sacrée latérale, se jettent sur la sacrée moyenne, et se perdent dans les parois de cette artère, dans le sacrum et dans le tissu cellulaire voisin, en s'unissant à ceux du côté opposé. Un d'eux, le plus inférieur, se porte vers un petit ganglion médian placé au-devant de la première pièce coccygienne, ganglion dans lequel se confondent ainsi inférieurement les deux grands sympathiques, et qui fournit quelques filets grêles à la partie inférieure du rectum.

En avant, les ganglions sacrés produisent des filets peu nombreux, qui concourent avec ceux du plexus lombo-aortique du grand sympathique, et avec les rameaux antérieurs du plexus sacré du système cérébro-spinal, à former le *plexus hypogastrique*.

Le *plexus hypogastrique* occupe le fond et les parties postérieure et latérale du bassin. Placé en arrière et sur les côtés du rectum, il résulte de l'entrelacement des rameaux antérieurs des ganglions sacrés, des rameaux antérieurs des nerfs vertébrosacrés et de ceux qui terminent inférieurement le plexus lombo-aortique. Semblable aux plexus cardiaque et solaire, il est formé par un mélange de nerfs cérébro-spinaux et sympathiques. Il fournit à tous les organes pelviens des rameaux distingués en *vésicaux*, *hémorrhoïdaux* et *prostatiques* chez l'homme, *utérins* et *vaginaux* chez la femme.

Les *rameaux vésicaux* sont ascendans, transverses, et descendans. Ils se distribuent à la vessie, à l'extrémité inférieure de l'uretère, et envoient des rameaux à la prostate et dans les vésicules spermatiques chez l'homme.

Les rameaux *hémorrhoïdaux* sont fort nombreux; ils se distribuent au rectum, et s'anastomosent du côté de l'anus avec les nerfs qui sont directement fournis à cette partie par le plexus sacré.

Les *rameaux vaginaux et utérins* émanent du même point du plexus sacré. Les premiers se portent en bas et en dedans, dans l'épaisseur du ligament large, vers le vagin; les seconds remontent vers l'utérus.

L'existence des nerfs utérins a été le sujet de graves contestations: Walther, Hunter et Tiedemann les ont décrits et représentés; mais Lobstein soutient qu'ils n'existent pas. La vérité est qu'ils sont peu développés, et qu'on ne les distingue très bien que sur l'utérus d'une femme récemment accouchée. Du reste, ils ne viennent pas seulement du plexus hypogastrique; ils émanent aussi de celui qui entoure l'artère ovarique.

APPENDICE TERMINAL.

OEUF HUMAIN (1).

Quoique, rigoureusement parlant, la femme, comme la femelle des oiseaux, puisse donner et donne quelquefois naissance à des œufs dépourvus de germe, néanmoins dans l'anthropotomie on applique seulement ce nom au produit d'un coït fécondant, c'est-à-dire à la réunion du nouvel être et des organes qui sont chargés de le protéger et de le nourrir jusqu'à l'époque où, devenu plus parfait, il peut se séparer de sa mère, et posséder une existence indépendante.

Ainsi, l'histoire de l'œuf embrasse celle du fœtus et de ses annexes. Je m'occuperai d'abord de celles-ci.

CHAPITRE PREMIER.

Annexes du fœtus.

Les annexes du fœtus se composent de tous les organes qui l'entourent immédiatement dans l'utérus, et qui forment en quelque sorte la *coque* de l'œuf. Elles constituent ce que les accoucheurs appellent le *délivre* ou *l'arrière-faix*, parce que dans le travail de l'accouchement elles sortent ordinairement les dernières (2).

On distingue trois choses dans les enveloppes ou dans la coque de l'œuf, la *partie membraneuse*, la *partie vasculaire* et les *vésicules*.

ARTICLE PREMIER.

Partie membraneuse des annexes du fœtus.

La partie membraneuse des annexes du fœtus résulte de la

(1) Pour prendre une connaissance bien complète de tous les travaux dont l'ovologie et l'embryologie ont été l'objet depuis quelques années, j'engage le lecteur à consulter le bel ouvrage de M. Velpeau (*Embryologie* ou *Ovologie humaine*, Paris, 1833, in-fol. avec 15 planches), et les tomes 1, 2, 3 du savant *Traité de Physiologie* de Burdach traduit de l'allemand par M. le docteur Jourdan.

(2) Il n'en est pas ainsi chez beaucoup de mammifères ; chez eux, en effet, l'œuf sort entier de l'utérus, et la femelle le déchire elle-même pour en extraire le fœtus.

superposition de trois membranes distinctes : la *caduque*, le *chorion* et l'*amnios*.

Membrane caduque.

La membrane caduque (*chorion velouté*, Ruisch ; *chorion*, Haller ; *membrana decidua*, Hunter, Sandifort ; *épichorion*, Chauss. ; *épione*, Dutrochet ; *périone*, Breschet ; *m. anhiste*, Velpeau, etc.) est la plus extérieure des membranes de l'œuf. C'est un tissu tomenteux au moyen duquel celui-ci est greffé sur la face interne de l'utérus, et dont l'importance est très grande pour cette raison.

Aperçue depuis long-temps par divers anatomistes, cette membrane n'a cependant été bien appréciée et bien décrite que par W. Hunter. Elle n'appartient pas à tous les points de la surface extérieure de l'œuf ; elle manque au niveau du placenta, et s'insère seulement sur la circonférence de cette masse vasculaire, se continuant un peu avec la membrane qui recouvre sa face interne, comme Haller l'a fait remarquer.

Par sa face externe, la membrane caduque adhère à la face interne de la matrice, et envoie des prolongemens de sa substance dans le col de cet organe et dans les orifices des deux trompes ; excepté cependant dans les cas d'insertion du placenta sur l'une de ces parties. Par sa face interne, il est uni à la face externe du chorion.

Quoique peu épaisse à la naissance, époque à laquelle je la décris maintenant, la caduque l'emporte néanmoins, sous ce rapport, sur les deux autres membranes de l'œuf réunies. Elle est molle, tomenteuse, très facile à déchirer, et se sépare, par la traction, en lamelles superposées. Elle ressemble beaucoup à ces couches pseudo-membraneuses que l'inflammation produit à la surface des membranes séreuses et de quelques muqueuses.

Structure. La membrane caduque offre une disposition lamellée ; ses lamelles se réunissent en deux lames principales bien distinctes dans l'origine, comme on le verra plus loin, lames que l'on peut encore reconnaître à l'époque de la naissance, ainsi que M. Velpeau le fait justement observer. Une d'elles, immédiatement appliquée sur l'utérus, constitue la *caduque utérine*; l'autre, au contraire, en rapport plus spécial avec l'œuf, forme la *caduque fœtale.*

A la naissance, ces deux lames sont juxta-posées l'une à l'autre, et réunies entre elles par des filamens peu résistans de la substance qui les forme elles-mêmes ; de sorte que l'on ne peut constater leur existence qu'à l'aide d'une séparation artificielle. Du reste, sur un œuf de deux ou trois mois seulement, les choses sont tout autrement disposées , comme on le verra bientôt.

Le tissu de la membrane caduque est formé de gélatine et surtout de fibrine. J. Hunter, Wrisberg, Blumenbach, etc., l'ont comparé à celui des pseudo-membranes. M. Velpeau le croit d'une nature différente de ces productions. La première opinion me paraît réunir en sa faveur le plus de probabilités.

Le tissu de la caduque ressemble beaucoup à de la fibrine décolorée ; d'abord parfaitement étranger à l'organisation, il devient manifestement vasculaire dans les derniers temps de la vie intra-utérine, comme l'ont établi Ruisch, Haller, Hunter, MM. Lée, Radford, Burns, Moreau, Breschet, Seiler, etc.

Les vaisseaux de la caduque sont très nombreux. Généralement ils sont très fins ; cependant quelques-uns font parfois exception, sous ce dernier rapport, comme j'ai eu occasion de le constater récemment avec M. Moreau, sur un œuf encore adhérent à l'utérus. Ils naissent des vaisseaux de la face interne de l'utérus, s'enfoncent dans la caduque, et y présentent ordinairement une distribution stellaire. Ils sont beaucoup moins développés dans le feuillet fœtal que dans le feuillet utérin de cette membrane. L'injection fine y parvient difficilement ; mais pour peu qu'on distende les vaisseaux utérins, on y refoule le sang et ils deviennent très apparens ; j'en ai injecté quelques-uns au mercure. Leurs parois sont très minces ; ils semblent presque seulement creusés dans le tissu de la caduque.

L'existence de vaisseaux dans la membrane caduque a été niée par M. Velpeau qui objecte, entre autres raisons, que si la caduque était vasculaire, elle contracterait des adhérences solides avec la face interne de la matrice. Or c'est précisément ce qui existe ; ces adhérences sont rompues, sans doute, pendant l'accouchement, mais elles n'en existaient pas moins auparavant ; leur intimité est même telle à cette époque, que, malgré la violence des efforts de la parturition, le feuillet externe de la membrane reste uni à la matrice, et tombe seulement plus tard en gangrène, à cause de la destruction de ses vaisseaux. Dans les grossesses extra-utérines, la caduque s'organise quelquefois beaucoup plus complètement sur la face interne de la matrice : en 1826, j'ai eu occasion d'examiner avec M. Honoré , à l'hôpital Necker, une femme morte des suites d'une grossesse extra-utérine tubaire, dont la matrice renfermait une caduque très dense , bien évidemment cellulaire , et dans laquelle on apercevait des vaisseaux de la manière la plus distincte.

Développement. La membrane caduque, d'abord entièrement étrangère à l'œuf, se forme dans l'utérus avant l'arrivée de celui-ci. Véritable production pseudo-membraneuse , elle résulte d'une excitation portée sur la face interne de la matrice, excitation qui survient quelquefois sans la circonstance d'un coït fécondant, comme M.Evrat l'a observé, sans même l'exercice du coït, à l'époque des règles (1), ainsi que Chaussier l'a rapporté.

La matière sécrétée qui doit former la membrane caduque est remarquable par sa plasticité ; elle s'organise promptement en lames dans la matrice, et double la face interne de cet organe.

Une fois ainsi disposée, et avant l'arrivée de l'ovule, la caduque a la forme triangulaire de la matrice ; elle est pourvue de trois prolongemens, deux supérieurs qui s'avancent dans les trompes, et un inférieur qui appartient au col de l'utérus ; elle offre plus d'épaisseur en ces points que partout ailleurs; enfin elle n'a pas, au niveau des trompes et du col, ces ouvertures que lui attribuent Hunter, Bojanus et Lée.

Quand l'ovule arrive dans la matrice, il déprime le prolongement tubaire correspondant de la caduque, décolle un peu cette membrane, la refoule devant lui, s'en enveloppe, sans pénétrer dans sa cavité, et contracte avec elle des rapports analogues à ceux qui lient le cœur avec sa membrane séreuse. Jusqu'à cette époque, la caduque formait un sac très simple, et n'avait, à vrai dire, qu'un feuillet *utérin.* Alors elle a deux feuillets, l'un *utérin,* l'autre *fœtal,* le premier *direct,* le second, *réfléchi,* et dont l'étendue va croissant, en raison même du développement de l'ovule.

Par suite de la disposition qui vient d'être indiquée , la

(1) J'ai eu deux fois occasion de voir des produits de cette espèce, qui avaient été rendus par de jeunes femmes que l'on avait crues enceintes, et qui cependant n'avaient pas été fécondées.

caduque forme deux cavités : l'une incomplète, qui résulte de la dépression qu'elle éprouve, et qui est destinée à loger l'ovule ; l'autre parfaitement close, dans laquelle l'œuf fait seulement saillie, et qui constitue la cavité proprement dite de la membrane. Celle-ci offre une surface lisse, et contient un fluide dont la quantité diminue en proportion du développement de l'ovule, et qui disparaît du troisième au quatrième mois ; après quoi, les deux feuillets de la membrane caduque se réunissent l'un à l'autre, sans cependant, comme on l'a vu, qu'il s'établisse jamais entre eux une fusion complète.

D'abord la membrane caduque est tout-à-fait dépourvue d'organisation ; mais bientôt des vaisseaux s'y développent comme dans les fausses membranes, et communiquent avec ceux de l'utérus ; de sorte que son adhérence devient de plus en plus intime.

La théorie que j'ai donnée de la formation du feuillet réfléchi de la caduque, par le simple refoulement de cette membrane, refoulement opéré par l'ovule à son arrivée dans l'utérus, a été parfaitement formulée par M. Moreau dans sa thèse inaugurale, et est aujourd'hui généralement adoptée (1). L'opinion de Hunter, qui considérait l'ovule comme traversant une ouverture de la caduque, et qui croyait qu'il se place d'abord au centre de l'utérus, ne peut soutenir un sérieux examen. On ne peut pas davantage admettre que la caduque se referme derrière l'œuf ; imaginée dans le but de rendre compte de la formation de la membrane qui revêt la face utérine du placenta, cette doctrine n'a aucun fondement dans la nature ; car jamais, quoi qu'on en dise, on ne trouve l'ovule entièrement entouré par la membrane caduque.

Usages. La caduque est évidemment destinée à greffer l'œuf et à le retenir sur la face interne de la matrice, jusqu'à l'époque de son complet développement. Placée précisément dans la partie des voies génitales de la femme, dans laquelle doit séjourner le produit de la conception, elle lui barre le passage, et l'arrête d'abord par sa simple plasticité ; ensuite elle établit entre lui et cette partie une union plus solide et réellement vascu-

(1) Récemment, mon ami le Dr Gillette m'a apporté un œuf abortif de vingt jours environ, sur lequel il était facile de constater la réalité de ce refoulement.

laire, comme je l'ai montré, et comme on le verra encore plus loin. Trop molle, trop peu plastique, elle ne retiendrait pas l'œuf avec assez de solidité, et il serait rejeté prématurément, comme cela a lieu dans certains cas de métrite. Quelques personnes pensent, en outre, que le fluide de cette membrane sert à la nutrition du fœtus.

Chorion.

Le chorion est la seconde membrane de l'œuf. Intermédiaire à la caduque et à l'amnios, il a été confondu avec la première par quelques anatomistes, ce qui lui a fait attribuer une épaisseur et une opacité qu'il n'a pas, comme le fait très bien remarquer M. Roux. Il est transparent et très mince, plus même que l'amnios. Il tapisse la partie membraneuse de l'œuf, se glisse sur la face fœtale du placenta, et s'arrête à la base du cordon, sans réellement remonter sur lui, ainsi que M. Velpeau l'a établi, contrairement à l'opinion dans laquelle on le représentait comme allant se continuer avec la peau, autour de l'ombilic du fœtus.

Quoi qu'il en soit, le chorion est en rapport en dedans avec l'amnios, et en dehors avec la membrane caduque, le placenta et le cordon. Sa face interne est lisse et simplement juxta-posée à l'amnios. Sa face externe, au contraire, est tomenteuse ; elle est lâchement unie à la caduque, tandis qu'elle adhère au placenta d'une manière très serrée, au moyen de filamens non ramifiés qu'elle envoie dans son épaisseur, et qui constituent les *villosités* de cette membrane.

Structure. Le chorion paraît cellulaire. Il a beaucoup d'analogie de composition avec les membranes séreuses. Hewson, Ruisch, Haller, Dutrochet (1) le considèrent comme formé de plusieurs lames superposées ; mais il est facile de voir que ces auteurs ne lui ont attribué ce caractère, que parce qu'ils ont cru que le feuillet réfléchi de la membrane caduque lui appartenait, et formait sa partie extérieure.

Wrisberg et Sandifort croient que le chorion renferme des vaisseaux sanguins. M. Velpeau soutient, au contraire, qu'ils n'existent pas. Néanmoins, tout en convenant qu'on ne peut

______
(1) *Mém. pour servir à l'hist. anat. et phys. des animaux et des végetaux,* Paris 1837, t. 2 pag. 200 et suiv.

pas y apercevoir de vaisseaux sur l'œuf humain, il me paraît d'autant plus difficile de ne pas en admettre, qu'on les voit distinctement dans le chorion de plusieurs autres animaux. Il est bien plus douteux qu'on y rencontre les lymphatiques indiqués par Schreger, et les nerfs que Chaussier et Ribes assurent y avoir suivis.

Les filamens qui naissent de la face externe du chorion, et qui s'enfoncent dans le placenta ne sont pas des vaisseaux ; ils n'ont aucune cavité, et sont formés de tissu cellulaire, comme le reste de cette membrane ; les observations de MM. Velpeau, Breschet (1) et Raspail (2) ne laissent aucun doute à cet égard.

Développement. L'histoire du développement du chorion est encore enveloppée d'une grande obscurité, malgré les travaux nombreux dont il a été l'objet. Comme la caduque, cette membrane ne me paraît pas appartenir à l'ovule dès son origine ; je ne l'ai pas trouvée sur un œuf développé dans l'ovaire, dont j'ai été à même de faire l'examen. Je crois qu'elle se forme sur lui pendant son passage dans la trompe (3), et que la matière qui le constitue est sécrétée par la membrane interne de ce canal.

D'abord le chorion rudimentaire représente une vésicule à surface comme fongueuse ou chagrinée, qui entoure l'ovule tout entier, mais qui est séparée de celui-ci par un fluide dont la disparition a promptement lieu.

Plus tard sa surface extérieure devient plus tomenteuse qu'auparavant, et donne naissance à des prolongemens filamenteux qui constituent ses *villosités.* Ces prolongemens sont pleins et non ramifiés. D'abord assez courts et terminés par une extrémité renflée, ils s'alongent ensuite, présentent de nouveaux renflemens, et finissent par perdre toutes leurs nodosités primitives. D'abord aussi ils sont épars sur tout le pourtour de la vésicule du chorion, tandis que par la suite ils disparaissent en partie, et ne persistent qu'au niveau du placenta.

(1) *Études anat. phys. et pathologiques de l'œuf dans l'espèce humaine,* (mém. de l'acad. royale de médecine, Paris 1832, t. 2, in-4° pag. 1 et suiv.)

(2) *Nouveau système de Chimie organique,* 2e édition, Paris 1838, t. 2, pag. 508 et suiv.

(3) Certaines membranes extérieures de l'œuf des oiseaux se déposent ainsi successivement sur lui, à mesure qu'il descend dans l'oviducte.

Enfin plus tard, comme on le verra, le chorion est traversé
par les vaisseaux ombilicaux qui vont s'étaler en dehors de lui,
pour former le placenta.

Usages. Les fonctions particulières du chorion ne sont pas
bien connues. On a supposé, et avec raison, ce me semble, que
ses villosités servent à l'absorption de fluides propres à la nutrition, de l'ovule, au moment de l'arrivée de celui-ci dans l'utérus. Seiler compare ces filamens, pour les usages, au chevelu
de la racine des végétaux. Plus d'une raison pourrait être al-
léguée à l'appui de cette manière de voir, je ne citerai que les
suivantes : ces filamens ne sont nombreux et bien développés
qu'à l'époque à laquelle le placenta n'existe pas, et où l'œuf n'a
pas encore pris racine, en quelque sorte, dans l'utérus ; enfin ils
sont remplacés par un organe de circulation et de nutrition,
à la formation duquel ils concourent, comme on le verra plus
tard.

Amnios.

L'amnios, *aguelette* de quelques auteurs, est la membrane la
plus profonde, celle qui est le plus immédiatement en rapport
avec le fœtus, et qui forme, à proprement parler, la cavité centrale de l'œuf. Elle n'appartient pas seulement à la partie membraneuse des parois de celui-ci, elle passe sur la face fœtale du
placenta, se réfléchit sur la base du cordon, lui forme une
gaîne, et va manifestement se continuer, à terme ou moins, avec
la surface de la peau du fœtus, aux environs de l'ombilic.

La face externe de l'amnios est en rapport immédiat avec le
chorion à la fin de la grossesse; toutefois elle n'est que juxta-posée
à cette membrane, on l'en sépare avec la plus grande facilité. Sa
face interne forme la cavité de l'œuf, et est séparée du fœtus
par un liquide qui porte le nom de *liquide amniotique*, ou
d'eau de l'amnios.

L'*eau de l'amnios* varie en quantité, suivant l'époque de la
grossesse ; à terme, on en trouve une ou deux livres environ.
Elle a une couleur jaunâtre ou verdâtre, et ressemble beaucoup à la sérosité, sous ce rapport. Ordinairement elle est limpide ; quelquefois seulement sa transparence est troublée par
des flocons albumineux de couleur plus ou moins foncée. Elle
est onctueuse au toucher, d'une odeur fade et comme spermatique, d'une saveur légèrement salée et d'une pesanteur spécifi-

que supérieure à celle de l'eau. MM. Vauquelin et Buniva y ont trouvé environ 98 parties d'eau sur 100, de l'albumine et des sels à base de soude et de chaux. Berzelius y a trouvé de l'acide fluorique. Schèele assure y avoir rencontré de l'oxygène à l'état libre. Enfin des recherches de M. Lassaigne, ont fait croire long-temps à cet habile chimiste qu'elle renferme un gaz analogue à l'air atmosphérique ; toutefois ce résultat ne paraît pas avoir été confirmé par des essais ultérieurs.

Structure. L'amnios n'est formée que d'une seule lamelle cellulaire très mince et très fragile. On n'y a reconnu jusqu'ici ni vaisseaux ni nerfs.

Développement. L'origine de l'amnios date de l'époque de la conception : elle fait partie du germe, et se forme certainement dans l'ovaire au moment du développement de celui-ci. Sa continuité avec la peau, reconnue par les anciens et non contestée par les modernes, pour l'époque de la naissance, n'est plus aussi évidente dans les premiers temps de la vie intra-utérine, lorsque les parois abdominales de l'embryon n'existent pas. A cette époque même, suivant M. Velpeau, l'amnios ne va que jusqu'à l'extrémité fœtale du cordon, et ne s'unit que consécutivement à la peau de l'abdomen (1).

Dans le principe, l'amnios est séparée du chorion par un espace considérable, qui diminue graduellement avec l'âge, qui finit par disparaître, comme on l'a vu, et qui est rempli par un fluide bien distinct de l'eau de l'amnios, remarquable par son apparence floconneuse, et qui constitue ce qu'on appelle les *fausses eaux.* C'est au milieu de lui que se trouvent la vésicule ombilicale et l'allantoïde, comme on le verra plus tard.

L'amnios est d'abord presque immédiatement appliquée sur l'embryon ; mais cet état ne dure que peu de temps, l'eau de l'amnios augmente en quantité, et le fœtus se trouve séparé de cette membrane par un espace considérable, dans lequel il peut se mouvoir.

Usages. L'amnios protège le fœtus, surtout à l'aide du fluide qu'elle renferme et qu'elle produit, fluide qui l'isole, l'em-

______

(1) Je dois dire cependant que sur un fœtus de huit mois sur lequel les parois abdominales manquaient presque complètement, et qui se trouvait, par suite de ce vice de conformation, dans l'état des plus jeunes embryons, j'ai vu l'amnios s'étendre de l'extrémité fœtale du cordon, à la peau qui formait les bords du vaste hiatus de la région abdominale.

pêche d'être pressé aussi fortement par la matrice, lui permet des mouvemens, et le soustrait à l'influence des chocs, des secousses qu'éprouve la mère. En outre, au moment de l'accouchement, le fluide amniotique prépare les voies, en favorisant d'abord la dilatation du col de l'utérus, et lubréfiant ensuite les parties génitales de la femme, lorsque l'amnios s'est rompue.

ARTICLE SECOND.

Partie vasculaire des annexes du fœtus.

Cette partie des annexes du fœtus est constituée par le placenta et le cordon.

Placenta.

Le placenta est un gâteau vasculaire duquel émanent et vers lequel retournent les vaisseaux ombilicaux. Il occupe un point circonscrit du contour de l'œuf. Sa forme varie beaucoup, suivant les animaux : chez l'homme, il est irrégulièrement ovalaire. Ses diamètres varient entre six et huit pouces. Sa circonférence a de dix-huit pouces à deux pieds. Son épaisseur est d'un pouce à quinze lignes environ.

Le placenta présente deux faces, une *interne*, l'autre *externe*, et une circonférence.

Sa face interne ou *fœtale*, concave, revêtue par l'amnios, par le chorion, et parcourue par les principales ramifications des vaisseaux ombilicaux, donne naissance au cordon ombilical plus ou moins près de son centre. L'amnios ne lui adhère pas ; mais il n'en n'est pas de même du chorion ; cette membrane envoie une foule de prolongemens dans son épaisseur, comme je l'ai déjà dit.

Sa face externe ou *utérine* est convexe, et en rapport immédiat avec la face interne de l'utérus, en un point qui varie quelque peu suivant les cas, mais qui avoisine le plus souvent l'orifice de l'une des trompes. Sa surface est lisse et tapissée par une lame qui se continue avec la caduque à la circonférence du placenta, et dont la nature est analogue à celle de cette membrane. Lorsqu'on a enlevé la couche précédente, la face du placenta que je décris, paraît parcourue par un grand nombre de sillons ou d'anfractuosités, que l'on appelle *sinus du placenta*, et qui subdivisent cet organe en un certain nombre de *lobes* ou *cotylédons*. Ces sinus ne sont pas des cavités veineuses, comme ont l'air de le croire

quelques personnes, mais plusieurs d'entre eux, surtout ceux
qui sont placés près de la circonférence du placenta, reçoivent
des embranchemens de vaisseaux particuliers que l'on appelle
utéro-placentaires, comme on le verra plus loin. Du reste, cette
face est unie à la matrice, à la fois par les vaisseaux précédens et par la membrane plastique qui la revêt. Sur un placenta détaché de l'utérus, elle présente des ouvertures fort larges, sur lesquelles appuie ordinairement un caillot sanguin,
ouvertures qui sont les points au niveau desquels, pendant l'accouchement, se sont rompues les veines utéro-placentaires.

La circonférence du placenta est plus ou moins nettement
terminée. Souvent quelques lobes détachés des autres la rendent flexueuse ; quelquefois elle donne insertion au cordon,
disposition de laquelle résulte ce qu'on appelle placenta *en raquette*. C'est à sa hauteur que s'opère la réflexion de la caduque, et en même temps la continuité de cette membrane avec
celle qui revêt la face utérine du placenta. Enfin elle est entourée dans presque tous les points par des veines flexueuses,
qui envoient des divisions dans les sinus voisins du placenta, et
qui ne forment jamais un cercle complet, comme on l'a cru.

Structure. La structure du placenta est un des points les
plus importans et les plus controversés de l'histoire de l'œuf
des animaux mammifères. Toutefois, je me hâte de le dire, malgré les opinions contradictoires des auteurs à cet égard, la vérité ne me paraît pas aussi difficile à trouver ici qu'il semble au
premier abord. Pour cela, il suffit de rester dans les limites de
l'observation intuitive, et de ne donner que très peu carrière à
son imagination. Or l'observation répétée sur l'homme et sur
les autres mammifères nous apprend que le placenta est essentiellement formé par les vaisseaux ombilicaux et par les villosités du chorion ; mais elle nous montre, en outre, que pour
rendre plus étroite, plus intime l'union de cette véritable racine du fœtus avec l'utérus, la nature a établi une sorte d'entrelacement réciproque entre les élémens de ces deux parties, entrelacement on ne peut plus évident chez les ruminans (1),

(1) Chez ces animaux, l'utérus subit un boursoufflement particulier au
niveau de chacun des cotylédons du placenta ; sa surface devient anfractueuse, elle donne naissance à des prolongemens alongés, renflés à leurs
extrémités, et séparés par des dépressions analogues. Les cotylédons du pla-

et qui n'est pas moins réel, quoiqu'il soit moins tranché dans l'œuf humain. Il y a par conséquent deux choses à étudier ici : la structure placentaire en elle-même, et le mode d'union de cet organe avec l'utérus. Occupons-nous d'abord du premier point.

Le placenta n'est pas seulement formé par les vaisseaux ombilicaux et par les villosités du chorion ; une membrane revêt sa face utérine, et un tissu cellulaire lâche réunit ses divers élémens. Les granulations que Malpighi croyait y avoir aperçues et auxquelles il attribuait des fonctions sécrétoires spéciales, ne sont autre chose que les renflemens normaux des villosités du chorion. Enfin les vaisseaux lymphatiques que Lauth et Fohmann assurent y avoir rencontrés, les nerfs que Chaussier et M. Ribes disent y avoir suivis, ne me paraissent pas encore suffisamment démontrés.

Les vaisseaux ombilicaux ont, dans les lobes du placenta, la même disposition que les autres vaisseaux dans les autres parties du corps : les artères et les veines se continuent ensemble après être parvenues à une ténuité capillaire. Tout ce que les auteurs ont dit de relatif à la *structure érectile et caverneuse* du placenta est erroné et n'a pas peu contribué à embrouiller le sujet qui nous occupe. Un organe peut être entièrement vasculaire, comme la rate et le corps caverneux, sans pour cela avoir leur structure ; pour ressembler à ces organes, sous ce rapport, il faut qu'il offre cette résolution des veines en larges aréoles que j'ai décrites précédemment (1), et qu'on ne retrouve nulle part dans le placenta. En un mot, ce ne sont pas mêmes choses, qu'une *structure vasculaire* et une *structure érectile*; le placenta est essentiellement vasculaire, mais il n'est pas érectile.

Les vaisseaux d'un lobe placentaire communiquent facilement entre eux, mais ils sont isolés de ceux des lobes voisins, et nulle part ils ne s'abouchent avec ceux de la mère. J'ai fait souvent des injections sur des femelles d'animaux, pour décider cette question importante ; tout récemment avec M. le professeur Moreau, j'ai répété ces essais sur deux cadavres de femmes mortes en couches ; j'ai employé les matières à injec-

centa offrent la même disposition ; de sorte qu'il s'établit une pénétration et une réception réciproques des uns des autres.

(1) Voy. tom. 2, p. 218.

tion les plus tenues et les plus pénétrantes ; j'ai poussé tantôt
par les vaisseaux de la mère, tantôt par ceux du fœtus, tantôt
par les uns et les autres à la fois, et j'ai constamment obtenu
le même résultat. Au reste, cette communication directe n'est
pas nécessaire pour l'intelligence des phénomènes de la nutrition du fœtus. Implanté, en effet, par ses racines placentaïres
sur l'utérus, suivant un mode que nous examinerons bientôt,
le fœtus absorbe par les vaisseaux ombilicaux, les sucs qui
doivent servir à sa nutrition, comme un végétal puise dans le
sol auquel il adhère les élémens nécessaires à sa composition.
Sans doute, dans les derniers temps de la vie intra-utérine ,
quelques-uns de ces vaisseaux s'oblitèrent, se transforment en
cordons fibreux, ou subissent même une transformation créta-
cée ; mais cette circonstance apporte au passage des élémens
nutritifs de la mère à l'enfant, des obstacles sur lesquels je reviendrai par la suite.

Les villosités du chorion qui s'engagent dans le placenta
soutiennent ses vaisseaux. Du reste, elles témoignent bien plutôt de leur importance primitive avant la formation du placenta, par leur présence dans cet organe , que par l'action qu'elles
exercent elles-mêmes après cette époque.

Le tissu cellulaire du placenta est très mou et en quelque
sorte à l'état natif.

La membrane de la face utérine du placenta est disposée sur
les lobes et sur les sinus qui séparent ceux-ci, comme l'arachnoïde, sur les circonvolutions et les anfractuosités du cerveau. Interposée à l'utérus et au placenta, elle établit une
communication entre les vaisseaux utérins et certains points
des sinus du placenta, et présente, à cet effet, des ouvertures
qui ont été indiquées plus haut.

L'union du placenta avec l'utérus résulte, comme je l'ai dit,
d'un véritable entrelacement de ces deux parties, d'une pénétration réciproque de l'une et de l'autre. Le placenta, en effet,
se prolonge vers l'utérus en même temps que celui-ci se gonfle,
s'hypertrophie et se prolonge vers le placenta. Cette double disposition est tellement évidente chez certains animaux , comme
je l'ai dit précédemment, qu'il ne viendrait à l'esprit de personne d'en contester la réalité. Chez l'homme elle est moins
apparente, mais tout aussi facile à démontrer. D'une part, en

effet, le placenta est subdivisé du côté de l'utérus, en lobes séparés par des sillons; et, d'un autre côté, l'utérus prolonge ses vaisseaux vers le placenta, au moyen de canaux de formation nouvelle, qui constituent les *vaisseaux utéro-placentaires.*

Les *vaisseaux utéro-placentaires,* aperçus par plusieurs anatomistes, que M. Dubois assure avoir injectés, et dont M. Velpeau conteste l'existence, sont, comme je l'ai dit, les prolongemens de l'utérus vers le placenta. Ils représentent dans l'œuf humain cette touffe fongueuse qui naît de la face interne de l'utérus de la vache, et dont les divisions pénètrent dans les aréoles de chaque cotylédon placentaire correspondant. Leur existence est si constante, leur développement si considérable, qu'il est impossible que M. Velpeau ne les ait pas aperçus, que la différence de notre langage, sous ce rapport, existe probablement dans les mots bien plutôt que dans les choses, et qu'elle doit dépendre seulement de la manière dont nous interprétons les mêmes faits.

Les vaisseaux utéro-placentaires sont artériels et veineux ; mais parmi eux les veines sont incomparablement plus développées que les artères. Les premières sont moins flexueuses que les secondes. Les unes et les autres se continuent avec les vaisseaux utérins. Les veines, en particulier, s'abouchent obliquement avec des ouvertures que présentent ces vaisseaux sur la face interne de la matrice, et dont les bords sont contigus dans l'état normal , comme on l'a vu (1). Ces vaisseaux se dirigent obliquement, traversent la membrane qui revêt la face utérine du placenta , et se terminent d'une manière qui n'est pas la même. Les artères cessent presque aussitôt dans les interstices lobulaires voisins, sans se diviser, et en s'ouvrant dans leurs aréoles. Les veines marchent quelque temps, soit à la circonférence du placenta, vers laquelle elles forment souvent un cercle plus ou moins complet, soit dans les sinus placentaires; puis elles se subdivisent, et pénètrent dans la partie externe du placenta, sans s'aboucher ensemble, non plus qu'avec les vaisseaux ombilicaux. Les parois des vaisseaux utéro-placentaires paraissent uniquement formées par une membrane très mince , qui cesse même au bout d'un certain trajet dans le placenta.

On comprend maintenant la subdivision du placenta en *por-*

(1) Tom. 2, page 291.

tion fœtale et *portion utérine,* admise par les auteurs. La première est formée par le placenta proprement dit, la seconde est constituée par les vaisseaux utéro-placentaires. La portion fœtale est incomparablement plus développée que la portion utérine ou maternelle dans l'œuf humain ; tandis que dans celui de la vache l'une et l'autre le sont à peu près également.

Développement. La formation du placenta date de l'arrivée de l'ovule dans la cavité utérine ; elle s'effectue du fœtus vers l'utérus, par un véritable prolongement des vaisseaux ombilicaux au-delà du chorion, sur le trajet des villosités de celui-ci. D'abord vaguement étendu à presque toute la circonférence du chorion, il se rétrécit à mesure qu'il se développe, et se met exclusivement en rapport avec la région de l'utérus, de laquelle l'œuf a décollé la membrane caduque (1). Il paraîtrait, d'après Meckel et Béclard, que les divisions placentaires de la veine ombilicale se forment avant celles des artères.

Lorsque l'on compare l'œuf humain avec celui des oiseaux qui n'a pas de placenta, ou plutôt dans lequel cet organe est représenté par l'allantoïde qui reçoit la terminaison des vaisseaux ombilicaux, et que l'on voit se former par une sorte de végétation du sommet de la vessie hors de la cavité abdominale, on acquiert la conviction que le placenta est le résultat d'une sorte de transformation de l'allantoïde, qu'il est le produit d'un prolongement des vaisseaux ombilicaux au-delà de cette poche, à laquelle ils appartiennent d'abord exclusivement, et que l'énorme développement qu'il présente dans l'œuf humain, est la raison pour laquelle on y voit disparaître si promptement et si complètement toute la portion extra-abdominale du système allantoïdien, ou *ovo-urinaire.* Du moins, c'est la doctrine que je professe depuis long-temps dans mes cours, doctrine que M. Coste me paraît avoir également adoptée (2).

Usages. Le placenta est réellement la *racine du fœtus* ; cette expression n'a rien ici de métaphorique. Pénétré par les vaisseaux utérins, qui apportent de la mère dans ses aréoles, un sang au milieu duquel plonge son système capillaire, il y

(1) Le placenta circonscrit son adhérence à ce point, parce que c'est le seul où il trouve des matériaux nutritifs à puiser. Les racines des vaisseaux ombilicaux se dirigent vers cet endroit, comme les racines des plantes se portent vers les couches de terre végétale placées dans leur voisinage.

(2) M. Coste, *Embryogénie comparée,* Paris 1837.

puise les élémens nécessaires à la réparation des pertes que
la nutrition fait éprouver à tout instant au sang du fœtus.
Le sang de la mère ne passe pas en nature dans les vaisseaux du fœtus, mais ces vaisseaux y prennent élément par élément tout ce qui est nécessaire à la nutrition de celui-ci. Le placenta est un organe d'hématose, comme on l'a dit trop vaguement ; car il redonne au sang du fœtus les qualités nutritives
qu'il avait perdues ; mais son action ne ressemble guère à celle
du poumon pendant la vie extra-utérine ; elle se rapproche bien
davantage de celle de l'intestin grêle dans la digestion.

Sans doute la nature fait surtout arriver du sang veineux dans
les aréoles du placenta, parce qu'il est plus propre à la nutrition
du fœtus, et parce qu'il est moins excitant que le sang artériel.
Du reste, ce serait une erreur de croire que celui-ci n'y aborde
pas ; les artères utéro-placentaires en apportent quelque peu.

Lorsque l'œuf est arrivé à terme, les radicules des vaisseaux
placentaires, comme on l'a vu, tendent à s'oblitérer, et s'oblitèrent même en partie; alors le sang, moins facilement absorbé
par ces vaisseaux, stagne en plus grande quantité dans les vaisseaux utéro-placentaires et dans ceux de l'utérus; alors aussi cet
organe, sur-excité par ce séjour , se contracte et se débarrasse
du produit de la conception. Cette oblitération des vaisseaux
placentaires à la fin de la gestation , et la séparation du fœtus
de sa mère sous l'influence de cette cause , rappellent parfaitement l'oblitération des vaisseaux du pédoncule des fruits des
végétaux et la chute de ceux-ci, à l'époque de leur maturité.

Variétés. Le placenta peut être décomposé en plusieurs cotylédons entièrement séparés. Le cordon s'insère quelquefois à
sa circonférence, commé dans le *placenta en raquette.* Il adhère
quelquefois au fœtus, non seulement au niveau de l'ombilic,
mais encore en d'autres points du corps ; circonstance de laquelle, suivant M. Geoffroy St.-Hilaire, peuvent résulter des
vices de conformation. Enfin la mollesse de la membrane caduque, permet quelquefois à l'ovule de la décoller très loin, et,
par suite, au placenta d'aller se mettre en rapport avec des
points de l'utérus plus déclives que de coutume, avec son col,
par exemple.

Cordon ombilical.

Le cordon ombilical, *funis ombilicalis* , est le pédicule qui

réunit le fœtus avec l'enveloppe de l'œuf, et spécialement avec
le placenta. Il traverse la cavité de l'amnios pour aller s'insérer
sur le fœtus, et se plie, se contourne dans cette cavité, quelquefois même autour du fœtus, d'une manière qui varie suivant les
individus. Sa longueur et son volume n'ont rien de bien constant : il égale ordinairement le fœtus sous le premier rapport ;
son volume, au terme de la grossesse, est généralement celui
du petit doigt.

Les vaisseaux du cordon offrent une disposition spiroïde qu'il
est facile de reconnaître à travers la membrane qui les recouvre, et qui lui donne une forme toute particulière. Sa surface
présente des renflemens que l'on a appelés *nœuds* ou *varices* du
cordon, et qui sont tout simplement des saillies formées par la
flexion angulaire et les sinuosités des vaisseaux ombilicaux. Le
nombre de ces nœuds est sujet à des variétés dont il n'est pas
indifférent de tenir compte relativement au développement du
fœtus ; car, lorsqu'ils sont très multipliés, ils peuvent gêner la
circulation.

L'extrémité externe, ou *placentaire* du cordon ombilical s'insère ordinairement vers le centre de la face fœtale du placenta,
quelquefois aussi à sa circonférence, comme on l'a vu.

Son extrémité interne, ou *fœtale* tient à l'ombilic, et se continue avec l'abdomen du fœtus.

Structure. A la naissance, le cordon ombilical est formé par
les troncs des vaisseaux ombilicaux, par un tissu cellulaire lâche, et est recouvert par l'amnios. On lui a également attribué
des nerfs et des vaisseaux lymphatiques.

Les *vaisseaux ombilicaux* n'ont que leur tronc dans le cordon ombilical. Il y en a trois, une veine et deux artères, la première beaucoup plus grosse que les autres. Ils sont disposés en
spirale, et marchent le plus souvent de gauche à droite, d'après
Meckel et M. Velpeau. Rarement ils suivent un trajet rectiligne ; plus rarement encore ils sont dirigés dans un sens près du
placenta et dans un autre du côté du fœtus. Quelquefois ils décrivent leurs spires autour de l'axe du cordon ; d'autres fois
c'est la veine seule qui se roule autour des artères ; plus ordinairement ce sont les artères, au contraire, qui se contournent
autour de la veine.

Dans leur trajet, les vaisseaux ombilicaux offrent souvent de brusques changemens de directions. D'ascendans ou descendans qu'ils sont d'abord , ils deviennent tout-à-coup descendans ou ascendans, et forment ces nœuds qu'on a appelés *varices du cordon*. Isolées l'une de l'autre dans le cordon, les deux artères ombilicales communiquent ensemble par un rameau oblique, près du placenta. La veine ombilicale naît dans ce corps, les artères viennent, au contraire, s'y terminer.

Arrivés à l'ombilic, les vaisseaux ombilicaux se séparent les uns des autres, et forment une sorte de patte d'oie en pénétrant dans l'abdomen : la veine remonte à droite vers le foie, comme on le verra plus loin, les artères descendent à droite et à gauche vers le bassin.

Reuss assure que ces vaisseaux sont pourvus de valvules; mais il est évident qu'il a pris pour telles les éperons qu'ils offrent intérieurement au niveau de leurs flexuosités.

Le *tissu cellulaire du cordon* est très mou et infiltré d'une sorte de matière glutineuse, qu'on a appelée *gélatine de Warthon*, et qui varie beaucoup suivant les sujets ; très abondante dans les cordons qu'on nomme *gras*, cette matière est très rare, au contraire, dans ceux qu'on appelle *maigres*.

La *gaîne du cordon* est formée par l'amnios, qui se réfléchit sur lui, et l'entoure de toutes parts. Le chorion ne s'y étend pas, comme l'ont cru les auteurs.

Suivant Chaussier et M. Ribes, on peut suivre quelques nerfs dans l'intérieur du cordon jusque sur la veine ombilicale. Mais, dans mon opinion, les vaisseaux lymphatiques que plusieurs anatomistes ont signalés dans la même partie, et que MM. Lauth et Fohmann croient y avoir injectés, ne sont que de trompeuses apparences; l'infiltration du mercure dans les interstices alongés du tissu cellulaire du cordon me paraît, en effet, avoir abusé ces anatomistes.

Développement. On aperçoit le cordon de très bonne heure. Il existe, en effet, dès le moment de la fécondation ; car c'est dans le greffement du germe sur l'ovule primitif de l'ovaire que paraît consister cet acte ; et les vaisseaux qui servent à ce greffement constituent aussi le cordon à cette époque. Alors le cordon est très court et à peine distinct ; mais aussitôt qu'on aperçoit nettement l'embryon, il paraît avoir sensiblement la longueur de celui-ci , comme le fait remarquer M. Velpeau.

Dans l'origine, l'insertion du cordon ombilical a lieu très près de l'extrémité inférieure de l'ovoïde de l'embryon ; mais à mesure que la grossesse avance, cette insertion remonte d'une manière graduelle ; de telle façon qu'à la naissance, elle se fait sensiblement au milieu du corps en hauteur.

La composition du cordon n'est pas la même à toutes les périodes de la grossesse : d'abord il est constitué par les vaisseaux omphalo-mésentériques seulement, comme on le verra plus loin ; plus tard, il renferme la vésicule ombilicale, l'ouraque, quelques anses intestinales, et il se fait remarquer par sa forme bosselée en dehors ; plus tard encore, les intestins qui s'y trouvaient rentrent dans le ventre, la vésicule ombilicale et l'ouraque s'oblitèrent, et les vaisseaux ombilicaux restent à peu près seuls pour le former.

Variétés. Le cordon offre de nombreuses variétés de longueur ; on a parlé de cordons de quatre, cinq et six pieds, et d'autres de quelques pouces seulement. M. Dezeimeris en a observé un de 28 pouces, sur un fœtus abortif de quatre mois. Le cordon est quelquefois remarquable par son volume ou par son exiguité. Il se décompose quelquefois avant d'arriver au placenta, et ses vaisseaux vont s'y insérer séparément.

On dit avoir rencontré deux veines ombilicales ; il est plus commun de ne rencontrer qu'une seule artère. En 1821, j'ai donné à la faculté un fœtus qui présente un exemple de la dernière anomalie ; M. Velpeau en a observé un autre cas.

On a cité des observations de fœtus dépourvus de cordon. Toutefois, ces faits sont d'autant moins avérés, que presque tous ont trait à des individus affectés d'extrophie de la vessie, vice de conformation que j'ai précédemment indiqué (1), et dans lequel l'ombilic existe bien, mais se trouve placé plus bas, sur la partie supérieure du mamelon vésical ; ce qui a pu faire croire à son absence.

ARTICLE TROISIÈME.

Vésicules du fœtus.

Ces vésicules sont au nombre de deux, la *vésicule ombilicale* et l'*allantoïde.* La *vésicule érythroïde* qu'a décrite M. Pockels, me paraît le produit de l'une de ces illusions, dans lesquelles il est

(1) Voy. tom. 2, pag. 238.

si facile de tomber , en une matière aussi difficile que celle-ci.

Quoi qu'il en soit, les vésicules n'existent dans l'œuf humain que vers les premiers temps de la vie intra-utérine ; plus tard, on en trouve à peine des vestiges. Dans l'œuf des animaux, il n'en est pas tout-à-fait de même : chez quelques-uns, la plupart des mammifères, l'allantoïde est encore très développée et très apparente à terme ; chez d'autres, les ovipares proprement dits, la vésicule ombilicale et l'allantoïde sont l'une et l'autre très apparentes jusqu'à la fin de l'incubation.

Vésicule ombilicale.

La vésicule ombilicale est un petit sac qui renferme un fluide destiné à la nutrition du fœtus. Elle existe constamment dans les premiers temps de la vie intra-utérine. On ne doit pas la confondre avec l'allantoïde, comme l'a fait Lobstein. Dans l'œuf des oiseaux elle est représentée par la vésicule du jaune.

La vésicule ombilicale n'était point connue des anciens ; Albinus paraît l'avoir décrite le premier. Elle est placée entre l'amnios et le chorion, mais dans des points qui varient suivant l'époque de la grossesse : d'abord accollée à l'abdomen de l'embryon et entourée par les élémens du cordon, elle descend graduellement dans celui-ci , et vient s'appliquer sur la face fœtale du placenta. Sur un œuf d'un mois environ , que j'ai examiné avec mon ami le docteur Gillette, elle occupait déjà cette position.

La vésicule ombilicale est arrondie ou piriforme dans son origine ; mais bientôt elle s'affaisse et prend une disposition sensiblement lenticulaire. Sur l'œuf dont je viens de faire mention, elle avait déjà cette forme.

Son volume varie, et va diminuant jusqu'à l'époque de deux ou trois mois. À six semaines elle m'a paru , dans trois cas , avoir environ le volume d'une lentille. Lobstein et Meckel ont représenté de beaucoup plus grosses vésicules ombilicales à cet âge ; mais elles offraient certainement quelque chose d'exceptionnel.

La vésicule ombilicale est unie au fœtus à l'aide d'un pédicule grêle, dont l'alongement est en raison inverse de l'âge, pédicule qui traverse le cordon et qui pénètre avec lui dans l'abdomen de l'embryon. Ce prolongement est creux, et principalement formé par un canal qui va se rendre à l'intestin et qui communique avec lui. Les essais de M. Velpeau ne laissent plus à cet égard les doutes que partageaient encore, il y a peu de temps, les savans les plus distingués. Je viens aussi de mettre cette cavité dans la plus complète évidence sur un des ovules que je possède, en y poussant de l'air avec un chalumeau.

Structure. Les parois de la vésicule ombilicale sont épaisses et assez résistantes; elles offrent une teinte d'un blanc jaunâtre, et sont demi-transparentes. La membrane qui les constitue est grenue, et paraît formée de deux couches, l'une interne, l'autre externe. Son pédicule offre une structure analogue à la sienne.

La vésicule ombilicale reçoit des vaisseaux connus sous le nom d'*omphalo* ou *ombilico-mésentériques*. Ces vaisseaux, artériels et veineux, procèdent de l'artère et de la veine mésentériques supérieures, sortent de l'abdomen par l'ombilic, s'engagent dans le cordon, concourent à former le pédicule de la vésicule, et vont se terminer dans les parois de celle-ci, en donnant naissance à un réseau très fin, et quelquefois très facile à voir sans aucune préparation particulière. M. Velpeau les a injectés plusieurs fois avec des substances très ténues.

La vésicule ombilicale renferme un fluide analogue au jaune de l'œuf des oiseaux, fluide jaunâtre, opaque, de la consistance d'une émulsion, ce qui varie cependant suivant les sujets.

Développement. Le développement de la vésicule ombilicale est encore enveloppé de quelque obscurité. On le conçoit d'ailleurs aisément, quand on réfléchit qu'on ne la rencontre que dans les premiers temps, c'est-à-dire à l'époque à laquelle le produit de la conception est le plus petit et le plus difficile à observer. Ce qu'on sait de plus positif à cet égard, c'est qu'on l'aperçoit dès le moment que l'on commence à distinguer l'ovule, et qu'elle est développée en raison inverse de l'âge de celui-ci.

Toutefois, l'analogie de la vésicule ombilicale et du jaune de l'œuf de l'oiseau, surtout cette circonstance que le dernier préexiste dans l'ovaire à l'imprégnation, et forme la base de l'œuf qui vient d'être fécondé; tout cela ne permet guère de douter, que la première ne soit également la base de l'œuf humain à sa sortie de l'ovaire, qu'elle naisse dans celui-ci, et qu'elle y soit représentée par une des vésicules de De Graaf, qui n'attendait pour se porter au-dehors que la réunion de circonstances favorables à son développement. Cette manière de voir est celle de l'illustre Meckel, et, on peut le dire, elle est tellement conforme à ce qui a lieu dans l'œuf des oiseaux, sur lequel il est facile de faire des observations, qu'il est impossible de ne pas l'admettre.

D'abord arrondie, bien remplie par son fluide, la vésicule ombilicale s'aplatit ensuite, et devient vide. D'abord elle est très voisine de l'embryon, et s'en éloigne bientôt de plus en plus, jusqu'au moment où elle disparaît. D'abord aussi, elle communique par un canal avec l'intestin; puis elle s'en sépare complètement par l'oblitération de son pédicule.

Le volume de la vésicule ombilicale diminue rapidement : vers la sixième ou la septième semaine, elle a la grosseur d'une graine de coriandre; parvenue à ce point, elle cesse quelque temps de décroître, puis elle disparaît tout-à-fait. Quelquefois on ne la trouve plus à trois mois. Dans d'autres cas, elle apparaît encore à une époque plus avancée de la grossesse.

Dans les premiers temps, le pédicule de la vésicule ombilicale forme à lui seul le cordon ombilical rudimentaire. Quelques auteurs assurent avoir encore parfois trouvé après la naissance, des traces des vaisseaux omphalo-mésentériques.

Usages. La vésicule ombilicale sert à la nutrition de l'embryon dans les premiers jours qui suivent la conception, vers l'époque à laquelle le cordon et le placenta n'existent pas encore. Son fluide passe dans l'intestin à la faveur du canal qui la met en communication avec lui, et il y est absorbé par ses vaisseaux. A vrai dire, la vésicule ombilicale dans l'origine est une partie du canal intestinal : ses vaisseaux émanent de la même source que les siens ; et il paraît même, comme je l'ai précédemment indiqué, qu'il résulte, dans l'origine, de la rentrée à l'intérieur de l'abdomen de la portion voisine de cette vésicule.

Allantoïde.

L'allantoïde est un sac d'une disposition compliquée, placé entre l'amnios et le chorion, et continu avec les voies urinaires, comme la vésicule ombilicale avec les voies digestives. Comme celle-ci, l'allantoïde n'appartient qu'aux premiers jours de la vie intra-utérine chez l'homme; tandis que beaucoup plus développée chez la plupart des autres animaux, elle persiste jusqu'à terme, de sorte qu'on peut beaucoup plus facilement chez eux en étudier la forme et la disposition.

Il règne encore beaucoup de divergence d'opinions relative-ment à l'existence même de l'allantoïde dans l'œuf humain : Harvey, Ruisch, Heister, Albinus, Monro, Hunter, etc., la rejettent absolument ; tandis qu'elle est admise par Needham, Hale, Bidloo, De Graaf, Littre, Haller, Emmert, Cuvier, Dutrochet, etc. La vérité est que cette partie est si peu developpée dans l'œuf humain, que sans la persistance de l'ouraque, qui est perméable dans les premiers temps, et qui représente son canal de communication avec la vessie, on la méconnaîtrait probablement encore aujourd'hui. Beaucoup d'auteurs n'admettent son existence, chez nous, qu'en raison de l'analogie des animaux, et supposent que l'espace qui sépare l'amnios et le chorion, et que le fluide qui occupe celui-ci appartiennent à cette vésicule. Meckel est beaucoup plus explicite : *J'ai trouvé*, dit-il, *dans un embryon de quatre semaines environ, entre lè chorion et l'amnios, et indépendamment de la vésicule ombilicale, une poche plus grande, à parois minces, affaissée sur elle-même, et contenant un fluide limpide*, et il ajoute, *j'ai depuis répété cette observation.* Mais c'est à M. Velpeau que l'on doit d'avoir définitivement fait disparaître les incertitudes qui régnaient encore dans la science, sur le sujet qui m'occupe.

Quoi qu'il en soit, on ne peut plus confondre l'allantoïde avec la vésicule ombilicale, comme le fait Lobstein ; car elle communique avec la vessie, tandis que celle-ci se continue avec l'intestin. En outre, sa formation ne date pas de l'époque de la conception, comme celle de la vésicule ombilicale.

L'allantoïde est placée entre le chorion et l'amnios, et forme un sac qui emboîte la vésicule ombilicale et l'amnios, et dont les deux extrémités se touchent, se confondent même, suivant M. Dutrochet, à une certaine époque de la gestation. Elle se prolonge dans le cordon avec les vaisseaux ombilicaux, au moyen d'un conduit qui constitue l'ouraque, et qui communique avec le sommet de la vessie. Intérieurement elle renferme un fluide d'abord clair et limpide, et qui devient jaunâtre, visqueux et floconneux par la suite. Ce fluide, libre dans la cavité simple de l'allantoïde des grands mammifères et des oiseaux, occupe dans l'œuf humain, suivant M. Velpeau, des aréoles analogues à celles du corps vitré, et concourt à former ce qu'il appelle le *corps réticulé*.

Structure. L'allantoïde est formée par une membrane très-mince, poreuse dans l'œuf humain, et plus résistante dans celui des autres animaux. Cette membrane se continue avec les parois vésicales, et dans l'ouraque, en particulier, elle prend petit à petit la structure qui caractérise ces parois elles-mêmes; de telle façon qu'au-dessus de la vessie, leur composition est tout-à-fait identique.

Le fluide allantoïdien a été considéré comme de l'urine par Daubenton et par plusieurs autres naturalistes; mais il faut convenir que s'il en est ainsi, cette urine est bien différente du fluide que les reins sécréteront plus tard; à la vérité, ces organes encore rudimentaires ne sauraient donner alors des produits semblables à ceux qui en émaneront quand ils seront bien développés. D'autres personnes, au contraire, regardent le fluide allantoïdien comme d'une nature analogue à celui de la vésicule ombilicale, et le croient destiné à la nutrition de l'embryon; mais le mode particulier de développement de l'allantoïde est peu favorable à cette doctrine.

Développement. A défaut d'observations directes suffisamment répétées sur l'œuf humain, l'analogie des oiseaux ne permet guère de douter que l'allantoïde manque dans les premiers temps, que sa formation soit quelque peu postérieure à la conception, et que cette vésicule procède dans son évolution de l'embryon vers les parois de l'œuf. Ainsi il existe, sous ce rapport, une différence fondamentale entre elle et la vésicule ombilicale; car elle procède de l'embryon, et a une existence nécessairement postérieure et subordonnée à la sienne; tandis que celle-ci préexiste au germe, et reçoit son union avec lui du fait même de l'imprégnation.

Quoi qu'il en soit, l'allantoïde se développe avec grande rapidité, et se prolonge, comme on l'a vu, autour de l'amnios et de la vésicule ombilicale. Mais bientôt, dans l'œuf humain, son fluide diminue, elle s'affaisse sur elle-même, s'oblitère, ses parois se confondent avec les membranes chorion et amnios, et on n'en retrouve plus de traces. L'ouraque seul persiste dans le cordon et dans l'abdomen du fœtus; mais sa propre cavité disparaît de bonne heure, même avant celle de l'allantoïde.

Usages. Les usages de l'allantoïde ne sont pas bien connus. Quelques auteurs la considèrent comme destinée à servir de réceptacle au produit de la sécrétion des reins. D'autres pensent qu'elle est en rapport avec la nutrition de l'embryon. Mais il me paraît d'autant plus difficile d'admettre la dernière opinion que l'allantoïde, comme on l'a vu, est une émanation du fœtus, et que le liquide qu'elle renferme est formé aux dépens des fluides de celui-ci.

Oken soutient que l'allantoïde donne naissance aux organes génito-urinaires (1) , comme la vésicule ombilicale produit le canal intestinal ; mais, ainsi que je l'ai dit précédemment, l'allantoïde procède du fœtus ; de sorte que si elle a, comme on n'en saurait douter, des relations de formation avec les organes indiqués, elles sont certainement inverses de celles qui ont été signalées par le célèbre anatomiste allemand; cette vésicule peut être considérée comme une sorte d'épanouissement au dehors de ces organes.

CHAPITRE SECOND.

Fœtus.

Par l'expression de fœtus, je désigne ici d'une manière générale, le petit être placé dans la cavité de l'œuf, et qui doit y rester renfermé jusqu'à l'époque du développement de ses principaux organes, de ceux qui sont le plus indispensables à la vie individuelle. Toutefois, il importe de rappeler, que la dénomination de fœtus lui est plus particulièrement appliquée dans les six derniers mois de la vie intra-utérine, tandis qu'on l'appelle embryon dans les trois premiers.

Le fœtus occupe la cavité de l'amnios, plongé au milieu du fluide qui la remplit, et uni aux parois de l'œuf au moyen du cordon ombilical. La surface de son corps est couverte d'un vernis caséiforme plus abondant sur la tête, au col, dans les aisselles et dans les aines que partout ailleurs. Son tronc est courbé en arc sur sa face sternale. Ses membres sont fléchis et croisés au-devant de lui; de manière que dans son ensemble il représente une masse ovoïde, autour de laquelle est roulé le cordon ombilical. A terme , sa longueur est de dix-huit pouces environ, et son poids de cinq à six livres.

L'extrémité de l'ovoïde du fœtus est le plus souvent tournée en bas. Hippocrate et Galien croyaient que cette direction

(1) Voyez tom. 2, page 237.

n'appartient qu'aux derniers temps de la grossesse, tandis que l'inverse aurait lieu dans l'origine jusqu'au troisième mois, époque à laquelle le fœtus exécuterait une sorte de culbute ; mais cette doctrine ne compte plus guère de partisans.

On considère généralement le volume et le poids considérables de la tête du fœtus comme la cause de la position déclive que prend la dernière partie. Toutefois cette question n'est pas aussi claire qu'on pourrait le croire ; en effet, M. le professeur P. Dubois a récemment soutenu, dans un travail remarquable ; que cette attitude pourrait bien être le produit de déterminations instinctives, au lieu de dépendre de la différence dans la pesanteur des deux extrémités de l'ovoïde fœtal (1).

Structure. L'organisation du fœtus se distingue par une mollesse d'autant plus prononcée des parties, que l'âge de celui-ci est moins avancé : le tissu cellulaire y est abondant et abreuvé d'une grande quantité de sucs séreux ; la graisse y est rare et n'occupe guère que les parties superficielles du corps ; au moins, on n'en rencontre presque point dans les cavités splanchniques. Les différents organes ne présentent pas encore cette perfection de développement que j'ai toujours prise pour type de mes descriptions ; mais je ne puis ici que rappeler ce fait d'une manière générale, car j'ai mentionné avec grand soin, pour chacune de nos parties, les phases nombreuses qu'elles parcourent depuis leur état embryonaire jusqu'à celui de l'âge adulte.

L'extrémité fœtale des vaisseaux ombilicaux doit seule maintenant fixer notre attention, parce que seuls parmi tous les organes du fœtus ces vaisseaux n'ont pu être encore décrits.

Les *vaisseaux ombilicaux* sont au nombre de trois, comme on l'a vu : deux artères et une veine.

Les artères ombilicales naissent de la partie antérieure des hypogastriques, dans le bassin, et sont tellement développées relativement aux autres branches des troncs dont elles émanent, qu'à la naissance, elles paraissent être la continuation de ceux-ci. Dès leur origine elles se portent en avant et en haut, en dé-

(1) *Mémoire sur les causes de la présentation de la tête pendant l'accouchement, et sur les déterminations instinctives ou volontaires du fœtus humain.* (Mémoires de l'Académie royale de médecine, Paris, 1833, tom. 2e, page 265 et suiv.)

crivant une courbure à concavité supérieure, se placent sur les parties postérieure et latérales de la vessie , convergent l'une vers l'autre en remontant , s'accolent à l'ouraque derrière la paroi antérieure de l'abdomen, puis traversent l'ombilic inférieurement, pour se jeter dans le cordon. Ces artères sont revêtues en arrière par le péritoine, et font sous cette membrane un relief qui a été décrit sous le nom de ligament *péritonéo-ombilical*, et qui détermine ce qu'on appelle les fossettes inguinales du péritoine.

La veine ombilicale passe du cordon dans l'abdomen, en traversant la partie supérieure de l'anneau ombilical. Elle se dirige obliquement en haut, à droite et un peu en arrière , sur la face postérieure de la paroi abdominale antérieure. Embrassée par le repli du *ligament falciforme* de la veine ombilicale dont la base se continue avec le ligament suspenseur du foie, elle gagne l'extrémité antérieure du sillon antéro-postérieur de cet organe, s'y engage, et se divise bientôt en trois branches. La droite se porte dans le sillon transverse du foie, et s'abouche avec la veine porte. La gauche se subdivise en rameaux, en ramuscules etc., et se perd dans le lobe gauche du foie (1). La troisième constitue le *canal veineux*, canal qui continue le trajet primitif de la veine ombilicale dans la partie postérieure du sillon longitudinal du foie, et va se réunir, tantôt avec le tronc même de la veine cave inférieure, et tantôt avec une des veines sus-hépatiques près de la précédente.

Développement. L'origine de l'embryon , le mode de sa formation primitive , tout cela est entouré des plus épaisses ténèbres ; l'ovologie nous apprend seulement, que dès l'origine le germe est accolé à la vésicule ombilicale, et que son union avec elle est le produit de la fécondation. Pour aller plus loin, il faudrait auparavant déterminer en quoi consiste cette cicatricule si tenue qui représente le germe ; or ce problème est encore à résoudre; disons-le même, sa solution est presque au-dessus de la portée de nos moyens d'investigation. Quoi qu'il en soit, en l'absence de faits positifs, voici la manière dont je conçois la formation première de l'embryon :

(1) Cette circonstance détermine le développement considérable qui caractérise le lobe gauche du foie pendant la vie intra-utérine.

Dans l'acte génital, les deux organismes sexuels (1) me paraissent donner naissance à des produits sinon semblables, au moins très analogues, la *vésicule ombilicale* et *le germe* : la vésicule ombilicale est fournie par la femelle et le germe par le mâle. Le germe, d'abord très simple et vésiculaire comme la première, constitue le *blastoderme* (2) des auteurs.

Ceci étant posé, dans l'acte de la fécondation la vésicule ombilicale et celle du germe se superposent, s'accolent, et se greffent l'une sur l'autre par le développement des vaisseaux *omphalo-mésentériques*.

D'abord d'un volume très peu considérable relativement à la vésicule ombilicale, la vésicule du germe subit un rapide accroissement ; bientôt elle devient à son tour la plus grosse, se prolonge autour de l'autre, l'entoure et l'englobe plus ou moins complètement dans son intérieur.

Cependant la vésicule du germe subit d'importantes modifications dans sa forme : elle perd bientôt la disposition arrondie qu'elle avait auparavant ; au niveau de la vésicule ombilicale, elle offre une dépression extérieure et une saillie intérieure plus ou moins pédiculée. Or, cette saillie est l'embryon rudimentaire, son pédicule est le principe du cordon ombilical, et l'espace dans lequel elle fait hernie est la cavité de l'amnios.

Dans cette manière de considérer les choses, que je ne donne au reste que comme une hypothèse, que l'on rejettera si l'on veut, ou de laquelle on prendra ce que l'on jugera convenable, la membrane de la vésicule du germe devient l'amnios et la peau ; celle de la vésicule ombilicale est le principe de la membrane tégumentaire digestive ; les vaisseaux omphalo-mésentériques sont les premiers rudiments du système vasculaire de l'embryon ; et celui-ci est d'abord formé seulement de ses deux téguments opposés et des précédens vaisseaux.

Quoi qu'il en soit, aussitôt qu'on peut distinguer l'embryon, il offre une forme alongée, et paraît résulter du rapprochement de deux ampoules, une plus grosse que l'autre qui représente la tête, l'autre plus petite qui appartient au reste du corps,

____

(1) L'un et l'autre sont pourvus d'une glande dont l'analogie est aujourd'hui reconnue par tout le monde.

(2) βλαστός germe, δέρμα peau.

ampoules séparées par un rétrécissement qui est le rudiment du col. C'est alors que, pour la forme, l'embryon a été comparé, par Aristote à *une grosse fourmi*, par Burton à *un grain d'orge*, et par Baudelocque au *marteau du tympan.*

Dans l'origine, l'embryon est beaucoup plus courbé sur lui-même que par la suite, ainsi que M. Velpeau le fait remarquer; le redressement qu'il éprouve successivement résulte du développement de ses organes au-devant du rachis, et de l'alongement graduel des membres qui sont placés en avant du tronc, dans l'aire du cercle circonscrit par lui.

Le tronc se forme avant les membres de l'embryon. Beaucoup de personnes croient que l'abdomen, le centre de celui-ci, se forme le premier; mais l'inverse me paraît plutôt avoir lieu. Au moins, si l'on en juge d'après le volume considérable de la tête, d'après l'apparition précoce de l'extrémité coccygienne du rachis, et par l'état d'imperfection de la paroi antérieure de l'abdomen dans les premiers temps de la vie intra-utérine, il est difficile de conserver des doutes à cet égard.

Les membres paraissent végéter des parties latérales du tronc, les supérieurs un peu avant les inférieurs, suivant les auteurs, mais, à la même époque, suivant M. Velpeau. Leur extrémité libre se dégage la première; puis ensuite on voit successivement se dessiner l'avant-bras et la jambe, le bras et la cuisse, l'épaule et la hanche. D'abord les doigts de la main et du pied sont réunis par une membrane appelée *inter-digitale*, comme chez les oiseaux nageurs.

Le développement des membres a fourni à plusieurs personnes l'occasion de réclamer contre l'idée, dès long-temps émise par les embryotomistes, que les parties de notre organisation se forment successivement, et souvent par une sorte de végétation ou d'expansion les unes des autres; rien cependant n'est plus exact; sous ce rapport même, notre corps est soumis à une loi qui régit, dans sa formation, toute la nature organique. Soutenir que tous les organes de l'âge adulte sont déjà en vestige dans l'embryon rudimentaire, ce serait faire une spéculation que rien absolument ne justifierait. Sans doute, l'embryon est destiné à subir l'organisation qui caractérise l'âge adulte; sans doute, tout est combiné chez lui pour que, de métamorphoses en métamorphoses, il arrive à cet état; mais il serait aussi peu exact de dire qu'il possède tous les organes qu'il aura plus tard , que de prétendre qu'un jeune chêne qui sort de la terre, et qui tient encore au gland qui l'a produit, est déjà en possession des branches, des rameaux et des ramuscules qui feront plus tard son ornement.

Dans l'origine, tous les organes sont d'abord confondus dans une masse grisâtre , muqueuse ou gélatineuse ; ou , pour parler plus exactement, à cette époque les organes n'existent pas, l'embryon est réduit aux deux surfaces qui le terminent, et la masse mucoso-gélatineuse dont j'ai parlé est la trame dans laquelle ils doivent se former.

A des époques plus avancées , et qui ne sont pas les mêmes pour tous, les organes s'isolent les uns des autres, subissent un certain nombre de transformations , et passent par des états plus ou moins complexes, jusqu'à ce qu'ils aient acquis la structure qui doit les caractériser.

Les transformations qui succèdent à l'état muqueux primitif s'établissent souvent par points séparés, qui marchent les uns vers les autres, et finissent par se réunir. Mais qu'on ne s'y trompe pas , pendant que s'accomplissent les phénomènes de cette formation secondaire ou tertiaire, quel que soit le nombre des points qui y président dans un organe, celui-ci est toujours simple; les espaces non encore envahis par la matière de l'organisation nouvelle , sont remplis par celle de l'organisation précédente ; en un mot quand l'évolution se fait régulièrement , l'état muqueux , par exemple , ne disparaît dans une partie, qu'au fur et à mesure que le tissu qui doit lui succéder se développe lui-même. Ainsi , les vertèbres forment un cercle complet à toutes les époques de leur existence, jamais elles ne sont séparées en trois pièces, quoique leur formation tertiaire ou *osseuse* s'accomplisse par trois points principaux. J'ai déjà précédemment montré, pour quelques parties, l'importance de ces règles de formation , j'y reviendrai encore un peu plus loin.

Considéré d'une manière générale , le mode suivant lequel a lieu la formation secondaire dans l'embryon, est digne du plus haut intérêt. Cette formation s'accomplit d'abord symétriquement dans les parties latérales du corps, comme l'ont établi les travaux d'une foule de savans, et surtout, dans ces derniers temps, ceux de M. Serres; ensuite elle s'étend graduellement vers les parties médianes, au niveau desquelles s'établissent ces soudures, ces raphés qu'on y observe.

Organisme fœtal. Quoique chez le fœtus tous les organes de la vie de relation existent, et qu'ils soient déjà remarquables par leur développement, ils n'exercent encore aucune ou presque aucune action; ils sont seulement tout prêts pour l'époque de la naissance. L'enfant exécute bien quelques mouvemens dans les cinq ou six derniers mois de la grossesse; mais, selon toute apparence, tout se borne là. Du reste, renfermé dans l'étroite cavité de l'œuf, plongé dans l'eau comme les poissons, quoiqu'il soit doué d'une organisation disposée pour une vie toute aérienne, le fœtus n'éprouve pas le besoin et, d'ailleurs, n'a pas le pouvoir d'exercer ceux des organes qui pourraient recevoir les impressions du monde extérieur; de telle sorte que ses systèmes nerveux et locomoteur, qui n'agissent le plus souvent que sous l'influence de ces impressions, restent à peu près inactifs.

La physiologie du fœtus roule presque tout entière, comme on le voit, sur les fonctions organiques ou végétatives, la *circulation*, l'*hématose* et les *sécrétions*.

La circulation transporte tour à tour le sang des différents organes et du placenta vers le cœur, et de celui-ci vers les organes et le placenta. Le placenta n'est pas un centre vers lequel converge tout le sang de l'organisme du fœtus; il est seulement placé sur le trajet de l'une des branches de son système vasculaire.

Le sang qui revient du placenta par la veine ombilicale, est en partie distribué dans le lobe gauche du foie, par la branche correspondante de cette veine; le reste parvient à la veine cave inférieure par le canal veineux, et se réunit au sang qu'elle rapporte de toutes les parties sous-diaphragmatiques du corps.

De la veine cave inférieure le sang passe dans l'oreillette droite, et s'y mêle plus ou moins complètement, suivant l'âge, avec celui qui revient des parties sus-diaphragmatiques par la veine cave supérieure. Dans les premiers temps de la vie intrautérine, la valvule d'Eustachi, et la valvule droite du trou de botal, forment au-dessus de ce sang une sorte de pont qui le dirige immédiatement vers l'oreillette gauche, sans presque permettre son mélange avec le sang de la veine cave supérieure; mais dans les derniers temps, au contraire, devenues plus courtes, ces valvules n'empêchent plus aussi bien le mélange du sang des deux veines caves, elles ne transmettent plus aussi directement celui de l'inférieure dans l'oreillette gauche, et cette cavité reçoit par le trou de botal un sang entièrement semblable à celui qui reste dans la droite, et dans lequel ne domine pas, comme chez l'embryon, le fluide plus vivifiant qui vient du placenta par la veine ombilicale.

Quoi qu'il en soit, les deux oreillettes reçoivent du sang des veines caves : la droite, directement, la gauche, à la faveur du trou de botal. Les veines pulmonaires rapportent, en outre, à celle-ci le sang qui s'engage dans les branches de l'artère pulmonaire, et qui commence vers le poumon cette circulation qui doit devenir si importante après la naissance.

Des oreillettes du cœur le sang passe dans les ventricules par le mécanisme ordinaire. De ceux-ci il est lancé dans l'aorte, directement par le ventricule gauche, indirectement par le ventricule droit, c'est-à-dire à la faveur du tronc de l'artère pulmonaire et du canal artériel, qui représentent réellement une racine de l'aorte. Une très petite quantité seulement du sang qui traverse l'artère pulmonaire, s'engage dans les deux branches de cette artère, ce qui varie même suivant les âges, et suivant ce que j'ai dit précédemment du développement de ces branches (1). Du reste, il est facile de voir que le sang du ventricule gauche parvient plus particulièrement dans l'origine de l'aorte, et dans les troncs artériels destinés aux membres thoraciques et à la tête; tandis que celui du ventricule droit se porte plutôt dans l'aorte descendante, et vers les parties sous-diaphragmatiques du corps; ce qui permet de comprendre, comme on l'a fait remarquer depuis long-temps, le plus grand développement des premières parties pendant la vie intra-utérine.

Le sang lancé dans l'aorte par les deux ventricules à la fois, ne va pas tout entier se distribuer aux organes du fœtus; une partie de celui de l'aorte descendante passe dans les artères ombilicales, et va se distribuer au placenta; puis ensuite il revient par la veine, après avoir été plus ou moins modifié dans

(1) Voyez t. 2 pag. 371.

sa composition par l'addition de nouveaux élémens, comme on le verra plus loin.

L'hématose ou la sanguification, si nécessaire pendant la vie intra-utérine, à cause des pertes que l'active nutrition du fœtus fait, continuellement éprouver au fluide circulatoire dans le système capillaire, ne s'accomplit pas tout-à-fait de la même manière que chez l'adulte, et varie, en outre, suivant l'époque à laquelle on l'étudie.

Dans les premiers jours qui suivent la fécondation, le germe, privé de toute union avec sa mère, et placé sous ce rapport dans les mêmes conditions que l'œuf des oiseaux, vit aux dépens du fluide de la vésicule ombilicale sur laquelle il est greffé.

Plus tard, la formation des villosités du chorion, et l'absorption par elles de la matière plastique de la membrane caduque dans laquelle elles sont plongées, vient s'ajouter au premier moyen de nutrition, et le remplace même bientôt, lorsqu'il est devenu insuffisant.

Plus tard enfin, quand le placenta est développé, il constitue entre les deux organismes maternel et fœtal une communication médiate, sans doute, mais très importante cependant, et plus en rapport que les premières avec les besoins de plus en plus croissants de la nutrition du fœtus. A partir de cette époque, le sang est directement versé par les vaisseaux utéro-placentaires dans certains points du placenta ; il baigne les radicules des vaisseaux ombilicaux, qui y puisent en abondance les élémens nécessaires à la réparation de celui du fœtus. Ce n'est pas du sang en nature qui passe de la mère à l'enfant ; il y aurait eu, en effet, de graves inconvéniens à ce qu'il en fût ainsi ; cette transfusion eût été trop excitante pour le frêle organisme du dernier : il lui faut un sang qui lui soit propre, et qui puisse seulement trouver à remplacer dans le placenta, les élémens qu'il a fournis au fœtus.

Le fluide de la vésicule ombilicale passe-t-il dans l'intestin, et y subit-il une altération analogue à celle qu'y éprouve le chyme chez l'adulte? est-il seulement absorbé par les vaisseaux omphalo-mésentériques ? ou bien est-il soumis à cette double action à la fois ? Cette dernière supposition me paraît réunir en sa faveur le plus grand nombre de probabilités.

Quant au fluide de l'allantoïde, comme je l'ai fait remarquer plus haut, il me paraît d'autant moins être destiné à la nutrition du fœtus, qu'il est formé par celui-ci, et qu'ainsi sa production est plutôt pour lui une cause de perte, qu'un moyen de restitution d'élémens nutritifs.

L'absorption de l'eau de l'amnios par la peau, celle de la matière gélatineuse du cordon par les vaisseaux ombilicaux, la déglutition de l'eau de l'amnios et sa digestion, ont encore été considérées comme d'autres sources auxquelles le sang du fœtus puiserait les moyens de réparer les pertes qu'il éprouve à chaque instant ; mais rien n'est moins démontré. D'une part, il n'est pas bien certain que les mouvemens des mâchoires que l'on observe sur de jeunes animaux vivans encore renfermés dans les membranes de l'œuf, soient de véritables mouvemens de déglutition ; et, d'autre part, la présence dans les intestins de la matière excrémentitielle connue sous le nom de méconium, est d'autant moins favorable à cette prétendue digestion du fluide amniotique, qu'on la trouve chez des fœtus privés de bouche, aussi bien que chez ceux qui en sont pourvus. Le méconium paraît résulter d'une sorte de digestion du mucus sécrété par la membrane muqueuse de l'intestin.

Des expériences de Scheèle et de M. Lassaigne, tendraient à faire croire qu'un gaz respirable contenu dans l'eau de l'amnios, pourrait agir sur le sang tenu en circulation dans la peau du fœtus; de sorte que, plongé dans un milieu analogue à celui qu'habitent les poissons, celui-ci aurait une respiration aquatique comme ces animaux.

Enfin, on croit généralement que le *thymus*, les *capsules surrénales*, et même le *corps thyroïde* ont une action relative à l'hématose du fœtus. Mais, je me hâte de le dire, cette manière de voir est une vaine hypothèse ; née du besoin que nous éprouvons naturellement de tout expliquer, de tout interpréter, elle n'a de fondement que dans le développement considérable de ces organes pendant la vie intra-utérine, et dans l'atrophie de quelques-uns d'entre eux après la naissance.

Les *principales sécrétions* commencent chez le fœtus, celle de la peau, de la membrane muqueuse, du foie, des reins, etc. La sécrétion des follicules cutanés produit la matière caséiforme qui enduit la peau, et que l'on trouve surtout abondante dans les points où ces follicules sont réunis en grand nombre.

Variétés. On a cité des cas de fœtus trouvés libres dans la cavité de l'amnios ; mais aucun d'entre eux ne réunit les conditions d'authenticité les plus nécessaires. Ce qui est bien plus positif, c'est qu'on a trouvé quelquefois des adhérences anormales entre le corps ou les membres du fœtus et le placenta ou l'amnios, adhérences qui gênent le développement, et sont une cause fréquente de monstruosités, suivant M. Geoffroy Saint-Hilaire.

Chez certains fœtus, on observe l'absence de quelques parties importantes de l'organisation ou seulement de quelques-uns de ses organes. Chez d'autres, il existe seulement des divisions ou des réunions anormales de parties qu'on trouve ordinairement réunies ou séparées. Ces différents vices de conformation constituent les monstruosités ; ils dépendent le plus souvent d'un trouble survenu dans l'évolution du fœtus, trouble qui tantôt s'oppose à la formation primitive, et qui tantôt se borne à empêcher la formation secondaire de s'accomplir régulièrement.

Description générale de l'œuf humain.

L'œuf humain, comme je l'ai déjà dit, est formé par la réunion du fœtus et des organes temporaires qui l'entourent de toutes parts.

Chez tous les animaux la femelle produit des œufs ; il y a seulement cette différence entre les uns et les autres sous ce rapport, que ceux-ci, appelés *vivipares* pour cette seule raison, retiennent leurs œufs jusqu'à une évolution très avancée du germe qu'ils recèlent, tandis que ceux-là, nommés *ovipares*, s'en débarrassent bien long-temps avant ce terme. Chez les premiers, les œufs éclosent à l'intérieur de la mère, après s'être greffés sur elle pour quelque temps dans un point déterminé. Chez les seconds, ils éclosent à l'extérieur, et long-temps après avoir perdu tout rapport de continuité avec l'organisme qui leur a donné naissance.

L'œuf humain est remarquable par sa mollesse. Placé dans l'utérus peu de temps après son origine, il distend cet organe, lui imprime de nombreuses modifications par sa présence, se moule jusqu'à un certain point sur lui, et arrange sa forme à la sienne. Son volume varie suivant l'époque à laquelle on l'étudie. Son grand diamètre répond au grand diamètre de l'utérus.

Sa surface extérieure est villeuse. Elle est en rapport avec la face interne de l'utérus, et lui est unie par des adhérences plastiques et par les vaisseaux utéro-placentaires.

Sa surface interne appartient à la cavité de l'amnios. Elle est lisse, en rapport avec le liquide amniotique et avec le fœtus, unie du reste à celui-ci par le cordon ombilical.

Développement. C'est dans l'ovaire que l'œuf prend naissance ; l'analogie des oiseaux, les faits de grossesse ovarienne, les expériences physiologiques et les notions que l'anatomie nous fournit sur les vésicules de De Graaf, ne laissent pas le moindre doute à cet égard. Les vésicules de De Graaf sont des œufs rudimentaires, mais des œufs réduits à la vésicule ombilicale et qui n'attendent que des circonstances favorables pour se développer, s'échapper de l'ovaire, et parcourir plus ou moins rapidement les voies génitales de la femme.

Un coït fécondant a seul ou presque seul le pouvoir de faire naître les circonstances favorables au développement d'un œuf complet. Sous son influence, l'ovaire se tuméfie momentanément, et devient le siége d'une circulation plus active. Bientôt cette turgescence se circonscrit à un des points de l'ovaire occupé par une des vésicules de De Graaf. Pendant ce temps, la trompe s'applique de son pavillon sur l'ovaire, la membrane de celui-ci s'entr'ouvre, la vésicule ovarienne qui s'était développée s'en échappe et passe dans la trompe (1). Ensuite l'ulcération de l'ovaire disparaît, il se forme à sa place une cicatrice jaunâtre, qui reste long-temps boursoufflée (*corpus luteum de Haller*), et qui devient enfoncée par la suite.

En pénétrant dans la trompe, l'œuf est formé par la vésicule ombilicale et par celle du germe, la première fournie par l'ovaire, la seconde produite par l'action du sperme dans l'acte du coït, quel que soit du reste le mécanisme inconnu de cette action.

(1) On a dit que l'ulcération de l'ovaire s'étend jusqu'à la vésicule de De Graaf ; si l'on entend par là que le kyste cellulaire qui entoure cette vésicule s'entrouvre pour lui livrer passage , il n'est pas possible d'élever la plus petite contestation à cet égard ; mais si l'on veut iusinuer que le fluide de la vésicule ovarienne passe seule dans la trompe, on est dans l'erreur. L'analogie ne permet pas d'admettre cette supposition.

En descendant dans la trompe, le chorion se forme sur l'o-vule, puis entoure d'une complète enveloppe et le germe et la vésicule ombilicale qui existaient auparavant.

En pénétrant dans l'utérus, l'ovule refoule devant lui et dé-prime la membrane caduque qu'il y rencontre; il s'entoure de son feuillet réfléchi dans tous ses points, excepté dans celui qui correspondra plus tard au placenta.

En même temps, toute sa surface se hérisse de ces filamens noueux qui plongent dans le tissu de la membrane caduque, et qui constituent les villosités du chorion.

Plus tard, ces villosités disparaissent du côté de la caduque; l'allantoïde et le placenta se développent dans le point opposé; les vaisseaux de celui-ci se rassemblent en une masse com-pacte, en dehors de laquelle une membrane plastique nouvelle s'organise, et dans laquelle se prolongent les vaisseaux artériels et veineux de l'utérus. La vésicule ombilicale qui, jusque-là, avait offert un très grand volume, proportionnellement aux au-tres parties de l'œuf, et qui en avait occupé le centre, s'atro-phie et paraît reléguée dans les parois de celui-ci, parce que l'embryon et l'amnios se développent en proportion de son affaissement, et se substituent réellement à elle pour le volume et la position.

Plus tard encore, la vésicule ombilicale disparaît, ainsi que l'allantoïde; la cavité de la caduque s'affaisse, ses deux feuil-lets adhèrent à eux-mêmes, et l'œuf se trouve constitué par les élémens que je lui ai attribués à l'époque de la naissance.

Ainsi, comme on le voit, les parties constituantes de l'œuf forment deux catégories pour le développement: les unes, pri-mordiales, en constituent la base, et prennent naissance dans l'ovaire; les autres, accessoires, viennent se surajouter aux premières, à mesure que l'œuf descend dans les voies génitales.

Variétés. Jusqu'ici je n'ai considéré l'œuf humain que comme un produit de conception; mais, qu'on ne s'y trompe pas, il n'en n'est pas toujours ainsi. La femme, comme la fe-melle des autres animaux, donne aussi naissance à des œufs non fécondés. Il suffit pour cela d'une excitation différente du coït, celle des règles, par exemple, celle même du coït, lorsqu'il n'est pas fécondant, pour que l'ovaire subisse des changemens analogues à ceux que j'ai décrits, et pour qu'une des vésicules de De Graaf s'en détache et passe dans la trompe. Les rides de la surface externe de l'ovaire chez les vierges, ou chez les femmes qui n'ont jamais eu d'enfants, sont autant de cicatrices qui ont succédé à des ulcérations de cet organe survenues dans les circonstances indiquées. Chez les femmes même qui ont eu des enfants, jamais le nombre des rides de l'ovaire n'est en rapport exact avec celui de leurs grossesses ; de sorte qu'il faut bien admettre qu'un certain nombre d'entre elles sont de même nature que les précédentes.

Un œuf non feeondé n'est autre chose qu'une *vésicule ovarienne* ou *ombilicale sans germe*, à laquelle s'ajoute quelquefois une sorte de chorion villeux dans la trompe, et qui s'entoure aussi d'une véritable caduque dans l'utérus. Ces œufs peuvent, comme ceux qui ont été fécondés et qui sont plus complets, se greffer sur l'utérus, donner naissance à tous les phénomènes des véritables grossesses, et constituer alors ces tumeurs qu'on appelle *môles*, tumeurs qui consistent en une cavité séreuse, dont les parois sont formées par un ou deux feuillets membraneux, doublés en dehors par une masse cellulaire plus ou moins parfaite, qui représente une membrane caduque. Les œufs non fécondés sont rejetés au dehors à des époques variables, tantôt par suite d'un travail très analogue à celui de l'accouchement ordinaire, tantôt prématurément et par un véritablement avortement (1). Plus souvent encore ils sont excrétés presque aussitôt que détachés de l'ovaire, parce que l'excitation qui a suscité leur développement ayant été incomplète, ils ne rencontrent pas dans la trompe et dans l'utérus ces couches plastiques qui pourraient seules les retenir dans ces organes. L'excitation des règles, suivant Chaussier, produit souvent la séparation de l'ovaire et la prompte issue au dehors d'ovules non fécondés.

L'œuf se développe quelquefois en dehors de la cavité de l'utérus ; ce qui constitue les *grossesses extra-utérines, ovariennes, péritonéales* ou *tubaires*, suivant que l'œuf s'est arrêté dans l'ovaire,

(1) J'ai plusieurs fois eu occasion d'examiner des œufs abortifs de cette espèce. Tout récemment, on m'en a apporté un, qui séjournait depuis trois semaines dans l'utérus : il était composé d'une simple vésicule, tout-à-fait dépourvue d'embryon et entourée d'une caduque très belle, dont les deux feuillets étaient séparés par un liquide.

dans le péritoine ou dans la trompe. Parmi les dernières, il en est une espèce qui est caractérisée par le séjour de l'œuf dans l'extrémité interne de la trompe, au centre même du tissu utérin, et qui a été appelée *interstieielle* pour cette raison. Dans tous ces cas, la membrane caduque se forme dans l'utérus, comme de coutume, quoique l'œuf n'y soit point parvenu; celui-ci se greffe sur les parties avec lesquelles il se trouve anormalement en rapport, et le placenta reçoit du sang des vaisseaux voisins. Toutefois, ces communications ne s'établissent pas aussi facilement que dans l'utérus; de sorte que le produit de la conception ne se développe qu'avec peine; le plus souvent même il ne parvient pas à acquérir le développement ordinaire. Quoi qu'il en soit, au bout d'un certain temps, tantôt il devient la cause de graves accidents, tantôt il est rejeté au dehors, à la faveur de l'inflammation et de l'ulcération des parties voisines, du rectum, de la vessie, etc., et tantôt il s'atrophie et disparaît plus ou moins complètement par absorption.

Quelquefois plusieurs œufs se développent en même temps dans la matrice. Alors, tantôt ils sont complètement séparés, et tantôt on les trouve en partie confondus ensemble. Souvent les deux placentas sont réunis, et les deux amnios sont enveloppées par le même chorion. D'après ce qui a été dit précédemment de la formation du chorion, on comprend que deux ovules descendus dans l'utérus, l'un par la trompe droite, l'autre par la gauche, devront avoir chacun leur amnios et leur chorion particuliers; tandis que deux autres, qui seraient arrivés du même ovaire et par la même trompe, doivent être pourvus d'amnios isolées, mais avoir un chorion commun à l'un et à l'autre.

Du reste, dans les grossesses multiples, les œufs, sont presque toujours du même âge. Quand il en est autrement, ils doivent leur origine à des fécondations successives; ce qui constitue la *superfétation*, dont les auteurs ont tant contesté la possibilité, mais dont il existe cependant quelques exemples bien avérés.

FIN DU DEUXIÈME ET DERNIER VOLUME.

TABLE DES MATIÈRES

CONTENUES DANS LE TOME DEUXIÈME.

FIN DE LA TABLE DU DEUXIÈME ET DERNIER VOLUME.

9 782013 482974